음성장애: 이론과 실제

Voice Disorders: Scope of Theory and Practice

Carole T. Ferrand 지음 | 김성태 · 표화영 · 권순복 옮김

PEARSON 박학사

Voice Disorders: Scope of Theory and Practice
Carole T. Ferrand

Authorized Translation from the English language edition, entitled VOICE DISORDERS: SCOPE OF THEORY AND PRACTICE, 1st Edition by FERRAND, CAROLE T., published by Pearson Education, Inc, Copyright © 2012

KOREAN language edition published by PEARSON EDUCATION KOREA and PAK HAK SA, Copyright © 2014

Printed in Korea

ISBN: 978-89-98521-18-9

저자 서문

이 책에 대한 발상은 제가 음성장애에 대한 대학원 과정을 위해 새로운 구성 방식을 실험하면서 몇 해 간에 걸쳐 서서히 발전되었다. 정상적인 구조와 기능에 대한 견실한 기초를 쌓기 위해, 그 과정이 호흡 기관 및 후두 해부와 생리에 대한 상세한 논의로 시작되어야 함은 타당한 것이었다. 그리고 생애주기에 걸쳐 진행되는 구조와 기능 면에서의 변화에 관한 정보들이 뒤따르는 것 또한 당연한 수순이었다. 임상 관리의 범위(예컨대, 진단, 평가, 치료적 접근, 치료 문제)에 대해 다루는 것은 이보다 어려웠다. 저는 음성장애에 대한 정보(병인학, 증상 등)를 진단과 평가에 대한 부분 다음에 배치하고 치료에 대한 내용으로 과정을 끝내는 등, 여러 가지 접근 방법들을 시도해 보았다. 그러나 그렇다 보니 치료에 대해 다루는 것은 학기의 마지막까지 매우 적은 시간(보통 단 한 세션)에 그치기 일쑤였다. 다음으로 저는 치료 기법을 장애 부분에 포함시키고 진단과 평가를 과정의 마지막으로 미루었다. 그러나 그것은 특정한 중재 접근에 대해 논의하기에 앞서 진단에 관한 자료를 제시하는 것이 적합하다는 것을 보다 확연히 느끼게 하였다. 마침내 저는 지금의 구조를 결정하였는데, 이 책의 구성 또한 이러한 과정의 결과로 완성되었다.

이 책의 첫 번째 부분(제1장과 2장)은 합리적인 임상적 의사 결정을 위한 기초를 이루는 데 필요한 해부학적 정보들을 제시하고 있다. 다음 부분(제3장~5장)은 음성장애 평가와 치료의 임상적인 방법론에 대한 단단한 기초를 제공한다. 학생들은 여러 가지 다른 유형의 음성장애에 대한 중요한 진단 및 치료 원칙들과 방법을 소개받는다. 여기에는 음성장애의 다원적인 특성과 환자에게 통합적인 치료 계획을 제공하기 위한 다학제간 팀 접근의 필요성, 음성 산출에 미치는 다양한 약물의 효과, 효과적인 임상 서비스를 제공하는 데 증거기반 훈련의 역할, 음성장애를 평가하고 치료하는 데 중요할 수 있는 다문화적 고려사항 등이 포함된다. 또한 음성 병리학의 발달에서 예방의 역할에 대한 논의와 세계보건기구의 기능, 장애와 건강에 대한 국제 분류(ICF)의 최신 버전을 포함한다. 이후로는 청지각적 및 기기적 평가 기법에 중점을 둔 일반적인 진단 및 평가 문제와 방법들이 뒤따른다. 치료 문제에 대한 자료들(예, 지시에 대한 환자의 수용 상태)과 흔히 사용되는 행동적, 의학적/수술적 기법들은 상세하게 검토되었다. 이 책의 마지막 부분(제6장~12장)은 구체적인 음성장애에 대한 심도 있는 논의를 위해 할애하였으며, 적절하게 짜여진 임상적 관리 기법들에 초점을 두고 있다. 예컨대, 학생들은 성전환 환자들을 대상으로 일하는 것을 배울 무렵이면, 치료 부분에서 다루고 있는 음성 위생과 다양한 이완 기법 등과 같은 여러 가지 치료적 접근들에 이미 익숙해져 있을 것이다. 이들은 인구 중에서도 특별한 유형에 속하므로, 음성을 여성스럽게 만들기 위한 음도 상승 기법과 같은 성전환자에게 특화된 기법들 또한 광범위한 적용 범위로 제공된다. 마찬가지로 파킨슨병 환자들을 위한 의학적/수술적 및 행동적 치료접근들이 운동장애 부분에서 논의되고 있으며, 역행성 성대운동에 특화된 치료전략은 호흡과 관련된 장애를 다루는 부분에 제시되어 있다.

음성장애 영역에서 공부하고 일하는 것은 흥미로운 일이다. 기술의 발전과 정교한 모델링 기술들의 사용 덕분에, 정상적이고 비정상적인 음성 산출의 해부와 생리에 대한 현재 우리의 이해는 대단히 증가하고 있다. 이 모든 것은 환자와 그 가족들에게 혜택을 주는 행동적 및 의학적/수술적 평가와 치료 절차들의 개선에 결과다. 지식 증진과 더불어 현재는 치료 결과와 치료 효과를 강조하고 있고, 이는 증거기반 훈련(EBP)이라 불리는 절차로 체계화되었다. EBP는 환자가 임상적인 절차의 중심에서 치료받을 수 있게 하고 연구증거와 임상적 전문 지식의 관점 내에서 고객의 선호와 가치를 통합한다. 연구 증거, 임상적 전문지식, 고객 투자의 통합이 고객과 그 가족, 그리고 제3의 지불인에 대한 높은 수준의 책임을 야기할 것이다.

이 책을 집필하는 것은 훌륭한 배움의 경험이었고, 제가 그러했듯 독자들 또한 음성장애에 대한 방대한 주제들이 얼마나 매력적이고 도전적인 것인지 발견하기를 바란다.

Carole Ferrand

New! CourseSmart eTextbook Available

CourseSmart는 돈을 절약하기 원하는 학생들을 위한 흥미롭고 새로운 기회이다. 인쇄된 교재를 구입하는 것의 대안으로, 학생들은 같은 내용을 담은 전자책을 구매할 수 있다. CourseSmart eTextbook을 통해 학생들은 본문을 찾거나 온라인으로 필기를 하고, 강의록에 포함된 읽기 과제를 인쇄하고, 나중에 다시 참조할 수 있도록 중요한 문단에 표시할 수 있다. 보다 더 자세한 정보를 원하거나 CourseSmart eTextbook 구매를 원한다면 www.coursemart.com에 접속하기 바란다.

보충 자료: 교수와 학생을 위한 자료

강사용 자료 매뉴얼과 문제 은행

강사들은 교재 내에서 자신의 수업 과정을 지원하는 풍부한 자료들을 찾을 수 있을 것이다. 강사용 자료 매뉴얼의 각 장에는 장별 보조 자료들을 포함하고 있다. 각 장에 대한 문제 은행에는 선다형, OX형, 논술식 문제들을 포함한 다양한 시험문제들이 포함되어 있다. 이 자료는 온라인에서 이용하거나 Pearson 판매 대리인에게 연락하면 된다. 강사용 자료 매뉴얼과 문제 은행을 다운받거나 인쇄하기를 원하면 www.pearsonhighered.com에 접속하여 "Educators"를 클릭하기 바란다.

파워포인트

강사용 자료 매뉴얼과 문제은행에 더하여, 강사에게 파워포인트를 제공하고 있다. 이 자료 또한 온라인에서 이용하거나 Pearson 판매 대리인에게 연락하면 된다. 자료 파일들을 다운받거나 인쇄하기를 원하면 www.pearsonhighered.com에 접속하여 "Educators"를 클릭하기 바란다.

COMPANION WEBSITE

www.pearsonhighered.com/ferrand로 접속하면 학습 목표, 연습 문제, 플래시 카드, 그리고 학생의 숙달을 돕는 유용한 웹사이트들과 같은 풍부한 자료들을 확인할 수 있다.

감사의 글

훌륭한 삽화를 그려준 제 남편 Ted Ferrand와 훌륭한 사진들을 사용하도록 허락해 준 Dr. L. Sulica, 진단 사례 보고를 도와준 제 학생들 Brooke Adler, Monika Dziemianczuk, Michelle Frankino, Alyssa Maultasch, Krishona Weller에게 감사를 표한다. 또한 검토를 통해 건설적인 피드백을 주었던 Indiana University의 Moya Andrew, University of Wisconsin의 Marylou Pausewang Gelfer, Drexel University College of Medicine의 Mary Hawkshaw, University of Nebraska-Lincoln의 E. Charles Healy, Buffalo State College의 Gary Jones, University of Cincinnati의 Sid Khosla, University of Illinois의 David Kuehn, University of Central Arkansas의 Gary McCullough, Auburn University의 Michael Moran, Florida State University의 Richard Morris, Auburn University의 Rebekah Pindzola, Idaho State University의 David Sorensen, New York University의 Celia Stewart, The Ohio State University의 Michael Trudeau에게 감사를 드린다. 원고를 준비하는 동안 이들의 제안들이 더 나은 책을 만드는 데 밑거름이 되어 주었다. 언제나 한결같이 Steve Dragin과 그의 유능한 조수 Jamie Bushell의 편집과 독려에 감사를 전한다.

Carole Ferrand

역자 서문

언어치료학과가 한국에 처음 생긴 것이 1988년으로 만 25년이 지났다. 그동안 언어병리학을 공부한 수많은 졸업생들이 언어재활사로 배출되었고 일부는 학위를 받아 전공 교수가 되었다. 우리가 공부하였던 음성장애 교과서는 무려 40여년 전에 미국에서 초판을 발표한 Daniel R. Boone의 저서인 『*The voice and voice therapy*』 책의 세 번째 개정판을 번역한 번역서였다. 이 책을 처음 가져와 번역하여 소개하셨던 분이 바로 저의 은사님이신 고 정옥란 교수님이셨으며, 당시 조교생활을 했던 저는 이 번역서의 첫 개정판에 표지모델이 되기도 하였다. 또한 이번 Carole T. Ferrand의 저서인 『*Voice disorders: scope of theory and practice*』의 번역에 저와 함께 참여해 주신 조선대학교 표화영 교수님과 부산대학교 권순복 교수님도 음성장애를 모두 정옥란 교수님으로부터 배우는 영광을 누렸다.

물론 Boone의 책은 지금까지도 여러 개정판이 음성장애 교과서로 사용될 만큼 베스트셀러인 교재이다. 그러나 많은 세월이 지난 지금은 예전과 달리 비약적인 과학기술의 발전으로 인해 후두의학 및 음성과학, 그리고 음성언어병리학의 괄목할만한 발전이 있었으며, 새로운 진단도구와 수술 및 비수술적 치료법들, 그리고 새로운 음성치료 방법들이 많은 국내외 학회와 학술지 등을 통해 지속적으로 개발되고 보급되었다. 놀라운 사실은 기존의 교재에 소개되지 못한 내용들이 이번 Carole T. Ferrand의 저서에는 대부분 포함되었으며, 음성장애 진단 및 치료와 관련된 모든 분야가 거의 빠짐없이 고찰되어 있다는 점이다. 향후 이 책이 새로운 음성장애 교과서로 자리매김할 것으로 기대되며, 음성장애를 공부하는 수많은 학생들에게 임상가로서의 안 목과 자질을 한층 더 높여줄 것이라 믿는다.

이 책이 나오기까지 바쁜 와중에도 불구하고 많은 시간과 노력을 이 책을 번역하는 데 사용해 주신 표화영 교수님과 권순복 교수님께 깊은 감사를 드린다. 아울러 1년 6개월 전에 이 책의 번역을 당시 임상현장에 종사하고 있던 저에게 맡겨주신 박학사 구본하 대표께 감사를 드린다. 무엇보다도 이 책에 번역을 감당할 수 있는 지식과 역량을 우리에게 심어주셨고, 몸소 투병중임에도 불구하고 이를 숨기시고 수술 후 배액주머니를 달고서 강의에 임하실 만큼 제자들을 사랑하셨으며, 음성장애라는 생소한 학문을 보급하고 가르치는 데 누구보다도 앞장섰던 존경하옵는 우리들의 스승님 고 정옥란 교수님께 진심으로 감사드린다.

2014년 3월 25일

역자 대표 김성태

차례

CHAPTER
03
음성치료에서의 고려사항들 113

CHAPTER
04
음성장애의 진단 및 평가 147

CHAPTER

12

후두암 521

서론

『음성장애: 이론과 실제』는 새 천년 초에 접어든 현재의 광범위한 음성 영역을 보여준다. 이 책은 대학원에서 언어병리학을 전공하는 학생뿐만 아니라 참고문헌을 잘 읽지만 아직 전문가로 인정받기 어려운 수련 임상가들을 위한 책이다. 이 책은 20년 동안 대학원에서 음성장애 과정을 가르친 경험에 기초하였으며, 전통적인 내용과 최신 연구가 함께 통합되었다.

음성장애 영역의 지식 확대

음성과학과 음성장애 영역은 지난 20년 동안 매우 크게 성장하였다. 성대의 복잡한 조직학, 성대 점막파동과 정상음성 산출 시 점막파동의 중요성, 기저막의 세포 밖 모체의 필수적인 역할, 성대에 물과 이온의 이동과정, 성대기능에서 염증과 상처 치유의 역할 등에 대한 우리의 이해력을 크게 증가시킨 정교해진 모델링 기술의 사용과 같은 과학기술의 발전에 감사한다.

음성과 관련된 연구와 임상 실제는 전통적으로 심리학, 교육학, 물리학, 화학과 같은 다른 학문에서 이끌어 내어졌다. 최근의 연구들은 공학, 세포 분자 생물학, 수학, 유전학, 신경과학이 결합됨으로써 더 많이 향상되었다(Branski & Sivasankar, 2006). 성대의 흉터(scar)를 줄이기 위한 여러 가지 요인들을 적용하는 것, 콜라겐 물질을 성대 조직을 대신하여 사용하는 것(Branski & Sivasankar, 2006), 새로운 합성물질을 성대에 주입하거나 이식하는 것, 인공 후두를 통제하기 위하여 EMG 신호를 사용하는 것과 같은 발전은 다양한 음성장애를 가진 환자들을 도울 수 있는 막대한 가능성을 가진 새로운 치료법들을 얻게 되었다.

후두 구조와 성대 생체역학에 관련된 지식 확장의 중요한 결과는 임상 관리 전략의 효과로써 새로운 이론적 근거에 비추어 평가될 수 있다. 예를 들어, 후두 수분보충 치료들은 종종 음성 위생 프로그램에 하나의 구성요소로 사용된다. 그렇지만 성대에 수분을 공급하는 세포 메커니즘에 초점을 맞춘 Roy 등(2003)의 연구는 매일 6~8잔의 물을 마시는 것, 의사의 처방전 없이 구매할 수 있는 윤활제를 사용하는 것, 증기 흡입과 같은 방법은 효과가 없다고 하였다(Branski & Sivasankar, 2006). 성대 손상이 발생한 후에 종종 권고하는 또 다른 전통적인 치료적 전략은 음성 휴식이다. 그렇지만 손상부위의 치료와 회복 메커니즘의 이해도가 높아짐으로 인해 특정 사례의 회복 과정에서 음성치료 훈련이 방해가 되기보다 오히려 도움이 될 수 있다는 인식을 도출하기에 이르렀다(Verdolini, Rosen, Branski & Hebda, 2003).

임상적 관리 전략들을 지지하는 기록들의 주장은 증거기반 훈련(evidence-based practice, EBP)이라 불리는 과정에서 체계화되었다. EBP는 지난 10년 동안 의학 및 관련 건강과학의 많은 분야에서 널리 인정받고 있다. EBP는 환자들의 선호도와 연구 기록 및 임상전문 지식의 틀 내에 있는 가치를 맥락화하는 임상적 결정을 위한 세 가지 접근을 요구한다. EBP는 연구의 구성과 정상 혹은 장애가 있는 말 음성 산출의 모든 양상에서 나타나는 실제와 빠르게 통합되고 있다. 평가와 중재 결정을 지지하는 기록에 초점을 맞추는 것은 올바른 임상적 결정을 하도록 틀을 제공하는 실험 가능한 이론과 가설과 함께 학문들이 객관적인 자료에 더 기초를 두도록 권장한다. 연구 기록, 임상적 전문지식 그리고 고객 정보의 통합은 환자, 가족 그리고 제3자의 지급인에 대한 책임이 더 높은 수준에 이르는 결과를 가져왔다.

환자들의 선호도와 가치에 강조를 두는 것은 자연스럽게 음성장애자들의 진단과 치료에 영향을 미칠 수 있는 다문화 문제에 초점을 만들도록 하였다. 개인의 선호도와 가치는 문화적 태도와 의사소통 장애가 포함된 장애의 특성에 대한 믿음에 강하게 영향을 받는다. 미국의 다양성은 정상적인 음성 자료의 근거를 덜 제한하도록 요구한다. 정상 음성과 관련된 자료들은 대부분 주류를 이루는 화자에게서 채택되었다. 즉, 백인 중상류층에 해당하는 일반 미국영어 사용자이다. 지난 몇 년 동안 많은 연구자들은 주로 아프리카계 미국인과 라틴아메리칸, 러시안, 광둥 등 다른 집단의 문화를 가진 여러 화자에 관심을 가지기 시작했다. 정상 음성 샘플에 언어적, 문화적으로 다양한 사람들을 포함시키는 것과 문화적으로 민감한 평가와 치료 절차를 발달시키는 것은 매우 중요하다(Duff, Proctor, & Yairi, 2004).

본 교재의 목표

이 책의 목표는 독자들이 포괄적이고 즉각적으로 접근할 수 있도록 음성 분야에서의 최신 이론과 실제에 대한 설명을 자세하게 제시하는 것이다. 자료에 대한 이해는 정보의 구성에 따라 촉진된다. 1~2장에서는 음성의 특성과 음성 산출의 붕괴를 이해하는 데 기본이 되는 해부학적, 생리학적 자료를 제시한다. 3~5장에서는 음성치료, 진단 그리고 평가, 임상적 관리에 대한 고찰에 초점을 맞춘다. 임상적 관리의 도입은 음성장애를 치료하기 위한 행동적 음성치료와 수술적 방법의 중요성을 강조하는 절차를 기초로 접근된다. 6~12장은 특정한 음성장애들에 초점을 맞추었다. 3~5장에서 제시한 정보에 더하여, 특정한 음성 문제에 대한 구체적인 진단과 치료 기술은 각 음성장애 장에서 설명된다.

각 장은 독자들이 정보를 요약하고 자기 것으로 만들 수 있도록 도와주는 복습 문제가 제시된다. 이 책은 10가지 종류의 연구들이 포함된다. 이 연구들은 독자들이 이론적 정보와 증거기반 훈련을 음성장애자들에 대한 진단과 치료로 통합 할 수 있도록 계획되었다.

본 교재의 체계

제1장에서는 음성 산출에 필요한 폐의 용적과 수용력을 포함하는 호흡 시스템의 해부, 생리기능을 제시한다. 세포 밖의 구조들에 능동적인 역할에 대한 정보, 점막 파

동의 중요성, 진동 주기에서 발화 시 압력의 역할이 포함된 후두 메커니즘에 대한 세부적인 논의가 제시된다. 대뇌피질, 피질하, 말초신경이 포함된 후두와 근육을 통제하는 신경학이 논의되었다. 음계, 진동, 상층 성구도 논의되었다.

제2장에서는 유아에서부터 노인에 이르기까지 나이 변화에 따른 음성에 대하여 논의하였다. 노인 음성에 특별히 초점을 맞추어, 후두 시스템의 구조적, 기능적 변화는 이러한 변화에 대한 지각적, 음향학적 효과와 함께 제시하였다. 미국에서 노인 인구가 급진적으로 증가하기 때문에 이러한 변화들에 대한 지식과 음성 산출의 영향은 매우 중요하다. 정상 음성과 병리적 음성변화를 구분하도록 하는 정상 노인 음성에 해당하는 형태를 이해해야 한다.

제3장에서는 음성장애자들에 대한 평가와 치료에 대한 중요한 고찰을 제시하였다. 환자들에게 통합된 치료 계획을 제공하기 위하여 여러 분야에 관련 있는 팀 접근의 필요성, 음성 산출에 영향을 미치는 여러 종류의 약, 효과적인 임상 서비스를 제공하는 증거기반 훈련의 역할, 음성장애자들의 평가와 치료에 중요한 부분이 될 수 있는 다문화적 요인과 같은 음성장애자들의 다 요인적 특성을 포함하였다. 또한 음성 질환을 예방하는 방법에 대한 논의가 포함되었고, 기능화 및 장애 그리고 건강에 대한 국제적 분류 기준을 제시하는 세계건강보건기구의 최신 버전에 대하여 논의하였다.

제4장에서는 진단적, 평가적 절차에 대한 포괄적인 논의를 제시하였다. 철저한 사례 병력(case history)의 획득의 중요성이 강조되고, 사례 병력 프로토콜의 예시를 제공하였다. 삶의 질 평가의 결과에서 중요하게 강조하는 것은 스트레스이며 삶의 질 평가 설문지의 예시도 제공하였다. 이 장에서는 청지각적 평가, 후두내시경 소견, 음향학적 분석, 공기역학적 평가, 후두 근전도 검사가 포함되는 음성 평가 구성요소들의 중요성에 대하여 논의하였다. 진단적 절차와 관련된 질문을 통하여 많은 개념을 설명하는 자세한 사례 병력을 제시하였다.

제5장에서는 임상관리 논쟁에 대하여 포괄적인 논의를 제시한다. 일반적으로 사용하는 직접적 또는 간접적 접근을 통한 행동적 음성치료 기법에 대하여 초점을 맞춘다. 각 접근에 대한 연구 결과와 실험 효과들을 제시하였다. 음성 위생, 수분 보충, 바이오피드백, 하품 한숨, 호흡 지지 등등 특별한 기법들이 설명되었다. 또한 엑센트 기법, 공명 음성치료, 성대기능 운동 등 총체적 접근기법들도 논의되었다. 행동적 음성치료 기법에 따른 환자들의 중요한 쟁점을 강조하였다. 그리고 환자의 수용력을 향상시키기 위한 심리적 치료 기법도 제시되었다. 후두 성형, 기도 확장술(airway widening procedures), 성대 주입술, 보톡스의 사용과 같은 수술적 절차에 대한 논의도 포함된다.

제6장에서는 성대 손상 후에 치료 과정과 성대 상처의 회복에 초점을 맞춘다. 급성 또는 만성 후두염, 위식도 역류염, 인후두염, 류마티스 관절염과 같은 염증의 중요한 역할이 강조된다. 각 장애에 따른 행동적, 약학적, 수술적 치료 기법이 제시된다.

제7장에서는 후두연화, 성문하 협착증, 후두 횡격막, 후두 낭종, 재발이 빈번한 호흡기관 유두종이 포함된 후두의 구조적 병변에 초점을 맞춘다. 각 장애들은 원인과 증상을 제시한 후 바로 평가와 치료 선택에 대한 논의가 이루어진다.

제8장에서는 결절, 용종, 백반증, 궤양/육아종, 혈관 병변과 같은 다른 경미한 병변을 설명한다. 이러한 병리들은 종종 생활 양식, 성격, 직업적 요인들과 관련된다. 음성 피로의 주제는 중추와 말초 신경의 요인들의 설명과 함께 논의된다. 또한 많은 음성 사용 후 회복의 중요성에 대한 설명도 있다. 음성 피로와 경미한 성대 병변을 가지기 쉬운 대표적인 직업적 음성 사용자 집단인 교사들에게 주의를 기울인다.

제9장에서는 신경학적 운동장애에 초점을 맞춘다. 이것들은 Darley, Aronson, Brown(1969)에 의해 마비말장애(dysarthria)로 정의되고 분류(이완형, 경직형, 실조형, 운동저하형, 운동과잉형, 복합형)되었다. 운동장애의 결과에 따른 병변 사례와 더 자세한 논의가 제공되고 각 장애에 대한 진단과 치료 절차가 제시된다. 예를 들어, 파킨슨병에 의한 운동저하형 마비말장애 환자들에게 널리 이용되고 있는 리실버만 음성치료는 더 자세히 논의된다. 이 장에서는 긴장이상의 사례인 연축성 발성장애에 관한 논의도 함께 포함된다.

제10장에서는 심인성 발성장애, 비기질적 발성장애, 기능적 발성장애 등 다양한 용어로 정의되는 자아, 정체성과 관련된 음성장애에 초점을 맞춘다. 이러한 많은 장애에서 스트레스의 중요한 역할이 강조되었다. 근긴장성 발성장애, 변성발성장애, 기능적 발성장애, 또 독특한 임상적 실체인 변성 가성과 트랜스젠더 음성에 특별한 주의를 기울여야 한다. 성 전환 수술 후에 성 전환자들의 치료가 설명된다.

제11장에서는 기도와 호흡과 관련된 장애를 설명한다. 기도장애의 주요 증상인 호흡곤란과 천명이 설명되었고 호흡곤란을 평가하는 몇몇 방법도 제공된다. 폐 기능 검사의 중요성은 천식과 역행성(paradoxical) 성대운동의 구분에 대한 특정 참조와 함께 강조되었다. 천식에 사용되는 스테로이드 흡입과 관련된 후두 상태는 스테로이드 흡인자 후두(steroid inhaler laryngitis)로 정의되었다. 역행성 성대운동장애와 만성 기침이 정의되었고 이러한 두 상태 사이의 관련성이 논의된다. 각 장애에 대한 특별한 평

가와 치료 절차가 제시된다.

제12장에서는 후두에 초점을 맞춘다. 암 단계를 위한 American Joint Committee에 의해 개발된 TNM 분류 시스템이 제시된다. 후두암에 위험한 요인들이 정의되었고, 다학문적 접근의 중요성이 강조되었다. 논의는 방사선 치료, 화학치료를 포함한 암을 제거하기 위한 의학적 치료에 의한 음성과 삼킴 기능의 변화로 넘어간다. 다양한 부분 후두절제술을 포함한 암을 제거하기 위한 수술적 요법도 설명되었다. 각 절차에 따른 음성과 삼킴 기능의 변화도 설명된다. 후두전적출술에 대한 설명도 제공된다. 물리적, 심리정서적, 의사소통적 문제들은 수술과 관련성이 있다고 정의된다. 인공 후두, 식도 발성, 기관 식도 발성을 포함하는 음성 회복 방법에 주의를 기울여야 한다. 각 방법의 장단점이 연구되었다. 이 장은 삶의 질 문제를 포함하는 음성 회복에 관한 일반적인 고찰로 결론을 맺는다.

CHAPTER

01

호흡 및 후두 기관의 해부와 생리

학 | 습 | 목 | 표

1. 호흡 메커니즘의 구조를 정의하고 이해한다.
2. 휴식 시 호기 단계와 관련된 폐 용적, 용량을 열거한다.
3. 일상생활과 대화 시 호흡의 차이를 이해한다.
4. 성대의 Cover-Body 모델을 포함한 후두 구조의 역할과 기능을 평가한다.
5. 성대 진동의 근탄성 공기역학 이론(myoelastic aerodynamic theory)을 이해한다.
6. 음도와 강도를 변화시키는 요인들을 설명한다.
7. 발성을 통제하는 신경계의 구조를 정의한다.
8. 성구(vocal register)의 차이점과 그들의 청지각적 특성과 음향학적 특성을 비교한다.

음성은 호흡, 발성, 공명 기관들의 상호 협응 작용에 의해 산출된다. 또한 음성은 소화기관과 내분비기관에 영향을 받으며, 발성은 중추, 말초 신경계에 의해 통제되고 조절된다. 이 장에서는 발성과 관련된 호흡기관, 후두기관, 신경계 등에 대해 알아본다.

이 장은 하위 호흡기관의 구조와 호흡 메커니즘에 대해 알아보고 폐의 용적과 용량에 대해 설명한다. 일상생활 시의 호흡과 말할 때의 호흡 간의 차이점을 확인하고, 호흡을 통제하는 신경계도 알아본다. 후두기관에 대한 논의에서는 후두 구조와 기능, 발화의 근탄성 공기역학 이론, 음도와 강도를 변화시키는 메커니즘에 대해 알아본다. 음성 산출에 관여하는 중추, 말초 신경계의 주요한 기능적 요소들을 제시하고, 구어에 사용되는 3가지의 주요 성구(vocal register)에 대해 알아본다.

1.1 호흡기관

호흡기관은 모든 발성과 조음에 기본이 되는 기류를 제공한다. 호흡 시스템은 구강과 비강, 인두, 후두, 기관, 기관지, 세기관지, 폐포낭, 폐를 포함한다. 구강과 비강, 그리고 인두는 호흡관의 위쪽에 형성되어 있고, 기관과 기관지는 호흡관의 아래쪽에 위치한다. 후두는 호흡관의 상하 접합점에 위치해 있다. 폐는 흉강 안에 위치해 있다. 흉강은 측면으로 흉곽, 앞면은 흉골, 후면에 척추로 둘러싸여 있다. 횡격막은 흉강의 바닥을 형성하여 복강과 흉강으로 나눈다. 흉벽은 호흡 시스템의 필수 요소로써 흉곽, 횡격막, 복강 벽, 복강 내용물로 구성된다. 다음에는 호흡 시스템의 하위 부분에 관하여 논의한다.

기관기관지분지

기관기관지분지(tracheobronchial tree)는 공기 산출 시스템으로 기관, 기관지, 세기관지, 폐포낭으로 형성된다(〈그림 1.1〉 참조).

기관은 속이 빈 관으로 16~20개의 C모양 고리 연골에 의해서 형성되며 이것은 앞쪽으로 닫혀 있고 뒤쪽으로 열려 있다(〈그림 1.2〉 참조). 연골은 부드러운 근육층과 점막에 의해 덮혀 있다. 관의 후면부는 연골없이 근육층과 점막에 의해 이루어져 있으며, 이들 조직이 연골 사이에 위치한다. 관(내강, lumen) 안에는 위편평화

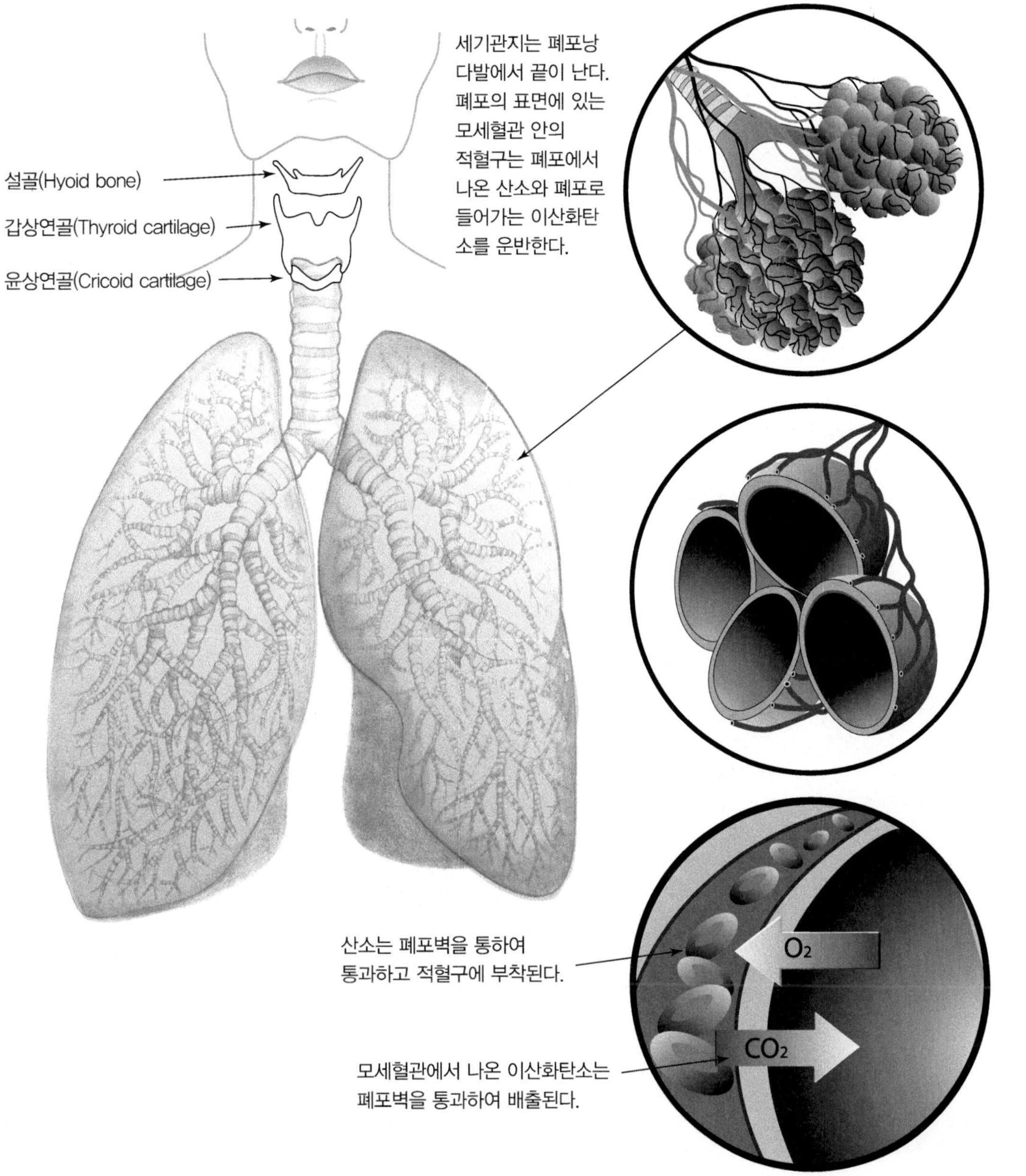

그림 1.1 **기관기관지분지**

(pseudostratified) 섬모가 세로 상피로 놓여져 있다. 상피에는 점액을 숨기는 배상 세포 (goblet cell)를 함유한다. 점액은 특정 먼지와 박테리아를 가두며, 섬모는 이러한 물질들을 위쪽으로 청소하기 위해서 물결모양으로 움직이며 공기 중으로 내보낸다. 그러

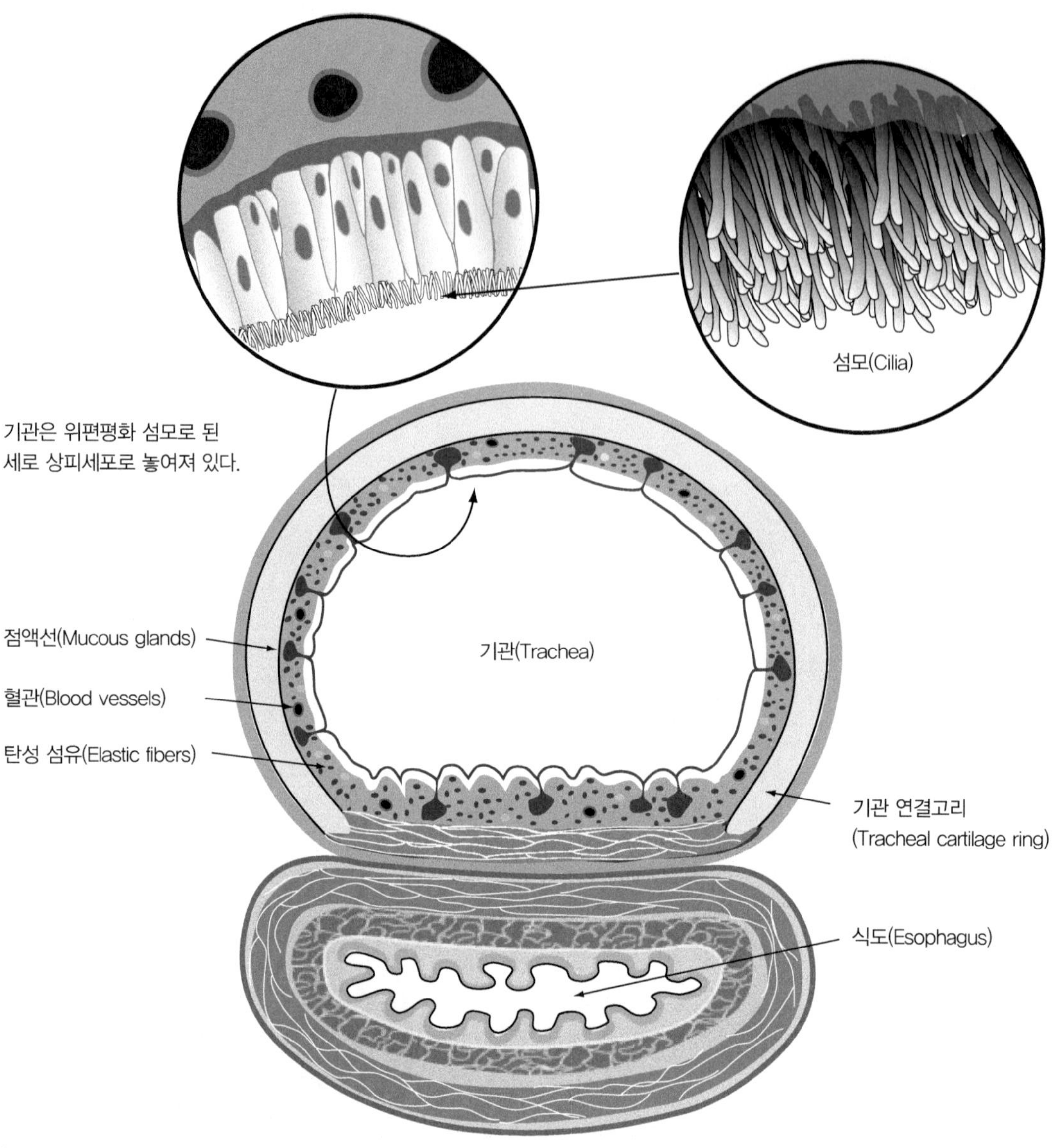

그림 1.2 기관

므로 폐 안으로 이동하는 공기는 세척되고 걸러지게 된다.

기관(trachea)의 지름은 개인에 따라 매우 큰 차이를 나타내지만, 성인 남성은 대략 19mm, 성인 여성은 대략 16mm를 나타낸다(Breatnach, Abbott, & Fraser, 1984).

기관은 몇 개의 기관지로 나뉜다. 두 개의 주요 기관지는 폐를 관통한 다음 두 번째, 세 번째 하위 기관지들로 분할된다. 두 번째 기관지는 폐의 엽을 공급한다(2개의 엽은 왼쪽에, 3개의 엽은 오른쪽에 위치); 세 번째 기관지는 폐의 분절을 공급한다(8개의 분절은 왼쪽에, 10개의 분절은 오른쪽에). 기관지는 구조적으로 기관과 비슷하지만 직경이 더 작다. 각 첫 번째 기관지는 기관 지름의 1/2보다 작으며, 두 번째, 세 번째 기관지는 점점 더 작아지고 좁아진다. 세 번째 기관지는 계속 분지화되며 더 작은 관으로 나뉘어져서 일반적으로 아주 작은 세기관지로 분지화된다. 세기관지는 오로지 부드러운 근육과 점막으로만 구성되어 있다. 세기관지는 지속적으로 분지화되어 결국 호흡 세기관지에서 끝이 난다. 호흡 세기관지는 폐포관으로 열리며 이것은 폐포낭에서 끝이 난다. 각 폐포낭은 매우 미세하며 공기로 가득 차 있는 구조로 얇은 벽으로 이루어진 미세한 모세관들로 둘러싸여 있다. 사람의 폐에는 평균적으로 대략 4억 8천만 개의 폐포가 있다. 폐포낭은 산소와 이산화탄소를 교환하는 곳에 형성되어 있다. 흡인된 공기는 신선한 산소를 기관기관지분지에서 폐포낭으로 가져간다. 순환계를 통하여 산소는 모세혈관으로 이동하여 몸을 구성하는 각 세포에 전달된다. 호흡에 필요 없는 물질인 이산화탄소는 순환계를 통하여 폐포낭을 둘러싸고 있는 모세혈관으로 이동되어 이곳에서 폐포로 확산되어 밖으로 배출된다.

폐의 내부는 기관지, 세기관지, 폐포, 혈관, 신경으로 구성되어 있다. 폐는 콘 모양의 구조로 흉곽 안에 위치해 있다.

심장을 수용해야 되기 때문에 각 폐는 크기와 모양이 미세하게 다르다. 2개의 엽과 8개의 분절로 이루어진 왼쪽 폐는 오른쪽 폐보다 작다. 더 큰 오른쪽 폐는 3개의 엽과 10개의 분절로 이루어져 있다. 폐는 공간이 많고 신축성이 있는 특별한 구조이기 때문에 쉽게 확장과 수축이 된다.

흉막 결합. 폐는 매우 작은 근육 조직을 함유하며 자발적으로 움직일 수가 없다. 그렇지만 폐는 외부적인 요인에 의해서 신축성이 높고 쉽게 움직인다. 각 폐는 내장 흉막(visceral pleura)이라 불리는 공기가 통하지 않는 막으로 둘러싸여 있다. 흉강 표면 안쪽에는 두정부 흉막(parietal pleura)이라 불리는 막이 놓여 있다. 이런 흉막(pleurae)들 사이에는 흉막액(pleural fluid)을 함유하는 흉막강(pleural space)으로 알려진 잠재적 공간이 있다. 이 액체는 영구적으로 음압을 가지고 있으며, 이는 내장 흉막과 두정부 흉막이 가깝게 근접하도록 하는 역할을 한다. 흉막 결합 때문에 폐와 흉곽은 통합된 한 단위로 움직인다(〈그림 1.3〉 참조). 그러므로 흉강이 능동적으로든 수동적으로 움직이든 폐는 그와 같이 움직인다. 이런 움직임은 흡기와 호기에 필수적이다.

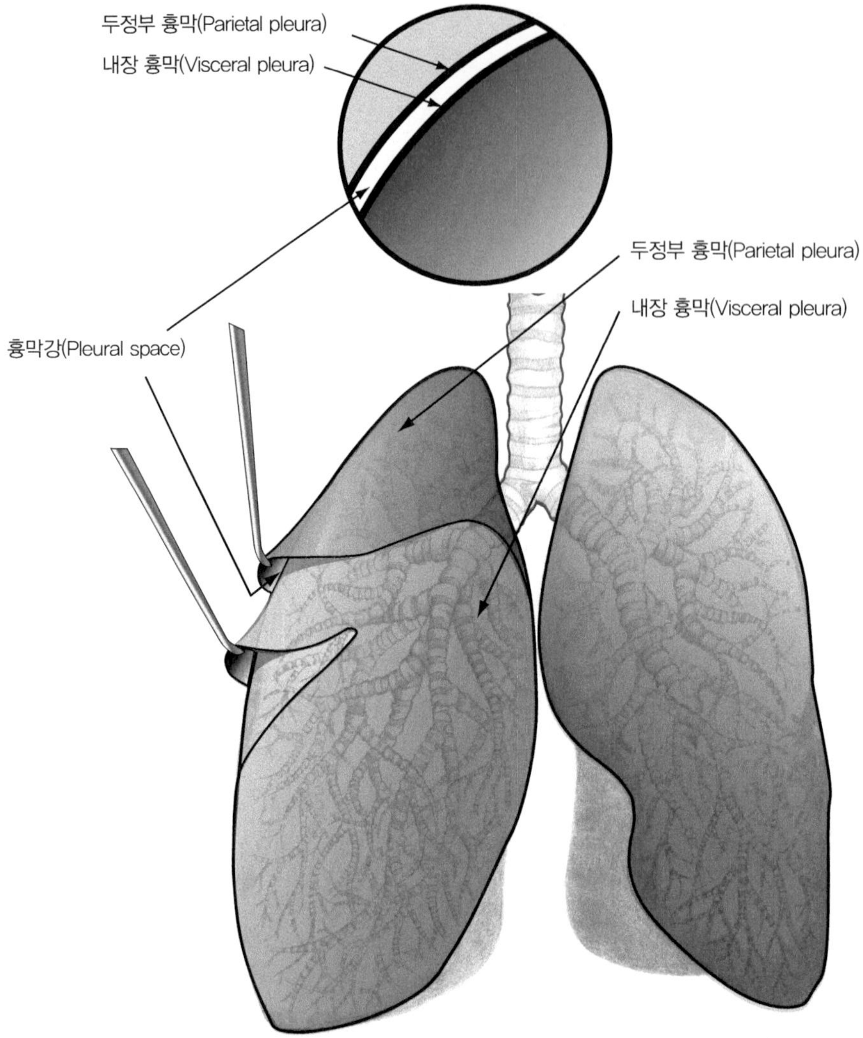

그림 1.3 흉막 결합

흡기와 호기. 호흡의 한 단위는 하나의 흡기와 하나의 호기 단계를 포함한다. 흡기는 능동적인 근육의 힘에 의해 좌우된다. 흡기를 하기 위해서 흉강과 폐는 반드시 펴져야 한다. 이런 펴짐은 외늑간근과 횡격막에 의해서 주로 이루어진다(〈그림 1.4〉 참조).

11쌍의 외늑간근은 한 쪽의 갈비뼈 사이에 위치한다(〈그림 1.5〉 참조). 수축 작용은 흉곽을 위쪽과 바깥쪽 방향으로 당겨서 흉강을 확장시킨다. 횡격막은 흉곽의 아래 6개의 갈비뼈에 붙어 있다. 휴식 시 근육들은 뒤집어진 그릇 모양으로 변한다. 수축 시 근육들이 평평하게 되면 흉강의 수직 공간이 증가하게 된다. 횡격막과 외늑간

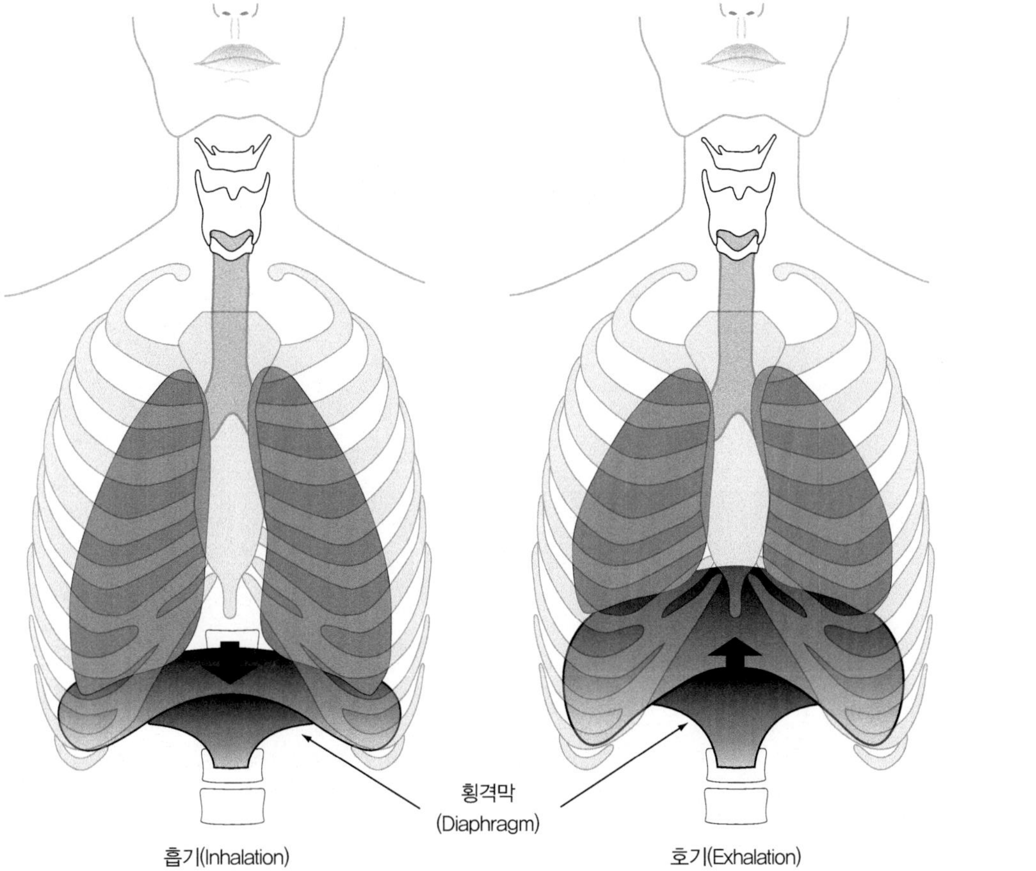

그림 1.4 **횡격막**

근의 수축은 흉강과 폐의 용적을 증가시킨다. 왜냐하면 공기의 압력과 공기의 용적은 반비례 관계이기 때문에 증가된 용적은 폐의 압력을 떨어뜨린다(폐포 압력). 공기는 항상 고 압력에서 저 압력으로 이동된다. 결과적으로 대기의 공기는 코와 입을 통해서 호흡 시스템으로 흐르게 된다. 산소가 많은 공기는 기관기관지분지에서 폐포로 이동하여 공기의 교환이 이루어진다. 호기를 하기 위해서 흉강과 폐의 압력이 낮아지면서 횡격막과 외늑간근은 그들의 휴식기 위치로 되돌아간다. 폐포의 압력이 대기의 압력보다 점점 더 높아지게 되므로 폐의 공기는 코와 입을 통하여 순환계를 나가도록 압력을 받게 된다. 흡기와 호기 시 많은 공기가 특별히 필요할 때 추가적인 근육이 사용된다. 흉강의 근육과 복부벽 근육들이 이런 근육에 포함된다. 〈표 1.1〉은 호흡에 사용되는 부가적인 근육을 나열하였다.

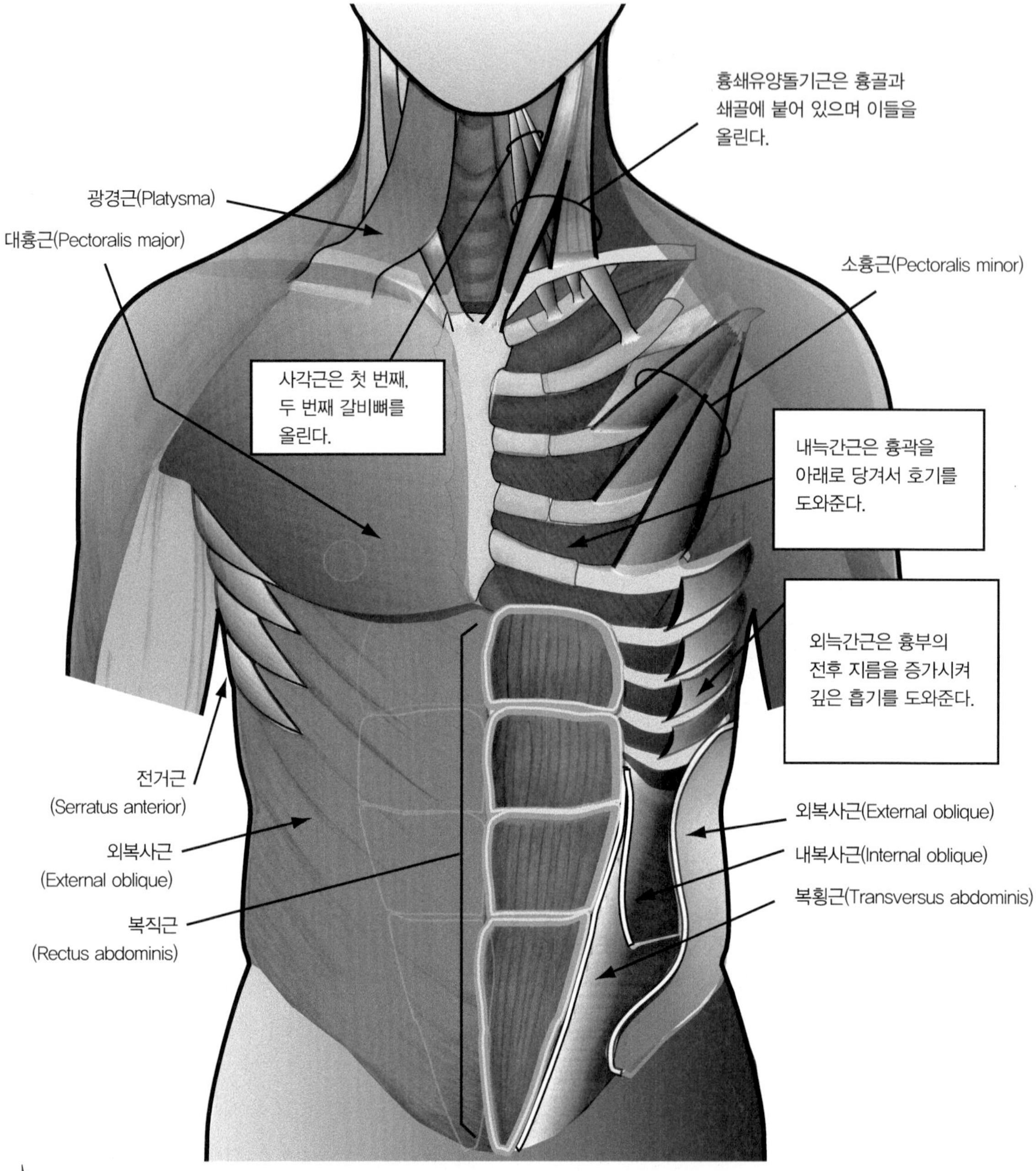

그림 1.5 호흡의 부가적인 근육들

휴식 시 호흡 단계와 폐 용량 및 폐 용적. 휴식 시 호흡 단계(Resting expiratory level, REL)는 대기의 압력과 폐포의 압력이 같게 되고 공기는 호흡 시스템에 흡인되지도 호기되지도 않는 호흡 시스템이 균형을 이루는 상태일 때를 말한다. 이런 단계는 모

표 1.1 호흡의 부가적인 근육들

흡기(흉강벽의 근육)	호기(복부 근육)
흉쇄유양돌기근	복직근
사각근(앞쪽, 중앙, 뒤쪽)	외복사근
전거근	내복사근
대흉근, 소흉근	복횡근
상부 승모근	
광배근	
요장늑근	
요방형근	
거근(뒤쪽, 위쪽, 안쪽)	
늑골거근	
흉횡근	
쇄골하근	

든 흡기와 호기의 마지막 상태에서 발생한다. 호기의 종료 시점은 호기 끝 단계(end-expiratory level, EEL)라고 불린다. 폐의 용량과 용적은 호흡 시스템을 통하여 흡기와 호기된 공기의 용량을 분류하도록 한다. 용량과 용적은 폐활량계를 통하여 측정되며 밀리리터(ml) 또는 리터(l)로 나타난다. 폐의 용적이 두 개 또는 더 많은 용량을 함유할 때, 폐의 용량은 하나만 포함한 개념이다(Wanger et al., 2005). 폐의 용량은 1회 환기량(tidal volume, TV), 예비 흡기량(inspiratory reserve volume, IRV), 예비 호기량(expiratory reserve volume, ERV), 잔기량(residual volume, RV)을 포함한다. 폐 용적(lung capacity)은 폐활량(vital capacity, VC), 심흡기량(inspiratory capacity, IC), 기능적 잔기량(functional residual capacity, FRC), 전폐용량(total lung capacity, TLC)를 포함한다. 〈표 1.2〉는 폐 용량과 폐 용적을 정의하였다.

용량과 용적은 종종 확장된 폐활량(VC)의 비율(%)로 표시된다. VC는 자발적으로 숨을 들이쉬고 내쉬는 공기의 최대 용량이다. REL는 VC의 35~40%일 때 발생한다. 이때 우리는 폐의 최대 용량을 채우기 위해서 60~65%의 공기를 흡입할 수 있고 REL보다 아래로 VC를 0%가 될 때까지 지속적으로 숨을 내쉴 수 있다.

생명유지 호흡 및 말 호흡. 생명을 유지하기 위한 호흡(편안한 호흡 또는 vegetative breathing으로도 불림)과 말을 하기 위한 호흡이 같은 흡입과 호기의 기본 패턴을 유지하더라도, 매우 중요한 차이점이 있다. 기본적인 환기의 필요성 이외에 말을 하기 위

표 1.2 **폐 용량과 용적**

폐 용량	
1회 환기량(TV)	1회의 호흡 순환 동안 흡기 호기된 공기의 양; 나이, 성별, 신체적 노력 단계에 따라 대략 500ml이다.
예비 흡기량(IRV)	TV 이상으로 흡인될 수 있는 공기의 양
예비 호기량(ERV)	TV 이하로 호기될 수 있는 공기의 양
잔기량(RV)	최대로 호기를 한 후에 폐에 남아있는 공기의 양으로 자발적으로 내쉴 수 없다.
폐 용적	
폐활량(VC)	최대 흡기 후에 나갈 수 있는 공기의 양(TV+IRV+ERV); 나이와 성에 따라 다르지만 대략 5000ml이다.
심흡기량(IC)	호기 끝 단계에서 흡기될 수 있는 공기의 양(TV+IRV)
기능적 잔기량(FRC)	호기 끝 단계에서 기도와 폐에 남아있는 공기의 양(ERV+RV)
전폐용량(TLC)	폐가 수용할 수 있는 최대 공기양(TV+IRV+ERV+RV)

출처: Wanger et al. (2005).

표 1.3 **생명유지 호흡 및 말 호흡**

	생명유지	말
1. 공기가 들어가는 위치	코	입
2. 흡기와 호기의 시간 비율	흡기: 40%, 호기: 60%	흡기: 10%, 호기: 90%
3. 공기의 용량	500ml, 10% VC	발화의 길이와 크이에 따라 상이: 20~25% VC
4. 호기를 위한 근육의 활동	수동적; 외늑간근과 횡격막이 이완	능동적; 흉강과 횡격막을 반동하기 위해 흉곽과 복부 근육이 수축
5. 복부의 위치	흉강의 바깥쪽으로 위치	흉강의 안쪽으로 위치

한 호흡은 언어학적 요소와 생리학적 기능의 통합이 필요하다. 이런 통합은 계획된 발화를 제공하기 위한 알맞은 호흡, 운율적 변화, 말과 강도 단계의 속도 변화, 언어학적으로 대화하는 데 적절한 시점에 하는 흡입을 포함한다. 생명을 유지하기 위한 호흡에서 말을 하기 위한 호흡으로 바뀔 때 다섯 가지의 주요한 변화가 일어난다. 이 변화에는 공기 흡입의 위치, 흡기 대 호기의 시간 비율, 흡인되는 공기의 양, 호기를 위한 근육의 활동, 복부의 이동이다(〈표 1.3〉 참조).

사람이 생명을 유지하기 위해 숨을 쉴 때, 비강을 통하여 적당히 따뜻하고 습하게 여과된 공기가 흡인되고 호기된다. 입으로 말을 하기 위해 숨을 쉴 때는 구강을 통하여 더 빠른 흡기가 이루어지고, 호기 시 구강을 통해 소리가 생성된다. 생명을 유지하기 위해서 거의 같은 시간 비율(40% 흡기, 60% 호기)이 말을 하기 위해서는 상당히 짧고 빠른 흡기가 이루어지고 더 길어진 호기가 이루어진다(10% 흡기, 90% 호기). 이것은 재빠르게 공기를 보충하여 호기 시 충분한 수의 음절을 말할 수 있게 하며, 발성시 끊김없이 이야기할 수 있게 도와주는 역할을 한다. 흡기된 공기와 호기된 공기 양 또한 다르다. 개인의 나이와 성에 따라 다르지만, 안정된 호흡을 하는 동안 대략 500ml의 공기가 흡입된다. 이것은 대략 5,000ml가 되는 VC의 10%가 되는 양이다. 생명을 유지하기 위한 호흡 시 흡기는 REL(VC의 35~40%)에서 시작해서 VC의 50%인 폐 용량까지 상승한다. 이것은 호기 시 REL까지 다시 감소한다. 발화의 길이와 크기에 따라 말을 하기 위한 흡입된 공기 양은 일정하지가 않다. 정상적인 대화를 위한 공기의 용량은 일반적으로 VC의 중간 범위(35~60%)에서 발생하며 이는 생명을 유지하기 위한 호흡보다 두 배 정도 더 많은 양이다. VC의 60%와 일치하는 폐포의 압력은 10cmH_2O로, 이것은 대부분의 정상 대화를 하는 데 충분한 양이다. VC의 중간 범위의 양은 매우 효과적이다. 왜냐하면, 이 정도의 양은 매우 적은 호흡 근육 활동을 요구하기 때문이다(Huber, 2008). 더 길고 크게 말하기 위해 발화자들은 더 많은 폐 용량을 흡입하고 더 적은 용량의 호기를 지속한다(Huber, 2008).

생명유지 호흡에서 말 호흡으로의 전환은 호기를 위한 근육의 활동을 변화시킨다. 생명유지 호흡과 말 호흡 모두에서, 흡기는 흉강과 폐의 용량을 증가시키기 위한 근육 수축을 요구하는 능동적인 과정이다. 호흡과 연관된 조직은 중력, 근육 이완, 폐 조직의 탄성력에 의해 호흡조직이 휴지기의 위치로 되돌아가기 때문에 생명유지 호흡에서 호기는 수동적으로 발생한다. 말을 목적으로 한다면 반동(recoil) 비율은 호기를 연장하기 위해서 반드시 조정되어야 한다. REL보다 높은 압력을 위해서, 흡기근들은 지속적으로 수축하여 흉강과 폐가 너무 빨리 오그라들지 않도록 방지하는 힘을 제공한다. 호기 보존 용량의 상태를 유지하고 REL보다 낮은 상태에서 말을 지속하도록 하기 위해서 복부 근육이 사용된다. 복부 근육의 수축은 복부 벽이 복부 내용물(위장, 창자)을 안쪽으로 누르도록 압박한다. 다시 말해 이것은 내용물들을 횡격막을 향해서 위쪽으로 밀어올린다. 이로 인해 폐와 흉곽의 용량을 더 감소하도록 하여 공기가 지속적으로 나가도록 한다.

내늑간근은 또한 흉강을 하강시키기 위해서 수축될 수 있다. REL보다 낮은 폐의 용량으로 말을 하는 것은 호기를 위해서 폐의 용량을 지속적으로 감소시키고 흉강이 흡기 시 방향처럼 바깥쪽으로 다시 펴지는 것을 방지하기 위해서 상당한 근육의 노력이 요구된다. 마지막으로, 흉부 벽의 모양은 생명유지를 위한 호흡과 말을 하기 위한 호흡 시 각각 다르다. 흉부 벽은 흉강, 횡격막, 복부 벽, 복부 내용물을 포함한다는 점을 다시 상기해 보자. 말할 때의 호흡을 위해서, 복부는 흉강에 비해 상대적으로 더 안쪽으로 위치한다(Bailey & Hoit, 2002; Kalliakosta, Mandros, & Tzelepis, 2007). 이런 위치는 횡격막을 올라가게 하고(복부 내용물의 압력이 올라가기 때문에) 흉곽 아래쪽을 확장시킨다. 횡격막의 근육섬유들은 이러한 이유 때문에 빠르고 강한 수축을 하기 위해서 이상적인 위치에 있다(Kalliakosta et al., 2007; Solomon & Charron, 1998). 게다가, 흉곽에 상대적으로 복부를 안쪽으로 유지하는 것은 발화 시 필요한 폐의 용량과 공기의 압력 변화를 제어하도록 하기 위해서 흉곽이 움직이기 위한 받침대 역할을 제공한다(Bailey & Hoit, 2002). 흉곽과 인접한 폐의 면적이 더 넓기 때문에 폐의 용량을 바꾸기 위해서 배의 움직임보다 흉곽의 움직임이 더 효과적이다. 그러므로 흉곽 벽은 복부 벽이 폐포 압력의 같은 변화를 성취할 수 있는 거리의 4분의 1 만큼만 움직이면 된다.

호흡의 신경계 지배

호흡은 뇌간의 연수(medulla)에서 먼저 제어가 된다. 호흡의 비율과 깊이는 혈류에 있는 산소와 이산화탄소의 수치에 의해 좌우된다. 산소와 이산화탄소의 수용기관은 중추 신경계(CNS)와 말초 부분에 위치한다(Zhang & Davenport, 2005). 산소의 비율이 감소하고 이산화탄소의 비율이 증가할 때, 수용기관은 CNS에 신호를 보내서 호흡을 증가하도록 하여 유입된 산소의 양이 증가하도록 조절한다(Zhang & Davenport, 2005). Zhang & Davenport에 의하면 뇌간에서 만들어진 호흡의 리듬을 발생시키기 위해 다른 호흡 수용체가 관여하는데 수용기관에는 기관기관지분지의 평활근에 있는 폐 신장 수용기(pulmonary stretch receptors, PSRs), 급속 적응 수용기(rapidly adapting receptors, RARs)가 있다. PSRs는 기도의 평활근 긴장도를 감지하고 미주 신경을 통하여 연수의 호흡 신경 네트워크로 신호를 보낸다. 호흡 신경 활동을 억제함으로 PSRs는 흡입에서 호기로 변화하도록 신호를 알린다(Zhang & Davenport, 2005). RARs는 물리적, 화학적 변화 모두에 민감하며 기도의 자극에 의해 반응을 일으킨다.

자발적인 호흡은 상위의 뇌중추들이 자발적으로 숨을 참거나 호흡 리듬을 고의적으로 떨어뜨리는데 작용할 수 있다. 발성과 말을 하기 위한 호흡의 조절은 일차 운동피질과 감각 피질, 보조 운동영역(supplementary motor area), 소뇌, 시상, 변연계가 결합된다(Murphy et al., 1997; Wheeler & Sapienza, 2005). 이런 구조들은 호흡의 의식적인 인식, 호흡곤란의 감지, 이후 강화된 호흡의 노력에 관여한다(Wheeler & Sapienza, 2005). 그렇지만 연수 호흡 중추로부터 나온 입력 정보는 인지적인 조절보다 우위에 있을 수 있다. 그러므로 이 입력 정보는 자동적으로 뇌간이 조절 중추 역할을 이어받는 특정 시점을 넘어서서 CO_2가 상승하고 O_2가 감소할 때까지 자발적으로 호흡을 참을 수 있게 한다.

1.2 발성 기관

후두의 기능

후두(larynx)는 서로 연결된 연골, 막과 인대, 근육, 그리고 연조직 등으로 구성된 복잡한 구조이다. 후두는 음성 산출에 관여하는 주요한 구조인 동시에, 여러 가지 생물학적 기능들에서도 중대한 역할을 수행한다. 후두는 기관(trachea)과 인두(pharynx) 모두와 연결되어 있기 때문에, 발성과 더불어 호흡(respiration), 연하(swallowing), 기도 보호(airway protection) 등과도 연관되어 있다(<그림 1.6> 참조).

후두에는 기도를 여닫는 밸브 기능을 하는 세 쌍의 주름(fold)이 자리한다. 세 쌍의

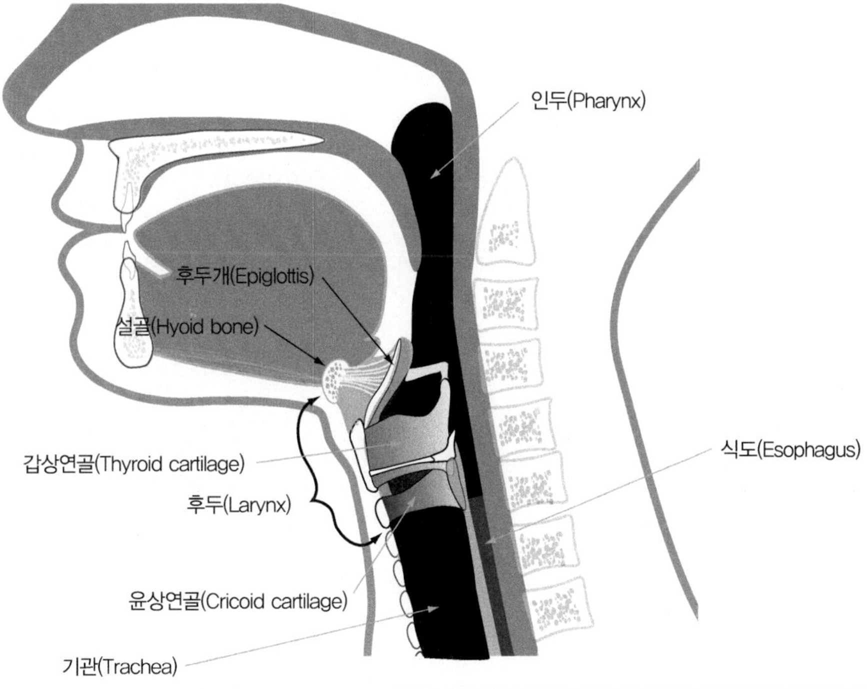

그림 1.6 인두와 기관에 관련된 후두의 위치

주름에는 피열후두개주름(aryepiglottic folds), 가성대(false vocal (ventricular) folds), 진성대(true vocal folds) 등이 포함된다. 호흡 시에는 후두의 밸브들이 개방되어 기류가 자유롭게 호흡기관(respiratory system) 안과 밖으로 흐르도록 하는 작용을 한다. 힘든 작업이나 운동을 하는 경우와 같이 더 많은 양의 공기를 필요로 할 때에는, 성문(glottis; 성대 사이의 공간)을 보다 폭넓게 개방함으로써 많은 기류가 호흡기관을 통과할 수 있도록 한다.

후두의 중요한 기능 중 하나는 음식을 삼키는 동안 기도를 보호하는 것이다. 연하를 위해서는, 음식물 덩어리가 인두로 들어올 때 목의 근육들에 의해 후두 전체가 들어올려지고, 세 쌍의 주름 모두가 후두를 폐쇄한다. 후두를 폐쇄하는 것은 음식물이나 액체가 기도로 흘러 들어가는 것을 막아준다.

또한 후두는 기침을 하는 방법으로 기도를 보호한다. 기침(coughing)은 기도에 들어간 모든 이물질을 배출하는 반사작용이고, 기도(trachea), 성문, 성문 상부 영역(supraglottic region) 등에 있는 점막에 자극이 느껴지면 촉발될 수 있다(Ludlow, 2005). 기침을 하는 동안 성대는 성문 아래에 강한 공기 흐름을 형성하기 위해 엄청난 힘으로 내전된다. 성대가 내전되어 있으므로 공기는 높은 압력으로 방출되게 되고, 그렇게 함으로써 이물질을 배출하게 된다.

흉곽의 고정은 후두의 또 다른 기능이다. 증가된 공기압을 필요로 하는 생체 기능들(예, 배설)은 성문이 단단히 폐쇄됨으로써 가능하게 된다. 이는 공기가 새어나가는 것을 방지하고, 흉강 내의 공기압을 증가시킨다.

후두는 울기나 웃기와 같은 반사적인 발성(vocalization)을 통해 감정 표현에도 관여한다.

마지막으로, 후두는 내쉰 공기가 진성대를 진동하게 하여 소리로 전환되는 과정인 발성과 연관된다. 이렇게 생성된 소리는 구강이나 비강을 통해 몸 밖으로 빠져나가기 전까지 소리를 수정하고 공명시키는 성도(vocal tract)를 따라 이동한다. 말하는 동안 성대는 발생하는 특정한 소리의 유형이 무성음인지 유성음인지, 고음도인지 저음도인지, 큰 소리인지 부드러운 소리인지에 따라 끊임없이 그 위치와 긴장도를 변화시킨다.

후두기관의 해부 및 생리

후두의 구조와 기능에 대해 철저하게 이해하는 것은 정상적인 음성이 어떻게 발생하

표 1.4 후두 골격의 구조

설골	**쌍을 이루는 연골**
쌍을 이루지 않는 연골	피열연골
갑상연골	소각연골
윤상연골	설상연골
후두개	**관절**
	윤상피열관절
	윤상갑상관절

는지, 발성 과정에서 어떻게 문제가 발생하는지, 그러한 문제가 음성 기능에 미치는 영향은 무엇인지를 밝혀내는 데 필수적이다. 이러한 지식은 음성장애 환자들을 위한 적절한 진단과 치료 전략을 계획하고 시행하기 위한 기초가 된다.

후두는 성인의 3~7번 경추 사이에 위치한 작은 빈 관 형태를 띠고 있다. 후두는 후두외근(extrinsic muscle)들의 복잡한 체계에 의해 목 안의 공간에 위치하고 있다. 후두는 상호 연결된 연골, 인대, 막, 내근 등으로 구성되고, 이 곳에는 세 쌍의 연조직 주름들이 자리하고 있다.

후두의 구조. 후두의 구조는 하나의 뼈, 9개의 연골, 2개의 관절로 이루어져 있다(〈표 1.4〉 참조).

후두는 **설골**(hyoid bone)에 달려있는데, 설골은 해부학적으로는 후두와 분리되어 있지만 기능적으로는 후두기관(laryngeal system)의 일부분이라 여겨진다(〈그림 1.7〉 참조). 설골은 또한 혀뿌리에 부착되어 있다. 설골은 앞쪽에 있는 체부(body)와 체부로부터 돌출돼 나온 두 쌍의 뿔(L. cornua)로 구성된다: 큰 뿔들은 설골의 측면을 형성하고, 작은 뿔들은 위쪽으로 향해 있는 작은 돌출부이다. 후두는 **갑상설골막**(thyrohyoid membrane)이라는 한 장의 막으로 설골에 달려 있다.

설골과 더불어, 세 개의 짝이 없는 연골들과 세 쌍의 연골들이 후두를 지지하는 구조를 형성한다(〈그림 1.8〉, 〈그림 1.9〉 참조). 이 연골들은 인대와 막들로 서로 연결되어 있어서, 연골들 간의 관계가 유동적이다. 짝이 없는 세 개의 연골에는 갑상연골, 윤상연골, 후두개 등이 포함된다.

갑상연골(thyroid cartilage)은 후두에서 가장 큰 연골이다. 갑상연골은 두 장의 히알린연골(유리질연골, hyaline cartilage)로 구성되는데, 이 두 개의 판은 앞쪽은 붙어 있고 뒤쪽은 개방되어 있다. 연골은 두 판이 결합된 부분에서 비스듬히 돌출되고, "Adam's

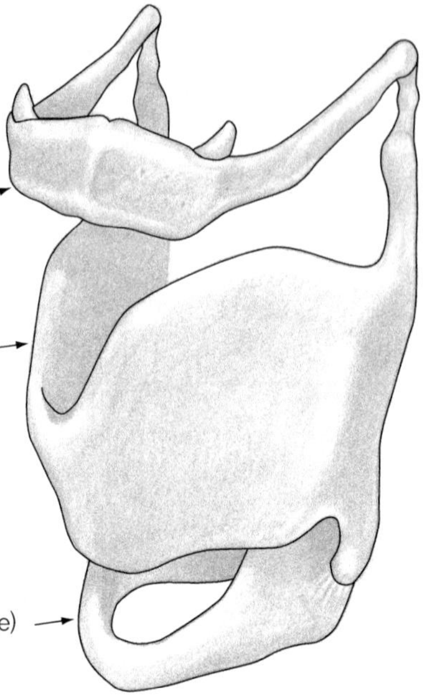

그림 1.7 **설골, 갑상연골, 윤상연골**

apple(후두융기)"을 형성한다. 이 돌출부는 여성보다 남성에게서 예리한 각을 이루기 때문에(여성이 약 120도인데 반해 약 90도), 일반적으로 남성에게서 두드러지게 나타난다. 돌출부 바로 위는 V자 모양의 갑상절흔(thyroid notch)이다. 갑상연골의 후외측 면에서는 두 쌍의 뿔이 돌출되어 있다. 위쪽 뿔들은 위쪽으로 뻗어 나와서, 갑상설골인대(thyrohyoid ligament)로 갑상연골을 설골에 연결시킨다. 갑상설골인대는 갑상연골과 설골을 연결시키는 갑상설골막(thyrohyoid membrane)의 외측 부분이 두껍게 되어 형성된다. 아래쪽 뿔들은 아래쪽으로 뻗어 나와 윤상연골(cricoid cartilage)과의 연결부를 형성한다. 갑상연골판(thyroid lamina)의 측면을 따라 형성된 약간의 능선(융기, ridge)은 빗선(사선, oblique line)이라고 불리며, 두 후두외근(extrinsic laryngeal muscle)의 연결지점이다. 갑상연골의 안쪽 면에서 갑상절흔(thyroid notch) 바로 아래에는 전연합(anterior commissure)이라고 불리는 부분이 있는데, 여기에는 진성대(true vocal fold)가 붙어 있다.

윤상연골(cricoid cartilage)은 갑상연골의 아래에 위치하고, 갑상연골과 마찬가지로 히알린 연골(hyaline cartilage)로 구성된다. 윤상연골은 갑상연골과 달리 앞뒤가 폐쇄된 원형 모양을 하고 있는데, 앞쪽은 가늘고(arch) 뒤쪽은 폭이 훨씬 넓다. 윤상연골

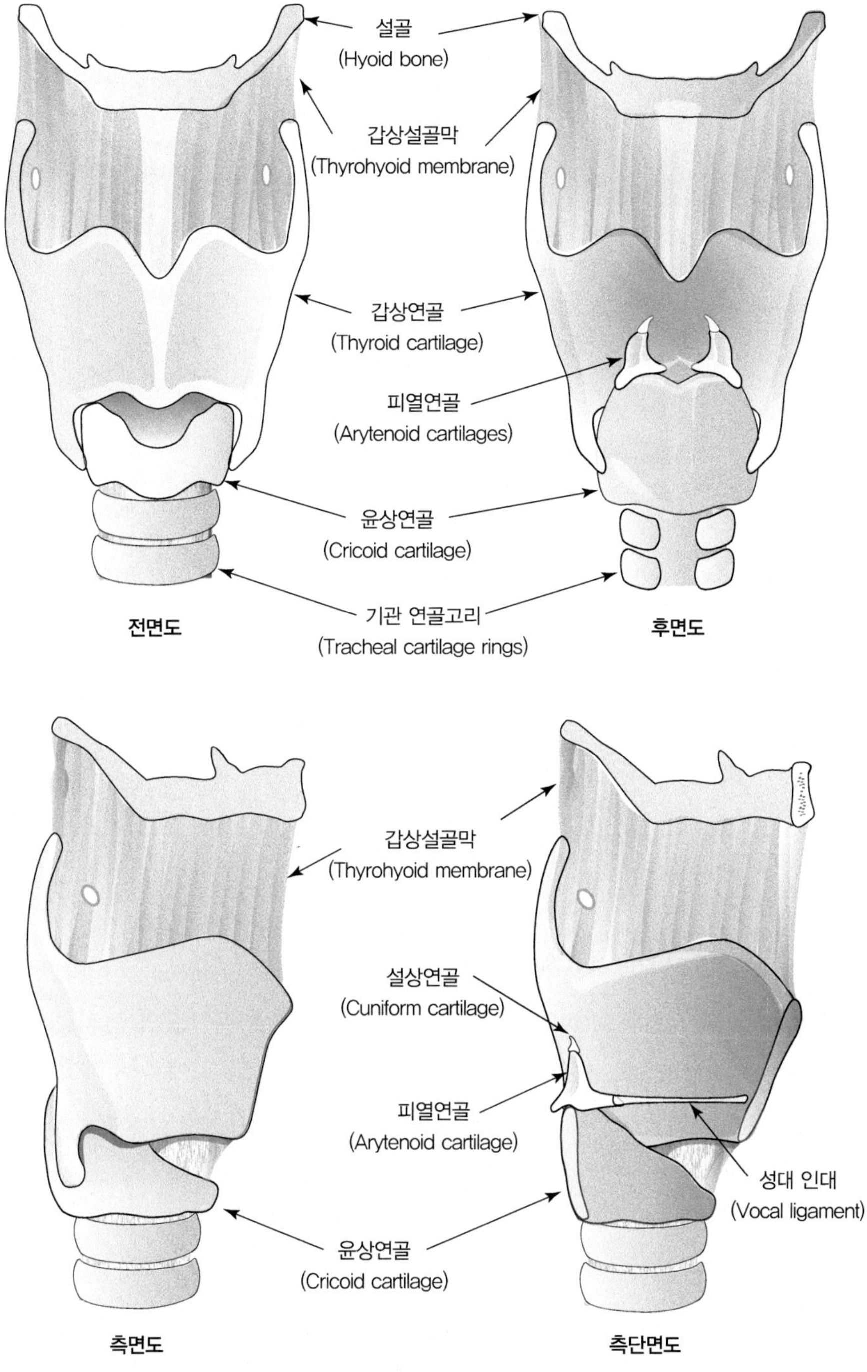
설골
(Hyoid bone)
갑상설골막
(Thyrohyoid membrane)
갑상연골
(Thyroid cartilage)
피열연골
(Arytenoid cartilages)
윤상연골
(Cricoid cartilage)
기관 연골고리
(Tracheal cartilage rings)
전면도
후면도
갑상설골막
(Thyrohyoid membrane)
설상연골
(Cuniform cartilage)
피열연골
(Arytenoid cartilage)
성대 인대
(Vocal ligament)
윤상연골
(Cricoid cartilage)
측면도
측단면도

그림 1.8 후두의 연골들

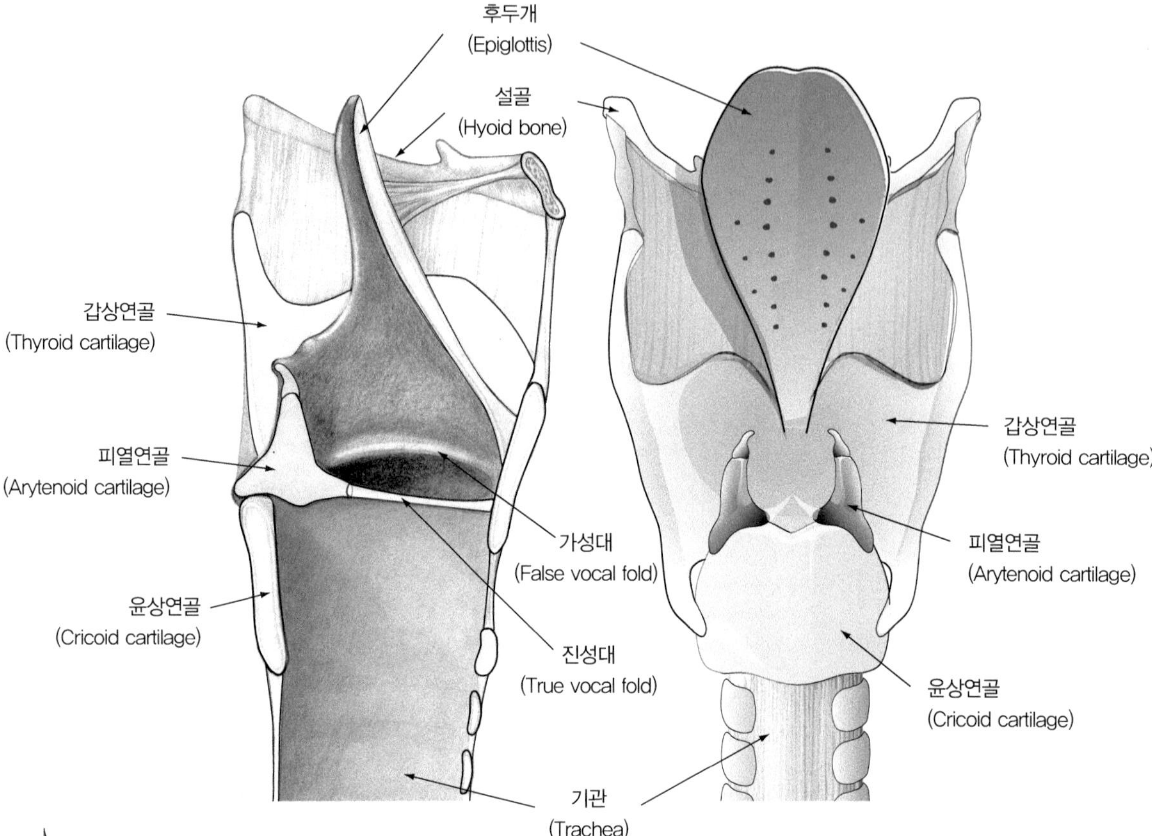

그림 1.9 **후두의 단면과 후면도**

의 뒤쪽 부분은 거의 사각형을 띠고 있어서 **사각판**(quadrate lamina)이라고 불린다. 앞의 arch의 높이는 몇 밀리미터밖에 되지 않는 반면에 사각판의 높이는 거의 30mm나 된다(Sataloff, 2005). 윤상연골은 기관(trachea)의 바로 위에 위치하고, **윤상기관막**(cricotracheal membrane)에 의해 기관과 연결된다. **윤상갑상막**(cricothyroid membrane)은 윤상연골과 갑상연골을 연결한다. 윤상연골의 내부는 후두의 가장 좁은 지점을 형성한다.

세 번째 짝이 없는 연골은 **후두개**(epiglottis)이다. 후두개는 나뭇잎 형태를 띤 탄성연골(elastic cartilage)로 갑상후두개인대(thyroepiglottic ligament)에 의해 갑상연골에 붙어 있고, 설골후두개인대(hyoepiglottic ligament)에 의해 설골과 연결된다. 후두개의 가장 좁은 부분은 맨 아랫부분으로, **후두개환절**(petiole)이라 불린다. 혓바닥과 후두개 사이의 공간은 **후두개계곡**(vallecula)을 형성한다. 후두개는 발성보다는 연하에 보다 더 많이 관여한다. 음식물을 삼키는 동안 후두개는 아래쪽과 뒤쪽으로 당겨진다. 이러한 작용은 후두 입구를 막아서 음식물이 기도로 유입되는 것을 방지한다.

세 쌍의 연골들에는 피열연골, 소각연골, 설상연골 등이 포함된다. **피열연골**(arytenoid cartilages)은 윤상연골의 사각판(quadrate lamina)의 윗면에 위치한다. 피열연골은 아랫면이 넓고 위쪽 끝이 뾰족한 작은 원뿔 형태의 연골이다. 각 피열연골의 기저부는 두 개의 돌기가 서로 다른 방향을 향해 뻗어 있는 복잡한 형태를 하고 있다. 각 피열연골의 성대돌기(vocal process)는 갑상연골을 향해 앞쪽으로 돌출되어 있고 근육돌기(muscular process)는 후외측(posterolaterally)으로 돌출되어 있다. 히알린연골로 구성된 피열연골의 다른 부분들과는 달리, 성대돌기는 탄성 연골로 구성된다. 사각판의 측면이 볼록한 반면에 피열연골의 기저부는 오목하여서, 두 연골들 간의 관절이 형성된다. 피열연골은 두 가지 이유에서 매우 중요하다. 첫째, 진성대가 피열연골의 성대돌기에 부착되어 있어서 피열연골들이 움직일 때마다 성대도 함께 움직인다. 둘째, 피열연골의 근육돌기는 성문의 개방과 폐쇄를 위해 성대를 내외전시키는 근육들의 부착지점을 형성한다.

소각연골과 설상연골은 중요도가 낮고, 어떤 사람들에게서는 관찰되지 않는 경우도 있다. 소각연골(corniculate cartilages)은 각각의 피열연골 끝에 위치한 작은 탄성연골이다. 설상연골(cuneiform cartilages)은 피열후두개주름(aryepiglottic fold, 이후에 자세히 설명) 내에 박혀 있다. 설상연골은 흡기 시 형성되는 음압에 의해 피열후두개주름이 내부로 당겨지지 않도록 돕기 위해 피열후두개주름을 보다 견고하게 자리잡게 한다.

후두의 관절들 후두에는 윤상피열관절(cricoarytenoid joint)과 윤상갑상관절(cricothyroid joint)이라는 두 쌍의 후두관절(laryngeal joint)이 있고, 두 가지 모두 발성에서 결정적인 역할을 수행한다(〈그림 1.10〉, 〈그림 1.11〉 참조).

윤상피열관절(cricoarytenoid joint)은 각 피열연골의 오목한 기저부와 윤상연골의 사각판(quadrate lamina)의 볼록한 위쪽 표면 사이를 연결한다. 이것은 윤활가동관절(synovial diarthrodial joint)로 비교적 넓은 범위로 움직인다. 윤상피열관절에는 윤활액(synovial fluid)을 분비하는 윤활막(synovial membrane)이 붙어 있다. 이 관절은 피열연골의 내/외측 활주 운동 뿐만 아니라, 뒤쪽과 바깥쪽으로 흔들리는 움직임이 가능하게 한다(Berry, Montequin, Chan, Titze, & Hoffman, 2003). 이러한 움직임은 결과적으로 피열연골의 동시 양방향성 운동(simultaneous bidirectional motion)을 야기한다(Letson & Tatchell, 2005). 그리고 적절한 근육들이 수축할 때, 피열연골들은 회전 운동을 한다. 어떤 근육이 수축하였느냐에 따라, 성대돌기는 내측과 하방으로 폐쇄 운동을 하거나(반대쪽 성대돌기를 향해 접근), 외측과 상방으로 개방운동을 한다(양측 성대돌기를 떨어

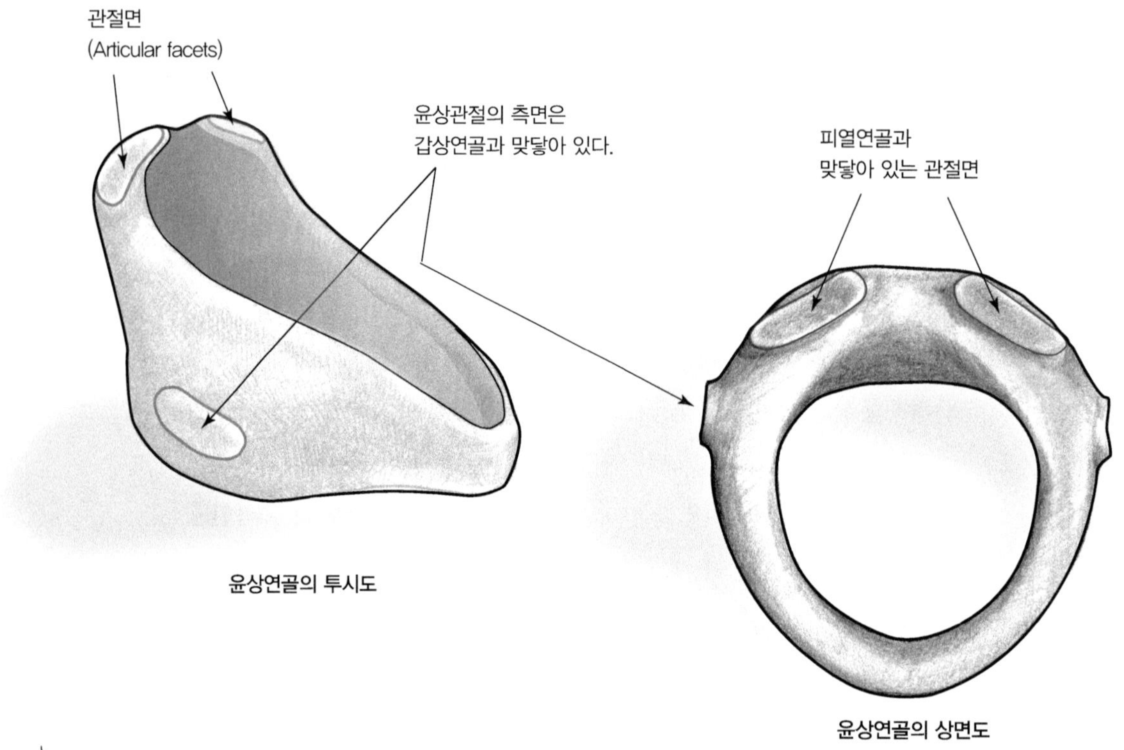

그림 1.10 윤상연골의 관절면들

뜨림). 성대는 성대돌기에 붙어 있기 때문에, 성대돌기의 움직임에 따라 정중선을 향하거나 정중선에서 멀어진다. 그러므로 성대 내전과 외전을 통제하는 것은 윤상피열관절이다. 그러나 관절이 스스로 피열연골의 움직임을 야기하는 것은 아님을 알아야 한다. 관절은 그저, 적절한 근육들이 수축할 때 연골이 움직일 수 있게 하는 구조물에 불과하다.

윤상갑상관절(cricothyroid joint)은 갑상연골의 아래쪽 뿔에 위치하고, 윤상연골의 양측 관절면(articular facet)과 연결된다(〈그림 1.12〉 참조).

윤상갑상관절 또한 윤활관절로, 갑상연골이 상하로 기울어지는 운동(tilt)과 윤상연골이 위쪽과 뒤쪽으로 기울어지는 운동을 가능하게 한다. 이 관절이 기울어지는 운동 뿐만 아니라, 갑상연골이 앞쪽과 뒤쪽으로 미끄러지도록 하는 것을 가능하게 하는지에 대해서는 몇 가지 의문점들이 있다. 일부 연구자들은 이러한 유형의 움직임의 존재에 대해 찬성 의견을 말하였다(예, Maue & Dickson, 1971). 다른 연구자들은 윤상갑상관절의 움직임을 제한하는 관절면과 인대의 위치에 근거하여 그러한 의견을

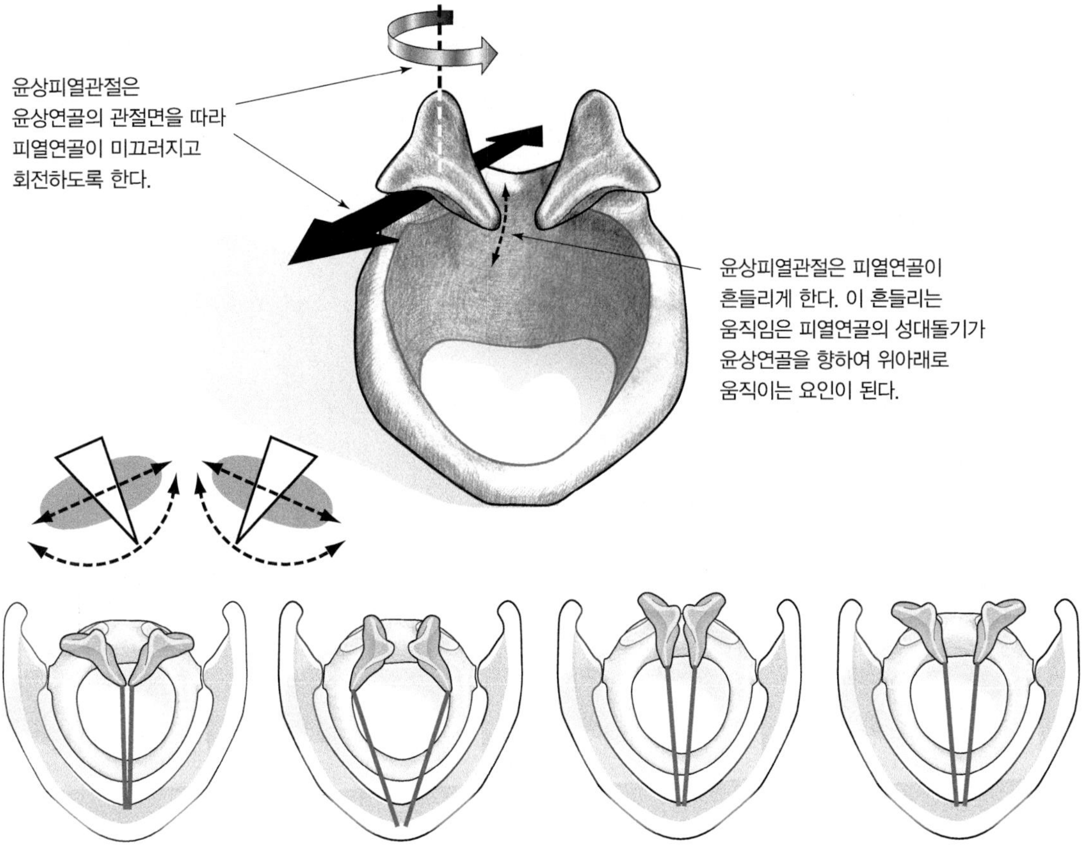

그림 1.11 윤상피열관절

받아들이지 않았다(Hong, Kim, & Kim, 2001). 최근에는 Hammer와 그의 동료 연구자들(2010)이 인간 사체 연구(study on human cadaver)를 통해, 윤상갑상관절이 회전 운동뿐만 아니라 수평 및 수직 활강 운동(gliding movement) 또한 가능하게 한다는 결론을 도출해내었으나, 모든 인간에게서 적용되는 부분은 아니다.

갑상연골이 윤상연골을 향해 아래로 기울어지든, 윤상연골이 갑상연골을 향해 위쪽으로 향해 가든, 그 결과 갑상연골의 전연합과 피열연골 사이의 거리가 증가하게 된다(〈그림 1.13〉 참조).

성대가 이 두 지점에 붙어 있기 때문에, 두 지점 사이의 거리가 증가되면 성대는 팽팽하게 늘어나고 긴장된다. 그러면 성대의 주파수(진동 속도)가 증가하게 되어 결과적으로 고음을 만들게 된다. 전연합과 성대돌기 간의 거리가 감소하면 성대를 짧아지게 하고, 주파수와 음도를 감소시킨다. 그러므로 윤상갑상관절은 음도 조절과 관

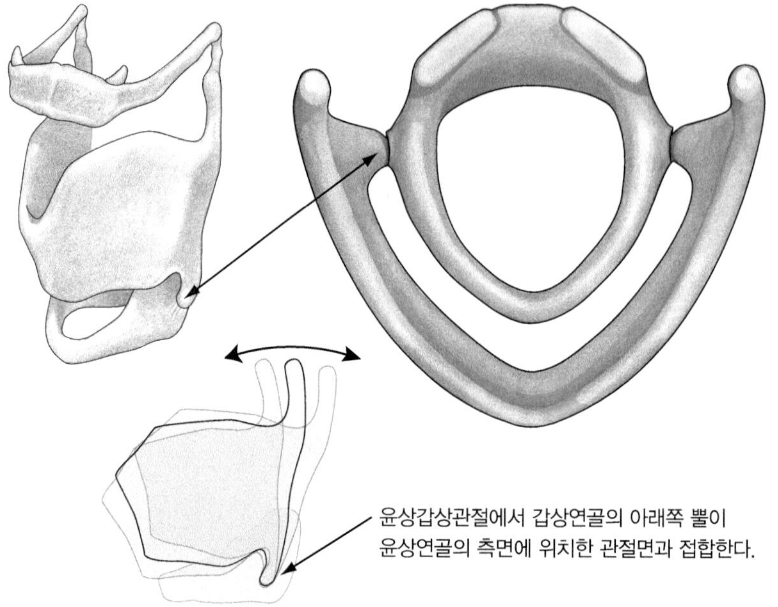

그림 1.12 **윤상갑상관절**

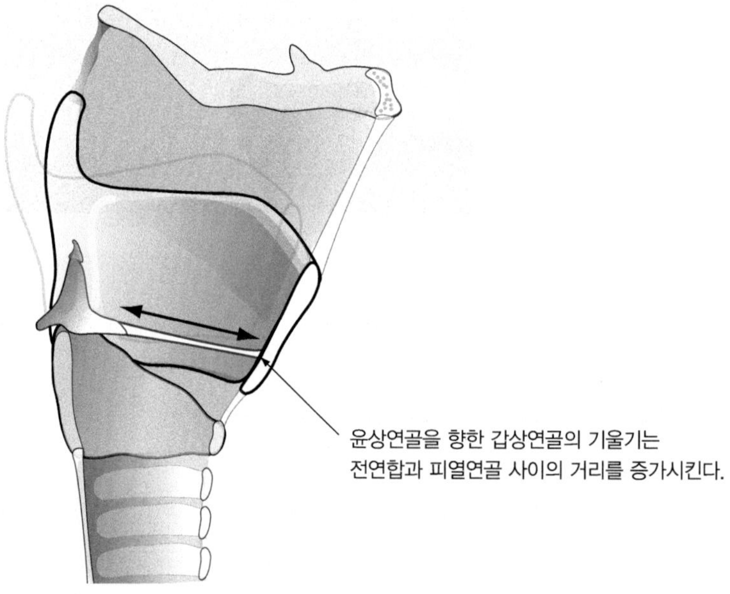

그림 1.13 **갑상연골의 기울어지는 운동 효과**

표 1.5 후두의 막과 주름들

막	
외막	**내막**
갑상설골막	탄성막
윤상갑상막	탄력원추
윤상기관막	사각막

주름		
피열후두개주름	**후두실주름(가성대주름)**	**진성대**
		상피
		고유층
		갑상피열근

련된다. 윤상피열관절과 마찬가지로, 관절 스스로가 연골의 움직임을 야기하지는 않지만, 근육 수축과 함께 연골의 움직임이 가능하도록 하는 데 중요한 역할을 한다.

후두의 연조직. 후두의 연조직들에는 내/외막(extrinsic and intrinsic membrane), 세 쌍의 주름, 내/외 근육 등이 포함된다(〈표 1.5〉 참조).

막 외막(extrinsic membrane)은 후두의 구조물들을 서로 연결하거나, 후두 외면에 있는 구조들과 연결한다(〈그림 1.14〉 참조). 외막에는 갑상설골막(thyrohyoid membrane), 윤상기관막(cricotracheal membrane), 윤상갑상막(cricothyroid membrane) 등이 있다.

갑상설골막은 갑상연골을 설골과 연결시킨다. 이 막은 중간 부분에서 두꺼워지는데, 이를 **정중갑상설골인대**(medial thyrohyoid ligament)라고 한다. 이 막의 외측 가장자리 또한 두꺼워지며 **외측갑상설골인대**(lateral thyrohyoid ligament)를 형성한다. **맥립연골**(밀알연골, triticeal cartilage)이라고 하는 작은 히알린 연골들이 외측갑상설골인대 내에서 발견될 수도 있다. 갑상설골막에는 후두로 들어가는 혈관과 신경이 지나는 구멍이 뚫려 있다. 윤상기관막(cricotracheal membrane)은 윤상연골을 첫 번째 기관륜(tracheal ring)과 연결하고, 윤상갑상막(cricothyroid membrane)은 갑상연골의 앞쪽 면과 윤상연골을 바깥쪽에서 연결한다.

내막(intrinsic membrane)은 후두의 내강(lumen) 내에 위치한다. 탄성막(elastic membrane)이라고 불리는 넓은 막이 전체 내부 골격을 연결한다. 이 막의 아랫부분은 **탄성원추**(conus elasticus)라고 알려져 있는데, 한 쌍의 **삼각막**(triangular membrane)으로

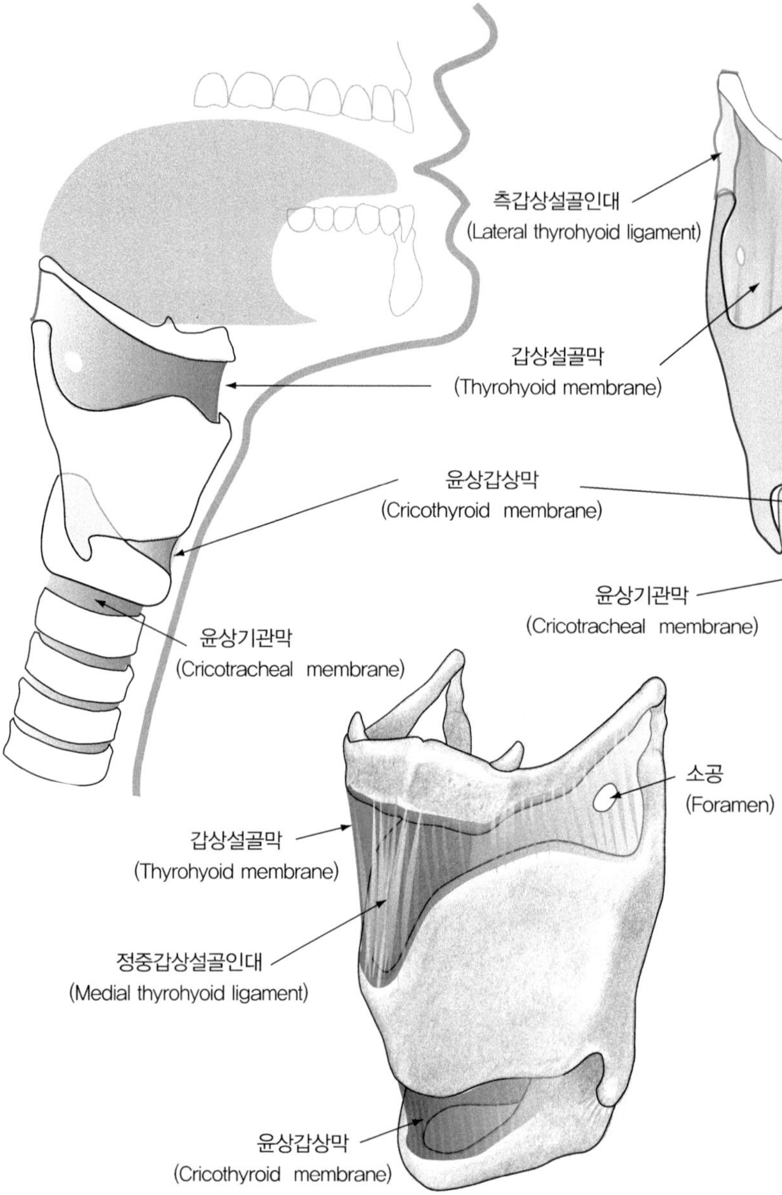

그림 1.14 **후두 외막들**

구성된다. 삼각막은 앞쪽으로는 갑상연골과 윤상연골에, 아래쪽으로는 윤상연골에, 뒤쪽으로는 피열연골의 성대돌기에 붙어 있다(Sataloff, 2005). 각 삼각막의 위쪽 가장자리는 성대의 성대인대(vocal ligament)를 형성한다. 그 탄성막의 위쪽 부분을 **사각막**(quadrangular membrane)이라고 하며, 이는 위쪽으로는 피열후두개주름에 의해 형성되고, 아래쪽으로 뻗어나가 가성대(false vocal fold)의 일부가 된다.

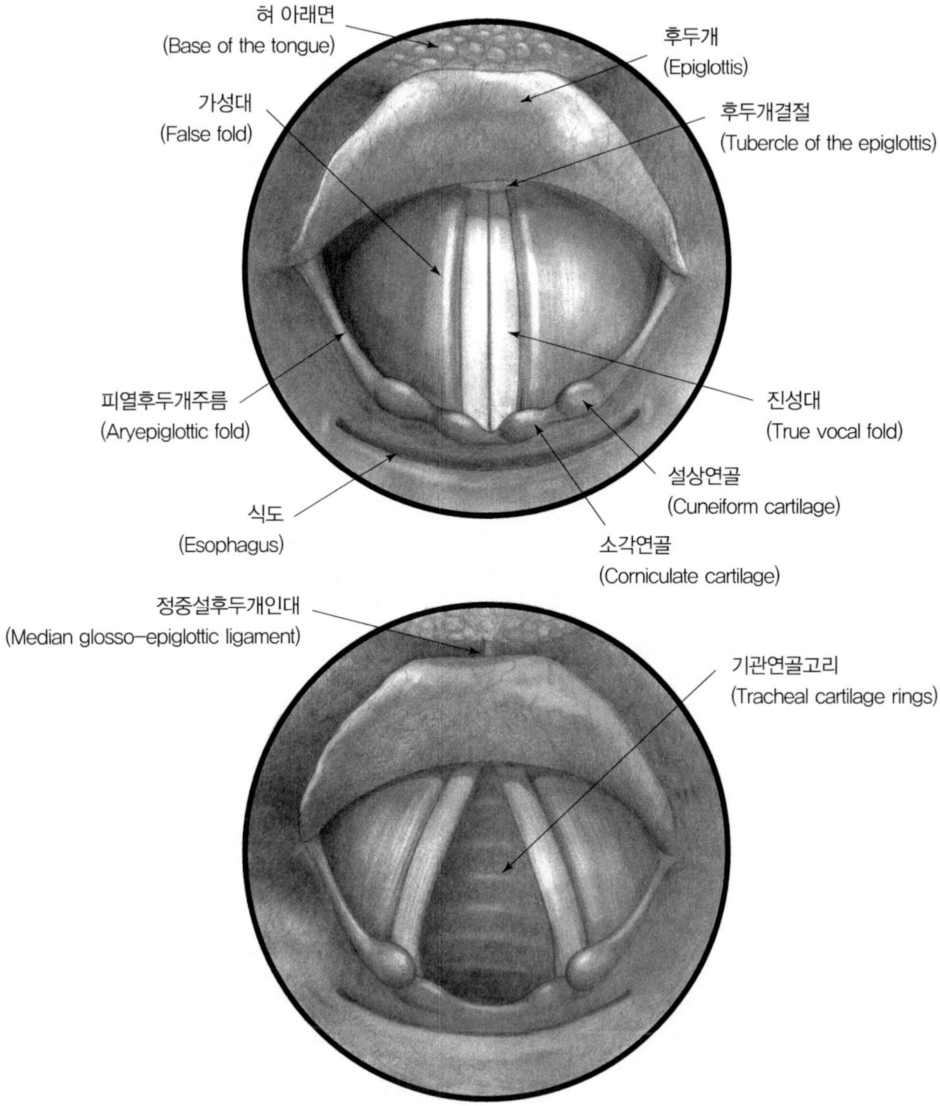

그림 1.15 (위쪽에서 내려다 본) 후두의 주름들

후두 내에 있는 주름들. 후두는 음성(vocalization), 발성(phonation), 호흡, 기침, 연하 등을 위해 여닫는 기능을 하는 밸브이다. 이러한 밸브 기능은 후두 내에 있는 세 쌍의 조직 주름(tissue fold)이 있기에 가능하다. 이 세 쌍의 주름은 위에서부터 아래쪽으로 피열후두개주름, 가성대(후두실주름), 진성대 등이 포함된다(〈그림 1.15〉 참조).

피열후두개주름(aryepiglottic fold)은 결합 조직과 근육의 다발로, 후두개의 위쪽과 외측 가장자리에서 양쪽 피열연골의 첨단으로 이어지고, 거의 타원형의 괄약근(oval-shaped sphincter)을 형성한다. 탄성설상연골(elastic cuneiform cartilages)은 이 조직들 안에 위치하여, 피열후두개주름이 흡기의 음압에 저항할 수 있도록 보다 견고하게 유지시킨다. 피열후두개주름은 발성과 호흡 시에는 열려 있고, 연하 시에는 닫힌다. 피열후두개주름 내에 있는 근육인 **피열후두개근**(aryepiglottic muscle)은 피열간근(이 후에 설명)의 섬유들에 의해 형성되는데, 피열연골의 첨단 주위를 돌아 후두개의 외측 가장자리에 삽입된다. 이 근육이 수축되면, 후두개는 뒤쪽으로 당겨져 음식물을 삼키는 동안 후두 입구를 덮는다.

가성대/후두실주름은 피열후두개주름 아래쪽과 진성대의 위쪽에 위치하고 진성대와 평행하게 뻗어 있다. 가성대는 주로 결합 조직과 일부 근육 조직(후두실근, ventricularis muscle)으로 구성되고 사각막(quadrangular membrane)의 아래쪽 경계를 형성한다. 가성대에는 바로 아래에 위치한 진성대를 매끄럽게 하도록 돕는, 많은 점액선(mucous gland)과 배상 세포(goblet cell)들이 들어 있다(Agarwal, Scherer, & Hollien, 2003; Sataloff, 2005). 피열후두개주름과 마찬가지로, 가성대 또한 발성과 호흡 시에 **상후두**(supraglottis, 진성대 위쪽의 후두 부분)를 개방한 상태로 유지한다. 그러나 정상적인 발성 중에도, 가성대가 정중선이나 아래쪽으로 살짝 움직일 수 있다. 이 운동은 후두실근(ventricularis muscle)의 능동적인 수축으로 인한 것이거나, 가성대의 외측에 위치한 갑상피열근(thyroarytenoid muscle)의 수축으로 야기된 수동적인 내측 움직임으로 인한 것일 수 있다(Agarwel et al., 2003). 가성대는 배설, 분만, 기침 등과 같이 흉강(thoracic cavity) 내 기압을 증가시키는 것을 필요로 하는 다른 기능들과 마찬가지로, 연하를 위해서도 후두를 폐쇄한다. 가성대는 극히 적은 근육 조직만을 포함하고 있고 진성대만큼 중앙으로 멀리 돌출되어 있지 않기 때문에, 가성대를 정중선까지 움직이기 위해서는 많은 근육의 힘이 필요하다. 발성하는 동안 가성대가 근접하는 경우도 있을 수 있지만, 일반적으로 정상적인 환경에서는 일어나지 않는다. 가성대가 진성대에 비해 비대하기 때문에, 가성대 진동에 의해 생성된 소리는 매우 저음도의 긴장된 경향이 있다. 가끔 음성장애로 인해 진성대가 제대로 기능하지 않는 사람이, 이에 대한 보상 작용으로 가성대 진동을 이용한 발성을 자발적으로 사용할 수도 있다.

가성대와 진성대는 **후두실**(laryngeal ventricle)이라고 하는 작은 공간에 의해 따로 분리된다(〈그림 1.16〉 참조). 후두실의 앞쪽으로, **후두소낭**(laryngeal saccule)으로 이어지는 좁은 틈이 있다. 이 소낭은 60~70개의 점액선(mucous gland)의 통로(opening)가 들어 있는, 점막으로 둘러싸인 작은 영역이다(Sataloff, 2005). 이 점액선에서 분비된 분비액(fluid)은 후두와 성대를 촉촉하고 매끈하게 유지하는 것을 돕는데, 이는 후두 건강과 정상적인 발성에 있어 매우 중요하다.

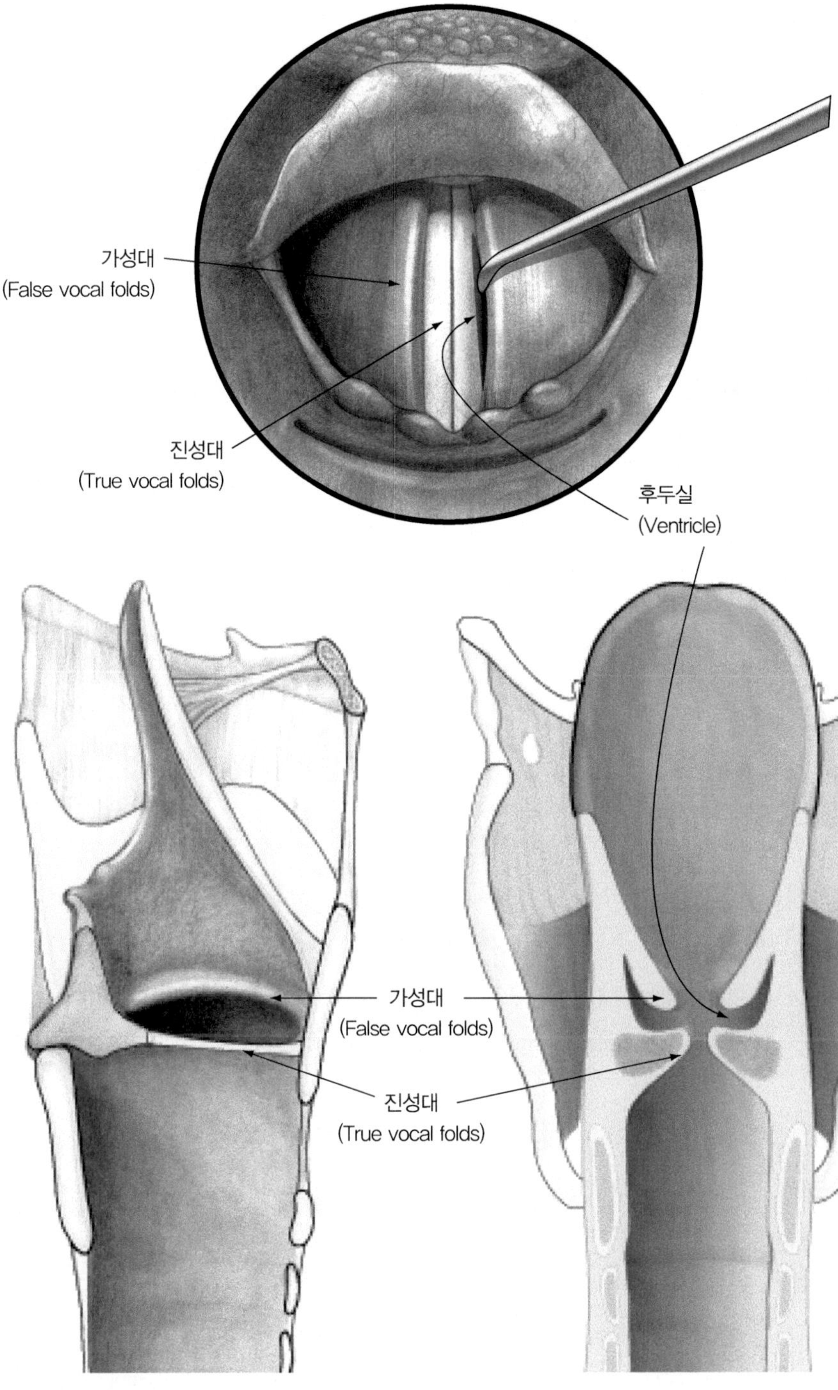

그림 1.16 진성대와 가성대, 그리고 후두실

진성대

진성대(true vocal folds)는 그 구조면에서 매우 복잡하다. 진성대는 호흡과 무성음 산출 시에는 성문을 개방하기 위해 외전하고, 연하나 유성음 산출 시에는 성문을 폐쇄하기 위해 내전한다. 진성대는 앞쪽으로는 갑상연골의 전연합(anterior commissure)에 부착되어 있고, 뒤쪽으로는 각 피열연골의 성대돌기에 부착되어 있다. 부착부는 앞쪽과 뒤쪽 황반(macula flava)에 의해 형성된다. **앞쪽 황반**(anterior macula flava)은 고유층(lamina propria)의 중간층(intermediate layer)이 연장된 것이고, 브로일 인대(Broyle's ligament)라 불리는 전연합건(anterior commissure tendon)에 삽입된다. 전연합건은 갑상연골의 중간 지점과 연결된다. 뒤쪽 황반(posterior macula flava)도 마찬가지로 고유층의 중간층에서 발생하고, 이행부(transitional structure)를 통해 양측 피열연골의 성대돌기에 부착된다(Sataloff, 2005). 이러한 배열을 통해 성대의 앞쪽과 뒤쪽 부착부는, 유연한 성대에서부터 덜 유연한 황반(macula flava), 상대적으로 딱딱한 연골 순으로, 경직도 면에서 체계적인 변화가 일어난다. 이러한 경직도의 변화는 완충작용을 함으로써 진동의 영향으로부터 성대를 보호하는 역할을 한다.

성대의 층구조

진성대는 세포 구조(구성)와 생체역학적 특징이 서로 다른 다섯 가지 층들로 구성된다. 표면에서부터 심층부 순으로 살펴보면, 상피(epithelium), 고유층의 표층(superficial layer of the lamina propria, SLLP), 고유층의 중간층(intermediate layer of the lamina propria, ILLP), 고유층의 심층(deep layer of the lamina propria, DLLP), 그리고 근육이다.

상피. 성대의 가장 바깥쪽 층은 **상피**(epithelium)로 구성된다(〈그림 1.17〉 참조). 상피 조직은 모든 자유 표면을 덮고, 구강, 비강, 인두, 호흡통로와 같은 우리 몸 내부에 있는 공간에 막을 형성한다. 상피 조직은 또한 피부와 같은 겉 표면을 덮는 막도 형성한다. 상피는 단층 세포로 구성되는지(단층상피, simple epithelium) 혹은 그 이상의 세포층으로 구성되는지(중층상피, stratified)에 따라 여러 가지 다른 유형의 상피로 분류된다. 가중층상피(pseudostratified epithelium)는 중층인 것처럼 보이지만, 실제로는 단층 세포만 포함한다. 상피는 또한 세포의 모양에 따라 명명되는데, 세포의 모양은 거의 사각형을 띠거나(편평형, squamous), 정육면체 모양을 띠거나(입방형, cuboidal),

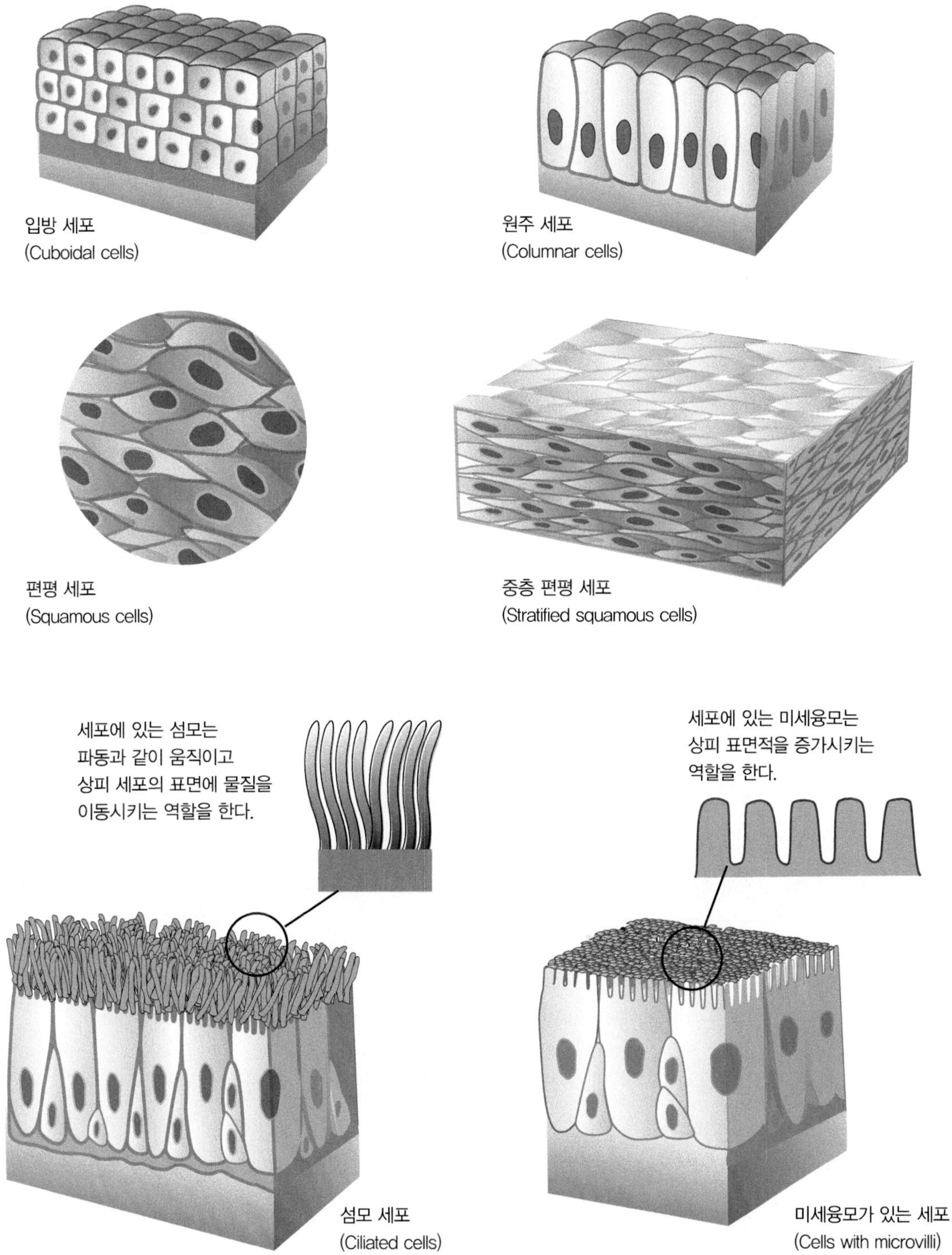
입방 세포
(Cuboidal cells)
원주 세포
(Columnar cells)
편평 세포
(Squamous cells)
중층 편평 세포
(Stratified squamous cells)
세포에 있는 섬모는
파동과 같이 움직이고
상피 세포의 표면에 물질을
이동시키는 역할을 한다.
세포에 있는 미세융모는
상피 표면적을 증가시키는
역할을 한다.
섬모 세포
(Ciliated cells)
미세융모가 있는 세포
(Cells with microvilli)

그림 1.17 상피 세포들

혹은 원주형(원주형의, columnar)을 띨 수 있다. 상피는 섬모가 있을 수도 있고 없을 수도 있다. 서로 다른 유형의 상피들은 서로 다른 역할을 수행하기 위해 특화되었다. 예컨대, 기관과 기관지에서 발견된 섬모원주상피(ciliated columnar epithelium)는 점액 분비를 처리하는 데 관련된다(Sataloff, 2005). 주로 피부에서 발견되는 각질상피(keratinized epithelium)는 튼튼하고 방수가 되는 단백질인 각질(케라틴)로 인해 방수효과가 뛰어나다(Hickman, Roberts, & Larson, 2003). 후두개는 중층원주상피(stratified columnar epithelium)로 덮여 있다. 진성대의 가장 바깥쪽 표면은 비각질 중층편평상피(nonkeratinizing stratified squamous cell epithelium)로 구성된다. 이 유형의 상피는 주로 구강과 비강과 같이 습한 공간에서 주로 발견되고, 찰과상이나 다른 형태의 손상으로부터 조직을 보호한다. 이와 같이 성대 상피도 성대 진동 시에 일어나는 강한 접촉력으로부터 성대를 보호하도록 돕는다. 성대 상피는 또한 성대 수분(hydration)을 유지하는 데 중요한 역할을 수행한다. 그 조직은 통로와 미세융모를 포함한다. 통로(channel)들은 체액이 성대 안팎으로 흐르게 한다. 미세융모(microvilli)는 세포의 첨부표면(apical surface)으로부터 뻗어 나온 미세한 손가락 모양의 솔기들로, 세포의 표면적을 증가시켜서 체액의 흡수와 분비를 촉진시킨다(Tillmann, Pietzsch-Rohrschneider, & Huenges, 1977).

상피는 기저막층(basement membrane zone, BMZ)라 불리는 기저막에 기초한다. BMZ는 상피와 상피 아래에 있는 층들 사이에 있는 부착물인 고유층의 표층을 형성한다. BMZ는 **투명층**(lamina lucida)과 **치밀층**(lamina densa)이라는 두 층에서, 서로 다른 유형의 교원 섬유(콜라겐 섬유)들로 형성된다. 이 섬유들은 그 층들을 서로 고정시킨다. 그 섬유는 성대 진동이 최대인 영역에 가장 많다.

고유층. 상피 안쪽에는 서로 다른 유형의 결체 조직으로 구성된 **고유층**(lamina propria)이라는 세 개 층의 점막(mucous membrane)이 있다.

결체 조직 결체 조직(connective tissue)은 섬유아세포(fibroblast)라 불리는 소수의 살아있는 세포(living cells)와 기질(바탕질, matrix)이라 불리는 많은 양의 세포외 물질로 구성된다. 세포들은 기질 내에 분포하고 있다. **세포외기질**(extracellular matrix, ECM)은 세포들에 의해 생기고 조직이 고유한 특징을 갖게 한다(〈그림 1.18〉 참조). 기질(matrix)은 유체(혈액과 같이)일 수도 있고, 유연하거나(연골과 같이) 단단할(뼈와 같이) 수도 있다. ECM은 많은 당단백질(glycoprotein; 탄수화물의 short chain이 부착된 분자)과 프로테오글리칸(proteoglycan; 단백질보다 탄수화물을 더 많이 갖고 있는 분자) 혼합물에 분포된

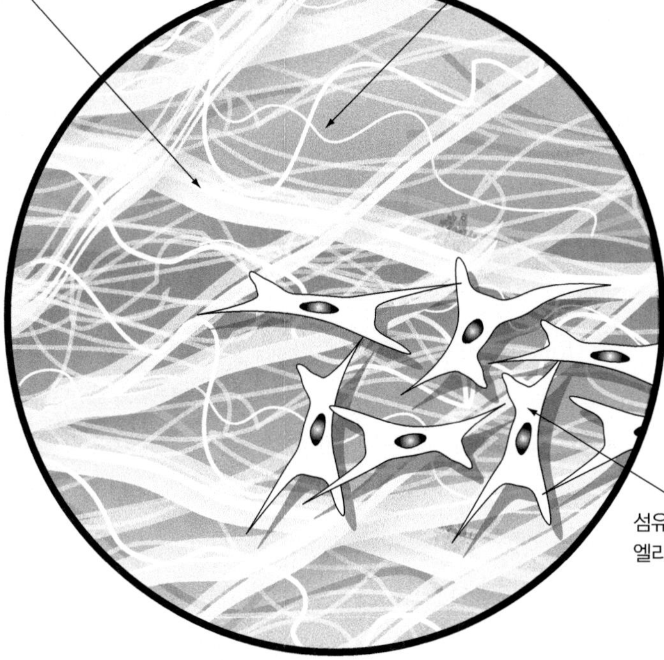

세포외기질은 살아있는 조직의 세포를 둘러싸고 지지하는 구조이다.
그 안에 있는 살아있는 세포에 의해 생산되고 유지된다.
구조단백질 콜라겐과 엘라스틴은 ECM의 가장 중요한 두 가지 요소이다.

그림 1.18 세포외기질

표 1.6 세포외기질(extracellular matrix)의 선택된 구성 요소

섬유성 단백질	
콜라겐	조직에 장력강도(tensile strength)를 제공
엘라스틴	조직에 유연성과 반동을 제공
간질성 단백질	
히알루론산	조직 점도, 상처 치유
파이브로넥틴	상처 치유
데코린	콜라겐 두께를 조절

단백질 섬유 망(network)으로 구성된다(Kimball, 2004). 다른 특성을 가진 다른 유형의 단백질들이 결합 조직에서 발견된다. 두 유형의 단백질들은 섬유성 단백질(fibrous)과 간질성 단백질(interstitial)이다(〈표 1.6〉 참조).

섬유성 단백질(fibrous protein)은 콜라겐과 엘라스틴을 포함한다. 콜라겐은 1차 단백질로, 결합 조직의 중심부를 형성한다. **콜라겐**은 서로 붙어서 섬유다발을 형성하는 다양한 크기의 가늘고 평행한 원섬유(fibril)들로 구성된다. 콜라겐은 다량의 신장강도(tensile strength; 구조를 한계점까지 당기는데 요구되는 힘)를 갖는다. 반면에 **엘라스틴** 섬유는 매우 신축성이 있어서, 조직 반동(tissue recoil)을 용이하게 한다. 따라서 콜라겐과 엘라스틴 섬유는 조직에 구조적인 지지를 제공하고, 조직이 모양과 형태를 유지하도록 도우며, 긴장(압박)을 견딜 수 있는 능력을 조직에 제공한다(Ward, Thibeault, & Gray, 2002).

간질성 단백질(interstitial protein)은 콜라겐 섬유들 간의 연결을 제공하고(Heinegard, Lidgren, & Saxne, 2003), 조직의 점도(viscosity), 유체 함량 두께(fluid content thickness), 조직 내에 존재하는 콜라겐의 양 등에 영향을 주어서 성대의 진동 특성에 중요한 역할을 한다. 세 가지 간질성 단백질에는 **히알루론산**(hyaluronic acid; HA) 혹은 히알루로난(hyaluronan); 파이브로넥틴(fibronectin, FN); 데코린(decorin) 등이 있다. HA는 물을 끌어당겨서 겔 형태의 물질이 되는 큰 분자이다. HA는 그 유체 구조로 인해 조직의 점도(점성도)에 영향을 미친다. HA는 또한 성대 조직이 압축되지 않도록 저항하는 것을 도움으로써 충격 흡수장치로 작용한다. 이는 진동하는 동안 발생되는 충돌력으로부터 성대 가장자리를 보호하는 데 도움이 된다(Rousseau, Tateya, Lim, Munoz-del-Rio, & Bless, 2006; Ward et al., 2002). HA는 또한 조직 삼투와 상처 치유에서도 역할을 담당한다. 흥미롭게도, 여성보다 남성의 성대에서 HA의 농도가 높은 것으로 나타났다. 이는 충격 흡수와 상처 치유 능력의 부족으로 인해 여성의 성대가 부상에 보다 취약할 수도 있음을 시사한다(Ward et al., 2002). 실제로 많은 연구들에서, 성대결절과 다른 음성 문제의 발생률이 남성보다 여성에게서 높게 나타났음이 시사되어 왔다. **파이브로넥틴**(fibronectin, FN)은 또 다른 간질성 단백질이다. 파이브로넥틴은 일종의 외상이나 상처를 입은 조직과 치유 과정 중에 있는 조직에 특히 많다(Hirschi, Gray, & Thibeault, 2002). 성대 결절과 폴립과 같은 양성 성대 종양에서 뿐만 아니라 정상적인 진성대에서도 많은 양의 FN이 발견되어 왔다. Hirschi 등은 정상적인 성대에서 FN의 존재가, 성대 진동으로 인해 발생된 잦은 경미한 외상과 그에 뒤따르는 회복에 기인하는 것일 수도 있다고 제안하였다. 간질성 단백질 **데코린**(decorin) 또한 결합 조직에서 흔히 발견된다. 데코린은 섬유다발을 형성하기 위해 콜라겐 원섬유들이 결합하는 것을 촉진하여 콜라겐 섬유의 두께를 조절하도록 한다(Hedbom & Heinegard, 1993; Thibeault & Gray, 2005; Vogel, Paulsson, & Heingard, 1984).

고유층의 층들 고유층(lamina propria)은 세 겹의 층으로 구성되어 있다: 표층(superficial), 중간층(intermediate), 심층(deep)(〈그림 1.19〉 참조). **표층**(superficial layer, SLLP)은 라인케 공간(Reinke's space)으로도 알려져 있는데, 주로 느슨하게 조직된 엘라스틴 섬유들로 구성된다. 표층은 신축성 있고 반동하는 성질로 인해 극히 순응적이어서, 성대가 진동하는 동안 움직임을 수월하게 한다. 표층에는 엘라스틴 섬유뿐만 아니라, 고밀도의 데코린(Branski, Verdolini, Sandulache, Rosen, & Hebda, 2006; Thibeault & Gray, 2005)과 소량의 콜라겐, 히알루론산(Hammond, Zhou, Hammond, pawlak, & Gray, 1997), 파이브로넥틴(Catten, Gray, Hammond, Zhou, & Hammond, 1998; Pawlak, Hammond, Hammond, & Gray, 1996) 등이 있다. **중간층**(intermediate layer, ILLP)은 엘라스틴 섬유를 함유하고 있지만, 이 조직은 표층보다 더 조밀하게 조직된다. **고유층의 심층**(deep layer of the lamina propria, DLLP)은 콜라겐을 주로 함유한다. 중간층과 심층은 표층보다 더 많은 섬유성 단백질과 간질성 단백질을 함유한다. 엘라스틴과 콜라겐의 양은 표층에서부터 심층으로 갈수록 증가하지만, 가장 고밀도의 엘라스틴은 중간층에서 나타난다(Thibeault & Gray, 2005). ILLP는 또한 가장 고농도의 HA를 함유하고 있다.

성대근 성대(vocal fold)의 가장 안쪽 층은 다른 층에 비해 밀도가 높고 신축성이 낮은 근육 조직(갑상피열근)으로 구성된다. 이 근육에 대해서는 본 장의 뒷부분에서 보다 자세히 다루고자 한다.

성대의 길이는 아동과 여성, 남성 간에 서로 다르고, 막성성문과 연골성성문의 비율도 서로 다르다. 남성에게서 성대의 총 길이는 약 17~21mm 정도인 반면, 여성은 11~15mm 가량이다. 영아(infant)의 성대는 약 2.5~3mm이다.

성대의 COVER-BODY 모델

성대의 cover-body **모델**(〈그림 1.20〉 참조)은 Hirano 등에 의해 1970년대와 1980년대에 처음 설명되었다(Hirano, 1974; Hirano, 1977; Hirano, Kurita, & Nakashima, 1981). 이 모델은 성대의 각 층의 경직도(stiffness) 특성에 기초한다. 경직도는 가해진 힘에 의해 변형되거나 아래로 굽어지는 것으로부터 몸체가 얼마나 강하게 저항하는지와 관련된다. 경직도의 반대되는 개념은 순응도(탄성, compliance)이다. 보다 순응적인 몸체는, 어떤 면에서, 움직이는 데 대한 저항이 적다. 이 모델은 다섯 개의 조직층을 생물역학적 특성에 근거하여 세 가지 뚜렷한 독립체로 분류한다. 상피와 SLLP는 비슷한 움직임 특성을 가지고 있고, 덮개(cover)로 알려져 있다. ILLP와 DLLP는 상피와 SLLP에 비해

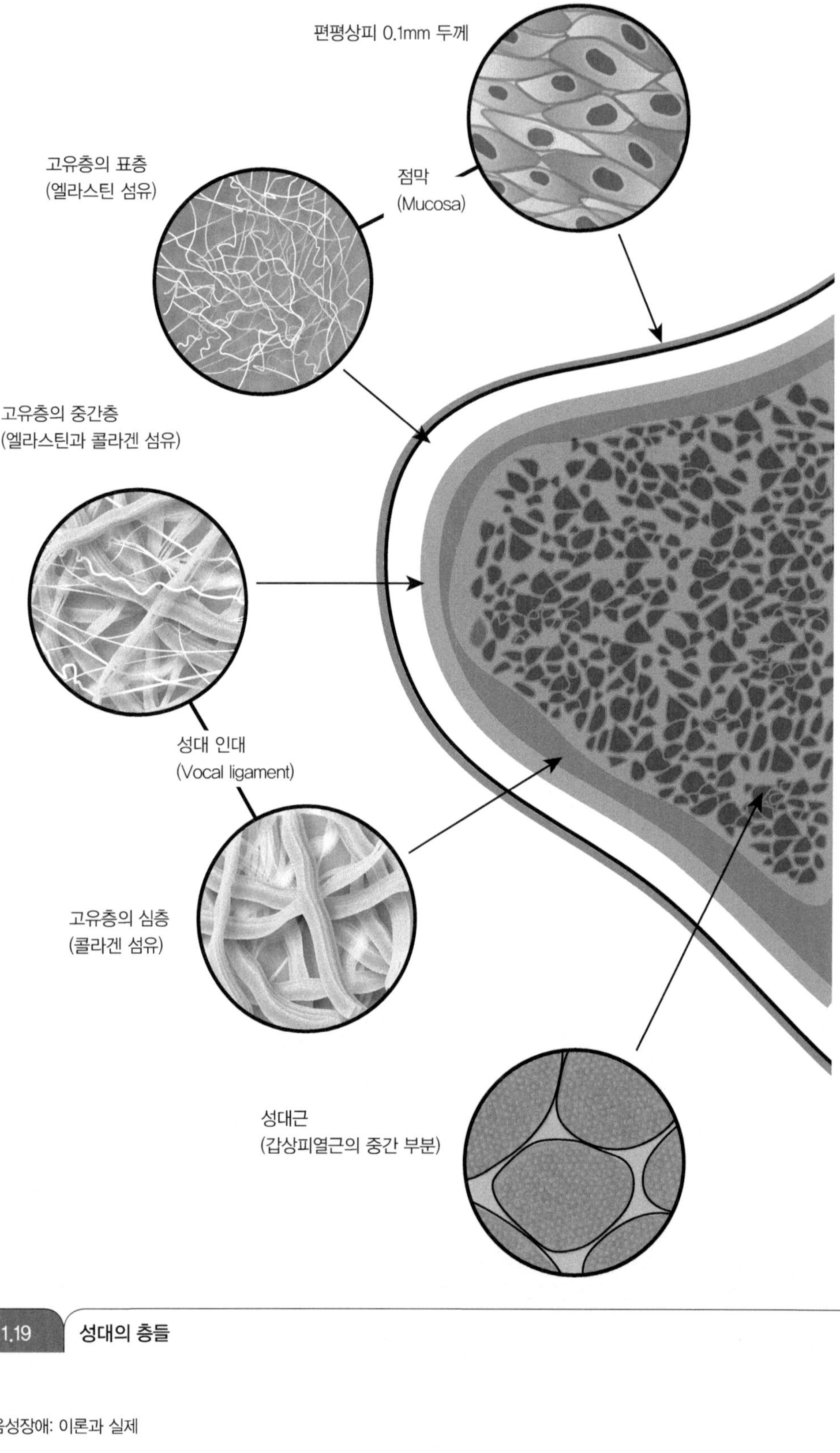
편평상피 0.1mm 두께
고유층의 표층
(엘라스틴 섬유)
점막
(Mucosa)
고유층의 중간층
(엘라스틴과 콜라겐 섬유)
성대 인대
(Vocal ligament)
고유층의 심층
(콜라겐 섬유)
성대근
(갑상피열근의 중간 부분)

그림 1.19 성대의 층들

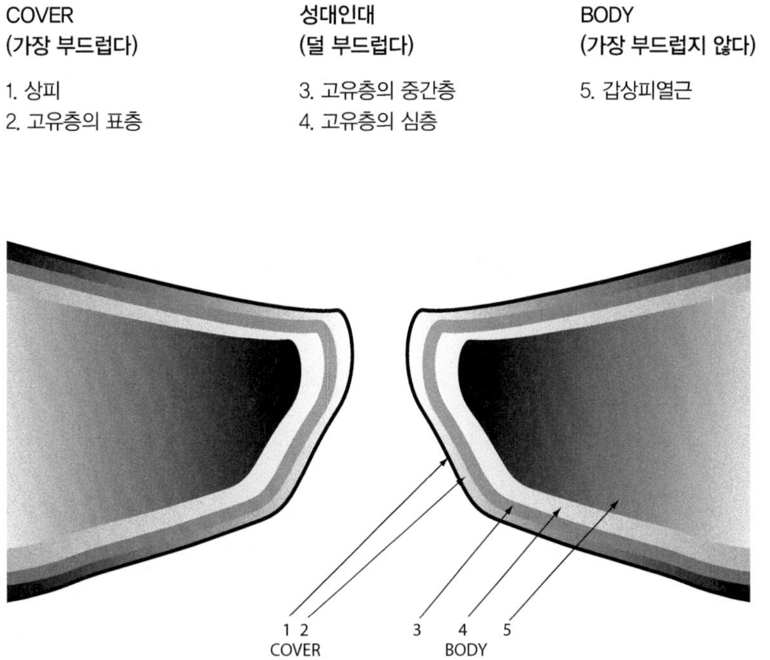

그림 1.20 성대의 Cover-Body 모델

더 경직되어 있고, 함께 성대인대(vocal ligament)의 이행층(transitional layer)을 형성한다. 순응도가 가장 낮은 층인 근육은 성대의 몸체(body)를 형성한다. 층들 간에 나타나는 경직도와 생체역학적 특성의 차이는 발성하는 동안 성대의 매우 복잡한 진동을 야기한다.

성문

진성대는 후두 내강의 양쪽에 전후 방향으로 뻗어 있다. 양측 성대 사이의 공간은 **성문**(glottis)이라고 불리는데, 이는 막성 부분과 연골성 부분으로 나뉜다. 성인에게서는 성문의 앞쪽 5분의 3 영역이 막성 부분에 해당한다. 성문 공간의 이 부분은 연조직(성대)에 의해 양측면이 경계되어진다. 가장 큰 폭의 진동은 **막성성문**(membranous glottis)의 중간지점에서 일어나는데, 이는 막성성문이 매우 신축성이 있어서 매우 유연하고 성대가 진동하는 동안 일어나는 압력 변화에 빠른 반응을 보이기 때문이다. 성문의 뒤쪽 5분의 2 영역은 **연골성성문**(cartilaginous glottis)을 구성하는데, 그 경계가 피열연

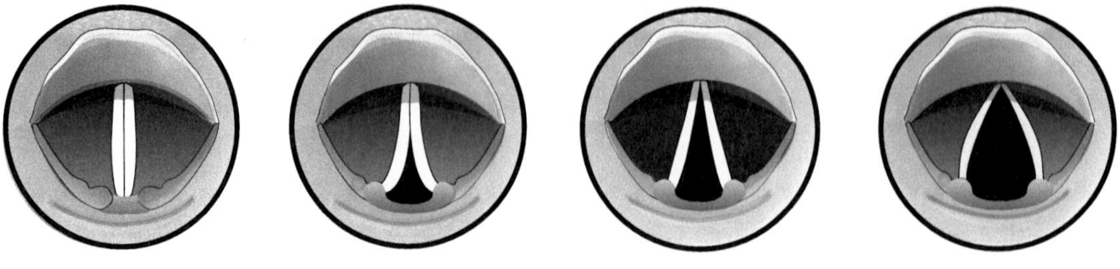

그림 1.21 성문의 모양들

골의 성대돌기에 붙어 있는 성대 부분에 의해 형성되기 때문에 그렇게 명명되었다. 이 부분은 극히 저음도의 소리를 산출할 때를 제외하고는, 앞쪽 부분만큼 성대 진동에 많이 참여하지는 않는다.

성문은 성대가 어디에 위치하느냐에 따라 그 모양이 변한다(〈그림 1.21〉 참조). 유성음을 산출하기 위해서는, 성대가 중간에 위치하며 성문이 폐쇄된다. 정상적인 조용한 호흡은 다소 개방된 성문과 관련되는데, 이때 성대는 부정중위(paramedian position)에 위치한다. 많은 양의 공기가 필요할 때에는 성대가 강제 외전(forced abduction)이라 불리는 위치에 위치하며 매우 넓게 개방된다. 속삭이는 소리를 낼 때는 성대가 전체적으로 폐쇄되지만 뒤쪽으로 작은 틈이 남아 있다.

후두의 근육들

후두에 있는 근육을 포함한 골격근(skeletal muscle)들은 다발(fascicle)이라 불리는 묶음으로 결합된 여러 가지 독립된 근육섬유(근육세포)들로 구성된다(〈그림 1.22〉 참조). 근육섬유의 기본 구성요소는 **근세사**(근육미세섬유, myofilaments)라고 불리는 수축 구조이다. 근세사들은 근육을 짧게 만들어 줌으로써, 구조를 붙어 있는 곳으로 움직인다.

근육들은 제1유형(type I)과 제2유형(type II)의 주요한 두 가지 유형의 섬유들로 구성된다(〈표 1.7〉 참조). 제2유형 섬유는 다시 Type IIA, IIB, IIX로 세분화된다.

제1유형은 지근섬유(slow twitch)라고 불린다. 지근섬유는 지름이 작고 수축 시간이 더 느리며, 초당 10~30회 수축(연축)한다. 비록 수축 시간이 더 느리기는 하지만, 지근섬유는 근육 수축을 피로함 없이 더 오래 유지할 수 있다. 제1유형 섬유가 보다 우

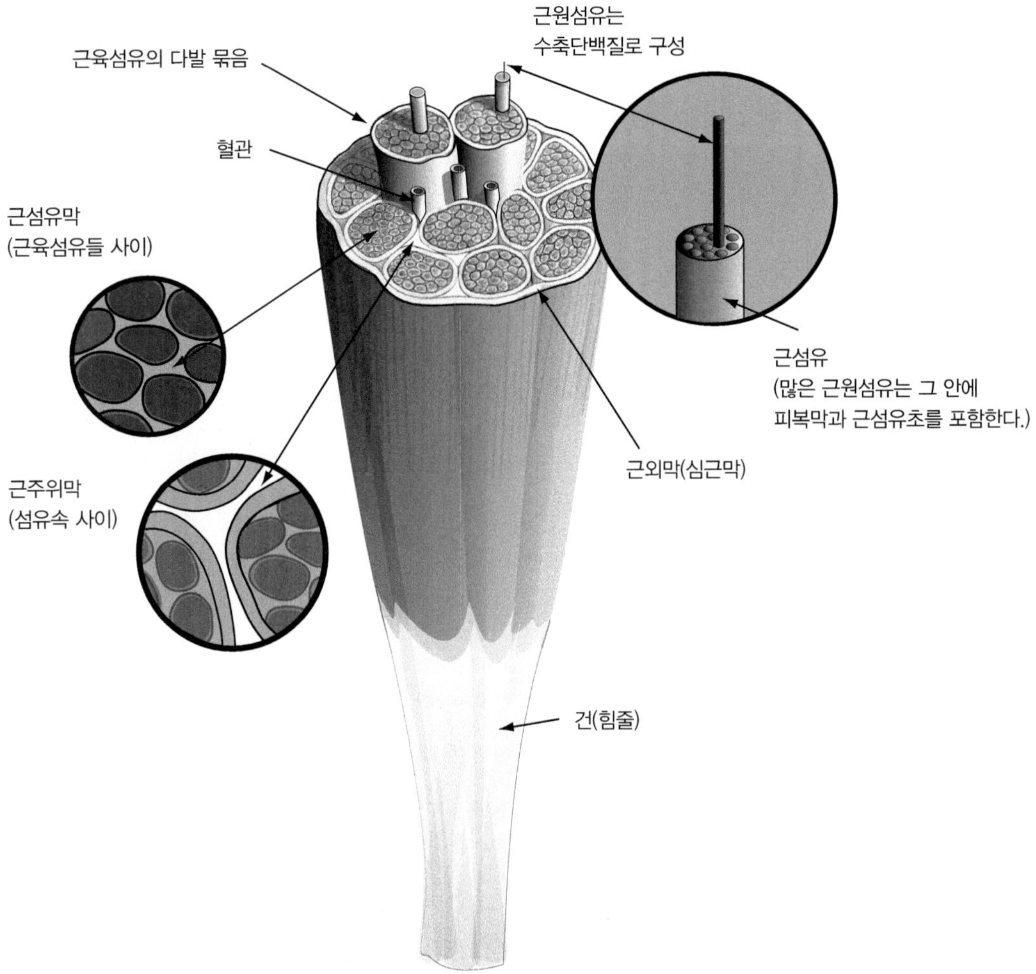

그림 1.22 골격근

표 1.7 근육섬유의 제1유형과 2유형

제1유형	제2유형
지근섬유(slow twitch)	속근섬유(fast twitch)
더 작은 지름	더 큰 지름
더 느린 수축시간	더 빠른 수축시간
초당 10~30회 연축	초당 30~70회 연축
피로 저항	더 빨리 피로를 느낌

세한 근육들은 붉은 색을 띠는데, 이는 신진대사에 사용되는 많은 혈관들 때문이다. 제1유형 섬유들은 자세를 유지하는 것과 관련된 근육들 중 다수에서 발견된다. 속근(fast twitch)이라 불리는 제2유형 섬유들은 제1유형 섬유들보다 빠른 속도로 수축(초당 30~70회 연축)하지만, 더 빨리 피로해진다. 제2유형 섬유들은 혈관이 없어서 흰색이다. 속근은 많은 양의 힘을 만들어 내지만, 단기간 동안만 유지된다. 속근은 빠른 움직임과 관련된 근육들에서 우세하다. Type IIX 섬유는 제1유형 섬유보다 수축 속도는 더 빠르지만 지구력은 더 낮다(Thomas et al., 2008). Type IIA 섬유는 제1유형 섬유와 제2유형 섬유의 요소들을 결합한다. 이 섬유는 제1유형 섬유보다는 빠르게 수축하지만, Type IIX 섬유보다는 덜 빠르다. 또한 상대적으로 피로에 대한 저항력이 있다. 근육은 일반적으로 제1유형과 2유형 섬유들 모두로 구성되지만, 어느 쪽 하나가 더 두드러질 것이다. 후두내근(intrinsic laryngeal muscle)들은 몸에 있는 대부분의 다른 근육들 보다 Type IIA 섬유들의 비율이 더 높다(Brandon et al., 2003; Sataloff, 2005). 이러한 특성으로 인해 후두내근은 발성하는 동안 요구되는 매우 빠른 속도의 성대 진동과 긴 지속시간에 특히 적합하다.

후두의 근육들은 바깥쪽과 안쪽 집단으로 나뉜다. **후두외근**(extrinsic laryngeal muscle)은 한쪽은 후두의 연골들이나 설골에 부착되고, 반대쪽은 후두 바깥의 구조들에 부착된 근육을 말한다. **후두내근**(intrinsic laryngeal muscle)은 양쪽 부착부가 모두 후두 내에 있다.

후두외근. 후두외근(extrinsic muscle)의 두 집단들은 설골과 흉골(sternum), 견갑골(scapula), 하악골(mandible), 측두골(temporal bone) 등과 같은 설골 위 아래 구조들에 붙는다(〈그림 1.23〉 참조). 설골 아래에 있는 구조에 붙는 근육들의 집단은 **설골하근**(infrahyoids), 설골 위에 있는 구조들에 붙는 근육들은 **설골상근**(suprahyoids)이라고 알려져 있다. 근육은 그 부착 부위에 따라 명명된다. 설골하근 집단(형태 때문에 흔히 "띠"근육(strap muscle)이라고 불림)에는 흉골설골근(sternohyoid), 흉골갑상근(sternothyroid), 견갑설골근(omohyoid), 갑상설골근(thyrohyoid) 등이 포함된다. 설골상근 집단에는 이복근(digastric), 경돌설골근(stylohyoid), 하악설골근(mylohyoid), 이설골근(geniohyoid) 등이 포함된다(〈표 1.8〉 참조). 후두외근들의 복잡한 조직은 후두가 목 안에서 제자리에 머물게 한다. 뿐만 아니라, 음식물을 삼키는 동안 설골하근은 목안에서 후두를 낮추고, 설골상근은 들어올린다. 후두외근은 또한 음도변화에서 역할을 수행한다.

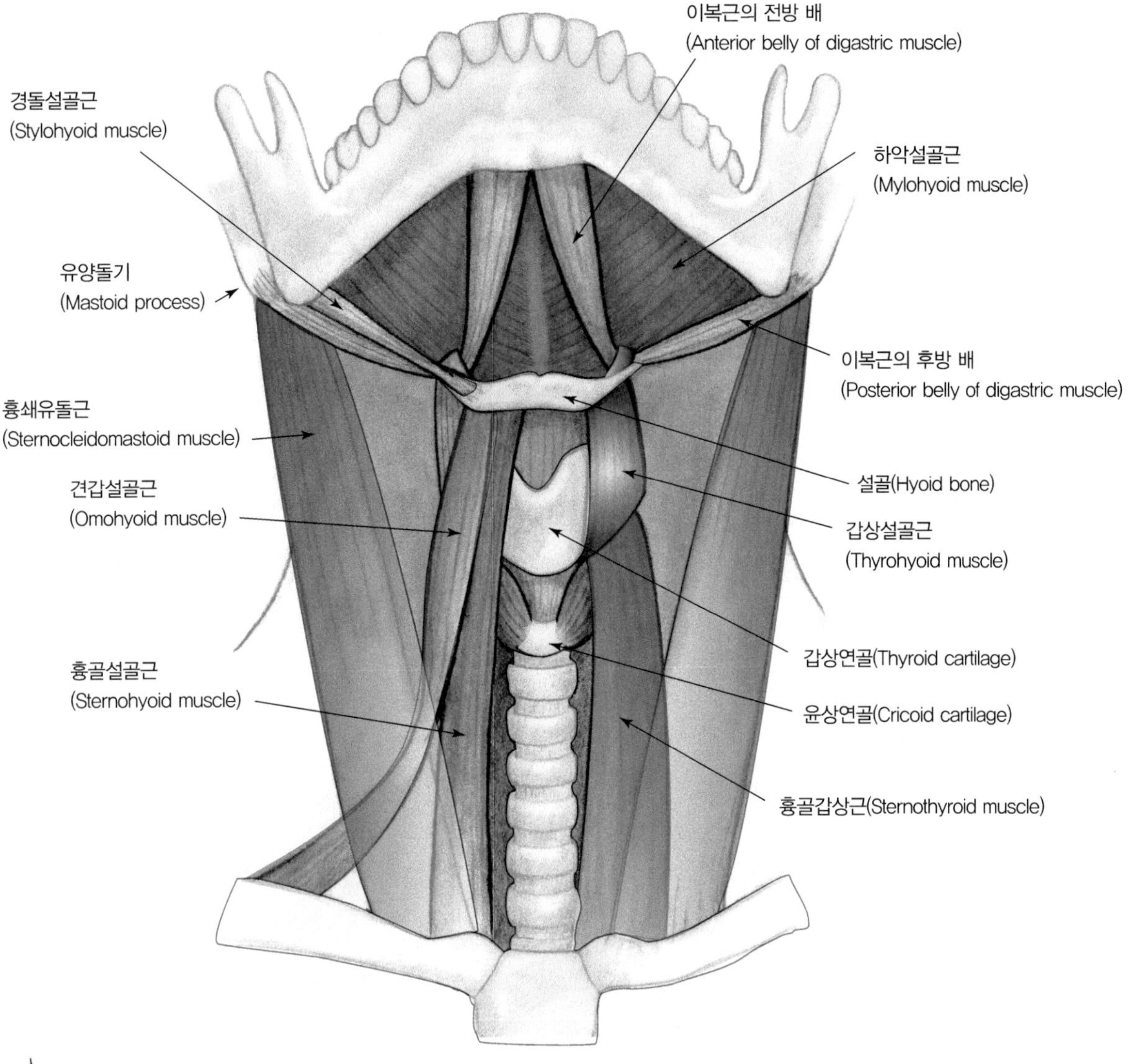

그림 1.23 **후두외근들**

후두내근. 후두에는 성대의 내전, 외전, 긴장 및 이완의 역할을 수행하는 다섯 가지 후두내근(intrinsic muscles)이 있다(〈그림 1.24〉 참조). 이중 한 후두내근은 성대의 몸체를 형성한다. 후두내근들은 부착 부위에 따라 명명되며, 측윤상피열근(lateral cricoarytenoid), 피열간근(interarytenoid), 후윤상피열근(posterior cricoarytenoid), 윤상갑상근(cricothyroid), 갑상피열근(thyroarytenoid) 등이 후두내근에 포함된다(〈표 1.9〉 참조).

표 1.8 **후두 외부 근육**

근육	부착 부위	기능
설골하근(infrahyoids)		
흉골설골근(sternohyoid)	설골의 몸에 붙어있는 쇄골과 흉골	설골과 후두를 하강
흉골갑상근(sternothyroid)	갑상막의 사선으로 붙어 있는 첫번째 늑연골과 흉골	설골과 후두를 하강
견갑설골근(omohyoid)	설골의 아래쪽 경계에 붙어있는 견갑골	설골을 하강시키고 당김
갑상설골근(thyrohyoid)	설골의 주요한 뿔에 붙어 있는 갑상막의 사선	설골과 갑상연골이 가까워 지도록 당김
설골상근(suprahyoids)		
이복근(digastric)	배 후부: 설골 측두뼈의 유양돌기, 배 전방: 이복근의 중간 힘줄에 붙어 있는 하악	설골을 올림 설골을 올림
경돌설골근(stylohyoid)	설골 몸에 붙어있는 측두 뼈의 경돌 돌기	설골을 올리고 수축시킴
하악설골근(mylohyoid)	설골에 붙어있는 하악의 몸	설골을 올림
이설골근(geniohyoid)	설골의 몸에 붙어있는 하악골의 턱 골 유착	설골을 앞 뒤로 당김

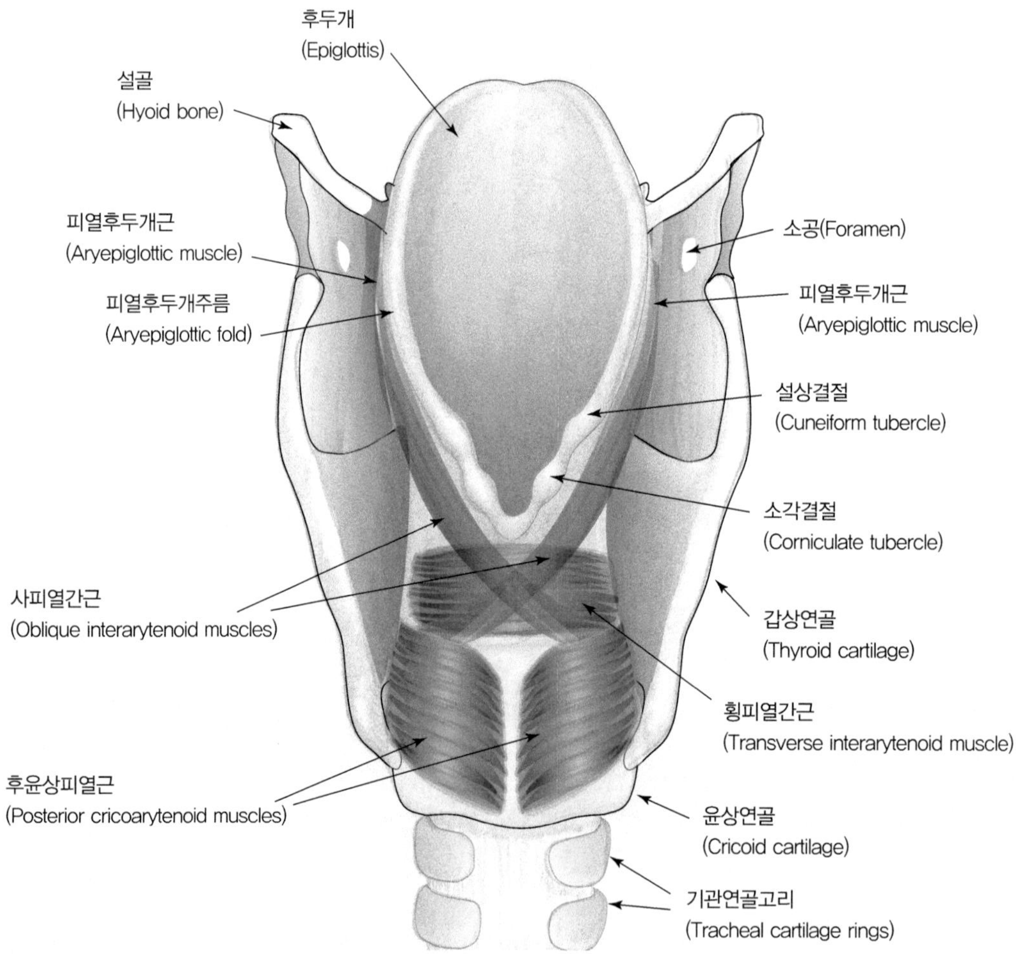

그림 1.24 **후면에서 바라 본 후두내근**

표 1.9 후두 내부 근육

근육	부착 부위	기능
측윤상피열근 (lateral cricoarytenoid)	피열연골의 근육돌기에 붙어있는 외측 윤상근	성대 내전
피열간근(interarytenoid)		
횡섬유(transverse)	다른 피열연골의 외측 끝에 붙어있는 윤상근 중의 외측 끝	성대 내전
사섬유(oblique)	다른 피열연골의 정점에 붙어있는 피열연골의 외측 바닥	
후윤상피열근 (posterior cricoarytenoid)	피열연골의 근육 돌기에 붙어있는 후 윤상근	성대 외전
윤상갑상근(cricothyroid)		
직부(pars recta)	갑상막의 안쪽 경계면에 붙어있는 윤상연골 궁	성대 긴장
사부(pars oblique)	갑상연골 안쪽 뿔에 붙어있는 윤상연골 궁	
갑상피열근(thyroarytenoid)	성대돌기에서 근육돌기까지 피열연골의 바닥에 붙어있는 앞쪽 접합면	성대의 몸
갑상근육(thyromuscularis)	근육돌기의 안쪽으로 들어가는 측면부	덥개를 짧게 하거나 늘린다
갑상성대(thyrovocalis)	성대돌기 안쪽으로 들어가는 중앙부	내부 긴장에 영향

측윤상피열근 **측윤상피열근**(lateral cricoarytenoid, LCA)은 윤상연골의 상외측 부분에서 각 피열연골에 있는 근육돌기의 외측 면과 연결된 섬유로 형성된 한 쌍의 근육이다. 이 근육이 수축할 때, 성대돌기는 내측과 아래쪽으로 회전한다. 이는 성대 내전과 막성문의 폐쇄에 영향을 미친다(〈그림 1.25〉 참조). 측윤상피열근의 수축은 또한 성대의 모든 층을 경직되게 한다(Sataloff, 2005).

피열간근 **피열간근**(interarytenoid, IA)은 후두에서 짝이 없는 유일한 근육으로, 양쪽 피열연골의 후면 사이를 다른 방향으로 가로지르는 두 다발의 근육섬유로 구성된다. 한 장의 근육에 있는 횡섬유(transverse fibers)들이 각 피열연골의 후외측 가장자리에 붙어 피열연골의 뒤쪽을 가로지른다. 사섬유(oblique fibers)들은 피열연골의 기저부에서 시작되어 반대쪽 피열연골의 정점에 붙는다. 이는 결과적으로 특유의 십자무늬의 섬유를 만든다. 이 근육의 수축은 피열연골을 서로를 향해 내측으로 잡아당겨서, 연골성성문이 폐쇄되도록 성대를 내전한다. 사선형 IA 섬유의 일부는 피열연골 정점 주위를 외측으로 빙 둘러 이어지고, 후두개의 외측 가장자리로 들어가 피열후두개근을 형성한다. 피열후두개근이 수축하면, 후두개가 아래쪽과 뒤쪽으로 당겨지면서 후두 입구를 덮는다.

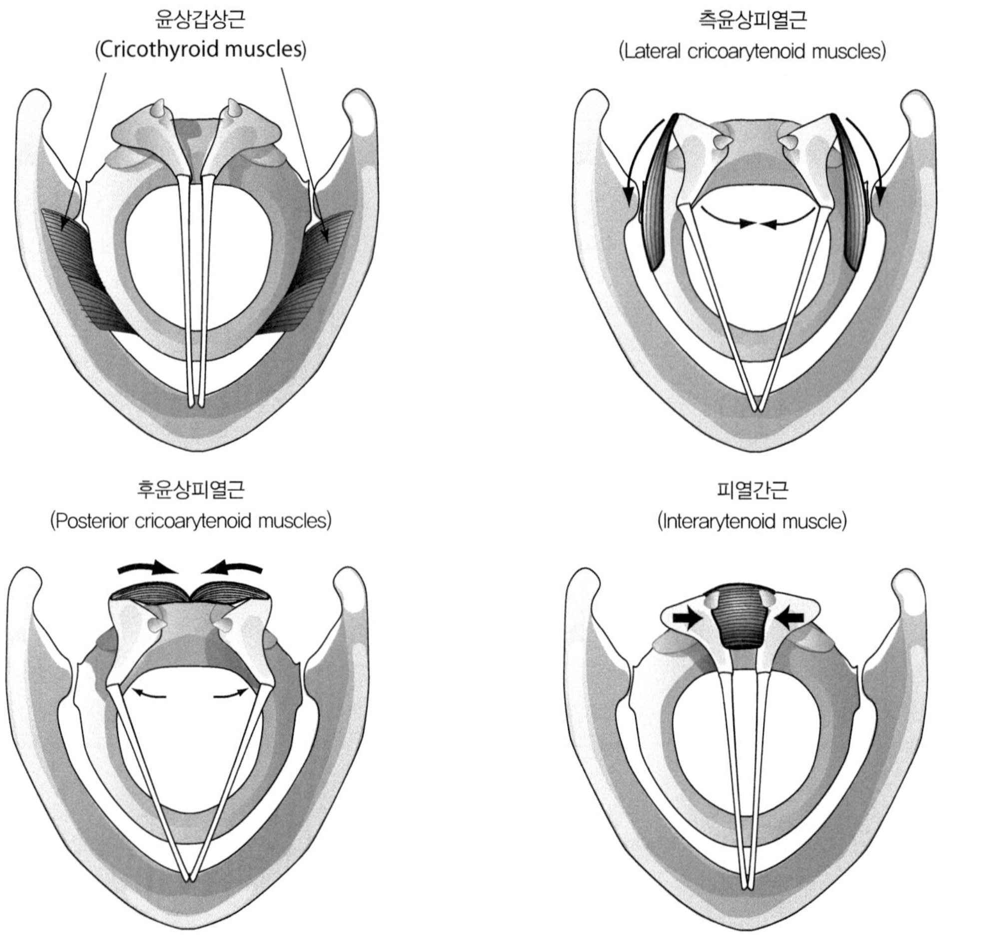

그림 1.25 내전근과 외전근

후윤상피열근 한 쌍의 **후윤상피열근**(posterior cricoarytenoid, PCA)이 윤상연골의 사각판(quadrate lamina)에서 시작된다. 섬유들은 위쪽을 향해 각 피열연골의 근육돌기에 붙어 큰 근육이 잎 모양을 띠게 한다. 이 근육이 수축하면 피열연골이 외측과 위쪽으로 회전하면서 성대가 외전되고 성문이 개방된다.

윤상갑상근 **윤상갑상근**(cricothyroid, CT)은 직부(pars recta)와 사부(pars oblique)의 두 개의 근육다발로 구성된다(〈그림 1.26〉 참조). 두 섬유다발 모두 윤상연골궁(cricoid arch)의 외측 가장자리에서 시작된다. 직부(pars recta)의 섬유들은 비교적 수직방향으로 뻗어나가 갑상판(thyroid lamina)의 하면(inferior surface)에 붙는다. 사섬유(oblique fiber)는 보다 비스듬하게(oblique angle) 뻗어나가 갑상연골의 하각의 전면(anterior

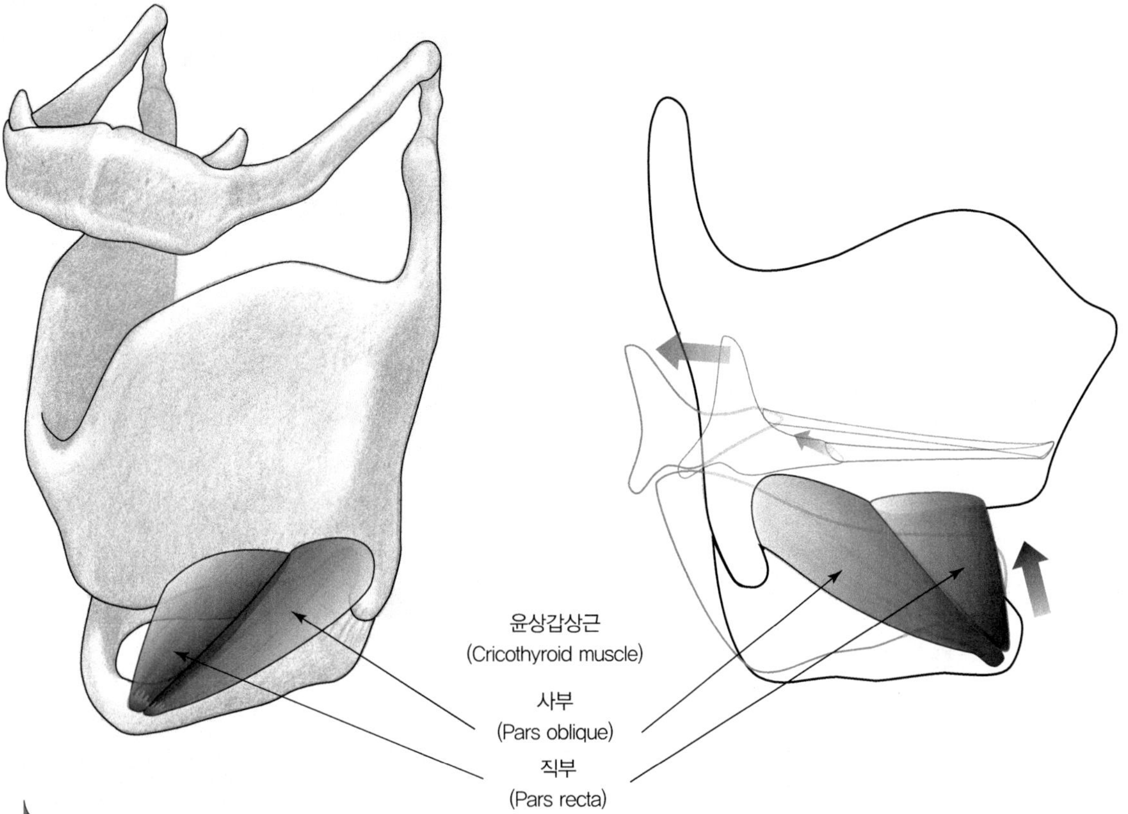

그림 1.26 **윤상갑상근**

surface)에 삽입된다. 이 근육이 수축되면, 갑상연골이 윤상연골을 향해 아래쪽으로 젖혀지거나 윤상연골이 갑상연골을 향해 위쪽으로 젖혀진다. 둘 중 어떠한 움직임이든 결과적으로 갑상연골과 윤상연골 사이의 거리를 증가시킨다. 성대는 이 연골들의 앞과 뒤에 붙어 있기 때문에, 성대는 당겨지고 긴장된다. 이는 성대의 진동 속도를 증가시키고 고음도가 산출된다. 윤상갑상근은 이와 같이 성대의 장축 방향으로 긴장을 조절하고, 결과적으로 음도 변화를 야기한다.

윤상갑상근의 두 부분은 장축의 긴장을 증가시키는 데 약간 다른 방법으로 작용한다. 갈고리형 전선전극(hooked wire electrodes)을 사용한 인체실험(human experiment)(예, McHenry, Kuna, Minton, Vanoye, & Calhoun., 1997)과 마찬가지로 개를 이용한 모델(canine model)을 사용한 연구들에서(예, Hong et al., 1998, 2001), 성대를 긴장시키는데 직부가 사부보다 효과적임이 발견되었다. Hong 등(2001)은 직부가 갑상연골이 윤상연골을 향해 세로축으로 기울어지게 함으로써 세로 긴장을 증가시키는 데 주로 관련된다고 주장하였다. 그들은 더 나아가, 사부가 상응하는 성대 길이 및 긴장의 증가와 더불어 갑상연골을 앞쪽으로 윤상연골을 뒤쪽으로 움직인다고 제안하였다. 그러나 Ludlow(2005)는 사부의 작용에 대해서는 논란이 많다고 언급하였다. 사부의 수축은 원래 갑상연골을 윤상연골 너머까지 앞쪽으로 미끄러지게 한다고 제안되어 왔지만, 이러한 작용은 인간에게서 관찰되지 않았다. 게다가 그러한 움직임은 관절에서의 움직임 범위를 제한하는 윤상갑상관절과 인대의 해부학적인 특성으로 인해 생리학적으로 불가능할 수도 있다. 최근에 CT 근육의 세 번째 수평 부분이 확인되었다(Mu & Sanders, 2009). 인간의 후두에 대한 그들의 연구에 근거하여, Mu와 Sanders (2009)는 사부와 수평부 모두의 수축이 갑상연골을 윤상연골 너머까지 앞쪽으로 미끄러지게 하는 데 영향을 미친다고 제안하였다.

음도 조절뿐만 아니라 CT 근육은 호흡에서 중요한 역할을 수행한다. 증가된 공기 유입이 필요할 때 호흡하는 동안 CT 활동이 증가된다는 것이 관찰된 바 있다(Mu & Sanders, 2009). 심호흡하는 동안 CT 근육이 수축될 때 성문의 전후 면적이 증가하므로, 기도의 크기는 증가하게 되고 기도저항(airway resistance)은 감소한다(Hoh, 2005; Horiuchi & Sasaki, 1978).

갑상피열근 **갑상피열근**(thyroarytenoid, TA)에는 두 부분이 있다: 보다 내측에 있는 갑상성대섬유(thyrovocalis fibers)는 전연합(anterior commissure)에서 피열연골의 성대돌기로 뻗어나가고; 외측에 있는 갑상근섬유(thyromuscularis fibers)는 전연합에서 피열연골의 근육돌기로 뻗어나간다(〈그림 1.27〉 참조). 보다 넓은 근육부가 성대를 빠르게 단축하는 데 작용하는 반면, 더 작은 성대섬유가 성대 가장자리를 따라 보다 미세한 긴장 조정을 하는데 관여한다고 제안되어 왔다(Thomas, Harrison, & Stemple. 2008). 갑상성대근(thyrovocalis muscle)은 성대가 진동하는 동안 갑상근(thyromuscularis)보다 더 활동적인 것으로 나타났다. 능동적인 수축 이외에도 TA는 성대의 몸체를 형성하므로 다른 후두내근들이 기능함에 따라 간접적으로 작용한다.

각각의 후두내근을 특정한 기능 면에서 설명하기는 하였지만, 매우 복잡하고 동시 작용하는 방식으로 후두 기능의 모든 면을 조절하기 위해 모든 후두내근이 함께 상호보완적으로 작동한다는 점을 기억해야 한다. 사실 Poletto, Verdun, Strominger, Ludlow 등(2004)은 PCA가 모든 피험자들의 구어 및 비구어 활동 모두에서 일관되게 특정한 기능(성문 개방)과 관련되는 유일한 후두 근육이라는 것을 발견하였다. 구어 과제를 수행하는 동안 CT와 TA는 성대 외전과 내전 모두와 관련된다고 보고되었다(Ludlow, 2005). 코를 훌쩍거리거나 기침을 하는 것과 같은 비구어적인 후두 활동에

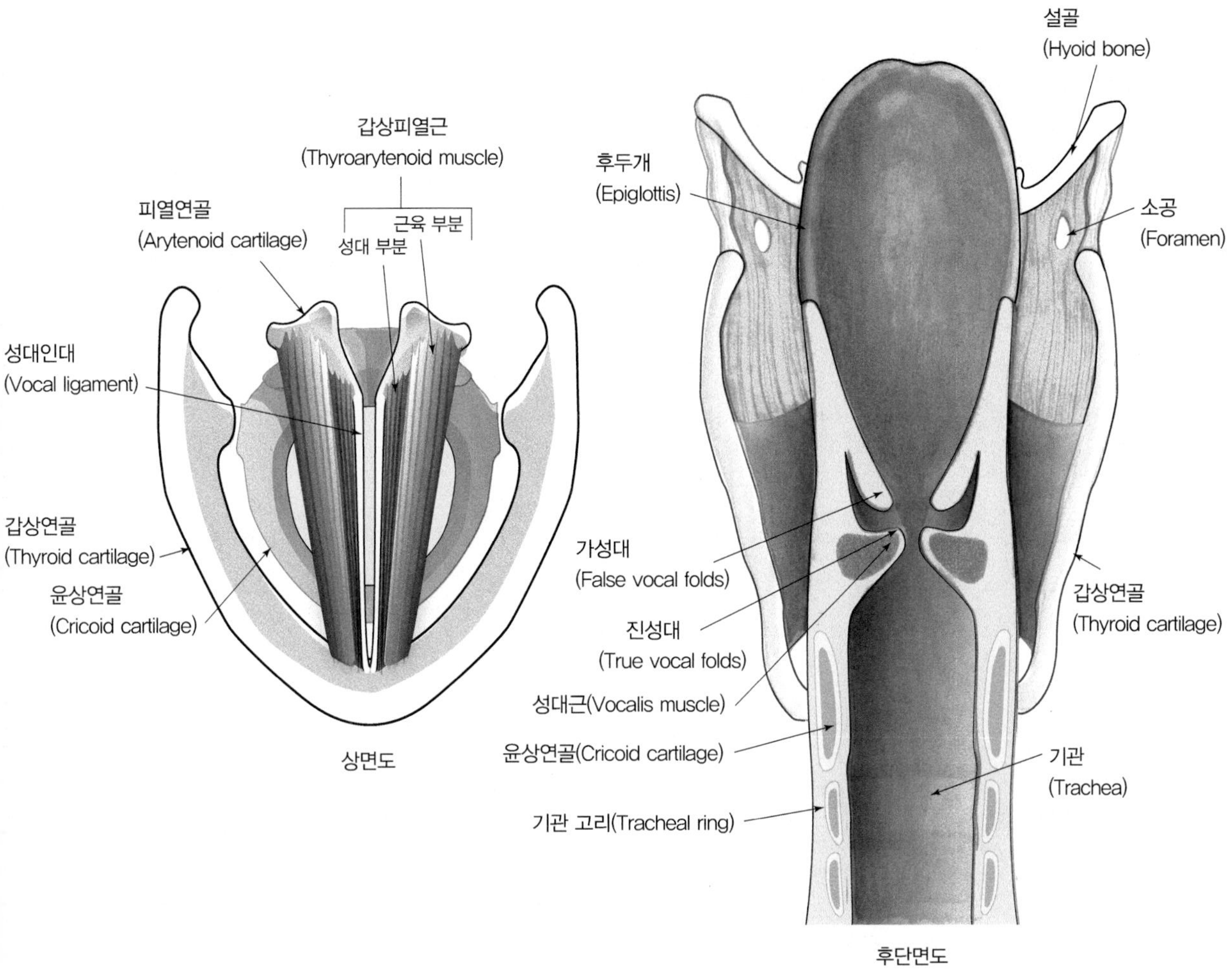

그림 1.27 갑상피열근

서는 CT와 TA의 근육 패턴이 보다 일관되게 나타났다. 예컨대, CT는 코를 훌쩍이는 동안 성대 개방과 연관된 반면에, TA와 LCA는 기침하는 동안 성대를 폐쇄하는 것과 연관되었다(Poletto et al., 2004).

근탄성 공기역학 이론

Van Den Berg(1958)에 의한 성대기능에 대한 근본적 조사에 기초하여, 성대가 진동하는 방법은 근탄성 공기역학 이론(myoelastic-aerodynamic theory)으로 설명된다(〈그림 1.28〉 참조). 이 이론은 근육의 힘, 탄성적으로 되돌아 가려는 힘, 공기역학적 힘이 서

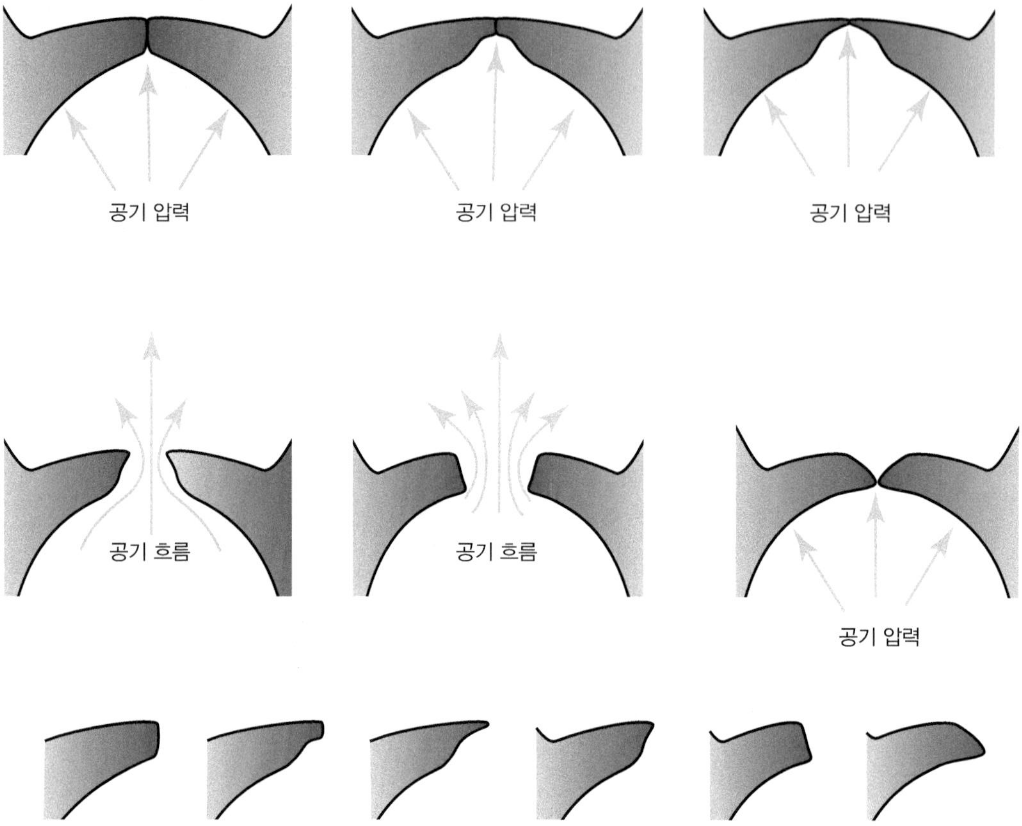

그림 1.28 발성 시 근탄성 공기역학 이론

로 상호작용을 함으로써 성대 진동의 한 주기를 설명한다. 근육의 힘은 LCA와 IA에 의해 발생하는 내측 압박이다. 여기서 작용하는 두 근육은 성문부를 내전시켜서 성대를 닫고 진동주기를 시작시킨다. 탄성적으로 되돌아가려는 힘은 성대가 내전 위치를 벗어나려고 하는 힘을 말한다. 공기역학적 힘은 진동 주기 동안 발생한 양극, 음극 공기의 압력을 포함한다. 양극 압력은 성문을 열게 한다; 음극 압력은 성문을 닫게 한다. 음성은 공기가 호기될 때 산출된다. 그래서 성대가 내전하기 시작할 때, 공기는 지속적으로 기관과 기관지를 통하여 흐른다. 이 공기는 성대 내전에 의해서 성문을 지나가는 것을 방해 받게 된다. 성대의 압력(성문하 압력)보다 낮은 공기의 압력은 평균 압력보다 높게 될 때까지 증가한다. 양극 성문하 압력은 성문을 열도록 하고 호흡이 성문을 통해서 성도로 이동하도록 한다. 한 번 떨어진 성대는 탄성의 힘과 음극 압력 때문에 매우 빠르게 다시 닫힌다. 성대의 탄성적으로 되돌아가려는 힘은 성문에서 음압이 발생하면서 성대가 중심 선에 위치하였을 때 시작한다. 성문을 통하여 이동한 음압은 양쪽 성대를 끌어당기는 흡인 효과를 발휘한다. 음압은 베르누이 효과로 잘 알려진 공기역학적 원리로 설명되고 열 보전 법칙과 관련되어 있다. 에너지는 두 가지 범주로 나뉠 수 있다: 운동에너지, 잠재적 에너지.

운동에너지는 파동, 분자, 물체의 동작이 일어나는 움직임과 관련이 있다. 잠재적 에너지는 축적된 에너지로 이것이 방출되어 운동에너지가 된다. 에너지 보존법칙은 전체 에너지 양(운동에너지와 잠재적에너지의 합)은 변할 수 없다고 설명한다. 만약 하나의 에너지 상태가 증가한다면, 전체 에너지 양을 일정하게 유지하기 위하여 다른 에너지 상태는 반드시 감소한다. 베르누이 효과는 유동체(가스 또는 액체)는 좁은 통로 또는 압축된 부분을 지나면서 흐르는 속도(운동에너지)가 증가되고 결국 압력(잠재적 에너지)은 감소한다. 좁은 성문은 통로의 역할을 하고; 그러므로 성문을 지나는 공기의 압력은 감소하면서 성대를 중심선으로 돌아가도록 힘을 가한다. 이런 주기는 스스로 반복된다. 이것은 음극, 양극 압력이 서로 상호작용을 하면서 내측 압력이 지속적으로 작용하는 한 성대 진동을 유지한다.

Scherer(2005)는 진동하는 동안의 성대의 형태뿐만 아니라 성대 직상부(성문상부 압력)를 고려해서 근탄성 공기역학 이론을 자세하게 설명하였다. 위에서 논의한 것처럼, 성문을 통하여 공기가 흐르는 동안 성문이 닫힘으로써 압력은 감소한다. 같은 시각, 성문을 이미 통과한 공기는 성도로 이동한다. 공기가 이동하는 거리와 성문과의 거리가 길어지면, 성문부 상부의 음압을 만든다. 성문상부의 음압은 성대가 더 강하게 닫히도록 촉진하는 성문의 음압을 강화시킨다. 성문상부 압력은 또한 진동 주기에서 개방 단계에도 영향을 미친다. 양압 때문에 성대가 열림으로써, 성문을 통한 공기의 흐름은 바로 위에 있는 많은 양의 공기와 만나게 되면서 공기가 응축되고 공기의 양압이 증가된다. 성문상부 공기의 양압은 성문에 있는 공기의 압력을 더 증가시키고, 열리는 힘을 더 강하게 한다.

성문하부, 성문, 성문상부의 압력에 영향을 미치는 다른 요인은 진동을 하는 동안 성문의 모양이다(Scherer, 2005). 성대가 떨어질 때, 바닥 부분의 가장자리는 더 많이 떨어지고, 위쪽의 가장자리는 더 적게 떨어진다. 이것은 수렴(convergent) 모양으로 알려져 있다. 한 곳으로 향하는 모양은 성문에 있는 양극 압력의 결과로 성문의 개방을 촉진한다. 반대(발산) 모양은 아래쪽은 더 좁아지고 위쪽은 더 넓어지는 형태로 성문이 닫힐 때 나타난다. 성대의 유출 압력이 대기 또는 음압이므로 이 모양은 성문의 압력을 감소시키고, 성대 폐쇄를 촉진한다(〈그림 1.29〉 참조).

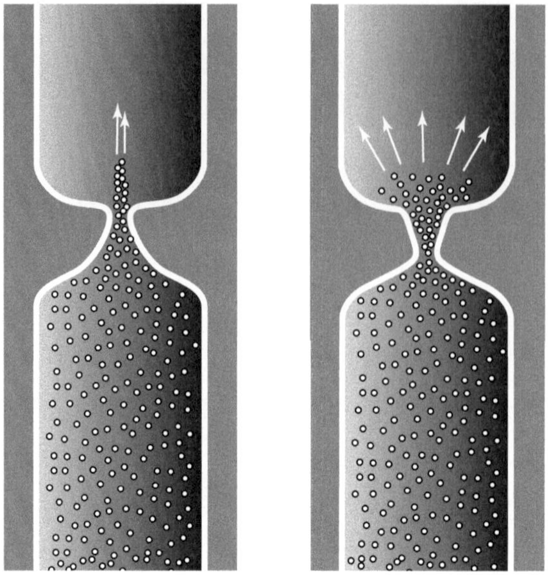

그림 1.29 수렴적, 발산적 성문의 모양

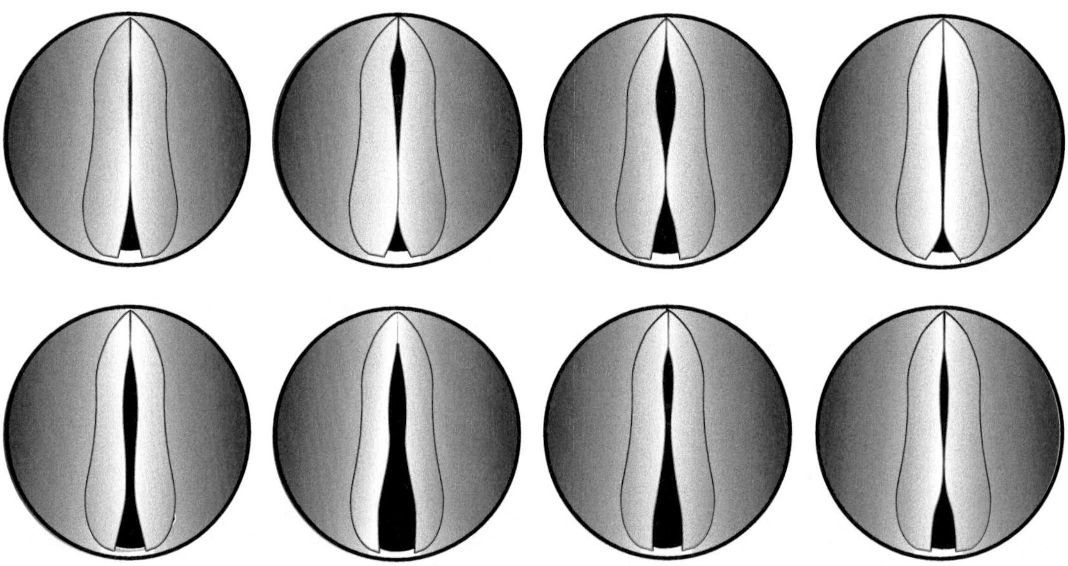

그림 1.30 성대 진동 주기

성문의 개방과 폐쇄는 진동의 한 주기를 구성한다(〈그림 1.30〉 참조). 이런 과정은 개인의 나이와 성에 따라 초당 몇 백 번씩 발생한다. 성대의 개방과 폐쇄의 주기(동작 비율이라고 함)는 중앙 응축이 지속적으로 발생하는 한, 스스로 반복된다. 성대가 진동하는 속도는 기본주파수라고 불리는(F0) 초당 주기로 측정되었다. F0는 헤르츠(Hz)로 측정된다. 평균적으로, 남성은 더 길고 더 크고 무거운 성대를 가졌으며 F0는 90~130Hz이며, 더 짧고 더 작고 가벼운 성대를 가진 여성의 F0는 180~230Hz이다. 그리고 어린아이들의 F0는 대략 250~300Hz이다.

점막 파동. 성대 진동은 층으로 이루어진 구조와 cover, 성대인대, body의 각각 다른 신체 역학적 특징 때문에 매우 복잡하다. 내전과 외전이 경직된 방법으로 이루어지는 것보다, 성대는 점막파동이라고 불리는 잔물결 파도 같은 방식으로 서로 접근하고 분리된다. 잔파동(rippling)의 움직임은 더 뻣뻣한 성대 인대, body보다 더 유연성을 가진 cover와 관련성이 있다. 더 유연한 cover는 성대의 안쪽 층 위로 더 쉽게 미끄러질 수 있다. 폐쇄된 성문부 하부에서 성문하압이 형성되면, 압력 축의 머리 부분은 성대의 바닥 가장자리가 떨어지도록 힘을 가하고, 양압은 위쪽 방향으로 지속적으로 성대를 분리시킨다. 성문 직상부에 공기의 압력은 또한 양압력이고 성대의 개방을 강화한다.

그렇지만, 성대의 위쪽 부분이 열림으로써, 성문 안쪽에서 발생된 음압 때문에 성대의 아래쪽 가장자리는 벌써 중심선을 향해 이동한다. 성문 폐쇄 또한 성대의 안쪽 가장자리에서 위쪽 가장자리로 진행된다. 음압에 의해서 성문이 닫히게 되면, 성문 상부의 음압은 성문의 폐쇄를 더 촉진한다. 성대 아래 부분과 윗 부분 가장자리의 접근과 분리 사이의 매우 짧은 시간 간격은 수직적 위상(vertical phase)의 차이를 초래한다. 성문이 앞쪽에서 뒤쪽으로 또는 뒤쪽에서 앞쪽으로 수평적으로 움직이면서 성대는 또한 열리고 닫힌다. 이런 사례에서, 성문은 지퍼와 같은 움직임보다는 성대돌기의 뒤쪽 부분이 먼저 열리고 이런 열림은 앞쪽 접합부 쪽으로 이동한다. 성문의 폐쇄는 앞쪽에서 뒤쪽으로, 반대 방향으로 발생한다. 이것은 종단적 위상 차이(longitudinal phase difference)라 불리는 매우 짧은 시간 차이를 발생시킨다. 복잡한 진동과 이로 인한 점막의 파형이 풍부하게 울리는 인간의 목소리를 발생시킨다. 점막파동을 방해하는 것은 발성장애를 가져올 수 있다.

발성 시점의 압력. 성대의 진동은 진동을 시작하기 위해서 성대 하부의 압력이 집약되어야 한다. 성대가 진동하기 위해서 필요한 성대 압력의 최소 양은 발성 시점의 압력(phonation threshold pressure, PTP)으로 알려져 있고(〈그림 1.31〉 참조), 이것은 물의

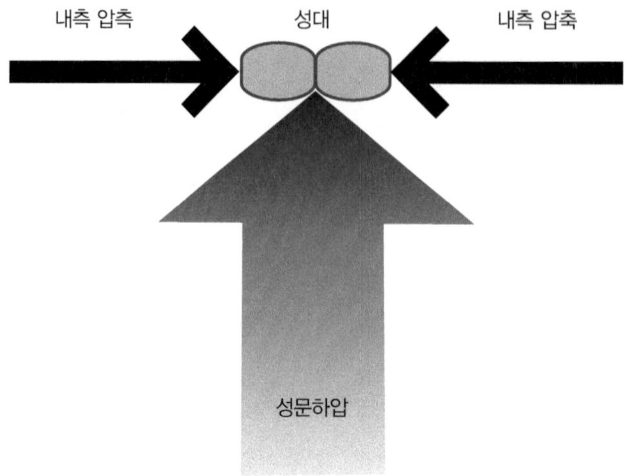

내측 압력이 증가함으로, 성문하압은 중앙부 압력을 이겨내고 성대의 진동이 증가되고 그 결과 소리의 강도도 증가하게 된다.

그림 1.31 **발성 시점의 압력**

센티미터 단위로 측정된다(cmH_2O).

일정한 거리를 물 기둥이 이동하기 위해 얼마나 많은 공기압이 필요한지 측정하여 cmH_2O를 측정한다. 이것을 간단히 설명한다면, 만약 특정 양의 물이 담긴 U튜브관으로 공기를 불어넣는다면 그 공기압이 물 기둥을 일정 거리 만큼 이동시키고 이는 여기서 발생된 공기압에 의해 결정된다. 물이 이동한 거리는 cmH_2O로 측정된다. 일반적인 대화를 위한 성대가 진동을 할 수 있는 최소 발성 기준 압력은 대략 3에서 8cmH_2O이지만, 음성의 음도와 강도에 따라 다양하다. Jiang 등(1999)은 정상 화자가 모음을 연장하기 위해서 75dB에서 2.38cmH_2O, 80dB에서 2.67cmH_2O, 85dB에서 2.98cmH_2O의 평균 PTP가 필요하다는 것을 발견하였다. River, Regner, Jiang(2009)는 그들의 연구에서 정상 화자의 평균 PTP는 3.68cmH_2O라고 하였다. 높은 음도로 발성하는 동안 증가된 성대의 수직적 긴장은 진동을 시작하기 위해서 더 높은 성대하 압력을 요구하기 때문에 더 높은 음도일수록 더 높은 PTP가 된다는 것도 발견되었다. 그렇지만, 몇몇의 요인으로 인하여 개인차이가 크다. 가장 중요한 요인은 성대의 수분(hydration)이다. 윤활유 역할이 잘 된 성대는 진동을 하기 위해서 수분이 부족한 성대보다 더 적은 성문하압력을 요구한다(Verdolini-Marston, Titze, & Druker, 1991). PTP에 영향을 미치는 또 다른 원인은 피로이다. 더 피로한 화자의 음성은 더 높은 PTP가 요구된다. 개인이 가장 편안한 음도에서 말을 할때에는 발성을 하는 동안 성대가 진동을 하기 위한 최소한의 성문하압력이 필요하다(Solomon, Ramanathen, & Makashay, 2007).

음도 및 강도 변화. 말을 하는 동안 우리는 우리의 여러 감정을 표현하거나 다른 의미론적이고 구문론적인 구조를 표시하기 위해 지속적으로 음도와 강도를 조절한다. 예를 들어, "Peter is eating"이라는 똑 같은 두 개의 문장을 구어적으로 서술문, 의문문으로 구분하기 위해서는 마지막 발화의 음도를 바꾸면 된다. "Peter is eating?"이라는 의문 신호를 나타내기 위해서 "eating"의 음도를 높이면 되고, 서술 신호를 나타내기 위해서는 "eating"에 음도를 떨어뜨리면 된다. 강세와 강조 또한 모음 또는 음절의 음도, 강도, 지속 여부의 미묘한 차이에 따라 달라진다. 음절 또는 단어에 강세를 두기 위해서, 이런 세 가지 요소들은 주위 음절과 비교하여 미묘하게 증가되었다. 화자들 또한 그들이 대화를 하고 있는 문맥에 따라 강도를 변화시킨다.

기본주파수와 음도 기본주파수(F0)는 성대의 길이, 조직의 밀도, 긴장도에 따라 결정되며 음도로 인식된다(Titze, 2011). 성대를 더 길고 더 긴장되게 하고 조직의 밀도를 더 적게 하면 성대는 더 빨리 진동하게 된다. 더 빠른 진동은 더 높은 주파수와 더 높은 음도를 만들어낸다. 더 느린 성대의 진동은, 더 낮은 주파수와 더 낮은 음도를 만들어낸다. 성대의 길이와 긴장도는 윤상갑상근과 갑상성대근(thyrovocalis), 후두외근과 성문하압에 의해서 조절된다.

윤상갑상근의 수축은 성대를 길게 만들고 cover를 긴장되게 한다. 갑상성대근은 윤상갑상근(CT muscle)이 이완되고 기본주파수가 낮을 때, 진동 속도를 증가시키기 위해서 내부 긴장을 증가시키는 역할을 할 수 있다. 후윤상피열근(posterior cricoarytenoid muscle)은 높은 음도에서 활동되는 것이 관찰되었다. 낮은 음도에서 감소된 EMG 활동이 나타나는 것처럼, 음도를 낮추기 위해서, 윤상갑상근은 이완되었다. 게다가 갑상피열근은 성대의 길이를 줄이고, 성대 cover를 이완시켰다. 발화의 종류에 따라, 윤상갑상근과 갑상피열근은 기본주파수에 영향을 미치기 위하여 상호작용을 한다. Schere(2005)에 의하면, 부드럽고 높은 음도의 발성을 할 때처럼, 만약 cover만 진동을 하고 있다면, 갑상피열근의 수축은 cover를 짧게 하고 긴장도를 줄여서 기본주파수를 낮춘다. 반대로, 성대의 body가 진동에 더 많이 활동되는 크고 낮은 음도의 발성을 하는 동안에는 갑상피열근의 긴장이 증가하여 전체 진동 구조의 긴장에 영향을 미치게 되고 기본주파수는 증가하게 된다.

후두외근의 수축 또한 기본주파수와 음도에 영향을 미친다. 설골상부 근육이 설골

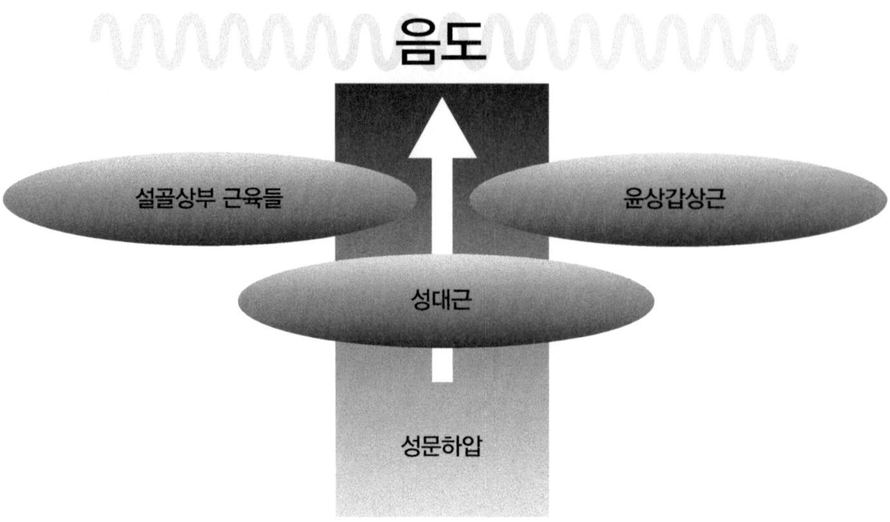

그림 1.32 음도 조절의 조력자들

(hyoid bone)을 앞쪽으로 당기면, 갑상연골은 앞쪽으로 당겨지게 된다. 앞쪽으로 당겨진 갑상연골은 전연합(anterior commissure)과 피열연골 사이의 거리를 증가시키면서 성대의 길이를 길게 한다. 그 결과로 F0는 높아진다. 반대로, 흉골갑상근과 흉골설골근이 수축하면 후두를 내린다. 이것은 성대의 길이를 짧게 하고 F0를 낮추도록 영향을 미친다. F0는 성대하압에도 영향을 받는다. 성문하압이 1cmH_2O가 증가하면 F0는 3~6Hz 정도 증가한다는 보고가 있다. 더 큰 성문하압이 성대를 더 넓게 열리게 하여, 성대를 더 길게 하는 결과를 가져오기 때문에 이러한 현상이 일어난다. 다음에는 성대의 긴장을 증가시키고, 더 높은 F0를 발생시킨다.

후두 외부근육의 수축과 성문하 압력의 변화와 함께 CT와 TA 근육이 서로 협력하기 활동함으로써, 성대의 길이와 긴장을 놀라울 정도로 빠르게 제어하도록 한다(〈그림 1.32〉 참조). 이런 작용이 지속적으로 나타남으로써, 연결된 발화에서 음도의 자연스러운 변화가 나타난다.

소리의 세기와 강도 강도(Loudness)는 음성의 세기(intensity) 또는 진폭의 지각으로 대응되는 개념으로 dB로 측정된다. 음성 강도는 성문하압과 내측 압축(medial compression)의 정도에 의해서 조정된다. 일반적으로, 더 크게 내측으로의 압축이 나타나면, 성대 저항을 이겨내기 위해서 필요한 성문하압은 더 높아진다. 성대가 떨어지도록 힘을 받았을 때, 이동하는 진폭은 더 커지며, 닫히는 힘 또한 상응되어 더 커지게 된다. 이러한 결과로, 소리파동은 더 격렬해진다. Finnegan, Luschei, Hoffman(2000)은 성문하부 공기의 압력이 발성 기준 압력의 두 배가 될 때, 강도는 대략 80dB까지 증가한다고 보고하였다. Titze와 sundberg(1992)는 두 배가 된 성문하압은 강도를 6dB 올려준다고 보고하였다. 강도가 증가하면 증가된 F0를 나타내는 것처럼, 강도와 F0는 매우 밀접한 관련이 있다. 강도는 호흡 시스템을 통하여 발생된 성문하압과 후두 시스템에 의해 발생된 성문 저항 간의 상호작용에 의해서 나타난다. 그렇지만, 어떤 사람들은 강도를 조절하기 위하여 호흡 시스템을 주로 사용하고(예, 증가된 성문하압), 어떤 사람들은 후두 시스템을 주로 사용하고(증가된 내측 압력과 성대 긴장), 또 어떤 사람들은 두 시스템 모두를 혼합하여 사용하는 것처럼 화자들 간의 패턴은 다양하다.

공명

음성 산출에서 발성 기관의 역할에 초점을 맞추어 지금까지 논의해 왔다. 성대 진동은 기본적인 후두의 음색을 발생시킨다. 그렇지만, 이것은 화자가 인식하는 소리는 아니다. 소리가 발생되면 성도를 이동하면서 소리는 변화된다. 성도(인두, 구강, 비강)는 포만트(formant)라고 부르는 다양한 주파수를 가진 음향학적 공명체이다. 후두의 소리는 기본주파수와 배음을 동반하는 복잡한 주기적인 음색이다. 이것은 다양한 기본주파수의 전체 배수이다. 이 소리가 성도를 통하여 이동하면서, 공명주파수와 먼 배음은 감소하는데 반해, 공명주파수와 가까운 배음들은 증폭된다. 이런 공명의 과정은 소리의 음향학적 음질을 변화시킨다. 조음기관의 다양한 움직임은 성도의 포만트를 변화시키고 이러한 결과로 인해 증폭 또는 감소되는 동안 다양한 배음을 만들어낸다. 모음, 이중모음, 반모음, 유음, 비음과 같은 공명 소리들은 포만트 간의 특별한 관련성에 따라 특징되어진다. 훈련된 가수나 화자들은 풍부한 공명 소리를 만들기 위해서 그들의 조음 동작을 변화시킴으로써 성도 포만트 "조율"에 숙련자가 된다.

1.3 후두의 신경계 지배

후두의 기능은 중추와 말초 신경 시스템에 의하여 조정된다(〈표 1.10〉 참조).

발성과 관련된 다양한 뇌 영역들 간의 연결은 넓게 공유되고, 매우 복잡하다. 좌반

표 1.10 발성에 관여하는 신경 시스템 구조

구조	기능
일차 운동 피질	자발적인 움직임을 시작한다.
전운동 영역	운동을 계획하고 선택한다.
보완 운동 영역	
추체계	
피질척추 경로	척추 신경에 의해 자발적 움직임의 미세한 제어가 중재된다.
피질연수 경로	연수 신경에 의해 자발적 움직임의 미세한 제어가 중재된다.
소뇌	힘, 속도, 범위, 타이밍, 방향, 움직임의 이동 양; 자세와 근긴장도; 근육 집단을 조정한다.
기저핵	과도한 신경 충격을 억제함으로써 의도된 움직임을 부드럽게 또는 정제한다; 흑질을 억제하는 신경전달 물질인 도파민을 산출한다.
시상	들어오는 감각 정보와 나가는 운동 정보를 통합한다. '의식과 경계' 감정적 표현을 운동 활동으로 통합시킨다.
중뇌 수도관	구어에 필요한 호흡과 후두 운동 패턴을 조정한다: 감정 표현도 포함되었다.
미주신경	
상 후두 신경	윤상갑상연골을 자극한다.
되돌이 후두 신경	측과 후 윤상피열근, 갑상피열근, 내피열근을 자극한다.
의문핵	미주신경의 운동 뉴런을 보관한다.
의문후핵	혀, 인두, 연구개의 근육, 호기와 관련된 근육, 후두의 근육을 자극 시키는 뉴런을 보관한다.
후두 감각 수용체	터치, 움직임, 진동에 반응하고, 광기의 압력을 변화시킨다. 화학적 자극

구의 감각, 운동, 전운동 영역과 양쪽 감각운동 영역, 소뇌와 피질하 영역, 내측 보완 운동 영역, 전대상피질이 포함된다.

일차 운동피질(영역 4), 전운동과 보완운동 영역(영역 6), 좌반구의 브로카 영역(영역 44, 45)을 포함하는 전두엽의 대뇌피질 영역은 음성 산출에 매우 중요하다. 감각 영역 두정엽 또한 음성 운동 제어에 관여한다. 일차 체성감각 피질(영역 3, 1, 2), 체성감각 연합영역(영역 7)을 포함하는 두정엽의 감각 영역도 관여한다. 게다가, 발성 조정은 청각에 의해 조절되는데 이는 측두엽에 있는 일차 청각 영역(영역 41), 청각 연합영역(영역 42), 베르니케 영역(영역 22)이 중요한 역할을 한다. 〈그림 1.33〉은 음성 산출에 관여하는 뇌엽들과 주요 영역을 나타내었다. 최근에 일차 운동 피질의 특별한 영역은 후두/발성 영역으로 정의된다. 이 영역은 조음에 관여하는 운동피질의 음순 영역(lip area)과 인접해 있다. 기능적 자기공명영상 소견에 기초하여 Brown 등(2007)은 후두/발성 영역은 비구두, 구두 후두음 과제에 모두 활동하며 성대의 내전/외전, 긴장/이완에 모두 관여한다는 것을 발견하였다. 그러므로 대뇌피질 영역은 인간의 음성

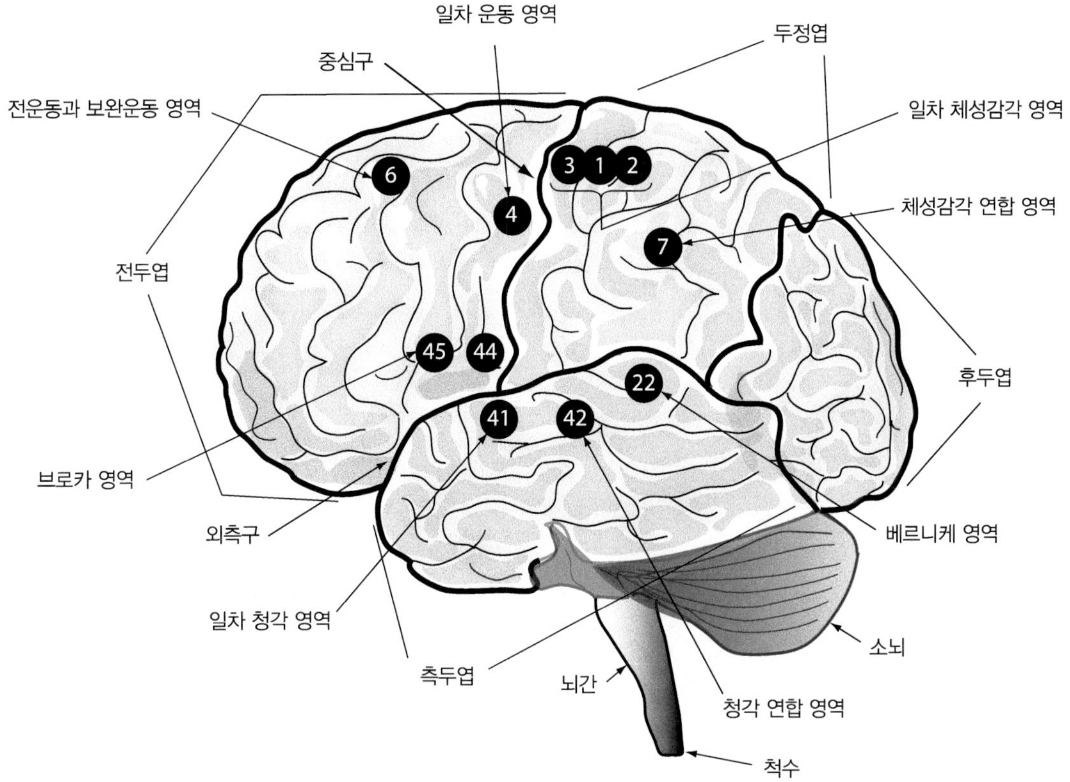

그림 1.33 **발성에 관여하는 대뇌피질 영역**

조정에 중요한 영역이 될 것으로 보인다. Brown 등(2007)은 또한 구어의 호흡과 발성을 촉진하고 통합시키는 운동피질의 이 영역에서 호흡 영역(area)의 존재 가능성에 대하여 언급하였다.

일차 운동피질은 자발적인 움직임에 영향을 미치기 위하여 신경 통로를 통하여 보내질 운동 신호를 발생시킨다. 전 운동피질, 보완 운동피질과 같은 다른 영역들은 자발적 움직임을 위한 계획과 메커니즘의 조절과 관련되어 있다. 이런 영역들은 운동피질에 의한 실제적 움직임의 시작에 앞서서 움직임의 선택, 계획, 개선을 하는 기저핵과 소뇌를 포함하는 다른 뇌 영역에서 정보를 받는다.

추체로 및 추체외로

자발적 발성을 위한 신경통로는 양측 뇌반구에 있는 감각 운동피질에서 발생한다.

뇌의 전두엽과 두정엽의 운동 감각 피질에서 시작된 신경 섬유들은 두 개의 경로를 통하여 다른 영역으로 이동하도록 고안되었다; 피질척추 경로, 피질연수(피질핵) 경로. 이 두 가지 경로는 일반적으로 추체로라 불리는 것으로 구성된다. 추체로는 모든 자발적 움직임의 미세한 조절과 관련되어 있다. 피질척추 경로는 전두엽의 운동피질, 전 운동 영역, 보완운동 영역과 두정엽의 체 감각 피질 등 몇몇의 영역에서 발생한다. 추체로의 섬유들은 척추에 있는 운동 신경 세포와 직접적으로 연접된다. 대략 척수의 80% 정도의 신경 섬유는 각 면에서 X자 형태로 교차하여 반대쪽 면으로 엇갈린다. 그리고 지속적으로 측 피질척추 경로로 통과한다. 나머지 20%(전 피질척추 경로)는 몸의 같은 쪽 면으로 내려간다. 이런 배열은 발성과 관련된 구조들이 쌍방으로 신경이 전달되도록 하게 한다.

피질핵 경로는 전두엽의 운동피질에서 시작하여 뇌 신경 5(삼차신경), 7(안면신경), 10(미주신경), 12(설하신경)의 운동 핵들과 시냅스한다. 이것은 같은 쪽 또는 반대쪽 교차로 모두 지나가는 안면신경을 제외하고는 주로 같은 쪽으로 전달되는 경로이다. 미주신경을 위한 운동 뉴런들은 기저핵 안에 있는 의문핵(nucleus ambiguus, NA)에 위치한다. 추체로 손상은 발성과 관련된 기관의 약화 또는 강직성을 유발한다.

추체외로는 피질에서 기저부(기저핵)와 소뇌와의 상호연결을 통해 뇌간이나 척수로 뻗어 있는 더 굽은 경로이다. 기저핵은 신경 세포핵의 피질하 다발로 미상핵, 담창구, 피각, 흑질을 포함한다(〈그림 1.34〉 참조). 피질과 시상이 포함된 피질하의 다양한 영역으로 흐르는 이런 핵들은 다양한 신경 회로의 부분을 형성한다. 기저핵은 움직임의 규제에서 중요하게 억제하는 역할을 한다. 피질 운동 영역에서 시작된 움직임은 과도하며, 뇌간 신경절의 기능 중 하나는 과도한 신경 충돌을 억제함으로써 의도된 움직임을 부드럽게 하고 정제하는 것이다. 억제하는 신경전달 장치인 도파민을 생산하는 조직이기 때문에 흑질은 특히 중요하다. 기저핵이 손상되면 경련이나 떨림과 같이 과도한 비자발적, 억제할 수 없는 움직임의 결과를 가져온다.

소뇌

소뇌는 다른 운동 시스템에서 발생된 움직임을 전반적으로 통합하고 조절하는 역할을 하며 자세 조절, 균형, 근육 긴장도, 근육의 협응기능과 관련되어 있다. 소뇌의 기능은 자발적인 움직임에 대한 피드백 메커니즘으로 작용하는데, 이는 운동피질에서 발생한 특정 신경근육에 대한 명령과 현재의 움직임을 비교하고 잘못된 움직임을 수

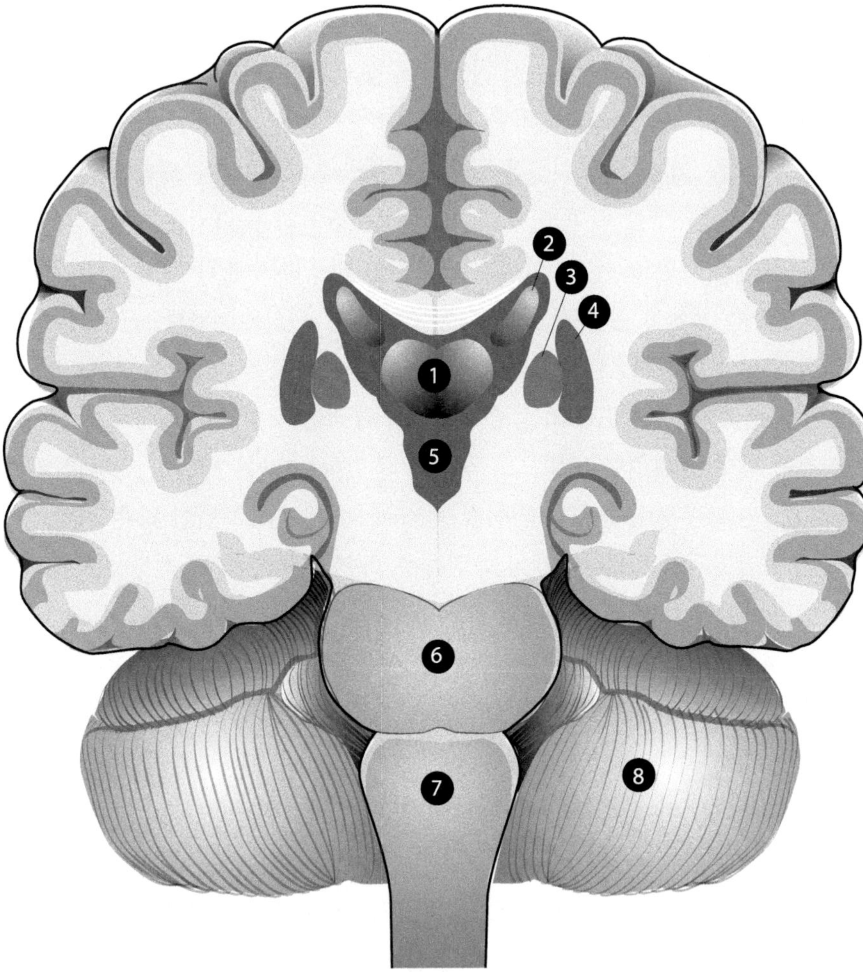

1. 시상
2. 미상핵
3. 담창구
4. 피각
기저핵
5. 제3뇌실
6. 뇌교
7. 연수
8. 소뇌

그림 1.34 **소뇌와 발성에 관여하는 피질하부 영역들**

정함으로써 이루어진다. 소뇌는 힘, 속도, 범위, 시간, 방향 그리고 몸 전반의 움직임의 이동을 조절함으로써 조화롭고 강화된 근육 패턴들이 유지된다. 소뇌의 손상은 갑작스럽거나 조화롭지 못한 움직임을 유발한다.

뇌간 신경절과 기저핵처럼 시상과 수도관 주위 회백질을 포함한 피질하 조직이 발성과 관련되어 있다. 시상은 핵 다발로 구성되어 있으며 뇌의 제삼 심실 양쪽에 위치해 있다(〈그림 1.34〉 참조). 후각을 제외하고, 신경 전달 신호는 몸 전체 영역에서 시상을 지나 뇌로 이동한다. 시상은 또한 기저핵, 소뇌, 피질을 포함한 많은 신경 시스템으로부터 운동 신경 계획을 받고, 입력되는 감각과 출력되는 운동 정보를 통합하는 중요한 기지 역할을 한다. 시상은 또한 개인의 의식수준과 각성 정도에 영향을 미치며, 감정적 표현을 운동 활동으로 통합시킨다. 시상의 손상은 근긴장이상증과 같은 움직임 장애를 가져온다.

수도관 주위 회백질(PAG)은 중뇌수도를 둘러싸고 있는 회백질로 구성된 영역이다. 이것은 매우 광범위한 영역으로 시상을 포함하는 다른 피질하 영역과 인접해 있다. PAG는 뇌교와 연수에 있는 뇌신경 핵(cranial nuclei)을 포함한 많은 뇌 영역과 해부학적으로 연결되어 있다. PAG의 뉴런들은 또한 연수에 있는 신경세포 집합인 의문후핵(nucleus retroambiguus)을 계획한다. NRA에서 나온 뉴런들은 음성과 말 산출에 중요한 혀의 근육, 인두, 연구개, 호기에 사용되는 근육(내늑간근, 복부근)을 자극한다. 그러므로 PAG는 기본적인 호흡과 호흡 노력, 성대 내전, 성대 긴장과 같이 발성에 필요한 후두 운동 패턴을 조정하는 데 중요한 것 같다. 게다가, 이것은 변연계(대상회, 편도체)로부터 신호를 받기 때문에 PAG는 감정의 표현과도 관련되어 있다. PAG의 손상은 함묵증의 결과를 가져온다.

피질연수 경로를 통해서, 인간은 대뇌피질에서 미주신경의 운동 뉴런을 수용하고 있는 의문핵(NA)까지 가는 직접적인 신경 통로를 가지고 있다. 이 직접적인 연결은 다른 모든 동물에서는 찾아볼 수 없는 것이다. 인간은 또한 변연계, PAG, NA 사이를 계획하는 신경 다발로 둘러싸인 운동 경로를 가지고 있다. 그러므로 화자는 전반적으로 발성을 조절하는 두 개의 시스템을 가지고 있다. 후두 운동 뉴런에게 피질의 입력은 의도된 발성과 관련된 음성화에 매우 중요하다. 그에 반해, 변연계–PAG–NA 경로는 웃음, 울기, 소리지르기, 기침하기 등과 같이 감정적 발성과 더 관련이 있다.

뇌신경

추체로와 추체외로, 그리고 다른 피질하, 중뇌 조직에서 나온 운동 신호는 말초 신경 시스템을 구성하는 뇌와 척수 신경으로 보내진다. 후두는 10번 뇌 신경인 미주신경에 의해 자극된다(〈그림 1.35〉 참조). 이 신경들은 또한 인두, 경구개, 기관, 기관지,

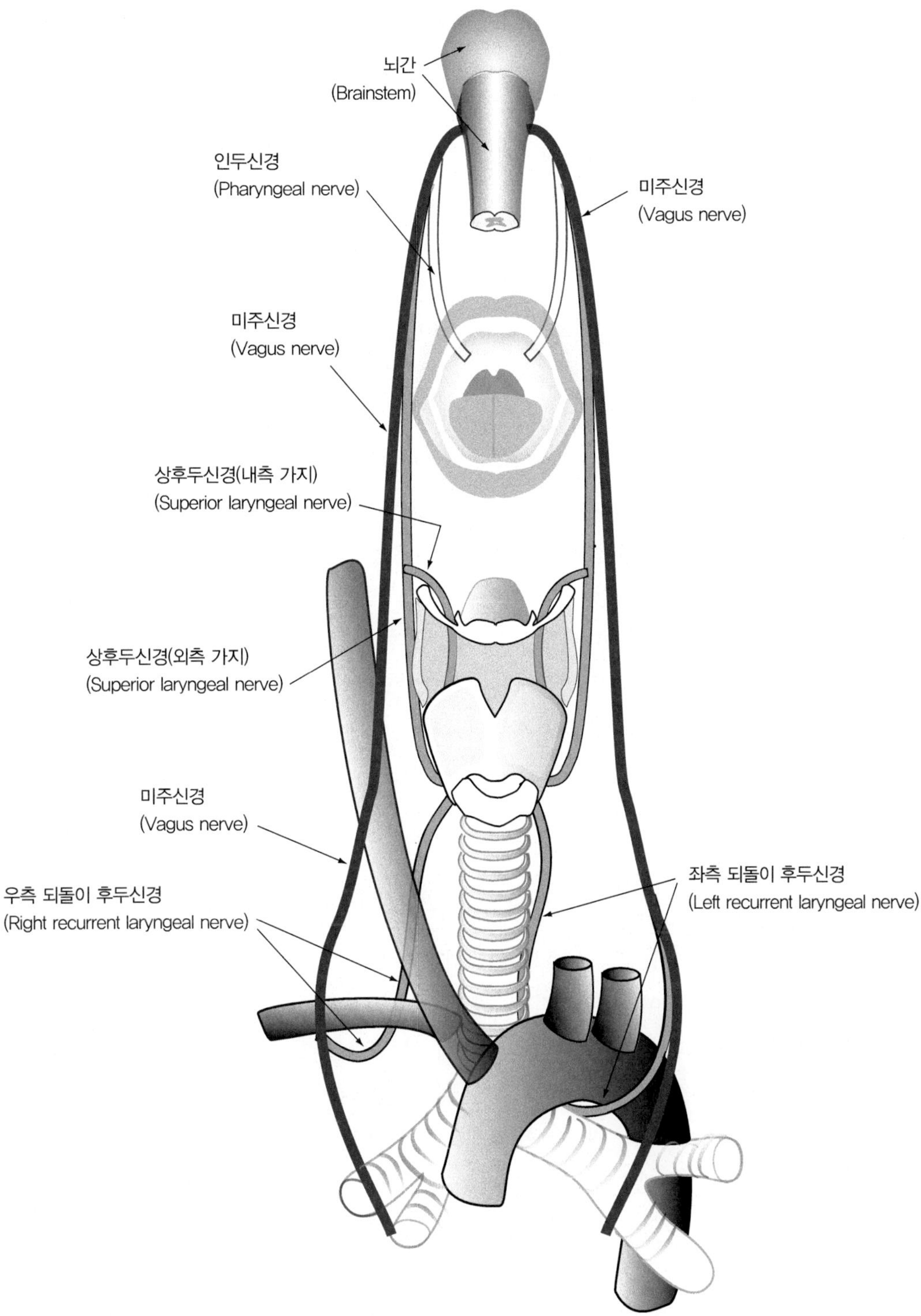
뇌간
(Brainstem)
인두신경
(Pharyngeal nerve)
미주신경
(Vagus nerve)
미주신경
(Vagus nerve)
상후두신경(내측 가지)
(Superior laryngeal nerve)
상후두신경(외측 가지)
(Superior laryngeal nerve)
미주신경
(Vagus nerve)
좌측 되돌이 후두신경
(Left recurrent laryngeal nerve)
우측 되돌이 후두신경
(Right recurrent laryngeal nerve)

그림 1.35 미주신경

폐, 심장, 외이도, 위장 경로의 부분들을 자극한다. 미주신경에는 후두에 내재한 근육: 상 후두 신경(SLN), 되돌이 후두 신경(RLN)에 제공하는 두 개의 가지가 있다.

SLN은 내, 외부 가지가 있다. 내부 가지는 감각, 외부 가지는 운동을 담당하여 윤상갑상근을 자극한다. 다른 4개의 내부 근육들은 RLN에 의해 자극된다. 이 신경의 통로는 비대칭적이다. 오른쪽 면은 가슴으로 내려가서 심장의 쇄골하 동맥의 아래를 돌아서 후두로 들어가는 기관을 따라 위쪽으로 돌아간다. 왼쪽 면은 가슴보다 더 아래 쪽으로 확장되어, 심장의 대동맥 바닥을 감고, 후두의 위쪽으로 들어간다. RLN의 좌우 기관에 있는 신경다발의 지름 또한 다르다. 몇몇의 연구자들은 RLN의 왼쪽 신경 다발의 지름은 오른쪽보다 더 넓다고 보고하였다. 이것은 대상 근육을 자극하는 신경이 도달하는 데에 지연된다고도 말할 수 있다. 다른 연구자들은 오른쪽 RLN은 왼쪽보다 신경다발 영역과 주변지역이 더 크다는 것을 발견하였다. 오른쪽과 왼쪽 가지 사이의 전도 시간 차이는 성대운동 제어하는 데 크게 중요하지 않다. 신경이 심장 가까이로 지나간다는 사실은 울혈성 심부전증, 대동맥 파열과 같이 심장 문제에 손상을 받기 쉽다는 것을 의미한다. 왼쪽 가지가 오른쪽 가지보다 더 길기 때문에 상처에 더 영향을 받기 쉽다. 게다가, 되돌이 후두신경은 갑상선 가까이 지나가기 때문에 갑상선 수술로 손상을 받기 쉽다. 그러므로 심장, 폐, 갑상선의 외상은 후두 기능에 영향을 미친다. 상/되돌이 후두신경의 손상은 후두 근육의 약화, 또는 마비를 일으키는 결과를 가져온다.

반사

후두반사는 공기 통로의 보호와 관련하여 후두 기능에 중요한 역할을 한다. 많은 종류의 감각 신경들이 후두의 점막, 관절, 근육에서 끝이 난다. 이런 신경 끝은 수용기관이라고 불린다. 터치, 움직임, 진동과 같은 다른 자극에 반응하여 공기의 압력과 화학작용을 변화시킨다. 자극되었을 때, 수용기관들은 외부 자극에서 공기 통로를 보호하는 후두 밸브의 반사적이 닫힘(후두 내전 반사)으로 반응하거나 사람이 기침을 하여 외부 물질을 뱉어내도록 압력을 준다. 공기 통로의 보호와 더불어, 후두 반사는 발화에도 영향을 미칠 수 있다. 예를 들어, 후두 관절과 근육 내부에는 후두 근육 음색을 제어하는 자가 수용기가 있다. Sapir와 colleagues(2000)은 발성을 하는 동안 발생하는 근육적, 구조적 조절은 후두의 내외부 근육에 있는 감각기관을 자극할 수 있다. 또한 후두 내 외부의 점막, 관절, 인대도 자극할 수 있다. 이런 반사들은 차례로 성대 내전, 성대 길이와 긴장, 성문하압 정도에 영향을 미친다. 후두 반사가 정상적인 성대의 운동 제어에서 중요한 역할을 하는 것처럼 보이기 때문에 이런 반사의 알맞은 억제의 결핍은 연축성 발성장애, 과기능 음성장애, 음성 떨림, 말더듬 등과 같은 장애와 관련이 있다고 제안되어 왔다. 발성은 성대 그들만의 진동으로 산출되는 것이 아니라 후두의 알맞은 조직도 함께 진동하기 때문에 근육의 이상 활동이 발생할 수 있다. 후두 조직에 있는 감각 수용기관들은 진동에 의해 자극되기 때문에, 발화 시 발성에 방해를 주지 않기 위해서 반드시 억제되어야 한다.

1.4 성구

성구(vocal register)라는 용어는 노래와 발성이라는 측면에서 광범위하게 사용되었다. 노래를 하는 상황에서는 과도할 정도로 막연하게 사용되기도 하고, 가수의 성구, 공명공간(두성, 흉성), 특별한 음성의 질, 발성 일탈(vocal breaks)로 정의되는 영역의 특정한 부분을 언급할 때 쓰일 수 있다. 발성의 측면에서는, 이 용어가 음성 생리학, 음성 산출의 음향학적, 공기역학적 변수들, 지각적 특징과 관련하여 더 명확하게 정의된다. 발성에서 성구에 대한 초기의 많은 연구들은 Hollien와 Curtis(1960)에 의해서 연구되었다. 발성의 측면에서처럼 성구는 음성 기본주파수의 특정한 영역을 언급한다. 세 가지의 성구들이 대표적으로 정의되었다: 진동 성구(pulse register, 성대 프라이, 음성 프라이, creak), 음계 성구(modal register), 상층 성구(loft register). 진동 성구는 가장 낮은 성구이고, 대화음성에서 가장 많이 사용되는 음계 성구는 중간 범위의 주파수를 나타내며 상층 성구는 가장 높은 성구를 나타낸다(〈표 1.11〉 참조). 이와 관련하여 각각의 성구는 구별되는 지각적 음질을 가지고 있고, 각 성구는 다른 양식의 성대 진동을 통하여 산출된다. 기본주파수와 성구는 중복될 수 있다는 연구에 반하여 몇몇의 연구들은 각각의 성구와 기본주파수는 거의 또는 전혀 중복되는 것이 없다는 것을 발견하였다.

음계 성구

Hollien과 그의 동료들은 처음으로 음계 성구(modal register)라는 용어를 사용하였다. 왜냐하면 이 성구는 일반적으로 대화에서 사용되는 주파수 범위를 포함하고 있

표 1.11 성구

	음계 성구	진동 성구	상층 성구
주파수	80~150Hz(남자) 180~230Hz(여자) 220~300Hz(아이)	30~80Hz	>300hz (m) >500Hz (f)
발성시점 압력(PTP)	2~7.5cmH_2O	2~5cmH_2O	6~8H_2O
의무 주기	50/50	90/10	절대로 닫히지 않는다

주: PTP: phonation threshold pressure.

기 때문이다. 이 성구는 진동을 하는 동안 성대의 cover와 body 전체가 움직인다는 것을 특징으로 한다. 사람들은 이 성구에서 가장 큰 범위의 강도를 발생시킬 수 있다. 의무 주기(duty cycle)는 상대적으로 빠른 시작과 짧은 개방기 후의 더 긴 폐쇄기를 특징으로 한다. 이 성구에서 PTP는 대략 2~7.5cmH_2O로 보고되었다. 음계 성구에서 기본주파수의 전체 범위는 남자는 대략 75~450Hz, 여자는 대략 130~520Hz를 나타낸다. 음계 성구에서 평균적으로 사용되는 대화 주파수는 성인 여자는 211Hz(175~266Hz) 성인 남자는 117Hz(86~170Hz)이다.

진동 성구

진동 성구(pulse register)는 가장 낮은 기본주파수 범위를 나타내며 사람들은 이 범위를 만들어낼 수 있다. 남자와 여자의 평균 기본주파수는 대략 48Hz로 비슷하다. 이것은 남자들의 정상적인 음계 성구보다 대략 한 옥타브 아래에 있다. 극도로 낮은 주파수를 산출하기 위해서 성대는 짧고 두꺼워지며, 성대는 굉장히 천천히 진동한다. 게다가, 가성대가 진성대와 부딪히는 현상도 나타난다. 그러므로 진동하는 부위는 증가하며 주파수는 내려간다. 성대의 중앙에 위치하는 변연부는 느슨하게 내전하여 그 범위가 대략 2cmH_2O에서 5.5cmH_2O로 PTP를 감소시킨다. 이것은 낮은 기본주파수는 성대의 길이와 긴장도보다 일차적으로 성문하부의 공기 압력의 변화에 의해서 결정된다고 제안한다. 성대의 동작 비율 측면에서 성대는 주기의 대부분(90%)이 내전되어 있다. 성대의 열림과 닫힘의 움직임이 함께 나타나는 것은 대략 주기의 10%를 차지하고 있다. 게다가, 성대의 진동은 음계 성구보다 더 다양한 방법으로 움직이다. 한 주기마다 성문이 열리고 닫히기보다는 성문은 완벽한 내전이 일어나기 전에 부분적으로 한 번, 두 번, 세 번씩 접촉하고 떨어진다. 이런 현상은 다중위상 폐쇄로 알려져 있다. 진동의 이런 양상은 두드러지게 낮은 음도, 진동 성구의 튀는 소리 (popping sound) 결과를 가져온다.

상층 성구

상층 성구(loft register)는 가장 높은 기본주파수 범위로 구성되어 남자는 275~620Hz 여자는 490~1130Hz를 나타낸다고 보고되었다. 이 매우 높은 주파수를 달성하기 위해서, 갑상피열근은 매우 큰 종축으로의 긴장을 발생시킨다. 고속사진촬영(High-speed photography)에서는 성대가 매우 길고 뻣뻣하고, 얇으며, 단단하고 좁은 성문과 함께 끝부분이 뾰족한 모양을 나타낸다는 것을 보여 주었다. 성대의 인대가 긴장이 되는 동안 성대의 커버는 느슨하다. 성대 근육의 극심한 긴장은 진동을 하는 동안 성대가 완전히 내전되지 않도록 하여 진동의 강도를 줄이고 기식적인 소리가 나오도록 한다. 극심한 뻣뻣함은 PTP를 대략 6~8cmH_2O 정도 더 높여준다. 게다가, 성대 인대의 과도한 긴장 때문에, 성대의 인대와 체부는 음계와 진동 성구에서처럼 성대 전체가 진동하지는 않는다. 그 결과 덜 복잡한 진동과 더 얇은 음질의 소리를 나타낸다.

사람들은 이 세 가지 성구를 말과 노래를 하는 동안 모두 사용한다는 것을 기억해야 한다. 일반적인 대화에서 음계 성구가 대부분 사용되고 있더라도, 음절이나 문장의 끝에서 그들의 음도를 진동 성구로 떨어뜨리거나 사람이 흥분했을 때 상층 성구로 올리는 것이 비정상적인 것은 아니다. 그렇지만, 일반적인 대화에서 진동 성구나 상층 성구를 주로 쓰는 것은 문제가 되며 음성치료사의 치료가 필요할 것으로 생각된다.

이 장의 정리

호흡 시스템은 발성과 발화에 기본이 되는 기류를 제공한다. 호흡 시스템은 구강, 비강, 인두, 기도, 기관, 기관지, 폐포, 폐를 포함한다. 흉곽과 폐는 흉막과의 결합 때문에 통합된 단위로 움직인다. 그러므로 흉강이 양적, 음적 압력으로 움직이면 폐도 그와 같이 움직인다. 흡기와 호기는 폐 안에 있는 폐포 압력의 증가와 감소에 의해서 발생한다. 이 압력은 공기를 호흡 시스템으로 들어가거나 나가도록 압박한다. 폐의 용량과 용적은 호흡 시스템을 통한 흡기되거나 호기된 공기의 양을 분류하는 방법을 제공한다. 폐 용적이 두 개 또는 세 가지의 공기 양을 포함하는 반면에 폐 용량은 하나 또는 중복되지 않은 공기 용량을 나타낸다. 살아가기 위한 호흡에서 말을 하기 위한 호흡으로 전환될 때, 공기가 흡인되는 위치, 흡기 대 호기가 나가는 시간의 비율, 흡입된 공기의 양, 호기를 위한 근육 활동과 복부의 이동과 같이 다섯 가지의 주요한 변화가 일어난다.

후두는 작은 빈 공간의 튜브 모양처럼 생긴 구조로 성인의 경추 3~7번 사이에 위치한다. 후두는 외부 근육의 복잡한 시스템에 의해서 목에 붙어 있다. 연골, 인대, 막, 내부근육, 그리고 부드러운 3개의 조직으로 이루어진 성대가 서로 연결되어 후두를 구성한다. 두 쌍의 윤활관절(synovial joints)과 5개의 후두내부 근육은 후두의 연골들이 서로에 대해 위치를 변경하도록 하여 내전, 외전, 성대의 길이를 조절하도록 해 준다. 성대는 복잡하고 층으로 이루어진 구조로 상피, 결체 조직, 그리고 근육으로 구성된다. 성대는 호흡을 하거나 무성음을 산출할 때 성문을 열기 위해 외전하며, 음식을 삼키거나 유성음을 산출할 때 성대를 닫기 위해서 내전한다. 근탄성 공기역학 이론은 근육의 힘, 다시 반동하는 탄성적인 힘, 공기역학적 힘이 나타나는 성대 진동의 한 주기를 설명한다. 후두의 기능은 중추, 말초 신경 시스템에 의해서 조절된다. 대뇌 피질 영역에 더하여, 기저핵, 소뇌, 회백질, 의문 후핵, 의문핵을 포함하는 많은 피질 하부와 중뇌 영역은 발성과 관련이 있다. 발성과 관련된 후두와 다른 근육들로 가는 최종적인 통로는 일차적으로 미주신경과 그의 가지들이 있는 뇌 신경으로 구성된다. 후두 자체 내에서 근육, 조직, 연골 안에 있는 감각 수용기관들은 성대의 닫힘과 다른 기능에 영향을 주는 반사와 관련되어 있다.

성구는 음성 기본주파수의 특정한 범위를 말한다. 3가지의 일반적인 성구가 정의되었다: 가장 낮은 성구인 진동 성구, 대부분 대화 말에서 사용되는 중간 범위의 주파수인 음계 성구, 그리고 상층 성구는 가장 높은 성구이다. 일반적인 대화 말에서 음계 성구가 가장 대중적으로 사용된다고 하더라도, 음절 또는 문장 끝에서 음도를 떨어뜨려 진동 성구로 변하거나, 그들이 흥분했을 때 음도를 상층 성구까지 올리는 것은 일반적이지 않다. 그렇지만, 대화 시 말에서 진동 성구 또는 상층 성구가 주요 성구로 사용될 때, 음성 치료사에게 치료가 필요할 정도의 문제가 된다.

복습을 위한 질문

1. 어떻게 폐와 흉곽이 통합된 단위로 활동하는지 설명하라.
2. 흡기와 호기의 메커니즘을 설명하라.
3. 휴식 시 호흡 단계를 설명하고 폐 용량과 용적을 정의하라.
4. 살아가기 위한 호흡과 말을 하기 위한 호흡 간의 차이를 나열하고 설명하라.
5. 후두개, 가성대, 진성대를 비교하고 대조하라.
6. 성대 진동과 관련된 근탄성 공기역학 이론을 기술하고, 점막 파동의 발생을 설명하라.
7. 음도와 강도 조절의 메커니즘을 설명하라.
8. 발성에 중요한 중추 및 말초 구조들을 정의하고 설명하라.
9. 미주신경의 경로와 발성에서 이것의 역할을 설명하라.
10. 음계, 진동, 상층 성구들의 청지각적 특성과 음향학적 특성을 비교하라.

CHAPTER

02

호흡 및 발성기관의 생애주기에 따른 변화

학 ı 습 ı 목 ı 표

1. 유아, 아동, 성인들의 호흡 기능의 비슷한 점과 차이점을 구분한다.
2. 유아의 후두와 성인 후두의 구조적 차이를 설명한다.
3. 사춘기 동안 일어나는 음성변화를 정의한다.
4. 호르몬 변화가 음성에 미치는 영향을 설명한다.
5. 나이 들면서 후두의 구조적, 기능적 변화를 이해한다.

어린아이의 매우 높은 음도의 우는 소리에서부터 노인들의 떨리는 음성까지 음성은 삶을 살아가면서 매우 극적으로 변화한다. 생애주기에 따른 변화는 호흡과 발성을 담당하는 신경의 운동조절 능력의 변화와 관련하여 호흡 시스템과 후두 시스템의 구조가 발달하고 성숙하고 쇠퇴하면서 발생한다. 개인의 전반적인 건강이나 음성 사용의 방법과 양, 흡연, 음주, 위식도역류 질환 유무, 개인의 심리적 상태 등은 시간이 지남에 따라 음성에 매우 깊게 영향을 미친다. 이 장에서는 호흡과 후두 시스템의 구조와 기능의 변화와 일생 동안의 음성변화의 음향학적, 지각적 특징에 초점을 맞춘다.

2.1 말 호흡의 발달과 성숙

다른 신경의 운동지배 기능과 같이, 효과적인 말 호흡은 어린아이들의 호흡 시스템의 해부 생리학적 변화와 함께 시간이 지남에 따라 발전되는 과정이다. 말할 때 사용하는 호흡은 출현(emergence), 개선(refinement), 적응(adaptation) 기간을 통한 과정으로 개념화되었다.

출현 기간은 출생에서 3살까지이다. 이 기간 동안 영유아와 소아들은 나이든 학년기 아이들, 사춘기 아이들, 그리고 성인들이 발성과 발화에서 사용하는 것과 몇몇이 같은 호흡 양상을 나타낸다. 이런 양상은 호기가 시작될 때 예상되는 폐활량의 중간 부분에서 발성이 시작되는 것도 포함한다. 개선 기간은 소아들의 말이 출현하지만 성인 모델로 지속적으로 진행하는 시간으로 정의된다. 출현과 개선 단계 동안 호흡 시스템의 구조와 기능에 많은 변화가 발생한다. 이런 변화에는 폐 용량의 증가와 관련된 폐 크기의 증가(〈표 2.1〉 참조); 기도의 저항이 전반적으로 감소하면서, 기도의 직경(지름)과 강도가 증가된다; 늑골, 척추, 흉골의 골화로 가슴 벽의 뻣뻣함, 호흡 시스템의 협응 능력이 증가된다. 적응 기간 동안 아이들의 말에 사용되는 호흡의 효율성은 육체적으로 성장을 하고 같은 기간에 언어학적으로 성숙함으로써 점점 성인처럼 변화된다.

유아들과 소아들 그리고 성인 간에 말을 할 때 사용하는 호흡 행동에서 몇 가지 비슷한 점이 있지만, 많은 차이점이 존재하기도 한다. 왜냐하면 유아들이 더 작은 기도를 가지고 있기 때문에 말을 할 때 소아들보다 더 높은 압력을 발생시키고, 소아들은 성인들보다 종종 더 높은 압력을 사용한다(Stathopoulos, 1986). 게다가 유아들은 더

표 2.1 다양한 연령대에서 리터(Liter)로 나타내는 선택된 호흡 측정치(총 폐 용량–TLC, 폐활량–VC, 흡기량–IC, 기능적잔기용량 –FRC, 호기 예비량–ERV, 남은 공기량–RV, 휴식시 일호흡용적–RTV)

측정	나이	남자 평균	여자 평균	측정	나이	남자 평균	여자 평균
TLC	7	2.12	2.07	ERV	7	0.53	0.48
	10	3.14	2.98		10	0.77	0.78
	13	4.33	3.74		13	1.18	0.94
	16	6.20	4.98		16	1.81	1.35
	25	6.74	5.03		25	1.73	1.32
	50	7.05	5.31		50	1.50	1.22
	75	6.63	4.86		75	1.28	0.67
VC	7	1.67	1.58	RV	7	0.45	0.49
	10	2.51	2.34		10	0.63	0.64
	13	3.55	2.99		13	0.79	0.76
	16	5.08	3.78		16	1.12	1.21
	25	5.35	3.93		25	1.39	1.10
	50	5.09	3.60		50	1.97	1.71
	75	4.47	2.94		75	2.16	1.92
IC	7	1.14	1.09	RTV	7	0.20	0.19
	10	1.74	1.55		10	0.26	0.28
	13	2.37	2.05		13	0.39	0.35
	16	3.26	2.43		16	0.56	0.41
	25	3.62	2.61		25	0.56	0.46
	50	3.59	2.38		50	0.71	0.55
	75	3.19	2.27		75	0.53	0.54
FRC	7	0.98	0.97				
	10	1.40	1.43				
	13	1.97	1.69				
	16	2.94	2.56				
	25	3.12	2.42				
	50	3.46	2.93				
	75	3.44	2.59				

출처: Hoit et. al. (1989, 1990); Hoit & Hixon(1987).

깊게 숨을 쉬는 경향이 있으며 아이들과 성인들보다 더 큰 폐 용량으로 말을 시작한다. 이것은 상대적으로 많은 폐 용량에서 더 높은 수동적인 반동의 힘을 활용하기 위해서일 것이다. 더 많은 폐 용량에서 말을 시작하기 때문에 아이들은 가끔씩 REL보다 낮은 호흡 단위에서 말을 끝낸다. 성인과 비교해 볼 때, 아동들이 말할 때 사용하

표 2.2 다양한 연령대에서 휴식 시 일 호흡 변화에 기여하는 평균 흉곽 퍼센트

나이	남자	여자
4	52.85	52.85
5	61.35	61.35
6	51.07	51.07
7	69.36	60.50
10	64.64	59.51
13	75.51	63.39
16	71.23	80.44
25	80.95	69.71
50	80.59	79.38
75	85.02	89.39

출처: Boliek et al. (2009); Hoit & Hixon (1987); Hoit et al.(1989, 1990).

는 폐활량의 퍼센트를 보면 더 많은 폐 용량이 필요하다는 것을 알 수 있다. Solomon과 Charron(1998)은 다양한 대화에서 영아는 그들의 예상된 폐활량의 25%를, 유아는 13%를 사용하는 것을 발견하였다. Hoit 등은 7살의 아이들은 나이가 더 많은 아이들이, 글을 읽고 대화를 하는 데서 12~18%의 폐활량을 쓰는 것과 비교하여, 대략 18%의 폐활량을 사용한다고 보고하였다.

아동들과 어른들은 말을 할 때 사용하는 폐의 용량을 변화시키는 복부의 움직임과 흉곽의 용량을 다르게 사용한다. 영유아들이 큰 복부 용량을 사용하는 데 반해, 나이가 많은 소아들과 성인들은 복부의 움직임보다 더 많은 흉곽을 사용한다. 아이들이 성장할수록 흉곽과 복부는 점차적으로 분리가 되고 말을 하는 동안 더 적게 사용되기 때문에, 흉곽이 폐 용량 변화에 영향을 미치는 비율이 체계적으로 커지게 된다. 〈표 2.2〉에서 흉곽이 폐 용량에 미치는 비율을 살펴보면, 4세에는 50%를 사용하다가 16세에는 70~80%로 점차 증가하는 것을 보여 준다.

어릴 때, 중년일 때, 그리고 노년일 때, 폐 용량과 용적 변화를 포함한 호흡 시스템의 변화는 생애 전반에 걸쳐 지속된다(〈표 2.1〉 참조).

더 볼록해진 흉곽의 모양, 늑골 조직의 골화와 석회화의 증가, 호흡 근육의 감소된 힘, 폐포 표면의 긴장과 폐를 둘러싸는 모세혈관의 혈액량의 감소, 전체적인 폐 크기 감소를 포함한 구조적이고 생리적인 변화가 나이가 들면서 발생한다. 이러한 변화들은 흉부 벽면의 사용을 감소시키고, 중앙 폐 용량 범위에 있는 탄성 반동 압력을 줄이고, 폐활량을 감소시킨다. 이러한 결점을 극복하기 위해서 나이가 많은 노인들은

표 2.3 유아 후두의 특징

구조	성대
갑상연골과 설골이 붙어있다.	1.25~3mm
거대한 오메가 모양의 후두개	획일적인 기저막
목의 위치	**기본주파수(F0)**
C3~C4	400~600Hz

더 많은 폐의 용량과 그와 상응하는 더 높은 반동 압력으로 말을 시작하는 것을 보여준다. 젊은 성인과 비교하여, 청장년층에 비해 노인들은 호흡시작과 운동과정에서 흉곽과 폐 용량이 더 커지는 것으로 보고되었고, 노인들은 말을 할 때, 음절을 말할 때마다 더 많은 양의 공기를 사용하며, 한 호흡당 더 작은 음절을 말하였다. 더 많은 폐 용량을 이용하여 말을 시작하는 이유 중의 하나는 흡기에 사용되는 근육의 힘이 호기 근육 기능보다 더 잘 유지되기 때문이다. 그러므로 노인들이 더 적은 폐 용량이 되기 위해 호기 근육을 사용하는 노력보다 더 많은 폐 용량으로 말을 시작하는 것이 더 쉬울 것이다. Huber과 Spruill(2008)은 탄성 반동을 감소시키기 위한 보상작용으로 나이가 많은 성인들은 젊은 성인들보다 말을 하는 데 필요한 호흡을 하기 위해 더 많은 복부근육을 움직인다는 것을 주목하였다. 그렇지만 나이가 듦에 따라 호흡기능이 변화함에도 불구하고, 건강한 나이 많은 성인들(노인)은 대체적으로 말을 할 때 필요한 적당한 호흡 지지를 시작하고 잘 유지할 수 있다.

2.2 유아와 소아의 후두 구조와 기능

발생학적으로, 후두는 임신 첫 3개월 때에 본질적으로 발달된다. 그렇지만 출생 당시의 후두의 구조와 성인이 되었을 때의 목에서 후두의 위치, 후두연골들의 모양과 크기, 성대의 길이, 성대를 이루는 조직적 구조 등은 많은 것들이 다르다(〈표 2.3〉 참조).

목의 위치

경추와 관련된 목에서 후두의 위치는 나이가 많은 아동과 성인들보다 영유아들이 상당히 더 높은 곳에 위치해 있다. 출생 때와 초기 영유아의 후두는 C3에서 C4 근처에 위치해 있다. 성숙의 과정을 거치면서 인두가 길어지고 넓어지면서 후두는 점차적으로 내려간다. 그리고 남녀 모두 생애 전반에 걸쳐 계속 후두가 내려간다. 사춘기 무렵 후두는 C6에서 C7에 위치한다.

연골들

출생 때에 설골과 연골들은 매우 적은 양의 칼슘을 함유하기 때문에 부드럽고 유연하다. 신생아의 설골은 갑상연골과 겹쳐있다. 그에 반에 성장한 후두는 완전히 성장한 갑상설골막(thyrohyoid membrane)에 의해서 두 구조가 완전히 떨어져 있다. 미성숙한 설골은 석회화가 되지 않아서 더 유연하고 설골의 뿔도 성숙되지 않았다.

갑상연골은 미성숙한 후두에 납작하게 붙어 있다. 왜냐하면 수직적 두드러짐이 아직 발달되지 않았기 때문이다. 갑상연골과 윤상연골 사이의 공간은 매우 작지만 윤상갑상막이 성장할수록 그 공간도 확장된다. 피열연골은 다른 후두연골에 비해 더 일찍 크기가 커지며, 피열연골은 성숙한 후두보다 미성숙한 후두에서 상대적으로 다른 후두연골에 비해 더 크기가 크게 보인다(〈그림 2.1〉 참조). 유아의 후두개는 거대하고 오메가(Ω) 모양으로 성인과 같은 후두개의 모양은 사춘기가 되어서 발달한다. 게다가 유아의 후두개는 종종 연구개와 접촉하고 혓바닥과 근접해 있다. 점차, 후두 골격은 분리가 되고, 설골과 다른 연골들의 골화가 시작된다.

성대

성대의 전체적인 길이는 시간이 지남에 따라 변하는데, 성문에서 막과 연골의 비율, 조직학적 구성물이 변화된다(〈그림 2.2〉 참조). 신생아의 성대는 대략 1.25~3mm이며, 막과 연골의 비율은 거의 같다.

성인이 되면서, 여자의 전반적인 성대 길이는 11~15mm이고 남자의 길이는 17~21mm로 나타난다. 남자와 여자 모두 연골 부분이 대략 2~3mm이기 때문에, 성대 길이의 주요한 성장은 막으로 이루어진 성대에서 발생한다. 게다가 아래로 기울어진 미성숙한 성대는 성숙한 후두에서 수평으로 변한다. 유아기 때에, 성대의 점막(mucosal) 덮개는 길이에 비해 매우 두꺼우며, 고유층의 중간층과 심층은 콜라겐적 탄성 섬유질과 같다. 조직(tissue) 차이는 1~4살 사이에 나타나기 시작하며 사춘기가 끝나면 이러한 변화도 끝난다.

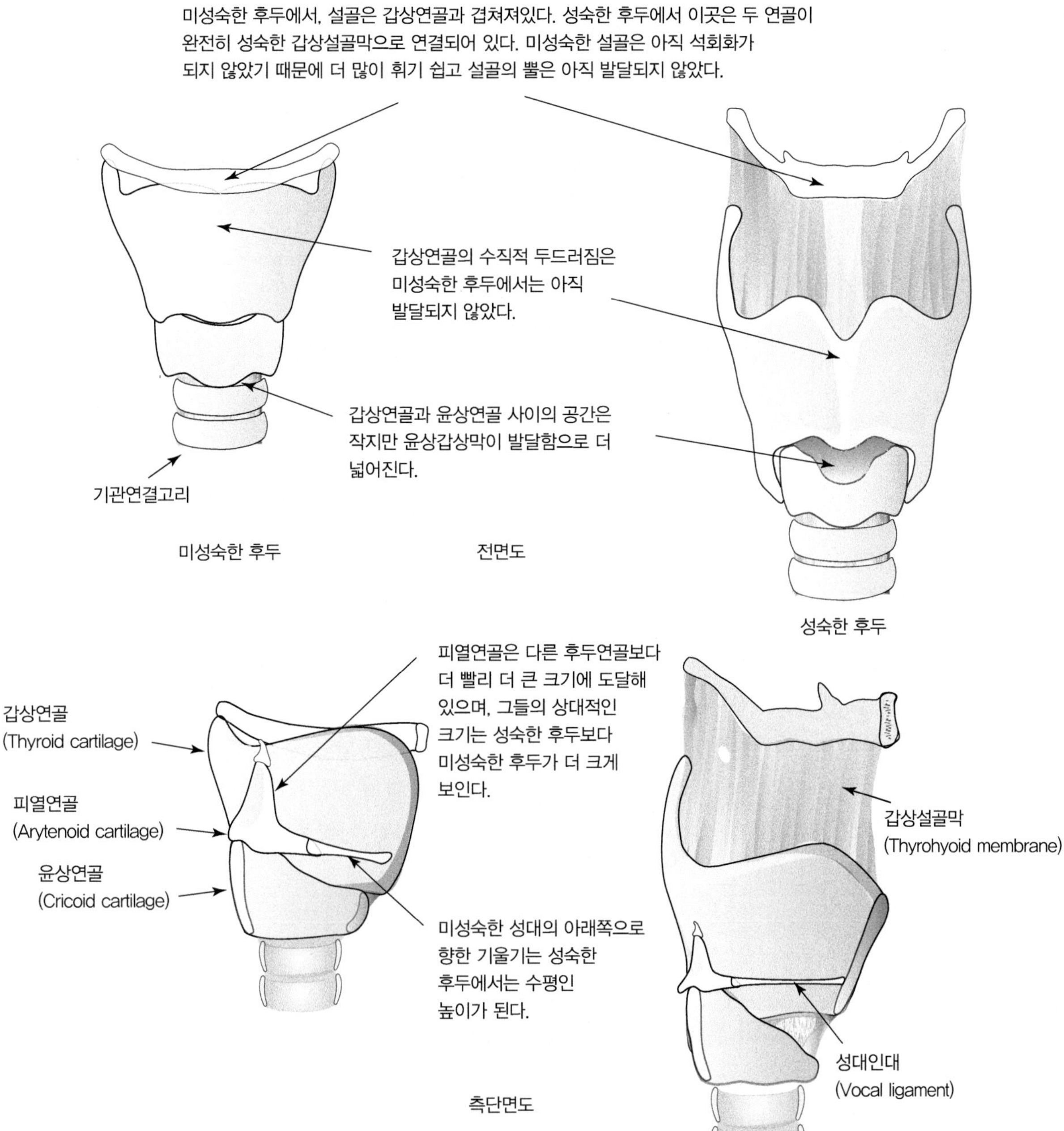

이 그림은 미성숙한 후두와 성숙한 후두 사이의 주요한 차이점을 강조한다. 크기의 상대적인 증가는 실제적으로 그림에서 보여주는 것보다 더 크다. 명확성을 위해서, 미성숙한 후두는 실제의 크기보다 상대적으로 더 크게 묘사하였다.

그림 2.1 미성숙한 후두와 성숙한 후두

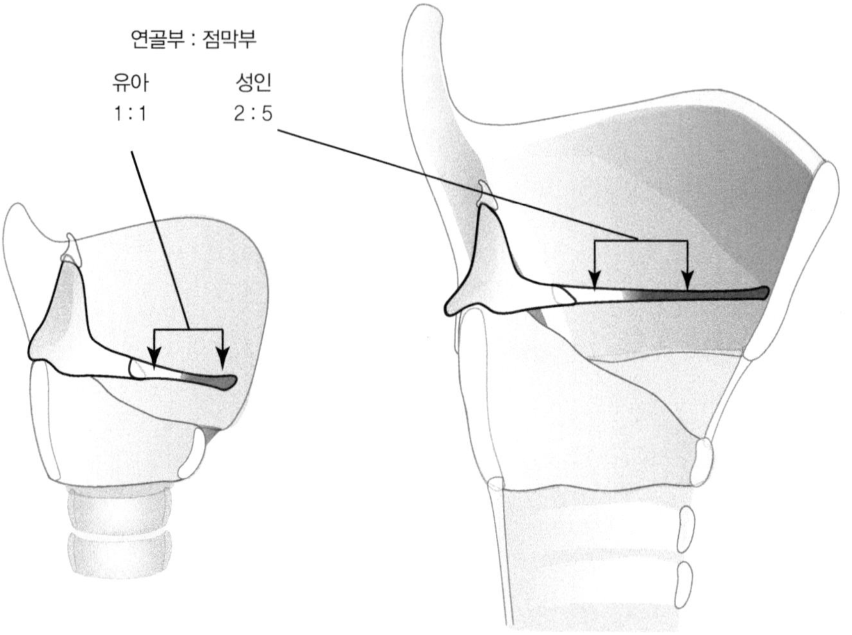

그림 2.2 영유아와 성인의 성대

영유아와 성인의 후두에서 가장 좁은 부분도 각각 다르다. 어린 아동의 후두에서, 성대의 아래 영역은 지름이 약 4mm로 기도에서 가장 좁은 부분이다. 성인의 기도에서 가장 좁은 부분은 성문이다. 이러한 차이는 어린 아동들의 경우 기도의 직경이 작고 더 제한적이기 때문에 생명을 위협할만한 성문하 협착증이 생길 수도 있는 조건임을 알려준다.

2.3 영유아 발성의 음향학적 특성

매우 작은 성대를 가진 신생아와 유아는 기본주파수가 400~600Hz이다. 성대의 길이와 두께가 늘어나는 발달과정을 거치며 성숙한 성대의 기본주파수(F0)는 감소할 것으로 예상된다. 그렇지만 아동이 태어나서 6개월 동안 기본주파수는 다양함을 보인다.

유아의 우는 소리와 다른 발성들의 기본주파수는 아기의 신경학적, 생리학적, 그리고 성숙한 정도에 관한 많은 정보를 알려준다. 울음은 호기를 하는 동안 일어나는 복잡한 후두 운동 활동이다. 이것은 호흡, 후두, 그리고 상후두 근육의 협력된 기능을 요구한다. 출생 시와 태어난 첫 주 동안 발성은 소리의 세기와 지속 시간에서 몇 가지 변화를 "on-off" 방식으로 작동하면서 유아의 체내 내적 상태를 반영한다. 이런 생애 초기 단계에서 아기는 후두 기능을 전반적으로 담당하는 신경근육 통제능력이 적은 편이다. 그리고 아기의 대부분의 소리는 울음, 기침, 트림이다. 아동이 되어 더 많은 통제능력이 생기면, 다양한 레퍼토리가 있는 소리를 산출할 수 있으며, 또한 음도와 강도 범위가 더 넓어지게 된다. 아기의 성장을 정의하는 발성의 몇몇 다른 종류들은 울음, 짧은 울음, 쿠잉(coo), 울부짖음, 신음, 비명, 웃음, 쉰소리(croak), 야유소리(raspberry) 등을 포함한다. 지속적인 성장과 함께 아기는 배고픔, 아픔, 불편함, 놀람, 고통에 반응하여 더 의도를 가지고 목표지향적인 방법으로 운다.

유아의 울음에 관심을 갖는 하나의 이유는 울음이 신경 시스템 상태나 생리학적 기능과 관련된 정보를 제공하기 때문이다. 신경 시스템의 성숙은 더 많은 후두 근육 제어와 상후두 공기 압력의 제어를 하도록 한다. 연구자들은 미성숙기(premature)의 기본주파수는 증가되고 더 미성숙한 유아일수록 더 높은 기본주파수를 나타낸다고 보고하였다. 이런 현상을 설명할 수 있는 두 가지 이유가 있다. 첫째로, 조산아의 더 높은 기본주파수는 출생 시에 더 작은 크기의 성대를 가진 것과 관련이 있을 것이다. 두번째로, 조산아는 통증 자극에 더 많은 스트레스를 보여 주었을 것이다. 통증 울음은 후두, 인두, 상후두, 안면 근육의 증가한 긴장으로 특징짓는다. 긴장이 증가하면 기본주파수도 영향을 받아 올라간다. 기본주파수는 또한 질병을 가진 아이들이 더 높으며 중추신경계에 영향을 미친다. 그리고 영양실조를 가진 유아는 영양실조로 인하여 신경 시스템이 지속적으로 손상을 받았을 것이다. 신생아 무호흡(apnea of infancy, AOI)과 같은 상태에서, 아기의 기본주파수는 우리가 기대한 것보다 낮게 나타난다. AOI는 호흡이 20초 또는 그 이상 설명할 수 없는 호흡의 멈춤이나, 숨을 쉬는 동안 서맥(bradycardia, 심장박동의 느림), 청색증(cyanosis, 혈액의 산소 부족으로 피부와 점막이 자줏빛으로 변함), 창백, 두드러진 저혈압을 동반한 짧은 호흡기관의 중지로 정의된다. Robb 등은 건강한 아이의 통증에 의한 울음과 AOI의 울음을 비교하였다. 건강하지 않은 아이들이 435Hz를 나타내는 것과 비교하여 건강한 아이들은 평균 463Hz의 기본주파수를 나타내었다. 그리고 질병에 의한 감소된 후두근강도에 의해 더 낮은 기본주파수가 나타났다고 보고하였다. 그들은 또한 AOI를 가진 유아들은 신경 시스템이 통증 자극을 이해하는 데 더 많은 시간이 걸리기 때문에 건강한 아이들보다 자극에 대하여 더 늦은 반응시간을 나타낸다고 보고하였다.

유아의 울음은 생존을 위해서 중요할 뿐만 아니라 사람들과 음성 소통의 시작으로도 중요하다. 연구자들은 초기발성을 말과 같은 행동의 시작과 관련지었다. Scheiner 등은 유아의 음성 발달을 5단계의 언어습득 이전 단계로 제안하였다. 단계 1(0~1개월)에서는 성도의 열림과 닫힘 간에 어떤 조직적인 차이가 없다. 단계 2(2~3개월)에서는 웃음의 첫 출현을 포함한 다양한 종류의 발성이 나타난다. 단계 3(4~6개월)에서는 비명 소리, 으르렁거리는 소리, 공기, 음식 또는 침을 사용하여 인두와 구강을 통한 소음 산출 등 아이들은 음성 놀이(vocal play)를 하기 시작한다. 단계 4(7~10개월)에서 알아듣지 못하는 말(babbling)이 나타나기 시작한다. 그리고 단계 5(11개월)는 다양한 자음과 모음 요소가 반복되는 음절과 함께 babbling의 확장이 나타난다. Buder 등(2008)은 대부분의 유아에서 나타나는 발성 종류의 적어도 세 가지의 인식할 수 있는 범주에 주목하였다: 중간음도 범주(모음과 같은 소리, full vowels, 모음 사각도에서 가장자리 모음이 가장 잘 들리는 발음, quasivowels); 고음도 범주(squeals 또는 squeaks); 낮은 음도 또는 매우 거친 음질(growls)의 중간음도 범주. 저자들은 유아에 의해서 창조된 이런 발성 종류들은 가장 먼저 대조적인 음성 범주를 나타내며, 그러므로 초기 언어의 음소를 형성할 수 있는 능력을 반영한다고 추측하였다.

2.4 유년기

유년 시절 동안 후두는 크기가 커지고 목에서 하강하기 시작한다. 성대는 길어지고, 기저막의 층이 분화되기 시작한다. 이러한 변화를 나타내는 주요한 음향학적 징후는 10세~12세 시기에 기본주파수가 유아의 높이에서 대략 230~250Hz로 떨어지는 것이다. 〈표 2.4〉는 여러 문헌에서 보고한 다양한 나이 때의 소년과 소녀의 평균 기본주파수를 나타내었다. 〈표 2.5〉는 추적 조사를 통하여 측정된 6, 8세 그리고 10세 그리고 다시 42개월이 지난 뒤에 소년과 소녀의 기본주파수 감소를 보여 준다.

〈표 2.4〉에서 나타난 데이터는 4~12세 아이들의 기본주파수 범위로 낮게는 222Hz에서 높게는 418Hz까지 나타난다. 〈표 2.5〉를 관찰해 보면 6~14세까지 남자, 여자 아이 모두 지속적으로 기본주파수가 감소된다는 것을 알 수 있다. 6세 때에 남자는 265Hz, 여자는 240Hz를 나타내지만 14세가 되면 남자는 100Hz 정도가 감소되어 기본주파수가 대략 164Hz이고 여자는 36Hz가 감소되어 204Hz를 나타낸다.

아이들의 음성을 검사한 또 다른 변수들은 배음 대 소음비(harmonics-to-noise ratios, HNR)와 다이나믹한 발성 능력이다. 아이들은 성인들보다 매우 낮은 배음 대 소음비

표 2.4 다양한 나이 집단에 대하여 문헌에서 보고된 남자와 여자의 기본주파수(F0)

저자	나이	Boy/Girls/Combined	F0
Weinrich et al.(2005)	6.0~6.11	C	248.3
	7.0~7.11	C	271.5
	8.0~8.11	C	294.4
	9.0~9.11	C	278.4
	10.0~1.11	C	266.9
Nicollas et al.(2007)	6	B	268.90
	6	G	260.92
	7	B	252.70
	7	G	255.98
	8	B	259.42
	8	G	282.83
	9	B	233.04
	9	G	264.28
	10	B	255.23
	10	G	251.73
	11	B	228.70
	11	G	244.84
	12	B	234.42
	12	G	239.43
Whiteside et al.(2002)	6	B	264.6
	6	G	239.6
	8	B	250.6
	8	G	251.8
	10	B	222.4
	10	G	231.3
Whiteside & Hodgson(2000)	6	B	248.80
	6	G	242.43
	8	B	255.43
	8	G	234.40
	10	B	223.95
	10	G	226.98
Ferrand & Bloom(1996)	3~4	B	256.91
	3~4	G	249.43
	5~6	B	256.09
	5~6	G	243.07
	7~8	B	234.36

	7~8	G		252.75
	9~10	B		240.50
	9~10	G		253.81
Chen et al.(2009)	4	C	/a/	334.00
			/i/	358.00
			대화	297.00
			이야기	307.00
			놀이	418.00

표 2.5 첫 번째 평가(M1) 후 42개월 이상이 지난 두 번째 평가(M2)에서 F0(Hz)의 변화

	M1에서 나이	M1에서 F0	M2에서 나이	M2에서 F0	변화
남자	6	264.6	10	211.7	52.9
여자	6	239.6	10	205.8	33.8
남자	8	250.6	12	194.7	55.9
여자	8	251.8	12	193.1	58.7
남자	10	222.4	14	163.9	58.5
여자	10	231.3	14	204.1	27.2

출처: Whiteside et al. (2002).

를 나타낸다는 보고가 있다. 어린아이들은 또한 성인과 비교하여 제한된 발성 능력을 보여 주었다. 적은 차이를 보이는 기저막, 성문의 점막부와 연골부의 길이의 다른 비율, 기본주파수의 높이를 포함한 이런 차이들은 해부학적으로 덜 성숙한 아동들의 성대 구조의 결과로 나타난다. 그리하여 더 작은 후두 음원의 배음을 만든다.

2.5 사춘기

사춘기는 후두를 포함한 몸에 있는 많은 기관에 영향을 미치는 거대한 성장과 변화이다. 성장은 남성, 여성 호르몬에 의해서 조절된다. 이 호르몬은 안드로겐(남성)과 에스트로겐(여성)으로 분류된다. 포함된 비율이 각각 다르더라도, 이런 호르몬의 분류는 남성, 여성 모두에게 존재한다. 더 많은 비율의 안드로겐(테스토스테론)은 남자에게 있고, 더 많은 비율의 에스트로겐은 여성에게서 존재한다. 후두의 성장이 나타

나는 동안, 안드로겐의 방출로 인하여 특히 남자에게서 이 성장이 두드러지게 나타난다. 후두연골의 성장은 전반적인 후두의 확장을 야기시킨다. 남자의 후두는 여자보다 전체 크기와 무게가 두 배 또는 세 배 정도 된다. 남자의 성대는 11.57mm, 여자의 성대는 4.16mm까지 길어진다는 보고가 있다. 이것은 남자는 약 63%, 여자는 약 34% 성장을 한다는 것을 나타낸다. 갑상연골의 각도도 다르게 변화한다. 여자의 후두는 120도를 유지하는 데 반하여, 남자 후두의 각도는 90도보다 낮게 감소한다. 이런 각도의 변화는 남자의 "Adam's apple"에 두드러지게 나타난다. 남성, 여성 모두의 후두개는 더 크고 납작하게 변한다.

후두가 성장하고 변화하는 이 기간 동안 성대 인대는 다양한 세포 구성요소를 가진 층을 분리하는 과정을 지속한다. 게다가 후두는 C6과 C7의 위치로 하강하여 더 긴 성도를 만든다. 이러한 변화는 공명의 특징뿐만 아니라 음성의 음도를 변화시킨다.

이러한 변화들은 일반적으로 긴 시간 동안 발생하며 남자에게서 더 주목할 만하다. 소년은 음성이 변화하는 동안 음도가 갑작스럽게 아래 위로 바뀌면서 음도일탈(pitch breaks)을 경험한다. 소년은 또한 목쉰 음성도 경험하게 된다. 대부분의 소년들이 다른 문제 없이 이러한 변화를 경험하더라도, 음도 일탈과 음질의 변화는 몇몇의 소년들을 당황하게 한다. 일반적으로, 남성의 기본주파수가 이 기간 동안 꾸준히 감소한다. 여성의 기본주파수 감소가 대략 2.5 반음(semitone)의 음도 하락과 일치하더라도, 남성의 기본주파수 감소는 대략 한 옥타브의 음도 하락과 일치한다. 음성의 변화를 겪는 소년들에 대한 종단 연구에서는 사춘기가 시작되고 지속되며 끝나는 시간은 굉장히 다양하다는 것을 보여 주었다.

Hollien, Green, Massey의 연구에서, 남성의 대다수는 12.5세에서 14.5세 사이에 청소년기 음성변화가 시작된다고 보고하였다. 그렇지만 몇몇은 10.5세인 이른 나이에 시작이 되거나 어떤 이들은 16.5세가 되어도 음성변화가 시작되지 않은 경우도 있다. 저자들은 또한 실험자들의 약 25%가 연구를 하는 5년 동안 음성변화 과정이 완료되지 않았다고 보고하였다. Hollien 등은 그들의 연구에 기초하여, 미국 소년들은 청소년기 음성변화가 18세가 될 때까지 지속된다고 제안하였다. 게다가 음성변화 지속 기간은 매우 다양하다고 보고하였다. 평균 변화의 지속 기간이 18개월일지라도 가장 짧은 기간은 8개월이며, 한 피험자는 그 과정이 끝나기까지 4년이 걸리기도 했다.

소년의 음성변화는 특정한 시기에 발생한다는 몇몇 증거가 있다. Fuchs 등은 사춘기 이전 음성변화는 3가지 기간으로 나뉠 수 있다고 제안하였다: 변성기 이전, 변성기, 변성기 이후. 변성기의 대표적인 신호는 음성의 음도 범위의 제한과 증가된 거친

표 2.6 F0의 범위(Hz)와 발화F0의 평균 범위(SF0, Hz)에 기초한 유년기에서 사춘기까지의 소년의 음성변화 단계

단계	F0 범위	평균 SF0 범위
1	220~698	220~260
2	208~523	220~247
3	175~440	196~233
4	147~370	175~185
5	123~311	131~165
6	98~294	110~139

출처: Cooksey (2000).

음성에 대한 지각이다. Fuchs 등은 음향학적 분석인 주파수변동률(jitter), 진폭변동률(shimmer) 그리고 음성신호의 소음을 반영하는 다른 음향학적 변수들의 음향학적 분석을 사용하여 21명의 소년들을 종단 연구하였다. 첫 번째 검사의 평균 나이는 11.2세이며, 음성변화가 시작되는 평균 나이는 14.2세였다. Fuchs 등은 실제 음성변화가 시작되기 6개월 전에 모든 음향학적 변수는 유의미하게 변화한다는 것을 발견하였으며, 이런 현상은 변성기 이전(premutation) 단계에서 나타난다고 제안하였다. Cooksey는 모든 소년들에게서 같은 순서로 발생하는 6가지 단계를 정의하였으나, 개인에 따라 시간과 비율은 다양하다. 각 단계는 기본주파수의 범위와 발화 시 기본주파수의 평균에 따라 분류된다(〈표 2.6〉 참조).

2.6 성인 음성

사춘기가 지난 후에 음성과 기본주파수는 안정화가 된다. 후두는 이 시기에 성인의 크기, 모양, 구별되는 음성 인대를 포함한 구조로 완전히 성숙한다. 성인 여성의 음성은 종종 발성을 하는 동안 후면의 성대 간격의 결과로 약간의 기식 음성의 특징을 가진다. 사춘기 이후의 성인 여성의 음성은 월경과 관련된 주기적인 호르몬의 변화로 인하여 변동되기 쉽다. 음성은 에스트로겐, 프로게스테론, 그리고 안드로겐의 변동 단계에 따라 영향을 받는 두 번째 성적 특징이다. 에스트로겐과 프로게스테론은 출산 기간 동안 주기적인 월경의 변화를 야기하기 위해서 함께 활동한다. 이런 두 가지 호르몬은 후두에 다른 영향을 미친다. 에스트로겐은 성대 가장자리의 위쪽과 아래쪽에 있는 선 세포(glandular cells)의 분비를 증가시킨다. 이것은 점막의 점성을 감소시킨다. 프로게스테론은 선의 상피와 점막의 탈수증, 또한 조직의 밀집을 감소시킨다. 그리고 점막의 점성을 증가시키고, 성대 점막을 얇게 한다. 안드로겐 또한 선의 분비와 탈수현상이 되는 것과 후두 점막의 위축을 감소시킨다. 안드로겐은 여성이 웅성화 효과(masculinizing effect)를 미칠 수 없도록 한다. 의학적 목적으로 테스토스테론을 주입한 여성의 기본주파수는 228.47Hz에서 112.74Hz로 감소하였다고 보고되었다.

사춘기가 지난 소녀나 여성은 월경 주기 동안 호르몬 변화에 의해서 음성에 영향을 받을 것이다. 월경 전 음성 신드롬의 정의를 살펴보면 음성 피로, 고음의 상실과 감소된 음역대, 음성 힘의 상실, 특정 고음 배음의 상실로 나타난다. 전체 여성의 3분의 1에게서 이런 증상이 나타나고, 일반적으로 대략 월경 4~5일 전에 증상이 시작된다. 이러한 증상은 특별히 가수에게서 명백하게 나타날 것이다. 그들은 월경 전 단계 동안 고음 발성의 어려움과 감소된 발성 유연성(flexibility)을 경험하였다고 보고하였다. 모든 여성들이 이러한 음성변화를 경험하지는 않는다. Ryan과 Kenny의 연구에서 다른 가수들이 특히 월경 주기의 첫 7일 동안 음도 범위의 문제, 그들의 음질의 감소를 보고하지만, 몇몇의 여성 가수들은 중대한 음성변화를 경험하지 않았다고 보고하였다. 배란과 월경 전 기간에 성대 구조와 기능의 시각적 평가는 점막의 부종, 점막의 두꺼워짐과 선 분비의 감소, 진동 진폭의 감소 그리고 성대의 혈관 장애를 설명하였다. 먹는 피임약은 월경 주기 전체에 걸쳐 호르몬의 분비를 감소시키며, 음질의 향상과 월경 주기 동안 음성변화의 감소에 영향을 준다고 보고되었다. 임신 기간 동안 호르몬의 변화는 몇몇의 여성에서 음성 산출에도 영향을 미친다. Hamdan 등은 그들의 연구에서 임신한 여성의 8~12%는 음성 피로와 기식음성을 포함한 발성장애를 경험한다고 보고하였다.

2.7 노인 음성

65세 이상의 사람들이 지속적으로 증가함으로써 지난 몇십 년 동안 연구자들과 임상가들은 노인 음성(aging voice)에 중대한 관심을 가져왔다. 정상인들이 나이가 들면서 음성에는 어떤 변화가 오는가, 그리고 어떻게 병리학적 음성변화와 구분지을 수 있는가의 문제는 특히 중요한 질문이며 이는 임상적 진단과 관리를 함축하고 있다. 음성의 노화는 나이가 듦에 따라 정도와 비율에 영향을 받는 많은 변수들의 복잡한 과

표 2.7 음성 노화의 매개변수
구조적 생리적 후두 변화
음향학적 특징
청자의 지각
성별
전반적인 건강 상태
관련된/ 관련되지 않은 음성장애

정이다. 또한 음성 노화의 결과로 많은 변화가 온다.

음성 노화는 후두에서 나타나는 구조적, 생리적 변화, 이러한 변화의 비율과 정도에 중요한 역할을 하는 개인의 전반적 건강 상태, 구조적 생리학적 변화의 결과를 나타내는 음향학적 특징, 청자에 의해서 지각된 음성, 성별의 영향 그리고 관련 있거나 관련 없는 음성장애를 포함한 많은 요인들이 반드시 고려되어야 한다(〈표 2.7〉 참조).

나이가 듦에 따른 구조적 기능적 변화를 논의하기 전에, 우리는 세 가지 사항을 명심할 필요가 있다. 첫째, 나이와 관련된 변화는 갑자기 발생하지 않는다. Kahane는 정상 성인 남녀의 후두에 있는 세포적, 조직적 변화를 연구하였다. 표본의 나이 범위는 30~80대까지이다. 나이와 관련된 변화는 남성은 30대, 여성은 40대부터 시작한다. 표본의 나이가 증가함으로써, 변화의 정도 또한 증가한다. 그러므로 변화들은 매우 점진적이고 그 전의 나이보다 더 명확하게 나타난다. 둘째, 후두의 변화는 개인에 따라 매우 다양하게 나타난다. 사람들은 다른 속도로 노화를 하며, 동일한 개인에서조차 신체 시스템 간의 노화 정도와 범위가 다양하다. 셋째, 성별의 차이가 후두 노화 진행에 영향을 미친다. 남성의 후두 시스템이 여성의 후두 시스템보다 더 빨리 노화가 진행되고, 변화의 정도도 여성보다는 남성이 더 크다는 것은 잘 알려져 있다. 또한 여성은 성호르몬 비율의 변화로 인하여 출산기(childbearing year)의 끝에 나타나는 갱년기의 영향을 받는다. 갱년기에는 에스트로겐과 프로게스테론이 감소하고 안드로겐의 더 뚜렷한 영향을 받게 된다. 증가된 안드로겐의 영향은 선의 분비와 성대의 수분을 감소시키다. 음성 피로, 감소된 음성 강도와 음성 범위, 음색의 변화, 근육 위축, 얇아진 성대 점막, 발화 동안 감소된 진폭, 비대칭적인 좌우 성대의 진동, 미세정맥류, 윤상피열연골의 둔화된 움직임, 라인케 공간이나 성대의 어떤 위치에 약간의 부종, 약간의 허스키한 목소리, 쉰목소리, 음질의 변화, 유연성의 감소, 목의 건조함, 잦은 목 가다듬기, 낮은 주파수 등과 같이 갱년기와 갱년기 후에 나타나는 증상이 보고되었다; 게다가 갱년기는 후두의 기능에 영향을 주는 위식도역류질환(GERD)의 높은 유병률과 관련이 있다.

구조적 변화

후두 구조의 모든 모습은 30~40대에 변화가 나타나기 시작한다. 이런 구조적 변화는 성대 메커니즘 기능의 변화를 가져올 수 있다. 이는 눈에 띄는 음향학적 지각적 변화를 가져온다. 우리는 후두의 연골, 관절, 근육, 상피, 기저막의 변화에 대해 논의할 것이다.

연골. 피열연골과 후두개의 첨부와 성대돌기를 제외하고, 후두연골은 유리질 같은 물질로 구성되어 있다. 이런 물질은 나이가 들면서 골화된다. 연골 움직임의 유연성이 감소하기 때문에 성대 진동에 잠재적으로 영향을 미친다. 골화는 30대 초반에 시작되며 노령이 되면 그 속도가 증가한다. 다른 연구자들은 골화 과정이 30대 훨씬 전에 시작한다고 주장하였다. 예를 들어 Strauss는 그들의 연구에서 윤상연골의 석회화/골화가 6~16세의 아이와 청소년에게서 주로 일어난다고 보고하였다. 몇몇의 연구자들은 갑상연골의 골화는 윤상연골보다 더 빈번하게 일어난다고 보고하였다. 그리고 골화는 여자보다 남성이 더 만연하고 광범위하다.

관절. 몸에 있는 다른 관절과 같이 윤상피열관절과 윤상갑상관절은 표면 손상과 같이 퇴행 변화가 일어나기 쉽다. 표면이 얇아지면서, 연골 모체(cartilage matrix)에 있는 콜라겐 섬유들의 퇴행/약화가 오고, 활액막의 변화와 표면의 이상이 나타난다. 근육 약증이나 섬유증과 같이 주변 조직의 변화도 관절 기능에 영향을 미친다. 이런 변화들은 특히 윤상피열관절에서 명백히 나타나기 때문에, 피열연골의 운동 범위는 제한되고, 성대의 내 외전의 정도와 범위를 감소시킨다. 게다가 성대의 움직임 양상들은 덜 유연하고, 덜 조직적으로 되면서 음성의 쉰목소리와 약증의 결과를 가져온다.

근육. 근육이 노화되면서, 근육 섬유들은 엉성한 연결 조직과 지방을 대체하게 된다. 특히, 갑상피열근은 위축되는 경향이 있어 그 결과로 섬유질 지름이 줄어들고 근육 조직의 변성을 가져온다. 수축 속도가 빠른 속근들(fast twitch muscles)의 수와 크기는 감소하고, 남아있는 근육 조직은 본질적으로 동일한 기능을 달성하기 위해서 더

열심히 움직이게 된다. 근육 수축의 속도, 힘, 단단함과 내구성은 감소하고 발화를 하는 동안 성대의 불완전한 접촉의 결과를 가져온다. 이런 근육의 변화는 몇몇의 노인들의 약하고 쉰목소리를 산출하는 데 기인할 것이다. 2형 속근(Fast Type II muscle) 섬유질을 자극하는 운동 뉴런 감소; 말초 신경에 있는 수초가 있는, 수초가 없는 섬유질 감소; 미엘린 덮개(혹은 수초, myelin sheath)의 두께와 규칙성의 변화들을 포함한 변화는 신경 시스템 신경분포에서도 일어난다. 이런 변화들은 근육에 신경전도의 속도를 감소시키며 근육의 효율성도 떨어진다.

상피와 고유층. 기저막의 층과 상피에는 음성변화에 기여하는 매우 많은 퇴행적 변화가 있다. 몇몇의 변화들은 남성에게서 더 만연하며, 다른 변화들은 종종 여성에서 더 많이 나타난다. 상피는 여성이 더 두껍다고 보고되었다. 점액 내분비선(mucous glands)의 위축, 내분비선으로 지방의 침투, 섬유증의 변화로 인하여 상피 또한 탈수 상태로 변할 수 있다. 후두의 내분비선의 분비는 성대의 보호와 윤활 작용을 위해서 매우 중대하다. 나이가 듦에 따라, 이런 분비는 양적, 질적으로 감소한다. 건조한 상피는 덮개(cover)의 빳빳함으로 인하여 정상적인 성대 진동을 방해한다. 이것은 성대 진동의 규칙성(regularity)과 대칭성(symmetry)에 영향을 미칠 수 있다. 그 결과로 발성 노력과 음성 피로가 증가하며, 나쁜 음질을 산출하게 된다.

기저막 또한 퇴행적인 변화를 겪을 수 있다. 제1장에서 논의하였듯이, 엘라스틴과 콜라겐 섬유질은 기저막의 매우 중요한 구성요소이다. 콜라겐 섬유질은 구조적 완전함을 유지하도록 하며, 엘라스틴 섬유질은 조직의 탄성과 빳빳함을 유지하도록 한다. 나이가 듦에 따라, 이런 섬유질의 구조와 그와 관련된 부분에서도 변화가 일어난다. 콜라겐 섬유질은 성대 경계와 나란히 위치하기보다 흩어져 있고 불규칙적으로 정렬되어 있다. 엘라스틴 섬유질은 특히 남자에게서 분열되어 있고 덜 밀집해 있다. 콜라겐 섬유질이 증가하면서 가장 안쪽 층은 더 두꺼워진다. 기저막의 이런 변화들은 성대의 점탄성 정도를 변화시키며 궁형(bowing) 성대나 중간 경계면의 불규칙성을 일으킨다.

이러한 결과로, 성대 진동은 쉰목소리, 약한 소리와 같이 음향학적, 청지각적 변화를 동반하며 덜 효율적으로 변한다. 성대의 탄력과 질량 감소, 연결된 조직의 변화, 연골의 골화, 성대의 윤활유 감소, 호흡력 감소의 결과는 알맞은 성대운동 제어를 소실하게 한다. 이런 제어의 소실은 음향학적 신호의 발생과 음향학적 변화를 지각적으로 인식하는 결과에서 다양한 방법으로 나타난다.

표 2.8 문헌에서 보고된 젊은, 중년, 노인 성인들에 대한 선택된 F0 값(Hz)

Ma & Love(2010)			
	젊은 남성	**중년 남성**	**노인 남성**
/a/	120.95		123.50
구(phrase)	108.03		110.00
읽기	114.26		114.63
	젊은 여성	**중년 여성**	**노인 여성**
a/	224.05		186.05
구(phrase)	191.41		160.15
읽기	196.97		171.39
D'haeseleer et al.(2011)			
	젊은 여성	**중년 여성**	**노인 여성**
/a/	202.00	194.00	
말하기	200.00	184.00	
Schneider & Bigenzahn(2003)			
	젊은 여성	**중년 여성**	**노인 여성**
말하기	217.00		
Ferrand(2002)			
	젊은 여성	**중년 여성**	**노인 여성**
/a/	209.68	204.49	175.23
Xue & Deliyski(2001)			
	젊은 여성	**중년 여성**	**노인 여성**
/a/	243.97		187.70
	젊은 남성	**중년 남성**	**노인 남성**
	145.22		127.62

음향학적 영향

노인 음성에 관한 문헌의 가장 많은 결과 중의 하나는 기본주파수가 음성 메커니즘 나이에 따라 변화한다는 것이다(〈표 2.8〉 참조).

다른 연구자들이 젊은 남성의 음성과 노인 음성을 비교하였을 때 중대한 변화를 발견하지 못한 반면에, 몇몇의 연구자들은 노인 음성의 기본주파수는 증가한다고 보고하였다. 기본주파수가 변하는 남성들에서, 기본주파수의 증가는 아마 근육 위축과 연결된 조직 변화의 결과로 성대 조직의 얇아짐과 뻣뻣함 때문일 것이다. 남성의 기본주파수 변화는 배음 요소들과 관련되어 있다. Gugatschka 등은 노인 남성의 기본주파수는 안드로겐과 에스트로겐의 정도와 관련 있다고 보고하였다. 특히, 다른 남성들보다 기본주파수가 매우 높은 남성은 더 낮은 에스트로겐을 가지고 있다. 게다가 감소된 에스트로겐을 가진 화자는 최고음과 최저음의 증가와 함께 음성범위의 변화를 나타낸다. 반대로, 더 높은 테스토스테론은 더 낮은 기본주파수를 나타낸다.

여성의 기본주파수는 나이가 듦에 따라 10~35Hz가 감소한다. 〈표 2.8〉을 분석해 보면, 젊은 여성들의 기본주파수 범위가 대략 191~224Hz를 나타내는 반면에, 노인 여성의 기본주파수는 대략 160~186Hz로 나타난다. 이 저하는 월경 후의 부종이 부분적인 원인이 된다. 이것은 성대의 무게를 증가시키고 진동 속도를 감소시킨다. 부종만이 성대의 무게를 증가시킬 뿐만 아니라, 성대의 외형과 모양을 변화시킬 수 있다.

후두의 노화 연구와 관련한 음향학적 결과를 살펴보면 기본주파수의 다양성이 증가하는 것이다. 즉, 하나의 모음을 연장하는 동안 성대는 안정적인 진동을 위해 필요한 일관된 근육의 힘과 긴장을 더 적게 유지할 수 있다. 발화 안정성의 감소는 기본주파수의 표준편차를 크게 하고 성대 진동주기를 감소시킨다.

노인 음성의 강도 레벨 또한 연구되어 왔다. 젊은 사람과 노인 모두가 음성 강도를 제어하기 위하여 같은 후두와 호흡 메커니즘을 사용하더라도, 많은 노인들이 감소된 강도 범위와 레벨을 나타낸다. Baker 등과 Hodge 등은 그들의 연구에서 젊은 사람과 노인들은 비슷한 방법으로 성대 강도를 제어하고 비슷한 레벨의 성문하 압력을 발생시킨다. 그러나 노인들은 부드럽고, 편안하고 시끄러운 환경에서 더 낮은 강도를 나타낸다. 감소된 강도는 나이 듦에 따라 나타나는 후두의 변화와 감소된 호흡 근육의 힘, 감소된 폐의 탄력 반동, 더 낮아진 폐 압력, 감소된 폐활량의 결과일 수 있다.

노인 음성에서 찾은 공통적인 발견은 말을 하는 동안 비정상적으로 높은 공기의 흐름, 한 호흡당 더 많아진 폐활량, 음절당 더 많은 호흡 소비량으로 인한 증가된 기식화된 소리(breathiness)이다. 이런 현상은 알맞은 후두 근육 제어의 소실이 원인인 것 같다. 이것은 궁형 성대가 진동하는 동안 성대가 완전한 접촉이 이루어지지 않도록 하는 결과를 가져온다. 더 많아진 기식화된 소리는 많은 노인 발성의 강도를 감소시키는 원인이 된다. 후두경을 이용한 연구들은 후두 조직의 위축과 변질의 결과로 인하여 노인 여성들은 종종 발화를 하는 동안 더 넓은 앞쪽 성대 간격을 나타낸다고 보고하였다. 기식화된 음성은 젊은 여성, 중년 여성, 그리고 노인 여성을 구분할 수 있게 해 주는 요인이다.

청지각적 소견

후두 기능은 화자의 정체를 아는데 중요한 정보를 제공한다. 청자들은 다양한 음향학적 신호를 통해서 개인의 나이, 성격 특징, 사회적 지위, 신체적 특징 그리고 감정적 상태 등을 판단한다. 청자들은 오로지 청각적 신호를 통해서 화자의 나이를 판단하는데 매우 정확하다. 예를 들어, Harnsberger, Shrivastav, Brown, Rothman, Hollien은 대학생들에게 젊은, 중년의 그리고 노인 남성과 여성의 목소리에 대한 반응을 실험하였다. 그들이 추측한 화자의 나이는 실제의 나이와 매우 유사하였다. Reubold, Harrington, 그리고 Kleber은 젊은 연령층 그룹 34~43세에서 노년 연령층 그룹 64~73세까지 Queen of England 방송국에 보관된 다른 연기자와 화자들(남자, 여자)의 기본주파수를 검사하였다. 그들은 모든 화자들은 나이가 많은 그룹에서 더 낮은 기본주파수를 나타낸다고 보고하였다. 그들은 두 그룹의 샘플을 청자들에게 제시하였고, 그들은 두 가지 조건에서 F0의 변화를 토대로 정확하게 나이를 인지하였다. Debruyne와 Decoster은 청자에게 젊거나 나이가 많은 남성과 여성의 나이를 평가하도록 하는 연구를 하였다. 나이가 많은 것으로 인지된 여성의 목소리는 대화 시 더 낮은 F0와 음성에 잡음 비율이 증가된 것을 나타내는 감소된 HNR의 특징을 나타내었다. 나이가 많은 남성의 음성은 더 높아진 F0와 HNR의 감소를 특징으로 판단하였다.

화자의 나이를 측정하는 데 F0가 가장 두드러진 신호일지라도, 기식음과 쉰목소리의 증가, 강도의 감소, 음역대의 감소, 음성 떨림과 같이 다른 음성의 특징도 청자들이 판단을 하는데 영향을 미친다. 말의 속도 또한 청자들이 화자의 나이를 지각하는 데 영향을 미친다는 사실이 발견되었다. 나이가 많은 것으로 지각된 화자들은 젊은 화자들보다 현저하게 느린 말 속도를 나타내었다. 성별은 음성 신호를 해석하는 역할을 하는 것으로 확인되었다. 보고에 의하면, 쉰목소리를 가진 남성은 비교적 젊고 더 예술적인 것으로 지각되는 반면에, 같은 쉰목소리를 내는 여성은 더 여성스럽고 더 이쁘며 더 세련되고 더 활발한 것으로 인식된다.

노인 음성의 지각과 판단은 적어도 미국에서 노인(고령자)에 대한 태도를 나타내는 것 같다. 정형화된 "늙은" 음성은 음성의 노화 또는 노인 음성으로 언급된다. 이런 용어 모두는 부정적 의미를 내포한다. 이것은 다양한 연구에서 언뜻 보기에 노인 음성 나아가 노인 개인에 대한 부정적 태도를 나타낸다. Deal과 Oyer은 대학생부터 80살의 청자들에게 41살에서 83살의 화자들의 목소리를 듣고 "유쾌한" 정도를 7점 척도로 나누어 평가하도록 하였다. 가장 어린 화자가 가장 유쾌한 것으로 평가되었고 나머지 사람들은 점차적으로 더 적은 유쾌한 정도로 평가되었다. 젊은 청자들은 나이가 많은 청자들보다 일관적으로 불쾌한 정도와 가까운 마지막 등급에 표시를 하였다. Newsom과 Robbins는 나이가 많은 청자들은 젊은 청자들만큼 음성 나이에 민감하지 않다고 보고하였다. 그리고 젊은 청자들이 노인 음성을 더 부정적으로 인식하는 반면에, 나이가 많은 청자들은 노인 음성을 반드시 나이가 많은 소리라고 인식하지 않았다. 흥미롭게도, 이런 유형화(stereotyping)는 노인 남성보다 노인 여성 음성이 더 부정적으로 인식되었다. Ryan과 Capadano는 노인층으로 인식되는 여성 화자들은 "쌀쌀한, 소극적인, 고립된, 완고한"과 같이 부정적으로 보였다. 노인 음성을 가진 남자 목소리는 "완고한" 것처럼 느껴졌지만 이것은 권위의 상징으로 간주되었고 특별히 부정적으로 인식되지는 않았다. 더 최근의 연구에서는 청자들은 나이 든 소리의 음성을 덜 긍정적으로 정형화하고 노인 음성이 지각되면 더 부정적으로 판단을 한다.

건강 상태와 연령에 관련된 음성 질환들

폐활량과 전반적인 건강 상태 간에는 밀접한 관련성이 있다. Ringel과 Chodzko-Zajko는 건강하지 않은 젊은 환자들은 음성 또한 한창 나이가 많은 사람들과 비슷한 특징을 나타내는 것을 알아내었다. 반대로, 생리적 건강이 더 낫다는 것은 후두 제어의 증가와 관련 있다. Orlikoff는 건강한 젊은 성인 남성과 건강한 노인 남성 간에 기본주파수, 진폭 표준편차(amplitude standard deviation)와 음성의 소음 정도 사이에 중대한 차이가 있다고 보고하였다. 이러한 차이들은 젊은 화자들이 아테로마성 동맥경화증(atherosclerosis)과 같이 혈관 질환을 가지고 있는 노인 화자들과 비교했을 때 더 크게 나타난다. Xue과 Mueller의 연구에 따르면, 신체적으로 활동적인 노인 청자들은 비활동적인 노인들보다 연대순으로 더 젊은 사람으로 판단된다고 보고하였다. 활동적인 환자들 또한 비활동적인 환자들보다 더 적은 기본주파수의 표준편차와 더 낮은 정도의 주파수변동률(jitter)를 나타낸다.

전반적인 생리학적 조건뿐만 아니라 폐기종과 만성 폐쇄성 폐질환 등 직접적으로 후두 메커니즘에 영향을 주는 폐의 질병과 같이 나이와 관련된 많은 질병들도 성대의 기능에 영향을 미친다. 폐의 질병은 공기의 흐름을 방해할 수 있고 강도와 음도 제어에 영향을 미친다. 관상동맥 질환은 호흡 기능을 손상시킬 뿐만 아니라 후두와 폐의 혈액 공급을 방해하고, 고혈압으로 중요하게 진단하는 단서가 될 수 있는 음질을 변화시킨다. 중추 신경계 질환은 후두 제어에 영향을 미치며 대부분이 노화 진행과 관련되어 있다. 예를 들어, 근위축성 측삭경화증(amyotrophic lateral sclerosis)은 일반적으로 50대에서 60대에 나타나며 진행하는 발성장애, 최후에 실성증이 되는 것으로 간주한다. 다양한 뇌졸중의 2차적 증상인 가성구마비(pseudobulbar palsy) 또한 일반적으로 노화와 관련되어 있고 긴장되고 조이는 듯한 음성과 함께 과도한 성대 내전을 가져온다. 파킨슨병은 50대 이상 전체 남성에게서 약 1% 정도 발생하며 노인들에게서 가장 일반적인 신경학적 질병이다. 이 질병은 종종 강도의 감소와 음도 범위를 제안하도록 이끄는 후두 근육 움직임을 감소시키는 결과를 가져온다.

노인성 음성장애

위에서 언급한 나이와 관련된 변화에 기초하여, 몇몇의 저자들은 후두 메커니즘의 노화를 설명하기 위해서 노인성 음성장애(presbyphonia)라는 용어를 사용하였다. Thomas와 Stemples은 청지각적 변화, 시지각적 변화, 음향학적 변화의 측면으로 노인성 음성장애를 특징지었다. 청지각적 변화는 변화된 음도, 쉰목소리(hoarseness), 기식성(breathiness), 긴장, 속도의 감소를 포함한다. 시지각적 변화는 궁형 성대, 성대의 위축, 발화 동안 방추 모양의 간격 그리고 부종이 포함된다. 음향학적 변화는 남성의 증가된 기본주파수, 여성의 감소된 기본주파수, 강도의 감소, 소음 대 배음비(NHR)의 증가를 포함한다. 노인성 음성변화는 비교적 건강한 일반적인 노인에게서도 발견되며, 삶의 질에 부정적인 영향을 미칠 수 있다.

임상적인 영향

생리학적, 음향학적, 지각적 변화가 모두 나이와 관련되어 있기 때문에, 성대의 기능을 평가할 때 나이의 변수를 고려하는 것은 매우 중요하다. 그렇지 않으면, 후두 기능에 대한 정상적인 노화의 영향은 후두병리에 대한 오해가 될 수 있다. 정상적인 노화와 질병 모두 음성 진전, 후두의 긴장, 공기 소실, 기식음, 쉰목소리를 보일 수 있다. 그러므로 어떤 것이 정상적인 노화의 특징인지 또는 어떤 것이 구조적 또는 생리학적 병리를 나타내는 특징인지를 구분하는 것이 매우 중요하다. 이런 지식을 가지고, 임상가들은 음성 문제를 가진 노인들을 성공적으로 치료할 수 있는 더 많은 준비를 해야 할 것이다.

이 장의 정리

효과적인 말 호흡은 어린아이들의 호흡 시스템이 해부학적, 생리학적 변화와 함께 시간이 지남에 따라 발전되는 과정이다. 어린아이, 사춘기, 나이가 많은 성인들의 폐 용적과 용량의 변화를 포함한 호흡 시스템의 변화들은 전 생애에 걸쳐서 지속된다.

출생 시와 더 성숙했을 때 목에서 후두의 위치, 후두연골의 모양과 크기, 성대의 길이, 성대의 조직적 구성 등 후두의 구조에서 많은 차이가 있다. 매우 작은 성대를 가진 신생아와 유아들은 400~600Hz의 기본주파수를 나타낸다. 유아들의 울음은 신경 시스템의 상태와 생리적 기능에 관한 정보를 제공한다. 신경 시스템의 성숙분열(maturation)은 유아가 더 많이 후두 근육뿐만 아니라 성문하 압력을 제어하도록 한다. 유아의 울음은 살기 위함일 뿐만 아니라 인간의 음성 대화의 시작으로도 중요하다. 사춘기 동안 남녀 모두 후두의 성장이 일어나지만 안드로겐의 분비로 인하여 특히 남성에게서 두드러진다. 후두가 변화를 하고 성장을 하는 동안 성대 인대는 층이 구분되고 다른 세포 구성으로 이루어지는 과정이 이루어진다. 게다가 성도가 더 길어짐에 따라 후두는 C6 또는 C7의 위치로 내려온다. 이것은 공명 특성의 변화와 음성의 음도 변화를 가져온다.

사춘기가 지난 후 음성과 F0는 안정된다. 후두는 달라진 성대 인대를 포함한 성인의 크기, 모양, 구조에 도달한다. 성인 여성의 음성은 종종 음성 산출 동안 뒤쪽 성대 간격으로 인한 약간의 기식화된 소리의 특징을 나타낸다. 사춘기가 지난 소녀와 성인 여성은 생리 주기 동안 호르몬의 변화에 의해서 음성에 영향을 받을 수 있다. 음성의 노화는 후두에서 나타나는 구조적 생리적 변화, 개인의 전반적인 건강, 구조적 생리적 변화로 인한 음향학적 특징, 청자에 의해 목소리가 인식되는 방법, 성별적 영향, 성대와 관련된 또는 관련되지 않은 질병을 포함한 많은 요인들에 영향을 받는다. 노인성 음성장애는 후두 메커니즘의 노화의 특성에 의해 만들어진 용어이다. 음성 기능을 평가할 때 나이의 변수는 반드시 고려되어야 한다. 그렇지 않으면, 후두 기능의 정상적인 노화의 영향을 후두 병리가 있는 것으로 착각할 수 있다.

복습을 위한 질문

1. 아이들의 말 호흡과 관련하여 출현, 개선, 적응이라는 용어를 설명하라.
2. 유아에서부터 성인이 될 때까지 폐 용량과 용적 변화를 설명하라.
3. 유아와 성인의 후두 구조를 비교하고 대조하라.
4. 유아 울음의 중요성을 논의하라.
5. 사춘기와 성인의 음성에 대한 호르몬 변화의 영향을 설명하라.
6. 노화에 의해 나타나는 후두의 구조적 기능적 변화를 정의하고, 어떻게 이런 변화들이 노인 남성, 여성의 음성 산출 변화에 기인하는지 설명하라.
7. 노인성 후두 용어의 의미를 설명하라. 당신은 이 용어가 노인 음성을 설명하기에 알맞다고 생각하는가?
8. 노화에 의한 정상적 후두 변화와 질병 상태의 후두를 구분하는 임상적 중요성을 설명하라.

CHAPTER

03

음성치료에서의 고려사항들

학 | 습 | 목 | 표

1. '정상 음성'이라는 용어의 의미를 이해한다.
2. 음성장애의 지각적 및 음향학적 측면을 설명하는 용어들에 친숙해진다.
3. 음성장애의 임상적 관리에서 팀 접근의 가치를 인식한다.
4. 음성장애의 예방과 적용 수준을 확인한다.
5. 세계보건기구(WHO)의 기능, 장애, 건강에 대한 국제 분류(ICF)에 익숙해진다.
6. 여러 가지 다른 종류의 약물들이 음성 기능에 미치는 영향을 이해한다.
7. 음성장애 환자들에 대한 임상 서비스 제공에서 다문화적 요소들의 역할에 대해 인식한다.
8. 근거기반 훈련 및 치료 효능의 원칙과 이를 음성장애에 적용하는 방안을 확인한다.

음성 문제의 평가와 치료에 대해 살펴보기에 앞서, 음성장애 환자에게 제공되는 임상 서비스에 대한 체계를 만들고, 그러한 서비스의 공급에 영향을 미칠 수 있는 요인들에 대해 살펴보고자 한다. 이와 더불어 정상 음성을 설명하는 용어와 음성장애의 지각적, 음향학적 측면을 설명하는 용어에 익숙해지는 것 또한 필요하다. 이 장에서는 정상 음성이라고 여겨지는 것에 대한 논의에서 시작하여 비정상적인 음성에 대한 정의에 대해 이야기하고자 한다. 가장 먼저 음성 산출과 관련하여 흔히 사용되는 지각적 및 음향학적 용어들에 대해 설명할 것이다. 그런 다음 음성장애의 여러 가지 원인들의 상호 연관성과 진단과 치료 과정에서 팀 접근의 중요성, 음성장애에서 예방의 역할에 대해 논의할 것이다. 세계보건기구(World Health Organization, WHO)의 기능, 장애, 건강에 대한 국제분류(International Classification of Functioning, Disability, and Health, ICF)에 대해 기술하고, 음성에 대한 이 분류 체계의 타당성에 대해 강조할 것이다. 음성에 미치는 약물의 효과에 대한 정보에서는 흔히 사용되는 여러 가지 약물들에 대해 설명할 것이다. 음성치료에 영향을 미칠 수 있는 문화적인 요인의 영향에 대해 분석하였고, 음성 문제를 야기할 수 있는 문화적 태도에 대한 몇 가지 예들에 대해 제시하였다. 마지막으로, 음성장애에서 근거기반 훈련과 치료 효능의 중요성 증가에 대해 설명한다.

3.1 정상 음성

어떤 음성장애에 있어서든, 우리가 물어야 할 가장 중요한 질문은 아마도 "이 사람의 음성이 정상과 어떻게 다르며, 어떤 특징을 갖고 있는가?"일 것이다. 이 질문에 대답하기 위해서는 정상 음성이 무엇을 의미하는지를 이해해야만 한다. 정상 음성으로 여겨지는 것을 정확히 밝히는 것은 매우 어렵기 때문에, 정상 음성의 의미를 이해하는 것은 생각처럼 쉽지 않다. 정상 음성은 화자의 성별, 연령, 체구, 문화, 인종, 성격, 건강 상태 등을 포함하는 넓은 변수들의 집합체에 따라 달라진다(〈표 3.1〉 참조). 정상 음성은 또한 청자의 지각 기능과도 밀접하게 연관된다. 예컨대, 훈련 받은 음성치료사는 젊은 여성의 목소리가 약간 저음도에 허스키한 음색을 띤다면 이를 일탈적인 것으로 보고 치료가 필요하다고 생각할 것이지만, 반면에 그 여성 자신이나 그 가족과 친구들은 같은 음성을 매력적이라고 여길지도 모른다. 음성의 산출은 또한 신

표 3.1 정상 음성의 측면

화자	성별, 연령, 체격, 문화, 성격, 건강 상태
청자의 지각	기대(요구), 경험, 훈련, 문화
신체 감각	없음, 긴장, 노력, 피로
음성 사용	전문적 혹은 비전문적인 음성 사용자

표 3.2 정상 음성의 음성 범위

깨끗한 음질
음도와 강도가 연령, 성별, 상황에 적합함
발성 시 특별한 노력을 요하거나 통증, 긴장, 피로를 동반하지 않음
직업적, 사회적, 감정적인 음성 요구를 충족

체적인 현상인 동시에, 화자가 발성하는 동안 감지될 수 있는 신체 감각이다. 듣기에 명료하고 쾌적한 음성이라 할지라도, 화자가 음성을 산출하는 동안 긴장되거나 불편하거나 피로하다고 느낀다면 정상적이라고 할 수 없다(Karnell et al., 2007). 정상 음성의 정의를 복잡하게 만드는 또 다른 요인은 개인이 음성을 사용하는 수준과 정도이다. 자신의 생계 유지에 음성이 밀접한 연관을 갖고 있지 않은 사람에게는 지극히 정상적이라고 느껴지는 음성일지라도, 가수, 배우, 혹은 교사와 같은 전문적인 음성 사용자에게는 음질과 음성 사용을 위한 노력 면에서 정상적이라고 받아들이지 못할 수도 있다. 그러므로 정상적인 음성은 여러 가지 서로 다른 신체적, 지각적인 측면과 생활양식의 측면 등을 포함하는 다차원적인 독립체라 할 수 있다.

정상 음성에 대한 포괄적인 정의에는 음도, 강도, 음질과 같은 음성 산출 결과; 노력, 통증, 불편함, 긴장, 피로 등과 같은 신체적인 측면; 매일 사용하는 음성의 정도나 목적과 같은 생활 방식에 대한 고려사항 등과 연관된 요인들이 포함된다. 그래서 음질이 명료하고, 음도와 강도가 화자의 연령, 성별, 상황에 비추어 적절하고, 음성을 산출하는 데 특별한 노력이나 통증, 긴장, 피로감을 느끼지 않으며, 화자가 자신의 직업적, 사회적, 감정적인 음성 필요 면에서 성취감을 느끼고 만족할 수 있을 때, 그 음성을 정상적이라 정의할 수 있다(〈표 3.2〉 참조). 이러한 음성 산출의 측면들 중 어떤 것이라도 제대로 발휘되지 않는다면, 음성장애가 발생할 수 있다.

3.2 용어

음성장애 환자들에게 서비스를 제공하는 전문가들은 다양한 학문들 간의 소통을 명료하게 하기 위해 일관된 용어를 사용하는 것이 중요하다. 음성장애 분야에서 청지각적, 음향학적 용어들은 화자가 산출한 음성 결과를 설명하기 위해 빈번하게 사용된다. 지각적인 용어들은 음성에 대해 화자와 청자가 내리는 주관적인 판단과 연관된다. 지각적인 판단들은 개인의 경험, 정상 음성은 이러해야 한다는 기대, 문화적 요인, 지리적 위치, 청자의 연령과 성별, 화자의 연령과 성별 등에 영향을 받는다. 지각적인 인상은 성대의 진동 패턴, 음성의 공명 특성, 호흡 요인 등과 관련될 수 있다.

지각적 용어

음성장애(dysphonia)는 모든 형태의 음성적인 기능의 일탈을 설명하는 용어이다. 음성장애는 말하거나 노래하는 음성에서의 장애로 정의된다(ASHA, 2005b). 음성은 음도, 강도, 음질 면에서 장애를 입을 수 있다(〈표 3.3〉 참조).

음도와 강도를 설명하기 위해 사용되는 용어는 상대적으로 간단하다. 음도는 너무 낮거나, 너무 높거나, 단음도이거나, 불안정할 수 있다. 음이탈은 고음도로든 저음도로든 음성이 갑자기 변화할 때 일어난다. 음도는 또한 리드미컬한 방식으로 변동을 거듭하며 음성 진전을 보일 수도 있다. **이중음성**(diplophonia)은 두 가지 다른 음도들이 동시에 산출되는 지각을 나타낸다. 음도 범위가 제한되면 단조로운 단음도의 음성이 산출된다. 강도 정도는 불충분하거나 과도하거나, 단강도(불충분한 변화)이거나 조절하지 못할 수 있다. 성대 진동 패턴과 연관된 지각적인 용어에는 기식화된(breathy), 거슬리는/거친(harsh/rough), 목쉰(hoarse), 긴장된(strained), 긴장된/억압된(strained/ strangled) 등이 포함된다. 기식화된 음성은 느슨하게 혹은 과소 내전된 성대를 통한 기류의 손실이 특징이다. 이러한 기식화된 음성은 종종 낮은 강도를 동반한다. 쉰목소리(hoarseness)는 때때로 보다 포괄적인 기술어인 음성장애(dysphonia)의 다른 표현으로 사용된다. 쉰목소리는 음성을 거칠고(rough) 탁하게(raspy) 만드는, 음성 신호에서의 과도한 잡음으로 인해 야기된다. 경우에 따라 쉰목소리는 성대에 축적된 점액으로 인해 젖거나(wet) 꾸르륵(gurgly)거리는 소리를 동반할 수도 있다. **거슬리는 음성**(harshness)은 비일관된 성대 진동이 기식화된 음성과 동반한 저 주파수대 잡음을 생성하면서 야기된다. 긴장 음성과 긴장되고 억압된 음성은 음성을 산출

표 3.3 음성장애의 유형을 설명하는 지각적인 용어들

음도	강도	음질
너무 낮음	불충분함	쉰목소리
너무 높음	과도함	거슬리는 소리
단음도	단강도	긴장
불안정함	불안정함	긴장된 소리
진전	진전	기식화된 소리
이중음성		거친 소리
		약함
		과대비성
		과소비성
		비강 누출
		맹관공명

하는 동안 수반된 과도한 후두 근육의 노력을 나타낸다. **음성 정지**(Voice arrests)는 짧은 시간 동안의 발성 중단을 의미하고, 실성증(aphonia)은 완전한 발성 상실을 말한다. 공명 특성과 연관된 지각적 용어에는 과대비성과 과소비성이 포함된다. **과다비성**(hypernasality)은 과도하게 비음화되게 들리는 음성을 나타내는데, 주로 연인두 기능의 문제에 기인한다. 과소비성(hyponasality)은 특히 비음과 모음에서의 비강 공명 부족을 나타내는데, 털털거리는 **음질**(muffled voice quality)에서 나타날 수 있다. **비누출**(nasal emission)은 비강을 통해 방출된 가청 기류를 나타내며, 범위는 겨우 들을 수 있는 수준에서 소리가 매우 크고 집중을 흐리는 수준에까지 이른다. 비누출은 구개열이나 연인두 기능이 불충분한 경우에 주로 발생한다. 일반적으로 비누출은 산출 시 구강 내 압력의 축적을 요하는 파열음과 마찰음에서 발생한다. 맹관공명(cul de sac resonance)은 음량이 낮고 털털거리는 소리의 음성을 설명하기 위해 사용되는 용어이다. 이러한 음질은 음성 신호가 구강이나 비강을 통해 빠져나가는 동안 큰 편도나 삐뚤어진 비중격과 같은 형태의 방해물에 의해 차단당했을 때 발생한다(Kummer, 2007). 호흡은 천명과 호흡곤란을 포함하는 음성 문제와 연관된 용어이다. **천명**(stridor)은 기도 방해물을 나타내는 잡음이 섞인 흡기 및/혹은 호기를 의미한다. **호흡곤란**(dyspnea)은 숨쉬기에 어려움을 느끼는 주관적인 느낌을 말한다. 음도, 강도, 음질 문제는 개별적으로 나타날 수도 있고, 여러 가지 요소가 함께 조합되어 일어나는 경우도 빈번하다. 예컨대, 목소리가 쉬어 있는 사람의 음성이 매우 낮은 음도와 낮은 강

표 3.4 일반적으로 사용되는 음향학적인 용어들과 그에 대한 설명 및 척도

용어	설명	척도
기본주파수	성대 진동 속도	Hz
주파수 변동성	개별 모음이나 일상적인 구어 사용 시 F0에서의 변화	F0 표준편차(F0SD); pitch sigma
최대 발성 주파수 범위	산출할 수 있는 F0의 최대 범위	Hz; octaves
강도(진폭)	성대운동 정도	Decibels(dB)
강도(진폭) 변동성	개별 모음이나 일상적인 구어 사용시 강도에서의 변화	dB 표준편차(dBSD)
강도 범위	산출할 수 있는 강도의 최대 범위	dB
주파수변동률	주기 간 주파수 변동률	%; msec
진폭변동률	주기 간 강도 변동률	%; dB
배음 대 소음비	음성의 주기적 및 주기적 요소 간의 비율	dB
소음 대 배음비		
신호 대 소음비		

도를 동반할 수도 있고, 다른 경우에는 과다비성과 매우 높은 음도의 음성을 동시에 보일 수 있다. 또 어떤 사람은 천명과 거슬리는 음성을 나타낼 수도 있다.

음향학적 용어

음향학적인 용어들은 음성 신호들의 음향학적인 분석에서 파생된 기술어들로, 지각적 판단에 비해 보다 객관적이다. 가장 일반적으로 사용되는 음향학적 척도에는 기본주파수, 주파수 변이, 최대 발성 주파수 범위, 강도(진폭), 강도(진폭) 변이, 강도 범위(dynamic range) 등이 있다. 음성에 포함된 잡음의 정도를 나타내는 척도들 또한 임상 현장에서 일반적으로 사용되는데, 주파수변동률(jitter), 진폭변동률(shimmer), 소음 대 배음비 등과 같은 요소들이 여기에 속한다(〈표 3.4〉 참조).

기본주파수(fundamental frequency, F0)는 음도와 연관된 음향학적 요소이다. 성대 진동 속도를 나타내며 Hertz(Hz)로 측정된다. F0는 개별 모음이나 연속된 구어에서 측정될 수 있다. 연속된 구어에서의 F0는 흔히 발화기본주파수(speaking fundamental frequency, SFF)로 나타낸다. 주파수 변이(frequency variability)는 F0의 표준편차(F0SD)를 척도로 F0의 변화를 나타내고 연속 구어와 개별 모음 모두에서 측정할 수 있다. F0 변화는 억양 패턴과 연관되어 있어서 일반적으로 개별 모음보다 연속된 구어에서의 F0 변동성이 더 크고, 비교적 일관된 F0를 유지하기 위해서는 성대 길이와 긴장의 수준이 일관되게 유지되어야 한다. 간혹 표준편차가 반음으로 환산되면 pitch sigma 단위로 측정된다. 최대 발성 주파수 범위(maximum phonational frequency range, MPFR)는, 진동음역(pulse)을 제외하고 가성(falsetto)을 포함한, 한 사람이 산출할 수 있는 가장 낮은 F0에서 가장 높은 F0의 최대 범위를 의미하고 Hz나 옥타브 단위로 측정된다. 이는 개인이 가지고 있는 주파수 조절 메커니즘의 생리적인 한계를 나타낸다.

강도(intensity)와 진폭(amplitude)은 우리가 지각적으로 느끼는 사람의 음성 강도와 부합한다. 강도는 dB(decibel) IL(intensity level) 단위로 측정되며 **진폭**은 dB SPL(sound pressure level)로 측정된다. 이 용어들은 매우 빈번하게 교대로 사용된다. **평균 강도**(average intensity)는 연속된 구어나 개별 모음 모두를 포함한 발화를 산출하는 동안 측정된다. **강도 변이**(intensity variability)는 발화 내에서 일어나는 강도의 변화를 나타내며 표준편차로 측정될 수 있다. **강도 범위**(dynamic range)는 한 사람이 산출할 수 있는 속삭임을 제외한 가장 약한 음성 강도에서부터 가장 큰 음성 강도의 최대 범위를 나타낸다. 강도는 기본주파수에 다소 영향을 받는다. 사람들은 자신의 주파수 범위의 중간 정도에서는 보다 강한 발화를 산출할 수 있으나, 고 주파수나 저 주파수에서는 강도 범위가 좀 더 좁아진다.

음성 운동 기능의 신경학적 및 생체 역학적 특성으로 인해, 정상적인 음성은 완벽하게 주기적이지 않고 항상 약간의 소음을 포함한다. 비주기성의 정도는 개별적인 진동 주기 간에 일어나는 주파수와 진폭에서의 극미한 변동을 추산함으로써 수량화할 수 있다. jitter로 알려진 주기 간 주파수 변동률은 백분율이나 milliseconds 단위로 측정된다. 주기 간 진폭 변동률은 shimmer로 나타내고, dB 단위에서 혹은 백분율로 측정된다. 스펙트럼 잡음에 대한 다른 척도들에는 배음 대 소음비(harmonics-to-noise ratio, HNR), 소음 대 배음비(noise-to-harmonics ratio, NHR), **신호 대 소음비**(signal-to-noise ratio, SNR) 등이 포함된다. 이러한 척도들은 음성에서 배음(주기적)과 비배음(비주기적) 간의 비율을 수량화하고, dB로 측정된다.

3.3 음성장애의 원인

음성장애의 원인은 다요인적인 경향을 보인다. 음성장애는 후두 내 외부의 구조적인 문제, 신경학적 문제, 생활 습관과 선택, 약물, 심리적인 문제, 신체의 전신 질환, 후

표 3.5 음성장애의 원인

구조적/기질적 문제	심리적인 문제
선천적	정서장애나 정신장애
후천적	매일 겪는 스트레스/갈등
신체에 입은 상해	**전신 질환**
물리적인 상해	HIV/AIDS
열에 의한 상해	관절염
화학적 상해	**약물**
신경학적 문제	처방 약물
선천적	처방 없이 살 수 있는 약물
후천적	**호흡 문제**
생활 방식	천식
음성을 사용하는 정도와 스타일	알레르기
직업적인 음성 요구	**특발성**
식습관	
흡연	
음주	
운동 습관	

두에 입은 상해, 소화불량, 호흡 문제, 그 외에 알려지지 않은 여러 가지 원인 등에 의해 발생할 수 있다(〈표 3.5〉 참조).

편의를 위해 각각의 후두장애들에 대해 개별적으로 논의하겠지만, 실제로는 복합적인 원인들이 음성장애를 일으키는 경우가 보다 일반적이다. 예컨대, 음성에 영향을 미치는 신경학적 문제를 갖고 있는 사람이 현재 목소리와의 관련 여부와 상관없는 스트레스 문제나 구어 사용이 빈번하게 요구되는 생활 방식, 빈약한 식생활 등의 요인을 동반할 수도 있다. 뿐만 아니라 근본적인 문제를 어렵게 하거나 더 나쁘게 만드는 보상적인 음성 전략을 사용하고 있을 수도 있다. 상당히 흔한 다른 상황으로는 신경학적인 문제들을 유발하거나 악화시키는 심리적인 스트레스 요인과 관련된 것이 있다. 음성 질환을 야기 혹은 악화시키거나 음성 질환에 수반된 위식도역류질환(gastroesophageal reflux disease, GERD)과 같은 소화기계 문제들을 동반하는 경우 또한 빈번하다. 대부분의 경우는 아니라 할지라도, 많은 경우 음성장애는 여러 가지 요인에 기인하고 있기 때문에, 음성장애의 원인과 그 영향을 정확하게 알아내는 것이 매우 어려운 경우가 많다. 그러므로 음성장애 환자를 평가하거나 치료할 때, 임상가가 환자의 음성 문제뿐만 아니라 그의 생활 방식, 병력, 사회적 및 직업적 요인, 문화적 자세와 신앙 등을 고려하는 것이 매우 중요하다. 환자가 늘 대면하는 매일의 환경에 대해 정확하게 파악하지 않는다면, 환자의 음성 문제와 관련된 중요한 정보를 파악하지 못하게 될지도 모른다.

3.4 음성장애의 진단 및 치료에서의 팀 접근

지난 몇 십 년 간, 환자가 필요로 하는 모든 케어를 한 사람의 전문가가 혼자 제공할 수 없다는 사실이 널리 인정되어 왔다. 그 결과, 여러 전문가들로 구성된 팀이 음성장애 환자들을 위한 진단, 평가, 임상적 관리에 기여하는 다학제 간 접근이 대두되었다. 여러 종합적인 음성 센터들이 설립되었고, 환자들은 일반의나 전문의, 언어치료 전문가, 교사 혹은 노래 지도 강사에 의해 센터에 의뢰될 수 있다. 일반적으로 이와 같은 센터의 핵심적인 임상 구성원은 이비인후과 의사, 언어치료 전문가, 환자 및/혹은 부모/간병인이다. 이비인후과 전문의는 귀, 코, 목 질환이 있는 환자의 진단과 치료를 전문으로 하는 의사다(ENT). 이비인후과 전문의는 환자의 질환에 대한 의학적 진단을 내리고, 적절한 약물, 수술적 방법 및/혹은 음성치료를 처방한다. 언어치료 전문가는 청지각적 평가와 음향학적 및 공기역학적 기기들을 사용하여 환자의 음성을 평가한다. 또한 환자에게 행동적인 음성치료를 제공하고, 환자의 음성 진전(progress)에 대한 자료를 지속적으로 수집하며, 적절한 간격을 두고 환자의 음성을 평가하는 것 또한 언어치료 전문가의 역할이다. 환자나 환자의 부모/간병인은 환자의 진전, 치료의 영향, 생활 방식 변화, 사회문화적인 정보에 대한 가치 있는 조언을 제공한다.

환자의 상황과 문제에 따라 핵심적인 팀뿐만 아니라, 또 다른 전문가들로 구성된 이차적인 팀이 만들어질 수도 있다(〈표 3.6〉 참조).

이차적인 팀은 사례관리자에 의해 편성되며, 일반적으로 사례관리자는 이비인후과 의사나 언어치료 전문가이다. 이차적인 팀은 정기적으로 만나거나, 환자의 임상 관리 측면에서 논의할 사항이 있거나 환자가 자신의 특별한 필요에 잘 맞도록 개별화된 양질의 케어를 받고 있는지 확인할 필요가 있을 때 만난다. 이러한 유형의 종합적인 팀 접근은 환자가 자신의 음성 문제에 대한 최선을 케어를 받을 수 있도록 해 준다. 그러나 팀의 일원이 아니라 할지라도, 언어치료 전문가는 환자가 필요로 하는 적절한 전문가에

표 3.6 음성장애에 대한 핵심적 및 이차적인 팀

핵심 팀	이차적인 팀
이비인후과 전문의	청각사
언어치료 전문가	학교 담임 선생님
환자/환자 부모/간병인	신경과 전문의
	내분비과 전문의
	간호사
	사회복지사
	호흡치료사
	알레르기 전문의
	소화기 내과 전문의
	정신과 전문의
	보컬 코치
	물리치료사
	작업치료사

게 환자를 의뢰해야 한다. 예컨대, 일터에서의 극심한 스트레스와 위산 역류 발생을 호소하는 환자를 담당하는 임상의는 환자의 음성 문제를 야기할 수 있는 모든 문제들을 가장 효과적으로 다루기 위해 심리치료사나 의사에게 의뢰할 수 있다.

3.5 음성장애의 예방

음성장애의 예방에 대한 개념은 여러 해에 걸쳐 존재해 왔고, 구어-언어-청능 전문가들에게 중요한 주안점이 되었다. 미국말언어청각학회(The American Speech-Language-Hearing Association, ASHA)는 1988년 "의사소통 장애의 예방(Prevention of Communication Disorders)"이라는 제목으로 발표된 1988년 대차대조표(Position Statement)를 채택함으로써 의사소통 장애 분야에서 예방의 중요한 역할에 대해 인식하였다(available from www.asha.org/docs/html/PS1988~00228.html). ASHA 규정은 또한 협회의 목적 중 하나가 인간의 의사소통 장애에 대한 연구와 예방을 증진하는 것임을 강조한다(Article II.4; available from www.asha.org/docs/html/BY2008~00284.html#sec1.1.2). 예방의 개념은 의사소통 장애를 확인하고 치료하는 기존의 언어 서비스에 대한 필요를 부인하는 것이 아니라, 오히려 주안점을 확장하고 실행의 범위를 넓혀준다. 예방

표 3.7 예방과 관련된 용어

용어	설명
1차 예방	민감성을 변화시키거나 민감한 사람이 노출되는 것을 감소시킴으로써 의사소통 장애의 시작과 심화를 제거하거나 억제함
2차 예방	의사소통 장애의 조기 발견과 치료; 조기 발견과 치료는 장애를 없애거나 장애의 진행을 저지시킴으로써 추후의 문제를 예방할 수 있음
3차 예방	효과적인 기능을 회복하기 위한 시도를 통해 장애를 줄임; 주요한 접근 방법은 개인의 재활
위험(at risk)	생물학적, 환경적, 혹은 행동적 요인에 근거한 장애 발전의 가능성; 증상이 없는 이들에게 적용될 수 있음
발생률(incidence)	특정한 시기 내에, 장애가 없던 인구들에게 새롭게 질환이 발생한 비율
유병률(prevalence)	특정 인구나 시기 내에 사례의 전체 비율
역학(epidemiology)	질병과 장애의 분포 및 결정요인을 조사하는 관찰 과학
건강(wellness)	삶의 주기의 각 연령대에 적절한 기능의 최적 수준을 발전하고 유지하는 것

출처: Reprinted with permission from *Prevention of Communication Disorder* [Position Statement] Available from www.asha.org/policy.

은 1차, 2차, 혹은 3차로 범주화된다. 〈표 3.7〉의 목록에서는 예방과 관련하여 흔히 사용되는 용어들의 정의를 나열하고 있다.

1차 예방

1차 예방은 음성장애에 대한 환자의 민감성을 감소시키거나 음성장애에 민감한 개인의 노출을 축소함으로써 음성장애의 시작을 완전히 제한하거나 예방하는 것을 목표로 한다(ASHA, 1991; Marge, 1984). 소아마비와 천연두와 같은 질병의 전염을 감소시키는 데 매우 성공적으로 사용되는 예방접종은 1차 예방의 일례이다. 음성장애에서, 교육은 1차 예방의 매우 효과적인 도구이다. **성대 외상을 초래하는 행동**(phonotraumatic behaviors), 흡연, 약물 남용, 빈약한 식단과 같이 바람직하지 않은 수행들로 인해 야기된 여러 음성장애들은 예방이 용이하다. 이러한 행동들이 미치는 해로운 영향들에 대한 인식은 잘못된 행동의 빈도를 줄이도록 하는 동기가 되고, 그럼으로써 음성 문제가 심화되는 것을 예방한다. 예컨대, 후두암의 발생률을 감소시키는 데 중요한 1차 예방 전략은 흡연의 영향에 대한 공교육이다. 또 다른 예로는 음성을 전문적으로 사용하는 사람들에게 좋은 음성 사용 기술의 원리를 가르치도록 설계된 1차 예방 프로그램이 있다. 이러한 프로그램은 매우 효과적일 수 있다. 예를 들어, Bovo, Galceran, Petrucelli,

Hatzopoulos(2007)는 교사를 대상으로 한 음성 관리 과정을 시행하였다. 이 과정은 음성 피로의 증상들, 음성 사용량 감소, 수업 중에 음성을 상하지 않게 하는 관리 전략 등에 초점을 둔 강의들로 구성되었다. 과정 수료 3개월 후 실시한 설문조사에서, 과정에 참가한 85%의 교사들이 좋은 음성 습관들을 지키고 있다고 보고하였고, 90%가 교실에서의 음성 사용 요구를 줄이기 위한 전략을 취하고 있다고 보고하였다.

아동들 또한 1차 예방에 혜택을 입는다. 아동기 음성장애의 대부분은 음성적으로 외상을 야기하는 행동 습관들의 결과로 발생하므로(Flynn, 1983), 예방 프로그램을 통해 음성 문제의 발생을 감소시킬 수 있다(Kahane & Mayo, 1989). 음성적으로 손상을 주는 행동 습관들과 음성에 영향을 미치는 다른 환경(질환)(예, 청각손실)에 대해 알아보기 위한 교내 조사(school screening)는 미래의 음성 문제 발생을 예방하는 데 빠르고 비용면에서 효율적인 방법이다(Holland & DeJarnette, 2002; Kahane & Mayo, 1989). Nilson과 Schneiderman(1983)은 2~3학년 학생들과 이들을 가르치는 교사를 대상으로 한 예방 프로그램을 만들었다. 이 프로그램에는 음성 메커니즘과 음성 산출에 대한 기초적 개괄, 적절한 음질과 부적절한 음질에 대한 설명, 성대에 손상을 입히는 음성 행동에 대한 확인 등이 포함된다. 프로그램에 참여한 학생들과 교사들은 음성 건강 관리에 대한 지식 측면에서 유의한 향상을 나타내었다. 특히 주목할 만한 점은, 본 프로그램의 참여자들은 이러한 정보를 프로그램이 끝난 5개월 뒤까지 보유하고 있었다는 것과, 프로그램에 참석하였던 아동들을 대상으로 재검사를 실시하는 동안 일탈적인 음질을 보이는 새로운 사례 또한 발견되지 않았다는 것이다.

Flynn(1983)은 학교 현장에서 일하는 언어치료 전문가들을 위해 세 가지 구체적인 유형의 1차 예방 활동을 제안하였다. 여기에는 부모와 교사들에게 음성에 손상을 입히는 행동들의 영향과 음성에 영향을 미칠 수 있는 다른 질환들(예, 알레르기)에 대한 정보 제공; 다른 사람들이 이야기하고 있는 환경에서 소리에 아이들의 주의를 집중시키도록 부모와 교사를 돕는 것; 교사와 아동 집단에게 후두의 구조와 기능을 설명하는 것 등을 포함한다. ASHA(1991)에서는 교사, 학교 관리자, 부모, 환자(client), 일반 대중을 대상으로 포함한 1차 예방 활동들을 확립하였다. 음성 사용에 대한 언어 전문가들은 이러한 활동들을 적용할 수 있다(〈표 3.8〉 참조).

2차 예방

2차 예방은 의사소통 장애의 조기 발견과 치료에 초점을 둔다. 이는 장애의 발전을

표 3.8 여러 집단을 대상으로 한 언어치료 전문가를 위한 예방 활동의 예

교사	음성 문제 위험이 있는 아동을 확인하기 위해 담임 교사와 협력
	정상적인 음성 기능과 비정상적인 음성 기능을 교육하는 교사를 위한 강좌 제공
	중고등학교 삶의 선택과 생물 수업 시간에 건강한 음성 사용에 대한 강의 및 논의 제공
관리자	학교 관리자들에게 예방 노력과 활동에 대한 정보 제공
부모	음성 문제 확인과 예방에서 부모의 역할에 대한 정보 제공
환자	음성장애 치료의 일환으로 흡연 환자를 금연 프로그램에 회부
	알콜 남용 환자들을 알콜 치료 센터에 회부
	환자들에게 음성에 손상을 주는 행동을 제거하는 방법과 건강에 해로운 상황에서 음성 사용을 피하거나 제한하는 방법 알림
	매일의 긴장과 환경에 대한 스트레스를 다루는 새로운 방법을 개발하도록 격려
	가능한 한 환자가 처방이 필요하거나 필요 없는 약물의 사용을 피하도록 격려
	후두암의 초기 증후를 보이는 환자들을 이비인후과 전문의에게 의뢰
일반 대중	후두암의 초기 증후로 나타나는 음성 증상들과 증상이 나타났을 때 의료적 평가를 실시하는 것의 중요성에 대한 정보를 개발하고 알림

출처: Reprinted with permission from *Prevention of Communication Disorders Tutorial* [Relevant Paper]. Available from www.asha.org/policy.

제거하거나 늦추는 데 도움이 될 수 있다. 예컨대, 후두암을 조기에 진단하고 치료하는 것은 병변이 확산되어 후두전적출술(total laryngectomy)을 실시해야 할 필요를 방지하는 데 도움이 된다. 이와 유사하게, 폴립을 조기에 치료하게 되면 수술을 시행할 필요가 없어질 수 있다. 아동들이 갖고 있는 발성에 손상을 입히는 행동들에 대한 2차 예방은 잘못된 음성 사용과 습관적인 과기능 음성 산출을 장기간 동안 지속하지 않도록 도울 수 있다.

3차 예방

3차 예방은 정상 기능을 가능한 한 회복하도록 돕는 다양한 임상적 관리 기술을 사용하여 장애를 감소시키는 것을 말한다. 음성장애에 대한 임상적 관리를 위해 사용되는 대부분의 치료 전략들은 3차 예방의 범주에 속한다.

기능, 장애, 건강에 대한 국제 분류

음성장애는 다양한 삶의 영역에서 효과적으로 작동할 수 있는 개인의 능력에 영향을

미칠 수 있다. 삶의 질은 신체적, 경제적, 사회적, 의사소통적 그리고 심리적 영역에서 개인의 안녕(복지)을 의미한다(Ma & Yiu, 2001; Smith et al., 1996). 음성장애를 가진 사람들은 실직 또는 직업 변경, 사회적 고립, 우울, 장애를 이해하는 것에 대한 어려움 등을 그들의 삶의 질에 불리하게 영향을 미칠 수 있는 많은 부정적인 요인들을 경험할 수 있다(Smith et al., 1996).

개인의 삶에 장애라는 요인이 미치는 영향을 완전히 설명하기 위해서, 1980년에 세계보건기구(World Health Organization, WHO)는 개인의 신체적(또는 정신적) 손상, 손상의 결과로 인한 장애의 단계, 장애가 미치는 불리한 조건을 고려한 모델 손상(impairment), 장애(disabilities), 사회적 불리(handicap)에 관한 국제적 분류 기준(International classification of functioning, disability, and health, ICF)을 제시하였다. 그 모델은 또한 개인의 환경적, 문화적 가치와 믿음, 목표, 기대, 기준 그리고 염려에 대해서도 고려하였다(Gasparini & Behlau, 2007; Konnai, Jayaram, & Scherer, 2008; Krischke et al., 2005).

이 모델에서 손상은 육체적 문제와 이것이 구조의 기능에 미치는 영향을 언급하였다. 예컨대, 발성 곤란을 가져오는 **일측성 성대마비**가 생긴 것은 손상을 입은 것이다. 장애는 손상에 의해서 기능에 영향을 미치는 것으로 정의된다. 발성의 문제를 가진 사람은 의사소통의 부분적 또는 모든 양상에서 어려움을 경험할 것이다. 사회적 불리는 개인의 사회적, 환경적, 또는 경제적 기능에 장애가 미치는 영향에 의해 발생될 수 있다. 다른 사람과 살아가면서 일어나는 사건을 처리하는 방법이 다르고, 네트워크 지원과 자원의 차이, 음성의 필요와 사용이 다르기 때문에, 비슷한 종류와 심한 정도의 발성장애를 가진 두 사람이라 할지라도, 각각이 불리한 조건을 가지는 단계는 매우 다를 수 있다. 장애의 지속 기간, 장애의 발병을 둘러싼 조건, 환자의 나이와 사회적 환경, 직업 상태, 직종, 개인의 성격, 병이 진행되는 속도, 음성 기능과 관련된 과거의 경험, 환자의 일반적인 건강 상태와 같은 요인들은 환자의 삶의 질과 불리한 조건의 정도에 긍정적 또는 부정적으로 영향을 미칠 수 있다(Murry, Medrado, Hogikiyan, & Aviv, 2004; Wheeler, Collins, & Sapienza, 2006). 예를 들어, 경력에 따라 목소리가 달라지는 오페라 가수는 본인보다 더 심각한 음성장애를 가진 비전문적 음성 사용자보다 경미한 발성 곤란에도 상당이 영향을 더 받을 수 있다.

WHO가 첫 번째 모델을 제시한 이후로, 이것은 건강과 장애를 정의하고 평가하는 국제 표준으로 모두 191개 회원국에 의해 업데이트되었으며 2001년에 승인되었다(WHO, 2001). 현재 **기능**(functioning), **장애**(disability), 그리고 **건강**(Health)**의 국제적 분**

표 3.9 ICF의 요소들

요소	정의
신체 기능들	신체 시스템의 생리학적 기능들(심리적 기능도 포함)
신체 구조들	장기, 의족 그리고 그들의 구성 요소와 같이 신체의 해부학적 부분들
손상	심각한 탈선 또는 손실과 같이 신체 기는 또는 구조에서 나타나는 문제
활동	개인에 의한 과업 또는 활동의 실행
참여	삶의 상황에서 참여
활동 제약	활동들을 실행하는데 개인이 가질 수 있는 어려움
참여 제한	삶의 상황에서 참여하는데 개인이 겪을 수 있는 문제들
환경적 요인들	사람들이 생활하고 그들의 삶을 살아가는 신체적, 사회적, 그리고 행동적 환경

출처: World Health Organization (2001).

류(International Classification of Functioning, Disability, and Health, ICF)로 불리는 두 번째 모델은 최근의 생각과 전문 용어를 더 반영한다. "활동의 제약"이라는 용어는 "장애 정도"로 더 많이 사용되고, "사회적 불리(handicap)"란 용어는 "참여의 제한"으로 대체되었다. 신체적/정신적 건강, 활동의 제약, 참여의 제한을 인식하게 하는 이런 변화들은 상호 의존적이며, 이런 관계들은 차례로 환경적, 사회적, 그리고 개인적 요인들에 영향을 받는다. ICF의 가장 최근의 버전(2001)은 질병과 장애보다 건강과 복지를 강조하며, 생물학적, 심리적, 환경적 요인의 맥락에서 건강과 기능을 포함한다. ICF의 주요한 이점은 건강 관리 전문가들과 의료계 관련자들 간의 의사소통을 촉진하는 전 세계적으로 사용할 수 있는 표준화된 전문적 건강 용어를 용이하게 하였다는 데 있다. 〈표 3.9〉는 ICF의 주요한 요소를 정의하고 설명하였다.

ICF는 두 개의 기본 범주로 나뉜다: 신체 기능과 구조 그리고 활동과 참여이다. 신체 기능은 인간 신체의 모든 해부학적, 생리학적, 심리학적 기능들을 포함한다. 구조의 손상은 신체구조에서 변태, 결함, 손실 또는 다른 중대한 일탈을 포함할 수 있다. 손상은 일시적 또는 영구적, 점진적, 후퇴적, 정지된, 간헐적, 지속적 등과 같이 더 다양하게 분류할 수 있고, 경미한 것에서 심각한 범위로 나눌 수 있다. 활동은 개인에 의해 실행되는 과업 또는 행동을 언급한다. 참여는 사람이 삶의 여러 상황에 포함되는 정도를 반영한다. ICF는 활동 제약을 활동들을 실행하는 데 개인이 가질 수 있는 어려움으로 정의하였다. 손상은 활동 제약과 참여 제한의 결과일 수 있다. 제약의 정도는 개인의 건강 조건과 성별, 인종, 나이, 다른 건강 조건, 몸매, 생활양식, 취미, 자라온 방식, 대처 방법, 사회적 배경, 교육, 직업, 과거와 현재의 경험, 전반적인 행동 양식과 성격 그리고 개인의 신체적 이점과 같이 각 요인들 간의 복잡한 관계에 따라 좌우된다. 게다가, 개인의 생활 환경과 같이 외부적 요인들도 제한의 범위에 영향을 미친다. 앞선 모델과 비슷하게, 비슷한 손상을 입을 두 사람이라 할지라도, 서로 다른 정도의 참여의 제한을 경험할 수 있다는 것을 함축한다. 다시 말해, 동일한 일측성 성대마비를 입었더라도 생계를 위해서 자신의 목소리에 의존하지 않는 사람들은 배우, 가수, 교사, 판매원보다 더 적게 제한을 받을 것이다. "지식 학습과 적용", "대인간의 상호작용과 관계", "공동체, 사회적, 도시 생활"과 같은 장처럼, ICF에서 많은 활동/참여 장들은 그들의 성공적인 실행을 위해 좌우되는 행동들을 포함한다(Threats, 2006). 본질적으로 의사소통은 두 사람 이상이 포함된 사회적 기능의 하나이므로 이러한 활동을 포함하는 것은 타당하다(Eadie, 2003).

ICF는 음성장애자들에 대한 임상적 관리를 위한 틀을 제공한다. 신체의 기능과 구조 수준에 대한 치료는 음성 신호의 질을 향상시키도록 고안되었다. 치료는 행동적, 수술적, 약학적이거나 복합적일 것이다. 예를 들어, 일측성 성대마비를 가진 사람은 마비된 성대가 가운데로 더 닫히게 하기 위해서 수술을 하게 될 것이고 더 효과적으로 음성을 사용하는 방법을 배우게 될 것이다. 활동/참여 단계에서 치료의 초점은 의사소통의 사회적 상황을 포함하여 치료의 범위를 확장시키는 것이다. 이 단계의 치료적 과정에서는 가족 또는 친구를 포함시키거나, 집단 치료, 상담, 자아개념, 직업 문제와 같은 요인들을 재활 목표로 고려한다. 환경적 요인들과 관련해서는 장애물은 감소시키고 효과적인 음성 의사소통의 촉진자들은 향상시키는 것이 목표가 될 수 있다(Ma, Yiu, & Abbott, 2007). 이러한 광범위한 치료의 범위와 관련하여서는 아직 치료 접근의 효과를 확인하기 위한 더 많은 연구와 평가 결과가 필요하다(Eadie, 2003).

치료의 틀로 ICF를 사용하는 것에는 중요한 이점이 있다. 첫째, ICF의 초점은 장애를 가진 개인이며, 그 개인은 무엇이 그들에게 필요한지 무엇이 그들을 위해 작동하는지를 궁극적으로 판단하게 한다(Threats, 2006). 둘째, 개인의 치료에 관련된 모든 사람들 간의 여러 전문 분야에 걸친 의사소통과 협력의 필요성을 강조하는 통합된 총체적 접근이다(Threats, 2006). 평가하고 치료하는 이 접근은, 음성치료에서 최적의 서비스 제공 모델이라는 것이 이미 널리 알려진 팀 개념과 잘 맞다. 이러한 개념의 중요성을 인지하여, ASHA는 말-언어 병리를 위한 훈련 범위(Scope of Practice for Speech-Language Pathology)(2001), 청각학의 훈련 범위(Scope of Practice for Audiology)(2003), 그리고 말-언어 병리학의 전문가를 위한 바람직한 훈련 방법(Preferred Practice Patterns for the Profession of Speech-Language Pathology)(ASHA, 2004) 등의 다양한 전문적 서적에서 ICF를 말-언어 병리학 그리고 청각학의 기본 틀로 채택하였다.

음성에 미치는 약물의 영향

현대 사회에서 약물 치료란 인생의 사실을 받아들이는 것이라 할 수 있다. 약물은 많은 급성 및 만성 장애들을 경감시키는 데 도움을 주며, 수백 만 명에 이르는 사람들의 삶의 질을 향상시키는 데 엄청난 기여를 한다. 그러나 특히 잠재적으로 음성 기능에 영향을 미칠 수 있는 약물의 부작용을 기억하는 것도 중요하다. 말-언어 청각 전문가들은 환자의 건강 상태와 할 수 있는 평가, 환자의 음성 산출에 미칠 수 있는 가능한 한 많은 약물의 영향에 대해 반드시 이해해야 한다. 이것은 아마도 만성질환의 높은 발생률의 결과로 불균형하게 높은 약물을 사용하는 노인들을 치료할 때 특히 중요하다. 게다가, 노인들은 매우 많은 수의 다양한 약물들을 투여하기 때문에 약물 반응에 대한 위험이 증가한다(Abaza, Levy, Hawkshaw, & Sataloff, 2007). 노화의 음향학적 영향을 연구한 Ferrand(2002)는 14중 12명의 노인 여성이 Estrace(에스트로겐 대체), Procardia(항협심증), Ultram(주로 진통제로 사용), Zoloft(항우울제), Synthroid(갑상선 저하), Prilosec(프로톤 펌프 억제제), Toprol(항고혈압제), Celebrex(항 염증제) 그리고 Zocor(콜레스테롤) 등을 포함한 약을 복용하고 있다고 보고하였다. 이런 여성들의 많은 사람들은 여러 가지 문제로 4개 또는 5개의 약을 복용 중이었다. 호흡, 발성 또는 신경학적으로 전혀 문제가 없는 건강한 노인 여성이 음향 분석에서 중년과 젊은 여성과 비교하였을 때, 발성 안정성에서는 감소된 수준을 나타내었다. Ferrand는 이런 약물의 부작용이 발성 안정성을 감소시키는 데 부분적으로라도 영향을 미칠 수 있다고 추측하였다.

처방전이 없는 약(OTC), 처방약, 약초 약, 기분전환 약으로 불리는 약을 포함한 많은 약물은 음성에 영향을 미친다. 그 약물들이 구강, 주입, 흡입 또는 정맥 주사 등 어떤 방법으로 주입되든, 약물은 결국 혈류 안으로 들어가고 몸 전체를 순환하게 된다(Linville, 2001). 많은 약물은 구강 점막을 건조하게 만드는 구강건조증을 일으켜 음성기능에 영향을 미친다.

구강건조증(xerostomia)은 성도에 영향을 미치는 가장 일반적인 부작용이며, 현재까지 500가지 이상의 약물과 관련되어 있다(Porter, Scully, & Hegarty, 2004). 건조증은 성대의 점막에도 영향을 미칠 수 있다. 분비물의 점도는 몸 안의 수분 정도와 직접적으로 연관되므로 체내 수분에 영향을 미치는 어떤 요인들은 성대의 수분 정도에도 영향을 미칠 수 있다. 윤활유 또한 정상적 균형의 변화와 후두 분비물의 농도에 의해 손상을 받을 수 있다. 성대의 알맞은 윤활유는 성대의 자유로운 움직임과 정상적인 점막 파동을 위해서 중요하다. 건조한 성대는 진동을 하기 위해서 더 큰 발성 한계 압력(PTP)을 요구한다. 이것은 더 많은 노력을 필요로 하며 음성 피로의 결과를 가져올 수 있다(예, Sivasankar & Fisher, 2002). Roh, Kim, Kim(2008)은 건강하고 젊은 남자들을 대상으로 입을 건조하게 하는 약을 섭취하게 한 후 성대의 기능을 검사하였을 때, 발성 노력 점수, 음도와 강도 등급, PTP이 구강건조증이 있는 집단에서 유의미한 차이를 보였다고 보고하였다.

약물은 탈수증과 점막 분비물의 변화보다 성대기능에 더 심각한 부작용을 초래한다. 예를 들어, 아스피린과 같은 진통제 그리고 이부프로펜과 같이 스테로이드 성분이 없는 항 염증제는 혈액의 응고를 방해하므로 출혈의 위험을 증가시킬 수 있다(Murry, McRoy, & Parhizkar, 2007). 음성을 과도하게 사용하는 사람들은 아스피린을 투약하였을 때, **성대출혈**이 나타나기 쉽다. 정신활동에 작용하는 약물은 항정신병 약물, 기분 안정제, 항불안제, 항우울제를 포함한다. 이러한 약물은 중추 신경계에 영향을 미치거나 운동장애, 떨림, 운동 실조, 실어증 등과 같은 일시적 또는 영구적 부작용을 야기하여 성대기능에 영향을 미칠 수 있다(Thompson, 1995). 이런 약물들은 또한 역류를 야기시키거나 더 심하게 할 수 있으며, 성대 탈수증의 원인이 될 수 있다. 약물에 의한 또 다른 잠재적 부작용은 불안, 긴장, 현기증, 섬망, 우울, 환각, 광기, 과대 망상, 신경과민, 수면장애를 포함한다(Abaza et al., 2007).

일반적으로 사용되는 약물은 항히스타민제, 거담제, 기침 억제제, 혈압약, 역류 억제제, 진통제, 스테로이드, 호르몬제, 신경계 약물, 정신계 약물을 포함한다. 〈표 3.10〉에는 일부 약의 종류와 음성 산출에서 잠재적으로 미치는 영향을 나열하였다.

항히스타민제. 항히스타민제(antihistamines)는 알러지를 완화하기 위해 사용된다. 이런 약물은 침샘관과 호흡 기관의 점액 분비막에 영향을 미치고, 위쪽 호흡관의 분비를 줄이고 두껍게 하는 데 영향을 미친다(Abaza et al., 2007; Sataloff et al., 1998; Thompson, 1995). 이는 마른 기침을 발생시키는 것과 더불어 발성을 방해할 수 있다. 뿐만 아니라, 쉰목소리, 목의 통증, 음성변화, 후두염, 증가된 발성 노력 등 또한 부작용으로 보고된 바 있다(Murry et al., 2007). Claritin과 같은 새로운 항히스타민제는 종종 이러한 건조 현상에 영향을 덜 미친다.

거담제. 거담제(mucolytics)는 묽은 점막 분비물을 증가시키거나 증가하도록 돕는다. 이것은 항히스타민제의 영향과 반대로 작용한다. 이런 약물들은 비교적 무해하며, 많은 분비물이 나오거나, 자주 목을 가다듬거나 후비루에 불만이 있는 사람들을

표 3.10 선택된 약의 종류와 상표 그리고 성대에 미치는 잠재적 부작용

약 종류	이름	음성에 미치는 잠재적 영향
항불안제	Valium	실어증, 진전
	Xanax	점막 건조
	Librium	운동 실조
항콜린 작용제	Parsidol	점막 건조
항경련제	Neurontin	운동 실조
	Tegretol	운동 실조
	Dilantin	운동 실조; 실어증
항울제(Tricyclic)	Elavil	점막 건조
항히스타민제	Allegra	점막 건조
	Benadryl	점막 건조
	Claritin	점막 건조
	Dimetapp	점막 건조
	Zyrtec	점막 건조
	Acebutolol	마른 기침
항고혈압제	Toprol	기관지 경련
	Accupril	마른 기침; 목의 통증
	Lasix	탈수증
항정신병약	Calan	
	Clozaril	진전, 운동 저하, 운동 실조, 실어증
	Haldol	점막 건조; 지발성 디스키네지아
	Orap	점막 건조; 지발성 디스키네지아, 실어증
	Thorazine	지발성 디스키네지아
경련방지제	Baclofen	
	Botox	숨소리 섞임; 약증
경직방지제	Zaniflex	점막 건조
기관지 확장제	Albuterol	
	Isuprel	점막 건조; 인두 염증
	Serevent	
COMT 반응 억제제	Tasmar	디스키네지아
코르티코스테로이드	Prednisone	감염되기 쉬움
도파민 작용약	Parlodel	점막 건조; 디스키네지아
도파민 작용성	Symmetrel	점막 건조
도파민 대체제	L-Dopa	점막 건조
	Sinemet	
모노아민 산화효소 억제제	Nardil	점막 건조; 부종
MAO-B 억제제	Selegiline	점막 건조; 디스키네지아

기분 안정제	Lithium	갑상선 기능 부전
페니실린	Amoxil	설염; 점막 건조
정신자극제(Psychostimulant)	Ritalin	점막 건조; 진전
진정시키는 최면암시	Prosom	운동 저하
	Ambien	점막 건조
선택된 세로토민 재흡수 억제제	Prozac	
	Paxil	점막 건조
	Zoloft	점막 건조; 진전

도와줄 수 있다.

진해제. 특히 코데인이 포함된 진해제(기침 억제제, antitussives)는 종종 성대 분비물을 건조시키는 물질을 포함한다(Thompson, 1995). 뿐만 아니라 진해제는 항히스타민제를 하나의 물질로 포함시킬 수 있다. 이것은 조직의 탈수작용을 심각하게 한다.

항고혈압제. 항고혈압제(혈압 약물, antihypertensives)는 위쪽 호흡관의 점막을 건조하게 한다. 뿐만 아니라, 이 약물은 종종 전반적인 체내 수분 양과 탈수증을 감소시키기 위해서 이뇨제와 함께 사용된다(Thompson, 1995). 위 아래쪽의 부드러운 근육에 반응하기 때문에 항고혈압제는 또한 위식도역류를 심화시킬 수 있다(Rammage, Morrison, & Nichol, 2001).

항분비성 약제. 제산제로 위산을 중화시키고, H2 차단제로 산의 분비를 억제하거나 프로톤 펌프 억제제로 위의 산성 생산을 완전히 막음으로써 역류성 약들은 위식도역류 질환(GERD)을 치료하기 위해서 사용되었다. 이 약들 중 몇 개는 성대에서 나오는 분비물을 건조시킬 수 있다(Lawrence, 1987). 다른 여러 가지 잠재적 부작용은 혼란, 정신착란, 우울증, 환각, 긴장, 조증 등이 있다(Abaza et al., 2007).

코르티코스테로이드. 스테로이드는 감염, 외상, 면역 조직 질병을 포함한 많은 상태에 대해 처방된다. 천식 또는 만성 기관지염을 치료하게 위해 사용하는 흡인용 스테로이드는 후두조직에 염증을 일으키거나 후두에 영향을 주는 감염을 일으킨다(Rammage et al., 2001). 흡인용 스테로이드의 부작용은 갑상성대근의 쇠약과 궁형 성대, 염증, 성대 균의 번식 등이 있다(Sataloff, Hawkshaw, & Anticaglia, 2005).

호르몬. 호르몬(Hormones)은 성대의 액체 종류나 구조를 변화시킬 수 있다. 예를 들어, 안드로겐은 자궁 내막증과 같은 질병을 치료하기 위해서 사용되거나, 유방암을 치료하기 위한 화학요법의 한 부분으로 사용될 수 있다(Thompson, 1995). 호르몬은 또한 폐경 후에 오는 성기능 장애를 치료하는 데도 사용되곤 하였다. 그러나 이러한 약물들을 복용한 여성들은 영구적으로 낮은 F0와 거친 목소리를 산출하는 부작용을 경험할 수도 있다(Abaza et al., 2007; Murry et al., 2007; Sataloff et al., 1998). 몇몇의 피임약은 대개 높은 프로게스테론을 함유하고 있으며, 이것은 대부분 안드로겐과 같이 목소리를 변화시킬 가능성이 있다. 최근에 미국의 경구 피임약 마켓에서는 에스트로겐과 프로게스테론의 비율을 적절하게 맞춘다. 몇몇의 호르몬은 음성 문제를 만들기보다, 잠재적인 문제를 경감하는 데 도움이 되기도 한다. 예컨대, 에스트로겐과 함께 호르몬 대체 치료법은 폐경기 또는 폐경 후에 여성에게서 나타나는 부종과 F0의 저하를 방지한다(Abaza et al., 2007; Murry et al., 2007).

신경 이완제. 신경 이완제(신경계 약물, neuroleptics)는 파킨슨병, **다발성 경화증**, **중증 근무력증**, 루게릭 병 등과 같은 질환을 치료하는 데 사용되었다. 이런 종류의 약물은 중추/말초 신경 시스템을 대상으로 하고 진전, 운동 실조, 실서증과 같은 부작용을 초래할 수 있다. 국제건강기구는 웹사이트(www.nlm.nih.gov/medlineplus/druginfo/drug_Aa.html)에 약물의 종류와 부작용을 자세히 설명해 놓았다.

음성장애의 임상적 관리에서 다문화적 요인들

다문화적 고려사항은 연구와 임상을 토대로 한 음성장애의 영역에서 필수적인 부분이 되었다. 지난 십 년 간, 수용 가능한 음질과 음성장애에 대한 지각에서 사회적 문화적 요인들의 영향은 광범위하게 인지되어 왔다. 문화적, 방언적 그리고 언어에 기초한 기대는 정상 음질의 개념, 수용 가능한 음성 패턴과 사용에 대해 고려하는데 영향을 미쳤다(Thibeault, 2006). 미국에서 말과 음성의 기준은 백인, 음성을 전문적으로 사용하는 중간 집단, 일반적 미국 영어로 교육받은 단일 언어 화자를 기초로 수립되었다(Grosjean, 1989; Kohnert, Kennedy, Glaze, Kan, & Carney, 2003). 그러나 이는 전체 미국 인구의 높은 비율을 차지하는 집단에는 적용되지 않는다. 2010년 인구조사에 의하면(U.S. Bureau of the Census, 2010), 인구의 72.4%는 백인으로 2000년 인구조사 때부터 5.7% 증가하였고, 12.6%는 아프리카계 미국인으로 2000년부터 12.3% 증가하였다.

미국계 인디언과 알래스카 원주민은 전체의 0.9%로 2000년보다 18.4% 증가하였다. 아시아인은 4.8%로 43.3% 증가하였다. 히스패닉과 라틴계 사람들은 16.3%로 2000년보다 43% 증가하였다. 하와이 원주민과 다른 태평양계 섬 사람들은 전체의 0.2%로 35.4% 증가하였다. 특정하게 정의되지 않는 다른 집단들은 6.2%를 차지하며 24.4%가 증가하였고, 두 개 또는 세 개 인구집단에 포함되는 사람들은 32% 늘어난 전체의 2.9%를 차지하였다. 지난 십 년 동안 모든 주(state)의 인구는 증가하였고, 특히 아시아, 멕시코, 중앙아시아, 아프리카, 남아메리카, 유럽, 중동에서 이민자들이 늘어났다(Kohnert et al., 2003). 이러한 인구 변화는 말 언어 병리학자들이 전통, 가치, 그들과 다른 집단 문화의 믿음을 이해하고 인지하는 것을 중요하게 하였다. 특히, 임상가들은 반드시 심한 정도의 인지, 삶에 미치는 영향, 병인학과 관련된 믿음, 치료에 대한 선호 면에서, 다양한 문화권들 간에 의사소통적 장애를 포함한 장애를 인지하여야 한다(Salas-Provance, Erickson, & Reed, 2002). 건강과 장애와 관련된 가치, 행동 믿음은 특정문화에서 개인주의와 집단주의 중 어느 것을 강조하는지와 관련된다. 미국과 같은 개인주의 사회는 개인의 사적인 목표를 더 강조하는 경향이 있는 반면, 아시아와 남아메리카와 같은 집단주의 사회에는 집단적 목표를 더 강조한다(Yiu, Ho, Ma, Abbott, & Branski, 2009).

미국말언어청각협회(ASHA)는 의사소통 장애를 가진 개인에 대한 서비스 제공에서 다문화 요소의 역할의 중요성을 이해하여, 2004년도에 "문화적 언어적으로 적절한 서비스를 제공하기 위해 말-언어 병리학자와 청각학자에게 필요한 지식과 기술"이라는 제목의 지식과 기술 성명을 발행하였다. 그 내용은 다음과 같다(www.asha.org/docs /html/KS2004-00215.html 에서 이용 가능).

> 문화적 다양성은 많은 요인들에게서 기인되고 인종, 종교적 신념, 성적 취향, 사회 경제적 수준, 지역 색깔, 연령을 기반으로 한 또래 집단, 교육적 배경 그리고 정신적/신체적 장애에 영향을 준다. 2000~2015년까지 미국에서 이루어지는 인종 민족 프로젝트는 소수 인종/민족의 비율이 전체의 30%를 넘는다는 점을 지적한다. 2010년의 학생 인구 중 22%는 이주민자라는 것도 나타났다. 개개인의 문화를 가진 환자들과 마찬가지로, 모든 임상가들에게도 문화가 있다. 전체 ASHA 회원들 중 단 7%만이 소수 인종/민족이다. 우리의 개인적인 문화, 임상 세팅 또는 담당한 치료의 인구 통계와 상관 없이, 우리는 문화적, 언어적으로 적절한 서비스 제공을 위해 노력한다. 예를 들어, 우리는 반드시 어떤 의사소통 장애인지 밝혀내야 하고, 환자의 문화적 및 언어적 사회에서 차이는 명백하게 정의되고 설명되어야 한다.

표 3.11 문화적 그리고 언어적 능력을 위한 ASHA의 지식과 기술

a. 효과적인 서비스를 제공함에 있어서 개인 자신의 신념과 편견이 미치는 영향을 이해하기
b. 인종, 민족적 배경, 생활 방식, 신체적/정신적 능력, 종교적 신념/실행, 전통을 존중하기
c. 효과적인 서비스를 제공하는 것과 관련된 환자의 관습, 문화, 가치 그리고 신념이 미치는 영향을 이해하기
d. 의사소통 장애/차이에 대한 정의, 평가, 치료, 관리 과정에 동화 및/또는 사회화 과정이 미치는 영향을 정의하기
e. 특별한 문화 및/또는 특별한 언어를 가진 사회에서 온 환자에게 서비스를 제공하는 데 있어서 교육/훈련에 대한 환자 자신의 제한점을 인식하기
f. 음식, 사물 및/또는 환자의 가치관을 침해하지 않거나 환자의 가정 관습과 사회 또는 의사소통 환경 간에 튼튼한 연결점을 만들 수 있는 활동과 같이 적절한 중재와 평가 전략과 재료를 실행하기
g. 환자, 보호자, 그 외 관련된 사람들과의 적절한 의사소통을 유지하기. 상담을 통한 가치관은 환자와 일치
h. 문화적 정보 제공자와 중개자를 포함한 알맞은 문화와 언어에 능숙한 다른 서비스 제공자와 함께 상담을 필요하거나 선호하는 것을 이해하기
i. 문화적 그리고 언어적으로 알맞은 서비스와 관련된 조항의 도덕적 의무를 이해하기

출처: Reprinted with permission from *Knowledge and Skills Needed by Speech-Language Pathologists and Audiologists to Provide Culturally and Linguistically Appropriate Services*. Available from www.asha.org/policy. Copyright 2004 American Speech-Language-Hearing Association. All rights reserved.

이것은 우리의 평가 절차, 진단적 기준, 치료 계획, 치료 종결의 결정을 포함한 임상의 모든 양상을 알려준다. ASHA의 윤리강령은 "개인은 전문적 서비스를 제공받을 때 차별 받지 않아야 한다"고 이야기하고 있다(ASHA, Principles of Ethics I, Rule C). 임상가들은 문화적 및 언어적으로 적절한 서비스를 제공하기 위해, 일생 동안 그와 관련된 지식과 기술을 발전시키기 위해 끊임없이 배운다.

2004년 ASHA 성명은 다양한 문화를 가진 개인에게 적절한 서비스를 제공하기 위한 특별한 지침을 제공한다(〈표 3.11〉 참조).

ASHA는 이러한 윤리강령을 음성장애인들에게 적용시키면서, (a) 공명 음성장애에 대한 증명/평가와 치료 관리에 관한 선호하는 임상 양상에 대한 최근의 연구 (b) 일반적인 공명 음성장애 패턴의 의사소통 기준 (c) 치료를 종결하기 위한 환자의 말/언어 사회에 적용시킬 수 있는 기준과 반드시 관련되어야 한다고 명령하였다.

문화적으로 만족하는 서비스를 제공하는 것은 Camphina-Bacote(1993)가 4단계 절차로 설명하였다. 첫 번째 단계는 다른 문화와의 차이를 인지하는 것이다. 두 번째 단계는 임상적 관리 전략을 촉진하고 다양한 문화를 가진 개인에게 알맞은 다양한 자료에서 정보를 획득하는 것이다. 사람의 삶에서 의사소통 장애가 미치는 영향을 완전히 이해하기 위해서는 다양한 문화와 언어적 집단에서 정보를 모으는 것은 필수

적이다. 이러한 지식은 임상적 목표를 결정하고 임상적 절차에 관하여 환자와 그의 가족을 교육하는 데 필수적이다(Altenberg & Ferrand, 2006). 세 번째 단계는 환자의 문화적 가치, 신념, 그리고 환자의 장애에 대한 인식을 포함한 임상을 평가하기 위한 전문적 기술의 발전에 몰두하는 것이다. 그리고 마지막 네 번째 단계에서 임상가들은 반드시 다양한 환경에서 환자들과 편안한 상호작용을 느껴야 한다.

Mahendra, Battle, Payne(2006)는 다른 문화를 가진 환자와 처음 만났을 때 밟아야 할 몇 가지 단계를 제안하였다. 여기에는 서로를 소개하고 첫 번째 미팅은 어떻게 진행되는지를 설명하는 것, 통역의 필요성을 결정하기 위해 특정한 질문을 하는 것, 환자의 인종적 사회에 관한 몇몇의 배경 지식을 획득하는 것과 더불어 미국에 거주한 기간, 교육적 경험, 말하고 이해하는 언어, 사회화 패턴 그리고 소속된 종교에 관한 정보를 획득하는 과정이 포함된다. 이런 지식을 겸비한 의사는 개인의 가치와 소원을 통합치료 계획으로 통합하는 강력한 위치에 있다.

장애에 대한 문화적인 관점. 장애에 대한 다양한 문화적 관점은 장애 문헌에서 잘 설명되어 있다. 세 가지 짧은 예가 아래에 제시되어 있다.

히스패닉 라틴아메리카 문화는 개인의 복지보다 집단의 복지를 더 중요하게 생각하는 집단주의 경향이다. 그러므로 개인의 장애는 모든 가족 구성원 전체의 것이다(Salas-Provance et al., 2002). Salas-Provance 등은 라틴아메리카 문화를 가진 사람들은 종종 장애와 "정상 아동이 있는" 사람들을 구분한다. 이 관점에서, 신체적으로 질환 또는 질병이 없고 그 사람 기능의 현재 수준에서 일상생활에 참여할 수 있는 개인이 영향을 받는 만큼, 그 사람은 건강한 사람으로 간주된다. 그렇지만, 동시에 전통적인 관점인 "남성 우월주의"는 장애에 대한 부정을 야기할 수 있다(Salas-Provance et al., 2002). 몇몇 남성들은 재활 프로그램에 참여하는 것을 약함의 신호로 보고 거부할 수 있다. 그와 반대로 여자들은 장애의 고난을 이겨내는 문화적 기대에 부응하기 위해서 장애가 미치는 영향을 부정할 수 있다.

한국 한국 사람들은 세계를 전체적 그리고 영적으로 바라보고, 건강은 환경, 사회, 생리학적 영역 간의 상호작용에 따라 달라진다고 생각한다(Erickson, Devlieger, & Moon Sung, 1999). 질병은 신체적, 심리학적 또는 영적 또는 이것 모두의 요인들이 방해를 받은 결과이다. 전통적인 한국의 약물인 한방은 건강, 전체, 균형의 요소를 통합한다(Erickson et al., 1999). 한국문화에서 개인은 전통적 약물과 서양 약물을 통합하여 사용함으로써 편안해 질 수 있다. 이것은 Erickson 등(1999)이 30명의 한국계 미국인 여성들을 연구한 결과에서 명백하게 나타났다. 응답자의 4분의 3이 청력 문제에 대한 치료 또는 예방 방법으로 기도를 제시하였다. 이 문화에서 약초와 침술을 일반적으로 같이 사용하며 종교에 대한 강한 영향은 임상적 관리에서 반드시 고려하여야 한다. 이와 동시에 한국인들은 또한 장애에 대한 원인과 치료를 바라보는 서양의 관점도 강하게 믿으며 두 관점을 조합해서 치료하는 것을 어려워하지 않는다.

중국 중국문화는 창조적이고 독립적인 북미 문화와 반대로 준수, 순종, 수동성을 띈다(Fung & Roseberry-McKibbin, 1999). 미국 아이들에게는 수업에 참여하고, 질문하고, 독립적인 사고를 나타내는 것이 기대된다. 중국 아이들은 선생님께 공손하게 대하고 존경해야 하며 직접적으로 눈을 마주치면 안된다고 배운다. 이것은 버릇없고 무례하다고 여겨지기 때문이다. 광동어를 쓰는 사람들 또한 자신의 감정 특히 부정적인 감정을 대중들에게 보여서는 안된다고 교육받는다. 임상가들은 광동어를 쓰는 사람이 고개를 끄덕였을 때, 꼭 상대에게 동의함을 나타내는 것이라기보다는 단지 무엇을 의미하는지는 이해하였음을 표현하는 것일 수 있다는 사실을 반드시 인지하여야 한다(Fung & Roseberry-McKibbin, 1999). Fung와 Roseberry-McKibbin은 광동어를 사용하는 환자가 임상가에게 화났거나 치료에 대해서 실망을 하였더라도 임상가는 절대로 그것에 대해 알지 못한다고 보고하였다. 그러므로 모든 것이 순조롭게 진행되는 줄 알았기 때문에 갑자기 환자가 치료 세션에 참여하지 않거나 전화를 받지 않을 때 임상가는 당황할 것이다. 미국 사람들은 솔직하다. 그러나 말-언어 병리학자들은 부모들이 자신의 아이들 문제에 대해 논의하고 싶지 않을 수 있다는 사실에 매우 민감할 필요가 있다. 미국에 사는 광동어를 쓰는 몇몇의 부모들은 그들의 아이가 특수교육이 필요하거나 언어장애라는 것을 받아들이는 것이 매우 어려워할 수 있다. 말-언어 전문가들은 또한 언어학적 기초를 둔 음성의 차이를 반드시 인지하여야 한다. 미국에 사는 광동어를 쓰는 사람들의 말은 매우 빠르고 크게 느껴질 수 있고 말 속도와 크기를 관찰할 필요가 있을 수 있다(Fung & Roseberry-McKibbin, 1999). 뿐만 아니라 광동어는 단어를 구분하기 위해서 음성학적으로 음도 변화를 사용하는 음색 언어이기 때문에, 광동어를 사용하는 화자는 영어에서 사용되는 음도 변화가 청자에게 다소 단조롭게 들릴 수 있는 것을 받아들여야 한다.

음성장애에 대한 지각. Altenberg와 Ferrand(2006)는 어떻게 서로 다른 집단(영어 단일언어 사용자, 영어/러시아어 이중언어 사용자; 영어/광동어 이중언어 사용자)이 음성장애를 가진 사람을 인지할 수 있는지를 조사하였다. 음성장애가 심각할수록 청자의 부정적 인식이 증가하였다는 결론이 나타났고, 경미한 음성장애의 경우에도 정상 음성보다 부정적인 태도를 야기하였다. 이런 양상이 세 집단 모두에게서 같게 나타나지만, 광동어/영어 이중언어 집단이 영어 단일 사용 집단보다 심한 음성장애를 더 부정적으로 인식하였다. 그러므로 음성장애를 가진 사람 특히 심한 음성장애에 대해 부정적으로 느끼는 정도는 언어적 그리고 문화적 배경에 따라 달라질 수 있다.

Yiu 등(2009)은 발성 문제가 있는 중국 사람(홍콩)과 북미 사람(피츠버그)을 대상으로, 그들의 음성으로 인해 활동의 제약이나 참여의 제한을 받고 있는지에 대해 자기평가를 실시하였다. 두 집단은 비슷한 정도의 음성 손상을 가지고 있었지만, 홍콩 집단은 피츠버그 집단보다 그들의 매일 활동과 사회적인 기능 면에서 더 심각한 제한을 가진다고 인식하였다. 중국 화자들은 또한 음성 문제와 관련하여 더 심각한 감정적 고통을 느꼈다. Yiu 등(2009)은 음성 문제의 관리는 반드시 사회적 그리고 문화적 요인을 포함하는 손상 수준 이상으로 확장하여야 한다고 강조하였다.

문화적 요인과 음성 건강. 음성과 음성 건강에 대한 인식의 차이들은 문화 간에서만 나타나는 것이 아니라 문화 안에서도 나타난다. 문화 안에 속한 개인은 다양한 민족이며, 사회경제적 그리고 교육적 수준이 다르고, 다른 종교적 신념과 가족 배경이 있다(Erickson et al., 1999). 이런 요인들은 건강과 장애에 대한 개인의 관점에 영향을 미칠 수 있다. 예를 들어, Verdolini와 Ramig(2001)는 아프리카계 미국인과 백인 합창 가수들에게 음성 문제에 관한 자기 인식을 평가하였다. 질문들은 건강, 약, 음성 위생, 음성 사용과 음성 훈련 경험, 인식하는 음성 문제, 음성 문제와 관련된 치료 모색 양상을 대상으로 하였다. 아프리카계 미국인 가수들의 50%가 근래에 쉰목소리를 지각하였다고 보고한 반면, 백인 가수들이 35%에 그쳤다. 쉰목소리가 지각된다고 보고한 백인 가수들이 아프리카계 미국인 가수들에 비해 자신의 음성 문제에 대한 치료를 더 많이 모색해왔거나 모색하고 있는 경향이 있었다. 뿐만 아니라 아프리카계 미국인이 음성 문제의 치료에 대해 다른 사람의 의견에 더 영향을 받는 것에 반하여 백인 가수들은 그들의 음성 문제에 대한 자신의 인식에 더 많이 영향을 받는 경향을 보였다. 그러므로 중재 모델들은 인구의 여러 부분에 걸쳐 다양하게 할 필요가 있다(Verdolini & Ramig, 2001).

식생활 습관과 직업 동향과 같이 문화적 현상도 후두 건강에 영향을 미칠 수 있다. Holland와 De Jarnette(2002)는 문화적으로 뿌리가 된 식생활 습관은 종종 빈곤의 상태 또는 낮은 사회경제적 잠재력에 의해 강화되고, 위식도역류 질환(GERD)과 인후두 역류(LPR)를 일으키거나 악화시키고 암에 대한 위험이 높은 소수 민족을 낳을 수 있다고 제안하였다. 기름지고 튀긴 음식, 매운 음식, 토마토를 넣은 음식, 술, 카페인은 위산의 역류를 일으키거나 악화시킬 수 있다는 것은 잘 알려진 사실이다(예, Sataloff et al., 2006). 뿐만 아니라 지방, 많은 양의 경화제(curing agents)가 포함된 음식과 같은 특정한 음식은 일부 암의 위험을 증가시키는 것이 알려져 있다(Holland & De Jarnette, 2002). Hargreaves, Baquet, 그리고 Gamshadzahi(1989)는 아프리카계 미국인이 먹은 음식은 높은 프로틴, 지방, 탄수화물과 낮은 건강한 영양소, 섬유, 티아민, 리보플라빈, 비타민 A와 C, 철분이 함유되어 있다고 보고하였다. 미국 암학회(American Cancer Society, 2009)는 이런 음식에 포함된 성분들이 아프리카계 미국 남자와 여자에게서 더 높은 후두암의 발생을 야기시킬 수 있다고 보고하였다. 종종 GERD와 LPR 치료를 위한 처방으로 생활 방식과 음식의 변화는 LPR을 악화시키는 음식을 더 선호하는 아프리카계 미국인이나 라틴계 미국인들에게 특히 더 도전이 될 수 있다(Holland & De Jarnette, 2002). 매운 음식을 선호하는 경향에 주의를 주고 저지하는 것은 문화적 축제와 명절에 더 어려울 것이다.

소수 민족의 직업적 경향은 암을 포함한 후두의 질병의 위험을 증가시킬 수 있다. 미국에서 소수 집단은 역사적으로 낮은 임금, 위험이 높은 직업에 평균 이상이 속해 있다(Smart & Smart, 1997). 그러므로 제조 및 처리 작업에 사용되는 독성과 발암 물질에 노출되었다. 다양한 민족 집단 또한 유전적으로 음성 산출에 영향을 미치는 다양한 조건이 될 수 있다. 예컨대, 만성 기침, 후비루, 만성 기관지염, 기관지 천식, 폐결핵을 포함한 여러 종류의 호흡 문제들이 중국 인구에서 언급되었다(TB; Holland & DeJarnette, 2002). 질병 관리와 예방센터에 의하면, 1990년대에 TB의 발병률 수치는 소수 민족에게서 가장 많이 차지하는 것으로 나타났다. 일부 인종은 TB에 저항을 덜 받는다고 알려진 바 있고 이는 질병에 대한 유전적 소인이 있을 가능성을 제안한다(Holland & DeJarnette, 2002).

민족적 및 언어적 배경과 관련된 해부와 음향학적 요인들. 연구자들은 특정한 종족과 민족 집단들 간에 나타나는 호흡, 후두, 상후두의 차이를 조사하였다. 초기 연구에서 Boshoff(1945)는 남아프리카의 흑인과 백인 시체 간에는 후두 크기가 다르다고 보고하였다. Williams(1975)는 미국에 사는 흑인과 백인 사람들 간의 폐 기능(총폐용량, 폐활량, 잔류량)에서 차이를 발견하였다. 최근의 연구에서 Xue와 Hao(2006)는 백인, 아프리카계 미국인, 중국인 남자와 여자의 구강, 인두강, 성도의 길이와 크기를 측정하였다. 그들은 집단 간에 구강 크기와 전체 성도 크기에 차이가 있다고 보고하였다. 특히, 중국 남자 화자들은 미국계 백인과 흑인 남자보다 유의미하게 더 큰 구강 크기와 전체 성도 크기를 나타내었다. 미국계 백인 여자 화자들은 아프리카계 미국인과 중국 여자 화자보다 유의미하게 더 큰 인두 크기를 나타내었다. 연구자들은 이런 차이가 서로 다른 인종의 화자들이 음질의 다양성을 야기하는 서로 다른 성도 구성을 가지고 있다는 것을 시사한다고 제안하였다. 청자들은 연결 구어뿐만 아니라 고립 모음에서 서로 다른 종족 집단의 화자 목소리의 차이를 인지할 수 있다. Walton과 Orlikoff(1994)는 이런 차이들은 방언적 또는 언어적 차이보다 성대의 차이와 더 관련있는 것 같다고 언급하였다. 그렇지만 Holland와 DeJarnette(2002)는 아프리카계 미국인과 코카서이드 인종(백인종) 음질 간의 음향학적 차이는 아프리카계 미국인의 구전(oral tradition)과 관련 있다고 제안하였다. 그들은 음향학적 증거에 따르면, 아프리카계 미국인 화자는 낮은 F0를 나타내고, 말의 끝을 내리기보다는 더 높이는 경향이 있다는 것을 주목하였다. 이들은 음도의 넓은 범위의 사용을 포함한 아프리카계 미국 화자가 사용하는 억양 특징을 설명하였다. 특정한 부분을 강조하기 위해서 자주 가성 음역(falsetto register)으로 이동하는 것; 여러 종류의 문장 모두에서 강도와 음도 상승을 빈번하게 사용하는 것; 예/아니요 질문을 표현하기 위한 음도 하강 사용(미국 영어의 표준에서는 높이는 억양을 사용)하는 것이 이에 속한다. Altenberg와 Ferrand(2006)는 음향학적 양상은 특정한 언어의 사용과 관련이 있을 것이라고 제안하였다. 그들은 영어/러시아어를 이중 언어로 사용하는 젊은 성인 여자 화자와 영어/광동어를 이중 언어로 사용하는 여자 화자에서 코드 전환의 표시로 F0를 측정하였다. 영어를 단일어로 사용하는 화자 집단과 각 언어와 영어의 평균 F0는 비교되었다. 영어/러시아어 이중 언어를 사용하는 집단에서 영어보다 러시아어에서 일관적으로 더 높은 F0가 나타났다. 영어/광동어를 쓰는 화자에서는 언어가 바뀌어도 평균 F0는 변하지 않았다. 영어 산출에서는 집단들 간에 유의미한 차이가 나타나지 않았다. Andrianopoulos, Darrow, Chen(2001a)은 표준 중국어를 사용하는 남성, 여성 화자의 F0가 아프리카계 미국인, 백인 힌두어를 사용하는 인도인들보다 유의하게 높다는 사실을 발견하였다. 〈표 3.12〉는 다양한 나이의 다양한 인종, 문화, 언어적 집단들의 기본주파수를 나열하였다.

음향학적 차이와 음질 차이가 생리적, 신체적, 사회 문화적 요인들과 관련 있는지 여부를 정확하게 확인하기 어렵더라도, 이런 요인들의 조합은 다양한 문화적 언어적

표 3.12 다양한 인종, 문화 그리고/또는 언어적 집단의 아이들(C)과 성인들(A)의 기본주파수(F0, Hz) 보고

연구자	집단	C/A	F0(Hz)
Altenberg & Ferrand(2006)	영어를 단일어로 사용하는 여성	A	185
	영어/러시아어를 이중언어로 사용하는 여성	A	190(Eng), 208(Rus)
	영어/광동어를 이중언어로 사용하는 여성	A	182(Eng), 174(Cant)
Andrianopoulos 등(2001)	아프리카계 미국 남성	A	127
	아프리카계 미국 여성	A	227
	인도(힌두어) 남성	A	137
	인도(힌두어) 여성	A	251
	중국(표준 중국어) 남성	A	154
	중국(표준 중국어) 여성	A	266
	백인 남성	A	128
	백인 여성	A	233
Awan & Mueller(1996)	아프리카계 미국 남성	C	241
	아프리카계 미국 여성	C	231
	라틴아메리카 남성	C	248
	라틴아메리카 여성	C	248
	백인 남성	C	240
	백인 여성	C	243
Hudson 등(1981)	아프리카계 미국 남성	A	110
	아프리카계 미국 여성	A	193
	백인 남성	A	116
	백인 여성	A	217
Walton & Orlikoff(1994)	아프리카계 미국 남성	A	108
	백인 남성	A	107
Wheat & Hudson(1988)	아프리카계 미국 남성	C	219
	아프리카계 미국 여성	C	211

집단들 간에 인지할 수 있는 음성의 차이를 가져온다. 다양한 문화, 인종, 민족 집단에서 온 화자에게 전문적인 서비스를 제공할 때, 이러한 차이를 고려하는 것은 필수적이다. 뿐만 아니라 음성에 대한 청자의 반응이 문화적 가치와 사회적 태도에 영향을 받는다는 것을 기억하는 것은 중요하다(Altenberg & Ferrand, 2006).

근거기반 훈련

근거기반 훈련(evidence-based practice, EBP)의 개념은 의료 및 같은 건강 직업에서 유래되었고 말-언어 병리학과 청각학에서 매우 중요하게 사용된다.

EBP에는 임상적 관리에서 임상의 전문적 기술과 개인의 특정한 요구, 소원, 가치와 연구에서 얻은 증거를 바탕으로 하여, 가능한 한 가장 최고의 서비스를 환자에게 제공하는 것을 포함한 세 가지 접근이 있다. 이러한 것을 환자의 가족, 문화적 배경, 신념 체계 그리고 장애에 대한 태도와 분리하여 시행할 수 없으므로 EBP는 다문화적 구조에 알맞다.

EBP의 중요성을 인식하면서, ASHA는 의사소통 장애에 대한 증거에 기초한 실행의 입장 진술을 발표하였다(2005, www.asha.org/docs/html/PS2005~00221.html에서 확인 가능). 이 문서는 EBP의 원리를 그들의 임상 실제와 통합하도록 말, 언어, 청각에 관련된 모든 전문가들에게 의무를 강조한다. ASHA의 입장은 다음과 같다:

> 청각사와 말-언어 병리학자들은 높은 질의 임상 관리 서비스를 제공하기 위한 임상적 결정에서, 근거기반 훈련(EBP)의 원리를 통합해야 한다는 것이 미국 말-언어, 청각협회의 입장이다. 근거기반 훈련이라는 용어는 높은 질의 연구 증거가 임상적 결정을 내리는 과정에서 의사의 전문적 소견, 환자의 선호도, 가치와 통합된다는 접근을 의미한다. 증거에 기초한 임상적 실행을 만들기 위해서, 청각사와 말-언어 병리학자들은 임상 서비스를 제공하는 개인과 가족의 필요, 능력, 가치, 선호도, 흥미를 인식하고, 임상 결정을 하는 과정에서 이러한 요인들을 가장 좋은 최근의 연구 증거와 그들의 임상 전문적 소견과 함께 통합한다; 근거 기반 임상과 관련된 지식과 기술을 포함한 높은 질의 전문적 서비스를 제공하는데 필요한 지식과 기술을 유지한다; 예방, 검진, 진단적 절차, 관찰 기록을 평가하고 인정 기준을 사용하여, 근거에 기초한 문헌에서 설명되는 최대의 정보를 제공하고, 비용 효과적인 진단, 검진 도구를 정의하기 위해 평가한다; 이런 근거들을 임상적 결정에서 통합하기 전에, 저널 기사, 교과서, 평생 교육 오퍼링, 신문기사, 광고, 웹 기반 제품을 포함한 어떤 소스나 형식에 나타나는 근거의 질을 평가한다; 임상 치료의 의미를 가지기 위해서 새롭고 높은 질의 연구 근거를 감시하고 통합한다.

EBP의 사용을 촉진하기 위해서, ASHA는 의사소통 장애자들에게 근거에 기초한 실행을 위해서 국제센터를 설립하였다. 센터에서는 임상 실제 지침의 목록을 유지관리하고, 관련 문헌의 체계적인 검토를 게시하며, 다양한 주제의 문헌을 체계적으로 검토하는 일을 수행한다(Kent, 2006).

EBP의 이점 음성장애를 가진 환자들의 임상적 관리에 EBP의 원리를 적용하면 환자와 전문가 모두에게 여러 가지 이점이 있다. 새로운 정보를 평가함으로써, 임상가들은 의사소통 상황에서 어떻게 치료가 원하는 방향으로 효과적으로 작동하는지를 더 쉽게 이해할 수 있다(Meline & Paradiso, 2003). 이것은 치료 전략이 각 개인의 필요에 반응하여 조정되도록 한다(Bernstein Ratner, 2006). 그러므로 환자들은 고유한 개인 및 사회 문화적 상황에 알맞은 맞춤 서비스를 받게 된다. 평가와 치료를 지도하는 데 임상 전문적인 기술과 연구 근거를 함께 사용하는 것은 환자에 대한 치료의 성공 가능성을 최대화한다. 말-언어 병리학자를 위하여, EBP는 환자에게 가장 알맞은 치료 접근을 선택하고, 예후에 대한 정보를 만들며, 비용 효과적인 중재를 선택하는 데 도움을 준다(Worrall & Bennett, 2001). 그러므로 EBP는, 지불 목적을 위해 임상 서비스가 효과가 있다는 근거를 요구하는 정부기관이나 제삼자 지불자의 책임을 포함한, 임상가의 책임을 증가시킨다(Justice & Fey, 2004; Mullen, 2007). EBP의 더 많은 이점은 무엇이 수용 절차로 간주되는지에 대한 기준을 설정한다는 것이다(Plante, 2004). 예컨대, 리실버만 음성치료는 많은 연구에서 파킨슨병을 가진 환자들의 음성 강도를 증가시켰다는 결과를 보였으며, 효과적인 치료 프로토콜이 잘 정립되어 있다. 과기능적 음성 사용을 감소시키는 데 사용되는 저작기법은 체계적으로 연구되지 않았기 때문에 EBP 기준에 의해서는 효과적인 치료 전략이라 간주하기 어렵다.

말-언어 병리학자들은 환자가 얻을 최선의 이익을 제공하기 위해 근거기반 훈련의 중요성을 인식한다. 한 조사 연구는, EBP와 연구에 일반적으로 긍정적인 태도를 보이는 대부분의 말-언어 전문가들이 연구 문헌을 읽고 이해하는 그들의 능력에 자신감을 가지고 있고 최신 연구를 유지하는 것의 중요성을 인식하고 있음을 보고하였다(예, Meline & Paradiso, 2003; Zipoli & Kennedy, 2005).

EBP의 문제점 EBP는 의사소통 장애를 가진 환자에게 제공하는 임상적 관리에 체계적이고 합리적인 접근을 제공한다. 그렇지만 임상 실제에 경험적 연구를 전적으로 적용하는 데는 몇 가지 문제점이 있다. 연구의 황금 기준은 무작위 대조 연구이다. 이 연구에서는 실험자들은 무작위로 실험 집단과 통제 집단으로 할당된다. 실험 집단과 통제 집단은 다른 변수가 일정하게 유지된 상태에서 목표 변수를 비교한다. 그러나 인간의 의사소통은 매우 다양한 행동이며, 특히 무작위로 통제된 연구들은 변화를 제거하거나 감소하도록 고안되어 있어 이를 반영하기에 어려움이 있다. Yorkston 등(2001)은 음성장애 환자들이 내재하고 있는 다양성을 감추고 각 환자의 강점과 약점 프로파일에 맞춘 치료 접근의 다양성만을 연구의 대상으로 삼기보다는, 환자들의 내재된 이질성을 반영할 수 있는 경험적 연구 설계가 필요하다는 것을 의미한다고 논의하였다. 말-언어 전문가에게 의뢰되는 각 환자들은 대규모 무작위 연구에서 획득한 집단의 자료와 중요한 점에서 차이를 나타낼 수 있다. 그러므로 고려중인 치료가 개인과 관련될 수도 그렇지 않을 수도 있다. 뿐만 아니라 말-언어 전문가들은 만성적인 손상과 끊임없이 변화하는 환경에서 인식, 의사소통 그리고 행동적 손상이 서로 복잡하게 상호작용을 하는 것과 관련된 장애를 가진 환자를 종종 볼 수 있다(Ylvisaker et al., 2002). 고려해야 할 또 다른 요인은 이미 효과가 검증된 치료 방법일지라도, 치료 체제가 지나치게 복잡하거나, 집중적이거나, 장기간이거나, 어떤 환자에게는 알맞지 않을 수 있다는 점이다(Worrall & Bennett, 2001). 그러므로 대규모 연구들에서 얻은 증거들이 항상 모든 환자와 관련되지는 않는다. 이런 단점에도 불구하고, 음성치료에서 근거기반 훈련을 채택하는 것은 필수적인 목표이고, 특별한 치료 기술과 원하는 음성 결과 사이의 원인과 효과 관계를 나타내는 계속되는 엄격한 연구는 이 목표를 성취하는 데 중요한 기초가 된다.

치료 효능

치료 효능(Treatment efficacy)은 치료 유효성(effectiveness), 치료 능률(efficiency), 치료 효과(effects)를 모두 포함하는 넓은 범위의 용어이다. 치료 유효성은 목표한 치료가 잘 이루어지고 있는지, 만약 그렇다면 어떤 환자에게 그러한지와 관련되었다. 치료 능률은 시간과 비용 면에서 최소 비용으로 치료 목적과 목표를 성취할 수 있는 치료의 능력을 나타낸다. 능률은 또한 어떤 치료가 다른 치료보다 더 잘 이루어지는지와 관련되었다(Ramig & Verdolini, 1998). 치료 효과는 목표 행동을 수정하는 치료 방법을 나타낸다. 행동적 음성치료는 전반적인 효과를 보여 준다. 의학적 중재가 보장되지 않거나 수술 또는 다른 의학적 중재의 필요성이 감소될 때, 음성치료는 음성장애를 해결할 수 있다(ASHA, 치료 효능 요약). 2005년에, 발성장애 치료에서 음성치료와 관련된 합의 성명은 미국말언어청각협회의 '특별한 관심 부분 3'과 함께 미국 이비인후과학회(말, 음성, 목에 대한 두경부외과위원회, 음성과 음성장애 분과)에 의해서 발전되었다. 그 성명은 다음과 같이 요약된다: "자격요건이 되는 말 언어 병리학자에 의한 음성치료가 발성장애를 가진 환자의 효과적인 의학적 그리고 수술적 치료를 위해 중요하다는 사실에 본 위원회는 합의한다. 음성치료는 적절한 환자의 반응이 성취될 때까지 반드시 환자들의 치료 계획의 필수부분이 되어야 한다." 여러 연구들은 음성기능이 향상되고 후두 병리의 재발이 감소한 결과를 통해 행동적 음성치료의 효능을 설명하였다. 예컨대, Carding, Horsley, Docherty(1998)는 비기질적(nonorganic) 음성장애가 있는 환자들에게 직접적, 간접적 그리고 치료를 수행하지 않은 경우의 효과에 대한 통제 집단 연구를 수행하였다. 그 결과는 음성수행에 대해 환자가 작성한 설문지, 청지각적 음질 평가, 그리고 음향학적 분석을 통해서 평가되었다. 연구자들은 직접적 치료를 받은 집단의 15명 중 14명은 음질이 정상 수치 안에 속하며 최상의 향상을 나타내었다고 보고하였다. 이 집단의 환자들은 정상적인 음성 사용과 기능으로 돌아왔다고 보고하였다. 간접적 치료를 받은 집단의 사람 중 7명은 유의미한 음질 향상을 나타내었고, 5명은 향상 정도가 적거나 변화가 없었으며, 3명은 악화되었다. 통제집단의 환자 중 13명은 성대기능에 아무런 향상이 없거나 더 악화되었다. John, Enderby, Hughes에 의해 이루어진 보다 광범위한 연구에서 영국에 있는 7개의 음성센터에서 행해지는 음성치료 서비스를 비교하는 벤치마크(음성 결과 평가)를 사용하였다. 평가로는 손상(음성장애의 심각 정도), 장애/활동(의사소통에서 음성 사용의 제한 정도), 불리한 조건/참여(사회적 참여에서 불리한 정도), 복지(감정에 미치는 영향/곤란의 단계)를 측정하였다. 연구자들은 환자 대부분이 4가지 부분에 각각 긍정적인 변화를 만들었다고 보고하였다. 계획되었던 모든 치료를 완료한 환자들은 음질 향상에서 좋은 결과를 성취할 수 있었다.

이 장의 정리

정상 음성은 다양한 신체적, 지각적 그리고 생활방식 양상을 포함하는 다차원적인 실제이다. 음질이 깨끗하고; 음도와 강도가 화자의 나이, 성, 상황에 적절할 때 음성은 정상으로 간주된다; 정상 음성은 과도한 노력, 고통, 긴장 또는 피로 없이 산출된다; 그리고 정상 음성은 사람들이 직업적, 사회적 그리고 감정적 음성 필요를 이행하면서 화자를 만족시킨다. 청-지각적 그리고 음향학적 용어는 일반적으로 화자의 음성 결과를 설명하기 위해 사용된다. 지각적 용어는 화자나 청자의 음성에 대한 주관적인 판단을 포함한다. 음향학적 용어는 음성 신호의 음향학적 분석에서 이끌어낸 설명자이며, 지각적 판단보다 더 객관적이다.

발성장애는 후두 내 외부의 구조적 문제, 신경학적 문제, 생활 방식 습관과 선택, 약물, 심리학적 문제, 몸 조직의 질병, 후두의 신체적 손상, 소화장애, 호흡장애 그리고 알 수 없는 원인에 의한 결과일 수 있다. 치료에 대한 이상적인 접근은 여러 분야의 전문가를 포함하는 음성 관리 팀이 각자의 전문 기술을 통해 음성장애를 가진 환자의 진단, 평가, 그리고 임상적 관리를 위해 제공하는 것이다. 음성장애의 예방은 치료의 중요한 양상이다. 예방은 1차, 2차, 3차로 분류된다. 예방의 초점은 음성 분야의 초점을 확장하고 실천 범위를 넓혀가는 것이다.

기능, 장애, 그리고 건강에 대한 국제적분류(ICF)는 개인적 및 사회적 관점 모두에서 사람의 건강 상태를 설명하기 위해 4가지 체제를 만들고 생물학적, 심리학적, 환경적 요인의 맥락에서 건강과 기능을 설명한다. 이 분류 시스템은 질병과 장애보다 건강과 건강관리를 더 강조한다.

약물은 많은 급성, 만성 질병을 경감시키고 수백만 사람들의 삶의 질 향상에 엄청난 기여를 한다. 그렇지만 대부분의 약물은 부작용이 있으며, 음성 기능에 잠재적인 영향을 미친다.

지난 십 년간, 정상적인 범주로 수용 가능한 음질과 음성장애에 대한 인식에 사회적 및 문화적 요인들이 미치는 영향은 널리 인정되어 왔다. 문화적, 방언적, 그리고 언어적에 기초한 기대는 무엇이 정상 음성의 질과 수용할 수 있는 음성의 양상, 사용 인지를 간주한다. 문화적 요인들 또한 음성 건강과 관련된다.

근거기반 훈련(EBP)은 임상적 관리에서 임상의 전문적 기술과 개인의 특정한 요구, 소원, 가치와 연구에서 얻은 증거를 바탕으로 가능한 한 최고의 서비스를 환자에게 제공하는 것을 포함한 세 갈래 접근이 있다. 행동적 음성치료는 여러 임상가들의 경험과 연구를 통해 전반적으로 음질 향상에 효과가 있다고 밝혀져 왔다. 치료의 효능(efficacy)은 치료 유효성(effectiveness), 치료 능률(efficiency), 치료 효과(effects) 등을 모두 포함하는 넓은 범위의 용어이다. 치료 유효성은 목표한 치료가 잘 이루어지고 있는지 만약 그렇다면 어떤 환자에게 그러한지와 관련되었다. 치료 능률은 시간과 비용에 대한 최소 비용과 함께 치료 목적과 목표를 성취할 수 있는 치료의 능력을 나타낸다. 치료 효과는 목표 행동을 수정하는 치료 방법을 나타낸다.

복습을 위한 질문

1. 정상 음성을 정의하고 음성 문제를 가진 환자를 다룰 때 어떤 요인들을 고려해야 하는가?
2. 음성장애의 진단과 치료에서 사용되는 지각적, 음향학적 용어를 정의하고 설명하라.
3. 음성 팀의 핵심적인 구성원과 부차적인 구성원, 그리고 각 구성원의 의무를 설명하라.
4. 예방의 세 가지 단계를 설명하고 각 단계의 예시를 들어라.
5. 장애와 기능에 대한 세계건강기구 분류의 1980년대와 2001년도 판을 비교하고 대조하라.
6. 많은 약물의 부작용으로 나타나는 구강건조증의 중요성을 논의하라.
7. 음성 평가 시 그 중요성에 대두되고 있는, 다양한 문화적 배경을 가진 환자들을 다루기 위한 프로토콜을 자세히 발전시켜라. 또한 각 프로토콜 단계의 논리적 근거를 제공하라.
8. 근거기반 훈련의 장점과 단점을 정의하고 이것을 소수 민족 환자들을 위한 가상 임상 상황에 적용시켜라.

CHAPTER

04

음성장애의 진단 및 평가

학 | 습 | 목 | 표

1. 병력 조사에서 주로 알아야 될 영역을 정의한다.
2. 평가과정에서 삶의 질에 대한 평가의 중요성을 이해한다.
3. 환자 음성의 지각적 평가에서 비공식적, 공식적 절차를 이해한다.
4. 내시경 검사와 스트로보스코피를 포함한 일반적으로 사용하는 음성 기능 평가 도구를 설명한다.
5. 음성 평가를 위해 사용되는 음향학적 평가 도구를 정의하고 설명한다.
6. 전기성문파형검사가 무엇인지 그리고 이것이 어떻게 음성 평가에서 사용되는지를 설명한다.
7. 음성 기능 평가에서 사용하는 공기역학적 평가를 설명한다.
8. 성대의 비운동성(부동성)의 원인을 구분하는데 후두 근전도 검사의 장점과 단점을 설명한다.

음성은 많은 구조적 생리학적 시스템들의 복잡한 통합과 협응의 결과로 나타난다. 이것은 단기간과 장기간의 육체적, 감정적, 심리적 상태와 같은 개인의 내적 외적 상태를 반영한다. 음성은 사회적 의사소통을 위해서 중요한 도구이며, 또한 개인의 전문적/직업적 그리고 교육적 상태와 크게 관련되어 있다. 음성은 문화적 배경과 사회적 기대에 영향을 받는다. 음성과 관련된 많은 변수 때문에, 음성장애의 진단과 평가는 복잡하고 다차원적으로 반드시 실시하여야 한다.

이 장은 진단 절차에서 이비인후과 의사와 언어치료 전문가의 역할에 대한 짧은 요약으로 시작한다. 광범위한 음성 평가의 구성요소에 대한 자세한 논의는 그 뒤에 제시되었다. 우리는 삶의 질에 대한 사안, 음성의 청지각적 평가, 성대기능의 도구적 평가를 포함한 병력에 초점을 맞추었다. 일반적으로 사용되는 음향학적 검사, 전기성문파형(electroglottography) 검사, 공기역학적 평가가 설명되었고, 후두 근전도 검사의 역할도 언급하였다. 이 장은 앞에서 정의된 많은 평가를 설명하는 진단적 보고의 예로 마무리한다.

음성 평가의 첫 번째 목표는 문제를 정의하고; 문제의 원인을 발견하고; 문제의 증상을 설명하며; 문제의 심각 정도를 평가하고; 그 문제가 환자의 삶에 미치는 영향을 조사하며; 문제를 해결할 수 있는 가장 효과적인 방법을 결정짓기 위함이다. 호흡, 후두, 소화, 사회적, 감정적 등등 음성 질환의 원인이 되는 많은 다양한 양상이 평가되며, 팀의 구성원이 각각의 분야에서 자신의 전문성을 제공하며 총체적 방법으로 치료를 한다. 평가에 관련 있는 모든 전문가들이 서로 열린 의사소통과 협력을 하는 것은 성공적인 치료 결과를 얻기 위한 가능성을 최대화시키는 것이다. 개인의 음성 문제와 필요 정도에 따라서 팀의 구체적인 구성원이 좌우된다. 제3장에서 논의되었듯이, 팀의 중심은 이비인후과 의사와 언어치료 전문가 그리고 환자/부모/보호자이다. 부가적인 팀의 구성원은 노래 강사, 보컬 코치, 신경과 의사, 호흡기 전문의, 내분비 전문의, 소화기내과 의사, 알레르기 전문의, 상담가, 사회복지사, 학교 교사 등이다.

이비인후과 의사는 구조적 병리 또는 기능적 문제를 발견하기 위하여 직접적, 또는 내시경을 사용하여 환자의 후두를 검사하는 의학 전문의이다. 이비인후과 의사는 일반적으로 수술, 또는 약물요법, 행동적 방법 중 어느 것이 환자의 문제를 치료하는 데 사용하는지를 결정한다. 언어치료 전문가 또한 환자에게 후두 내시경 검사를 수행할 수 있다. 언어치료 전문가는 환자의 음질, 음도, 강도 특징을 평가하기 위해 청지각적, 음향학적, 공기역학적 검사를 하며, 음성장애의 전반적인 심각성을 결정한다. 언어치료 전문가는 다양한 상황에서 개인의 음성 사용 방법, 음성 습관, 발성 기법 등을 조사한다. 환자의 광범위한 병력을 조사한다. 환자가 다른 질병도 같이 존재하는지를 알아보기 위해서 어떤 약을 복용하는지, 이전의 상태가 어떠했는지, 질병의 시작과 과정은 어떠한지 등 의학적 정보도 포함된다. 음성에 문제를 줄 수 있는 현재 또는 이전에 겪었던 갈등, 스트레스, 걱정 등 환자의 감정적 상태와 관련된 정보 또한 중요하다. 마지막으로, 언어치료 전문가는 평가에 의해 획득한 정보에 기초하여 치료적 훈련프로그램을 고안하고 이행해야 하는 의무가 있다. 모든 진단적 평가 절차는 ASHA's에서 선호하는 음성장애자의 평가를 위한 임상 양식에 따라 수행하여야 한다.

4.1 평가과정의 구성 요소

음성 평가는 일반적으로 몇 가지로 나뉜다. 여기에는 환자의 인터뷰, 병력, 후두검사 소견, 음성의 지각적 그리고 도구적 평가, 검사 결과의 해석, 예후, 치료를 위한 권고 사항 등이 포함된다(〈표 4.1〉 참조). 가능하다면, 팀 구성원들은 각 평가 단계 후에 그 결과를 반드시 논의하여야 하며, 임상적 사진(clinical picture)을 통해 그들의 생각을 제공하여야 한다. 평가 절차 후에 팀의 구성원들은 모든 결과에 기초하여 치료 계획을 마련해야 한다.

병력

평가과정의 첫 번째 단계는 병력에 대한 인터뷰이다. 이 인터뷰를 진행하는 동안 언어치료 전문가는 환자와 그와 관련된 사람으로부터 병력과 최근에 발생된 문제에 대한 정보를 수집한다. 왜냐하면 음성은 다차원적인 실체이므로, 병력은 음성 기능에 영향을 미칠 수 있는 개인의 삶과 관련된 모든 생활의 정보를 제공하기 때문에 중요하다. 문제의 발생 시기와 그 문제가 시간이 지남에 따라 어떻게 변화해 왔는지, 그 문제에 대한 최근의 상황은 어떠했는지 등 병력은 평가자가 환자의 장애를 구체적으로 이해할 수 있도록 한다. 〈표 4.2〉와 〈표 4.3〉은 성인과 아이들 각각을 위한 병력 샘플 양식을 제공한다.

표 4.1 종합적 음성 평가의 구성 요소

병력	의학적
	사회심리학적
	전문적/직업적/교육적
	대인관계의
	생활방식/식품/흡연/음주/카페인
삶의 질	음성장애 평가지수
	음성활동지수(Voice activity)와 참여 프로필(participation profile)
	음성과 관련된 삶의 질 평가
	성대기능 지수
	부모 설문지
청지각적 평가	CAPE-V
	GRBAS
	집계(인내력, 피로)
	강한 성대 접촉
	기침
후두 검사	간접(거울) 후두경
	경성/연성 내시경
	비디오스트로보스코피
	후두 근전도 검사
음향학적 분석	평균 기본주파수(연장 모음, 연결된 구어)
	최대 발성 주파수 범위
	주파수 다양성
	평균 강도(연장모음, 연결된 구어)
	역동적 범위
	음성 범위 프로필(Voice range profile)
	주파수변동률/진폭변동률
	배음 대 잡음비/잡음 대 배음비/표준화된 소음 에너지
	전기성문파형 검사
공기역학적 분석	호흡 용량
	성대의 공기 흐름
	성문하압
발화/호흡 능력	최대 연장 발성 시간
	s/z 비율

표 4.2 성인을 위한 병력 샘플

이름: 생년월일 나이 남 녀

주소:

직업:

결혼 여부:

자녀(이름과 나이):

전화번호: 집 직장 부서

E-mail:

추천인:

음성 과거력(Voice History)

오늘 어떤 문제로 여기를 방문하게 되었습니까?

언제 당신은 그 문제를 인식하게 되었습니까?

당신은 이전에 음성변화나 음성의 불편함을 경험한 적이 있습니까? 만약 그렇다면 설명해 주세요.

당신의 음성 문제는 어느 정도 심각하다고 생각하십니까?

처음 문제를 인식하고 난 뒤, 그 문제는 변화하였습니까? 만약 그렇다면 설명해 주세요.

오늘 방문하기 전에, 건강 전문가와 이 문제에 대해서 상담을 해 보았습니까? 만약 그렇다면 누구인지를 쓰세요.

당신은 이전에 이비인후과 의사에게 치료를 받은 적이 있습니까? 그렇다면 설명해 주세요.

당신은 과거에 언어치료 전문가와 면담한 적이 있습니까? 만약 그렇다면 설명해 주세요.

당신의 가족 중 음성 문제를 가진 사람이 있습니까? 만약 그렇다면 설명해 주세요.

음성 증상(Voice Symptoms)

당신의 음성 증상을 어떻게 설명할 수 있습니까?(기식화된 소리, 쉰목소리, 당기고, 긴장된 소리, 약한 소리, 단음도 소리)

하루 중에 당신의 목소리 변화가 있습니까? 만약 그렇다면 설명해 주세요.

5점 척도 지표에서 당신의 목소리 증상은 어디에 속합니까? 1=거의 정상 5=매우 심각

0~5 점수에서 아래의 질문에 해당하는 점수를 쓰세요 0=전혀 그렇지 않다 5=항상 그렇다.

소리 지르기 또는 비명

큰 소리로 말하기

말 많이 하기

시끄러운 환경에서 말하기

전화 사용 정도

노래

신체적 증상(Physical Symptoms)

당신은 타는 느낌, 따가움, 간질간질한 느낌 또는 목의 불편함을 느낀 적이 있습니까?

당신은 가끔씩 목의 이물감을 느낍니까?

당신은 목의 통증이나 당김을 느낀 적이 있습니까?

목 주위가 긴장하고 있다고 느낀 적이 있습니까?

목의 피로를 자주 느낍니까?

음성 산출 시 목이 긴장했다고 느낍니까?

당신은 기침이나 목 가다듬기를 자주 합니까?
당신의 목소리를 완전히 잃어 버린 적, 즉 목소리가 전혀 나오지 않은 적이 있는가? 만약 그렇다면 설명하세요.
당신은 삼킴의 어려움을 느낀 적이 있는가? 만약 그렇다면 설명하세요.
인후두염을 자주 앓는가?
당신의 목소리를 프로젝팅하는 데 어려움이 있는가?

의학적 과거력(Medical History)
당신은 큰 수술이나 병을 앓은 적이 있는가? 만약 그렇다면 설명해 주세요.
당신은 호흡기를 넣은 적이 있는가? 만약 그렇다면 설명해 주세요.
당신은 어떤 신경학적 문제를 가지고 있는가? 만약 그렇다면 설명해 주세요.
당신은 호흡 문제(천식, 알러지, 후비루)를 가지고 있는가? 만약 그렇다면 설명해 주세요.
당신은 위산역류 또는 속쓰림이 있는가? 만약 그렇다면 설명해 주세요.
당신은 호르몬 문제를 가지고 있는가?(갑상선 기능 항진 또는 저하증) 만약 그렇다면 설명해 주세요.
당신이 여성이라면, 피임약이나 다른 호르몬 약을 복용하고 있는가? 만약 그렇다면 설명해 주세요.
처방 받은 약, 처방 받지 않은 약, 비타민, 보조식품 등 현재 복용중인 약을 쓰시오.
다음에서 해당하는 곳에 체크하시오.

에이즈	관절염	암	
만성 피로	우울증	당뇨병	
현기증	중이염	귀의 통증/이명	
섭식 장애	두통	청력 손실	
심장 질환	식도 열공 탈장	코막힘	
목의 부상	정신과 질환	발작	
내분비선 질환	숙면 장애	뇌졸중	
턱관절 질환	체중 감소	진전	위궤양

직업적 음성 사용량(Occupational Voice Demands)
당신은 전문적인 음성 사용자입니까?(교사, 판매원, 전화 상담원) 만약 그렇다면 설명해 주세요.
당신은 전문 또는 아마추어 가수입니까? 만약 그렇다면 설명해 주세요.
1~5 점수에서 당신은 하루 평균 목소리 사용 정도를 표시하시오. 1=매우 적다. 5=과도하다.
당신의 직장은 소음이 많습니까? 만약 그렇다면 설명해 주세요.
직장에서 당신은 연기, 오염물질 또는 다른 자극제에 노출된 적이 있습니까?(암모니아, 화학물질, 먼지) 만약 그렇다면 설명해 주세요.

생활양식 고려점(Lifestyle Considerations)
당신은 현재 몇몇과 함께 살고 있습니까?
당신의 자녀는 몇몇입니까?
당신은 활동적인 사회생활을 한다고 생각합니까? 설명하세요.
당신의 가족 또는 주위 사람들 중에 청력 손실을 가진 사람이 있습니까?
당신의 취미는 무엇입니까?
논쟁, 치어리더, 노래 등과 같은 활동에 참여합니까? 만약 그렇다면 설명해 주세요.

당신은 흡연을 하십니까? 만약 한다면 하루에 몇 개를 피나요?
만약 그렇지 않다면 이전에 핀 경험 있습니까? 언제입니까?
당신은 음주를 하십니까? 만약 그렇다면 일주일에 어느 정도 마시나요?
당신은 카페인이 있는 음료(차, 커피, 소다)를 마시나요? 만약 그렇다면 하루에 몇 잔을 섭취하나요?
하루에 몇 잔의 물을 마시나요?
당신은 정기적으로 운동을 하나요? 만약 그렇다면 일주일에 몇 번 하나요?
당신은 지금 다이어트 중인가요? 설명해 주세요.

표 4.3 아이를 위한 병력 샘플

아이 이름: 생년월일 나이 남 녀
어머니 성함:
직업: 전화번호
아버지 성함:
직업: 전화번호
집 전화번호:
부모님 핸드폰 번호:
집 주소:
다른 자녀(이름과 나이):
학교: 학년: 교사:
추천인:

음성 과거력(Voice History)

당신의 아이는 어떤 음성 문제를 가지고 여기를 방문하게 되었나요?
당신은 언제 이 문제에 대해 관심을 가지기 시작했나요?
당신의 아이는 이전에 어떤 음성변화나 어려움을 경험한 적이 있나요? 만약 그렇다면 설명해 주세요.
당신 아이의 목소리 문제는 어느 정도 심각하다고 생각하나요?
당신이 처음 문제를 인식한 후 변화가 있었나요? 만약 그렇다면 설명해 주세요.
오늘 이전에 아이의 문제에 관하여 건강 전문가에게 상담을 받은 적이 있나요? 만약 그렇다면 누구입니까?
과거에 당신의 자녀는 이비인후과 의사에게 치료를 받은 적이 있습니까? 만약 그렇다면 설명해 주세요.
과거에 당신의 아이를 언어치료 전문가와 면담을 한 적이 있나요? 만약 그렇다면 설명해 주세요.
당신의 가족 중 음성 문제를 가진 사람이 있습니까? 만약 그렇다면 설명해 주세요.

음성 증상(Voice Symptoms)

당신 아이의 음성 증상(기식화된 소리, 쉰목소리, 당기고, 긴장된 소리, 약한 소리, 단음도 소리)을 어떻게 설명할 수 있을까요?
하루 중 당신 아이의 목소리가 변화합니까? 만약 그렇다면 설명해 주세요.
5점 척도 지표에서 당신 아이의 목소리 증상은 어디에 속하나요? 1=거의 정상 5=매우 심각
당신의 아이는 자주 기침을 하거나 목 가다듬기를 하나요?

당신의 아이가 호흡을 하거나 삼킴을 할 때 어떤 어려움이 있나요?
당신 아이가 종종 목이 따갑다고 하나요?
당신 아이의 목소리는 하루 중 더 나쁜 시간은 언제입니까?
0~5점 척도 지표에서 당신의 아이는 아래 사항을 얼마나 자주 하는지 쓰시오. 0=전혀 그렇지 않다. 5=항상 그렇다.
소리 지르기 또는 비명
큰 소리로 말하기
말 많이 하기
울기
차/동물 소리내기
시끄러운 환경에서 이야기하기
전화 사용 정도
노래
기침/ 목 가다듬기
매우 큰 소리를 요구하는 스포츠 활동이나 치어활동에 참여하기

발달기 과거력(Developmental History)
당신은 당신의 아이나 다른 자녀를 임신하는 동안 어떤 문제가 있었나요?
당신의 아이는 정상적인 속도로 발달을 하였나요(앉기, 걷기, 말하기 등)?
당신의 아이는 정상적인 청력을 가지고 있나요?
당신 아이의 학문 수행 능력은 어떠하나요?

의학적 과거력(Medical History)
당신의 아이는 종종 목의 통증을 호소하나요?
당신의 아이는 추워지면 목소리 손실을 가지나요?
당신의 아이는 큰 수술이나 병을 앓은 적 있나요? 만약 그렇다면 설명해 주세요.
당신의 아이는 호흡기를 넣은 적이 있나요? 만약 그렇다면 설명해 주세요.
당신의 아이는 어떤 신경학적 문제를 가지고 있나요? 만약 그렇다면 설명해 주세요.
당신의 아이는 호흡 문제(천식, 알러지, 후비루)를 가지고 있나요? 만약 그렇다면 설명해 주세요.
당신의 아이는 위산역류 또는 속쓰림이 있나요? 만약 그렇다면 설명해 주세요.
당신의 아이는 어떤 호르몬 문제를 가지고 있나요? 만약 그렇다면 설명해 주세요.
처방 받은 약, 처방 받지 않은 약, 비타민, 보조식품 등 현재 아이가 복용 중인 약을 쓰세요.
당산의 아이는 청력 손실을 가졌거나 귀 감염을 자주 앓는가요?
당신의 아이는 태어날 때 또는 그 후에 호흡기를 삽입한 적 있나요? 만약 그렇다면 설명해 주세요.

사회성 발달(Social development)
당신 아이의 사회성을 어떻게 설명할 수 있을까요(사교적인, 부끄러운, 독립적인, 반듯한, 고립된, 흥미있는)?
당신의 아이는 스포츠, 논쟁, 치어리더, 연기, 노래와 같은 활동에 참여하고 있는가요?
당신의 아이는 파티, 콘서트, 스포츠 이벤트와 같은 사회적 행사에 참여하는가요?
당신의 아이는 그의 감정을 적절하게 표현하는가요?

표 4.4 성도의 불편한 정도 평가

다음은 당신의 음성 문제의 한 부분으로 나타날 수 있는 당신의 목이 느끼는 증상이나 감각을 나타낸 것이다. 얼마나 자주 그 증상이 나타나는지, 그리고 그 증상의 심각성은 어느 정도인지를 해당하는 곳에 알맞게 동그라미를 하세요.

환자 식별: ____________________

날짜: ____________________

	느낌 혹은 증상의 빈도							느낌 혹은 증상의 심각한 정도						
	0	1	2	3	4	5	6	0	1	2	3	4	5	6
	전혀	없음		가끔		자주	항상	없음		경미한		중간정도		심함
타는 느낌	0	1	2	3	4	5	6	0	1	2	3	4	5	6
꽉 끼는 느낌	0	1	2	3	4	5	6	0	1	2	3	4	5	6
건조한 느낌	0	1	2	3	4	5	6	0	1	2	3	4	5	6
쑤시는 느낌	0	1	2	3	4	5	6	0	1	2	3	4	5	6
간지러운 느낌	0	1	2	3	4	5	6	0	1	2	3	4	5	6
따가운 느낌	0	1	2	3	4	5	6	0	1	2	3	4	5	6
불편한 느낌	0	1	2	3	4	5	6	0	1	2	3	4	5	6
목이 막히는 느낌	0	1	2	3	4	5	6	0	1	2	3	4	5	6

출처: "Laryngeal Manual Therapy: A Preliminary Study to Examine Its Treatment Effects in the Management of Muscle Tension Dysphonia," by L. Mathieson, S. P. Hirani, R. Epstein, R. J. Baken, G. Wood, and J. S. Rubin, 2009, Journal of Voice, 23, pp. 358–359. Copyright 2009 by The Voice Foundation. 승인 하에 게재.

이 인터뷰는 부모님 또는 아이를 돌보는 사람에게 아이의 음성 문제에 대한 인식과 현재 문제 또는 이전 문제의 과거력에 대한 질문으로 시작한다. 음성 질환의 원인이 될 수 있는 의학적 요인들이 무엇인지 또는 얼마나 영향을 미치는지를 결정하기 위해 의학 정보는 중요하다. 개인(부모/돌보는 사람)은 과거 수술력, 특히 후두, 머리와 목, 가슴 또는 심장 수술에 관한 질문을 받게 된다. 만약 환자가 병원치료 경험이 있다면, 호흡기를 삽관한 적이 있는지, 그렇다면 얼마나 오래 하였는지를 아는 것은 중요하다. 질문들은 관절염과 같은 만성질환이 있는지, 처방전이 필요없는 또는 처방 받은 약을 복용하는지에 관한 것이다. 만약 환자가 여성이라면, 먹는 피임약의 복용이나, 호르몬 대체 치료를 받은 경험을 알아내는 것도 중요하다. 신경학적 질환, 호흡기 질환, 위장관 질환, 알러지 문제, 정신과적 질환, 기형아, 청력 손실 등의 유무가 기록되어야 한다. 음성과 관련된 신체적 증상의 불편들은 성도의 불편한 정도 평가(Vocal Tract Discomfort Scale)(〈표 4.4〉 참조)와 같은 도구로 그 정도를 측정할 수 있다.

환자/보호자에게 환자의 사회적/전문적/직업적/교육적 생활에 대해 질문을 할 때, 그 목적은 다양한 상황에서 음성 사용량과 유형을 증명하고, 음성 문제를 야기하는 스트레스, 걱정, 긴장을 받고 있는지를 결정하기 위함이다. 질문들은 환자의 가정 생활, 가족과의 관계, 사회적 관계, 취미, 직업 또는 학교와 관련된 사항에 초점을 맞춘다. 생활양식 질문지는 개인의 흡연, 카페인, 그리고 알코올 섭취 유무, 섭식 습관; 직업적 또는 교육적 요구와 관련된 정보를 유도해 낸다.

인터뷰 과정은 대화 상황에서 임상가들이 비공식적으로 환자들의 음성을 평가할 수 있는 완벽한 기회를 제공한다. 전반적인 음성장애의 심각성 정도와 기식화된 음성, 거친 음성, 쉰목소리, 쪼이는 소리, 긴장된 소리, 약한 소리와 같이 특별한 음질이 언급되어야 한다. 임상가들은 환자의 음성이 변화가 있는지 일관적인지를 기록한다. 음도와 강도 정도를 고려하여, 임상가들은 음도 일탈, 이중음성, 음성막힘(voice arrests), 천명, 과소 또는 과다비음, 강한 성대 접촉, 과도한 기침과 목 가다듬기 등을 기록한다. 검사자는 환자의 후두 주위에 눈에 띄는 긴장이 있는지도 관찰할 수 있다. 언어치료 전문가는 환자의 앉고 서는 자세, 적은 호흡 또는 과도한 호흡 패턴, 복부, 흉곽 또는 쇄골 호흡을 기록한다.

또한 환자의 음성 내구성 또는 피로를 판단하고, 인터뷰 동안 음성이 더 심해지는지 또는 더 개선을 보이는지도 주목하는 것이 중요하다.

삶의 질. 평가과정에서 중요한 요소는 알맞은 삶의 질(quality of life, QOL)에 대한 평가를 통해서 그들의 삶에 음성장애가 미치는 영향에 대한 인식을 알아내는 것이다. 이 정보는 임상가들이 활동에 대한 제한과 참여에 대한 제약 조건과 같이 환자의 삶의 모든 면의 역할에 대해 임상가들이 포괄적인 관점으로 보도록 한다. QOL 정보는 환자를 위한 가장 효과적인 치료를 가능하게 할 뿐만 아니라 중요한 결과를 제공하도록 한다.

삶의 질에서 건강이 미치는 영향을 측정한 평가는 많은 건강 분야에서 대략 몇 십년 동안 광범위하게 사용되어 왔다. 그렇지만 1990년대 중반 이후부터 이런 개념을 음성에 적용한 도구가 발달되었다. 이러한 몇몇의 도구는 지난 몇 년 동안 발달되어 왔다(〈표 4.5〉 참조).

Jacobson 등이 고안한 음성장애지수(Voice Handicap Index, VHI)는 신체적, 기능적, 감정적 범주로 나뉜 30가지의 질문이 있다(〈표 4.6〉 참조).

환자들은 각 질문에 대해 5점 척도(0=전혀 그렇지 않다, 1=거의 그렇지 않다, 2=가끔, 3=거의 항상, 4=항상)로 그 정도를 평가한다. 기능적 척도는 하루 활동에서 환자의 음성장애가 미치는 영향에 대한 서술을 포함한다. 신체적 척도는 후두 또는 그 주변의

표 4.5 성인과 소아의 음성과 관련된 삶의 질 평가 도구

평가 도구	개발자	범주
성인		
음성장애지수(VHI)	Jacobson et al.(1997)	신체적, 기능적, 감정적
음성활동과 참여 프로파일(VAPP)	Ma & Yiu(2001)	직업, 하루의 의사소통, 사회적, 감정적
음성과 관련된 삶의 질(V-RQOL)	Hogikyan dt al.(2000)	신체적, 사회-정서적
음성 결과 조사(VOS)(편측 성대마비)	Gliklich et al.(1999)	기능적, 사회적, 직업
음성 증후 척도(Voiss)	Dreary et al.(2003)	의사소통적, 신체적, 정서적
음성장애 대처능력 질문(VDCQ)	Epstein et al.(2009)	정보를 찾기, 문제를 해결하기, 회피, 은둔형 외톨이
소아		
소아 VHI(pVHI)	Zur et al.(2007)	성인과 동일
소아 VOS(PVOS)	Hartnick et al.(2003)	신체적, 정서적, 학교
소아 V-RQOL(PVRQOL)	Boseley et al.(2006)	성인과 동일

표 4.6 음성장애 지수

F1	다른 사람들이 내 목소리를 알아듣기 힘들어 한다.
P2	나는 말할 때 숨을 다 써서 숨이 차다.
F3	사람들은 소음이 심한 상태에서 내 소리를 이해하지 못한다.
P4	목소리가 하루에 몇 번씩 변한다.
F5	집안에서 가족들이 내가 부르는 소리를 알아듣기 힘들어 한다.
F6	상대방이 내 목소리를 알아듣지 못할까봐 전화를 덜 하게 된다.
E7	내 목소리 때문에 타인과 말할 때 긴장한다.
F8	내 목소리를 알아듣지 못할까봐 사람들과의 대화를 기피하게 된다.
E9	사람들이 내 목소리 때문에 짜증을 내는 것 같다.
P10	사람들이 내 목소리에 문제가 있느냐고 물어본다.
F11	내 목소리를 알아듣지 못할까봐 친구, 이웃, 친척과 덜 이야기한다.
F12	상대방과 마주하고 말할 때도 반복해서 말해 달라는 이야기를 듣는다.
P13	내 목소리가 갈라지고 말라 있다.
P14	목소리를 내는 데 힘이 든다고 느낀다.
E15	사람들이 내 목소리 문제를 이해하지 못한다고 생각한다.
F16	내 목소리 때문에 개인 혹은 사회생활에 제약이 있다.
P17	내 목소리가 명료하지 않다.
P18	나는 목소리를 다르게 내려고 노력한다.
F19	내 목소리 때문에 여러 사람들과의 대화에서 소외감을 느낀다.
P20	말하는 데 많은 노력을 해야 된다.
P21	목소리가 저녁에 더 나빠진다.

F22 목소리 문제로 수입도 줄어들었다.
E23 나는 내 목소리 문제 때문에 엉망이 된 것 같다.
E24 내 목소리 문제 때문에 나서기가 꺼려진다.
E25 내 목소리 문제로 장애자가 된 것같이 느낀다.
P26 내 목소리 문제 때문에 말하는 중에 그만두게 된다.
E27 사람들이 "다시 한 번 말해 주실래요"라고 묻는데 짜증이 난다.
E28 사람들이 "다시 한 번 말해 주실래요"라고 묻는데 당혹감을 느낀다.
E29 내 목소리 문제로 내 자신이 불완전하다고 느낀다.
E30 내 목소리 문제로 수치감을 느낀다.

출처: "The Voice Handicap Index (VHI): Development and Validation," by B. J. Jacobson, A. Johnson, C. Grywalski, A. Silbergleit, G. Jacobson, M. S. Benninger, and C. W. Newman, 1997, American Journal of Speech-Language Pathology, 6 p. 68. Copyright 1997 by the American Speech-Language-Hearing Association. 승인 하에 게재.

신체적 통증이나 불편함과 음질에 대한 환자의 인식에 관한 서술을 포함한다.

환자의 정서적 척도 결과는 음성장애에 대한 환자의 느낌에 관한 정보를 제공한다. 더 높은 점수일수록 환자들은 음성 문제에 대한 장애의 인식이 더 크게 나타난다. 이 척도의 총 점수는 120점이다. 0~30점은 음성과 관련된 장애에 대한 낮은 인식을 나타내고, 31~60점 사이는 일반적인 장애 정도를 가지고 있다고 생각하며, 60점 이상은 심각한 장애를 가지고 있다고 생각한다. VHI는 음성장애자들에게 사용하는 가장 일반적인 삶의 질 평가 도구이며, 그리스어, 히브리어, 중국어, 포르투갈 등 많은 언어로 번역되어 사용되고 있다. 이것은 교사, 전문적인 진행자, 가수들에게서 유효성이 검증되었고, 음성 문제를 가진 개인이 사용할 수 있도록 수정되었다.

Hogikyan, Wodchis, Terrell, Bradford, Esclamado가 개발한 음성과 관련된 삶의 질 평가(V-RQOL)는 음성 문제가 사회–정서적, 신체적 영역에서 미치는 영향뿐만 아니라 평가를 진행하는 2주 동안 음질에 대한 환자의 인식을 평가한다. 총 10문항으로 0~5점으로 그 심각한 정도를 표시한다(〈표 4.7〉 참조).

Epstein, Hirani, Stygall, Newman이 개발한 음성장애 대처에 관한 설문지(Voice Disability and Coping Questionnaire, VDCQ)는 15가지 사항에 대하여 음성장애로 인한 결과에 대하여 개인은 어떻게 대처하는지를 6점 척도로 평가하는 도구이다(〈표 4.8〉 참조).

대처는 질병에 의한 스트레스를 다루는 개인의 인지적, 행동적 노력을 나타내고, 질병의 신체적, 기능적 결과와 직접적으로 관련되어 있다. 대처는 문제–중심적 또는 감정–중심적일 수 있다. 문제–중심적 접근은 개인이 스트레스를 덜 받을 수 있

표 4.7 음성과 관련된 삶의 질 평가

나는 시끄러운 환경에서 큰 소리로 말하거나 듣는 데 문제가 있다.
나는 말할 때 숨을 다 써서 자주 숨을 쉰다.
나는 말을 시작할 때 가끔씩 무슨 말을 해야 될지 모를 때가 있다.
나는 가끔씩 (내 목소리 때문에) 불안하거나 짜증날 때가 있다.
나는 가끔씩 (내 목소리 때문에) 의기 소침해진다.
나는 (내 목소리 때문에) 전화 통화에 문제를 겪는다.
나는 (내 목소리 때문에) 내 직업이나 과업을 수행하는 데 문제를 겪는다.
나는 (내 목소리 때문에) 사회 생활을 피하게 된다.
나는 내 말을 이해하는 데 여러 번 반복하게 된다.
나는 (내 목소리 때문에) 밖에 덜 나가게 된다.
지난 2주 동안 전반적인 나의 목소리 질은 (동그라미 하세요)

나쁘다　　괜찮다　　좋다　　매우 좋다　　완벽하다

출처: "Voice-Related Quality of Life (V-RQOL) Following Type I Thyroplasty for Unilateral Vocal Fold Paralysis," by N. D. Hogikyan, W. P. Wodchis, J. E. Terrell, C. R. Bradford, and R. M. Esclamado, 2000, Journal of Voice, 14, p. 381. Copyright 2000 by The Voice Foundation. 승인 하에 게재.

표 4.8 음성장애 대처에 관한 질문지

사용 빈도: 0=전혀 그렇지 않다, 1=거의 그렇지 않다, 2=가끔 그렇다, 3=매우 자주, 4=거의 항상, 5=항상

1. 다른 사람들이 나의 음성 문제에 호의적이면 내가 대처하는 데 도움이 된다.
2. 나의 음성 문제가 분명히 나타나는 상황을 나는 피하려고 하였다.
3. 나는 내가 음성 문제가 없기를 간절히 바란다.
4. 나는 나의 음성 문제에 관한 정보를 가능한 많이 찾으려고 노력하였다.
5. 나는 음성 문제에 대한 나의 감정을 밖으로 표현함으로써 더 쉽게 대처할 수 있다.
6. 나는 나의 음성 문제를 스스로 생각하지 말자고 나에게 말함으로써 더 쉽게 대처할 수 있다.
7. 나의 친구나 가족에게 나의 음성 문제를 말하는 것이 도움이 되었다.
8. 나는 나의 음성 문제에 대해 할 수 있는 많은 것을 찾음으로써 더 쉽게 대처할 수 있다.
9. 나는 나의 음성 문제에 관한 걱정을 항상 하고 있다.
10. 나는 나의 음성 문제에 관하여 내가 할 수 있는 것은 거의 없다는 관점을 가지고 있다.
11. 내가 목소리를 사용하지 않는다면 나는 음성 문제를 가지고 살아가기가 더 쉽다고 생각한다.
12. 음성 문제를 가지고 있는 것은 나의 인생에 어떤 중요한 사실을 찾는 데 도움을 준다.
13. 내가 만약 나의 음성 문제에 관하여 의사에게 질문을 한다면 더 쉽게 대처할 수 있다.
14. 나는 일반적으로 사람들을 피함으로써 나의 음성 문제에 더 쉽게 대처할 수 있다.
15. 나는 내 음성 문제가 사라지거나 어떻게든 극복할 수 있도록 소원함으로써 더 쉽게 대처할 수 있다.

출처: "How Do Individuals Cope with Voice Disorders? Introducing the Voice Disability Coping Questionnaire," by R. Epstein, S. P. Hirani, J. Stygall, and S. P. Newman, 2009, Journal of Voice, 23 p. 213. Copyright 2009 by The Voice Foundation. 승인 하에 게재.

는 환경을 변화시킴으로써 문제를 해결하려고 하는 노력이며; 감정-중심적 접근은 개인이 스트레스 상황에서 발생되는 감정을 제어하거나 방출하도록 하는 노력이다. VDCQ는 네 가지 대처 전략으로 정의한다: 사회적 지지, 정보 탐색, 소극적 대처, 회피. 저자는 환자가 적응하는 또는 적응할 수 없는 대처 전략을 확인하기 위해서 사용할 수 있는 질문지이며, 중재 가이드로 도움이 된다는 것에 주목하였다.

VHI를 포함한 몇몇의 QOL 도구는 음성장애가 있는 아이들을 위하여 부모가 대신 작성하도록 수정되었다(〈표 4.5〉 참조). VHI는 소아 VHI로 소아를 위해 사용되도록 수정되었고, V-RQOL도 소아 V-RQOL로 소아를 위한 것으로 수정되었다. 〈표 4.9〉는 소아 VHI이다.

성인만큼 아이들의 삶의 질 문제는 중요하기 때문에 최근에 아이들에게 초점을 맞추기 시작했다. 부모가 대신 작성하는 설문지는 아이들의 QOL에 관한 정보를 획득한다는 의미에서 유효한 것으로 생각되어 왔다. 어린 아이들은 그들의 장애 또는 이 장애가 현재 그리고 미래의 기능에 미치는 영향을 완전히 이해할 수 없다. 아이의 부모들은 음성 문제가 아이들의 학업적, 사회적, 대인관계 기능에 어떻게 영향을 미치는지 더 명확히 이해하고 있을 것이다.

그렇지만 최근의 질적 연구들은 음성 문제가 있는 두 살 정도의 어린 아이들도 그들의 음성을 인식하고 종종 염려한다는 것을 밝혀내었다. 아이들과 청소년이 그들의 음성에 관한 근심의 표현은 숨을 다 쓴다, 발화를 시작할 때 노력을 한다, 말을 할 때 통증을 느낀다와 같은 신체적 문제와 소리를 크게 해달라는 요청, 전화를 하는 것의 어려움, 놀림을 받는다든지와 같은 기능적 문제, 그리고 음성과 관련한 화, 슬픔, 짜증, 좌절과 같은 감정적 문제 모두를 포함한다. 그러므로 삶의 질 평가 도구는 특히 아이들의 하루 생활에서 음성장애가 미치는 영향에 대한 아이들 자신의 인식을 평가하기 위해서 개발되었다.

음성과 관련된 이런 삶의 질 평가의 개발과 유효성과 관련된 몇몇의 염려에도 불구하고, 임상가들이 치료 효과를 추적하고 평가하는 방법으로 사용된다. 또한 이런 평가들은 언어치료 전문가들이 환자들의 재활 과정에 대한 기대와 치료 결과를 통찰하도록 도와준다.

청지각적 평가

알맞은 삶의 질의 관리 평가를 포함한 병력 면담에 이어서, 환자들은 그들의 음성 문

표 4.9 소아 음성장애지수

차트 번호: ______________________ 날짜: ______________________

나는 나의 아이의 수다스러운 정도를 다음에서 평가할 수 있다.

1	2	3	4	5	6	7
조용하다			평균			과하다
청자			화자			수다스러움

설명: 많은 사람들은 그들의 음성에 대해서 기술하고 그들의 음성이 그들의 삶에 영향을 받아온 상태를 설명하였다. 당신은 얼마나 자주 경험을 하였는지를 동그라미 하여라.

0=전혀 그렇지 않다 1=거의 그렇지 않다 2=가끔 그렇다 3=거의 항상 4=항상

Part I–F

1. 다른 사람이 내 아이의 음성을 알아듣기 힘들다.	0	1	2	3	4
2. 사람들이 소음이 심한 상태에서 내 아이의 음성을 이해하지 못한다.	0	1	2	3	4
3. 집안에서 가족들이 내 아이가 부르는 소리를 알아듣기 힘들어 한다.	0	1	2	3	4
4. 내 아이는 자신의 음성 때문에 사람들과 대화를 기피하게 된다.	0	1	2	3	4
5. 내 아이는 자신의 음성 때문에 친구, 이웃, 친척과 덜 이야기한다.	0	1	2	3	4
6. 사람들은 내 아이와 마주하고 말할 때도 반복해서 말해 달라는 이야기를 한다.	0	1	2	3	4
7. 내 아이의 음성 때문에 개인, 학교, 사회생활에 제약이 있다.	0	1	2	3	4

Part II–P

1. 내 아이는 말할 때 숨을 다 써서 숨이 차다.	0	1	2	3	4
2. 내 아이의 목소리는 하루에 몇 번씩 변한다.	0	1	2	3	4
3. 사람들이 내 아이의 목소리에 문제가 있냐고 물어본다.	0	1	2	3	4
4. 내 아이의 목소리는 건조하고, 귀에 거슬리며 쉰 소리이다.	0	1	2	3	4
5. 내 아이의 음성 질은 예측 불가능하다.	0	1	2	3	4
6. 내 아이는 말하는 데 많은 노력을 해야 한다.	0	1	2	3	4
7. 내 아이의 목소리는 저녁에 더 나빠진다.	0	1	2	3	4
8. 내 아이는 목소리 문제 때문에 말하는 중에 그만두게 된다.	0	1	2	3	4
9. 내 아이는 다른 사람들이 그의 목소리를 알아듣기 위해서 소리를 지르곤 한다.	0	1	2	3	4

Part III–E

1. 내 아이는 자신의 목소리 때문에 타인과 말할 때 긴장한다.	0	1	2	3	4
2. 사람들이 내 아이의 목소리 때문에 짜증을 내는 것 같다.	0	1	2	3	4
3. 사람들이 내 아이 목소리 문제를 이해하지 못한다고 생각한다.	0	1	2	3	4
4. 내 아이는 자신의 목소리에 좌절하는 것 같다.	0	1	2	3	4
5. 내 아이는 자신의 목소리 때문에 나서기를 꺼려한다.	0	1	2	3	4
6. 내 아이는 사람들이 "다시 한 번 말해 주실래요"라고 묻는데 짜증을 낸다.	0	1	2	3	4
7. 내 아이는 사람들이 "다시 한 번 말해 주실래요"라고 묻는데 당혹감을 느낀다.	0	1	2	3	4

전반적인 음성의 심각도

(당신의 아이 목소리가 어느 정도인지를 아래의 선에 해당하는 위치에 X 표시를 하시오. 추가적인 설명은 가이드가 해 줄 것입니다.)

정상 ____ 심각

출처: "Pediatric Voice Handicap Index (pVHI): A New Tool for Evaluating Pediatric Dysphonia," by K. B. Zur, S. Cotton, L. Kelchner, S. Baker, B. Weinrich, and L. Lee, 2007, International Journal of Pediatric Otorhinolaryngology, 71 p. 79.

표 4.10 청지각적 평가에서 음성 활동

발성-호흡 능력	신체적
최대 연장 발성 시간	내구성 테스트
s/z 비율	근 골격 긴장 테스트
음성 범위	**후두 기능**
음도 범위	강한 성대 접촉
강도 범위	기침
	웃음
	목 가다듬기

제의 특성과 그 정도를 결정하는 일련의 평가를 받게 된다. 그 평가는 일반적으로 청지각적 그리고 도구적 평가를 포함한다. 청지각적 평가는 전반적인 음성 심각 정도, 음도와 강도의 적절성 그리고 음성의 질과 같이 환자의 음성 양상을 임상가들이 주관적으로 평가하도록 요구된다. 게다가 청지각적 평가는 음성의 특별한 양상을 기술하고, 음성 문제 정도를 정의하고, 치료적 중재를 계획, 모니터하고 그 결과를 평가하는 등 임상가들이 화자의 음성을 종합적으로 고찰하도록 한다.

청지각적 평가는 환자의 음성과 정상적 음성을 가진 집단 간의 실제 생활에 토대를 둔 비교를 제공하기 때문에 종종 "황금 기준(gold standard)"으로 간주된다. 자신 또는 다른 사람에 의해 지각된 음성의 질은 개인의 음성적 그리고 의사소통적 유효성을 판단하도록 하는 수단이 된다. 그러므로 음성장애 정도에 대한 환자의 처음 인식은 치료의 성공과 환자의 만족도에 관한 결정에 중요한 근거를 제공한다.

청지각적 평가를 하는 동안 임상가들은 환자들에게 호흡-발성 능력, 음성 내구성, 반사적인 후두 기능, 근 골격 긴장의 유무와 같이 음성 산출 양상을 평가하도록 계획된 다양한 활동을 요구한다(〈표 4.10〉 참조).

최대발성시간(MPT)과 s/z 비율(ratio)과 같이 단순하고 비침습적 평가는 말을 하기 위한 개인의 호흡 지지와 호기된 공기가 유성 음성으로 변환되도록 하는 성대의 효율성과 관련된 정보를 제공한다. MPT를 얻기 위해서, 환자는 숨을 깊게 들이 쉬고, 가능한 한 길게 /a/ 소리를 내도록 요청받는다. 이 평가는 종종 세 가지 음도 단계에서 수행된다: 편안한 음도, 고음도, 그리고 저음도. 성인들은 유성음을 20초까지 소아는 10~15초까지 연장할 수 있다. 발성장애가 있는 사람은 종종 MPT가 감소된다. 이것은 특히 편측 성대마비 환자의 성대 효율성(efficiency)의 변화를 반영하는 결과를 측정하는데 일반적으로 사용되었다. s/z 비율은 개인의 무성음과 유성마찰음 간의 지속 능력을 비교한다. 환자는 깊은 숨을 쉬고 가능한 길게 /s/음을 지속한다. 그리고 /z/음도 /s/음과 같이 발성하도록 요청을 받는다. 측정된 /s/ 시간은 측정된 /z/ 시간으로 나뉜다. 정상적인 비율은 대략 1.0~1.4로, 이에 해당하는 사람은 무성음(/s/)과 유성음(/z/)을 거의 같은 시간으로 호흡할 수 있다는 것을 나타낸다. 1.4보다 높은 비율을 나타낸 환자는 유성음을 무성음만큼 길게 지속할 수 없으며, 손상된 성대 작용을 나타낼 수 있다. 그렇지만 최근의 연구에서 음성 문제가 없는 건강한 화자의 s/z 비율은 매우 다양하게 나타날 수 있으며, 후두 병리가 있는 사람과 그렇지 않는 사람들 간에 이런 비율이 중대하게 겹치는 경우가 있다.

환자의 최대 음도와 강도 범위가 평가되었다. 음도의 관점에서, 환자는 가성을 포함하고 진동성구(pulse register)를 제외하여, 낼 수 있는 가장 높은 음에서 가장 낮은 음을 내도록 요청 받는다. 성인의 정상 음역은 대략 2옥타브나 3옥타브의 반을, 소아의 정상 음역은 대략 두 옥타브를 나타낸다. 강도 범위를 결정하기 위해서 환자는 낼 수 있는 가장 작은 소리에서 점차적으로 소리를 크게 하여 숫자를 세도록 요청 받는다. 음성 내구성을 검사하기 위해서 환자는 필사적으로 최소한 100까지 세도록 요청 받는다. 근 골격 긴장 유무는 후두 외부 근육 조직을 만져보며 환자들이 아프거나 민감한 부위를 지적하면서 결정된다. 강한 성대 접촉 방식은 환자가 80부터 90 사이에서 각 숫자 사이를 멈추어 세면서 평가된다. 반사적인 후두 밸빙(valving)은 환자들이 강한 기침을 하고, "어~허"라고 말하고, 웃고, 목 가다듬기를 함으로써 평가된다. 환자들이 정상적으로 반응하는 음성 기능을 가지고 있으나 발화를 하는 데 손상된 기능을 나타내는 연축성 발성장애와 같은 장애에 대한 정보를 제공하는 데 중요하다. 약한 기침은 종종 성대마비나 부전마비를 수반한다.

이런 음성활동에 더하여, 환자의 음성은 몇몇의 척도로 측정된다. 청지각적 평가도구는 등간격 척도(equal-appearing interval scales), 의미변별 척도(semantic differential scales), 시각적 아날로그 척도(visual analogue scales)를 포함한다. 등간격 척도는 음성의 특정 측면의 심각한 정도를 나타내는 일련의 숫자를 비교한다. 예를 들어, 0은 정상 음성을 5는 심각하게 비정상적인 음성을 나타내는 0~5점으로 음질이 평가될 수 있다. 같은 종류의 척도를 음도, 강도 또는 다른 음성 측면에서 사용될 수 있다. 의미변별 척도는 예를 들어, 정상-비정상; 유쾌한-불쾌한; 약한-강한; 고음-저음 등. 음성과 관련된 완전히 반대의 경우를 제시한다. 평가자는 정 반대의 경우에서 환자의 음성은 5 또는 7척도 어디에 속하는지 결정하여야 한다. 시각적 아날로그 척도는 검

표 4.11 GRBAS 음성 정도 척도

0 = 정상	1 = 약간	2 = 중간의	3 = 심각한	
등급(허스키한 정도 또는 음성의 비정상성)				
거친 음성(진동의 불규칙성에 대한 청각적/음향학적 인상)				
허스키한 음성(공기가 새는 정도에 대한 청각적/음향학적 인상)				
이완된(힘의 약함 또는 부족)				
긴장된(과기능에 대한 청각적/음향학적 인상)				
다음 중에서 현재 나타나는 증상에 체크하세요				
떨림	음도 변화	강도 변화	음성 끊김(중단)	그외 다른 증상

사자들이 더 정교하게 음성 등급을 매길 수 있다. 이것은 일반적으로 쉰목소리, 기식성 소리, 귀에 거슬리는 소리, 긴장된 소리와 같은 특별한 음성 양상을 위한 100mm의 수평선을 제공한다. 정상적으로 평가되면 왼쪽으로, 비정상적으로 평가되면 수평선의 오른쪽에 위치한다. 평가자는 지각적으로 인식한 환자의 음성에 비정상 정도와 상응하는 수평선의 위치에 표시한다.

등 간격 척도는 유럽에서 일반적으로 사용된 것으로 미국에서는 GRBAS 척도로 더 많이 알려져 있다(〈표 4.11〉 참조).

언어장애 교정학과 음성병리학에 대한 일본 사회의 발성기능 검사 위원회가 이 척도를 개발하였다. 척도를 나타내는 다섯 가지 항목은 등급(G), 거친(R), 기식성(B), 이완성(A), 긴장성(S)이다. 각 항목에서 0은 정상 그리고 3은 가장 심각한 문제를 나타내는 4점 척도로 평가된다. 이 척도는 신뢰할 수 있는 것으로 후두에 대한 유럽 연구 집단(European Research Group on the Larynx)이 임상적 연구 목적으로 추천하였다.

최근에, 음성과 음성장애자들에게 특별한 관심을 가진 ASHA의 임상가들과 연구자들은 음성을 평가하는 시각적 아날로그 척도를 개발하였다. 음성의 청지각적 평가 일치(Consensus Auditory-Perceptual Evaluation of Voice, CAPE-V)로 불리는 이것은 음성 기능과 음질을 평가하고 기록하는 표준화된 접근을 촉진하도록 고안되었다(〈표 4.12〉 참조).

저자들은 이 도구를 개발하기 위해 몇몇의 이론을 기초로 하였다. 첫째, 선택된 음성 샘플의 길이는 최소한의 임상적 의미가 있는 지각적 음성 매개 변수를 반드시 반영한다. 둘째, 결과를 얻기 위한 절차는 반드시 쉽고 효과적이어야 한다. 셋째, 절차와 결과는 음성 병리와 임상적 세팅의 광범위한 범위에 반드시 적용할 수 있어야 한

표 4.12 음성의 청지각적 평가 일치(CAPE-V)

과업

각 문장에서 모음 /a/. /i/를 3~5초 동안 연장 발화하기:

a. The blue spot is on the key again.

b. How hard did he hit him?

c. We were away a year ago.

d. We eat eggs every Easter.

e. My mamam makes lemon muffins.

f. Peter will keep at the peak.

"당신의 음성 문제에 관하여 이야기해 주세요." 또는 "당신의 음성은 어떤 기능을 하고 있는지 말해 주세요."에 대한 대답의 자발적인 발화.

Legend C = 일관된 　　I = 일시적으로 멈추는

MI = 약간 비정상적인 　　MO = 적당히 비정상적인 　　SE = 매우 비정상적인

				점수
전반적인 심각도	______	______	______	/100
	MI	MO	SE	
거친 음성	______	______	______	/100
	MI	MO	SE	
기식성 음성	______	______	______	/100
	MI	MO	SE	
긴장된 음성	______	______	______	/100
	MI	MO	SE	
음도	______	______	______	/100
	MI	MO	SE	
강도	______	______	______	/100
	MI	MO	SE	

울림

다른 증상(이중음성, 성대 프라이, 가성, 무력증, 실성증, 음도 불안, 떨림, 젖은(wet)/꽈하는소리(gurgly) 긴장된/목이 조이는)

정상: ____________________ 기타: ____________________

출처: "Consensus Auditory-Perceptual Evaluation of Voice: Development of a Standardized Clinical Protocol," by G. B. Kempster, B. R. Gerratt, K. Verdolini Abbott, J. Barkmeier-Kraemer, and R. E. Hillman, 2009, American Journal of Speech-Language Pathology, 18, p. 128.

다. 넷째, 평가는 임상가들 사이에 반드시 신뢰할 수 있어야 한다. 절차는 모음 연장, 문장 반복, 연결된 구어 등 다양한 상황에서 음성 특징을 평가한다.

표 4.13 후두 기능 지수

지난 한달 동안 다음의 문제들이 어떻게 당신에게 영향을 미쳤는지를 0점(문제없다)~5점(심각한 문제이다)으로 표시하시오.
1. 말을 하는 데 부가적인 노력이 필요
2. 음성을 사용하고 난 뒤 목의 불편함 또는 통증
3. 음성 피로(당신이 말한 음성 약증)
4. 음성 끊김 또는 소리 차이

출처: Bach et al. (2005).

평가된 음성 특징들은 전반적 심각도(환자의 음성 이탈에 대한 임상가의 전체적인 인상), 거친(음성 소스에서 지각된 불규칙성), 기식성(공기가 빠지는 소리), 긴장(과도한 음성 노력/과긴장을 지각), 음도(F0와 관련된 지각), 강도(크기와 관련된 지각)를 포함한다. 이 검사는 또한 임상가들이 환자 음성의 경련, 떨림, 이중음성, 가성, 성대 프라이 등등 다른 지각적 양상을 평가하는 공간도 제공한다.

특징들은 100mm 선에 그 정도를 평가하도록 되어 있는데, 왼쪽은 더 정상 음성에 가까운 것이고 오른쪽은 더 심각한 정도를 나타낸다. 선에 표시된 모든 음성 양상은 선 왼쪽 끝에서 표시된 곳까지의 거리를 수치 점수로 변환된다. 그러므로 왼쪽 끝에서 75mm 떨어진 지점은 75/100점으로 기록한다. 더 높은 점수일수록, 더 심각한 특징으로 평가된다. 또한 그 특징들이 일관적인지 아니면 간헐적인지도 기록한다. 이 도구는 미국에서 광범위하게 사용하게 되었고, 이것의 실증적인 타당성이 증명되었다. CAPE-V와 관련된 부가적인 정보는 www.southalabama.edu/allied health/speechandhearing/jestis/SLP%20551/551%20CAPEV.pdf.에 나와 있다.

환자의 자기 지각 척도(Patient self-perception scales) 또한 더 대중화되었다. Bach, Belafsky, Wasylik, Postma, 그리고 koufman(2005)이 후두 기능 지수(Glottal Function Index, GFI)를 개발하였으며, Wake Forest 대학의 음성장애 센터에서 수년 동안 사용해 왔다. 이것은 성대기능 장애에 대한 환자의 인식을 평가하는 것으로 5점으로 같은 간격을 나타내는 척도이다. GFI가 4점 이상을 나타낼 때는 음성기능에 문제가 있다고 간주한다(〈표 4.13〉 참조).

음성의 청지각적 평가는 임상적 평가 방법에서 가장 자주 사용되고 있다. 청지각적 평가가 "황금 기준(절대적 기준)"으로 간주되지만, 평가와 관련하여 몇몇의 단점도 있다. 첫째, 매우 주관적인 판단을 하도록 하는 일반적으로 사용되는 용어(쉰, 기식성, 거친, 조임, 긴장)의 정의는 표준화되지 않았다. 결과적으로, 임상가들이 다양한 세팅에서 음성 문제를 가진 환자들에 관한 정확한 정보 전달을 어렵게 하거나 불가능하게 한다. 둘째, 음질은 다차원적이고, 음도, 강도, 조음 정확, 말의 속도, 공명 특징과 같은 요인들에 영향을 받는다. “거친 음성” 또는 “기식성 음성”과 같은 전통적인 지각적 표시들은 일차원적인 것이며 요인들 간의 상호 의존성을 고려하지 않았다. 셋째, 임상가들이 환자 음성에 관한 좋은 의견을 제시할 수 있더라도, 이런 음질을 산출하는 정확한 성대 움직임을 분석하는 것은 불가능하다. 네 번째 단점은 평가자들의 지적 정도와 전문성과 상관없이 평가자들 간의 지각적 평가에 대한 신뢰도 부족이다. 또한 임상적 판단을 하는 지각적인 영향이 어떻게 개인들에게 차이를 가져오는지는 알려지지 않았다. 이런 결점에도 불구하고, 지각적 평가를 위한 다양한 종류의 척도는 무리 없이 믿을 만한 증거가 있고, 음질의 특징을 설명하는 일반적으로 사용된 용어는 근본적인 성대 생리학에 음향학적 특징과 관련된 용어와 논리적인 타당성이 있다.

요약하면, 청지각적 평가는 음성 기능을 평가하는 데 환자와 임상가들에게 필수적인 도구로 간주된다.

검사 도구를 이용한 측정

주요 평가 도구는 성대의 구조와 기능을 직접적 또는 간접적으로 평가하는 것뿐만 아니라, 성대기능의 청각적 그리고 공기역학적 특징을 평가하는 것도 포함한다. 지난 몇십 년 동안 컴퓨터화된 기계 사용의 다양한 유효성은 음성 평가와 측정의 범위를 크게 확장시켰다. 시지각적, 음향학적 그리고 공기역학적 평가들은 음성 문제의 존재 유무를 결정하기 위해 사용되었고, 심각한 정도와 음성 문제가 어느 정도 진행되었는지를 평가하고, 문제의 원인을 정의한다. 이런 평가들은 또한 성대기능의 정량적 기록과 치료 효과를 평가할 수 있다. 지각적 평가만으로는 환자의 진전에 대한 정확한 추적이 불가능할 것이다. 왜냐하면, 귀는 작은 변화를 탐지하기에는 충분히 민감하지가 않으나, 치료 절차가 필요하다는 것을 나타내는 음성 특징의 큰 변화는 민감하다. 그렇지만, 전문가들이 도구를 사용하는 것은 기기에 대하여 정통하며, 획득한 정보를 해석하는 데 능숙하다는 것이다. 장치는 제대로 측정되고, 의미있는 데이터를 얻을 수 있도록 유지하는 것은 중요하다. 도구적 평가들은 직접 그리고 간접 후두경, 내시경 검사, 비디오스트로보스코피, 음향학적, 공기역학적 평가를 포함한다.

간접 후두경검사. 간접(거울) 후두경(indirect laryngoscopy)은 성대의 물리적 구조와 기능을 탐지하기 위해서 19세기 중반부터 사용되어 왔다. 이 절차에서 환자는 똑바로 앉는다. 환자는 혀를 내밀고, 이비인후과 의사는 거즈를 사용하여 환자의 혀를 부드럽게 당긴다. 검사자는 후두경(치과 거울과 같다)을 혀를 지나서 인두 중앙부로 넣는다. 거울의 뒤쪽은 실제로 연구개를 건드려서 올릴 것이다. 검사자는 불이 달려 있는 머리띠를 쓴다. 그 불빛은 거울을 비추어 거울에 성대 모습을 보여 준다. 모든 것은 거울에 비친 것이기 때문에 좌우가 반대로 나온다. 후두반사가 나타나면, 환자는 모음 /i/를 길게 발성하도록 요구받는다. 이것은 후두개를 올려서 성대를 노출하도록 한다. 간접 후두경은 검사자가 성대의 전체 조직 변화(결절, 폴립), 성대 부전 마비 또는 약증, 후두의 감염을 찾아내도록 한다. 그렇지만 정상적인 발성은 시각화 할 수 없다.

직접 후두경검사. 직접 후두경(direct laryngoscopy)은 환자를 마취하기 때문에, 후두경은 구강을 지나 직접적으로 목에 위치할 수 있다. 이러한 방법으로, 후두는 자세하게 시각화 할 수 있으며, 구조적 조직의 미세한 변화도 발견하도록 한다. 게다가, 수술은 후두경 안으로 들어갈 수 있는 특별한 미세후두경으로 한다. 일반적으로, 후두경은 비디오카메라를 내장하여 모니터에 영상을 보여 준다. 이 방법은 간접 후두경보다 더 침습적이지만 후두 구조에 대해서 조금 더 철저한 조사를 하도록 한다.

내시경 검사. 내시경(endoscopy) 방법에는 연성 또는 경성 내시경 두 가지 방법이 있다. 이것은 환자의 인두로 넣어서 후두를 명확하게 보여 준다. 이 방법은 환자의 코 또는 입을 통해서 검사할 수 있다. 코를 통해서 검사를 할 때, 매우 얇고 유연한 관은 콧구멍을 거쳐서 인두로 들어간다. 구강을 통해서 검사할 때는, 경성 내시경이 사용된다. 어떤 방법이든, 영상은 스코프(scope)와 비디오 카메라를 통해서 확대되어 일반적으로 비디오 모니터에 나타난다. 후두 내시경은 많은 이점이 있다. 첫째, 환자들은 깨어있기 때문에 전신마취에 대한 위험을 피할 수 있다. 둘째, 이 방법은 후두의 구조와 기능을 자세하게 검사하도록 한다. 경성 내시경을 사용하면 환자가 /i/ 발성만을 하도록 제한하기 때문에 연속된 발화에서 발화 기능을 평가할 수는 없다. 그렇지만 이 방법은 고화질의 후두 이미지를 보여 준다. 다양한 음도에서 성대의 변화도 잘 보여 준다.

비강내시경 검사(nasoendoscopy)를 사용하여 환자는 비교적 정상적으로 발성을 할 수 있다. 그러므로 발성을 하는 동안 성대의 진동 패턴은 평가될 수 있다. 이것은 구조는 정상이지만 기능에서 비 정상성이 발견될 수 있는 연축성 발성장애와 역행성 성대기능 장애(paradoxical vocal fold dysfunction)와 같이 움직임에 장애를 나타내는 환자들에게 특히 중요하다. 연성 내시경이 삽입되기 때문에 검사자는 환자의 비강과 비인강을 평가할 수 있다. 이것은 많은 분비물과 목 가다듬기를 자주 하게 하는 비중격 만곡증, 아데노이드 비대증, 전염성 부비동 질환과 같이 코의 이상이 음성장애에 미치는 원인에 관한 정보를 제공한다. 후두가 관찰되면 내시경은 먼저 숨을 쉬고 있을 때 성대를 검사한다. 휴식 시, 호기를 하면 약간 내전하고 숨을 들이쉬면 외전하는 형태를 보이며 정상적인 성대 위치가 대개 외전한 상태이다. 검사자는 숨을 들이 쉴 때와 내 쉬는 동안, 정상적이지 않은 성대의 내전이 관찰된다면 기록한다. 휴식 시 성대의 위치와 근육의 활동은 음성 문제를 일으킬 수 있는 원인에 관한 도움이 되는 정보를 제공한다. 예를 들어, 부정중위(paramedian) 위치는 일반적으로 마비, 흉터(scarring), 또는 CA 관절의 기능장애와 관련 있고; 휴식 시에 나타나는 성대의 자발적인 움직임은 진전, 경련에 의한 것이며, 성대의 한쪽 또는 양쪽의 가운데(median) 위치하는 것은 성대 부전마비, 흉터(scar), 관절 고정 중에서 오는 성대 고착(fixation)을 의미한다.

숨을 쉬고 있을 때의 평가 후에, 환자들의 발성 행동을 검사한다. 발성을 하는 동안 대부분의 움직임이 진성대에서 일어나면서 성문상부 그리고 인두 근육은 반드시 이완된다. 〈표 4.14〉에 보면 후두판독(laryngeal findings)과 병인학과 관련될 수 있는 내시경 검사 동안 나타나는 일반적인 발성 활동이 나열되어 있다.

환자는 가장 편안한 음성으로 /i/를 길게 연장하도록 요청 받고, 더 높은 그리고 더 낮은 음에서도 같은 소리를 발성하도록 요청 받는다. 검사자는 성대의 어떤 상처나 덩어리(masses)의 존재, 성대의 약증, 성대 움직임 정도를 기록한다. 그리고 환자는 각 음절 사이에 숨을 들이쉬거나 코를 훌쩍거리며 /hi/ /hi/ /hi/ 또는 /he/ /he/ /he/를 발음하도록 요청 받는다. 이것은 번갈아 가면서 성대를 내 외전하도록 한다. 이 과정으로 성대의 민첩성과 피로해지기 쉬운 정도를 검사하고, 성대 움직임의 느림과 감소를 발견할 수 있다. 환자의 음도 변화 능력은 모음 /i/를 최저음에서 최고음으로, 최고음에서 최저음으로 연속하여 변화시킴으로써 평가할 수 있다. 이런 활동을 하는 동안 환자의 성대는 반드시 대칭적으로 연장된다. 연장의 부족은 상후두신경 또는 윤상갑상관절의 한쪽 또는 양쪽의 고정과 관련있다는 것을 시사한다.

다른 과업들은 특별한 장애를 위해서 수행된다. 예를 들어, 연축성 발성장애가 의심이 될 때, 환자는 숫자를 세도록 요구 받는다. 숫자 세기 과업은 무성음 발화 동안

표 4.14 내시경 검사에 사용되는 발성 과업 및 성대 소견, 그리고 관찰가능한 병인

과업	결과	병인
정상적인 호흡	역설적인 성대 움직임	PVFD 또는 실조증, 역류성 후두염
	진전(떨림)	수전증(essential tremor), 신경근육장애
	홍반 그리고 후두/피열연골 하부의 부종	위식도 역류(extra esophageal reflux)
/i/	성대의 부동성	성대 부전마비, 마비, 피열연골 전위, 성문하부의 횡격막(web)
	성대 약증	노인성 후두
/he//he//he/	성대의 부동성	성대의 마비, 피열연골 전위, 후두 횡격막
	한쪽의 비교적 느린 성대의 기동성, 감소된 성대 내전	성대 부전마비
글리산도 /i/	성대의 연장이 불가능	상 후두 신경의 마비, 윤상갑상관절의 기능장애
휘파람 불기, 웃음, 기침	호흡을 하는 동안 정상적 성대의 제한된 열림	PVFD
	성대 움직임 범위의 감소	성대의 부전마비, 회복된 성대의 마비
"we see three green trees"; "you should use new blue shoes"	전- 후방 상 후두의 짧아짐 가성대의 과내전	근 긴장성 발성장애, 기능적 발성장애
연결된 구어의 관찰	진전(떨림)	수전증(essential tremor), 신경근육장애
"Buy Bob a baseball"; "Pay Paul a penny"	주기적인 호흡의 멈춤	외전형 연축성 발성장애

출처: Roehm & Rosen (2004).

외전의 경련과 유성음 발화 동안 내전의 경련을 평가하는 데 유용하다. 기침, 휘파람 불기, 노래하기, 정상 음성보다 더 높은 음도로 말하기 또한 연축성 발성장애를 발견하는 데 도움이 될 수 있다. 발화를 하는 동안 진성대의 과도한 조임과 성문 상부, 인두, 띠근육(strap muscles)의 수축은 근긴장성 발성장애를 암시하기도 한다.

근긴장성 발성장애는 일반적으로 위쪽에서 아래쪽 또는 측면에서 중앙으로 가성대와 인두 근육이 꽉 쥐어지는 특징이 있다. 일반적으로 이 행동은 샘플 문장을 발화하는 동안 내내 일관적으로 나타난다. 근긴장성 발성장애가 의심되는 사례에서, 환자는 자발적인 발화를 하도록 요청 받는 것으로 기능적 후두 행동을 밝힐 수 있다. 또한 이 운동은 환자가 발화를 하는 동안 무엇을 하고 있는지를 정확하게 시각화 함으로써 행동 치료의 시작점으로 사용될 수 있다.

내시경 검사를 하는 동안 환자를 편안하게 하는 것이 중요하다. 구강을 지나는 경

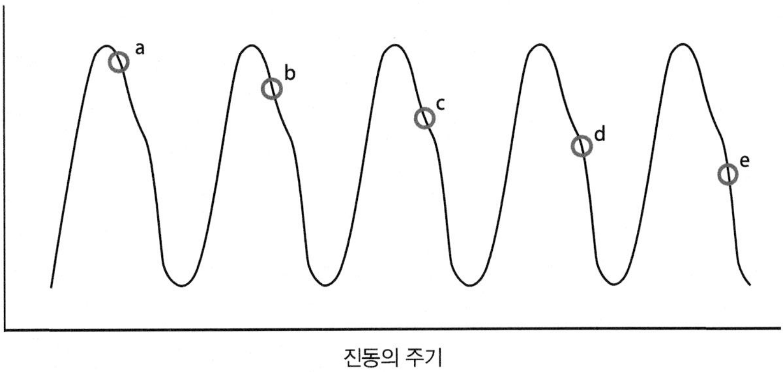

그림 4.1 스트로보스코피에 의해 보여지는 성대 진동의 다른 위치

성 내시경이 만약 구강 후반부나 인두 기관과 접촉하게 되면 구토의 원인이 될 수 있다. 비강내시경을 하는 동안 환자가 불편함을 느낀다면 기구에 대한 비강 통로의 저항 또는 내시경과의 접촉에 의한 인두와 후두의 자극이 나타날 수 있다. 특히 아이들이 불편함을 느낀다면 발화 활동을 수행하는 환자의 능력에 방해를 받을 수 있다. 국소마취는 내시경이 비강을 잘 통과 할 수 있도록 사용될 수 있다. 어떤 내시경을 사용하든지, 최대의 편안함과 최소의 불안을 위해서 환자와 부모/보호자는 실제로 내시경을 삽입하기 전에 그 과정에 대해서 숙지해야 한다.

비디오스트로보스코피. 내시경은 비디오스트로보스코피(videostroboscopy)와 함께 사용될 수 있다. 스트로보스코피는 움직이는 대상에게 불빛을 비추고 주기적으로 그 불빛은 끊김을 나타낸다. 관찰자는 단지 움직임이 불빛에 비칠 때만 볼 수 있고, 불빛이 번쩍이는 사이에 움직이는 것은 관찰할 수 없다. 이것은 관찰자들이 움직이는 대상을 멈춰 있거나 천천히 움직인다고 생각하게 함으로써 본질적인 시각적 착각을 발생시킨다. 후두 스트로보스코피의 불빛(right source)은 후두를 비추기 위해서 내시경을 통해서 전달된다. 이 도구는 불빛을 방해하는 시간에 기초한 두 가지 모드가 있다. 활동 모드(running mode, traveling mode로도 불린다)에서는 스트로보 빛 조명의 속도는 환자 F0마다 대략 2Hz가 달라지도록 맞춰있다. 그러므로 성대는 많은 진동 주기 동안 연속되는 지점에서 불빛이 비친다(〈그림 4.1〉 참조). 성대가 "느린 움직임"으로 명백히 보이는 결과는 주기의 순서가 "스냅샷"으로 구성되게 한다. 각각의 스냅샷은 각 주기에서 다른 단계를 찍는다. 관찰자들은 분리된 움직임의 연속으로 보는 것보다 통합된 이미지로 인식한다. 왜냐하면 인간의 눈은 초당 최대 5개의 이미지만 인식할 수 있기 때문이다. 제시된 자극은 하나의 이미지가 진행되는 것처럼 더 빠르게 나타난다. 이 현상은 우리가 선풍기를 틀었을 때 선풍기가 움직이는 현상과 비슷하다. 선풍기가 회전하기 시작하면, 우리는 선풍기 날이 개별적으로 하나하나 돌아가는 것을 본다. 그러나 선풍기의 속도가 빨라지면, 우리는 더 이상 선풍기 날이 각각 돌아가는 것을 인식할 수 없지만, 대신에 하나의 선풍기 날이 매우 빠르게 돌아가는 것처럼 보게 된다. 스트로보의 불빛이 초당 5개의 이미지보다 빠르게 후두를 비추게 될 때, 우리는 성대 진동의 연속적인 움직임을 보는 것처럼 인식한다.

정지된 또는 잠김 모드 불빛은 환자의 F0에 정확히 맞춰져 있다. 그래서 각 연속적인 주기에서 같은 점에서 플래시가 나타난다. 이 모드에서 그 진동이 규칙적이고 주기적인 경우 성대는 정지된 것처럼 나타난다.

비디오스트로보스코피는 이비인후과 의사 또는 언어치료 전문가에 의해서 수행된다. ASHA는 음성 또는 공명/공기역학적 장애자들의 진단과 치료 목적을 위해서 언어치료 전문가들의 실행 범위 내로 내시경 이미지 기술을 인정하였다. 〈표 4.15〉는 성도에서 시각화되고 이미지화되는 사물과 언어치료 전문가들이 목표를 이루기 위해(검사를 잘하기 위해) 필요한 지식과 기술을 정의하였다.

내시경이 나타내는 이미지는 후두의 구조와 기능을 평가하는데 절대적 기준이 되었다. 평가된 양상들은 성대 커버의 유연성과 경직성, 성대의 진동 패턴, 상후두의 구조, 점막 파동의 적절성을 포함한다. 〈표 4.16〉은 일반적으로 비디오스트로보스코피를 통해서 평가되는 성대 구조와 기능의 다음과 같은 특별한 측면을 나열해 놓았다.

성대 가장자리: 성대의 정상적인 가장자리 또는 모서리는 직선이고 매끄럽다. 만약 가장자리가 울퉁불퉁하거나 거칠게 보인다면, 이것은 부종이나 결절과 같이 성대의 구조적 문제를 나타낼 수 있다.

성대 닫힘: 이 특징은 성대가 최대로 내전하였을 때의 포인트에서 진동 주기 동안 양 성대의 닫히는 정도와 양상의 측면에서 평가되었다. 그 닫힘은 아마 완전하고(전체 성문을 따라 완전히 닫힘), 상반되고(성대의 어떤 부분은 열림), 또는 불완전하다(절대로 완전히 닫히지 않는다). 성문 닫힘의 다른 모양 또한 설명되었다. 뒤쪽의 갈라진 틈은 성대의 앞쪽 부분은 제대로 닫히지 않았다는 것을 나타낸다. 이런 모양은 후두 병리가 없는 여성에게서 종종 나타나고 정상적인 발성 양상을 나타낼 것이다.

표 4.15 성도의 시각화와 이미지화를 위해 요구되는 지식과 기술들

목표: 절차에 대한 환자의 자격

지식과 기술

1. VES의 사진 원리와 진단적 도구로써 이것의 사용에 대한 이해
2. 어떻게 환자의 생리학을 평가하는지에 대한 지식
3. 특정한 환자의 생리학에 대한 지식
4. VES를 작동할 수 있는 기술과 임상적 해석
5. 검사를 하기 위한 환자의 생리적 감정적 수용력에 대한 이해
6. 음성과 공명 산출에 대한 생리학적 지식

목표: 절차에 대한 동의를 얻기

지식과 기술

1. 음성에 대한 다른 객관적인 기능적 평가와 음성 질에 대한 주관적 판단의 상황에서 VES의 역할에 대한 지식
2. 정상적 그리고 비정상적 음성과 공명 산출과 관련된 성도의 해부적 생리학적 지식
3. VES의 장점과 단점에 관한 지식
4. 특정한 환자의 안전에 대한 지식, 만약 국소마취가 요구된다면 국소마취가 알맞게 되기 위한 세팅과 환경
5. 음성과 공명 산출에서 벗어난 구조 또는 기능의 의미와 이해와 관련된 지식
6. 병리적 시각화와 관련된 음성적 공명적 특성에 대한 설명의 지식
7. 특정한 환자에게 나타날 수 있는 시각적 피드백에 대한 감정적 충격에 대한 지식

목표: 검사를 혼자 또는 다른 사람과 함께 수행

지식과 기술

1. 후두, 연인두 해부학과 생리학에 대한 지식
2. 성도의 영상을 최고화질로 녹화를 할 수 있는 경성 구강 내시경, 연성 비디오 비강내시경, 또는 스트로보 불빛의 사용에 대한 기술
3. 녹화된 비디오테이프르 재생하는 방법에 대한 기술
4. 환자에게 있을 수 있는 위험에 대한 지식
5. VES를 사용하는 훈련에 다양하게 접근하는 방법에 대한 기술
6. 환자가 최대의 안전과 최소의 불편함을 위해서 국소마취를 하여 VES를 검사하는 지식/기술
7. 우연히 질병을 발견하였을 때 환자와 임상가 모두를 보호할 수 있는 보편적인 예방절차에 대한 지식
8. 필요할 때 알맞은 소견서를 만들기 위한 녹화된 영상의 임상적 의미에 대한 지식. 이것은
   a. 이끌어낸 과업
   b. 검사한 영상에 대한 검사자 환자의 반응에 따라 시각적 영상에 대한 추가적인 이해를 요구한다.
9. 품질 보장, 치료효과적 목적, 그리고 의학-법적 참고 문서를 위한 VES 자료를 준비하고, 저장하고, 고칠 수 있는 능력의 지식

목표: 후두 생리학에 대한 성대 행동의 효과 뿐만 아니라 의학과 관련된 후두 생리학이 후두 해부학에 미치는 영향을 설명하고 VES의 결과와 전문가들의 의사소통 목적을 간결하게 설명하기

지식과 기술

1. 후두 생리학에 대한 지식
2. 후두 병리학에 대한 지식

3. 특별한 장애자나 후두의 질병을 관리하기 위한 치료, 수술 또는 약물치료의 상대적인 효과에 대한 지식
4. 전문가들과의 의사소통에서 VES의 결과를 설명하고 해석하는 기술에 대한 지식
5. 효과적으로 명확히 보고하기

목표: 공명을 위한 연인두 행동의 효과 뿐만 아니라 의학과 관련된 음성 생리학에 연인두 기능이 미치는 영향을 설명하고, VES의 결과와 전문가들의 의사소통 목적을 간결하게 설명하기

지식과 기술

1. 연인두 생리학에 대한 지식
2. 연인두의 손상된 기능에 대한 지식
3. 연인두의 특별한 장애자 관리하기 위한 치료, 수술 또는 약물치료의 상대적인 효과에 대한 지식
4. 전문가들과의 의사소통에서 VES의 결과를 설명하고 해석하는 기술에 대한 지식
5. 효과적으로 명확히 보고하기

목표: 알맞은 치료를 계획하고 실행하기 또는 진단적 절차에 대한 반응

지식과 기술

1. 실제 환자들의 시작적 피드백의 가이드를 제공하는 후두와 연인두 영상을 다루는 기술
2. 대화적 발화 동안 후두와 연인두 영상을 획득하는 데 필요한 기술
3. 획득한 영상을 해석하기 위한 지식과 관리기법의 적용
4. 성도의 보상적인 조정에 대한 지식
5. 바이오피드백 강화 전략에 대한 지식
6. 관찰된 행동들과 후두, 연인두 상태를 의학적/행동적으로 알맞게 관리하는 기술에 대한 지식

출처: ASHA (2004). Reprinted with permission form *Knowledge and Skills Required for Vocal Tract Visualization and Imaging.* A vailable form www.asha.org/policy.

표 4.16 비디오후두스트로보스코피로 평가된 성대의 구조적 기능적 특징

평가된 특징	설명
성대 가장자리	성대의 중간 가장자리의 부드러움
성문 닫힘	진동 주기 동안 닫히는 정도와 형태
열리는 정도	최대로 외전되었을 때 성대 열림의 정도
닫힘 단계	열림과 닫힘의 단계는 반드시 거의 같아야 한다.
점막 파동	반드시 성대 가장자리의 아래에서 위로 움직이고, 옆으로 확산된다.
진동하지 않는 부분의 존재/정도	성대에서 진동하지 않는 부분(역동적인 부문)
진동의 진폭	성대의 옆쪽 진동 정도
대칭 단계	같은 시간에 양 성대가 중앙에 도달하고 최대로 외전하는 정도
주기성/규칙성	성공적인 성대 진동 주기의 비슷한 정도
상후두의 활동	중앙의 수축 또는 가성대의 앞쪽–뒤쪽 수축 정도
수직적 접근	양 성대의 같은 수직적 면 기울기

그렇지만 크게 갈라진 틈은 성대 긴장과 관련이 있다. 앞쪽의 갈라진 틈은 앞쪽 성대의 어떤 부분이 제대로 닫히지 않는다는 것을 나타낸다. 모래시계 모양은 양 성대의 앞쪽과 뒤쪽 모두 갈라진 틈이 있고 단지 성대의 중앙 부분만 닫혔을 때 나타난 결과이다. 이것은 종종 양쪽 성대 결절과 관련이 있다. 갈라진 틈은 상처 또는 다른 흉터의 결과로써 가장자리를 따라 불규칙성이 나타난다. 휘고 방추 모양의 성대는 종종 중간 부분은 열려있지만 앞쪽과 뒤쪽 가장자리는 닫히는 것이다. 이것은 노화를 포함한 매우 다양한 환경의 결과로 나타날 수 있다. 위에서 언급한 다양한 모양이 결합되는 모습을 나타내며 닫힘 또한 다양할 수 있다.

열림의 정도(범위): 이 용어는 성대가 발성을 하는 동안 가장 최대로 외전했을 때 열림의 양을 나타낸다. 이 변수는 매우 작은 정도에서 최대의 열림 정도로 평가된다.

닫힘 단계: 진동의 주기는 보편적으로 3가지의 단계로 나뉜다: 열림 단계의 열리는 부분, 열림 단계의 닫히는 부분, 그리고 닫히는 단계. 음계 성구(modal register)에서 성대의 열림/닫힘 그리고 닫힌 단계는 각 주기마다 거의 같아야 한다. 과도하게 긴 닫히는 단계는 성대가 과도하게 내전하고 있다는 것을 나타낸다. 그에 반해, 과도하게 긴 열리는 단계는 성대의 과소내전을 반영한다. 열림 단계의 증가는 종종 성대마비, 노인성 후두, 또는 성대 상처에서 관찰되고 그에 반해 닫힘 단계의 증가는 대부분 과기능으로 나타난다.

점막 파동의 존재/정도(범위): 일반적으로 점막 파동은 성대면의 아래에서부터 위로 움직이며, 성대의 위쪽 표면을 가로질러 옆으로 퍼진다. 그 파동은 정상적인 음도와 강도 상태에서 관찰되는 성대의 넓이와 길이의 적어도 반이 움직이는 것처럼 보이게 된다. 성대의 상처는 그 부위의 파동을 방해하거나 파동을 하지 못하게 할 것이다. 이것은 비진동 또는 무력 부문으로 보이게 된다.

진동의 진폭: 성대의 옆쪽 진동의 범위를 나타낸다. 정상적인 진동에서 성대는 대략 관찰 가능한 넓이의 반은 반드시 움직여야 한다. 강도는 성대가 경직되거나, 성대의 상처와 접촉하였을 때 파동이 감소하는 경향이 있다. 진폭의 대칭 또한 주목하여야 한다. 즉, 각 성대는 성문의 양쪽에 동일한 지점이 열리는지 여부를 관찰하여야 한다.

대칭 단계: 양 성대가 같은 시간에 중앙에 도달하는지 그리고 최대로 열리는 지점이 어디인지를 나타내는 것은 양 성대가 같은 주파수에서 진동을 하는 것을 나타낸다. 비 대칭성은 성대가 상처, 흉터, 마비, 또는 다른 문제로 인하여 서로 다른 곳

에 위치할 뿐만 아니라 성대 간에 서로 다른 무게, 긴장, 그리고 다른 탄력성이 있다는 것을 나타낼 수 있다.

주기성/규칙성: 이것은 규칙적, 비규칙적 또는 상반되는 주기의 연속을 나타낸다. 주기성은 스트로보 영상이 잠김 단계일 때 나타날 수 있다. 이런 세팅에서, 주기적인 진동은 가만히 있는 것처럼 보이는 영상을 가져온다; 변하는 영상은 진동이 비 주기성이라는 것을 제안한다.

상 후두 활동: 발성 동안 가성대의 활동을 나타낸다. 가성대는 가끔씩 과 기능 발성, 근긴장성 발성장애, 그리고 내전형 연축성 발성장애의 사례에서 앞-뒤 그리고 /측면-중앙 방향으로 수축하는 것처럼 보인다.

성대 접근의 수직 단계: 성대는 정상적으로 같은 수직면이다. 피열연골의 탈구 또는 한쪽 마비의 사례에서 그 면이 다를 수 있다.

비디오스트로보스코피 영상은 일반적으로 사용되는 스트로보스코피 평가(Stroboscopic Assessment of Voice) (〈표 4.17〉 참조)와 같이 6~7점 척도로 평가된다.

표 4.17 스트로보스코피 평가 양식

성문 폐쇄(Glottic closure)

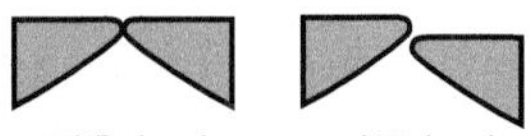

같은 높이 다른 높이

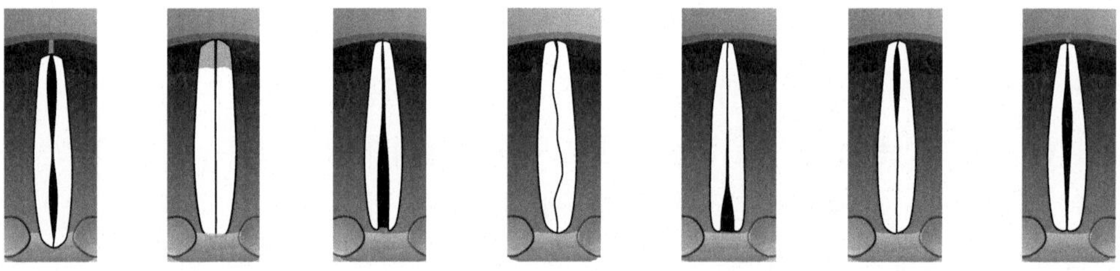

모래시계형 완전한 폐쇄 불완전 폐쇄 불규칙 폐쇄 후방 틈 전방 틈 방추형 틈

성문 상부 움직임(Supraglottic Activity)

0	1	2	3	4	5
경미한 압축					가성대 발성

수직 위상(Vertical Level)

0	1	2	3	4	5
같은 높이					다른 높이

성대 엣지(Vocal Fold Edge)

	0	1	2	3	4	5
좌측	0	1	2	3	4	5
우측	0	1	2	3	4	5
	곧은/매끄러운					거친/불규칙한

진폭(Amplitude)

	0	1	2	3	4	5
좌측	0	1	2	3	4	5
우측	0	1	2	3	4	5
	정상					거의 안 움직임/움직임 없음

점막 파동(Mucosal Wave)

	0	1	2	3	4	5
좌측	0	1	2	3	4	5
우측	0	1	2	3	4	5
	정상					소멸

비진동 부위(Nonvibrating Portion)

	0	1	2	3	4	5
좌측	0	1	2	3	4	5
우측	0	1	2	3	4	5
	없음	20%	40%	60%	80%	100%

접촉성(Phase Closure)

−5	−4	−3	−2	−1	0	1	2	3	4	5
열림 단계 우세					정상				닫힘 단계 우세	

대칭성(Phase Symmetry)

0	1	2	3	4	5
대칭적임					항상 비대칭적임

규칙성(Regularity)

0	1	2	3	4	5
규칙적임					항상 불규칙적임

출처: "A New Stroboscopy Rating Form," by B. J. Poburka, 1999, Journal of Voice, 13, pp. 403–413.

표 4.18 후두 내시경과 비디오스트로보스코피의 장단점

장점
자세한 평가와 후두 구조와 기능의 문서화
앞쪽/반대쪽 기능
프레임별 재생
컬러사진으로 뽑을 수 있음
단점
스트로보스코피는 중간 정도나 심각한 발성 곤란 음성에는 유효하지 않은
영상의 왜곡
성대는 위쪽만 관찰된다.
발성은 정상적인 연속 발화를 완전히 나타내지 못한다.
경성 내시경은 환자의 상당한 협조를 요구한다.
해석은 주관적이다.
평가 양식은 표준화 되지 않았다.

출처: Information from Deliyski (2007); Hapner & Johns (2007); Hartnick & Zeitels (2005); Kelchner et al. (2007); Leonard et al. (2002); Mortensen & Woo (2008); Patel et al. (2008); Stemple et al. (2000); Walker & Messing (2006).

내시경과 비디오스트로보스코피의 장단점. 내시경은 많은 장점과 몇 가지의 제한점이 있다(〈표 4.18〉 참조). 장점은 자세한 검사 및 후두 구조와 기능의 문서화를 포함한다; 앞으로, 뒤로, 그리고 프레임별 재생은 환자들을 교육할 때 사용될 수 있다; 하드카피 컬러 사진의 주석을 달 수 있는 능력. 스트로보스코피는 점막 파동의 변화 또는 중단을 평가, 점막하 조직의 낭종과 결절을 구분, 마비 후에 성대의 기동성과 음성을 평가, 상후두신경 성대마비를 평가하는 데 매우 유용하다. 이것은 또한 결절, 유두종, 암과 같이 초기 또는 작은 질환을 진단하는 데 유용한다.

이런 명백한 장점에도 불구하고, 임상가가 반드시 기억해야 할 내시경과 스트로보스코피의 몇 가지 제한점이 있다. 가장 중요한 제한점은 이 기계 자체의 특성이다. 스트로보스코피의 불빛은 환자의 기본주파수에 의해 유발되고 관련되어 있기 때문에, 완만하거나 심각한 발성장애 음성, 음성 멈춤, 또는 이중 음성은 명확하게 나타나지 않을 수 있다. 이는 불규칙한 성대 진동이 성대의 실제 움직임과 불빛에 비동시적으로 나타나기 때문이다. 또 다른 제한점은 검사에 사용되는 광학 장치가 이미지를 왜곡시킬 수 있는 것이다. 게다가 성대는 단지 위쪽에서만 보이기 때문에, 진동하는 동안 성대 닫힘의 정도는 추측할 수밖에 없다. 추가적인 단점은 검사를 하는 동안 환자의 발성은 환자의 정상적인 대화 발성을 정확히 나타내지는 않는다.

경성 후두 내시경을 사용한 검사에서의 발성은 덜 반영하는 이유는 /i/ 발성만으로 제한되기 때문이다. 경성 내시경을 사용하는 것 또한 환자의 중대한 협조를 요구한다. 아이의 후두개, 뒤쪽 구강의 크기를 감소시키는 확장된 편도 그리고 상대적으로 작은 인두 중앙부 때문에 아이들에게 경성 내시경을 사용하는 것은 특히 어렵다.

촬영한 영상에 대한 해석은 잠재적인 문제를 내포한다. 왜냐하면 이것은 주관적인 시각에 의존하기 때문이다. 이것은 평가자 간 또는 평가자 내의 낮은 신뢰성을 나타내게 한다. 게다가 인간 후두의 구조와 기능은 매우 다양하고, 정상적 변이가 비정상성으로 오인될 수 있다. 마지막으로, 평가 양식은 표준화 되지 않았고, 검사자의 경험과 훈련 정도는 다양하다.

고속디지털 영상. 최근에 고속디지털 영상(high-speed digital imaging, HSDI)은 후두의 구조와 기능을 시각화 할 수 있는 실행 가능한 방법이 되었다. High-speed 기기는 초당 2,000~4,000 프레임의 속도(fps)로 녹화가 가능하다. 이것은 각 환자들의 진동 주기를 기록하고 분석하게 한다. 이 기기는 30fps의 기록 속도를 나타내어 개인의 진동 주기를 획득할 수 없는 videostroboscopy의 문제를 극복하였다. HSDI는 개인의 F0와 독립적이기 때문에 음성 끊김, 이중 음성, 심각한 발성장애를 나타내는 환자의 성대 진동 패턴에 대한 세부적인 평가를 가능하도록 한다. 그렇지만 HSDI는 광범위하게 사용될 수 없고, 이것은 스트로보스코피(stroboscopy)의 보충 기기이지 대체 기기로는 사용될 수 없다.

음향학적 평가

환자의 음성에 대한 음향학적 분석은 성대의 기능을 평가하는 데 사용되는 보편적인 방법이다. 음향학적 분석에서 성대 진동에 관한 추론을 할 수 있다. 음향학적 분석은 쉽게 이용 가능하고, 비교적 싸기 때문에 광범위하게 사용된다. 이 기기는 이것을 효과적으로 사용하기 위한 집중적인 교육을 요구하지 않으며, 이것은 안전하고 비침습적이다. 음향학적 분석은 치료에서 환자의 진전을 문서화 하기 위한 기본적인 측정으로 사용되며, 치료에서 생체피드백의 수단으로 사용될 수 있는 시각적 그리고 수량화 할 수 있는 정보를 제공한다.

KayPentax에서 개발한 Visi-Pitch, Computerized Speech Lab(CSL), Tiger Electronics에서 개발한 Dr. Speech Science Windows 버전, Milenkovic에서 개발한

C-Speech System 등 음향학적 기기는 상업적으로 이용할 수 있다. CSL에서 사용가능한 Multidimensional Voice Program(MDVP)은 세계적으로 광범위하게 사용된다. 이런 프로그램들은 기본주파수(F0), 강도, 음질, 주기성 등 대체로 비슷한 종류의 분석을 제공한다.

선택된 발화 활동을 통해 획득한 음향학적 출력에 대한 평가는 환자의 음성 메커니즘에 대한 유용한 정보를 제공한다. 예를 들어, F0와 강도의 평균은 개인의 전형적인 또는 습관적인 음성 사용과 관련된 정보를 제공한다. 음성의 최대 성능 범위는 후두 구조의 해부학적 완전성(integrity) 그리고/또는 생리적 능력에 관한 자료를 제공한다. 주기성에 대한 평가는 성대진동의 규칙성과 안정성 그리고 개인의 음성에서 잡음 정도를 반영한다.

주파수 측정. F0와 관련된 일반적으로 측정된 속성은 평균 F0, 최대 발성 주파수 범위, 주파수 다양성이다.

평균 기본주파수 기본주파수(F0)는 성대의 진동 속도를 나타내고, 음도에 대한 지각적 인상과 일치한다. 평균 F0는 선정된 모음들(isolated vowels)과 읽기 또는 발화 과업에서 평가된다. 연결된 발화에서 평균 F0는 종종 발화기본주파수(speaking fundamental Frequency, SFF)로 불린다. 평균 F0는 남자, 여자, 아이들의 정상 F0와 환자들의 F0를 비교하는 데 도움을 준다.

〈표 4.19〉는 나이와 F0의 관련성을 명백하게 설명한다. 유아는 가장 높은 F0를 나타낸다. 이것은 3세경에 감소한다. 그리고 F0는 남자, 여자아이 모두에게서 사춘기가 될 때까지 대략 220~250Hz를 유지한다. 남자의 F0는 100Hz 정도가 떨어져서 성인 높이인 110~130Hz까지 도달한다. 노인 남성은 대략 130Hz에서 160Hz로 젊은 성인의 남성보다 약간 높은 F0를 나타낸다. 이런 높이의 증가는 나이가 듦에 따라 남자에게서 나타나는 성대의 약증을 반영한다. 여성의 F0는 180~230Hz로 사춘기가 지난 후 약간 감소한다. 이 높이는 노인 여성이 되면 175Hz까지 감소한다. 이런 음도의 감소는 일반적으로 조직의 체액저류 증가와 성대 외형의 변화와 같은 폐경 후의 영향으로 야기된다.

최대 발성 주파수 범위 최대 발성 주파수 범위(MPFR)는 화자가 가장 저음에서부터 가성을 포함한 가장 고음까지의 주파수 범위를 말한다. 이것은 음성 주파수의 관점에서 후두 기능의 생리학적 제한점을 평가하는 데 유용하다. 주파수는 일반적으로 개

표 4.19 문헌상에 보고된 다른 연령 그룹에서의 평균 기본주파수(F0, Hz)

연구자들	연령 그룹	남	여	인종
Robb & Saxman(1985)	11 – 25 (mos)	357	357	
McGlone & Shipp(1971)	13 – 23 (mos)	443	443	
Eguchi & Hirsch(1969)	3	298	298	
	4	285	285	
	5	289	289	
Awan & Mueller(1996)	5 – 6	240	243	W
	5 – 6	241	231	AA
	5 – 6	249	248	H
Weinberg & Bennett(1971)	5	252	248	
	6	247	247	
Wheat & Hudson(1988)	6	219	211	AA
Ferrand & Bloom(1996)	3 – 6	256	246	
	7 – 10	237	253	
Sorenson(1989)	6	251	296	
	7	288	258	
	8	229	251	
	9	221	266	
	10	220	229	
Pederson et al.(1990)	8.6 – 12.9		256	
	13 – 15.9		248	
	16 – 19.8		241	
Bennett(1983)	8.2	234	235	
	9.2	226	222	
	10.2	224	228	
	11.2	216	221	
Fitch(1990)	21 – 26	109	210	
Kent(1994)	20.3	120		
	47.9	123		
	73.3	119		
	85	136		
Hollien & Shipp(1972)	20 – 29	120		
	30 – 39	112		
	40 – 49	107		
	50 – 59	118		
	60 – 69	112		
	70 – 79	132		

	80 - 89	146	
dePinto & Hollien (1982)	18 - 25	229	
Morgan & Rastatter (1986)	20 - 24	228	
Pegoraro Krook (1988)	20 - 29	195	
	30 - 39	195	
	40 - 49	191	
	50 - 59	182	
	60 - 69	181	
	70 - 79	188	
	80 - 89	188	
Russell et al. (1995)	65 - 68	181	
Brown et al. (1996)	21 - 33	136	
	20 - 22	189	
	40 - 54	128	
	42 - 50	186	
	69 - 87	134	
	65 - 89	175	
Honjo & Isshiki (1980)	69 - 85	162	177

소아와 성인의 값은 대화시 구어와 소리내어 읽기로 얻었다. 몇몇 연구는 백인(W), 아프리카계 미국인(AA), 스페인계(H) 등의 인종이 포함되었다.

주: 일부 값은 가까운 정수로 반올림 되었다.

인의 가장 편안한 단계에서 시작하며 그리고 나서 아래로 그리고 위로 낼 수 있는 가장 최대치까지 발성한다. MPFR은 Hz, 옥타브, 반음으로 표현된다. 대부분의 정상적인 화자들은 대략 2.5옥타브나 30반음(ST)을 나타낸다. 성인 남성의 가장 낮은 주파수는 대략 80Hz에서 발생하고, 가장 높은 주파수는 700Hz 정도를 나타낸다. 성인 여성의 가장 낮은 F0는 135Hz이며 여성들은 1,000Hz 이상을 나타낼 수 있다. 임상적으로, 나이나 성별보다 신체적 조건이 MPFR에 더 많은 영향을 미친다는 것이 발견되었다. 건강한 노인들은 건강하지 못한 젊은 사람들보다 더 넓은 범위를 나타내는 경향이 있다. 근위축성 측삭경화증과 파킨슨병과 같이 신경학적 질병은 감소된 MPFR을 나타내었다. Robinson, Mandel 그리고 Sataloff는 상후두 신경마비가 있는 남자들의 평균 MPFR은 건강한 남자가 36ST를 나타내는 데 반해 15ST를, 건강한 여성이 35ST를 나타내는 데 반해 상후두신경(SLN) 마비가 있는 여성들은 21ST를 나타내었다.

주파수 가변성 주파수 가변성은 선정된 모음 또는 연속된 발화에서 F0의 변화를 반영한다. 이것은 Hz에서 F0의 표준편차(SDF0) 또는 반음에서 F0의 표준편차(음도 시그마) 모두로 평가된다. 주파수 다양성은 성대 진동의 안정성의 지표로 또는 어조의 적절성을 평가하는 것으로 사용될 수 있다. 화자가 제한된 모음을 연속 발화할 때, F0의 표준편차는 반드시 작다(10Hz보다 작음). 이것은 정상적인 후두 운동 제어를 나타낸다. 연속된 발화를 하는 동안 F0의 표준편차는 언어의 언어학적, 어조적 양상의 특징인 F0의 증가와 감소를 반영하여 반드시 커진다. 사람들은 끊임없이 다양한 그들의 감정, 다양한 악센트와 음절 강세의 종류, 다양한 문법적 구조를 반영하여 그들의 F0를 변화시킨다. 이런 F0는 말의 전반적인 멜로디, 또는 운율의 변화를 야기시킨다. 개인의 나이, 성별, 사회적 지위, 기분, 방언, 문화에 따라 일정량의 주파수 다양성은 사람의 음성에서 나타나는 것이 바람직하다. 이 다양성은 직관적으로 특정한 문화를 알 수 있는 특정한 언어의 화자를 나타내는 것이다. 너무 많은 또는 너무 적은 주파수의 다양성은 잘못된 소리로 들리고 기능적, 조직적, 신경학적으로 음성에 문제를 나타낼 수도 있다. 정상적인 대화 발화에서 F0의 표준편차는 대략 20~35Hz이다. 음도 시그마라는 용어로, 그 변화는 대략 2~4반음이다. 연구자들은 F0의 다양성은 질병에 민감한 지표가 될 수 있다고 주장한다. 예를 들어, Harel, Cannizzaro, 그리고 Snyder은 어떤 환자의 주파수 다양성의 변화는 파킨슨병이 발병하기 5년 전에 탐지되었으며 임상적으로 주목할 만한 증상도 시작되었다고 보고하였다.

강도 측정. 강도는 지각적으로 음성의 큰 소리와 일치한다. 강도는 선정된 모음 또는 연속된 발화에서 평균 강도, 강도 다양성 그리고 강도 범위(동적 범위)의 측면으로 평가될 수 있다. 강도는 상업적으로 사용되는 음향학적 도구로 평가될 수 있고, 전자기기 상점에서 쉽게 이용할 수 있는 사운드 레벨 미터기를 통해서 평가될 수 있다. 주파수 변동에 대한 기준은 충분히 있는 반면에 강도에 대한 기준은 그렇지 않다.

평균 강도 강도 레벨은 상황적인 요인에 그 정도가 크게 좌우된다. 교회에서 속삭이는 사람은 자기가 좋아하는 풋볼 게임을 보면서 소리를 지를 때보다 더 낮은 강도 레벨을 사용하길 원한다. 평균 dB는 하나의 단어를 발화할 때 여성은 대략 65~77dB 남성은 70~80dB을 사용한다는 보고가 있다. 글을 읽을 때는 여성은 68dB, 남성은 70dB을 사용한다.

동적 범위 동적 범위(dynamic range)를 획득하기 위해서, 그 사람은 가장 편안한 주파수(음도) 단계에서 모음을 가능한 한 가장 부드럽게 그리고 가장 크게 발화하도록 요

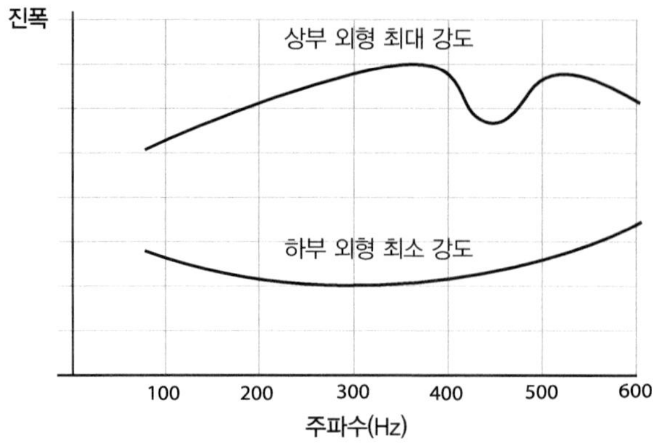

그림 4.2 음성 범위 프로필

청받는다. 동적 범위 측면에서, 30dB 정도는 성인에게 정상적인 음성 기능을 나타내는 것이다. 최대 강도 레벨은 100~110dB SPL이며, 최소 강도 범위는 속삭이는 소리를 제외한 40dB 정도를 나타낸다고 보고하였다.

음성 범위 프로필. 음성의 음도와 강도 정보를 통합하는 간단한 방법은 포네토그램(phonetogram)이라고도 불리는 음성 범위 프로필(voice range profile, VRP)을 통해서 가능하다. 이것은 가로축을 따라서 F0를, 세로축을 따라서 강도를 찍는 그래프이다. 이 그래프는 동적 범위와 달리 발성 주파수 범위를 시각적으로 나타낸다. 개인은 모음을 가장 작은 소리에서부터 가장 큰 소리로 다양한 음도에서 발성하도록 요청받는다. 이것은 위쪽과 아래쪽에 외형이 나타난다. 위쪽 외형은 다양한 주파수(음도)에서 환자의 최대 강도를 나타내고 아래쪽 외형은 다양한 주파수에서 환자의 최소 강도를 나타낸다. 그러므로 VRP는 개인의 최대 생리학적 성대기능을 나타낸다. VRP는 인간의 음성 산출 시스템의 생리학적 양상을 반영하는 특징적인 모양을 가지고 있다. 이 모양은 대략 타원형과 비슷한 모양으로 끝 부분이 더 좁고 중간 부분이 더 넓은 모양을 나타낸다. 이 모양은 후두 시스템에서 발생될 수 있는 음도와 강도 범위 간의 일반적인 관계의 결과이다(〈그림 4.2〉 참조). 사람은 음도 범위가 매우 높거나 매우 낮은 위치에서는 동적 범위가 감소되는 반면에 음도(주파수) 범위의 가운데 부분에 더 큰 동적 범위를 가진다. 사람은 음도 범위의 끝 부분에서 매우 적은 데시벨 변화를 줄 수 있는 반면에 음도 범위의 중간 부분에서 일반적으로 20~30dB 정도의 강도를 변화시킬 수 있다.

VRP 그래프는 몇 가지의 이유로 매우 유용한 정보를 제공한다. 첫째, VRP는 개인 음성의 생리학적 한계를 결정하는 데 도움을 준다. 왜냐하면 동적 그리고 발성음도 범위는 성대를 제어하는 개인의 능력과 직접적으로 관련이 있기 때문이다. 이 그래프는 음도와 강도 간의 상호작용과 관련된 정보를 제공하기 때문에 이것은 화자의 생리학적 그리고 음성 한계를 정의할 수 있다. 정상적인 음도와 강도 범위에 도달하기 어려운 사람은 정상보다 위쪽과 아래쪽 외형이 근접한 형태를 띠면서 제한되거나 좁은 VRP를 나타낼 것이다. 둘째, VRP는 환자의 음도와 강도 범위와 그들의 상호작용의 변화를 표시하고 정량화하면서 개인 음성에 대한 행동적, 수술적 중재의 효과를 보여 준다.

치료 후에 확장된 VRP는 환자의 발성적/동적 범위는 증가했다는 것을 그래프적으로 보여 줄 수 있다. 예를 들어, Speyer, Wieneke, van Wijck-Warnaar, Dejonckere는 다양한 원인으로 발성장애가 있는 환자들의 음성치료 프로그램 전후에 VRP를 평가하였다. 연구자들은 많은 환자들의 그래프가 음성이 건강한 화자에게서 나타나는 둥근 타원형 외형과 시각적으로 일치하지 않았다고 보고하였다. 몇몇의 실험자들은 음성 영역이 분리되고, 위쪽과 아래쪽에 톱니 모양의 경계선이 나타나고, 더 높은 곳에서 제한된 발성을 나타내었다. MPFR과 동적 범위의 확대를 반영하여 환자들은 치료 후에 더 큰 모양의 VRP를 나타내었다. VRP는 또한 가수나 전문적인 음성 사용자들에게 음성 범위의 변화를 모니터링 함으로써 도움이 된다.

발성 변동 및 소음 측정. 음질과 주기성을 평가하는 데는 jitter, shimmer, 그리고 배음 대 소음비/소음 대 배음비/신호 대 소음비가 포함된다.

Jitter와 Shimmer 변동률(Perturbation) 평가는 성대 진동의 주기성과 안정성 정도를 정량화한다. Perturbation은 성대 진동의 성공적인 주기에서 음도와 강도의 다양성을 참조한다. 주파수 변동률은 jitter이라고 부르며, 평균 F0 퍼센티지 또는 밀리세컨드로 측정된다; 진폭 변동률은 shimmer로 부르며 평균 강도의 퍼센티지 또는 dB로 측정된다. 일정한 변화량은 성대 진동에서 선천적으로 타고난 것이므로 절대로 완벽한 주기가 될 수 없다. 정상인의 음성에서 예상되는 jitter 수치는 대략 0.2에서 1.0%이고 shimmer은 5% 또는 0.5dB보다 작은 수치이다.

배음 대 소음비 성대 진동에는 항상 약간의 불규칙성이 있기 때문에, 음성 산출에서 화음(harmonic, 주기성)과 불협화음(inharmonic, 비주기성) 요소 모두를 가지고 있다. 배음 대 소음비(HNR), 소음 대 배음비(NHR), 신호 대 소음비(SNR) 등 음성에서 주기성과 비 주기성 요소의 비율을 정량화하는 몇몇의 평가가 있다. 이 모든 평가는 dB로 측정된다.

정상적인 음성에서 화음 요소들이 우세해야 한다. 이것은 높은 HNR, SNR 또는 낮은 NHR를 산출한다.

Jitter, shimmer 그리고 소음(noise) 평가는 음성과 관련된 문헌에서 가장 빈번하게 설명되었다. 이런 평가들은 음성적으로 건강한 화자와 다양한 음성장애자들을 비교하는데 기초로 사용되어 왔다. 게다가, 이것은 음성적으로 문제가 있는 사람들의 치료 전과 후를 비교하는 데도 사용되어 왔다. 이런 음성장애자들은 부분적인 후두절제자, 뇌졸중 후에 나타나는 마비말장애(dysarthria), 헌팅톤병, 상후두신경 마비, 성대 미세수술을 받은 사람, 천식 약물 치료 후에 영향을 받은 사람, 소아 성대결절, 성대 용종을 제거하기 위해 미세수술을 받은 후에 영향을 받는 경우, 편측 성대마비, 인공와우 이식수술을 받은 경우를 모두 포함한다.

음향학적 평가의 장단점. 음향학적 평가에는 많은 장점과 몇몇의 단점이 있다(〈표 4.20〉 참조). 음향학적 평가는 비침습적이고 성대 진동을 간접적으로 나타내는 정량화된 데이터를 제공한다. 그리고 이것은 사용자들이 친숙한 컴퓨터화된 시스템을 통해서 쉽게 얻을 수 있다. 이런 평가들은 청각적으로 인지할 수 없는 후두 기능의 미세한 특징들을 발견하는 데 유용하지만 성대 진동의 몇몇 문제점을 나타낸다. 음향학적 평가는 또한 치료 전에 기초로 그리고 행동적, 의학적, 수술적 중재 후에 환자의 음성변화를 기록하기 위해 광범위하게 사용된다. 음향학적 평가는 청지각적 평가를 통해 획득된 정보를 유효화하고 보완하는 데 유용할 수 있다. 음성신호의 음향학적 분석은 환자에게 피드백을 제공하므로 유용하며, 치료적 중재의 성공을 나타내는 증거도 제공할 수 있다. 음향학적 분석을 통해 나타나는 수치는 발성장애의 심각성 정도를 나타낼 수 있고, 이것은 음성치료사, 환자, 제3자(third-party payer), 의사와 같이 모든 이해관계자에게 정보를 전달하는 수단을 제공한다.

그렇지만 음향학적 평가가 광범위하게 사용되고 개인의 음성 기능에 관한 많은 유용한 정보를 제공하는 반면에, 몇몇의 단점도 있다. 음향학적 분석의 가장 중요한 제한점 중의 하나는 매우 불규칙한 음성을 분석하는 데는 문제가 있다는 것이다. 음향학적 분석은 개인의 성대 진동 주기를 식별하는 데 근거를 둔다. 매우 불규칙적인 음성은 정의할 수 없는 성대 주기를 가지고, 결과 수치 데이터는 잘못될 가능성이 높

표 4.20 음향학적 분석의 장점과 단점

장점
비침습적이고 안전하다.
쉽게 획득할 수 있다.
정량화된 자료
후두 기능의 미세한 특징을 발견할 수 있다.
기초적인 평가로써 사용될 수 있다.
음성의 변화를 기록할 수 있다.
청지각적 정보를 유효화하거나 보충할 수 있다.
환자의 피드백과 동기 부여를 위해 사용될 수 있다.
측정 결과로 사용될 수 있다.
의사소통 도구로 사용될 수 있다.
단점
중간 정도의/심각한 발성장애 환자에게는 유효하지가 않다.
도구는 외부 소음에 민감하다.
분석의 유효성은 하드웨어와 소프트웨어의 질에 좌우된다.
음향학적 수치와 성대기능 간의 간접적인 관계
수치 자료를 해석하는 것이 어려울 수 있다.
마이크의 위치에 따라 입력되는 소리의 질이 좌우된다.
음향학적 수치를 계산하는 데 사용되는 컴퓨터 프로그램이 다양하기 때문에 그 수치를 비교하는 것이 어렵다.
음향학적 평가와 청지각적 판단 간의 일치성의 부족

출처: Bhuta et al. (2004); Deliyski et al. (2005); Eadie & Doyle (2005); Kent et al. (2003); Leonard et al. (2002); Maryn et al. (2009); Rodriguez-Parra et al. (2007); Smits et al. (2005)로 부터의 정보.

다. 다른 단점은 이러한 평가들은 매우 민감하고, 그들의 유효성은 검사를 하는 환경에 좌우된다는 것이다. 게다가, 음향학적 평가에 사용되는 하드웨어와 소프트웨어의 질은 결과 데이터에 영향을 미친다. 획득된 수치 데이터의 해석은 종종 어려울 때가 있다. 왜냐하면, 음향학적 평가와 성대기능 간의 관계는 직접적이지 않기 때문이다. 임상가들은 그 숫자들이 무엇을 의미하는지 또는 치료 목적을 위해 그 정보를 어떻게 최선으로 사용하는지에 대한 명확한 생각을 가지지 않고 다양한 음향학적 평가 결과를 수집할 수 있다. 잠재적인 오류의 다른 요소들은 주파수를 획득하는 방법, 검사를 하는 동안 마이크의 종류와 장소의 영향, 신호의 지연 시간 등이 포함된다.

게다가, 음성 수치를 분석하는 데 사용되는 컴퓨터 프로그램이 다르기 때문에 다양한 소프트웨어에서 만들어진 같은 신호의 평가는 비교될 수 없다. 이것은 화자와 세팅에 대한 정보를 비교하는 것을 어렵게 하거나 불가능하게 한다.

음향학적 평가에 대한 또 다른 논쟁은 음향학적 평가, 음성의 청지각적 특징, 삶에 질에 대한 평가 간에 상관관계가 부족하다는 것이다. 예를 들어, Wheeler 등은 경미한 발성장애를 가진 환자의 음성을 음향학적으로 분석하였다. 그리고 환자는 VHI 설문지를 완성하였다. 그 연구자는 음향학적 평가는 전체 VHI 점수를 예측하지 못하고 각각의 VHI 항목은 음향학적 평가와 유의미한 상관관계가 나타나지 않았다고 보고하였다. 환자의 성격, 질병이 진전된 정도, 성대기능과 관련된 과거의 경험, 직업, 사회적 위치와 같은 요인들은 개인이 지각하는 불리한 조건에 영향을 미친다. 그래서 더 비정상적인 음향학적 결과를 나타내는 사람은 반드시 이것을 불리한 조건으로 인식하지는 않는다. Wheeler 등은 장애에 대한 음향학적 평가와 환자의 인식은 똑같이 중요하지만 전혀 다른 방법으로 평가되어야 한다고 주장했다.

Eadie와 Doyle는 사람들에게 음성적 병리가 있는 성인 환자의 음성 샘플을 듣고 전반적인 음성 심각도와 즐거운 감정 정도를 평가하도록 하고, 같은 샘플을 음향학적 변수로 측정하였다. 보고에 따르면, 다양한 음향학적 평가와 목소리의 즐거운 감정과 전반적인 심각도 사이에 단지 중간 정도의 상관관계가 발견되었다. 그러므로 음향학적 평가는 임상적으로 의미가 있도록 하기 위해서 청지각적 평가와 반드시 함께 사용되어야 한다.

전기성문파형 검사

전기성문파형 검사(Electroglottography, EGG 또한 electrolaryngology로 불림)는 인체 조직의 전기적 특성을 활용하여 성대 진동을 시각화하고 평가하는 간접적인 방법이다. 한 쌍의 전극 표면은 벨크로 밴드를 개인의 갑상연골의 각 표면에 붙인다. 약한 고주파수 전류는 전극을 통해 흐른다. 인체 조직은 비교적으로 좋은 전기적 전도체이다. 그에 반해, 공기는 그렇지 않다. 그러므로 성대가 외전할 때, 공기가 가득 찬 성도를 통과함으로써, 전기적 전류에 대한 저항은 증가한다. 성대가 내전할 때, 그 저항은 감소한다. 성대가 진동하는 동안 전기 전압의 증가와 감소를 나타내는 특징적인 패턴이 발생하고, 파형의 모양으로 모니터에 나타난다. 양쪽 성대가 근접하면서 전기적 전류에 대한 저항은 감소하고 파형의 강도는 증가한다; 양쪽 성대가 분리될수록 전기적 전류에 대한 증가된 저항은 파형의 강도를 감소시키는 결과를 가져온다. 음향학적 파형의 차이는 시간이 지남에 따른 압력 차이를 보여 준다. Lx 파형은 성대의

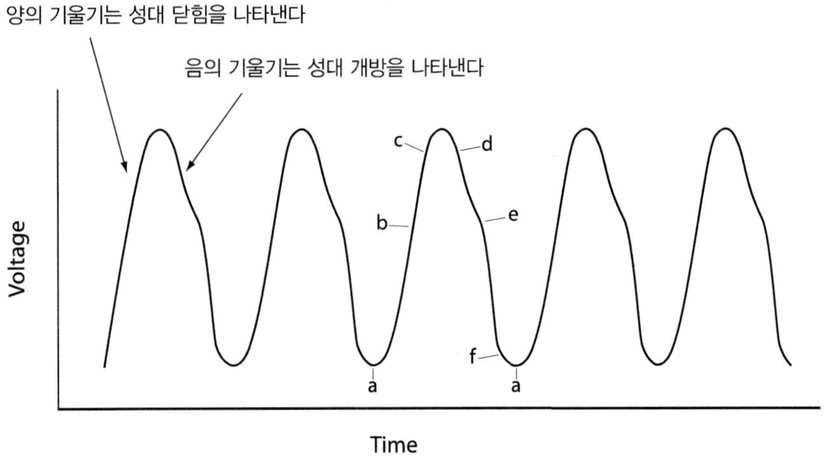

그림 4.3 **후두 성문파형**

열림과 닫힘을 반영하고 성대의 접촉 영역을 변화시킨다. Lx 파형의 한 주기는 성대 진동의 한 주기를 나타낸다(〈그림 4.3〉 참조).

〈그림 4.3〉에서 묘사한 것처럼, 파형의 A 지점은 성대 아래쪽 가장자리가 닫힘으로 인해서 닫히는 단계의 시작을 표시한다. A, B, C 지점 사이는 성대의 아래쪽과 위쪽 가장자리가 닫히고 있는 상태를 나타낸다.

C 지점은 성대가 최대로 접촉한 상태이고 C와 D 사이 지점은 진동 주기의 단계가 끝나는 것을 나타낸다. D 지점에서 성대의 아래쪽 가장자리는 떨어지기 시작하고 그 분리는 D, E, F 지점에서 계속 나타난다. F 지점은 양 성대 간의 최소 접촉을 나타낸다. 그리고 나서 그 주기는 다시 시작된다. 가성과 진동 음역은 다른 모양의 파형을 나타낸다. 가성에서 빠른 진동 속도와 똑같이 닫히고 열리는 단계를 반영하여 거의 정현곡선(sinusoidal)이 된다. 진성에서 파형은 성대의 닫히는 패턴이 이중단계 또는 다양한 단계의 특성을 보여 준다. Lx 파형 또한 성대 진동이 불규칙하거나 기식화된 패턴을 나타낼 수 있다(〈그림 4.4〉 참조).

Lx 파형은 이것의 모양을 평가할 뿐만 아니라 열림과 닫힘 간의 비율을 측정하고 성대 진동 단계의 전체적인 지속 기간을 측정함으로써 해석된다. 예를 들어, 닫힘 상수(CQ)는 전체 성대 주기에서 닫힘 단계의 지속 시간을 비교하고 이것은 중간의 수축 정도와 상관관계가 있다. 음계 성구에서 CQ는 일반적으로 대략 0.50에서 0.60 범위이다. 더 높은 CQ는 진동에서 더 긴 닫힘 단계를 나타낸다. 닫힘 대 열림 비율(C/O ratio)은 진동의 닫힘과 열림의 상대적인 지속 시간을 비교한다. 더 높은 비율은 더

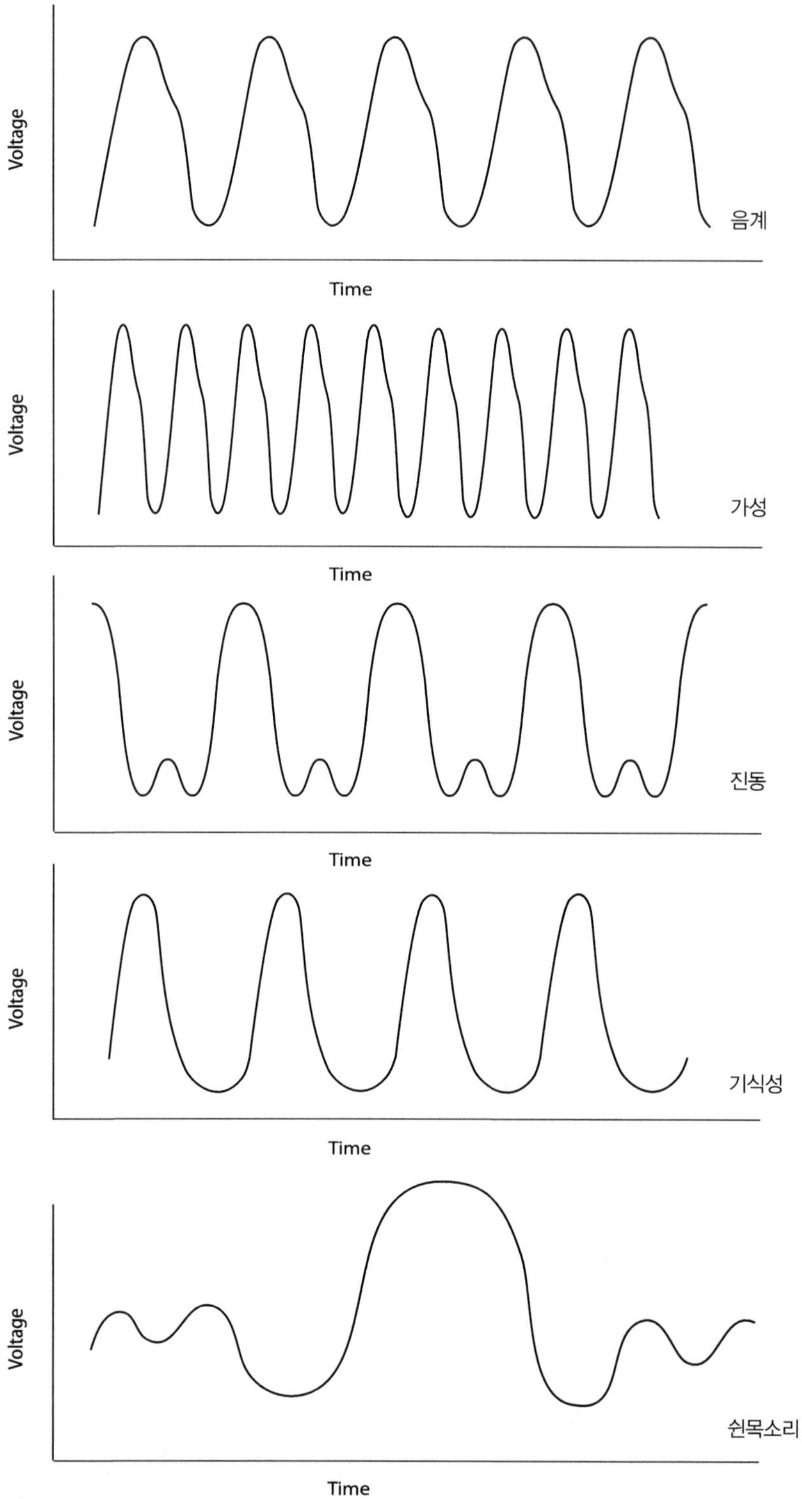

그림 4.4 음역 및 음질에 따른 후두 성문파형

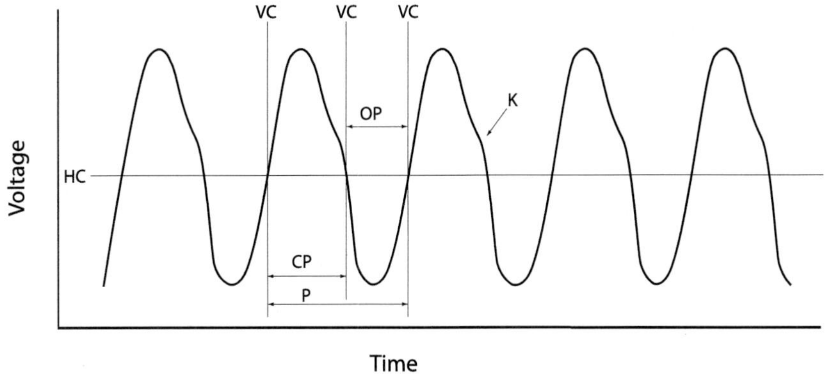

P = period of cycle
HC = horizontal cursor
VC = vertical cursor
K = knee
OP = open phase
CP = closed phase

$$닫힘\ 상수(CQ) = \frac{CP}{P}$$

$$닫힘\ 대\ 열림\ 비율 = \frac{CP}{OP}$$

$$접촉\ 지수(CI) = \frac{CP - OP}{CP}$$

그림 4.5 EGG 파형 지수들

긴 닫힘 단계를 나타내고 성대 내전의 과기능을 나타내기도 한다(〈그림 4.5〉 참조).

또한 EGG를 통해서도 F0, jitter, shimmer, 그리고 noise와 같은 음향학적 평가를 이끌어낼 수 있다. 그리고 발성 문제가 있는 음성에서 유효성이 있는 음향학적 신호를 획득하는 데 몇 가지 문제들을 피하게 된다. 왜냐하면 Lx 파형은 개별적인 진동 주기를 보여 주기 때문에 음향학적 평가는 더 확실하게 측정될 수 있고 모음 지속과 대화 모두에서 음향학적 정보를 이끌어내는 데 사용될 수 있다. 이것은 환자의 치료적 진전과 치료 결과를 획득하는 데 유용할 수 있다.

다른 음향장비처럼 유명하지 않더라도, EGG는 발성장애가 있는 집단에 대한 정보를 획득하기 위한 비침습적 방법으로 임상적으로 매우 자주 사용된다.

예를 들어, Zagolski와 Carlson은 성대마비를 가진 여성은 발성을 하는 동안 최대로 성대가 접촉하는 시간이 지연되고, 늘어진 성대 닫힘 단계를 가져온다고 보고하였다. 이후 연구에서는 마비가 있는 화자의 기능이 자연회복이 되면서 EGG 파라미터는 정상으로 돌아온다고 하였다. Lim 등은 라인케 부종이 있는 환자들의 연속된 구어에서 jitter, shimmer, HNR 평균 F0 그리고 표준편차 F0를 얻기 위해 사용하였다. 그들은 부종이 더 심해질수록 정상보다 CQ가 더 높게 나오고, jitter, shimmer,

그리고 HNR이 유의미하게 달랐다고 보고하였다. 성대의 접촉 양상은 수술 후에 개선을 나타내었다. EGG는 변성기가 있는 청각장애 청소년을 치료하기 위한 시각적 피드백으로도 사용된다. 화자는 진성과 가성의 모양의 차이를 시각화 할 수 있다. 이것은 명확한 모델을 따라하도록 한다.

EGG에 몇 가지 단점이 있다. 첫째로 파형 모양의 해석이다. 파형은 성대 열림의 넓이 또는 닫힘의 정도에 관한 정보를 제공하지 않는다. 그러므로 파형에서 성대가 최대 닫힘에 도달하는 것을 나타내더라도 성문 상부 간격과 같은 조건의 결과로 그들 사이에는 여전히 공간이 존재할 수 있다. 다른 단점은 Lx 파형을 해석하는 특별한 기준이 없고, 표준화된 파형도 없다.

공기역학적 평가

공기역학적 평가(Aerodynamic measures)는 음성 산출 목적으로 사용되는 공기의 흐름과 공기의 양을 측정한다. 성대의 진동은 근육적, 탄성적 힘뿐만 아니라 성문 하부, 전체 성문, 성문 상부의 압력 간의 상호 작용에 의한 결과이다. 그러므로 공기의 양과 공기의 흐름은 발성을 위한 공기의 흐름을 효과적으로 조절하는 후두 메커니즘을 사용하는 개인의 능력을 반영한다. 가장 최근의 임상적 공기역학적 접근은 음도와 강도의 음향학적 평가와 동시에 평균 성문 공기 흐름의 속도(ml/sec)와 평균 성문하 공기 압력(cmH_20)을 간접적으로 측정하도록 고안되었다.

기류 양. 폐활량(VC)과 1회 환기량(TV)을 포함한 폐 용량을 측정하는 두 가지 평가는 음성 산출과 관련이 있다. 폐활량은 사람이 자발적으로 사용할 수 있는 전체 공기의 양을 말한다. 그 평가는 폐활량계로 들이마실 수 있는 최대 공기의 양과 내쉴 수 있는 최대 공기의 양을 포함한다. VC는 나이, 성별 그리고 체격에 따라 매우 다양하지만 편안한 상태에서 사용되는 평균 양은 대략 5,000ml이다. TV는 한 호흡당 흡기와 호기하는 공기의 양을 말한다. 정상적인 고요한 TV 호흡은 VC의 대략 10%로 약 500ml이다. 정상적인 말을 할 때 일반적으로 사용되는 TV는 VC의 20% 내외이거나 1,000ml이다. 왜냐하면 정상적인 말에서는 단지 VC의 적은 비율만 요구되기 때문이다. 어느 정도 제한된 VC가 있는 환자들은 음성 측면에서 영향을 받지 않을지도 모른다. 그렇지만, 매우 감소된 폐활량을 나타내는 환자들은 말을 하는 동안 충분한 성대 압력이 생기는 것이 어렵기 때문에 짧은 최대발성시간, 짧은 음절 그리고 감소된 강도와 함께 약한 음성을 나타낼 수 있다.

호기류율. 공기 흐름의 속도는 발성을 하는 동안 성문을 지나가는 공기의 속도를 말하고 호흡유량계(pneumotachograph, ml/sec)를 통해서 측정된다. 검사에서 환자는 압력 센서가 부착된 얼굴 마스크를 쓰고 모음 발성을 한다. 구강과 비강에 존재하는 공기의 흐름은 전기적 신호로 변환되고 모니터에 표시된다. 후두는 음성 산출을 위한 조절장치로 중요하다. 만약 발성을 하는 동안 성도를 통해 너무 많은 공기가 흐르면 공기 흐름의 속도는 빨라지고, 환자의 음성은 기식화된 소리로 인식이 된다. 과도하게 조인 성대의 닫힘은 성도를 통한 공기의 쉬운 흐름을 방해하고, 음성은 긴장되거나 조이는 목소리로 인식되는 결과를 가져온다.

개인 간 또는 개인 내의 공기 흐름의 속도는 매우 다양하다. 이것은 평가의 유용성을 제한한다. 게다가, 최근에는 널리 통용되는 정상적인 공기 흐름에 대한 기준은 없다. 그럼에도 불구하고 정상적인 평균 공기 흐름의 속도는 대략 80~200ml/sec로 보고되었다. 그리고 대부분의 성인들은 100~150ml/sec의 평균 공기 속도를 나타내었다. 성대마비와 같이 음성의 문제로 인해 성문폐쇄부전을 가진 환자들은 평균 공기 속도가 400~600ml/sec로 높게 산출될 것이다. 심각한 과기능적 음성 또는 성대 프라이를 나타내는 환자들은 10~15ml/sec로 현저하게 감소된 공기 흐름 속도를 나타낸다. 알려진 바에 따르면, 평균 공기 흐름 속도는 성대기능의 상대적인 큰 변화를 나타내는 지표로 가장 유용하고 신뢰할 수 있는 것이다(예를 들어, 성대마비의 치료 전후에 성대기능의 비교). 그러나 상대적으로 적은 변화를 확인하는 데는 덜 유용하다.

성문하압. 기관에 평가 기계를 삽입해야 하기 때문에 성문하압(Ps)은 일반적으로 직접적으로 평가되지 않는다. 오히려, /p/와 같이 파열음을 환자에게 산출함으로써 간접적으로 평가를 한다. 이 검사에 대한 논리적 근거는 무성 파열음을 산출하기 위해 입술은 닫히고 성대는 열린다. 그래서 구강의 압력과 성문하압은 거의 같게 된다는 것이다. 환자의 입에 있는 튜브는 압력을 변환하기 위해서 붙어있고 환자는 /pi/ 음절을 연속적으로 발화한다. 그러므로 기관에 있는 압력을 반영하는 구강으로 압력을 획득할 수 있다. 성문하압은 후두 저항과 관련이 있다. 후두 저항이 커질수록, 과도한 가운데의 수축으로 발성 역치 압력도 증가한다. 큰 소리를 낼수록 더 큰 압력을 요구한다. 그리고 또한 F0에 따라서 다양하다. 더 높은 음도는 증가된 성대 긴장을 요구하므로 더 높은 발성 한계 압력을 나타낸다. 더 낮은 음도는 진동을 시작하기 위해 더 적은 발성압력을 요구한다. 성문하압은 또한 음성의 소리 압력 레벨과 높은 상관관계가 있다. 정상적인 대화를 하기 위해서, 발성 한계 압력은 대략 5~10cmH_2O이다. Jiang 등은 파킨슨병을 앓고 있는 환자들의 성문하압을 평가하였다. 연구자는 비슷한 공기 흐름과 강도 산출의 조건에서 환자들은 비슷한 공기 흐름과 강도를 산출하는 데 건강한 실험자들보다 유의미하게 높은 압력을 나타내었다고 보고하였다. 발성을 하는 동안 더 높은 성문하압은 유의미하게 높은 성문 저항을 암시한다. 이것은 파킨슨병의 특징인 증가된 성대의 경직성과 감소된 강도 정도와 일치한다.

후두 근전도 검사

후두 근전도 검사(LEMG)는 후두 신경과 근육의 완전성을 평가하는 방법이다. 이 검사는 근육의 전기적 활동을 평가하기 위해서 선택된 근육에 바늘 전극을 삽입한다. 이것이 안전하고 신뢰할 만하다고 할지라도, LEMG는 일상적으로 시행하지 않는다. 왜냐하면 이것은 침습적인 검사이기 때문이다. 이 검사는 전기진단적 의술에 경험이 풍부한 신경과 전문의, 재활전문의, 이비인후과 의사에 의해서만 시행된다. LEMG는 마비와 윤상피열관절 문제와 같이 성대 부동성의 원인들을 구분하는 데 유용할 수 있다. 그리고 일측 성대마비, 양측 성대마비, 근긴장성 발성장애, 진전, 간대성 근경련증, 노인성 후두를 구별하는 데 도움이 될 수 있다. LEMG는 또한 외전형 연축성 발성장애가 있는 환자의 CT 근육 관련 유무를 정의하고, 그리고 보톡스 주입술에 바늘사용 지침으로 가치가 있다.

〈표 4.21〉에는 LEMG의 지침 리스트가 있다.

진단 보고서

평가 과정의 마지막 결과는 환자에게 권고 기준을 제공하는 증거 양식을 만드는 데 참여한 모든 팀 구성원들로부터 얻은 자료를 통합하는 보고서이다. 진단적 보고는 일반적으로 개인의 인구통계적 정보, 문제의 상태, 배경 정보, 관찰과 평가 결과, 결과의 요약, 예후, 권고사항들을 포함한다. 가능하면 평가 결과에 대해서 논의하는 팀 미팅은 환자 또는 부모 그리고 보호자와 함께 하는 것이 좋다. 진단적 보고의 일부의 예시가 〈그림 4.6〉에 나타나 있고 평가와 관련된 질문이 뒤따른다.

표 4.21 후두 근전도 검사(LEMG)에 대한 후징

성대의 부동성
성대의 고정과 성대마비를 구분하기
외상성 상해 또는 수술적 신경학적 손상 후에 회복의 예후를 결정하기
음색의 존재와 부재를 결정하기(예, 마비된 근육의 부분적인 신경 재 분포 또는 연합운동)
신경 재 분포 과정을 평가하는 데 유용할 수 있다
과소기능 성대
신경근육 장애에 대한 진단
운동 뉴런 질병
신경운동 연결 장애
말초 신경의 신경병
비정상적 음성을 가진 정상적인 기동성
후두 운동장애의 진단
실조증
진전
간대성 근경련증
뇌성마비
파킨슨병
무도병

말-언어 힐링 대학 클리닉

진단적 평가

이름: AB 검사일: 2010.8.3
주소: 10 큰길 생일: 1933.05.16
플레전트빌 , OH 생활연령: 77세
전화번호: 555-832-6873

77살의 남성 AB는 말-언어 평가를 받기 위해서 2010년 8월 3일 대학의 말 언어센터를 방문하였다. B씨는 우리에게 다음의 배경 정보를 제공하였다. 그의 첫 번째 고민은 그의 목소리이다. B씨는 쉰소리, 목의 마름, 낮은 강도를 나타낸다고 보고하였다. 그는 이전에 어떤 음성, 말, 언어 치료를 받은 적이 없으며, 그는 그의 목소리 문제가 시작된 이후 점점 심해지는 것같이 느낀다고 했다.

배경 정보

B씨는 그의 음성과 관련된 걱정이 마치 그의 목소리가 "목에 걸린 것같이" 느끼고 매우 쉰소리가 난다고 처음에 설명하였다. 그는 처음 그 문제가 시작된 것은 대략 일 년 전이었으며, 그 후 목소리는 점점 심해졌다고 보고하였다. B씨의 문제는

그림 4.6 진단 보고서와 그와 관련된 질문의 일부

점진적으로 시작했으며 하루 중 정상적인 음성은 부분적으로 나온다고 보고하였다. 그는 음성의 사용, 스트레스, 피로가 증가할수록 그의 음성 상태는 더 심해졌다는 것을 관찰하였다. B씨는 단어를 기억하는데 사소한 어려움 외에 추가적인 음성 또는 언어의 어려움을 호소하지 않았다. 이것은 그가 그의 나이 때문이라고 믿기 때문이다. 그는 이전에 음성, 말 또는 언어 치료를 받은 적이 없고 음성, 말, 언어 또는 청각장애의 가족력이 없다.

B씨는 현재 대학에서 시장 조사과의 겸임 부교수로 시간제로 일하고 있다. 그는 한 학기당 두 과목을 가르친다. 수업을 할 때, 그는 마이크를 사용하지 않는다. 그는 과도하게 그의 음성을 사용하기 때문에 수업 후에 목소리가 더 나빠진다고 언급하였다.

B씨는 그의 목이 마르는 느낌이 들고 특히 저녁에 많이 그렇다고 보고하였다. B씨는 매일 5~7 8oz의 물을 마시고, 카페인이 있는 음료를 반 컵 정도 마신다고 하였다. 그는 집이나 직장은 공기가 나쁘지도 소음이 심하지도 않다고 하였다.

의학적 과거력

B씨는 그의 목소리 음질 때문에 2010년 7월 16일 EM이라는 이비인후과 의사를 찾았다. 의사 M씨는 CT 스캔과 코전자내시경을 통해 검사한 결과 B씨는 "한쪽 가성대의 팽창"이 나타났다고 결론지었다. B씨의 다른 의사는 "그의 혈압약, Simvastatin"이 그의 음성 문제의 원인이 될 수 있다인정했다고 보고하였다. 추가 연구에 의해 Simvastatin은 높은 콜레스테롤을 치료하기 위해 사용되는 약이라는 것이 발견되었다. B씨는 새로운 혈압약 Cozaar을 처방 받았지만 아직 먹지는 않았다고 하였다. B씨는 또한 매일 baby aspirin, Quinapril(20mg), Atenolol(12.5mg), Levothyroxine(88mcg), Furosemide(20mg)를 섭취한다고 보고하였다.

B씨는 두 번의 심장 우회(bypass) 수술과 두 번의 고관절 교체 수술, 그리고 한 번의 담즙 방광 제거 수술을 받는 등 많은 수술을 받았다고 보고하였다. B씨는 그는 음성 문제가 시작되기 전에 그 어떤 건강 문제에 관해 염려한 적이 없으며, 평가를 받는 날은 건강한 상태였다. B씨는 임상가에게 매일 과도한 기침을 하고 이것이 그의 목을 과도하게 마르게 하도록 한다고 말하였다. 게다가 그 목의 마른 느낌은 저녁에 더 심해져서 "귀에 거슬리는" 음성이 나온다고 하였다. 그는 역류성 식도염(GERD)이나 역류성 인후두염(LPR)의 증상에 대해서는 부정하였다. 그 환자는 그의 음성이 "변하기 시작"하면 습관적으로 목 가다듬기를 한다고 하였다. 그는 음식을 섭취하는 데 어려움이 없으며 최근에 몸무게의 변화도 없다고 하였다. B씨는 이 평가를 하기 5년 전에 청각사에게 청각 평가를 받은 적이 있다고 하였다. 그는 이명으로 진단 받았으나, 그의 청력이나 음성 크기에 어떤 영향을 주지는 않는 것 같다고 보고하였다.

청지각적 평가

음성의 청-지각적 평가(CAPE-V)는 B씨의 음성 질, 음도, 강도를 평가하기 위해 사용되었다. B씨의 전반적인 심각도는 정상에서 약간 벗어난 것으로 판단된다(26/100). 음도 범위와 강도 단계는 정상에서 약간 벗어났다(30/100과 29/100을 나타냄). 거친, 긴장된 정도는 정상에서 약간 벗어난 것으로 판단된다(22/100과 23/100을 나타냄). 평가를 하는 동안 음도와 강도 단계는 일관적으로 비정상적으로 나타나고 거친 음성과 긴장도는 때때로 비정상적으로 나타났다.

음성장애 지수(VHI)와 음성 행동 평가 척도

음성장애 지수(VHI)는 B씨가 그의 목소리에 대한 지각과 그 목소리가 신체적, 기능적, 감정적으로 어떻게 영향을 미치는지를 평가하기 위해 실시되었다. B씨의 "P 척도"(신체적)에서 16점, "F 척도"(기능적)에서 5점, "E 척도"(감정적)에서 9점을 획득하였다. B씨는 그의 음질은 하루 중 일관적이지 않고, 그가 하루 동안 목소리를 많이 사용하지 않더라도 저녁에 더 나빠진다고 보고하였다. 그의 음질은 말을 많이 한 이후에 영향을 받는다고 보고하였다(예, 교실에서 수업 후에). B씨는 또한 그의 음질이 그를 짜증나게 하거나 화나게 한다고 하였다.

그 환자는 또한 음성 행동 평가 척도를 통하여 그의 음질에 영향을 미치는 활동에 얼마나 자주 참여하는지에 대하여 질문을 받았다. 그런 활동에는 과도한 대화, 소리지르기, 시끄러운 환경에서 말하기, 전화 사용, 노래, 소음 만들기(making noise), 힘을 주어 속삭이기, 기침/목 가다듬기 등이 포함된다. B씨는 소음이 심한 환경에서 말하기와 기침/목 가다듬기가 음성에 가장 손상을 주는 행동으로 평가되었다.

음향학적 평가

Visi-Pitch는 B씨의 습관적 음도, 음도 범위, 그리고 강도를 평가하기 위해 사용되었다. 자료는 평균 기본 대화 주파수(SFF), 모음 /a/ 지속 발성 시 F0, 최대 발성 주파수 범위, F0의 표준편차(F0SD), 평균 음성 강도, 동적 범위(최소 dB와 최대 dB)를 구하기 위한 것이다. MDVP 프로그램은 jitter, shimmer 수치를 구하기 위해서 사용되었다.

B씨는 다음의 수치를 얻었다:

대화 말:

평균 기본 대화 주파수(SFF)	100.08Hz
F0의 표준편차(F0SD)	5.29Hz
평균 강도	53.59dB
/a/ 발성 시 F0	109.54Hz
최대 발성 주파수 범위	97.14Hz~210Hz
동적 범위	16.54dB SPL
Jitter	0.71%
Shimmer	4.798dB
최대 발성 시간	20초
S/Z 비율	0.80

관찰

요약하면, B씨는 평균 대화 기본주파수, jitter, 최대 발성 시간, 그리고 s/z 비율에 대한 평가에서는 정상적인 범위를 나타내었다. 그렇지만 B씨는 음도 다양성(음도 범위), 음도 다양성의 표준편차, 평균 음성 강도, 동적 범위 그리고 shimmer에서는 비정상적 수치를 나타내었다. 대화 음성과 /a/ 연장 발성 시의 평균 F0는 정상적 수치를 나타내었다; 그러나 대화 음성에서 F0SD는 감소하였다. 이는 감소된 음도 범위와 단 음도 음성으로 느끼게 한다. 최대 발성 주파수 범위와 동적 범위는 감소되었고 이는 감소된 강도로 느끼게 한다.

전반적인 평가를 통해서, B씨의 음성은 하나의 문장을 말하는 동안 소리가 감소되었다. 게다가, 그의 음성은 때때로 쉰 소리를 나타내고, 말을 한 후에 기침 또는 목 가다듬기를 자주하였다. B씨는 그의 얼굴과 어깨가 뚜렷하게 긴장되고, 모음 연장 발성을 할 때 노력이 필요한 것처럼 보였다. s/z 비율 과업에서 그 수치가 정상에 속하더라도, 유성음인 /z/를 산출하는 동안 얼굴의 긴장과 손을 꽉쥐는 것이 관찰되었다. 이런 현상은 무성음인 /s/를 산출하는 동안에는 나타나지 않았다. 그의 음성 크기는 매우 작으며 그는 종종 듣는 데도 어려움을 나타내었다. 평가를 하는 대부분 그의 자세는 의자에 "푹 빠진" 것 같았고, 그는 대화를 하는 동안 그의 눈은 아래쪽을 향해 있었다.

듣기

순음 검사가 시행되었다. 그 음은 이어폰을 통해서 25dB의 강도로 제시되었다. B씨는 3,000Hz와 4,000Hz 주파수에서 좌우 귀 모두에서 반응을 하지 않았다.

인상

77세 남성인 B씨는 2010년 8월 3일 말-언어-청각 대학의 클리닉에서 평가를 받았다. 이 평가를 받는 이유는 그의 음질을 측정하고, "한쪽 가성대가 팽창" 되었다는 걸 발견한 이전의 이비인후과적 평가 후에 추가적인 정보를 제공하기 위함이다. B씨는 그의 목소리가 마치 "목에 걸린" 듯한 느낌을 받는다고 표현하였다. 객관적인 음향학적 결과는 감소된 음도 다양성과 감소된 강도 단계의 지각적 관찰을 지지한다. B씨는 유성음을 산출하는 동안 몸의 위쪽 부분과 얼굴에 긴장이 나타났다.

질문

1. 보고에서 제공하는 자료에 기초하여, 어떤 전문가가 반드시 포함되어야 하는가? 그에 대한 이론적 근거를 제시하여라.
2. 평가를 하는 동안 유용한 정보를 제공할 수 있는 다른 검사가 있는가?
3. B씨의 음성 문제를 야기시킬 수 있는 잠재적인 원인을 정의하고 설명하여라.
4. 보고에서 제공하는 관찰에 기초하여, B씨의 예후는 어떠한가?
5. 보고에 적합한 권고 사항은 무엇인가?

이 장의 정리

음성 평가의 주요한 목표는 문제의 유무를 결정; 문제의 원인 발견; 문제의 증상을 설명; 문제의 심각 정도를 측정; 그 문제가 환자의 삶에 미치는 영향을 조사하고; 그 문제를 치료하기 위한 가장 효과적인 방법을 결정하기 위함이다. 음성 평가는 일반적으로 환자의 인터뷰, 병력, 후두 검사, 음성에 대한 지각적 도구적 평가, 검사에 대한 해석, 예후, 치료를 위한 권고 사항 등 몇 가지의 요소로 나뉜다. 인터뷰 과정은 임상가가 대화 과정에서 비공식적으로 환자의 음성을 평가하도록 완벽한 기회를 제공한다. 주목해야 할 측면은 발성장애의 전반적인 심각 정도, 쉰목소리, 기식화된 소리, 기식화된 소리, 긴장된 소리, 조이는 소리, 약한 소리, 과다비음 또는 과소비음, 귀에 거슬리는 소리, 성대의 과도한 접촉 등등이 포함된다. 음성장애가 삶에 미치는 영향에 대한 개인의 인식은 적절한 삶의 질 평가를 통해서 획득하였다.

청지각적 평가는 임상가에게 전반적인 심각 정도, 음도와 강도의 적절성, 음성의 질과 같이 환자의 음성에 대한 양상을 주관적으로 판단하게 한다. 환자에게는 호흡 발성 능력, 음성 지속, 반응하는 후두의 기능, 근 긴장의 존재 등과 같이 음성 산출 특징을 평가하는 다양한 음성 활동이 시행된다. 환자는 GRBAS 또는 CAPE-V와 같은 척도 검사를 통해서 시행된다.

간접 직접 후두경, 내시경, 비디오스트로보스코피와 같은 도구적 평가들은 후두의 구조와 기능을 검사하도록 한다. 환자의 음성에 대한 음향학적 평가는 성대 진동을 추론하도록 한다. 음향학적 분석은 평가의 기초와 치료에 대한 바이오 피드백 수단으로, 치료에 대한 환자의 진전을 문서화 하기 위해서 그리고 치료 결과를 측정하도록 하는 시각적 그리고 수량화 할 수 있는 정보를 제공한다. 공기역학적 평가는 음성 산출을 위해서 사용되는 공기의 양과 폐활량을 측정하고, 발성을 위해 공기의 흐름을 조절하는 후두 메커니즘을 효과적으로 사용하는 개인의 능력을 반영한다.

후두 근전도 검사는 후두의 신경과 근육의 완전성을 평가하는 방법이다. 이것은 침습적 검사로써 신경과 의사, 재활전문의, 이비인후과 의사만이 시행할 수 있다.

평가 절차의 마지막 결과는 모든 팀 구성원으로부터 획득한 자료를 통합하여 환자를 위한 권고사항의 기초를 제공하는 증거 보고이다. 그 진단적 보고는 일반적으로 개인의 인구통계적 정보, 문제의 상태, 배경 정보, 관찰과 평가 결과, 결과에 대한 요약, 예후 그리고 권고 사항이 포함된다.

복습을 위한 질문

1. 병력은 평가과정에서 왜 필수적인 요소인지를 설명하라.
2. 삶의 질을 평가하는 도구들 중에서 당신은 어느 것을 선호하는가? 왜 그런가?
3. 음성에 대한 청지각적 평가는 평가에서 왜 "황금 기준"으로 간주되는지 논의하라. 당신은 이 관점에 동의하는가? 왜 그런지 또는 왜 그렇지 않은지 말하라.
4. 비디오스트로보스코피로 검사한 성대 진동 특징을 정의하고 설명하라.
5. 음성 평가에서 장점과 단점에 주목하여 음향학적 측정의 기여를 논의하라.
6. 전기성문파형 검사로 얻은 비율과 음성을 평가하기 위해서 이것을 어떻게 사용하는지를 설명하라.
7. 성대기능 평가에서 사용된 공기역학적 평가를 정의하라. 지각적 그리고 음향학적 평가를 보완하기 위해 이 자료를 어떻게 사용하는가?
8. 성대의 부동성의 원인을 구별하는 데 후두 근전도 검사의 장점과 단점을 설명하라.

부록 I:

언어병리학 직종에 따른 바람직한 훈련 양식

34. 음성 평가

음성 평가는 성대의 구조와 기능(길이와 약함)을 측정한다. 이것에는 장애를 정의, 연관된 활동과 참여 제한, 상황적 장애와 촉진자를 포함한다.

평가는 기본 구성 요소와 원칙에 따라 시행된다.

그 서비스를 제공하는 개인

음성 평가는 알맞은 자격과 훈련을 받은 언어치료 전문가에 의해서 시행된다.

기대하는 결과

세계건강기구 체제와 일관되게, 평가는 정의되고 설명되도록 시행된다.

- 호흡과 대화에서 영향을 미치는 음성장애 또는 후두장애는 기본적으로 강도와 약증과 관련 있다.
- 음성장애는 개인의 활동(매일의 의사소통 상황에서 기능과 성과)과 참여에 영향을 미친다.
- 음성장애 또는 호흡에 영향을 주는 후두장애를 가진 개인에 대한 성공적인 의사소통의 촉진제가 되거나 방해가 되는 문맥상 요인들

평가는 다음의 결과를 나타낼 수 있다.

- 음성장애 또는 호흡에 영향을 주는 후두 장애의 진단
- 지각적 발성 특징에 대한 설명
- 성대기능의 특징에 대한 평가
- 발성 행동에 대한 검사
- 음성 또는 후두장애가 동시에 나타날 수 있는 의사소통의 차이를 식별
- 변화에 대한 예후(개인적 또는 관련된 상황)
- 중재와 지원을 위한 권고사항
- 중재와 지원의 효과를 증명
- 다른 평가 또는 서비스를 위한 추천

임상적 표시

음성 평가 서비스들은 필요하고, 요구되며, 의무적으로 또는, 몸의 구조/기능 그리고 활동/참여에 영향을 주는 음성 후두장애를 가진 사람들에게 다른 증거가 요구될 때 모든 연령대의 사람들에게 제공한다.

임상적 절차

되도록이면 음성장애를 가진 모든 환자들은 제시된 문제에 대해 적절한 규율에서 이비인후과 의사에게 검사를 받는다. 이비인후과 의사의 검사는 언어치료 전문가가 시행하는 음성 평가 전후에 할 수 있다.

포괄적인 평가는 문화적 그리고 언어적 다양성에 민감하고 그 평가 요소들은 몸 구조/기능, 활동/참여 그리고 문맥적 요인을 포함한 기능, 장애 그리고 건강에 대한 WHO의 국제적 분류 기준에 포함된다.

평가는 정적(예, 해당 도메인 내에서 기능을 설명하도록 디자인된 검사를 사용)이거나 동적(잠재적으로 성공적인 중재와 지원 절차를 정의하도록 하는 가설 검증 절차를 사용)이며, 다음을 포함한다:

- 청각, 시각, 신경 그리고 인지적 상태를 검토
- 음성 사용 이력, 의학적 상태, 교육, 직업, 문화적 언어적 배경을 포함한 관련 있는 병력
- 표준적 그리고 비표준적 방법:
  - 음성 산출과 행동의 지각적 특징
  - 음성 산출과 행동의 음향학적 파라미터
  - 발성 행동의 생리학적 특징
  - 음성 행동을 조절하는 환자의 능력
  - 감정적/심리학적 상태
  - 현재 상태와 관련된 의학적 병력
  - 발음, 유창성, 언어에 대한 관찰 또는 검토
  - 음성장애의 기능적 결과
  - 다음을 포함한 지각적 도구적 평가의 사용
    - 지각적 평가
    - 음향학적 분석
    - 공기역학적 평가
    - 근전도 검사
    - 전자내시경과 스트로보스코피와 같은 이미지화 시키는 기술(이런 절차는 다른 전문가들과 협력하여 시행되거나 해석될 것이다).
    - 생태학적으로 타당하게 문서화 하는 것을 간주하여 음성 평가의 표준화된 평가를 선택
    - 음성 상태를 관찰하기 위해서 서비스를 추적하고, 음성장애로 진단된 사람을 위한 알맞은 중재와 지원을 확실하게 한다.

세팅, 장비 사양, 안전 그리고 건강 예방

세팅: 평가는 임상적 또는 교육적 세팅 또는 환자의 음성 산출을 대표하는 샘플을 이끌어내는 데 도움이 되는 다른 자연스러운 환경에서 시행된다. 평가의 목표와 WHO 기준은 평가 세팅을

선택하는 데 고려된다. 기능(활동 그리고 참여)에 대한 문맥적 요인들의 영향을 정의하는 것은 다양한 세팅에서 평가 자료를 요구한다.

장비 사양: 모든 장비는 제조 업체의 사양에 따라 사용되고 유지된다. 도구적 평가는 음성 산출 또는 후두 기능을 평가하는 데 사용된다. 도구적 기술은 신호 프로세싱의 다양성, 정기적인 분석, 인공적 신호 또는 task의 제거를 보장한다.

안전 그리고 건강 예방: 모든 서비스는 환자와 임상가의 안전을 보장하고, 국제적인 건강 주의 사항을 준수한다(예, 몸의 상처와 전염성이 있는 질병의 전염을 예방).

후두를 이미지화 시키는 기술과 기관식도 인공 삽입술의 선택/배치는 응급 의학 치료에 대한 접근이 가능한 세팅에서 시행된다.

기구를 사용하기 전에 다양하게 사용된 기구의 정화, 청소, 소독, 살균은 기계별-특별한 감독 관리 정책, 절차에 따라 그리고 제조사의 설명에 따라 수행된다.

참고 문서

참고 문서는 적절한 배경 정보, 결과와 해석, 예후, 그리고 권고사항을 포함한다. 권고사항은 더 많은 평가의 필요, 추적, 또는 추천서를 포함할 수 있다. 치료가 권고될 때, 음도, 측정된 지속기간, 요구된 서비스의 종류(개인, 집단 홈 프로그램)와 관련된 정보는 제공된다.

참고 문서는 음성장애의 종류와 심각 정도 또는 차이 그리고 관련 있는 상태(예, 의학적 진단)를 말한다.

참고 문서는 모든 관련 법률 및 기관 지침에 따라 이전의 서비스에 대한 요약을 포함한다.

참고 문서의 개인 정보와 보안은 health insurance portability and accountability act(HIPAA), family Educational Rights와 Privacy Act(FERPA)와 다른 주와 연방법의 규정에 따라 유지된다.

평가의 결과는 개인 가족/보호자에게 보고된다. 보고서는 적절히 서면동의 되었을 때, 추천 및 다른 전문가에게 전달된다.

CHAPTER

05

임상적 중재

학 | 습 | 목 | 표

1. 일반적으로 사용하는 음성 위생 프로그램의 주요 구성요소에 대해 알아보고 그에 대해 논의할 수 있다.
2. 성대과기능 환자들을 위해 사용되는 이완 및 마사지 기법에 대해 논의할 수 있다.
3. 생체피드백에 대한 정의와 특정한 패턴의 호흡 및 발성 행동에 대해 생체피드백이 미치는 영향에 대해 설명할 수 있다.
4. 호흡 지지의 증가가 발화를 어떻게 촉진해 주는지 설명할 수 있다.
5. 액센트 기법, 비밀스러운 음성(confidential) 치료 기법, 공명음성 치료 기법, 반폐(semi-occluded)성도 기법, 성대기능훈련 등 여러 총체적 접근법에 내재되어 있는 공통주제를 알 수 있다.
6. 동기부여 면담 기법에 대해 설명하고 음성치료에 적용할 수 있는 방법을 설명할 수 있다.
7. 아동 음성치료와 성인 음성치료의 차이점과 공통점을 설명할 수 있다.
8. 갑상성형술, 피열연골 내전술, 주입술, 후두신경 재배치술 등의 성대 내전술에 대해 설명할 수 있다.
9. 다양한 기도확장기법의 적용 근거가 되는 이론을 이해한다.
10. 후두미세수술 시 레이저를 사용하는 이유를 이해한다.

음성 문제가 있는 환자들을 임상적으로 중재하는 데 이상적인 것은 각 분야의 전문가들이 팀을 이루어 중재하는 것이다. 이를 통해 각각의 전문가들은 개별적으로는 자신이 맡은 부분에 대해 책임을 지며 전체적으로는 환자가 통합적이고도 정통한 계획에 따라 치료받을 수 있도록 서로 간의 의사소통이 원활히 이루어지게 한다. 예를 들어, 이비인후과 의사뿐만 아니라 알레르기내과 의사, 호흡기내과 의사, 내분비내과 의사 등의 전문의들은 수술 혹은 약물 처치를 시행한다. 부적합한 성악 혹은 연기 테크닉을 수정하는 전략을 가르치는 것은 성악 교사나 연기 강사가 할 영역이다. 성악 교사는 성악가 혹은 가수의 최대 음역, 예술적인 표현력, 발성지구력 등을 개발하는 데 중점을 두고 있다(ASHA, 2005a). 음성 및 발음의 트레이너, 교사 혹은 강사들은 최적의 공명, 음역, 명료성, 표현력과 더불어 공연, 대중연설, 강의 등을 위한 지구력을 개발한다(ASHA, 2005a). 심리적인 문제와 관련이 있는 음성 문제는 상담사나 심리치료 전문가 등의 도움이 필요할 수도 있다. 아동을 위한 팀을 구성할 때에는 교육자와 아동의 부모 혹은 주양육자가 포함된다. 언어치료 전문가는 후두 메커니즘을 최대한 효과적이고 효율적으로 사용할 수 있는 방법을 개발하고 습득한 음성 산출 방법을 일상생활에서도 사용할 수 있도록 전이(carryover)를 촉진시키며 음성재활 과정 및 그 결과를 올바로 기록하기 위해 환자 혹은 그 보호자와 지속적으로 상호 협력해야 할 책임이 있다.

음성장애 환자를 위한 임상적 중재전략은 크게 의학적 처치와 행동적 처치 두 가지 범주로 나눌 수 있다. 의학적 처치는 약물 처치와 수술 처치로 다시 나뉜다. 행동적 처치, 즉 음성치료는 후두의 구조와 기능에 대해 환자에게 알려주고 음성 위생 프로그램을 만들어 주며 잘못된 음성 산출 습관을 수정하는 전략을 가르치는 데 중점을 둔다. 의학적 처치와 행동적 처치는 상호보완적이다. 예를 들어 성대 용종을 수술로 제거받은 환자는 용종의 재발을 막기 위해 성대에 부담을 덜 주는 방식으로 음성을 산출할 수 있는 방법을 배울 필요가 있다. 혹은 유두종의 빈발로 수차례 수술을 받음으로써 성대에 흉터가 생긴 아동은 현재 그 상황에서 가장 효율적인 방식으로 음성을 산출하는 방법이 무엇인지를 찾아내어 그 방법을 배워야 한다. 임상적 중재전략은 음성장애의 원인(혹은 원인들)과 증세뿐만 아니라 환자의 동기부여, 음성 사용의 필요성, 생활방식에 따라 달라진다.

이 장은 행동적 처치방법인 음성치료와 의학적/수술적 처치 둘 다에 대해 다룰 것이다. 먼저 직접 치료와 간접 치료에 대해 설명할 것이다. 일반적으로 사용되는 행동적 처치 기법에 대해 알아보고 각각의 치료 기법이 언제 유용하게 활용될 수 있는지 그 치료효과에 대한 연구 보고 결과도 제시할 것이다. 환자와의 유대관계, 환자의 협조, 치료 중단 등 치료결과에 영향을 미치는 요인에 대해서도 설명할 것이다. 아동에 대한 음성치료에 대해서도 설명할 것이다. 그리고 서로 다른 음성장애를 치료하는 데 일반적으로 사용되는 일련의 약물/수술 처치에 대해서도 설명할 것이다.

5.1 행동적 음성치료 기법

행동적 음성치료 기법은 쉰목소리, 기식성, 긴장성 음성, 부적절한 음도 등과 같은 음성 문제, 성대의 과내전 혹은 과소내전 등과 같은 음성 문제의 증세나, 음성과용 혹은 생활방식과 같은 음성 문제의 원인에 중점을 둔다. 어떤 기법은 구체적으로 명시된 과정을 따라 진행하게 되고, 다른 어떤 기법은 느슨하게 구조화된 원칙에 따라 진행되며, 또 다른 일부는 두 전략을 같이 사용하기도 한다(Pannbacker, 1998).

행동적 음성치료 기법은 전통적으로 간접 치료와 직접 치료로 나뉜다(〈표 5.1〉 참조). 간접 치료의 경우 음성장애가 과도한 음성 사용 요구, 음성 과다 사용 행동, 건강한 음성 산출 방법에 대한 이해 부족, 스트레스, 갈등, 불안 혹은 걱정 등의 개인적인 요인 때문에 나타난다는 것을 전제로 한다(Carding, Horsley, & Docherty, 1998). 그러므로 간접 치료는 환자가 음성 산출과 관련된 기본 지식을 이해하고, 주변환경과 생활방식을 수정하여 건강한 음성 산출을 촉진하고 음성 산출 능력을 개선시킬 수 있도록 하는 데 목표를 두고 있다(Rattenbury, Carding, & Finn, 2004; Thomas & Stemple, 2007). 치료는 음성 문제를 지속시키는 요인을 수정하는 데 초점을 두고 있는데 여기에는 대개 음성 위생(vocal hygiene), 음성 휴식(voice rest), 수분 섭취(hydration), 이완기법, 환자 교육 등이 포함된다(Branski, Murry, & Rosen, 2005). 직접 치료는 음성효율을 증가시키고 음질을 개선시켜 주는 특정 방법에 초점을 맞춤으로써 성대 건강에 나쁜 영향을 미치는 음성 산출 습관을 수정하고 후두의 병리적 상태를 개선시키는 데 목표를 두고 있다(Branski et al., 2005; Carding et al., 1998; Rattenbury et al., 2004). 환자들은 음성 산출 시 나타나는 병리적 측면을 감소시킬 수 있는 특정 후두운동 패턴을 습득한다(Rattenbury et al., 2004). 직접 치료에는 성대과기능의 경우 성대에 힘을 덜 줄 수 있도록 고안된 방법, 성대과소기능의 경우 성대내전의 힘을 증가시킬 수 있도록 고안된 방법 등이 포함된다. 많은 직접 치료 기법은 기본적으로 총체적인 특성을 가지고 있으며 호흡, 발성, 공명 등 말소리 산출 하위체계 간의 적절한 균형을 촉진시키

표 5.1 직접 및 간접 치료 기법의 예

직접 치료	간접 치료
후두 마사지	음성 휴식
하품–한숨 기법	음성 위생
저작하기	환자 교육
혀 위치 변경	상담
복식호흡	청능훈련
호흡 및 발성 협응	성대에 손상을 주는 행동 제거
음도변이와 조절	음성 사용 일기 쓰기
음성강도 조절	자극성 있는 것들 피하기
강한 성대 접촉 제거	환경 변화
최적 음도 확립	수분 섭취
음도 산출의 전방 이동	위산역류 제거
최적 공명 배우기	
성대의 효율적 폐쇄 기법	
성대협응과 지구력 최적화시키기	
생체피드백	

는 데 초점을 둔다. 이러한 기법은 또한 후두근육의 균형, 근력, 긴장도와 지구력을 개선시키고 성대의 점막표면이 건강하게 기능할 수 있도록 하는 것을 목표로 한다(Thomas & Stemple, 2007). 대부분의 음성치료 전문가는 직접 치료와 간접 치료를 함께 사용하는데 이러한 조합은 대부분의 경우 효과가 매우 크다(Branski et al., 2005).

간접 치료

가장 흔히 사용되는 간접 치료 기법은 음성 위생 프로그램이다. 이는 성대건강에 나쁜 영향을 미치는 습관과 생활방식을 구분하고 제거하며 음성을 더 건강한 방법으로 산출할 수 있도록 촉진해 준다.

음성 위생 프로그램. 음성 위생 프로그램의 첫 번째 목적은 과도하게 많이 말하기, 시끄러운 곳에서 말하기, 소리 지르기, 빈약한 발성법으로 노래 부르기, 과도하게 기침하기, 헛기침하기 등 음성외상 행동(phonotraumatic behavior)을 구분해서 감소시키는 것이다. 그 외 성대에 영향을 미치는 행동, 즉 흡연, 과음 등도 줄여야 할 행동이 된다. 아동의 경우, 놀이 때 내는 소리(예, 동물 소리나 차, 트럭 소리 흉내내기)를 주의해야 한다. 임상가와 환자(그리고 그 보호자)는 그런 행동을 구분해내기 위해 함께 주의를 기울여야 한다. 음성외상 행동을 구분해내는 전략 중 하나는 특정한 날을 정해 그가(혹은 그녀가) 눈을 떴을 때부터 잠들 때까지의 모든 행동을 체계적으로 검토하는 것이다. 이는 직장이나 학교에서 주로 생활하는 날, 즉 평일에 할 수도 있고 주말에 할 수도 있다. 임상가는 환자의 의사소통 행동을 보고서도 그런 행동을 판단할 수 있지만 식습관이나 운동습관, 학교 혹은 직장에서 하는 활동과 기타 사회활동을 보고서도 판단할 수 있다. 음성 문제에 영향을 미치면서 고칠 여지가 있는 요소들을 임상가와 환자가 함께 구분해낸다. 일단 그런 행동들을 구분해내면, 환자(그리고 보호자)는 매일 목표행동의 달성 정도를 기록한다. 임상가는 이 기록을 매 치료 회기를 시작할 때마다 검토하며 필요에 따라 치료 목표를 수정할 수도 있다. 이러한 유형의 훈련은 기초선과 진전기록을 함께 보여주므로 환자의 동기부여에 유용하다. 음성 위생 프로그램의 자세한 예는 〈표 5.2〉에 나와 있다.

표 5.2 음성 위생 프로그램의 예

A. 헛기침을 하거나 습관적으로 기침을 자주 하는 것은 성대 조직에 손상을 줄 수 있습니다. 대신, 아래와 같이 해 보세요.

1. 목을 이완시키기 위해 하품을 해 보세요.
2. 천천히 무언가를 삼켜보세요.
3. 물을 한 모금 삼킨 후 잠시 목을 이완시켜 보세요. 그 다음 천천히 말을 해 보세요.
4. '소리 안 내고 기침하기(silent cough)' 기법을 사용해 보세요.
5. 허밍을 해 보세요: 음성을 산출할 때 그 공명의 느낌에 집중하세요.
6. 필요하면 사탕을 빨아보세요(기침을 멈추기 위해 먹는 사탕, 특히 멘톨이나 민트가 들어있는 종류는 피하세요).
7. 수업을 할 때 헛기침을 자주 하는 습관이 있다는 걸 깨달아야 합니다.

B. 큰 소리로 말하거나 소리 지르기, 환호성 지르기, 비명 지르기 등은 성대 조직에 손상을 줄 수 있습니다. 대신 아래와 같이 해 보세요.

1. 몸짓을 사용하거나 멀리 떨어져 있을 때에는 주의를 끌기 위해 도구를 사용하세요(예, 손뼉치기, 휘파람 불기, 종 울리기, 나팔 불기 등).
2. 학생들의 주의를 끌기 위한 수신호 혹은 사인을 정해서 지속적으로 사용하세요. 바람직하지 못한 행동을 하는 학생에게 말을 해야 한다면 그 학생에게 걸어가서 조용히 말하세요(이때에는 소리지르는 것보다 이렇게 하는 것이 더 효과적일 수 있습니다). 이 원칙을 당신의 자녀들이나 애완동물에게도 활용하세요.

C. 시끄러운 곳에서 오랫동안 말하는 것은 음성 피로나 성대긴장 증가의 원인이 됩니다. 시끄러운 상황이란 교실에서 일어나는 소음, 커다란 음악 소리, 텔레비전, 파티, 음식점, 자동차, 버스, 비행기 등의 소음이 나는 상황을 말합니다. 대신 아래와 같이 해 보세요.

1. 대화를 할 때에는 배경소음을 최대한 줄이세요(예, 시끄러운 음악이나 텔레비전 끄기).
2. 학생(혹은 청중)이 조용히 하고 주목할 때까지 기다리세요.
3. 조용한 음식점, 부스, 혹은 구석에 있는 자리를 선택하세요.
4. 대화 상대자를 마주보고 대화하세요.
5. 당신과 대화 상대자의 거리를 가깝게 해야 목소리를 크게 내지 않아도 대화를 할 수 있습니다.
6. 얼굴이 환하게 보이는 곳에 앉으세요.
7. 조음동작을 크게 하세요.
8. 남의 말을 경청하는 습관을 들이세요.

D. 일상적으로 자주 사용하지 않는 소리(속삭이는 소리, 으르렁거리는 소리, 꽥꽥거리는 소리, 동물이나 기계 소음 흉내 내는 소리 등)는 성대조직에 손상을 줄 수 있습니다. 대신 아래와 같이 해 보세요.

1. 공연 등에서 목소리로 효과음을 내야 한다면 성대근육의 긴장이나 음성남용을 최소화시켜야 한다는 것을 항상 염두에 두세요.
2. 학생에게 뭔가를 소리내어 읽어 줄 일이 생길 때, 위에서 언급된 일상적으로 사용하지 않는 소리의 사용은 최대한 피해야 합니다.

E. 노래를 부를 때 편안한 음도 및 강도의 범위를 벗어나서 노래를 부르면 성대가 충혈될 수도 있습니다. 대신 아래와 같이 해 보세요.

1. 당신이 낼 수 있는 음도와 강도 범위의 한계를 알고 있어야 합니다.
2. 편안한 범위를 벗어나는 음역을 유지하기 위해 억지로 목에 힘을 주어 소리내지 마세요. 목에 힘을 주어 흉성(chest voice)으로 너무 높은 소리를 내려고 하거나 두성(head voice)으로 가성을 내려고 하지 마세요. 낼 수 있는 범위 안에서 음도를 변화시켜야 합니다.
3. 합창단을 지도할 때 모든 파트의 노래를 불러주는 것은 피하세요. 대신 기기를 이용해서 시범을 보여 주세요.
4. 전문적인 성악훈련을 받도록 하세요.
5. 조용히 부를 수 없을 정도의 높은 음이 포함된 부분은 부르지 마세요. 어떤 음역에서도 편안한 범위를 벗어나서 힘주어 노래 부르면 안됩니다.

F. 낮고 단조로운 음도로 말을 하거나 소리의 힘을 너무 낮춰 거칠고 자갈이 부딪히는 듯한 소리(성대 프라이 소리)를 내는 것은 잠재적으로 성대에 악영향을 미칠 수 있습니다. 대신 아래와 같이 해 보세요.

1. 음도를 유지하거나 다양하게 내기 위해서는 지속적인 호흡기류를 통해 힘을 유지해야 합니다.
2. 발화 마지막의 몇 단어를 숨이 모자라 쥐어짜서 말하는 것과 같이 자연스러운 호흡 사이클을 벗어나서 말하지 않도록 하세요.
3. 천천히 말하고, 적절한 곳에서 숨을 쉬어주며, 숨이 차기 전에 다음 숨을 쉬어주세요.
4. 최대한 자연스럽게 감정을 풍부하게 담아서 음도를 사용하세요. 편안한 음도를 유지하세요.

G. 말하려고 하는 것을 한숨에 다 말하려고 하면 말을 시작할 때 갑자기 강하게 시작해야 하므로 성대가 강하게 부딪히게 되고 '음', '아' 등의 간투사를 많이 사용하게 되어 성대에 또 다른 부담을 줄 수 있으므로 피해야 합니다. 대신 아래와 같이 해 보세요.

1. 말은 편하게 천천히 시작하세요.
2. 말을 시작할 때 어깨, 가슴, 목과 목구멍이 이완되어 있도록 하세요.
3. 문장을 시작할 때 호흡근육과 기류를 충분히 활용하세요.
4. 목소리를 밀어내기 위해서 가슴, 어깨, 목이나 목구멍에 힘을 주지 마세요.
5. 복부와 흉곽이 자유롭게 움직일 수 있도록 해 주세요.
6. 말하는 동안 이를 강하게 물거나 턱을 강하게 다물고 있지 마세요.

H. **근력운동을 하면서 말을 오래 하는 것은 좋지 않습니다. 대신 아래와 같이 해 보세요.**

1. 에어로빅 운동을 한 후에는 호흡이 원래대로 돌아올 때까지 말을 하지 않도록 하세요.
2. 운동하는 동안 크고 공격적인 소리로 '으르렁거리는' 일은 하지 마세요.

I. **일상적인 건강상태도 음성에 영향을 미칩니다. 건강한 생활방식과 건강한 환경을 유지하세요.**

1. 담배 피우지 마세요. 담배를 피운다면 주치의와 의논해서 담배 끊는 방법을 의논하세요. 금연 클리닉을 찾는 것도 한 방법입니다. 건조하고 담배연기가 가득한 공간에서 장시간 말을 하는 것은 피하세요.
2. 마약은 절대로 하지 마세요.
3. 커피, 홍차, 콜라 등 카페인 음료는 마시지 마세요.
4. 술을 마시는 것은 자제하거나 줄이세요. 술은 성대조직을 건조하게 만듭니다.
5. 균형이 잘 잡힌 식이요법을 유지하세요.
6. 잠을 충분히 주무세요. 하루에 7, 8시간은 자야 합니다.
7. 습도를 적절히 조절하세요. 밤에 침대 머리맡에 작은 휴대용 기화기(vaporizer)를 두는 것도 유용합니다. 집이나 직장 환경이 지나치게 건조하거나 먼지가 많을 때에는 가습기를 구입하는 것도 좋습니다. 습도는 최소 30% 이상은 되어야 합니다.
8. 적절한 수분 섭취를 지속하세요. 하루에 카페인이 들어있지 않은 음료를 8~10잔은 마셔야 합니다. 물이 가장 좋은 음료입니다. 하루종일 물병을 가까이 두고 계속 조금씩 마시세요. 특히 수업을 할 때에는 더욱 그렇습니다.
9. 항히스타민제나 울혈제거제 등의 일부 약물은 성대조직을 건조하게 만들어 목이 마르게 하고 마치 모래를 뿌린 듯한 느낌을 줍니다. 이것을 지각하고 수분 섭취(즉, 물 마시기)를 증가시켜야 합니다. 가능하면 그런 약물의 섭취를 줄이도록 해 보세요.

J. **전체적인 음성 사용량을 줄이세요.**

1. 지쳐있거나 상기도감염이 있는 경우(즉, 감기나 감기 비슷한 증세를 보이는 경우) 목을 쉬게 하세요. 감기 때문에 목이 쉬어 있을 때에는 말할 때 목에 힘을 주면 안됩니다.
2. 피로해지기 전에, 즉 자꾸 목에 힘이 들어가거나 건조한 느낌이 들거나 쉰목소리가 나기 전에 목을 쉬게 해 주세요. 하루 일정을 결정할 때에도 중간중간 목을 쉬게 할 수 있는 시간을 두세요. 수업이 연이어 있게 시간표를 짜지 마세요. 점심을 먹는 동안 다른 선생님들과 얘기하면서 시간을 보내지 않게 하세요. 점심 시간 동안에는 목이 쉴 수 있게 해야 합니다. 목소리를 써야 할 때에는 될 수 있으면 짧게 사용하세요.
3. 특별활동을 할 때 음성을 얼마나 사용해야 하는지 생각해 보세요. 음성을 많이 써야 하는 활동이라면 다른 활동을 찾아보도록 하세요.
4. 수업방식을 바꿔보세요. 지속적으로 말해야 하는 상황을 줄이기 위해 시청각 자료, 학생 발표, 소그룹 토의 등을 활용해 보세요. 학생교사(student teacher), 보조교사, 학부모교사 등을 최대한 활용하세요.

출처: "An Evaluation of the Effects of Two Treatment Approaches for Teachers with Voice Disorders: A Prospective Randomized Clinical Trail," by N. Roy, S. D. Gray, M, Simon, H. Dove, K. Corbin-Lewis, and J. C. Stemple, 2001, *Journal of Speech, Language, and Hearing Research, 44*, pp. 294-295. Copyright 2001 by the American Speech-Language-Hearing Association. 승인 하에 게재.

음성 위생 프로그램의 효과. 음성 위생 프로그램의 효과에 대한 연구는 아직 확실한 결론을 얻지 못했다. Roy 등(2001)은 음성장애를 가진 교사들을 위해 고안한 음성 위생 프로그램의 효과를 검증하기 위해 잘 통제된 연구를 진행했다. 그 결과 이들은 음성 위생 프로그램이 직접 치료 없이 단독으로만 사용되었을 때에는 원하는 결과를 얻지 못했다고 보고하였다. 대조적으로 음성 문제가 없는 교사들을 대상으로 설문지 및 음향학적 연구를 시행한 Pasa, Oates, Dacakis(2007)는 교사를 위한 음성 위생 프로그램이 음성 문제를 예방하는 데 매우 효과적이었다고 보고했다. Behrman, Rutledge, Hembree, Sheridon(2008)은 음성과용으로 음성 문제가 생긴 두 여성군을 대상으로, 한 군에게는 음성 위생 프로그램을, 다른 한 군에게는 공명음성 치료(resonant voice therapy)를 시행하였다. 그 결과 공명음성 치료를 6주 동안 받은 것이 같은 기간동안 음성 위생교육을 받은 것보다 더 효과적이었던 것으로 나타났다. Williams와 Deem(2000)은 305명의 교사를 대상으로 음성 문제가 생기는 것을 예방하기 위해 음성 위생 프로그램을 지키면서 과연 그에 따라 생활방식을 바꿀 수 있겠는지 설문조사를 했다. 23개의 음성 위생 전략 중 오직 4개만 지킬 수 있을 것 같다고 보고되었다. Holmberg, Hillman, Hammarberg, Sodersten, Doyle(2001)은 11명의 성대결절 여성 환자를 대상으로 체계적인 음성 위생 프로그램을 시행하였다. 이 프로그램에는 음성 위생교육, 음성 남용 사례의 변별 및 감소 혹은 제거, 그 외 다양한 음성촉진 기법 등이 포함되어 있었다. 치료 전후에 지각적, 생리적 평가 배터리를 시행해 본 결과 특별한 진전이 나타나지는 않았다.

음성 위생 프로그램은 직접 치료 기법을 포함하는 더 광범위하고 종합적인 프로그램의 일부로 활용되는 것이 더 효과적이다(Pasa et al., 2007; Roy et al., 2001; Thomas & Stemple, 2007). 이는 Amir, Dukas, Shnaps-Baum(2005)이 연구를 통해 입증하였는데 이들은 음성장애가 있는 교사군과 없는 교사군에 대해 직접 및 간접 치료를 둘 다 적용해 보았다. 일반적으로 사용하는 음성 위생 프로그램에 복식호흡으로 호흡을 지지하고 발화를 위한 호흡노력을 줄일 수 있는 기법들을 병용하였다. 그 외 직접 치료 기법으로 강한 성대 접촉을 줄이고 부드러운 음성 산출을 촉진하기 위해 노래조로 말하기(chanting), 하품–한숨(yawn-sigh), 구강개방(open mouth), 저작하기(chewing) 등을 사용하였다. 치료가 끝나고 지각적, 음향적 평가를 해 본 결과 두 군 모두 음성 사용 기능의 개선을 보였으며 특히 음성장애를 가진 군이 더 큰 효과를 본 것으로 나타났다.

음성 위생 프로그램이 효과적이기 위해서는 환자 개개인의 생활방식에 맞게 만들어져야 한다. 한 사람의 생활방식을 바꾸는 것은 현실적인 목표가 될 수 없다. 이는 여러 연구를 통해 입증되었다. 예를 들어 Roy 등(2002)은 교사들의 성대과기능(vocal hyperfunction)을 감소시키기 위한 두 개의 치료 프로그램을 비교해 보았다. 한 군은 음성강도를 높이기 위해 휴대용 음성증폭기(vocal amplification, VA)를 사용하도록 하고 다른 군은 일반적으로 사용하는 음성 위생(vocal hygiene, VH) 프로그램을 사용하도록 하였다. 6주 프로그램이 끝난 후 VA 프로그램에 참여한 군의 음성 사용 시 핸디캡과 음성장애 중증도는 유의하게 감소하였는데 이는 치료 전후 녹음한 음성의 객관적 음향적 분석을 통해 입증되었다. VH 프로그램에 참여한 군도 원하는 방향으로 개선이 이루어지기는 했으나 VA 군만큼은 아니었다. VA 군은 치료가 끝난 후 전체적인 음성의 질, 발화 및 성악 음성의 명료함, 음성 산출의 편안함이 많이 좋아졌다고 하였다. 그러나 VA 군은 또한 VH 군보다 치료 프로그램에 좀더 협조적이었으며 이것이 결과에 영향을 미쳤다고 볼 수 있다. 하루종일 휴대용 음성증폭기를 사용하기만 하면 되는 VA 프로그램에 비해 기본적인 생활방식의 수정을 요하는 VH 프로그램은 아무래도 환자들의 수행력이 떨어질 수밖에 없었을 것이다. Roy 등(2002)은 대부분의 음성 위생 프로그램이 지속적으로 음성 사용을 모니터링해야 하고 음성을 사용해야 하는 필요에 알맞게 음성 사용을 제한해야 하기 때문에 음성 다이어트와 같다고 했다.

환자 교육. 환자나 주양육자에게 정상적인 후두의 해부생리에 대해 교육하는 것은 환자가 음성 문제를 이해하고 목표로 하는 음성 행동으로 바꾸고자 하는 동기를 부여하는 데 필수적이다. 내시경을 이용하면 후두의 구조 및 기능이 정상인 경우와 그렇지 않은 경우를 비교해서 직접 보여 줄 수 있기 때문에 더 확실한 효과를 얻을 수 있다. 내시경이 없어도 명확한 그림과 설명을 통해 충분히 정상적인 후두의 구조와 기능을 이해시킬 수 있으며 이를 통해서 그 환자의 성대와 정상적인 성대를 비교해서 설명해 줄 수도 있다. 아동과 성인에게 해 주는 설명은 사용하는 용어나 후두의 해부생리에 대한 설명의 난이도를 대상에 맞게 달리 해 주어야 한다.

수분 섭취. 적절한 수분 섭취는 건강한 성대기능의 중심이다. 수분 섭취의 정도에 따라 성대의 점탄성(viscoelasticity)에 영향을 미치는 정도가 달라진다. 대개 환자들에게 하루에 물을 8잔 이상 마시는 게 좋다고 권하는 경우가 많다. 그러나 이는 환자마다 다르게 적용되어야 한다. 일부 환자, 예를 들어 신장에 문제가 있는 환자들은 물을 많이 마시는 것이 (성대기능에는) 별 도움이 되지 못한다. 후두조직의 수분 섭취를 극대화시킬 수 있는 또 다른 방법은 가능한 범위에서 최대한으로 코로 숨을 쉬도록 하는 것이다. 코로 숨을 쉬면 코로 들어온 기류를 따뜻하게 해 주고 습도를 조절해줄 수 있다. 성대를 건조하게 하는 행동이나 약물, 예를 들면 건조한 환경, 음주 및 흡연, 카페인, 이뇨제, 항히스타민제, 비강 스프레이, 울혈 제거제 등은 피해야 한다

(Pannbacker, 1998). 일부 환자의 경우, 성대 표면에 직접적인 윤활효과를 주기 위해 가습기에서 나오는 증기를 들이마시게 하는 것도 유용하다. 그리고 뮤코다당류를 분해하는 휴미비드(Humibid), 뮤시넥스(Mucinex), 로비투신(Robitussin) 등의 약제는 분비물을 묽게 만들고 점성을 감소시킨다. 그 외 감귤류의 주스(다량의 산을 가지고 있어 성대조직을 거칠게 만든다)나 아스파탐이나 사카린이 포함된 주스를 피하고 사과, 포도, 크랜베리 등 당분이 적은 주스를 마시는 것도 제안할 수 있다(Adler, 2006). 수분 섭취는 음질과 후두상태를 개선시키는 데 매우 효과적이며 음성 노력과 음성 피로를 줄이는 데에도 중요한 역할을 한다(Leydon, Wroblewski, Eichom & Sivasankar, 2010; Solomon & Di Mattia, 2000; Thomas & Stemple, 2007; Verdolini-Marston, Sandage, & Titze, 1994; Yiu & Chan, 2003).

위산 제거. 위식도역류 질환(gastroesophageal reflux disease, GERD)나 인후두역류(laryngopharyngeal reflux, LPR)가 음성장애와 함께 나타나는 경우는 매우 흔하며 이로 인해 위산역류에 대한 치료는 음성치료 전략 중 필수 요소가 되었다. 환자들은 GERD나 LPR을 감소시키기 위해 식습관을 바꿔야 한다. 예를 들어, 기름지거나 자극성이 강한 음식은 피해야 하며 식후 최소 30분 이상은 지난 뒤에 운동을 하는 것이 좋다. 잠잘 때에는 인두로 위산이 역류하는 것을 막기 위해 머리를 약간 높여서 눕도록 하는 것이 좋다. 식이요법과 생활방식 수정으로 충분한 효과를 보기 어려울 때 타가메트(Tagamet)와 잔탁(Zantac) 등의 H2 차단제(H2 blockers)를 복용하면 위에서 산이 형성되는 것을 막아 줄 수 있다. 그러나 이 약들이 100% 위산 형성을 막는 것은 아니다. 넥시움(Nexium), 프릴로섹(Prilosec)이나 프레바시드(Prevacid) 등의 프로톤 펌프 억제제는 위산분비물의 형성을 완전히 차단한다. 또한 이 약들은 하식도괄약근(lower esophageal sphincter)의 긴장도를 증가시키고 위를 비워주는 정도를 증가시키기 때문에 산이 성대로 이동하는 것을 최대한 줄여준다. GERD/LPR에 대한 세부적인 설명을 보려면 6장을 참조하라.

음성 휴식. 음성 휴식은 의사들이 후두수술 전에 내리는 처방이기도 하지만 음성위생 프로그램에 포함되기도 한다. 음성 휴식은 절대적인 경우와 상대적인 경우가 있다. 상대적인 음성 휴식은 말하는 양과 음성강도를 줄이는 것을 말한다. 절대적인 음성 휴식은 환자가 처방받은 기간 동안 음성을 전혀 쓰지 않는 것을 말한다. 절대적인 음성 휴식은 대개 후두수술을 받은 환자들이 성대의 점막 상처가 아무는 것을 촉진하고 흉터가 생기지 않도록 하기 위해 적용된다(Ishikawa & Thibeault, 2010). 음성 휴식의 주제는 다소 논쟁의 소지가 많은데 정해져 있는 표준적인 프로토콜이 없어서이기도 하고 음성 휴식의 유형이나 기간이 임상가마다 다 다르기 때문이다(Ishikawa & Thibeault, 2010). Behrman과 Sulica(2003)는 미국의 1,208명의 이비인후과 의사를 대상으로 음성 휴식에 대한 견해를 조사했다. 이들은 성대결절, 성대용종, 성대낭종(cyst) 수술을 받은 후 음성 휴식을 실시하는 기간뿐만 아니라 절대적인 음성 휴식과 상대적인 음성 휴식 중 어떤 것을 더 선호하는지도 조사했다. 대략 절반 정도의 의사가 절대적인 음성 휴식을 선호했으며 15%는 어떤 유형의 음성 휴식도 권하지 않았다고 했다. 음성 휴식을 처방한 의사들은 절대적인 음성 휴식의 경우 0~14일의 기간을 처방했고 상대적인 음성 휴식의 경우 0~21일간이었는데 가장 많이 처방된 것은 7일간이었다. 건강한 성대기능을 증진시키는 데 상대적인 음성 휴식을 사용하는 것은 여러 문헌에서도 그 근거를 찾을 수 있다. Van der Merwe(2004)는 Voice Use Reduction Program이라는 공식적인 음성보존 프로그램을 개발했다. 이 프로그램을 이수한 환자들은 성대 상태가 개선되고 음질이 개선되었으며 음성 피로도 줄었다고 보고하였다.

이완과 마사지. 이완 기법은 음성 문제를 유발하는 후두 안팎의 근육긴장을 감소시키기 위해 종종 사용된다. 점진적 근육이완(Progressive muscle relaxation, PMR)은 많은 경우에 효과적으로 사용되어 온 기법이다(예, Cheung, Molassiotas, & Chang, 2003; Ghafari et al., 2009; Knowlton & Larkin, 2006; Suhr, Anderson, & Tranel, 1999). 이 기법은 매우 단순하지만 바람직하지 못한 행동을 줄이고 바람직한 행동을 유도하는 데 매우 효과적이다. 여기에는 특정 근육을 대상으로 천천히 긴장과 이완을 반복하는 행동이 포함되어 있다. 긴장된 자세를 4~5초 정도 유지한 후 근육을 이완시킨다. 이때 긴장되었을 때와 이완되었을 때의 차이를 이해하는 데 초점을 맞추며 이를 이해하게 되면 각각의 경우에 대한 신체적인 감각을 더 잘 이해할 수 있게 된다(de Paula, de Carvalho, & dos Santos, 2002). PMR은 음성치료 기법의 한 요소로서 얼굴, 목, 가슴과 어깨 근육의 이완에 초점을 둔 기법으로 널리 사용된다. 그러나 통제된 상황에서 이완의 효과를 조사한 연구는 많지 않다. 그 주제로 발표된 보고 중 하나인 Andrews, Warner, Stewart(1986)의 보고에서 이들은 성대과기능으로 음성 문제가 생긴 성인의 후두근육을 이완시키는 두 방법을 비교해 보았다. 한 군은 점진적 근육이완 기법을 사용했고 다른 군은 후두 근전도를 이용한 생체피드백 기법을 사용하였다. 환자 음성의 평가는 치료 전, 치료 후, 그리고 종결 후 3개월 뒤에 이루어진 추후평가(follow-up) 때 이루어졌다. 두 군 모두 모든 측정치에서 유의한 개선을 보였으며 추후평가에서도 그 효과가 유지되었다.

더 특별한 기법인 후두 마사지는 후두 안팎의 근육긴장이 동반되는 모든 상황에서 사용될 수 있다. 성대과기능으로 인한 근육의 긴장은 조음기관 근육과 후두내외근을 포함하여 성도 전체에 영향을 미친다(Mathieson et al., 2009). 후두 안팎을 마사지하는 첫째 목적은 정상적인 발성기능을 방해할 수 있을 정도로 지나치게 긴장된 근육을 이완시키는 데 있다(Mathieson et al., 2009). 일반적으로 신체의 근육긴장을 감소시키기 위해 마사지를 하는 것과 마찬가지로 후두 마사지는 후두근육의 긴장을 감소시키는 것을 목표로 한다. 근육이 지나치게 긴장되어 있을 경우, 그 근육은 수축되어 있기 마련이다. 근육을 마사지한다는 것은 근육을 늘이고 이완시켜 주는 것이다. 또한 마사지는 근육이 연결되어 있는 관절을 이완시키는 데도 도움을 주며 그로 인해 구조물의 기능을 촉진시켜 주는 역할도 한다(Verdolini. 1998). 그러므로 후두 마사지의 목적은 성도의 근육이 긴장되어 있는 것을 이완시켜 주고 후두 관절의 운동 범위(range of movement)를 개선시키는 데 있다(Van Lierde, De Ley, Clement, De Bodt, & Van Cauwenberge, 2004).

기본적인 마사지 기법을 다양하게 변화시켜 쓰기도 한다. 그 중 가장 널리 쓰이는 두 가지 기법이 후두 다방향 수기치료(Manual Circumlaryngeal Therapy, MCT)와 후두 수기치료(Laryngeal Manual Therapy, LMT)이다. 둘 다 설골, 갑상설골막과 설골상부 위를 원을 그리면서 압박하는 방법을 취한다. 이 마사지는 위로 설골부터 시작해서 아래로 갑상연골까지 점차 내려간다(Thomas & Stemple, 2007). 마사지를 해 주는 동안 임상가는 후두를 가볍게 아래쪽으로 눌러주기도 하고 좌우로 부드럽게 움직여 주기도 한다. 이는 후두의 높이와 긴장도를 낮춰주어 후두의 운동성을 증가시켜 준다(Dromey, Nissen, Roy, & Merrill, 2008). 마사지는 표면에서 시작해서 차차 안쪽으로 진행하는데 긴장의 정도와 환자가 참을 수 있는 정도에 따라 달라진다(Ford & Bless, 1996). 마사지 동안 혹은 그 후, 환자에게 허밍과 모음 연장으로 소리를 내보게 하고 임상가는 음질이 조금이라도 개선되었는지 확인한다. 발성은 긴장이 사라지는 정도에 맞춰 차차 늘여나간다. 이때 환자에게 후두 주변의 통증이 감소했는지 잘 느껴보도록 한다. 환자는 개선된 음질을 모음, 음절, 단어, 구, 자발화 수준에서도 이어지도록 하며 이때 후두와 후두상부 근육의 이완은 계속 유지되도록 해야 한다.

MCT와 LMT의 차이는 촉각에 의한 판단을 치료과정 전에 하는지 후에 하는지, 마

표 5.3 후두 수기치료(LMT)와 후두 다방향 수기치료(MCT)

특징	LMT	MCT
촉각적 평가	LMT 전에 실시	중재를 하는 동안 실시
손을 이용한 중재	두 손을 사용하기도 하고 한 손을 사용하기도 함	한 손을 사용함
	검지, 중지, 약지(네번째 손가락)를 지지대로 사용	엄지와 검지를 지지대로 사용
	환자가 참아내는 정도에 맞추어 근저항(muscle resistance)이 가장 적은 부분부터 가장 큰 부분으로 진행함	환자가 참아내는 정도에 맞추어 근긴장(muscle tension)이 가장 적은 부분부터 가장 큰 부분으로 진행함
	근저항이 더 큰 부분에 더 오랜 시간을 할애함	국소적인 통증의 부위, 표면의 상태, 긴장의 정도에 따라 심한 부분에 주의를 더 집중함
목표로 하는 구조물 순서	SCM	설골
	후두상부	갑상설골막 주변
	설골	후두
	후두	필요한 경우 성문상부의 중앙부 및 측면
방법	SCM을 원을 그리면서 마사지함(양 손으로)	설골을 원을 그리면서 압박함(한 손으로)
	후두상부를 안마해 줌(한 손으로)	갑상설골막 주변에서 위의 과정을 반복함
	설골을 마사지함(한 손으로, 한 쪽에서 다른 쪽으로 마사지함)	갑상연골의 뒤쪽 가장자리에서 같은 과정을 반복함
	갑상연골의 위쪽 경계선에 손가락을 놓고 후두를 양손으로 압박함	갑상연골의 위쪽 경계선에 손가락을 대고 후두를 아래로 끌어내리고 간혹 옆으로 이동시킴
	양손을 번갈아 이용해서 손가락의 압력으로 후두를 측면으로 이동	
환자의 음성	중재의 마지막 단계에서 후두의 측면을 손가락으로 눌렀을 때 후두가 쉽게 움직이고 나면 그 뒤에 발성을 해 보라고 한다. 그 다음으로 숫자 세기, 문단 암송, 요일 이름 말하기, 음성활강(vocal glides)을 해보라고 한다.	환자에게 손으로 처치를 하는 동안 모음을 연장하거나 허밍을 하도록 한다. 개선된 음성을 모음에서부터 단어, 구, 문장과 대화에까지 이어가도록 한다.
	근거: 환자의 발성 패턴은 성대과기능이고 발성장애와 관련된 근육의 상태는 습관화된 것이다. 후두근육의 최대한 이완이 이루어질 때까지 기다리는 것은 발성하기에 최적의 근긴장을 확보하고 불편감을 감소 혹은 제거하도록 해 준다.	근거: 임상가는 치료를 하는 동안 음질의 변화에 대해 모니터링할 수 있으며 결과적으로 중재가 진행되는 과정 중에도 수정할 수 있게 된다.

출처: "Laryngeal Manual Therapy: A Preliminary Study to Examine Its Treatment Effects in the Management of Muscle Tension Dysphonia," by L. Mathieson, S. P. Hirani, R. Epstein, R. J. Baken, G. Wood., and J. S. Rubin, 2009, *Journal of Voice*, 23, pp. 363-364. Copyright 2009 by the Voice Foundation. 승인 하에 게재.

사지를 한 손으로 하는지 두 손으로 하는지, 환자에게 목소리를 내보라고 하는 것이 마사지를 하는 동안인지 후인지 등에서 나타난다(Van Lierde, Ded Bodt, D'haeseleer, Wuyts, & Claeys, 2010). 두 기법은 매우 비슷하지만 LMT는 먼저 흉쇄유돌근(sternocleidomastoid muscles, SCM)의 이완에 초점을 두고, 그 다음에 후두상부로 진행한다(Mathieson et al., 2009). 치료과정의 초기에 SCM에 초점을 맞추는 근거는 그렇게 하는 것이 환자를 이완시키고 불편감을 제거하는 데 도움이 되어 결과적으로 설골상부근의 이완을 촉진해 주기 때문이다(〈표 5.3〉 참조).

후두 마사지는 목표로 하는 성대과기능 행동을 성공적으로 제거하기 위해 단독으로 혹은 다른 기법과 병행해서 사용되어 왔다. 예를 들어, Van Lierde 등(2004)은 후두 마사지를 자세교정 및 복식호흡과 함께 사용했으며 직업적 음성 사용인 4명의 지속적인 성대과기능을 제거하기 위해 노래조로 말하기(chant talk) 기법과 함께 사용하기도 했다. 모든 대상자가 지각적으로 판단할 수 있는 음질의 개선을 보였고, 긴장과 쉰목소리는 감소하였다. 음향학적 결과 또한 이 결과를 확인해 주었다. 저자들은 대상자들이 호소하던 후두의 통증, 인두이물감(globus pharyngeus, 목구멍에 뭔가 걸려있는 듯한 느낌), 노래부르기 힘든 점 등이 감소하거나 사라졌다고 보고했다. 추후 연구에서 Van Lierde와 그 동료들(2010)은 근긴장성 발성장애 환자 10명에게 같은 기법을 적용해 보았다. 음향학적 분석 결과 치료 후 유의한 개선이 나타났다. Mathieson 등(2009)은 근긴장성 발성장애 환자 10명에게 LMT 기법을 적용하였다. 저자들은 치료 후에 목이 건조해짐을 느끼는 빈도와 중증도, 간질거림, 통증, 조이는 느낌과 과민성이 유의하게 감소하였다고 보고했다. 치료 후 음향학적 결과도 유의하게 변화했음을 보여 주었다.

후두 마사지는 성인뿐만 아니라 아동에게도 효과적이다. Russell(2008)은 근긴장성 발성장애 진단을 받은 5세 여자아동을 치료하였다. 12회기 동안의 치료 후 그 아동은 음향학적, 지각적 평가에서 유의한 개선을 보였으며 이러한 개선은 1년의 추후평가에서도 유지되었다. 더 규모가 큰 연구로서 Lee와 Son(2005)은 근긴장성 발성장애를 진단받은 4~12세 아동을 대상으로 MCT와 호흡훈련, 음성 위생을 병용하여 치료했다. 치료 결과 지각적인 증세와 음향학적 측정치가 성공적으로 개선되었으며 그 개선은 한 명의 아동을 제외하고 2년 이상 지속된 것으로 나타났다.

직접 치료

직접 치료는 환자의 음성 산출 특성 중 특정한 부분을 개선하는 데 초점을 맞춘다.

생체피드백. 생체피드백은 환자가 보이는 음성행동의 생리학적 측면에 대한 정보를 제공해주는데, 이는 청각적, 시각적, 촉각적, 운동감각적 통로를 통해 이루어진다. 생체피드백은 말소리 산출과 관련된 생리적 측면을 성문하압, 복부 및 흉곽이 움직이는 정도, 음압 등으로 바꾸어 보여 준다(Yorkston, Spencer, & Duffy, 2003). 생체피드백은 녹음기를 이용한 청각적 정보 제공, Visi-Pitch나 후두 내시경 혹은 후두 근전도를 이용한 시각적 정보 제공 등이 포함된다.

최근 몇몇 연구가 생체피드백이 음성기능을 개선시키는 데 미치는 영향에 대해 보고하였다(예, Allen, 2007; Maryn, De Bodt, & Van Cauwenberge, 2006; Yorkston et al., 2003). 대부분의 연구가 후두근육의 긴장이 감소하고 음질이 개선되며 이로 인해 음성 문제가 많이 해소되었다는 긍정적인 결과를 보고하였다.

예를 들어, Rattenbury 등(2004)은 직접 치료와 간접 치료를 사용해서 근긴장성 발성장애 환자에게 무작위 대조군 실험(randomized controlled trial)을 진행하였다. 한 군은 유연한 비인두내시경을 이용한 생체피드백도 받았다. 두 군 모두 지각적인 음성 평정 결과와 V-RQOL(Voice-Related Quality of Life) 결과에서 유의한 개선을 보였다. 그러나 치료목표에 도달하는 데 걸린 시간을 근거로 해서 볼 때 내시경을 이용한 피드백을 함께 받은 군이 훨씬 더 효율적이었다. Leonard와 Kendall(2005)은 위산역류 치료나 행동적 처치 혹은 수술 처치에 별 반응을 보이지 않은 성대돌기 **육아종**(granuloma) 환자에게 경성 내시경을 중심으로 한 치료 프로그램을 시행하였다. 이 내시경을 이용한 치료 프로토콜에는 후두기능의 적절성과 부적절성에 대한 환자 교육도 포함되어 있었다. 그 후 성대의 뒷부분이 약간 벌어진 상태를 유지하면서 /i/ 모음을 산출하는 것을 돕기 위해 시각적 피드백을 제공하였다. 또한 환자는 정확한 산출이 이루어졌을 때의 소리와 느낌에 집중하도록 하여 시각적 피드백이 제거되어도 목표행동이 유지될 수 있도록 하였다. 10명 중 8명의 환자가 치료 종결 시 육아종이 완전히 혹은 거의 사라진 것으로 나타났다. Wong, Ma, Yiu(2010)는 발화 시 근육긴장을 감소시키고 더 이완된 발성양식을 익힐 수 있도록 하기 위해 제공하는 보조적 피드백으로 목 근육 위에 전극을 부착한 근전도를 사용하였다. 그 결과 구강안면 및 갑상설골 주변의 근육긴장이 유의하게 감소한 것으로 나타났다. 또한 환자들은 Voice Activity와 Participation Profile의 점수에서 중증도가 감소한 결과를 보였다.

호흡지지 및 호흡-발성 협응의 증가. 많은 음성치료 프로그램의 중요한 부분 중 하나는 발화를 위한 호흡지지의 수준을 높이기 위해 호흡 패턴을 수정하는 것이다. 일반적인 전략은 발화를 위한 호흡 시 환자들에게 흉곽이나 쇄골과 연결된 근육보다는 복근을 사용하도록 가르치는 것이다(이를 횡격막, 혹은 복부-횡격막 호흡이라고 한다. 우리나라에서는 '복식호흡'을 더 많이 사용한다—역자 주). 복근을 사용하는 것은 후두내근 및 외근의 긴장을 감소시키면서 호흡할 수 있는 매우 효율적인 방법이다. 환자가 호흡 시 복근을 사용하는 것을 배우는 것은 자신이 다른 근육을 사용하고 있다는 것을 깨달으면 좀더 수월해진다. Adler와 Van Borsel(2006)은 그런 호흡훈련 프로그램을 고안했다. 먼저 마루 위에 깐 매트 혹은 뒤로 기울어진 안락의자 위에 환자를 눕게 한 다음 한 손은 배 위에 놓고 다른 한 손은 가슴 위에 놓게 한다. 그리고 환자에게 코로 숨을 들이마시고 천천히 입으로 숨을 내쉬도록 한다. 누워있는 상태에서 환자는 손의 움직임을 통해서 가슴보다 배가 더 많이 움직이는 것을 느껴야 한다. 환자는 숨을 들이마실 때 복부가 팽창하면서 손이 올라가고 숨을 내쉴 때 복부가 수축하면서 손이 내려가는 것을 느껴야 한다. 이는 복식호흡 패턴에 익숙해지는 것을 촉진시켜 주는 촉각적, 체감각적 피드백을 제공해 준다. 환자에게 집에서도 안락의자, 마루, 소파 등을 이용해 꾸준히 연습하도록 한다. 누워있을 때 이 기법을 지속적으로 사용할 수 있게 되면 같은 기법을 앉아있을 때, 서 있을 때에도 할 수 있도록 한다. 말소리는 모음부터 시작하며 더 길고 더 복잡한 발화 형태로 진행한다. 이때 목표로 하는 호흡 패턴은 계속 유지되어야 한다.

생체피드백은 호흡지지를 증가시키는 데에도 유용하다. Murdoch, Pitt, Theodoros, Ward(1999)는 외상성 뇌손상(traumatic brain injury)으로 인해 지속적으로 마비말장애(dysarthria) 증세를 보이는 12세 아동에 대한 사례를 보고했다. 아동의 마비말장애는 말소리를 낼 때 흉곽 움직임의 불협응, 날숨과 발성의 불협응 등으로 호흡지지가 심각하게 부족한 것이 특징이었다. 저자들은 들숨과 날숨을 조절할 수 있도록 하여 호흡지지를 개선하고자 했는데 조용한 호흡, 심호흡, 모음 연장, 음절 반복, 구(phrase) 연습 등의 위계에 따라 수행과제를 배열하였다. 생체피드백을 이용하여 아동은 말소리를 낼 때 날숨과 발성의 더 나은 협응을 촉진하고 공기낭비를 줄일 수 있게 되었다. 이러한 전략은 그 아동이 한숨에 더 오랜 시간 동안 발성을 지속할 수 있게 하는 데 도움을 주었다.

신경학적 문제가 있어 호흡근육에 문제가 있는 환자는 날숨의 힘을 증가시키기 위해 보철장치를 이용하는 것이 유용하다. 그 두 가지가 날숨판(expiratory board)과 **복대**

(abdominal trussing)를 이용하는 것이다. 날숨판은 환자가 의지할 수 있는 고정물을 제공해 주어 말을 하는 동안 날숨의 힘을 증가시켜 준다(Spencer, Yorkston, & Duffy, 2003). 복대는 코르셋, 압박붕대, 폐대(pneumobelt) 등을 이용해 복부를 평소보다 더 안쪽으로 밀어준 상태에서 고정시켜 주는 것이다(Watson & Hixon, 2001). 좋지 못한 자세는 호흡, 후두 높이, 음성 노력과 성대진동 등에 안 좋은 영향을 미친다(Gilman, 2010). 빈약한 복근을 지지해 주고 안정화시키면 자세가 좋아져 결과적으로 발화 시 호흡이 더 효율적으로 이루어진다. Watson과 Hixon(2001)은 경추손상 환자 3명에게 복대를 사용하게 한 결과 흡기량이 상당히 증가하여 발화 지속 시간도 매우 길어졌다고 보고했다. 게다가 환자들은 복대를 착용했을 때가 착용하지 않을 때보다 음성 산출을 위한 노력이 감소했다고 보고했다. 그러나 복대는 주의해서 사용해야 하는데 들숨을 제한하여 폐렴을 유발할 수도 있기 때문이다(Spencer et al., 2003). Spencer 등(2003)은 복대를 사용하려면 의사들이 검토해서 승인하고 지속적으로 감독하는 것이 필수적이라고 했으며 장기적인 사용은 제한되어야 한다고 했다.

일부 성대과기능 환자들은 호흡/발성 협응을 통해 도움을 받을 수 있다. 많은 연구자들이 음성장애 환자들은 성대에 문제가 없는 사람들보다 더 적은 폐기량으로 말을 시작하고 마무리하는 경향이 있음을 지적하였다(예, Lowell, Barkmeier-Kraemer, Hoit, & Story, 2008; Schaeffer, Cavallo, Wall, & Diakow, 2002). 이완압은 안정시 호기수준(resting expiratory level, REL)보다 아래가 되면 음압이 되는데, 이때 기류를 조절하려면 더 큰 호기근육의 힘이 필요하다. 적은 공기량으로 말을 하려면 더 큰 호기근육의 힘이 필요하며 후두를 더 좁혀야 하고 성대내전을 더 강하게 해야 하며 그로 인해 억눌리고 힘이 들어간 음질이 산출된다(Lowell et al., 2008). 호기 노력의 증가는 음성장애 환자들의 음성 노력과 음성 피로도 증가시키는데 이는 음성장애 환자들이 흔히 호소하는 증세 중 하나이다(Lowell et al., 2008). 호흡-발성 협응을 개선시키기 위한 전략 중 하나는 발화 시 호흡 수준이 REL 아래로 떨어지는 것을 막기 위해 호흡 단락마다 산출하는 음절 수를 줄이는 것이다(Schaeffer et al., 2002). 호흡 단락당 발화길이를 줄이고 공기 공급을 더 빈번하게 해 주면 말을 할 때 폐기량의 중간 정도 수준을 지속할 수 있다.

발화 시 호흡을 더 효율적으로 할 수 있는 방법은 Spencer 등(2003)이 제시하였다. 첫 단계는 환자가 발화를 위한 최적의 호흡패턴이 무엇인지 알게 하는 것이다. 여기에는 빠른 흡기(quick inhalation)와 연장된 호기(extended exhalation)가 포함된다. 환자가 차차 적응을 하게 되면 코를 킁킁거리는 행동과 숨을 내쉬는 행동의 속도를 체계적으로 잘 조절하여 호흡 주기 중 호기와 흡기 간의 협응을 촉진시켜 준다. 차차 발화를 도입하는데 처음에는 숨을 내쉴 때 적은 수의 음절로 시작하며 차차 한숨에 말하는 발화길이와 문장의 길이를 증가시킨다(Spencer et al., 2003).

노래조로 말하기 기법. "영창(chant)", 즉 "노래조로 말하기(Chant therapy)"란 프랑스어의 'chanter', 즉 '노래 부르다'는 말에서 왔다. 노래조로 말하기란 율동적으로 말하기 혹은 하나 혹은 두 개의 음조에서 단어 혹은 소리를 암송하듯이 부르는 것을 말한다. 노래조로 말하기는 제한된 몇 개의 음표를 이용한 단순한 멜로디에서 매우 복잡한 구조를 가진 음악에 이르기까지 매우 다양하다. 치료적 기법으로 사용할 때 노래조로 말하기의 특징은 음도의 상승, 모음의 연장, 음절강세의 약화 혹은 제거, 부드러운 발성 시작 등을 들 수 있다(Van Lierde et al., 2004). 이러한 요소들은 발성을 더 이완된 상태에서 할 수 있게 하는 데 도움을 준다. 일단 환자가 노래조로 말하기를 일관적으로 수행할 수 있게 되면 환자는 노래조로 말하기와 평상시대로 말하기를 교대로 하되 편하고 이완된 발성이 지속되도록 유의한다(Boone, McFarlane, & Von Berg, 2005). 노래조로 말하기는 차차 줄여나간다. 이러한 음성 산출은 매우 효율적이며 음성 피로를 줄이는 데 도움이 된다(McCabe & Titze, 2002). 많은 음성치료 프로그램이 노래조로 말하기에 대해 언급하고 있지만 유일하게 McCabe와 Titze(2002)만이 네 명의 교사의 음성 피로를 줄이는 데 노래조로 말하기가 효과적이었다고 보고하고 있다.

노력성 폐쇄기법. 노력성 폐쇄기법(effort closure technique)은 성대폐쇄부전(glottal incompetence)이 있는 환자의 성대내전을 개선시키기 위해 사용되는 방법이다. 이 방법의 원형인 밀기 접근법(pushing method)은 Froeschels, Kastein, Weissin(1955)에 의해서 시작되었는데 환자가 발성을 하는 동안 특정 물체의 표면을 강하게 밀어내는 과정을 포함하고 있다. 그 근거는 한 군의 근육이 강하게 수축하면 다른 군의 근육 수축도 촉진한다는 것이다(Thomas & Stemple, 2007). 비슷한 기법으로 의자에 앉아 의자를 위로 잡아당기는 방법, 양 손바닥을 마주대고 쥐어짜듯이 강하게 압박하는 방법, 양 손을 깍지 끼운 후 밖으로 강하게 당기는 방법, 환자가 올리고 있는 팔을 내리누르는 방법, 단단한 표면을 강하게 밀어내는 방법(예, 벽을 강하게 밀기—역자 주), 끙끙거리는 소리를 내거나 기침을 하는 방법도 있다(Spencer et al., 2003). 이들이 후두기능을 개선시키는 데 효과적이기는 하지만 기본적으로 이런 방법은 과기능을 유발한다.

그러므로 이러한 과기능적 행동이 습관화되지 않도록 하는 것이 중요하다. 따라서 노력성 폐쇄기법은 최소한의 시간을 할애해야 하며 항상 이완 프로그램과 같이 사용되어야 한다(Spencer et al., 2003).

노력성 폐쇄기법이 임상적으로 널리 사용되는 방법이기는 하지만 이 기법의 효용성에 대해 발표된 논문은 거의 없다. 그 몇 안 되는 연구 중 하나인 Yamaguchi 등(1993)은 성대폐쇄부전 환자에게 밀기 접근법을 적용한 사례를 보고하였다. 치료 전후에 실시한 지각적, 음향학적 분석과 스트로보스코피 검사를 통해 분석한 결과, 일부 환자들에게는 그 기법이 효과적인 것으로 나타났다. 그러나 연구자들은 정상적인 음성을 산출하는 데 완전한 성대폐쇄가 필수적인 것은 아니기 때문에 밀기 접근법 외의 다른 치료 접근법을 사용해도 비슷하거나 더 나은 결과를 얻을 수 있음을 유의하라고 했다. 게다가 이들은 이러한 과잉보상이 오히려 바람직하지 못한 성대의 긴장 혹은 자극을 유발할 수 있으며 성대에 출혈이 있거나 성대 후연합의 적절한 폐쇄가 이루어지는 환자에게는 밀기 접근법을 사용하는 것이 적절하지 않다고 경고했다.

하품–한숨 기법, 부드러운 시작, 저작하기. 후두의 과기능과 강한 성대 접촉을 줄이는 방법으로 널리 쓰이는 기법에는 하품–한숨, 부드러운 시작(easy onset), 저작하기 등이 있다. 성대과기능을 보이는 환자들은 종종 후두 높이가 높은 경향을 보인다. 이러한 위치는 성대가 내전하는 힘을 증가시킨다(Xu, Ikeda, & Komiyama, 1993). 하품–한숨 기법은 환자로 하여금 들숨은 하품을 하듯이 들이쉬고 날숨은 한숨을 쉬듯이 내쉬게 한다. 하품은 인두를 확장시키고 후두를 하강시킨다(Boone & McFarlane, 1993). 후두의 하강은 한숨의 초반부까지도 지속되는 것으로 나타난다(Xu et al., 1993). 하품을 한 뒤 한숨을 내쉴 때 환자로 하여금 성도가 전체적으로 이완되어 있는 감각을 느껴보게 한다. 차차 발성을 시도해 보고 이 기법에 익숙해짐에 따라 길이를 점진적으로 늘여간다. 환자가 하품과 한숨 없이도 성도의 이완을 조절할 수 있게 되면 하품과 한숨은 차차 줄여간다. 후두가 낮아졌다는 것은 손으로 만져보면 알 수 있다. 후두가 올라가면 후두 위치를 낮추기 위해 다시 하품–한숨을 도입한다. 성대과기능이 심각한 환자에게는 한숨 섞인 소리가 그 자신의 이완된 음성을 내고 느끼고 듣는 첫 경험이 될 수도 있다(Xu et al., 1993). 발성은 후두가 하강한 상태를 지속할 수 있게 될 때 도입하며 차차 더 긴 발화로 늘여간다.

부드러운 시작은 하품–한숨 기법의 한숨과 비슷한 방법을 이용한다. 발성을 시작하기 전에 약간의 숨을 내쉬어 줌으로써 성대가 지나치게 강하게 닫히는 것을 막는다. 일부 임상가는 환자에게 목표발화를 산출하기 전에 /h/ 소리를 내도록 하는데 이것이 성대의 부딪힘을 완화시키는 역할을 해 준다. 하품-한숨 기법과 마찬가지로, 성대가 더 긴장해 있을 때와 덜 긴장해 있을 때의 차이를 느끼는 데 초점을 맞춘다. 1952년 Froeschels가 소개한 저작하기 접근법은 과기능이 동반된 발성을 줄이는 데 오랫동안 사용되어 온 기법이다. 자연스럽게 음식을 저작하는 동작은 성도의 긴장을 방해한다는 가설에 기초하여 환자가 저작 동작을 취하는 동안 소리를 내보도록 한다. 환자가 이완된 음성 산출을 차차 수월하게 하게 되면 저작 동작도 이에 맞춰 차차 줄여간다.

이런 기법들이 흔하게 사용되기는 하지만 성대를 과도하게 사용하는 음성 산출 습관을 줄이는 효과나 효율성에 대한 연구는 매우 적다.

새로운 음도 확립. 일부 음성장애 환자는 너무 높거나 너무 낮다고 생각되는 음도에서 말하는 경향이 있다. 1960년대, 1970년대, 1980년대에 많은 임상가들이 최적음도(optimum pitch)의 개념에 찬성했으며 이에 근거를 두어 음도를 수정해 주는 기법이 널리 옹호되고 사용되었다. 최적음도는 후두 메커니즘에 가장 적합한 음도 범위를 말하는데 이는 곧 최소한의 근력을 이용하여 최대한의 발성을 이끌어내는 음도 범위를 말한다. Koufman과 Blalock(1988)은 후두 근골격계의 긴장을 동반한 직업적 음성 사용인의 음성치료에 음도 수정(pitch modification)을 사용했다. 이에 따르면 남성과 여성을 모두 합한 대다수의 환자가 눈에 띄게 낮은 음도를 사용하고 있었다. 환자의 발화기본주파수(speaking fundamental frequency, SFF)를 환자가 지속할 수 있는 가장 낮은 음과 비교함으로써 최적음도를 찾아내었다. SFF가 가장 낮은 음과 30Hz 이내의 차이를 보이면 자발화 음성이 지나치게 낮은 것으로 판단할 수 있다. 최적의 SFF는 대개 환자가 낼 수 있는 전체 음역의 10~50% 사이에 있다. SFF가 결정되면 새로운 음도를 안정화시키기 위해 시각적, 청각적 생체피드백을 사용한다. 점진적인 근육이완을 병행하였을 때 71%의 환자들이 증세가 개선되었음을 보고하였다. 최근에는 성대에 생긴 병소나 후두근육 긴장으로 인한 음도의 문제는 음도 문제 자체보다 그 기저에 있는 문제를 해결해야 한다는 것이 일반적이다. 일단 그 기저에 있는 병리적 문제가 해결되면 환자의 음도 수준은 저절로 정상으로 돌아온다(Thomas & Stemple, 2007). Roy와 Hendarto(2005)의 연구 결과도 이런 경향을 지지한다. 이들은 **기능적 발성장애**(functional dysphonia, FD)와 음도 문제를 가지고 있는 40명의 여성환자에게 후두 다방향 수기치료를 적용했다. 그 결과 대상자 중 80% 정도가 SFF가 반음 혹은 그 이상 높아지면서 음성이 개선된 것으로 나타났다. Roy와 Hendarto(2005)는 그들의 연구가, FD 환자의 비정상적인 음도는 후두근육의 긴장에 의한 것이며 긴장을 줄이면 음도변화가 촉진된다는 가설을 지지한다고 하였다. **변성 가성**(mutational falsetto) 환자나 남성에서 여성으로 성전환을 한 환자의 음성처럼 정말로 음도 자체가 문제인 경우, 직접적인 음도 수정이 적절한 방법이 된다. 10장에서 이런 사례들을 위한 음도 수정 기법에 대해 자세히 설명할 것이다.

총체적 접근법

총체적 접근법은 음성을 산출함에 있어 호흡, 발성, 공명의 협응에 초점을 맞춘다. 이러한 총체적 접근법에는 액센트 기법(accent method, Smith & Thyme, 1976), 공명음성 치료(resonant voice therapy, RVT, Roy et al., 2003; Verdolini, 1998), 비밀스러운 음성치료(confidential voice therapy, Colton, Casper, & Leonard, 2006), 반폐성도(Titze, 2006), 성대기능훈련(Stemple, 2005; Stemple, Lee, D'Amico, & Pickup, 1994)이 있다.

액센트 기법. 액센트 기법은 덴마크에서 개발되었고 유럽에서 음성 및 유창성장애 치료를 위해 널리 사용되었다. 그리고 미국에서 기하급수적으로 사용되었다. 이 기법은 몸 전체의 리드믹한 움직임과 더불어 충분한 호흡지지, 성도의 이완을 통한 편

표 5.4 Smith의 액센트 기법 단계

단계	명칭	활동
1	안정시 호흡	발화를 위한 흡기를 최적화시킨다(배 위에 손을 대어 숨을 들이마실 때에는 배가 바깥쪽으로 움직이고, 숨을 내쉴 때에는 배가 안쪽으로 움직이는 것을 느끼도록 한다).
2	복식호흡과 액센트를 준 발성의 병행	복근을 수축시키는 리듬, 힘, 속도를 조절하는 방법을 연습하게 한다. 처음에는 '라르고(매우 느리게)' 템포에서 시작하여 4박자의 '안단테(느리게)' 템포로 진행하며 마지막에는 '알레그로(빠르게)' 템포로 진행한다. 처음에는 무성마찰음으로 시작하며 호흡패턴을 적절히 유지하면서 차차 유성음을 도입한다. 임상가가 하는 내용을 환자가 따라하게 하되 다양한 리듬을 적용하도록 한다.
3	안정화	세 개의 기본 템포를 사용하면서 음성의 유동성과 음도 범위를 증가시키기 위해 다양한 리듬, 강세 패턴, 강도, 억양을 사용하여 연습하게 한다.
4	자발화로 진행	적절한 구 길이, 휴지 위치, 지속 시간, 말 속도에 초점을 맞추어 진행한다. 이를 환자의 필요에 따라 정상적인 대화 상황, 연설, 노래 등에서도 연습하게 한다.

출처: Khidr(2010)

안한 음성 산출을 유도하기 위해 복식호흡에 초점을 맞춤으로써 호흡 및 음성기능의 협응을 유도한다. 몸의 움직임은 치료가 진행되면서 차차 줄여간다(〈표 5.4〉 참조).

이 프로그램은 먼저 리듬 패턴을 이용해서(강세를 받아 길고 강한 단위와 더 짧고 더 약한 단위가 번갈아 나타나게 함) 무성마찰음(예, /s/)을 산출하게 한다. 그 다음으로 유성마찰음과 모음을 같은 패턴으로 연습하게 한다. 모음 수준에서 다양한 리듬을 연습하게 하며 이때 환자는 적절한 호흡지지와 충분한 공명을 유지하도록 한다(Kotby & Fex. 1998). 먼저 과기능과 강한 성대충돌을 제거하기 위해 모음은 기식성 있고 부드러운 음으로 산출하도록 한다. 적절한 자세도 목표로 한다. 연습을 하는 동안 환자는 임상가의 모델링을 따라 발성 리듬에 맞춰 팔과 몸을 리드믹하게 움직인다.

Khidr(2003)는 3명의 편측성 성대마비 환자에게 액센트 기법을 사용했고 그 결과를 음성녹음, 공기역학적 평가, 스트로보스코피, VHI를 이용해서 평가했다. 그 결과 청지각적 평가와 공기역학적 평가 결과가 개선되었다고 보고했으며 성대진동이 개선되고 그와 동시에 성대 사이의 틈이 현저히 감소했다고 보고하였다. 게다가 치료 전에 비해 VHI 평가 결과 나타난 음성장애 지수도 현저히 감소했다고 했다. 그 이전에 있었던 연구결과도 긍정적인 결과를 보였다. 예를 들어, Kotby, El-Sady, Abou-Rass, Hegazi(1991)는 다양한 음성장애 환자를 대상으로 액센트 기법을 적용하였으며 그 결과를 면담, 청지각적 평가, 스트로보스코피 검사, 공기역학적 평가를 이용하여 분석했다. 연구자들은 거의 90%의 대상자가 증세의 개선을 보였다고 보고하였다. 게다가, 스트로보스코피 검사 결과 성대결절을 가진 모든 대상자의 결절이 감소한 것으로 나타났다. Fex, Shiromoto, Hirano(1994)도 기능적 음성장애 환자들을 대상으로 음향학적 평가와 청지각적 평가를 해 본 결과 현저한 긍정적 개선이 있는 것으로 보고하였다. Bassiouny(1998)는 음성장애 환자를 대상으로 잘 통제된 연구를 진행했는데 무작위로 선택하여 한 군에는 음성 위생과 액센트 기법을 같이 진행하고 다른 한 군에는 음성 위생만 진행하였다. 액센트 기법을 같이 진행한 군이 지각적, 음향학적, 스트로보스코피 검사 결과 더 나은 결과를 보였다.

공명음성 치료. **공명음성**(resonant voice)이란 잘 뻗어나가고 산출하기 편하며 마스크(mask)라고 불리는 코와 입 주변 부위가 진동하는 감각을 동반하는 음성을 말한다(Smith, Finnegan, & Karnell, 2005; Titze, 2001). 공명음성은 대체로 성대가 거의 접촉하지도 거의 떨어지지도 않는 정도의 매우 부드러운 성대진동과 더불어 산출된다. 이러한 발성은 날숨을 통해 방출된 기류를 매우 효율적으로 성대진동음으로 바꾸어 주며 이는 머리, 목, 목구멍 전체를 통해 그 진동이 퍼지게 되는 결과를 가져온다(Barrichelo-Lindstrom & Behlau, 2009; Chen, Hsiao, Hsiao, Chung, & Chiang, 2007). 공명음성 치료(RVT)는 Verdolini(1998)가 Arthur Lessac이 배우들을 훈련시키기 위해 쓴 초기 작품에 기초하여 개발한 매우 체계적인 프로그램이다. RVT의 목표는 성대에 주는 충격과 성대가 필요로 하는 노력을 최소화시켜 가능한 범위 안에서 가장 강하고 가장 깨끗한 소리를 낼 수 있도록 하는 것이다(Cheng et al., 2007). RVT는 음성 위생과 후두기능 개선을 위한 근신경계의 재훈련을 목표로 하고 있다. 음성 위생은 수분 섭취와 역류 조절에 초점을 두고 있다(Verdolini-Marston, Burke, Lessac, Glaze, & Caldwell, 1995). 치료회기는 일련의 스트레칭과 호흡훈련으로 시작하며 그 다음으로 '기본 훈련 동작'을 연습하게 한다. 기본 훈련 동작은 /m/음을 높은 음에서 낮은 음까지 활창(gliding)하는 것을 포함한다. 복식호흡을 하면서 안면골(facial bone)에 소리의 초점을 맞추게 한다. 이 동작을 하는 동안 얼굴 부분에서 이루어지는 공명 감각을 느껴보도록 하며 과도한 근육긴장이 동반되지 않는지 지속적으로 모니터하고 근육긴장이 느껴지면 줄이도록 노력하게 한다. 환자가 기본 훈련 동작을 익힌 다음에는 이를 다양한 리듬, 음도, 강도를 통해 연습하도록 한다. 발성행동이 편해지면서 바람직한 방향으로 행동이 이루어지면 발성을 무성음, 구, 낭독, 대화 수준으로 진행시킨다(Hirsch, 2006). 목표행동을 강화시키기 위해 집에서 연습할 과제도 제공해 준다.

공명음성 치료는 발성노력을 감소시키고 음질을 개선시키는 데 효과적인 것으로 알려져 있다. 예를 들어, Chen 등(2007)은 RVT를 음성장애를 가진 교사를 위한 치료 프로그램에 포함시켰다. 비디오스트로보스코피, 음향학적 분석과 VHI 결과에 근거하여, 연구자들은 환자의 음질, 성대진동, 성대폐쇄, 발화시 음성의 유동성, 음성 노력, 기능적인 의사소통 측면에서 긍정적인 효과를 보였다고 보고하였다. 강한 성대 접촉도 거의 제거되었다. 성대점막파동과 진폭도 치료 후 거의 정상으로 돌아왔으며 여성의 경우 발화기본주파수도 정상적인 수준으로 높아졌다. 또한 발화기본주파수의 범위와 최대 음성강도도 증가되었다. VHI 점수도 개선되었는데 특히 신체적 측면에서 개선 정도가 컸다. Roy 등(2003)은 음성 문제를 가진 교사들을 무작위로 배정하여 각각 음성증폭, 공명치료, 호흡근육 훈련을 받도록 하고 그 효과를 비교해보았다. 음성증폭과 공명치료는 VHI 점수에서 나타난 것처럼 음성 핸디캡의 감소가 유의하게 나타났을 뿐 아니라 대상자들이 지각하는 대로 음성장애 중증도에서도 유의한 감소가 나타났다.

비밀스러운 음성치료. "비밀스러운" 음성이란 부드럽게 내는 목소리로서, 성대가 과도한 힘으로 충돌하지 않도록 하기 위해 약간 기식성 있게 산출하는 음성을 말한다. 대부분의 환자들은 직관적으로 비밀스러운 음성을 어떻게 산출해야 하는지 알고 있으므로 이 방법은 환자에게 가르치기가 쉬우며 특별히 많은 훈련기간 없이도 대화에 일반화시키기가 쉽다. 이 기법은 과도한 근육긴장, 지나치게 높은 성대폐쇄력, 지나치게 높은 음성강도, 쥐어짜듯이 호흡하는 패턴 등 성대에 손상을 줄 수 있는 요인을 감소시키는 데 효과적이라고 알려져 있다(Thomas & Stemple, 2007). 환자는 또한 적절한 음성 위생을 준수하고 비밀스러운 음성 산출이 끝난 뒤에도 공명음성 산출이 유지되도록 하는 방법을 배우게 된다.

비밀스러운 음성의 사용은 말을 해야 하지만 성대를 부드럽게 써야 할 필요가 있는 경우, 예를 들어 최근에 성대를 다치거나 수술을 받은 경험이 있는 환자들에게 유용하다. 그러나 이런 경우에는 음도 및 강도의 다양성이 감소하기 때문에 다치거나 수술받은 후 몇 주는 지난 뒤에 비밀스러운 음성치료를 시도하는 것이 일반적이다. 이러한 유형의 치료가 효과적임을 증명하는 문헌적 근거는 매우 적다. 그 중 하나인 Verdolini-Marston 등(1995)은 성대결절 여성 환자를 대상으로 비밀스러운 음성치료와 공명음성 치료를 비교해서 시행해 보았다. 두 치료 접근법 모두 음성 노력, 음성의 청지각적 측면, 후두 상태의 개선에 효과적이었던 것으로 나타났다. 연구자들은 이런 경우 치료 방법보다는 치료 프로그램의 유연성이 더 큰 영향을 미치는 것 같다고 보고했다.

반폐성도 기법. 성도가 좁아지면 성대 위쪽의 성도를 지나가는 공기의 압력이 높아진다. 이렇게 증가한 기압은 발성을 하는 동안 성도를 약간 닫아 주게 되는데 이것이 성대폐쇄를 위해 필요한 힘을 줄여주는 역할을 한다(Titze, 2006). 이 원칙에 근거하여 성대과기능 음성장애 환자들은 성대에 물리적 충격을 덜 주면서도 정상적인 음성강도를 산출할 수 있는 방법을 습득하게 된다(Titze, 2006). 성도를 반폐(semi-occlude)하는 방법으로는 입술 전동음(lip trill)이나 양순마찰음(bilabial fricatives) 내기, 래즈베리 소리(입술 사이에 혀를 내밀고 진동시켜 내는 소리—역자 주) 내기, 혀 전동음(tongue trill) 내기, 허밍하기, 튜브나 빨대를 통해서 소리내기 등이 있다(Titze, 2006). 저항의 정도는 성도를 다양한 정도로 좁히거나 넓히거나 함으로써 가늠해 볼 수 있다. Titze(2006)는 훈련을 가장 저항이 큰 단계에서 작은 단계로 구조화하는 것이 좋다고 했다. 이에 따라 처음 연습은 매우 저항이 큰 빨대(지름이 좁으면서 젓는 데 쓰는 빨대)를 사용하면서 발성하는 것으로 하고 차차 저항이 작은 빨대(지름이 넓으면서 마실 때 쓰는 빨대)를 사용하는 식으로 진행한다. 치료는 유성순치마찰음(/v/)의 산출에서 시작해서 입술 혹은 혀 전동음, 비음, 고모음 /u/, /i/로 진행한다. 이런 활동은 비구어(nonspeech) 발화에서 시작하여 구어(speech) 발화로 진행한다. 비구어 연습은 대개 음도활창을 반복적으로 연습한 뒤 차차 주파수 범위를 높여가는데 2옥타브 혹은 그 이상을 자유롭게 활창할 수 있게 될 때까지 진행한다(Titze, 2006). Titze는 또한 음도활창을 단순한 멜로디를 가진 노래로 확장한 다음, 구어 문장(spoken sentences)에서 사용하는 억양 및 강세 패턴을 이용하여 더욱 다양하게 연습하도록 제안했다.

반폐성도 기법의 다른 유형은 Simberg와 Laine(2007)이 제시했다. 이 방법에서 환자는 한쪽 끝에 물이 담겨있는 튜브 안으로 모음 같은 소리를 내도록 한다. 환자가 발성을 할 때 느끼는 저항의 정도는 튜브에 담겨있는 물의 깊이에 따라 달라진다. 연습이 정확히 이루어지면 환자는 후두, 얼굴, 심지어 일부는 가슴에서도 명백하게 진동이 일어나는 것을 느낄 수 있다(Simberg & Laine, 2007). 공명음성 치료와 함께 활용하면 얼굴과 마스크 주변에서 이루어지는 공명의 감각을 더 쉽게 느끼게 될 수 있다.

성대기능 훈련. 성대기능 훈련(vocal function exercise, VFE) 프로그램은 Briess(1957, 1959)에 근거하여 Stemple과 그 동료들이 개발하였다. 이 훈련은 근육의 근력, 지구력 및 협응력을 증가시키는 방법은 후두 근육이든 다른 신체 근육이든 차이가 없다는 데 그 근거를 두고 있다. 이 방법은 단순하고 쉬운 것이 특징인데 한 번 연습할 때 두 번씩 반복하며 하루에 두 번 연습하게 되는 네 종류의 연습을 포함하고 있다. 이 훈련은 모음을 최대한 연장하는 훈련과 음도활창(pitch glide)을 포함한다(〈표 5.5〉 참조).

환자는 얼굴 부분에서 진동을 느끼는 데 초점을 맞추면서 모든 음성을 최대한 부드럽게 긴장의 초점을 앞쪽에 두어 발성한다. 모음을 최대한 연장하기 위해 성대는 적절한 근력을 이용하여 폐쇄되어야 하고 호흡근육과 협응을 이루어야 한다. RVT와 비슷하게, 목표로 하는 후두 상태는 성대가 거의 닫히지 않은 상태로서 이는 깨끗하고 편안한 음성 산출을 촉진해 준다(Verdolini, 1998). 음도활창을 연습하는 근거는 높은 음도는 윤상갑상근을 훈련시키며 낮은 음도는 갑상성대근(thyrovocalis muscle)을 훈련시켜 주기 때문이다. 음도활창을 연습함으로써 이러한 근육들의 근력, 부피, 지구력이 증가하게 되는 것이다. 이 연습은 4단계로 구성되어 있는데 워밍업, 확장, 수축, 내전력(adductory power) 훈련이 그것이다. 워밍업은 /i/ 모음을 편안한 음도에서 최대한 길게 연장하는 과정을 포함한다. 확장은 'knoll'(/o/ 모음)이란 단어를 이용하여 화

표 5.5 성대기능 훈련 프로그램

아래 4개의 훈련은 한 번 할 때마다 두 번씩 연습하며 매일 두 차례씩 연습하도록 하여 6주간 진행한다.

1단계 훈련: 웜밍업 훈련
/i/ 모음을 최대한 길게 연장발성한다.
여성의 경우 중간 도(middle C)보다 위의 파(F) 음에 맞춘다.
남성의 경우 중간 도보다 아래의 파 음에 맞춘다.
과도할 정도로 앞쪽에 초점을 둔다. 비음이 많이 나지만 심하지 않도록 한다.
목표: 연장한 /i/의 지속 시간이 최대한 연장한 /s/의 길이와 일치하도록 한다.

2단계 훈련: 확장(stretching) 훈련
'knoll'이란 단어를 이용하여 가장 낮은 음부터 가장 높은 음까지 활창한다.
혀나 입술로 전동음을 내거나 'whoop'이란 단어를 이용하여 할 수도 있다.
발화 위치를 앞으로 이동시키며 인두를 열고 입술을 진동시키는 데 초점을 맞춘다.
목표: 상향으로 이루어지는 음도활창(upward pitch glide) 중 목소리가 끊어지지 않게 한다.

3단계 훈련: 수축(contracting) 훈련
'knoll'이란 단어를 이용하여 가장 높은 음부터 가장 낮은 음까지 활창한다.
인두를 열고 반 정도 하는 하품(half-yawn)을 통해 목구멍을 여는 데 초점을 맞춘다.
입술 전동음, 혀 전동음, 단어 'boom' 등도 사용할 수 있다.
목표: 하향으로 이루어지는 음도활창(downward pitch glide) 중 목소리가 끊어지지 않게 한다.

4단계 훈련: 내전하는 힘이 성대에 충격을 덜 주게 하는 훈련
'knoll'에서 'kn'을 제외한 'oll'을 다양한 음도(도-레-미-파-솔)에서 가능한 한 길게 연장한다.
여성은 중간 도, 남성은 중간 도에서 한 옥타브 아래에서 연습한다.
인두를 열고 입술을 좁게 벌려 진동이 일어나게 하는 데 초점을 맞춘다.
목표: 1단계 훈련과 같다(즉, /s/를 가능한 한 길게 최대한으로 하는 길이와 일치하도록 한다).

성대기능 훈련의 주요 원칙

1. 모든 연습에서 음성 산출은 최대한 부드럽게 하되 기식성 음성이 되지는 않도록 한다. 발성을 시작할 때 강한 성대 접촉이 나타나지 않도록 해야 한다.
2. 긴장의 위치를 앞쪽에 두고(양 입술을 좁게 하여 이로 인한 진동이 일어나게 한다) 인두는 열려있도록 한다(즉, 거꾸로 된 메가폰 모양이 되게 한다).
3. 특정 자극어는 긴장의 위치와 인두의 개방을 도울 수 있는 것으로 선택한다(즉, 'knoll', 'oll').
4. 후두근육은 긴장되면 안된다. 복부근육의 수축과 호흡지지의 상호작용으로 적절한 긴장을 유지해야 한다.
5. 일관된 훈련이 필요하다. 훈련의 성과를 보여 주기 위해 그래프에 진전과정을 기록하거나 음성을 녹음하여 기록해 둔다.

출처: "An Evaluation of the Effects of Two Treatment Approaches for Teachers with Voice Disorders: A Prospective Randomized Clinical Trial," by N. Roy, S. D. Gray, M. Simon, H. Dove, K. Corbin-Lewis, and J. C. Stemple, 2001, *Journal of Speech, Language, and Hearing Research, 44*, p. 295. Copyright 2001 by the American Speech-Language-Hearing Association. 승인 하에 게재.

자(speaker) 본인이 가지고 있는 음역 중 가장 낮은 음에서 가장 높은 음으로 활창하는 과정을 포함한다. 수축은 확장과 비슷한데 음역 중 가장 높은 음에서 가장 낮은 음으로 활창한다는 것이 다르다. 네 번째 단계인 내전력 훈련은 (/o/ 모음을 계속 이용하여) 도, 레, 미, 파, 솔 음에서 연장발성이 가능하도록 하는 것이다. 여성은 중간 도를 사용하게 하고 남성은 그보다 한 옥타브 아래 음을 사용하게 한다. 연습은 할 때마다 두 번씩 반복하게 하며 기식성 음성은 아니지만 최대한 부드럽게 내도록 하고 음성을 부드럽게 시작하며 긴장의 초점을 앞쪽에 두도록 한다.

성대기능 훈련의 효과에 대해서는 일부 문헌에서 그 근거를 찾을 수 있다. 예를 들어, Roy 등(2001)은 음성 문제가 있는 교사를 대상으로 음성 위생과 성대기능 훈련을 비교해 보았다. VFE군의 대상자는 음성 위생교육만 받은 군에 비해 증세개선이 현저히 이루어졌고 음성의 명료성과 음성 산출의 편안함도 더 우월한 것으로 나타났다. 건강한 화자, 가수, 노인성 음성 환자 등에 대해서도 VFE가 효과적이었음을 보여 주는 연구도 관찰된다(예, Sabol, Lee, & Stemple, 1995; Sauder, Roy, Tanner, Houtz, and Smith, 2010; Stemple et al., 1994).

음성치료 부트캠프. Patel, Bless, Thibeault(2010)는 음성치료에 대해 "음성치료 부트캠프(voice therapy boot camp, 부트캠프는 매킨토시에서 마이크로소프트윈도우를 쓸 수 있도록 애플사가 제작한 소프트웨어를 말함-역자 주)"라고 이름 붙인 새로운 기법을 제안했다. 이 기법은 집중적인 단기간 음성치료를 통해 음성 사용 행동의 변화를 촉진하기 위해 만들어진 것으로 다수의 임상가(3~7명)와 함께 훈련하는 것이 특징이다. 치료는 다양한 기법을 사용하여 하루에 4~7시간씩 1~4일 동안 유지한다. 개발자들에 따르면 이 기법은 환자의 음성 사용 행동을 가장 효과적으로 효율적으로 수정할 수 있도록 환자의 필요에 따라 훈련의 다양성과 강도를 조절할 수 있기 때문에 수없이 다양한 내용을 시도해 볼 수 있다고 한다. 예를 들어 환자가 VFE에서 사용하는 음성 훈련 제스처를 적절히 따라하지 못한다면 그 제스처를 다른 문맥에서 다양하게 여러 번 반복해서 연습하게 하든가 목표행동을 습득하기까지 다른 임상가들에게 훈련받음으로 해서 훈련의 다양성을 증가시키든가 하는 전략을 이용할 수 있다. 성대과기능 감소와 같은 목표를 이루는 데 있어 RVT, VFE 등의 다양한 치료 기법을 적용할 수 있다. 이러한 기법의 장점은 임상가가 환자와 하루종일 같이 있음으로써 환자가 발화하는 양상을 계속 관찰할 수 있다는 것이고, 이는 곧 환자가 한 회기 동안 음성을 산출하는 '한 장면'만 봄으로써 판단해야 하는 문제를 해결해 줄 수 있다. 또 다른 장점은 전이 훈련이 회기 안에서 이루어질 수 있다는 것이다. 연구자들은 특히 장기간 발성장애를 가지고 있는 환자(1년 이상), 음성치료의 효과가 나타나지 않아 계속 지속되고 있는 환자, 고원(plateau)에 도달하여 더 이상의 전통적 치료 기법으로는 더 이상의 효과를 기대하기 어려운 환자, 매주 정기적으로 치료를 받으러 오기 어려운 환자, 음성 치료실로부터 멀리 떨어진 곳에 사는 환자에게 유용하다고 했다.

5.2 환자의 협조

임상적으로 오랫동안 음성치료에 대한 환자의 동기부여와 협조(compliance)는 치료의 성공을 위한 필수적인 요소로 간주되어 왔다. 사실 치료에 대한 환자의 지지(adherence)는 특정 치료 기법보다도 음성재활에 더 중요한 역할을 하는 것으로 알려져 있다(Hapner, Portone-Maira, & Johns, 2009). Behrman(2006)에 의하면 환자의 지지는 임상가의 치료방침을 따르고 동의하며 임상가가 기대하는 대로 행동해 주는 정도를 말한다. 여기에는 치료회기에 규칙적으로 참여하고 습득한 음성 산출 행동을 꾸준히 연습하는 것이 포함된다(Behrman, 2006). 불행히도 행동 수정 프로그램에 대해서 지지하지 않는 정도가 더 높으며 임상가들은 종종 치료시간에 늦거나 치료를 임의로 중단(drop out)하는 환자들에 대해 불평을 하곤 한다(Portone, Johns, & Hapner, 2008). 치료 중단은 6주 정도 진행될 때 16~25%, 12~14주일 경우에는 거기에 10%가 더 늘게 된다(Behrman, 2006). Van Leer와 Connor(2009)는 치료 중단 비율이 18~65%라고 했다. Hapner 등(2009)은 두 음성치료 센터에서 147명 환자의 기록을 검토해 보았다. 연구자들은 겨우 1/3만이 치료를 종결했고 2/3는 치료가 중단되었다고 보고했다. 치료를 '끝낸 사람'과 '중단한 사람' 간에는 성별, 연령, 인종/국적, 이비인후과적 진단, QOL(quality of life, 삶의 질-역자 주), 핸디캡의 중증도, 음성장애의 중증도 등과는 유의한 차이가 없었다(Hapner et al., 2009). Portone 등(2008)은 의사가 음성치료실로 의뢰할 때 38%의 환자가 의사의 치료방침을 따르지 않았다고 했다. 치료방침을 따라 치료실로 온 환자도 절반 가까이가 음성치료 전문가의 초회 평가 후 치료실에 다시 오지 않은 것으로 나타났다. 치료를 중단하거나 치료실로 오지도 않는 이유로는 의료보험의 문제, 문제가 저절로 해결됨, 치료실까지의 거리, 음성 문제에 대한 관심이 사라짐, 치료결과가 부정적임, 비현실적인 치료 요구 등이 있었다(Portone et al., 2008; Roy et al., 2003)(〈표 5.6〉 참조).

표 5.6 음성치료 방침에 대해 협조적이지 않거나 치료실에 나타나지 않는 이유

임상가/치료실 관련 요소	환자 관련 요소
음성에 대한 훈련/경험 미숙	음성치료의 역할에 대한 이해 부족
임상가의 공감 부족	교통이 불편함
변화에 대한 환자의 준비 정도를 제대로 인지하지 못함	직장 때문에 시간을 내기가 어려움
추후활동 관리 미숙	의료보험 혜택을 받지 못함
의사와 임상가 간의 의사소통 부족	이동(mobility)의 문제
치료 일정 결정 시 융통성 부족	변화에 대한 준비 정도가 부족함
치료 일정 등을 다시 일깨워주는 것이 부족함	고용 문제
찾아오기 불편한 곳에 치료실이 위치함	음성/후두 진단
	음성 문제의 중증도
	전반적인 건강
	연령

출처: Andrews & Schmidt(1995), Behrman(2005), Hapner et al.(2009), Harvey(1997), Portone et al.(2008), Roy et al.(2003), Sims, Smith, & Johnson(2007), Smith et al.(2009), Stemple(2000), Van Leer et al.(2008).

Smith, Kempster, Sims(2009)는 음성치료센터에 내원한 환자 100명의 의료기록을 조사하였다. 이들을 치료결과에 따라 성공적인 군과 그렇지 않은 군으로 나눠 환자의 어떤 특성이 치료결과에 영향을 미치는지 알아보고자 하였다. 이 환자 중 56%가 정기적으로 치료에 참여했다. 이중 21%가 다소간 음성의 개선을 보였고 73%는 정상 혹은 거의 정상에 가까운 음질의 개선을 보였다. 의사로부터 음성치료의 처방을 받은 사람 중 44%가 치료실에 오지 않았다. 이를 통해 연구자들은 성공적인 결과를 얻은 환자들은 보다 더 젊고 직업을 가지고 있으며 건강상태가 좋고 치료 초기에 음성 저하 정도가 미약하며 VHI 점수가 더 낮은 경우였다고 하였다. 결과가 그다지 성공적이지 않았던 환자(치료에 오지 않았던 환자 포함)나 임상가의 지지 및 지도가 더 필요했던 환자는 보다 더 나이가 많고 직업을 가지고 있는 비율이 낮았으며 건강 문제가 더 많았고 음성 문제가 더 심각하였으며 VHI 점수가 더 높았던 것으로 나타났다.

행동 및 생활방식의 변화(예, 체중 감소, 금연 등)를 요구하는 여타 프로그램과 마찬가지로 행동적 음성치료도 환자가 변화에 대한 준비가 되어 있어야 하며 시간이 오래 걸리는 치료와 집에서 하는 과제를 충실히 수행할 자세가 되어 있어야 한다. 음성치료를 위해서 환자가 자신의 후두기능과 음성 산출에 대해 스스로 모니터링할 수 있어야 하며 잘못된 습관이 들어버린 음성 산출 패턴과 행동으로 다시 돌아가려는 것을 막을 수 있어야 한다(Van Leer & Connor, 2009). 환자의 협조 수준은 변화를 막

는 방해요소와 변화를 촉진하는 요소 간의 상호작용에 따라 결정된다. Van Leer와 Connor(2009)는 그 방해 요소를 동기 부족, 연습 혹은 자기 스스로 모니터링하는 것을 잊어버림, 연습을 하는 동안 나타나는 피곤함 혹은 통증, 그리고 자기효능감(self-efficacy. 다음 문단에서 설명될 것임)으로 구분했다. 촉진하는 요소로는 높은 수준의 동기부여, 개선되어 간다는 지각, 스스로 전략을 계획하고 구조화시킴, 그리고 변화를 위한 최적의 환경이 되도록 주변환경을 변화시키는 것으로 구분했다.

음성치료에 대한 지지를 촉진하는 요소와 방해하는 요소를 알아내기 위해 Van Leer와 Connor(2009)는 음성치료를 받고 있는 환자들에 대한 면담조사를 실시했다. 면담내용을 전사하고 분석한 결과 환자들은 다양한 이유로 음성치료가 어렵다고 했다. 여기에는 변화를 위해 필수적인 주의집중과 인지가 어려움, 연습할 시간이 부족함, 시끄러운 환경을 통제하기 어려움, 연습하는 것이 어리석어 보인다고 생각함, 동기부여가 안 되어 있음, 연습하는 것을 잊어버림, 당황스러움, 가족 구성원이 우스꽝스럽다고 생각할까봐 걱정스러움 등이 지적되었다. 많은 환자들이 음성치료 과제들이 이해하기 어려워 치료실 밖에서 혼자 연습하는 것은 어렵다고 했다. 그러나 이런 방해요소에도 불구하고 모든 환자들이 음성 개선을 매우 중요한 것으로 지각하고 있으며 그렇기 때문에 치료에 계속 참여해야 한다는 것을 알고 있었다. Van Leer와 Connor(2009)가 중요한 촉진요소라고 보고한 것은 환자가 지각할 수 있을 정도의 임상가 지지였다. 환자가 자신에게 도움이 된다고 지각하고 있는 임상가의 특정 행동에는 음성 산출과 관련된 기법들을 설명하기 위해 다양한 비유와 전략을 사용하는 것, 환자의 필요 정도와 이해 수준에 맞춰 개별화된 연습을 시키는 것, 목표행동의 산출 훈련을 할 때 정반응을 강화하기 위해 피드백을 제공해 주는 것, 자발화에서도 목표행동을 산출할 수 있도록 명확한 전략을 제공해 주는 것 등이 있다. 연구자들은 대체로 환자들은 음성재활이 효과적이라고 생각하고는 있으나 어려운 근육훈련과 능동적으로 지속되어야 하는 자기조절, 치료효과가 임상가와 호흡을 잘 맞춰야 촉진된다는 것이 부담감으로 작용하는 것 같다고 보고했다. 연구자들은 무엇이 방해요소이고 무엇이 촉진요소인지 구분하고 방해요소를 어떤 방법으로 다룰 것인지에 대해 임상가와 환자가 함께 의논함으로써 치료의 지지도를 높일 수 있다고 했다. 이와 같이 상호협조로 이루어지는 문제해결 접근법이 임상가가 수정해야 할 행동을 구분하고 그 수정의 중요성을 강조하는 전통적 기법보다 더 유용하다고 볼 수 있다(Behrman, 2006).

동기부여 면담

환자의 동기부여와 협조를 증가시킬 수 있는 체계적인 방법으로는 **동기부여 면담**(Motivational Interviewing, MI)이라고 부르는 환자 중심 프로그램이 있다. 이 심리치료적인 기법은 Rollnick과 Miller(1995)가 개발한 것으로서 이들은 MI를 "서로 상반되는 감정이 무엇인지 찾아내어 해소해 줌으로써 변화를 유도하는 지도적, 환자 중심적인 상담기법"이라고 정의했다. 그 이름이 의미하는 대로, MI의 중심개념은 환자가 변화에 참여하고자 하는 동기를 증진시키는 데 있다. 이 기법은 알코올 중독, 약물 남용, 금연, 체중 감소 프로그램, 천식과 당뇨 환자를 위한 치료 지지 및 추후활동, 신체활동이 많은 프로그램 등에 널리 사용되어 왔다(Rubak, Sandbaek, Lauritzen, & Christensen, 2005). Rollnick과 Miller(1995)는 이 기법의 특징이 되는 원칙을 마련했다(〈표 5.7〉 참조).

그 중심원칙은 행동을 수정할 동기는 환자로부터 이끌어내는 것이지, 외부의 힘에 의해서 부여되는 것이 아니라는 것이다. 상반된 감정을 해소하는 데 직접적인 설득은 효과적이지 않으므로, 변화에 대해 상반된 감정을 가지고 있는 환자는 그 자신의 그러한 감정을 명확히 하고 해소할 책임이 자신에게 있다는 것을 알아야 한다. 임

표 5.7 동기부여 면담의 원칙과 전략

원칙

1. 행동을 수정할 동기는 환자로부터 오는 것이다.
2. 변화에 대해 환자가 갖고 있는 서로 상반된 감정(양가감정, ambivalence)을 해소하는 것은 환자의 책임이다.
3. 환자에게 변화를 설득하려고 하는 것은 효과적이지 않다.
4. 임상가는 눈에 띄지 않는 조용함을 유지하며 전면에 직접 나서지 않도록 한다.
5. 임상가 행동의 초점은 환자가 자신의 양가감정을 해소하는 과정을 도와주는 것이다.
6. 변화의 필요에 대한 저항 혹은 부정(denial)은 환자들의 고정적인 특성이 아니라 환자/임상가의 상호작용에 따라 변할 수 있다.
7. 치료적 관계에는 상호융합적인 협력이 있어야 한다.

변화를 촉진하기 위한 전략

1. 반사적 청취기법(reflective listening techniques)을 통해 환자의 관점을 이해한다.
2. 환자의 느낌과 지각을 수용하고 긍정적 반응을 보인다.
3. 환자가 문제를 인식하도록 도와준다.
4. 환자가 변화에 대한 준비가 되어 있는지 계속 모니터한다.
5. 환자의 변화 준비에 대해 환자보다 앞서가지 않도록 한다.
6. 환자의 선택과 자기주도의 자유를 긍정적으로 받아들인다.

출처: Behrman(2006), Rollnick & Miller(1995).

상가는 환자가 변화에 대한 자신의 양가감정과 저항을 파악하고 해소하는 것을 돕는 역할을 하기 때문에 면담은 눈에 뜨이지 않게 조용히 진행되며 면담자가 직접 전면에 나서지 않는다. 이 기법은 환자가 변화에 대해 갖는 준비 정도는 임상가와 환자 간의 상호작용에 따라 달라진다는 것을 강조하고 있다. 그러므로 저항과 부정은 환자의 특성이 아니라 임상가의 행동에 대한 피드백으로 간주할 수 있다. 마지막으로, 치료적 관계는 단순히 전문가/대상자의 역할보다는 보다 더 역동적인 협력관계의 개념으로 본다. 이러한 원칙을 통해 MI는 환자가 변화의 중요성을 지각하는 것뿐 아니라 그러한 변화가 일어날 수 있다는 자신감을 증가시켜 주는 것도 목표로 한다(Treasure, 2004).

변화를 촉진하기 위해 임상가가 사용하는 전략으로는 환자의 준거기준(frame of reference)을 이해하기 위한 반사적 청취기법을 사용하는 것, 환자의 느낌과 지각을 수용하고 긍정적인 반응을 보이는 것, 환자의 변화 준비에 대해 환자보다 앞서가지 않도록 하는 것, 환자의 선택과 자기주도의 자유를 긍정적으로 받아들이는 것 등이 있다(Rollnick & Miller, 1995). MI 기법은 그 동안의 연구결과에 따르면 전통적으로 사용되어 온 충고해 주기 방법과 비교해 볼 때 대략 80% 환자의 행동수정을 촉진하는 것으로 나타났다(Rubak, Sandbaek, Lauritzen, & Christensen).

Behrman(2006)은 음성치료 프로그램에서 환자들의 음성 산출 행동을 변화시킬 동기부여를 높이는 데 MI를 적용해 볼 수 있다고 하였다. Rollnick과 Miller의 모델에 근거하여 Behrman(2006)은 음성변화의 목표를 달성하기 위한 네 개 원칙에 대한 개관을 제시하였다. 여기에는 환자의 관점에 대해 공감 표시하기, 불일치 만들어내기, 저항을 적당히 다루기, 자기효능감 지지해 주기가 포함된다. 공감을 표시하는 데에는 음성 산출 행동을 바꾸는 데 대해 환자가 가지고 있는 양가감정을 인정해 주고 그런 감정이 생기는 것이 정상적인 일이며 충분히 있을 수 있는 일임을 알게 하는 것도 포함된다. 불일치를 만들어낸다는 것은 임상가가 환자로 하여금 현재 그가 사용하는 음성 산출 행동과 미래 목표 간의 차이가 있음을 알게 하는 것이다. 저항을 적당히 다룬다는 것은 변화에 대한 저항은 자연스러운 것이며 변화에 대해 나타나는 예상가능한 반응이라는 것을 깨닫는 것이다. 자기효능감은 자신에게 특정 행동을 변화시킬 수 있는 능력이 있다고 믿는 것을 말한다. 자기효능감은 개인이 선택한 목표와 목표를 달성하기 위해 할애하는 시간을 좌우하기 때문에, 행동수정을 위한 필수요소이다(Van Leer, Hapner, & Connor, 2008). MI는 변화가 중요한 이유를 환자 스스로 깨닫고 표현하게 하며 변화시킬 수 있는 자신감을 개발하도록 도와줌으로써 환자가 자기효능

표 5.8 행동수정 범이론적 모형의 단계

숙고전 단계	변화에 대한 심각한 숙고가 없다.
숙고 단계	변화가 일어났을 때의 장점과 단점에 대한 양가감정을 갖고 있다.
결정 단계	양가감정은 줄이고 변화에 대한 실행은 늘인다.
실천 단계	행동변화를 완성시킨다.
유지 단계	변화된 행동을 습관화시키고 일상생활에 활용한다.

감을 얻을 수 있게 한다(Treasure, 2004). 치료가 성공적으로 끝날 수 있도록 치료과제를 구조화하는 것뿐 아니라 환자가 이전에 성취한 긍정적 변화에도 초점을 맞춘다(Behrman, 2006; Van Leer et al., 2008).

행동수정의 범이론적 모형

MI는 종종 행동수정의 범이론적 모형(transtheoretical model, TTM)의 틀 속에서 수행되곤 한다. Prochaska와 Velicer(1997)에 의해 개발된 이 모형은 행동수정을 이루어내고자 하는 환자의 준비성과 관련이 있다. TTM은 육체운동, 영양과 식이요법, HIV(AIDS 바이러스—역자 주) 예방 등 광범위하고 다양한 건강증진 활동에 적용되어 왔다(Van Leer et al., 2008). TTM은 숙고전 단계(precontemplation), 숙고 단계(contemplation), 결정 단계(determination, 준비 단계(preparation)라고 하기도 한다—역자 주), 실천 단계(action), 유지 단계(maintenance)의 다섯 단계로 구분된다(〈표 5.8〉 참조).

첫 단계에서 환자들은 행동수정에 대해 별로 심각하게 숙고하지 않는다. 두 번째 단계에서 환자들은 변화에 대해 생각해 보기 시작하지만 변화로 인한 장점과 단점 중 어떤 것에 더 무게를 둘지에 대한 양면성을 갖고 있다. 이 단계에서 음성치료를 받는 환자들은 치료 프로그램에 협조할 생각이 들 정도의 동기를 가지고 있지는 않는 것으로 보인다(Van Leer et al., 2008). 결정 단계에서는 환자가 변화에 대한 활동을 증가시키면서 양가감정은 상대적으로 감소하는 양상을 보인다. 이 단계에서 환자들은 임상가와 협력함으로써 음성치료의 목표를 이루기 위한 준비를 한다(Van Leer et al., 2008). 마지막 두 단계에서 환자들은 음성 산출 행동을 수정하고 목표행동을 일상생활에서도 활용할 수 있도록 하는 능동적인 활동을 보인다. 이 단계들이 위계의 형태를 가지고 설명되고는 있지만 환자들은 목표를 달성한 정도에 따라 단계 사이에서 앞으로 전진할 수도 있고 뒤로 물러날 수도 있으며 거슬러 올라갈 수도 있다(Van Leer et al., 2008). 임상가의 역할도 환자가 수행하는 단계에 따라 달라진다. 초기 단계에서 임상가는 상담자를 위한 코치의 역할을 수행하는 경향이 더 많지만 후기 단계에서 임상가는 환자에게 음성 산출 기술과 전략을 가르치는 데 더 중점을 두게 된다.

5.3 아동에 대한 치료

수많은 아동이 음성장애를 가지고 있는데 대략 그 수는 6~9%에 해당한다(Hooper, 2004). 음성장애를 가진 아동의 45~80%가 성대결절을 동반하는 것으로 나타나는데, 이는 소리 지르기, 비명 지르기, 동물을 데리고 혹은 자동차를 가지고 놀면서 소리 내기 등 음성외상 행동과 밀접한 관련이 있다. Connelly, Clement, Kubba(2009)는 음성장애로 3차 의료기관에 내원하는 아동 중 45%가 음성과용으로 인한 음성외상(phonotrauma)을 보였다고 했다. 이중 절반 이상이 성대결절을 갖고 있었다. 아동의 연령과 음성장애 유형 간에도 관련성이 있는 것으로 알려져 있다. Connelly 등(2009)의 연구에서, 2세 이상의 아동은 후두횡격막, 성대낭종, 선천성 성대마비, 감염질환, 삽관육아종 등의 질환을 보이기도 했으나 대부분이 음성과용을 보이는 것으로 나타났다. 이에 비하면 2세 이하 아동은 유두종, 성대낭종, 후두횡격막, 반회후두신경 손상, 위산역류, 삽관육아종 등 다양한 질환을 보였다. 청소년의 음성 문제로는 기능적(전환) 발성장애와 변성 가성이 주로 관찰된다(Hooper, 2004). 아동의 음성 문제는 치료하지 않고 방치할 경우 수년 간 지속될 수도 있다(Hooper, 2004).

많은 아동들이 음성클리닉이나 병원 외래를 통해 음성장애 진단 및 치료를 받게 된다. 일부 아동은 학교에서 치료를 받기도 한다(미국의 경우임—역자 주). (미국의 경우) 학교에서 실시되는 치료는 1997년 발표된 장애아교육법(Individuals with Disabilities Education Act, IDEA) 개정안의 규정에 따라 이루어지는데, 이는 2004년에 아동낙오방지법(No Child Left Behind Act)과의 연계성을 위해 다시 개정되었다. 그 변경된 개정안은 현재 장애아교육진흥법(Individuals with Disabilities Education Improvement Act, IDEIA)으로 불린다. 이 법령에 따라 아동은 장애의 정도가 학업수행에 부정적 영향을 미칠 경우 손쉽게 치료 서비스를 받을 수 있게 된다. Ruddy와 Sapienza(2004)는 음성 문제가 아동의 학업수행에 미치는 부정적 영향이 크다고 보고하였다(〈표 5.9〉 참조).

아동이 치료 서비스를 받아야 할 필요가 있는지는 아동의 부모, 최소 1명의 일반학교 교사(아동이 일반학교에 다니는 경우), 최소 1명의 특수교사 혹은 특수교육 관련

표 5.9 음성 문제가 아동의 학업수행에 미치는 부정적 영향

음성 문제가 아동의 학업수행에 미치는 부정적 영향
교실 안팎에서 이루어지는 수업환경에서 말을 하거나 의사소통하는 데 어려움이 있다.
여러 사람 앞에서 하는 발표활동 참여가 제한적이다.
낭독과 관련된 활동에 참여하는 것을 두려워한다.
교실에서 이루어지는 토론 프로그램 참여가 제한적이다.
친구들과 어울려서 대화하는 것을 두려워한다.
후두 구조 혹은 기능의 문제로 인해 정기적인 체육수업 참여가 제한적이다.
상기도 문제로 음악수업 참여가 제한적이다.
학교 연극, 치어리딩, 토론 등의 활동에 참여하는 것을 꺼려한다.
또래 친구, 교사, 기타 학교 직원으로부터 부정적인 의미의 집중을 받게 된다.

출처: Ruddy and Sapienza(2004).

자, 학교 대표, 언어치료 전문가, 그리고 가능하면 이비인후과 의사가 포함되어 있는 팀의 결정에 따른다(Ruddy & Sapienza, 2004). 아동이 서비스를 받을 수 있는 경우는 표준화된 말-언어평가 결과가 치료 기준을 충족시킬 때 가능하다. 그래서 음성치료가 필요한 아동이 치료 서비스를 받지 못하는 경우도 종종 발생한다(Hooper, 2004). (미국의 경우) 일부 교육청(school district)에서는 아동이 음성치료를 받을 필요가 있는지 결정하기 위한 독자적인 기준을 가지고 있다. 예를 들어 매사추세츠 주의 옥스퍼드 공립학교에서는 그들이 운영하는 웹사이트에 '학교기반 치료 서비스 등록 및 종료 기준(Entry and Exit Criteria for School-Based Therapy Services)'을 게재하였다(http://special-services.osd.schoolfusion.us). 2009년 8월 교육청이 이를 도입하게 되는데 이 문서는 음성장애(voice disability)의 기준을 명시하고 있으며 학업수행에 미치는 부정적 영향을 감소시키고 치료 접근성을 높이기 위한 가이드라인을 제공하고 있다. 음성장애 여부는 음성검사, 태도 및 자기인식(self-perception) 평가, 말소리 샘플, 구조화된 상황에서의 관찰, 교실활동에서의 목소리 사용, 기타 교육 및 학업수행능력 결과, 교사와의 면담 혹은 보고서, 아동 본인과의 면담 혹은 보고서 등을 통하여 판단하게 된다. 학업수행에 대한 부정적 영향은 아동의 교실 내에서 이루어지는 발표활동, 낭독, 사회정서적 적응 행동, 음성 문제에 대한 아동 본인의 반응과 또래친구, 교사, 부모의 반응 등으로 기술된다. 자발화에서 음성, 공명, 혹은 운율에 대해 지속적 혹은 만성적(최소 6주 이상 지속) 문제를 보이면서 이것이 학업수행에도 부정적 영향을 미치는 것으로 보이면 그 아동은 음성치료 서비스를 받을 필요가 있다고 판단하게 된다.

언어치료 전문가는 의사와 부모 사이의 연결고리를 제공하는 코디네이터 역할을 수행하기도 한다. 이를 통해 팀과 기타 구성원에 대해 음성에 대한 교육을 하고 부모에게 집에서 사용할 수 있는 교육자료를 제공해 주며 그들이 생활하는 공동체에서 활용할 수 있는 자원에 대한 정보를 제공해 주기도 한다(Ruddy & Sapienza, 2004). 집에서 활용할 수 있는 자료와 전략을 제공해 주는 것은 아동을 위해 가정 환경을 바꿔주고 아동의 목표행동을 고쳐주기 위해 가정에서 전적으로 지원해 줄 필요가 있다는 것을 부모들이 이해하게 하는 데 매우 중요하다(Middendorf, 2007).

음성장애 성인을 치료하는 데 사용되는 간접, 직접 치료 기법이 아동에게도 사용될 수 있다. 일부 아동은 자신의 음성에 문제가 있다는 것을 알아차리지 못하기도 하는데 이런 경우 치료는 대체로 아동이 자신의 음성 사용 행동을 이해하도록 하는 것부터 시작한다. 또 다른 아동은 자신의 음성 문제를 알고 있을 뿐 아니라 그에 대해 걱정하기도 한다(Connor et al., 2008; Verduyckt et al., 2010). 두 가지 경우 모두 만화 주인공, TV 주인공, 가족 등이 하는 성대에 부담을 주는 행동을 구분해 보게 함으로써 자신도 그런 행동을 하는지 구분해 보게 한다. 일단 아동이 다른 사람의 음성과용 행동에 익숙해지게 되면 자신의 음성행동에서도 비슷한 부분이 있는지 구분해 낼 수 있게 된다. 임상가가 바람직한 음성 사용 행동과 바람직하지 못한 행동에 대한 시범을 보여 주면 아동이 이들을 구분하도록 한다. 다음에 임상가는 아동에게 비슷하게 모방해보도록 하여 두 산출방법이 체감각적으로, 청각적으로 어떤 차이가 있는지 느껴보도록 한다.

아동을 위한 치료는 중간에 끼어들기나 차례 지키기, 적절한 음성강도 등 화용과 관련된 행동에 초점을 맞추기도 한다(Hooper, 2004). 음성 위생 프로그램은 성대에 부담을 주는 음성행동과 생활방식을 구분해내어 제거하고 그것을 바람직한 행동으로 대체하는 데 적절하다. 부모교육은 아동과 아동의 주양육자에 초점을 맞추어 아동이 음성을 산출하는 데 가지고 있는 구조적, 기능적 문제점뿐만 아니라 정상적인 음성 산출에 대해서도 설명해 준다(Woodnorth, 2006). 일부 아동과 청소년은 대인관계, 학업 등에 대한 상담을 통해서도 도움을 받을 수 있다. 음성 산출은 성인의 치료 기법 때 사용되었던 것과 같은 방법, 즉 액센트 기법, 노래조로 말하기, 비밀스러운 음성, 저작, 공명음성, 음성기능 훈련, 하품-한숨 기법 등을 사용해서 연습하게 된다. 앞의 '환자의 협조'에서 언급한 바와 같이, 이러한 기법들은 아동이나 그 보호자들에게는 좀 우스꽝스러워보일 수도 있다. 아동이 자신의 음성에 대해 뭔가 시도해 보는 것을 어려워하지 않도록 환경을 만들어 주는 것도 매우 중요하다(Trani, Ghidini, Bergamini, & Presutti, 2007; Woodnorth, 2006).

5.4 음성수술

음성수술(phonosurgery)은 환자가 낼 수 있는 가장 좋은 음성을 유지 혹은 회복하기 위해 사용하는 서로 다른 유형의 수술과정을 통칭하는 말이다. 음성수술은 이전에 사용해 왔던 후두수술(laryngeal surgery)과는 개념이 다르다. 즉, 후두수술은 질환의 제거를 가장 우선하며 음성은 두 번째로 중요한 개념이었다. 음성수술 기법은 수 세대를 통해 두 개의 상호관련된 발전을 통해 촉진되었다. 첫 번째 발전은 성대의 복잡한 구조와 기능에 대한 지식이 극적으로 늘어난 것이다. 세포 수준의 구조물까지 매우 정밀한 검사가 가능하게 하는 전자현미경 등 과학기술의 발전에 의해 이러한 양상은 더욱 촉진되었다. 성대에 대한 이해가 증가하게 되자 성대 덮개층(cover)에 손상을 주지 않으며 점막파동을 유지하는 것이 매우 중요한 일임을 알게 되었다. 이렇게 광범위해진 지식과 더불어, 후두경에 부착할 수 있는 쌍안현미경과 같은 과학기술의 발전은 수술 방법(술식)을 크게 정련시켰다. 수술용 쌍안현미경은 후두조직의 세밀한 사진을 가능하게 했을 뿐만 아니라 환자의 인두와 후두에 적절한 기구(수술용 겸자(집게), 메스, 가위 등)를 삽입하는 데에도 큰 도움을 주었다. 다른 발전은 더 개선된 레이저, 더 연장된 전달체계(delivery system), 다채널 연성내시경 등으로 인한 것인데 이들은 후두내시경을 이용한 음성수술 술식을 수술실에서 사무실로 옮겨오는 것을 가능하게 했다(Zeitels, Blitzer, Hillman, & Anderson, 2007). 음성수술 술식으로는 갑상성형술(thyroplasty), 피열연골 내전술(arytenoid adduction), 기도확장술(airway widening procedures), 레이저 미세수술(laser microsurgery), 성대주입술(injection laryngoplasty), 보톡스 주입술(Botox injection), 후두신경 재배치술(laryngeal reinnervation) 등이 있다.

갑상성형술

갑상성형술은 갑상연골과 다른 후두연골 간의 관계를 변화시킴으로써 성대의 위치와 긴장도를 수정하고자 고안된 술식을 총칭하는 말이다. Isshiki 박사와 그 동료들이 1974년에 처음 고안했는데 이 술식에는 Ⅰ번부터 Ⅳ번까지 번호가 붙여진 네 가지 유형이 있다. 1형(Type I)은 성대의 내전을 유도하는 술식이고, 2형(Type II)은 성대를 측면화시키며, 3형(Type III)은 성대를 이완시키고, 4형(Type IV)은 성대를 신장시키고 긴장시킨다. 네 가지 유형 모두 수술집도의들은 갑상연골에 낸 창(window)을 통해서 성대에 접근한다. 1형이 가장 흔히 쓰인다. 수술은 편측성 성대마비로 인한 성대

폐쇄부전의 경우뿐만 아니라 노인에게서 관찰되는 성대위축 등의 경우에도 시술된다(Linville, 2001; Postma, Blalock, & Koufman, 1998; Slavit, 1999). 다른 유형의 갑상성형술은 그렇게 흔히 사용되지는 않는다. 4형(윤상갑상연골 접근술, Cricoarytenoid approximation)은 음도를 높이고자 하는 환자, 예를 들면 성전환 환자의 음성 문제를 해결하기 위해 간혹 사용되기도 한다. 갑상성형술 4형은 정상적인 방법으로 음도를 높이려고 할 때처럼 성대를 신장시키고 긴장시키기 위해 갑상연골과 윤상연골을 근접하게 이동시켜 봉합하는 수술이다(Zeitels, Hillman, Desloge, & Bunting, 1999).

갑상성형술 1형. 갑상성형술 1형은 성대 뒤에 합성 이식물을 삽입하여 마비된 성대를 내전시키기 위해 고안되었다. 갑상연골에 작은 창을 낸 뒤 마비된 성대 뒤쪽에 이식물(implant)을 삽입한다(〈그림 5.1〉 참조). 이는 성대를 가운데로 밀어주는 효과를 주며 이로 인해 발성 시 성대폐쇄를 개선시킨다. 이 술식은 성대 중간에 커다란 틈(3mm 이상)이 있을 때 유용하게 사용된다.

수술은 대개 국소마취 하에 이루어지는데, 이를 통해 환자는 수술 과정 동안 목소리를 낼 수 있게 된다. 내전시키는 정도를 어떻게 조작하느냐에 따라 음질이 달라지므로, 언어치료 전문가와 환자가 같이 어느 정도의 조작이 적절한 음성을 유도하는지 판단한다. 그 후 이식물을 적절한 위치에 봉합하고 후두를 닫는다(Blaugrund, Isshiki, & Taira, 1992).

이식물 재료. 이식물 재료로는 실래스틱(Silastic, 실리콘과 플래스틱의 합성어로 의료용으로 자주 쓰이는 재료의 상표 이름—역자 주), 고어텍스(Gore-Tex, 등산용품 등에 자주 쓰이는 재료의 상표 이름—역자 주)와 티타늄 등이 주로 쓰인다(〈그림 5.2〉 참조). 실래스틱은 부드럽고 유연한 재질을 가지고 있어 원하는 대로 모형을 만들 수 있다(Abrahams & Caceres, 1998). 실래스틱의 단점은 수술집도의가 직접 이식물을 삽입하고 환자의 음성을 들으면서 그에 따라 이식물을 다시 꺼내 수정해야 한다는 점이다(Suehiro, Hirano, Kishimoto, Tanaka, & Ford, 2009). 이식물을 꺼내 모양을 다시 만들어야 하는 것 때문에 수술 시간이 길어지고 수술 과정을 표준화시키기 어려워진다(Witt et al., 2010). 고어텍스 이식물은 여러 장점을 가지고 있다. 첫째는 유연성인데, 이로 인해 성대의 세로 길이를 따라 내전의 정도를 다양하게 조정할 수 있다(Buckmire, Bryson, & Patel, 2010; Selber, Sataloff, Spiegel, & Heman-Ackah, 2003). 또 다른 장점은 수정이 쉽고 생체적합성의 정도가 높다는 것이다(Suehiro et al., 2009). 실래스틱 이식물과 달리, 환자의 가장 좋은

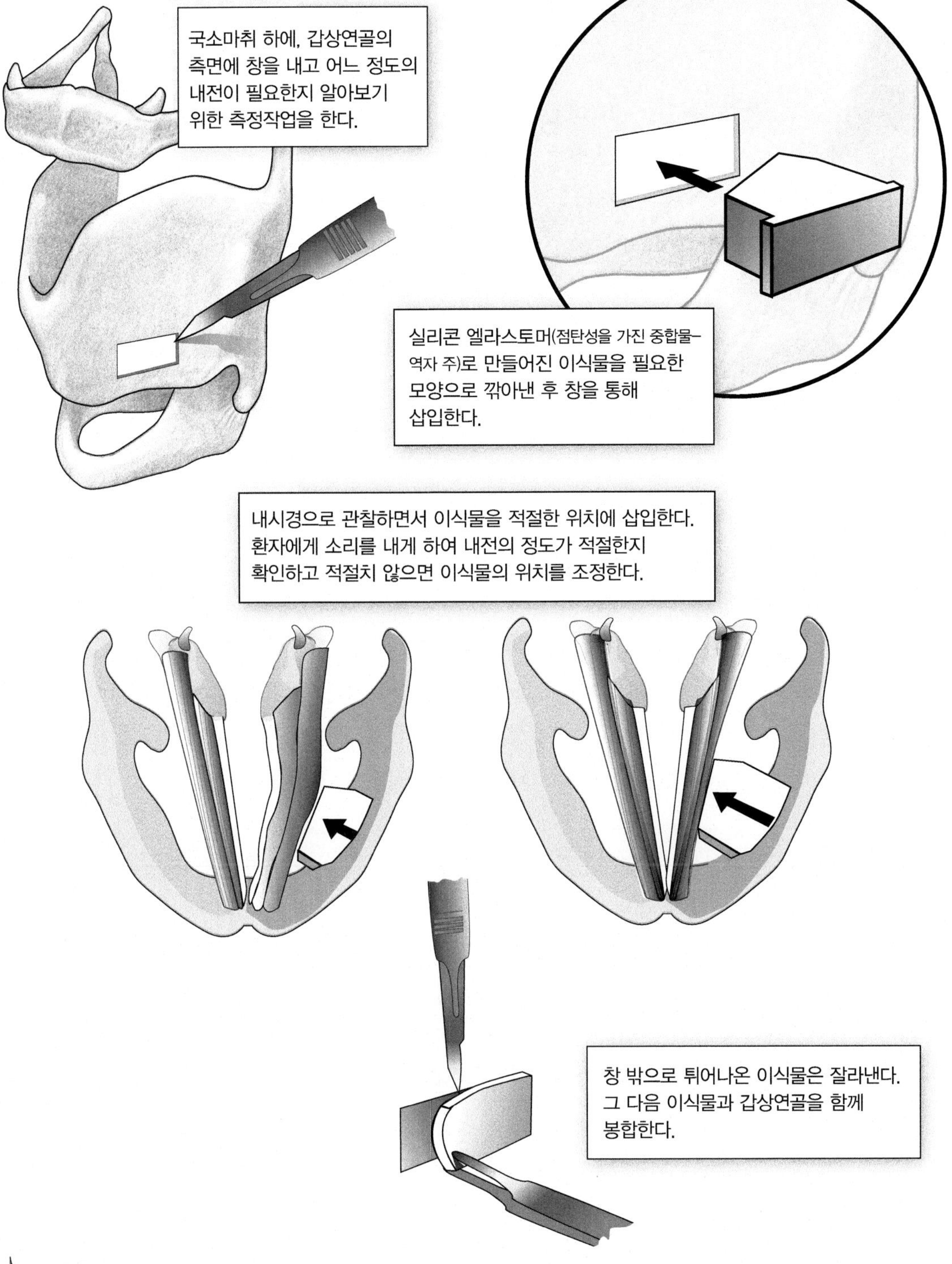

그림 5.1 성대내전 갑상성형술

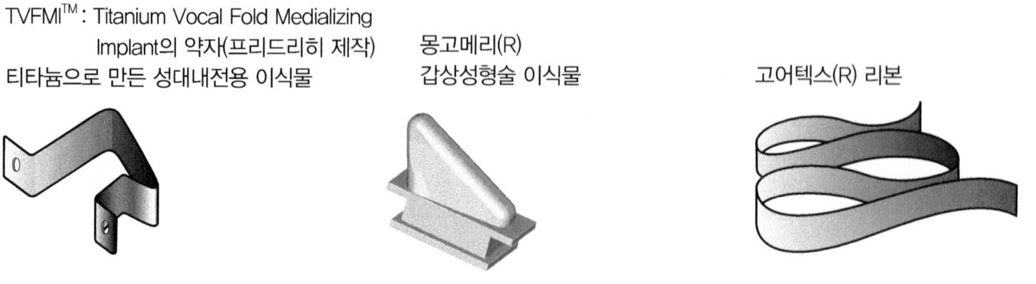
TVFMI™ : Titanium Vocal Fold Medializing
Implant의 약자(프리드리히 제작)
티타늄으로 만든 성대내전용 이식물
몽고메리(R)
갑상성형술 이식물
고어텍스(R) 리본

그림 5.2 성대내전을 위한 이식물의 유형

음성을 유도하기 위한 수정이 이식물을 삽입하고 꺼내면서 이루어지기보다 체내에서 이루어진다는 점이다(Suehiro et al., 2009). 게다가 절개를 적게 해도 수술이 가능하며 수술 시간도 실래스틱을 사용할 때보다 더 짧다(Suehiro et al., 2009). 티타늄은 최근에 개발된 이식물 재료이다. 연구에 따르면 이 이식물을 사용하여 성대 사이의 틈을 유의하게 개선시켰다고 보고되었다(Witt et al., 2010). Witt 등(2010)은 미리 만들어진 티타늄 이식물을 사용하기 때문에 수술 시간이 짧아지고 이로 인해 수술 중 혹은 후에 부종이나 혈종이 나타나는 비율이 줄었다고 보고했다. 이식물의 크기와 모양은 표준화되어 있기는 하나 티타늄은 환자 개개인에 맞춰 수정도 가능하다(Witt et al., 2010). 티타늄 내전술의 효과를 비디오스트로보스코피 검사, 청지각적 검사, 음향학적 검사를 통해 확인한 결과 음질과 음성효율 측면에서 유의한 개선이 나타난 것으로 보고되었다(Friedrich, 1999; Schneider, Denk, & Bigenzahn, 2003; 2003b).

성대내전 갑상성형술의 장단점. 성대내전 갑상성형술의 가장 큰 장점은 발성을 하는 동안 계속 접촉해야 하는 성대 가운데 부위에는 영향을 미치지 않기 때문에 부드러운 성대폐쇄를 촉진하고 양호한 음질을 유도해 준다는 것이다. 이 방법은 가역성이어서 필요할 경우 수정이 가능하기 때문에 상당한 융통성을 가지고 있다. 또한 환자의 음질을 개선시키기 위해 필요하다면 다른 수술과 함께 할 수도 있다. 마지막으로 갑상성형술은 국소마취 하에서 이루어지기 때문에 수술을 하는 동안 환자가 말을 할 수도 있다. 이는 환자를 위한 최적의 음질을 결정하는 데 언어치료 전문가와 의사가 능동적으로 협력할 수 있게 해 준다. 환자가 낼 수 있는 최고의 음성을 산출할 수 있도록 성대는 세 개의 측면, 즉 내외, 상하, 전후 면에서 적절한 곳에 위치해 있어야 한다(Rosen, 2002). 대개 언어치료 전문가는 비인두내시경이나 청지각적 평가를 통해 성대의 위치와 음질 둘 다 적절한지 검토한다.

표 5.10 성대내전 갑상성형술의 장단점

장점	단점
성대 진동 부위에 영향을 미치지 않음	후연합의 틈이 클 때에는 적합하지 않음
감염의 우려가 없음	양쪽 성대 간의 수직 차이를 해결해 주지 못함
가역성이 있음	목의 절개 부분이 노출됨
다른 수술과 함께 시행될 수 있음	이식물이 밀리거나 제 위치를 벗어날 수 있음
국소마취로 가능	성대 과내전의 부작용이 있을 수 있음
최적 음질을 결정하는 데 환자도 함께 참여할 수 있음	수술로 인한 합병증의 가능성

출처: Baylor et al.(2006); Buckmire et al.(2010); Dworkin et al.(2006); Rontal & Rontal(2003); Rosen(2002), Selber et al.(2003), Suehiro et al.(2009), Witt et al.(2010).

성대내전 갑상성형술의 단점은 마비된 성대와 정상 성대 사이의 수직 차이(높이 차이를 의미함—역자 주)를 수정해 주지 못하는 것이다. 또 다른 단점으로는 후연합의 틈을 제거해 주지 못하는 점, 목의 절개 부분이 노출되는 점, 그 절개부위 상처의 감염 가능성, 이식물이 적절하지 못한 곳에 위치할 수 있는 가능성, 이식물이 밀려나거나 제위치를 벗어날 가능성, 오히려 성대를 과내전시킬 가능성, 이식물 자체로 인한 합병증의 가능성 등이 있다(Dworkin, Shah, Stachler, & Meleca, 2006; Franco & Andrus, 2008; Rontal & Rontal, 2003)(〈표 5.10〉 참조).

성과에 대한 연구. 이러한 잠재적인 단점에도 불구하고 많은 연구가 성대내전 갑상성형술의 효용성을 입증하는 성과를 보고하였다. Sridhara 등(2003)은 환자들의 평균 최장연장발성시간(maximum phonation time, MPT)이 수술 전 4.87초에서 수술 후 12.07초로 증가했다고 보고하였다. 이는 성문저항과 후두밸빙이 개선되었음을 반영한다. Franco와 Andrus(2008)는 피열연골 내전술과 고어텍스 내전술을 함께 사용하여 MPT와 강도는 증가하고 평균호기류율은 감소했다고 하였다. Selber 등(2003)도 고어텍스를 사용하였고 그 결과를 비디오스트로보스코피, 공기역학 및 음향학적 평가, 지각적 평가(GRBAS), 환자의 보고, 그리고 가능한 경우 EMG도 실시하였다. 이를 통해 연구자들은 환자의 만족도가 높으며 스트로보스코피 검사 결과 갑상성형술 후 성대진동 양상이 개선되었음을 알게 되었다. 갑상성형술이 처음으로 반회후두신경 손상 환자에게 시술된 후 오랜 시간이 지났음에도 불구하고 이 수술의 긍정적 성과에 대한 보고는 계속되고 있다(Billante, Clary, Sullivan, & Netterville, 2002).

갑상성형술이 발성 시 신경통제에도 영향을 미친다는 보고도 있다. Galgano 등

(2009)은 편측성 성대마비로 갑상성형술 1형 시술을 받은 환자를 대상으로 fMRI(뇌기능을 측정하는 영상기법)를 시행하였다. 그 결과 이들은 수술 후 음성기능의 개선과 신경의 활성화 사이에 상관성이 있음을 발견하였다. 연구자들은 수술 후 음향학적, 공기역학적 평가 결과와 전두엽, 측두엽, 두정엽의 피질과 소뇌, 시상 등 중추신경계(CNS) 활성상태의 변화 사이에 정적인 상관이 있음을 보고하였다. 이러한 결과에 대해 연구자들은, 중추신경계의 변화는 음성 산출에 있어서의 효율성이 증가했음을 보여 주는 것으로 볼 수 있는데 수술 후 회복된 음성기능으로 인해 새로운 감각정보를 처리하는 중추신경계의 기능도 회복되었기 때문으로 볼 수 있다고 하였다.

피열연골 내전술/피열연골 고정술

때로 편측성 성대마비 환자의 음성 산출을 개선시키기 위한 수술로 성대내전 갑상성형술은 충분하지 않을 수도 있다. 마비된 성대가 정상측 성대보다 짧다면 혹은 피열연골이 바깥쪽으로 외전되어 있다면 이 수술을 시행해도 효과적인 폐쇄를 기대하기 어려울 수 있다(Linville, 2001). **피열연골 내전술**(arytenoid adduction)은 마비측 피열연골의 근육돌기를 봉합하여 내전이 가능하도록 해 주는 것이다. 봉합을 당겨주는 정도는 성대를 적절히 신장시켜 주고 내전시킬 수 있어야 적당하다(Rammage et al, 2001). 이때 성대돌기는 안쪽으로 내전하기 때문에 성대 뒷부분의 더 나은 내전이 가능하다(〈그림 5.3〉 참조). 이 술식은 환자가 최적의 음성을 산출할 수 있도록 다양한 측면에서의 수정이 가능하다. 또한 후연합의 틈을 닫아 주는 데에도 효과적이다(Baylor et al., 2006).

마비측 성대돌기가 과하게 내전될 경우 성대 위치가 최적의 위치를 벗어나게 되며 이로 인해 음질에 부정적인 영향을 미치게 된다. 피열연골 고정술은 피열연골과 윤상연골이 맞닿아 있는 관절면 중 안쪽에 피열연골을 위치시킴으로써 피열연골이 과도하게 돌아가는 것을 막아준다(Zeitels, Hochman, & Hillman, 1998). 이를 통해 성대내전근과 외전근 간의 정상적인 시너지 효과를 촉진시킬 수 있다. Zeitels 등(1998)은 피열연골 내전술과 고정술이 전통적인 술식에 비해 마비된 성대의 길이를 현저히 증가시키고 성대 위치를 더 높여 보다 더 정상적인 피열연골의 모양을 확보해 준다고 하였다.

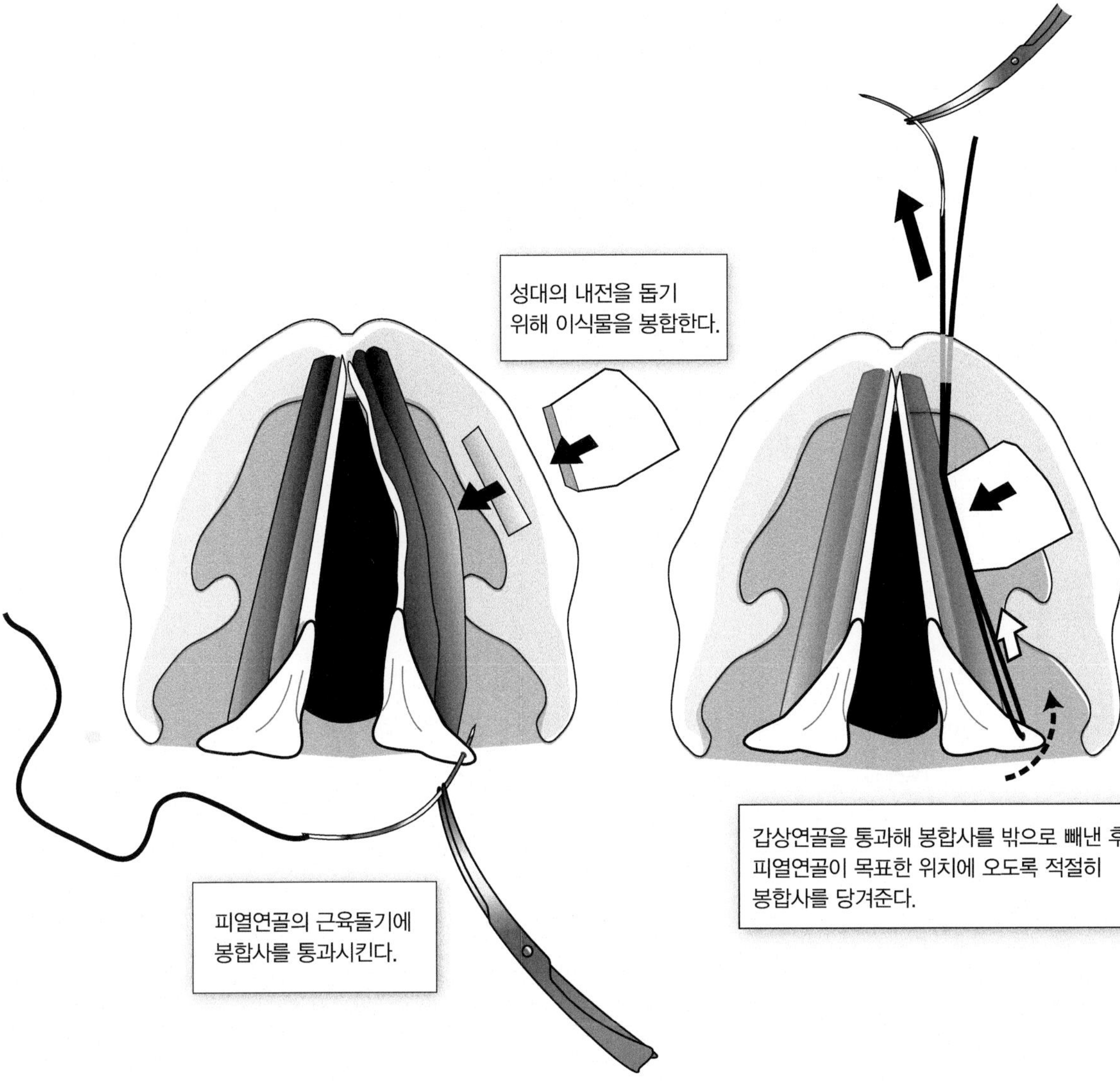

그림 5.3 **피열연골 내전술**

기도확장술

기도를 확장시키는 기법에는 **피열연골 전절제술**(total arytenoidectomy), 피열연골 내측부분절제술(medial arytenoidectomy)과 성대횡절개술(transverse cordotomy) 등이 있다(〈그림 5.4〉, 〈그림 5.5〉 참조). 이들은 기도를 확보하기 위해 성문을 넓혀줘야 할 때 사용된다. **피열연골 선설제술**이란 용어 자체는 피열연골을 완전히 제거하는 것을 의미하지만 일부에서는 "피열연골 전절제술"을 연골의 일부만 제거하는 데 사용한다피열연골 절제술은 피열연골을 다양한 정도로 제거하는 것을 의미한다.

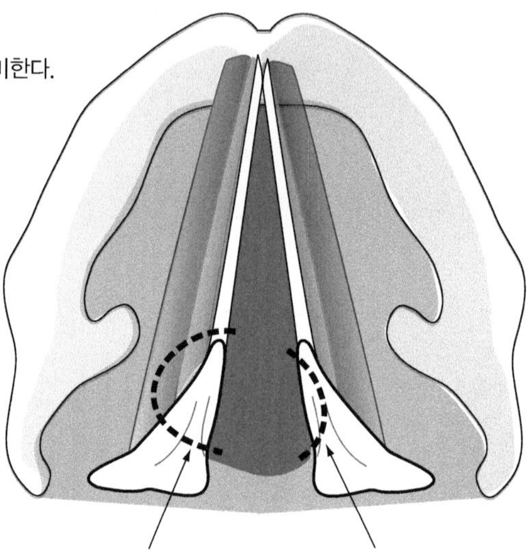

그림 5.4 **피열연골 절제술**

(Rosen & Simpson, 2008). 수술은 전신마취 하에서 CO_2 **레이저**를 이용하여 시행된다(예, Aubury et al., 2010). 일단 피열연골(혹은 그 일부)을 제거하면 성대 뒷부분을 적절히 봉합한다. 이를 통해 성문의 뒷부분이 넓어지게 되는 것이다. **피열연골 내측부분절제술**은 피열연골 중 안쪽 가장자리를 따라 움푹 파인 부분을 만드는데 이를 통해 기도가 1~2mm 넓어지게 된다(Bosley, Rosen, Simpson, McMullin, & Gartner-Schmidt, 2005). 이 과정은 피열연골 전절제술에 비해 후두구조에 대한 손실이 적다(Buckmire, 2006). 피열연골 내측부분절제술의 장점은 발성 시에는 성대의 점막부(앞쪽)가 닫히고 숨을 쉴 때에는 성문의 뒤쪽 1/3이 열린다는 것이다.

성대횡절개술은 레이저를 이용하여 성대돌기 바로 앞의 성대점막부를 가로 방향으로 절개한다. 그 결과 성대 뒤쪽에 쐐기 모양의 구멍이 생기게 되는데 이는 성대기능 시, 성대 앞쪽의 폐쇄를 방해하지 않는다(Lagier, Nicollas, Sanjuan, Benoit, & Triglia, 2009). 이 술식의 장점은 성대 뒤쪽의 구멍의 크기가 피열연골의 위치나 운동성에 따라 달라지지 않으므로 수술이 쉽다는 것이고 조직의 손상이 적다는 것이다(Buckmire, 2006). 게다가, 이 술식은 편측성에든 양측성에든 할 수 있고(Bajaj et al., 2009), 다른 술식과 함께 시술할 수 있다. 게다가 수술결과가 효과적이지 않으면 같은 쪽 혹은 반대쪽에 두 번째 수술을 시도해 볼 수 있다. 성대횡절개술의 또 다른 장점은 수술시간이 짧기 때문에 마취시간도 짧다는 것이다. 또한 수술 방법이 간단하고 비교적 침습성

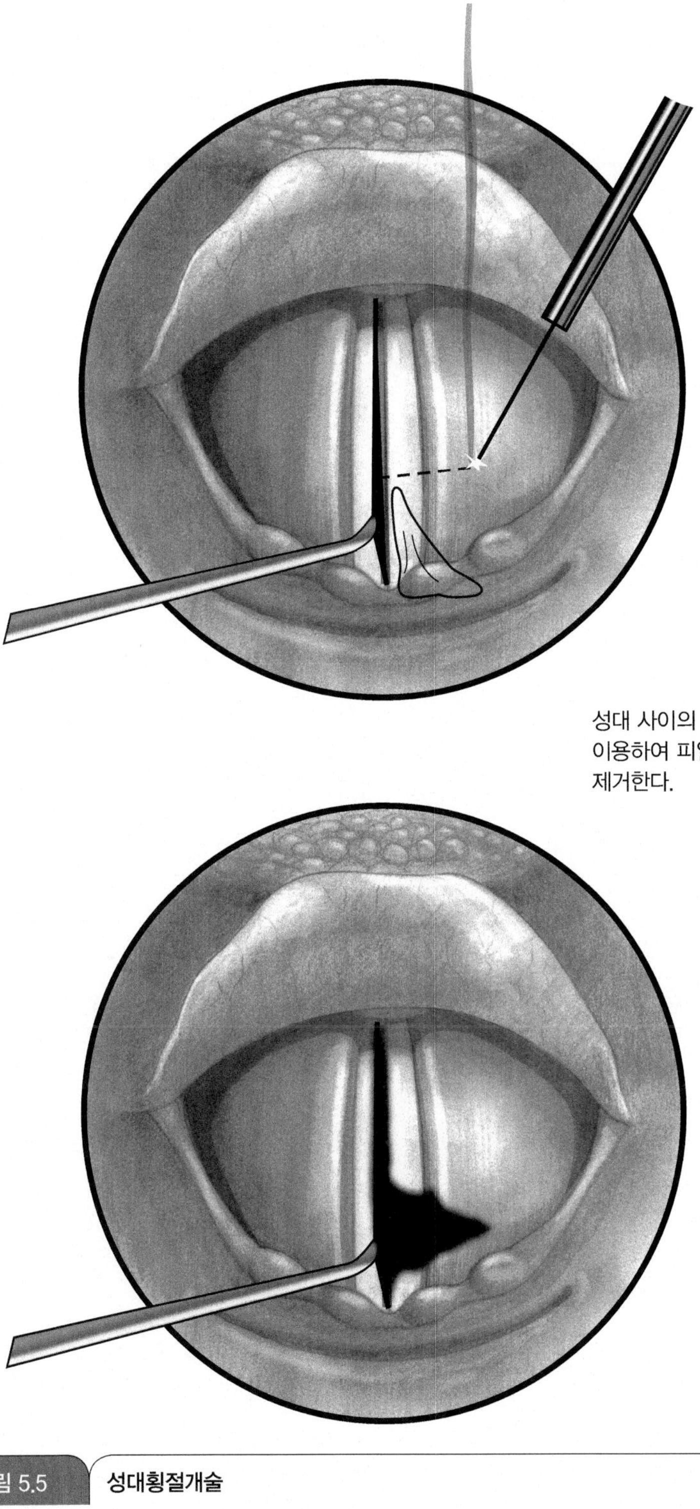

성대 사이의 호흡로를 넓히기 위해 레이저를
이용하여 피열연골 바로 앞의 진성대 및 가성대를
제거한다.

그림 5.5 **성대횡절개술**

이 적으며 후에 자발적으로 회복될 가능성이 있더라도 시도해 볼 수 있다(Lagier et al., 2009). 모든 기도확장 기법에서 나타날 수 있는 합병증으로는 수술 후 흡인(aspiration)이 나타날 수 있다는 것이다. 게다가, 이 수술기법이 환자의 발성능력을 유지하기 위해 고안되었음에도 불구하고 음질은 조직이 손상받은 정도에 따라 많은 영향을 받는다.

성과에 대한 연구. 기도확장 기법의 수술 성과에 대한 몇몇 연구는 이 기법들이 증세를 완화시키고 환자의 음성 산출 기능을 유지하는 데 성공적이라고 보고하고 있다(Bosley et al., 2005). Worley, Bajaj, Cavalli, Hartley(2007)는 양측성 성대마비 아동을 대상으로 기도확보를 위한 수술을 시도했다. 이들은 피열연골의 성대돌기와 피열연골 몸체 앞쪽의 일부를 제거했으나 성대 앞쪽 2/3는 그대로 두었다. 6명 아동 모두 호흡과 발성이 이전보다 나아졌다고 평가했으며 이들 중 기관절개술을 시술받은 4명은 성공적으로 기관삽관을 제거할 수 있었다. Hans, Vaissiere, Crevier-Buchman, Laccourreye, Brasnu(2000)는 양측성 성대마비 환자를 대상으로 CO_2 레이저를 이용하여 성대후면횡절개술을 시행하였다. 호흡로가 개선되었고 수술 후 2년까지도 안정되게 유지되었다. 수술 후 6개월에도 음향학적, 공기역학적 측정치의 개선이 관찰되었으며 이는 2년 후까지도 지속적으로 개선되었다. Olthoff, Zeiss, Laskawi, Kruse, Steiner(2005)는 양측성 성대마비 환자를 대상으로 성대후면절개술을 실시하였다. 결과를 알아보기 위해 무호흡증과 음질에 대한 평가를 실시하였다. 그 결과 음질은 약간의 쉰목소리(애성), 조조성 음성(거친 소리) 및 기식성 음성(바람새는 소리)이 있었지만 그래도 우수한(excellent) 것으로 평가되었다. Segas, Stavroulakis, Manolopoulos, Yiotakis, Adamopoulos(2001)는 양측성 성대마비 환자 20명을 대상으로 성대후면부분절개술을 시행하였다. 20명의 환자 중 18명이 양호(good) 혹은 우수한 결과를 보였으나 두 명은 지속적으로 기관절개술을 통해 삽입한 발화용 밸브를 사용해야 했다.

후두미세수술

레이저는 협착, **재발성 호흡성 유두종증**(recurrent respiratory papillomatosis), **백반증**(leukoplakia), 결절, 악성 후두질환 등의 병리현상을 치료하기 위해 사용된다(Yan et al., 2010). 레이저 기술의 발달은 출혈을 감소시키고 부종을 막아주며 수술 기간 동안 혹은 수술 후 조직에 남게 되는 흉터가 덜 생기게 해 주는 등 후두수술의 발전에 막대한 기여를 했다. 레이저는 수술용 현미경과 함께 사용하는데 이를 통해 후두구조물을 세밀하게 관찰할 수 있으며 병소와 질환이 발생한 조직을 정밀하게 제거할 수 있다. 레이저는 585 나노미터 파동 색소레이저(585 nm pulsed-dye laser, PDL)와 같은 광혈관용해 레이저(photoangiolytic laser)나 CO_2 레이저의 두 가지 유형을 주로 사용한다. 광혈관용해 레이저는 혈관을 녹이지만 CO_2 레이저는 주로 조직을 절개하거나 절제할 때 사용한다(Halum & Moberly, 2010; Yan et al., 2010). CO_2 레이저는 오랫동안 후두수술에서 가장 많이 사용되어 온 레이저이지만 광혈관용해 레이저도 점차 대중적으로 사용되고 있다(예, Zeitels et al., 2009). CO_2 레이저 수술은 대개 수술실에서 전신마취 하에 이루어진다. 그러나 최근에는 유연한 CO_2 레이저가 개발되어 일부 수술을 수술실이 아닌 집도의의 진료실에서 시술할 수도 있게 되었다(Halum & Moberly, 2010; Yan et al., 2010). Halum과 Moberly(2010)는 진료실에서 다양한 질환의 환자를 대상으로 별다른 무리 없이 두 유형의 레이저를 모두 사용했다. 모든 환자들이 두 유형의 레이저 치료에 대해 별다른 어려움을 호소하지 않았다.

혈관용해 레이저는 재발성 호흡기 유두종증이나 혈관확장증, 정맥류, 혈관성 용종 등 비정상적인 미세혈관구조의 치료에 유용하다(Mouadeb & Belafsky, 2007; Zeitels et al., 2009). 혈관용해 레이저는 가느다란 유리섬유를 사용하기 때문에 가늘고 유연한 비인두내시경에도 쉽게 에너지가 전달되므로 진료실에서도 손쉽게 사용할 수 있다(Halum & Moberly, 2010). PDL 같은 혈관용해 레이저는 혈관을 목표로 하기 때문에 성대의 상피층에는 별다른 영향을 미치지 않는다(Mouadeb & Belafsky, 2007).

진료실에서 레이저 수술을 하는 것은 여러 가지 장점이 있다. 첫째, 전신마취로 인한 부작용을 피할 수 있다(Koufman et al., 2007; Zeitels et al., 2009). 둘째, 진료실에서 하는 시술은 수술 전 평가와 수술을 위한 사전중재 과정의 비용이 들지 않기 때문에 더 저렴하다(Koufman et al., 2007; Zeitels et al., 2009). 국소마취와 관련된 사망률이 감소하기 때문에 노인 환자에게도 사용할 수 있으며 특히 심혈관계 질환이나 호흡계 질환을 가진 환자에게도 시술이 가능하다. 또한 젊은 근로자들의 직업활동을 방해하는 일도 더 적다(Koufman et al., 2007; Mouadeb & Belafsky, 2007; Zeitels et al., 2009). 진료실에서 하는 수술과정은 재발성 호흡성 유두종증처럼 여러 번 수술을 받아야 하는 환자들에게 특히 유용하다((Koufman et al., 2007). 그러나 이러한 수술과정은 여러 단계의 과정이 필요한데 결절이나 낭종처럼 한 번의 수술로 문제가 해결되는 질환에는 적절하지 않다(Zeitels et al., 2009).

Koufman 등(2007)은 다른 파장을 가진 레이저를 이용해 443건의 수술을 시행했다.

치료 후, 기도폐색이나 후두횡격막, 성대 흉터조직 혹은 육아종이 나타난 환자는 없었다. 406 **파동 색소레이저**(혈관용해)를 이용한 수술을 재발성 호흡성 유두종증, **후두이형성증**(glottal dysplasia)/백반증 환자에게 시행하였다. 그 결과 15%의 환자가 PDL 처치 후 수술실에서 시행하는 수술을 다시 받아야 했는데 그 이유는 진료실에서 수술하기에는 혹이 너무 컸기 때문이다.

레이저 수술의 장단점. 레이저 수술의 장점으로는 비용의 감소, 합병증 및 사망률의 감소, 병소의 세밀한 제거와 출혈의 최소화 등이 있다(Yan et al., 2010). PDL의 장점은 안전성이 높고 효율적이며 진료실에서 시행할 수 있고 전연합 쪽에 횡격막이 생길 확률이 적으며 흉터가 생길 위험이 적고 사용이 간편하고 안전하기 때문에 조기중재가 가능하다는 점 등이다(Mouadeb & Belafsky, 2007). 그러나 CO_2 레이저에는 단점도 있다. 레이저의 열이 흉터를 증가시키고 인근조직에도 손상을 준다. 기관내 파열, 얼굴 화상, 점막 화상, 후두횡격막, 고유층 중 표층의 섬유증(fibrosis), 협착, 성대폐쇄부전 등이 나타날 수 있다(Yan et al., 2010; Zeitels et al., 2009). 그러므로 CO_2 레이저는 성대의 점막부에 생긴 병소를 치료하는 데에는 적합하지 않다(Zeitels et al., 2009). 게다가, 결절, 용종, 낭종은 상피층이 건조해지기 때문에 CO_2 레이저로 치료하는 것은 어렵다(Zeitels et al., 2009). CO_2 레이저는 상피층에 병소가 있을 때, 혹은 고유층 중 표층의 유지가 필수적인 경우가 아니거나(즉, 성문상부에 생긴 질환이거나) 표층의 유지가 불가능할 때(이전의 질환 혹은 수술로 이미 손실되었을 때) 매우 유용하다(Zeitels et al., 2009).

성대주입술과 성대확대술

편측성 성대마비 혹은 다른 문제로 인해 성대폐쇄부전이 생겼을 때 오랫동안 사용되어 온 치료 기법 중 하나는 젤 형태의 페이스트나 지방, 콜라겐, 합성 화합물 등을 문제가 발생한 성대에 주입하는 방법이다. 성대주입술은 세 가지 이유 때문에 종종 사용되는데, 성대폐쇄부전을 영구적으로 해결해 주거나 혹은 반회후두신경 기능이 회복될 가능성이 있을 때 일시적으로 해결해 주거나 성대 흉터조직의 문제 해결에 효율적이기 때문이다(Carroll & Rosen, 2009; Rosen & Simpson, 2008). 성대폐쇄부전에 사용되는 근거는 주입물(injectate)이 성대의 부피를 증가시켜 성대 사이의 틈을 줄여 주고 성대폐쇄 개선을 촉진시켜 주기 때문이다. 이와 같은 접촉 증가는 더 강하고 기식성이 덜한 음질을 산출할 수 있게 한다. 주입물은 입을 통해서(경구성, transoral) 혹은 피

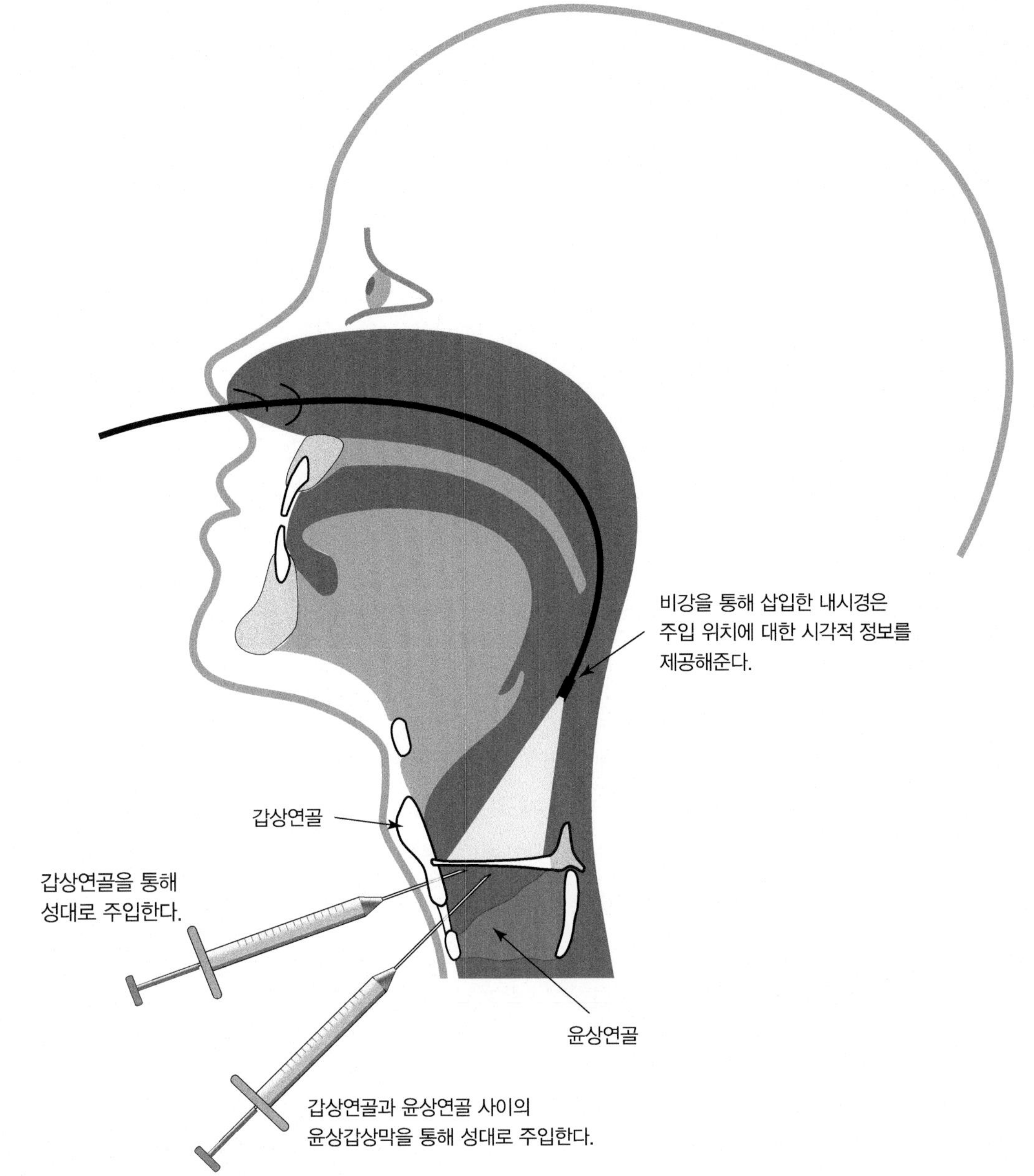

그림 5.6 **성대주입술**

부를 통해서(경피성, transcutaneous) 주입된다. 경구성 주입은 후두경이나 직접 후두경을 사용한다. 경피성 주입은 윤상갑상 점막을 통해 주입된다. 이 과정은 국소마취 하에서 특별히 고안된 바늘을 통해 이루어진다(〈그림 5.6〉 참조).

표 5.11 성대주입술에 일반적으로 사용되는 주입물

주입물의 종류	장점	단점
젤폼(Gelfoam)	조직반응이 적고 완전히 흡수된다.	6~8주 정도만 유지된다.
자가지방 (Autologous fat)	점탄성이 좋다.	수술을 했던 부위에 주입할 경우 흡수율을 예측할 수 없다.
자가근막 (Autologous fascia)	과민성이 적으며 과잉주입이 필요하지 않다.	수술을 한 부위에는 주입하기가 어려우며 흡수율을 예측할 수 없다.
소의 콜라겐 (Bovine collagen)	유용성이 크며 점탄성이 좋고 흉터를 부드럽게 만들어 주며 오래 지속된다.	과민한 조직반응이 나타날 수 있다. 사용하기 4주 전에 피부 테스트가 필요하다.
인간의 자가콜라겐 (Human autologous collagen)	점탄성이 좋고 흉터를 부드럽게 만들어 준다.	조직이식의 기증자가 필요하다. 시간이 오래 걸리고 비싸다.
인간의 피부콜라겐 (Human dermal collagen)	과민성이 적으며 점탄성이 좋고 흉터를 부드럽게 만들어 준다.	비싸고 이론적으로 볼 때 감염전파의 위험이 있다.
테플론(Teflon)	영구적으로 사용할 수 있다.	면역반응을 예측할 수 없어 육아종이 생기기도 하며 이식물이 움직이기도 한다.

출처: T. D. Anderson and R. T. Sataloff. "Complications of Collagen Injection of the Vocal Fold: Report of Several Unusual Cases and Review of the Literature", *Journal of Voice*, 18, p. 395. Copyright 2004 by the Voice Foundation. 승인 하에 게재.

주입 방법. 주입술을 위해 다양한 주입물이 사용되어 왔으며 연구자들은 성대의 점탄성과 유사한 물질을 찾아내어 새로운 주입물 개발을 계속해 오고 있다. 모든 주입물은 장점과 단점을 모두 가지고 있다(〈표 5.11〉 참조). 일부 물질은 일시적으로 사용되도록 고안된 반면 또 다른 일부는 보다 더 장기적 혹은 영구적 목적을 가지고 고안되기도 한다. 이상적인 재질은 생물학적으로 조직반응이 적고 특별 주문이 필요없으며 감염성 질환을 전파할 위험이 적고 원래 조직과 잘 맞으며 세침(미세한 바늘–역자 주)으로 주입할 수 있어야 한다(Carroll & Rosen, 2009).

일시적인 주입은 마비된 성대가 기능을 회복할 가능성이 있거나 영구적으로 사용할 수 있는 물질의 성과를 확인하고자 할 때 사용한다(Kwon, Rosen, & Gartner-Schimidt, 2005). 그 효과는 대개 2~6개월 유지된다(Rosen & Simpson, 2008). 일시적인 주입물은 성대 안에서 완전히 용해되어야 하고, 거부반응을 일으키지 않아야 하며 생물학적으로 안정되어 있어야 하고(감염성 조직반응을 보이지 말아야 한다), 건강한 성대와 비슷한 점탄성을 가지고 있어야 한다(Kwon et al., 2005; Rosen & Thekdi, 2004). 일시적인 확장 주입물로는 소의 젤라틴(젤폼, Surgifoam), 콜라겐으로 만든 제품(Zyplast, Cymetra), 카르복실메틸셀룰로오스(carboxymethylcellulose, Radiesse Voice Gel), 히알루론산 젤(hyaluronic acid gel, Restylane, Hyalaform) 등이 있다(Rosen & Simpson, 2008).

장기 유지되는 제품의 효과는 2년 이상 유지되는데 칼슘 수산화인회석(calcium hydroxylapatite, Radiesse)과 테플론이 있다(Rosen & Simpson, 2008). 일시적인 주입물처럼, 장기적으로 유지되는 주입물 또한 거부 반응이 없어야 하고 안정되어 있어야 하며 적절한 점탄성을 가지고 있어야 한다. 합성물질인 테플론은 1970년대에 주입술이 개발된 이후 오랫동안 사용되어 왔지만 지금은 그 심각한 부작용 때문에 잘 사용하지 않는다. 여기에는 주입물이 성대 안에서 옮겨다닐 가능성이 있다는 것과, 알레르기 반응으로 인해 감염이나 육아종이 생길 수 있다는 것, 시술의 불가역적 특성이 포함된다.

콜라겐 콜라겐은 성대폐쇄부전의 경우 뿐만 아니라 성대 흉터조직의 치료에도 오랫동안 사용되어 왔다. 콜라겐은 딱딱한 흉터조직을 부드럽게 만들어 주기 때문에 성대 덮개층(cover) 부분의 유연성을 회복시켜 준다(Dailey & Ford, 2006; Linville, 2001; Stemple et al., 2000). 콜라겐의 장점은 매우 유용하고 수 개월에서 수 년까지 효과가 지속된다는 것이다. 또한 성대의 결합 조직 형성세포(섬유아세포, fibroblast)와 새로운 혈관이 여기서 서서히 자라나기 때문에 더욱 유용하다. 이는 새로운 단백질의 합성과 세포외기질(extracellular matrix)의 재형성 과정을 촉진한다(Kimura, Nito, Imagawa, Tayama, & Chan, 2008). 콜라겐은 세포구조가 성대조직과 유사해서 원래 조직과의 친화성을 높여준다. 이는 알레르기 반응이 나타나거나 **육아종**이 생길 위험을 감소시켜 준다.

치료를 위해 인간의 자가콜라겐과 소의 콜라겐 둘 다 사용되어 왔다. 자가콜라겐은 환자로부터 채취한 것이기 때문에 면역체계의 거부반응이 나타나지 않는다는 장점이 있다. 단점은 물질을 채취해서 배양하는 데 시간이 상당히 오래 걸린다는 것과 콜라겐을 전신마취 하에서 주입해야 하므로 그로 인한 위험과 부작용이 크다는 것이다(Luu, Tsai, Mangunta, Berke, & Chhetri, 2007). 현재 가장 많이 사용되는 물질은 교차결합한 소나 인간의 콜라겐이다. 교차결합(cross-link)이란 단백질 연쇄를 서로 교차시켜 물질의 특성을 변화시키는 결합형태를 말한다. 콜라겐의 교차결합을 위해 사용되는 물질은 글루타르알데하이드(glutaraldehyde)인데 이는 단백질과 반응하여 용해성이 덜한 물질을 만드는 촉매제 역할을 한다. 교차결합을 하지 않은 콜라겐은 원래 조직에 훨씬 쉽게 흡수되기 때문에 교차결합은 매우 중요하다.

현재 주입물로 많이 사용되는 콜라겐 제품에는 자이플라스트, 사이메트라, 더몰로젠(Dermologen) 등이 있다. 자이플라스트는 소의 피부 콜라겐으로 순도가 높고 글루타르알데하이드와 교차교합이 용이하다. 이 물질을 성대에 주입할 때에는 대개 과잉

주입을 하는데 물질의 일부가 흡수되는 양을 감안해서이다. 이러한 유형의 콜라겐은 교차결합을 하지 않은 콜라겐보다 더 안정적이고 지속 시간이 더 길며 결과를 예측하기가 더 쉽다. Luu 등(2007)은 환자들의 기록을 1997년부터 2006년까지 검토한 결과 자이플라스트를 주입받은 환자 중 83%가 성문폐쇄부전으로 인한 발성장애가 성공적으로 개선되었다고 보고했다. 다른 연구자는 교차결합한 소의 콜라겐을 주입했을 때 점막층이 단단해져 점막파동이 저하되는 등 반대의 결과가 나왔다고 보고하기도 했다(Remacle, Lawson, Keghian, & Jamart, 1999). 뿐만 아니라, 일부 환자들은 소의 콜라겐에 과민반응을 보여 주입 부위나 테스트 부위에 홍반(erythema)이나 가려움증(itching)이 생기는 것부터 심각한 경화(연조직이 뼈 정도는 아니지만 과도하게 단단해지는 것)가 생기거나 주입 부위와 테스트 부위 둘 다 홍반이 생겼다고 보고했다(Anderson & Sataloff, 2004). 다른 것으로는 자가면역성 콜라겐 혈관질환(autoimmune collagen vascular disease)이 생기는 것이다. Anderson과 Sataloff에 따르면 소의 콜라겐을 주입받은 환자 중 30%가 소의 콜라겐에 대항하는 항체반응이 나타났다고 보고했다.

자이플라스트는 1980년대부터 사용되었다. 사이메트라와 더몰로젠은 인간의 콜라겐(본인 것이 아님), 탄력소(elastin), 프로테오글라이칸(proteoglycan) 등을 사용하는 보다 더 새로운 제품이다(Anderson & Sataloff, 2004). Welham, Rousseau, Ford, Bless(2003)는 **성대구증** 환자에게 구(sulcus)의 절개와 더불어 더몰로젠 주입을 시술했다. 발성역치압력(phonation threshold pressure)과 기본주파수를 측정한 결과 6개월 이후에도 점진적인 개선을 보였다.

히알루론산 조직 안에 존재하는 높은 수준의 히알루론산(hyaluronic acid, HA)은 흉터를 덜 생기게 하는데 이는 HA가 섬유아세포의 콜라겐 합성을 방해하기 때문이다(Finck et al., 2009; Hirano, Bless, Massey, Hartig, & Ford, 2003). 그러므로 HA의 수준이 높아지면 흉터형성이 감소한다. 그러나 순수한 HA는 반감기가 짧기 때문에 연구자들은 지속 시간을 늘일 수 있는 방법과 상처조직에 주입할 HA의 적정량이 어느 정도인지 알아내기 위해 다양한 시도를 했다. 그중 한 방법은 HA와 다른 화합물을 교차결합시키는 것이다. 히알라폼(Hylaform)은 교차결합한 HA 젤로 오랫동안 성대조직에 유용한 것으로 나타났다(Hansen & Thibeault, 2006). 그러나 교차결합을 통해 HA 지속 시간이 증가하기는 했으나 **점성**(viscosity)이 증가하는 등 바람직하지 못한 변화 또한 함께 나타났다(Rousseau et al., 2006). 교차결합한 HA의 또 다른 형태로는 레스틸렌이 있는데 이는 FDA의 승인을 받은 첫 번째 HA 형태이다(2003년 12월에 받음, Perazzo, Duprat, & Lancellotti, 2008). 이의 장점은 생물학적으로 적합하며 저장이 간편하고 별로 비싸지 않다는 것이다.

연구자들은 서로 다른 촉매제로 물질을 결합하여 HA 제품을 만들어내려고 시도했다. HA는 히알루로니다제(hyaluronidase)라는 효소에 의해 분해된다. 에키나코사이드(echinacoside)는 HA의 분해를 막는 항히알루로니다제(antihyaluronidase)이다. Rousseau, Sohn, Montequin, Tateya, Bless(2004)는 동물실험에서 HA의 수준을 높이고자 에키나코사이드를 사용했다. 이들은 손상된 성대를 에키나코사이드로 치료하자 HA 수준이 손상되지 않은 상태와 비슷한 수준으로 증가했다고 했다. 게다가, 치료받은 성대는 치료받지 않은 성대에 비해 콜라겐의 축적이 더 적은 것으로 나타났다.

일부 연구자들은 간세포성장인자(hepatocyte growth factor, HGF)가 HA 수준 증가에 미치는 영향에 대해 조사하였다. HGF는 HA 생산을 자극하며 콜라겐 생산을 감소시키는 것으로 나타나 고유층의 점성을 증진시키고 점막파동을 개선시킨다(Hirano et al., 2003; Krishna, Rosen, Branski, Wells, & Hebda, 2006). Branski 등(2006)은 토끼를 대상으로 한 HGF 치료 결과 성대의 단단한 정도가 감소하고 점막파동이 개선되었으며 발성역치압력, 음성효율, 성대폐쇄 등도 개선되었다고 보고했다. Krishna 등(2006)은 성대의 섬유아세포에서 HA 양을 증가시키기 위해 HGF와 데코린(decorin)을 둘 다 사용했다. 그 결과 HGF만 혹은 데코린만 사용했을 때에는 콜라겐 합성에 별다른 영향을 미치지 못했으나 HGF와 데코린을 둘 다 사용했을 때에는 통제군의 피부 및 성대 섬유아세포와 비교해서 콜라겐의 농도가 감소한 것으로 나타났다.

또 다른 생물학적 물질로는 엑스트라셀-LG(Extracel-LG)라고 불리는, HA에 기반을 둔 물질이 있다. 이 물질은 히알루론산을 화학적으로 수정한 유도체와 젤라틴의 일종을 네트워크로 연결하여 합성한 세포외기질과 유사한 합성체이다(Thibeault & Duflo, 2008). 이 물질의 장점은 인간 성대의 세포외기질과 유사한 점탄성을 갖고 있다는 것이다. 이는 성대층의 생체역학적 특성을 회복시키는 데 도움을 준다.

자가지방 자가지방(환자 자신의 몸에서 채취한 지방)은 낮은 점성 때문에 훌륭한 대체물로 사용되고 있는데 그 특성이 고유층 중 중간층과 비슷하기 때문이다(Schweinfurth & Ossoff, 2006). 개를 대상으로 한 연구에서 성대에 자가지방을 주입한 결과 성대진동이 개선되어 발성역치압력이 낮아졌고 음성강도가 증가했으며 음성효율도 높아졌다(Neuenschwander et al., 2001). 자가지방의 장점은 갑상성형술에 비해 침습성이 적고 감염이 적으며 육아종 형성이 적고 점탄성이 좋아지면서 생리학적 기능도 개선된다는 점 등이 있다(Umeno, Chitose, Sato, & Nakashima, 2009). 지방은 시술 후 2년 정도까지 성대내전 갑상성형술과 비슷한 정도의 음향학적 개선을 제공한다(Hartl, Hans, Crevier-

Buchman, Vaissiere, & Brasnu, 2009). 지방의 단점은 환자로부터 지방을 채취하는 과정이 지방흡입이나 절개를 해서 진행되기 때문에 전신마취가 필요하다는 것이다(Andrews et al., 2008; Hartl et al., 2009; Rosen, 2002). 게다가, 주입할 지방의 양을 판단하기가 어려워 일부 연구자들은 흡수로 손실되는 부분을 보상하기 위해 과잉주입이 필요하다고 한다(Hartl et al., 2009; Umeno et al., 2009). 또 다른 단점으로는 지방이 빨리 흡수되기 때문에 반복적인 주입이 필요하다는 것, 성대에 대한 통제가 제한적이어서 음질이 불안정하게 산출될 수 있다는 것이 있다(Kieff & Zeitels, 1996).

성대구증이나 성대흉터에도 지방을 주입하여 양호한 결과를 얻을 수 있었다. Neuenschwander 등(2001)은 성대흉터에 자가지방 이식술을 받은 8명의 환자를 대상으로 후향적 연구(retrospective review)를 시행하였다. 연구자는 흉터가 위치한 다양한 곳에 '주머니(pocket)'를 만들고 이 주머니에 지방을 주입했다. 이 기술은 지방의 낮은 점성을 통하여 성대의 정상적인 몸체-덮개(body-cover) 관계를 회복시켜 준다. 성대폐쇄, 점막파동, 성대의 단단함(stiffness)을 개선시켜 결과적으로 환자 음성의 음질 개선을 유도하였다. Zhang, Sprecher, Wei, Jiang(2010)은 12명 성대구증 환자의 성대 손상 부위를 자가지방으로 채웠다. 6개월 후 후두내시경으로 검사한 결과 성대폐쇄가 개선되었고 성대의 조직학적 특성도 개선되었으며 모든 환자의 최장연장발성시간도 증가하였다.

자가세포 치료 지금 많이 사용되는 기법 중 **자가세포 치료**(autologous cellular therapy, ACT)는 성대흉터 치료에 효과적이다. ACT는 개인에게서 채취한 세포를 연구실에서 배양한 후 다시 동일한 사람에게 재주입하는 것으로 손상 부위를 치료할 목적으로 시행한다(Chhetri et al., 2004). 이 기법은 장점이 많다. 첫째, 후두점막의 생체 조직검사를 통해 섬유아세포를 얻어내고 배양하는 과정이 간단하다. 둘째, 자신의 섬유아세포를 주입받으면 고유층이 다시 충실해져 점막파동이 회복된다. 셋째, 주입된 섬유아세포는 이동하지 않고 주입 부위 주변에 다소간 머물러 있다. 넷째, 지금까지 별다른 부작용이 보고되지 않았다(Chhetri et al., 2004). Chhetri 등(2004)은 동물실험을 통해 치료받은 흉터에 대해 조직학적 검사를 실시한 결과 치료가 끝난 후 정상적인 고유층 성분이 관찰되었다고 보고했다. 이들은 주입한 섬유아세포에 의해 세포외기질 성분이 지속적으로 보충되어 지방주입시 나타나는 재흡수 문제를 해결해 주기 때문에 지방주입보다 더 효과적이라고 했다.

칼슘 수산화인회석 최근 들어 오래 사용하고 있는 물질로 **칼슘 수산화인회석**(calcium hydroxylapatite, CaHA)이 있다. CaHA는 인산염과 칼슘의 화합물로 치아나 뼈에서 관찰되며 성대조직과 생물학적으로 잘 맞는다. 이 물질은 비활성이어서 안정적이고 감염반응을 유발하지 않으며 시술 후 5년 정도까지도 주입부위가 정상성을 유지한다(Rosen & Thekdi, 2004). CaHA는 레디어스와 바이오폼(Bioform)이라는 상품명으로 사용되어 왔다. 여기서 CaHA는 젤과 혼합되어 만들어진다. 일단 이 물질이 주입되면 젤은 흡수되고 성대조직이 젤을 대치한다. 이는 안정적이고 오래 지속되는 보형물을 형성하게 된다(Hughes & Morrison, 2005). Dursun, Boynukalin, Ozgursoy, Coruh(2008)는 CaHA를 사용한 후 성대구증 환자의 쉰목소리, 조조성과 기식성 음성의 정도가 시술 전후로 해서 유의하게 달라졌음을 보고했다. 이들은 CaHA가 지방주입보다 중증도, 조조성 및 기식성 음성의 산출에 있어 더 낫고 더 오래 효과가 지속되는 결과를 보였다고 했다.

성과에 대한 연구. 다양한 주입물을 사용한 성대주입술의 효과에 대해 상당히 많은 연구가 이루어졌다. 예를 들어, Kwon, Rosen, Gartner-Schmidt(2005)는 성대마비, 흉터, 위축으로 인해 성대폐쇄부전이 나타나는 환자를 대상으로 젤 캐리어(gel carrier)를 이용하여 CaHA를 주입했다. 10명 중 8명이 주입 후 매우 훌륭한 음질을 보였고 추후 평가에서 스트로보스코피 검사 결과 정상적인 점막파동을 보이는 것으로 나타났다. 그 효과는 주입량에 따라 2~3개월 정도 지속되었다. Bergamini 등(2010)은 수술 전, 주입술 시행 후 1~2일 후, 3개월 후, 6개월 후에 평가를 실시했다. 성과를 알아보기 위한 측정치로 음향학적 평가와 GRBAS를 이용한 지각적 평가를 실시했다. 환자들은 말소리 산출을 위한 호흡지지가 개선되었고 음역도 넓어졌다. 연구자들은 시술 전의 MPT가 6.8초였는데 시술 후에는 11.1초로 증가했고 추후 평가 기간 동안 12.8초까지 개선되었다고 보고했다. 시술 전의 평균 음역이 10 반음이었는데 수술 후 19 반음으로 증가했고 추후 평가 기간 동안 20 반음까지 증가했다. 시술 후 비디오후두내시경 검사를 실시한 결과 한 명을 제외한 모든 환자가 양호한 성대내전 및 성대폐쇄 양상을 보였으며 이를 통해 성대진동과 점막파동이 정상화된 것으로 나타났다. Rosen과 Thekdi(2004)는 발성하는 동안 평균호기류율을 측정했다. 연구자들은 주입 후 말을 하는 동안 관찰되는 호기량이 절반으로 줄었다고 보고했다. 스트로보스코피 검사 결과 성대폐쇄 양상이 개선되면서 성대진동도 개선되었다고 했다. 게다가, 환자들은 VHI를 통해 정서적, 신체적, 기능적 측면에서 정적인 변화가 나타났다고 보고했다. Hertegard 등(2004)은 비디오스트로보스코피, 음향학적 분석, MPT 측정을 통해 치료성과를 검토했다. 75%의 환자가 유의한 개선을 보인 반면 대략 25%

의 환자가 별로 만족스럽지 못한 음질 때문에 추가 주입이나 갑상성형술을 받아야 했다. Umeno 등(2005)은 주입 직후 대부분의 환자가 개선을 보였으며 그 효과는 추후 평가 결과 2년 이상 유지되는 것으로 나타났다. Karpenko, Dworkin, Meleca, Stachler(2003)는 주입식 후두성형술을 받은 환자들이 MPT, 성대폐쇄, 음질에서 개선을 보였다고 했다. Kimura 등(2010)은 초고속 디지털 영상장치를 이용하여 콜라겐 주입술을 받은 편측성 성대마비 환자의 쉰목소리, 기식성 음성, 제한적인 음역, 감소한 강도 범위가 얼마나 개선되었는지 평가했다. 그 결과 시술 후 성대기능이 유의한 개선을 보였으며 성대진동 양상도 대칭성이 증가했다고 했다.

보톡스 주입술

성대에 보톡스를 주입하는 것은 연축성 발성장애 환자에게 주로 사용된다. 보톡스는 보툴리누스 중독과 관련이 있는 독소를 의료용으로 만든 것이다. 보툴리누스 독소는 근육을 마비시키기 때문에 치명적일 수 있다. 그러나 의료용으로 만든 제품은 근육 경련을 감소시키기 때문에 **안검경련**(blepharospasm), **입턱 근긴장이상증**(oromandibular dystonia), **사경**(spasmodic torticollis)과 같은 국소성 근긴장이상에 광범위하게 그리고 성공적으로 사용되었다(Case, 2002). 이는 근신경 접합지점에서 아세틸콜린의 전달이나 방출을 막기 때문에 이완형 마비를 유발한다. 인간에게 투여하는 양은 대략 2.5 U이다. "U"는 마우스 단위라고도 부르는데 약물을 주입한 쥐 중 50%를 죽일 수 있는 독소의 양에 기초한다. 인간에게 치사량은 쥐를 마비시키거나 죽게 하는 데 필요한 양의 대략 3,500배에 해당된다(Case, 2002). 주입 후 1~2주 동안 환자의 음성은 약하거나 기식성 음성이 많이 나며 삼키는 데 약간 문제가 생길 수도 있다. 그 후 음성이 안정화되면 말을 하는 데에도 긴장이나 불필요한 노력을 덜 들이게 된다. 긍정적인 효과는 2~4개월 정도 지속되며 그 이후 차차 주입 이전 시기 음성으로 돌아간다. 대부분의 환자는 수 개월마다 다시 주입을 받아야 한다. 많은 임상가들이 보톡스 주입과 더불어 행동적 음성치료를 실시하는 것이 효과를 더 오래 지속시킬 수 있다고 한다.

내전형 연축성 발성장애 환자를 위해서는 국소마취 하에서 윤상갑상막을 통해 갑상성대근(thyrovocalis muscle)에 보톡스를 주입한다. **외전형**의 경우 약물을 후윤상피열근에 주입한다.

후두신경 재배치술

내전기법은 마비된 성대를 가운데로 이동시키는 기법이다. 그러나 성대 자체는 계속 위축되고 이완되어 간다. 후두신경 재배치술(laryngeal reinnervation technique)은 마비된 성대의 위축을 막는 데 효과적이다. 후두신경 재배치(laryngeal reinnervation, LR)는 성대로 가는 신경 경로를 다시 만들어 주는 모든 방법을 통칭하는 말이다. 여기에는 신경–근육경(莖, pedicle. 기관이나 구조물을 지지하는 자루–역자 주), 근육–신경–근육경, 공여신경과 반회후두신경 간의 문합술(anastomosis) 등이 있다(Lorenz et al., 2008). 마비된 근육에 건강한 근육경을 이식하여 새로운 신경배치가 이루어질 근간을 만든다. LR에 주로 사용되는 신경은 **경신경고리**(ansa cervicalis)이다. 이는 목 안에 있는 신경 고리로서 설하신경 및 2, 3번 경추신경에 연결되어 있다. 경신경고리의 가지는 **설골하근**(infrahyoid muscles)에 분포한다. 경신경고리는 공여신경으로서 이상적인 몇 가지 특징을 가지고 있는데 후두와 가깝고 크기나 직경이 반회후두신경과 비슷하다는 것 등이 그것이다(Lorenz et al., 2008). 경신경고리–반회후두신경 **문합술**(anastomosis)은 경신경고리를 반회후두신경에 수술을 통해 연결시켜 주는 것(문합술)이다.

손상된 후두신경의 재배치를 위해 신경 외의 다른 공여물도 사용할 수 있다. Debnath, Rich, Paniello(2008)는 근육–신경–근육(MNM) 신경이식술을 사용했다. 이 술식에서 신경 **이식조직**(graft)을 건강한 공여근육과 신경이 손상된 목표 근육 사이에 삽입한다. 이는 신경의 축삭이 다시 자라나 신경회로를 재생시킨다는 데 이론 근거를 두고 있다. 이 방법에서는 정상적인 윤상갑상근(상후두신경의 지배를 받음)을 공여근육으로 사용한다. 신경 이식조직을 공여근육과 반회후두신경이 손상된 근육 사이에 배치하면 윤상갑상근의 기능을 손상시키지 않고 두 근육을 연결할 수 있다.

LR의 성과는 매우 좋은 것으로 보고되고 있다. Lorenz 등(2008)은 성문폐쇄가 개선되어 음성 문제, 조조성, 기식성, 긴장성 음성의 중증도가 감소하였다고 보고했다. Smith, Roy, Stoddard(2008)는 심각한 음성장애 청소년 및 성인의 MPT가 6.5초에서 13.2초로 증가했다고 보고했다. 뿐만 아니라, 음질도 개선되었고 음역도 확장되었으며 자기평가 점수도 50% 정도로 개선되었다고 보고했다.

LR은 다른 내전술과 함께 사용할 수도 있다. 사실 Tucker(1999)는 신경–근육경 재배치술과 성대내전 수술을 병행하는 것이 편측성 성대마비의 장단기 목표를 최대한 충족시켜 줄 수 있다고 하였다.

이 장의 정리

행동적 음성치료 기법은 직접 치료와 간접 치료로 나뉜다. 간접 치료 기법은 환자가 음성 산출과 관련된 다양한 측면을 이해하고 건강한 음성 산출과 음성 수행 능력의 개선을 위해 주변환경과 생활방식을 바꿀 수 있도록 도와준다. 이때의 치료는 음성 문제를 야기하고 유지시키는 문제를 조정하는 데 초점을 맞추는데 대개 음성 위생, 음성 휴식, 성대 수분 공급, 이완 기법과 환자 교육 등을 시행한다. 직접 치료는 건강하지 못한 음성 산출 습관과 후두의 병리생리적 측면을 수정하는 것을 목표로 하며 음성 효율성 증가와 음질 개선에 초점을 두고 있다. 환자로 하여금 발성 문제를 유발하는 습관을 감소시키는 후두 활용방법을 습득하게 한다. 직접 치료를 적용하는 데 있어 성대과기능 환자에게는 강하게 성대를 사용하는 것을 감소시키는 데 목표를 두고 성대과소기능 환자에게는 성대의 강한 내전을 증가시키는 데 목표를 둔다. 이를 위해 호흡지지를 증가시키고 호흡-발성 협응을 촉진시키기 위한 방법들을 주로 사용한다. 많은 직접 치료 방법은 대개 총체적인 특성을 가지는데 발화를 위한 하위체계인 호흡, 발성, 공명 간의 전체적인 적절한 균형을 촉진하는 데 초점을 둔다.

행동적 음성치료에 대한 환자의 동기부여와 협조는 치료의 성공을 위한 매우 중요한 요소이다. 환자가 치료를 중단하거나 협조적이지 않은 경우는 종종 있다. 행동적 음성치료는 시간이 오래 걸리는 치료를 적극수행하고 집에서 할 과제를 잘 해 오는 것뿐 아니라 환자가 자신의 행동을 변화시킬 준비가 되어 있어야 한다. 환자의 협조 정도는 변화를 막는 요인과 변화를 촉진하는 요인 간의 상호작용에 따라 달라진다. 동기부여 면담이라고 불리는 접근법은 알코올 중독, 약물 남용, 금연, 체중 감량 등에 널리 사용되어 온 행동 수정 프로그램이다. 이 접근법은 음성치료에 맞게 수정되어 행동 수정의 범이론적 모델의 틀 안에서 적용되곤 한다. 행동 수정의 범이론적 모델은 환자가 자신의 행동을 수정하고자 하는 준비가 이루어지도록 유도한다.

다수의 아동이 음성장애를 가지고 있는데 그 유병률은 6~9%에 달한다. 아동기 음성장애의 상당부분이 소리 지르기, 비명 지르기, 동물 소리나 차 소리 흉내내면서 놀기 등 음성외상 행동 때문에 생기는 성대결절을 동반한다. 많은 아동이 클리닉이나 병원 외래로 내원한다. (미국의 경우) 일부 아동은 학교에서 치료를 받기도 한다. 학교에서의 치료 서비스는 1997년의 장애아교육법 개정안(IDEA)에 따라 시행되는데 이는 2004년의 아동낙오방지법에 맞추어 다시 개정되었다. 그 개정안은 지금 장애아교육진흥법(IDEIA)이라고 부른다. 아동이 가지고 있는 장애가 교육을 받는 데 좋지 않은 영향을 미친다고 판단되면 이 법령에 따라 혜택을 받을 수 있다. 성인의 치료에 적용하는 직간접 치료도 똑같이 아동 치료에 적용할 수 있다. 아동의 치료에는 끼어들기, 차례 지키기, 적절한 음성강도 등 화용적 측면도 종종 포함된다.

음성수술은 환자가 산출할 수 있는 최선의 음성을 유지 혹은 회복시키는 데 목표를 두어 이루어지는 다양한 형태의 수술과정을 말한다. 여기에는 갑상성형술, 피열연골 내전술, 기도확장술, 레이저 미세수술, 성대주입술, 보톡스 주입술과 후두신경 재배치술 등이 있다. 갑상성형술은 갑상연골과 다른 후두연골 간의 관계를 변화시켜 성대의 위치와 긴장도를 수정해 주는 술식의 총칭이다. 기도확장술은 기도가 좁아지는 것을 막기 위해 성문을 넓혀주고자 할 때 사용된다. 레이저는 협착, 재발성 호흡기 유두종증, 백반증, 결절, 악성 후두질환, 라인케부종, 육아종 등의 질환을 치료하기 위해 사용된다. 성대폐쇄부전을 치료하기 위해 젤폼 페이스트, 지방, 콜라겐, 혹은 합성물을 손상된 성대에 주입하는 방법이 종종 사용된다.

복습을 위한 질문

1. 직접 및 간접 행동적 음성치료 기법의 차이 및 각각의 이론적 근거를 설명하라.
2. 성대에 적절한 수분을 유지해야 하는 이론적 근거는 무엇인가?
3. 음성 위생 프로그램을 수행하는 데 있어 장점과 단점을 논하라.
4. 두 개의 주요 후두마사지 기법에 대해 설명하라. 둘 중 어떤 기법이 더 낫다고 생각하는가? 그 기법이 나은 이유와 다른 기법이 더 못한 이유는 무엇인가?
5. 음성 및 말소리 산출과 관련된 근육운동(motor behavior)을 수정하는 데 왜 생체피드백이 효과적인지 설명하라.
6. 음성을 산출하는 데 호흡지지가 하는 역할을 논하라.
7. 총체적 행동 치료 기법 중 당신은 어떤 것을 가장 선호하는가? 그리고 어떤 것을 가장 선호하지 않는가? 그 이유는 무엇인가?
8. 동기부여 면담을 사용하는 데 있어 언어치료 전문가가 겪게 되는 어려움에는 어떤 것이 있겠는가?
9. 편측성 성대마비 환자가 내원했을 때 당신은 적절한 수술방법을 설명하고 추천하는 데 편안함을 느끼리라고 생각하는가? 왜 그렇다고 혹은 그렇지 않다고 생각하는가?
10. 다양한 성대질환을 치료하는 데 혈관용해 레이저와 CO_2 레이저의 유사점과 차이점을 설명하라.

부록 I:

음성장애 처치 방법으로서의 음성치료

음성장애 환자를 치료하는 데 있어 궁극적인 목표는 적절한 음질과 의사소통 기능을 장기간 유지하고 재발을 최소화하는 것이다. 진단과 치료는 효율적이면서도 효과적이어야 한다. 음성치료는 음성장애 중재에 있어 없어서는 안될 방법이며 중재 효과와 효율의 측면에서 미치는 영향이 매우 크다. 여러 임상사례 보고를 통해 음성치료는 성인과 아동 모두의 다양한 질환에 걸쳐 그 효과가 나타나는 것으로 알려져 있다. 심지어 오래 지속된 음성장애의 치료에도 매우 효과적이다. 효율적이라는 것은 비용 측면에도 적용되며 최적의 효과를 얻기 위한 최적의 방법을 즉각적으로 장기적으로 적용할 수 있다는 것도 포함된다.

음성치료는 근긴장성 발성장애의 치료 방법 중 하나로 사용되는데 그 효용성을 뒷받침해 주는 다수의 근거를 찾아볼 수 있다. 역행성 성대운동 장애(paradoxical vocal fold movement)와 같이 복잡한 음성장애 질환에 대해 음성치료는 비용부담이 큰 응급실 내원 및 입원의 경우를 줄여주기 때문에 비용절감에 도움을 준다.

양성 성대질환은 음성장애의 주된 원인이다. 다수의 이비인후과 전문의는 의학적 처치뿐 아니라 음성치료도 양성질환을 위한 초기 치료 방법으로 고려한다. 다양한 양성 질환 환자가 음성치료를 받은 후 훌륭한 결과를 보였다는 연구가 다수 보고되고 있다. 이비인후과 전문의는 여러 양성 점막질환의 변별진단을 위해, 수술이 필요한지 결정하기 위해, 수술 효과를 극대화시키기 위해 음성치료에 대한 반응을 살펴보기도 한다. 수술이 필요한 경우 수술 전후의 음성치료는 수술 후 회복시간을 줄여 주고 직장으로 복귀하는 기간을 단축시켜 주며 흉터가 생기거나 음성장애가 영구적으로 되는 것을 최소화시켜 준다.

대부분의 이비인후과 전문의는 음성치료를 편측성 성대마비 환자를 위해 단독 혹은 수술과 병행하여 시행할 수 있는 치료 방법으로 적극 고려한다. 수술 전에 음성치료를 시행하는 것은 편측성 성대마비 환자의 수술 효과를 50% 이상 높여 주며 때로 수술을 안해도 될 정도로 회복시켜 주기도 한다. 파킨슨병 같은 신경학적 음성장애의 경우 음성치료는 전반적인 의사소통 상황에서 유의한 개선을 유도한다.

결론적으로, 급성 및 만성 음성장애 환자를 중재하는 데 있어 다수의 연구자료 및 전문가의 임상경험이 음성치료의 효과를 뒷받침해 주고 있다. 음성치료는 음성장애 중재의 효과와 효율을 높여준다. 수술이 필요할 때 보조적으로 사용하는 음성치료는 수술효과를 증대시켜 주고 추가 수술을 예방해 주며 추가 치료로 인한 추가 비용을 줄여준다.

출처: American Speech-Language-Hearing Association(2005). *The Use of Voice Therapy in the Treatment of Dysphonia* [Technical Report]. www.asha.org/policy 에서 찾아볼 수 있다.

CHAPTER

06

후두의 감염 질환

학 | 습 | 목 | 표

1. 염증과정을 이해하고 감염이 후두건강과 음성기능에 미치는 잠재적 영향을 이해한다.
2. 상처 치유와 흉터 치료의 요소를 구분할 수 있다.
3. 성대흉터와 성대구증의 증세 및 징후에 친숙해지게 된다.
4. 성대흉터와 성대구증의 중재에 있어 음성치료와 수술처치의 역할을 이해한다.
5. 인후두역류와 후두염 간의 관련성에 대해 논의할 수 있다.
6. 인후두역류의 중재를 위한 진단 및 치료 기법에 대해 설명할 수 있다.
7. 전신 홍반성 낭창, 재발성 다발연골염, 류머티스 관절염과 같은 자가면역 염증성 질환으로 인해 후두에 나타나는 증후와 증세에 대해 이해한다.
8. 윤상피열연골 고착과 성대마비의 변별진단 필요성과 중재방법에 대해 이해한다.

염증은 혈관과 결합 조직의 세포에 나타나는 조절과정으로서, 위해한 자극이나 손상에 대한 화학 반응으로 나타난다(Scheff, Calvano, Lowry, & Androulakis, 2010; Vodovotz et al., 2009). **후두염**(laryngitis)은 어떤 원인으로든 후두에 생긴 모든 염증을 통칭하는 말이다. 후두염과 후두의 염증 상태는 매우 다양하고 매우 흔하기 때문에 언어치료 전문가는 염증이 발생하는 과정과 그것이 후두건강과 음성기능에 미치는 잠재적 영향에 대해 이해하고 있어야 한다. 이 장은 상처 치유 과정과 염증이 발생하는 과정에 대한 논의로 시작할 것이다. 다음으로 후두 염증이 어떻게 성대흉터로 발전하는지에 대해 설명할 것이다. 성대의 점막 표면에 굴곡이 생기는 성대구증(sulcus vocalis)과 흉터 간의 관계성에 대해서도 설명할 것이다. 성대흉터와 성대구증 중재방법에 대한 정보도 제시할 것이다. 위산과 펩신이 후두 근처로 역류하여 생기는 인후두역류(LPR) 등 급성 혹은 만성 후두염에 대해 설명할 것이다. LPR에 대한 행동치료 방법과 약물 처치 간의 밀접한 관계성에 대해 강조할 것이다. 그 외에 전신 홍반성 낭창(루푸스), 재발성 다발연골염, 류머티스 관절염 등 자가면역성 질환으로 인한 후두 염증에 대해서도 알아볼 것이다.

6.1 상처 치유

상처 치유(wound healing)는 감염, 외상, 신생물, 혹은 질병으로 인해 손상된 조직의 재건을 말한다. 상처 치유는 염증 발생, 세포외기질(extracellular matrix, ECM) 세포 증식, 흉터 재형성(scar remodeling)의 세 과정을 거쳐 이루어지는 복합적인 생리 기전이다.

염증 발생

염증은 손상에 대해 면역체계가 보이는 반응이다. 염증 발생 과정은 출혈을 막기 위해 상처 안팎의 혈관이 수축되면서 시작된다(〈그림 6.1〉 참조). 혈관이 확장된 직후 혈장(plasma)이 조직으로 새어나오면서 상처가 붓게 된다(Branski, Verdolini, Sandulache, Rosen, & Hebda, 2006; Thibeault & Gray, 2004). 염증이 일어난 조직에는 **홍반이 생겨 붉어지며** 손을 대 보면 열이 나고 매우 부드러워진 것을 알 수 있다(Dworkin, 2008). 이 과정 동안 **대식세포**(macrophage, 이물질을 소화시키는 백혈구 세포의 일종)와 기타 세포들이 죽거나 손상된 조직과 박테리아를 파괴시킨 뒤 제거해 줌으로써 상처를 깨끗하게

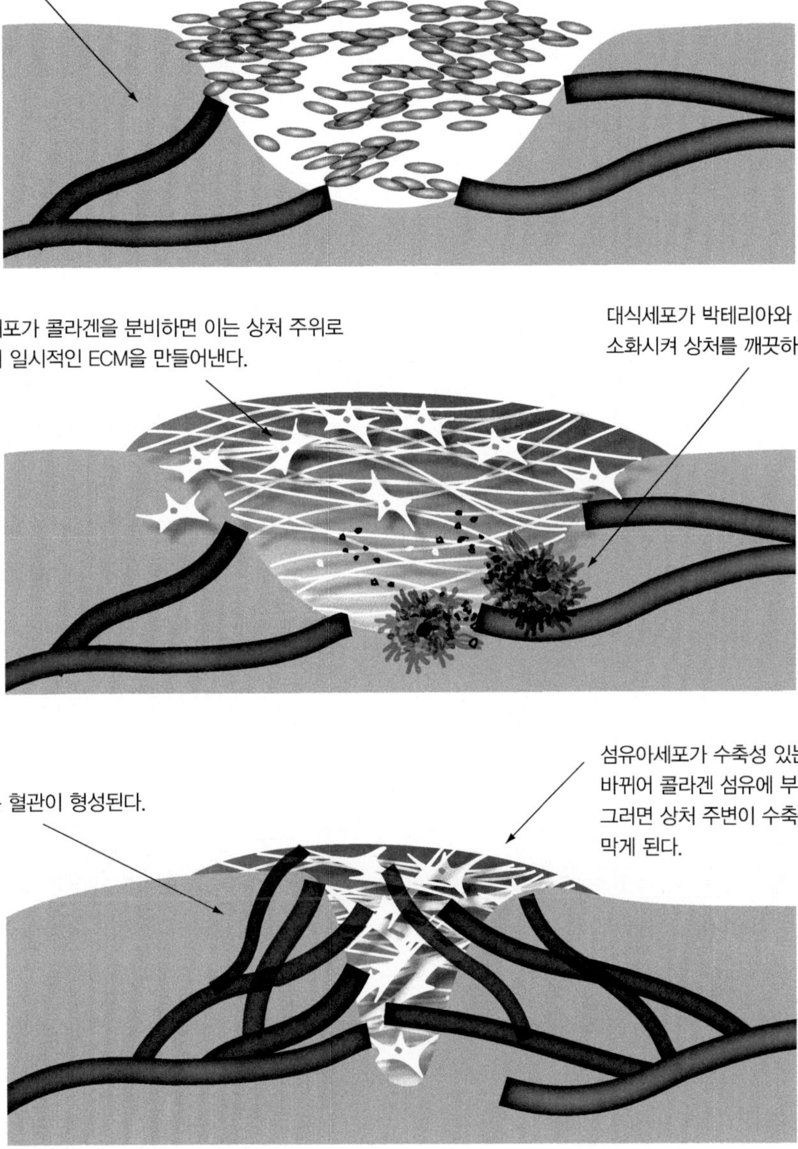

그림 6.1 **상처 치유**

한다. 이때 사이토카인(cytokine)이나 그 외 염증 유발 매개물질 등 여러 화학물질이 방출된다. **사이토카인**은 서로 다른 유형의 세포 간의 의사소통을 촉진시키고 세포

활동과 상호작용에 영향을 미침으로써 염증 발생 과정을 조절하는 작은 단백질 입자이다(Lim, Tateya, Munoz-del-Rio, & Bless, 2006; Thibeault & Duflo, 2008; Welham, Lim, Tateya, & Bless, 2008). 면역세포를 상처 주위로 모으는 사이토카인의 기능은 세포들을 상처 가까이로 이동시켜 세포외기질 합성의 시작을 알린다(Welham et al., 2008).

세포외기질 증식

세포외기질(ECM) 증식 단계에서는 상피와 ECM의 재건을 위해 손상되지 않은 부분 주변의 상피세포와 섬유아세포(fibroblast)를 손상된 조직으로 보낸다(Branski et al., 2006; Thibeault & Gray, 2004). 섬유아세포는 콜라겐, 히알루론산(hyaluronic acid, HA), 파이브로넥틴(fibronectin, FN), 데코린(decorin)과 같은 섬유 및 세포간 단백질을 만들어내는 연결조직 세포이다. 이 단백질은 상처 치유 과정에서 특별한 기능을 한다. 예를 들어, 콜라겐은 조직의 손상 부위를 채워넣기 위해 만들어진다. FN은 섬유아세포가 상처로 이동하는 것을 돕는다(Hirano et al., 2008). 데코린은 콜라겐의 형성 및 조직화를 조절한다. 이 단백질이 너무 높거나 너무 낮으면 상처 치유에 부정적인 영향을 미친다. 예를 들어, FN의 수치가 높아지면 염증을 유발하는 세포와 섬유아세포를 손상 세포에 너무 많이 보내게 되며, 데코린의 수치가 낮아지면 콜라겐 네트워크의 조직화가 제대로 일어나지 못하게 된다(Hansen & Thibeault, 2006).

섬유아세포는 섬유 및 세포간 단백질뿐만 아니라 육아조직도 만들어낸다. 이는 다수의 근섬유아세포(myofibroblast)를 가지고 있는 특수한 조직이다. **근섬유아세포**는 섬유아세포와 평활근세포(smooth muscle cell)의 특징을 모두 가지고 있는 세포이다. 섬유아세포처럼 근섬유아세포는 콜라겐이나 FN 같은 입자를 만들어내고(Powell et al., 1999), 근육세포처럼 수축하는 성질을 가지고 있다. 이러한 하이브리드 특성은 이 세포들이 상처에 콜라겐이 침전되도록(손상 부위를 채우기 위해) 하는 것뿐 아니라 상처 가장자리를 수축하고 끌어당겨 상처의 크기를 감소시키도록 하는 것도 할 수 있게 한다. 섬유아세포는 상처 수축이 시작되도록 하는 세포이고 근섬유아세포는 그 과정을 완성시키는 세포이다(Van Beurden, Von den Hoff, Torensma, Maltha, & Kuijpers-Jagtman, 2005).

상피가 회복되면 세포사멸(apoptosis)이라고 부르는 과정을 통해 육아세포가 분해된다. **세포사멸**은 (외부 충격에 의해서가 아닌) 프로그램화된 세포의 죽음을 말한다. 육아조직의 분해와 더불어 새로운 조직 안의 FN은 감소한다(Hirano et al., 2008). 이 단계에서 ECM도 재건되지만 새로운 조직은 상처가 나기 이전과 완전히 똑같은 상태는 아니다. 모든 ECM의 구성요소가 존재하지만 조직화되어 있지 않고 주변 조직보다 덜 유연하다(Branski et al., 2006; Hapner & Klein, 2009). 세포사멸이 일어나지 않고 육아조직이 계속 유지된다면 FN은 감소하지 않는다. ECM 안에 FN이 계속 남아있으면 섬유화가 일어나고 콜라겐이 과다해져 흉터조직이 형성된다(Hansen & Thibeault, 2006).

흉터 재형성

흉터는 상처 치유의 최종 산물이다. 흉터는 콜라겐의 증가, 탄력섬유(elastin fiber)의 감소 및 분해, 기타 세포간 단백질 구성비율의 변화로 나타난다(Thibeault & Gray, 2004). 흉터의 주요 구성성분은 콜라겐으로 흉터 단백질의 50% 이상을 차지하며 두껍게 뭉쳐있고 무질서하게 배열되어 있다(Lim et al., 2006; Thibeault & Gray, 2004). 그러므로 새로운 조직은 주변 조직과 다른 질감과 재질을 가지고 있다. 흉터가 발달될수록 이는 **흉터 재형성**이란 과정을 통해 지속적으로 변화한다. 이 단계에서 ECM은 계속 만들어지며 재구성된다. 예를 들어 더 약한 형태인 제3형 콜라겐은 더 강한 형태인 제1형 콜라겐으로 대체된다. 콜라겐의 생산은 상처가 생긴 후 대략 21일이 지나면 안정화된다. 그러나 흉터는 대략 12개월까지 계속 변화하고 발달된다(Branski et al., 2006; Thibeault & Gray, 2004). 미성숙한 흉터 조직은 딱딱하고 두껍지만 성숙한 흉터 조직은 더 얇고 더 유연하며 콜라겐 섬유도 점점 조직적으로 배열된다(Branski et al., 2006).

6.2 성대흉터

성대흉터 형성(vocal fold scarring)은 수많은 원인으로 나타나는데 그 원인들로는 바이러스 혹은 박테리아 감염, 외상, 신생물 형성, 기관내 삽관(endotracheal intubation), 화상, 방사선치료, 성대수술, 염증성 질환, 과도한 음성 사용으로 인한 음성외상(phonotrauma) 등이 있다(Benninger et al., 1996; Rosen, 2000). 〈표 6.1〉에 성대흉터 형성의 원인이 나열되어 있다.

표 6.1 성대흉터 형성의 잠재적 원인

외상성	**염증성**
둔상(둔기에 의한 부상–역자 주) (골절을 동반하기도 하고 하지 않기도 함)	위식도(인후두) 역류 질환
관통상 (예, 칼, 총탄, 혹은 개에 의해 물림)	급성(열(熱)성) 흡입 손상
	류머티스 관절염
신생물 형성	재발성 다발연골염
성대의 암	박테리아성 후두기관지염
방사선 치료 전	기타 급성 괴사성 감염
수술 처치 전	기타 육아종 형성 질환
의원성(醫原성. 질병치료로 인해 생기는 것을 말함–역자 주)	**기타**
테플론 주입 전	성대구증
무분별한 성대수술	선천성 후두횡격막
오래 지속된 기도내 삽관 처치	방사선치료(예, 섬유종)
오래 지속된 비위관(nasogastric intubation) 처치	성대낭종
기관절개술(tracheotomy)	

출처: "Vocal Fold Scarring: Current Concepts and Management," by M. S. Benninger, D. Alessi, S. Archer, R. Bastian, C. Ford, J. Koufman, R. T. Sataloff, J. R. Spiegel, 1996, *Otolaryngology-Head and Neck Surgery*, 115, pp. 479-480. Copyright 1996 by Elsevier.

성대는 민감하지만 지속적인 진동으로 인한 기계적 충격에 대한 내성도 가지고 있다. 알려진 바와 같이 성인의 정상 성대(【컬러 삽입 〈그림 1, 2〉 참조】)는 고유층 중 표층에 근섬유아세포를 가지고 있다(Catten, Gray, Hammond, Zhou, & Hammond, 1998). 근섬유아세포는 ECM 재건에 관여하기 때문에 이 세포가 존재한다는 것은 정상 발성도 표층에 미약한 손상을 줄 수 있다는 것을 의미한다. 그러나 성대 고유층 및 상피층의 손상은 손상 정도가 최대역치에 도달했을 때 나타나는 전면적(full-scale) 상처치유 과정을 거치지 않아도 치유될 수 있다(Branski et al., 2006). 성대에 손상을 주는 지속적인 행동은 영구적이라고 할 수 있는 조직손상을 유발하며 이는 다시 성대에 양성질환과 함께, 혹은 따로 흉터를 만들기도 한다(【컬러 삽입 〈그림 3, 4〉 참조】).

성대흉터의 주요한 원인 중 하나는 양성 혹은 악성질환에 대한 수술이다(Chhetri et al., 2004). 흉터를 예방하거나 줄일 수 있는 새로운 기법이 널리 사용되고는 있지만 수술 후 나타나는 성대흉터는 드문 일이 아니다(Schweinfurth & Ossoff, 2006). 흉터 형성의 가장 중요한 예측요인은 수술 시 절개의 깊이와 주변 조직의 손상 정도이다. 특히 성대인대의 손상이 성대흉터로 이어지는 경우가 많은데 여기에 섬유아세포가 집중되어 있기 때문이다. 고유층의 중간층과 심층이 손상되면 섬유아세포가 활성화되어 흉

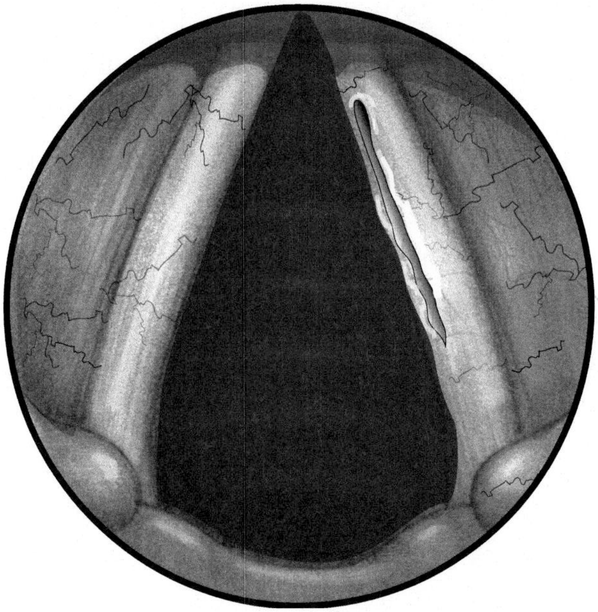

그림 6.2 성대구증

터가 생기게 된다. 성대의 생체역학 자질은 대개 ECM 요소들 간의 연관성, 밀접성, 조직화 정도 등으로 결정된다(Hansen & Thibeault, 2006). 그러므로 고유층의 흉터 조직은 성대의 점탄성 특성 및 진동 특성을 변화시키며 점막파동을 방해한다. 조직적으로 배열되지 못한 콜라겐과 필수 ECM 요소의 손실은 성대 유연성의 상실뿐 아니라 성대 덮개층(cover)의 수축도 유발한다(Dailey & Ford, 2006).

6.3 성대구증

성대흉터는 종종 성대구증(sulcus vocalis, 【컬러 삽입 〈그림 5〉 참조】)과 함께 나타난다. 구(sulcus)는 모든 종류의 홈(오목하고 길게 팬 자리—역자 주), 주름, 함몰을 총칭하는 말이다(〈그림 6.2〉 참조). 성대구증은 한쪽 혹은 양쪽 성대의 안쪽 표면에 홈이 생긴 것을 말한다. 이 홈은 얕을 때에는 성대의 덮개층에, 깊을 때에는 성대인대까지도 이어진다. 세로로 이어지는 정도도 다양하다. 예외적으로 깊이 나타나는 경우에는 그 주름이 성대를 반으로 나누는 정도일 때도 있다(Hsiung, Kang, Pai, Su, & Lan, 2004). 홈은 상피층이 성대인대와 연결되는 결과를 낳기도 한다(Dailey & Ford, 2006).

성대에 생기는 구는 **생리적 구증**(physiological sulcus)(제1형), **열성 구증**(sulcus vergeture)(제2형), **성대구증**(sulcus vocalis)(제3형)의 세 가지 유형으로 나뉜다(Ford, Inagi, Khidr, Bless, & Gilchrist, 1996). 제1형은 노화의 과정으로 발생한다. 성대근(vocalis muscle)이 얇아지고 약해지면 성대 가장자리의 위아래가 서로 끌어당겨 그들 사이에 홈을 만들게 된다. 제1형에서 고유층은 정상이며 점막파동은 매우 미약한 정도의 문제만 보인다. 음질은 충분히 정상이며 어떤 종류의 음성치료도 필요하지 않다(Eller, Hawkshaw, & Sataloff, 2006; Hsiung et al., 2004). 이런 유형의 가벼운 문제는 대략 인구의 10% 정도에서 관찰된다(Eller et al., 2006). 제2형은 고유층 중 표층의 손실이 나타나며 성대의 가장자리를 따라 직선 모양의 패인 혹은 갈라진 부분이 보인다. 그 결과 상피층과 성대인대 사이 조직이 비정상적으로 얇아진다(Eller et al., 2006; Hsiung et al., 2004). 구 근처의 점막파동에 문제가 생김으로 해서 발성 문제도 발생한다. 제3형은 성대 상피층이 깊게 패여 있으며 고유층의 손실이 성대인대, 심하면 갑상피열근까지 이어진다(Hsiung et al., 2004). 제3형의 구를 조직학적으로 검사해 보면 섬유증(fibrosis)이 넓게 퍼져 있고 염증도 광범위하게 관찰된다(Dailey & Ford, 2006). 고유층 중 표층의 손실은 상피층이 바로 성대인대에 붙어있는 모양을 보인다(Eller et al., 2006; Pinto et al., 2007). 이러한 결과는 성대 안쪽 가장자리가 움푹 파이게 만들어 성대구증으로 인한 성대폐쇄부전을 유발한다(Hapner & Klein, 2009).

성대구증의 원인은 아직 명확히 밝혀지지는 않았지만 대개 선천성이거나 후천성이다. 선천성 구증은 배아기 때 성대 덮개층 부분이 정상적으로 성숙하지 못했기 때문이다(Stemple et al., 2000). 선천성 구증 환자는 대개 평생 동안 음성 문제가 지속된다(Schweinfurth & Ossoff, 2001). 후천성 구증은 노화, 성대마비, 감염, 양성질환의 퇴행, 후두수술, 반복적인 염증 재발 등으로 나타난다(Hsiung et al., 2004; Kandogan & Ziya, 2007; Schweinfurth and Ossoff, 2001). 성대흉터와 성대구증은 관련성이 있기도 하지만 차이가 있는데 성대구증의 경우 정상조직이 무질서하게 배열된 섬유질로 대체되면서 조직의 손실이 일어나는 것이 특징이다(Wellham, Dailey, Ford, & Bless, 2007).

성대흉터와 성대구증의 증상과 징후

성대흉터와 성대구증으로 인한 발성 문제는 성대폐쇄부전으로 인해 기식성 음성, 조조성 음성, 음역의 감소, 음성 크기의 감소, 음성 피로 등이다(Dailey & Ford, 2006;

Hapner & Klein, 2009; Kishimoto, Hirano, Kojima, Kanemaru, & Ito, 2009; Welham et al., 2003). 성대흉터와 성대구증 환자들은 목소리를 뻗어나가게 하는 능력이 저하되며 불규칙적인 음성일탈이 나타나고 힘을 주어야 발성이 되며 이중음성이 나타나고 실성증이 동반되기도 한다(Zeitels, Mauri, & Dailey, 2003).

환자들은 때로 음성 산출에 가성대를 사용하기도 하는데 이로 인해 쥐어짜는 듯한 낮은 음도의 소리를 산출한다. 성대흉터나 성대구증이 심각하면 목소리를 낼 때 공기손실이 커 환자들은 종종 말할 때 숨이 차다는 호소를 하곤 한다(Rosen, 2000). 덜 심각한 경우의 환자 음성은 거의 정상적으로 들리지만 음성 피로나 음역이 감소하는 증세를 주로 보인다(Schweinfurth & Ossoff, 2001).

비디오스트로보스코피를 통해 보면 성대흉터와 성대구증은 점막파동의 감소, 양쪽 성대의 접촉 감소, 방추 모양의 성대폐쇄 패턴, 서로 다른 양쪽 성대의 높이, 성대진폭의 비대칭성, 진폭감소, 성대 일부의 무력화 등의 양상을 보인다(Dailey & Ford, 2006; Neuenschwander et al., 2001; Rosen, 2000; Schweinfurth & Ossoff, 2006; Zhang et al., 2010). 그 외 가성대발성과 같은 보상행동도 보이는 것으로 나타났다(Neuenschwander et al., 2001). 성대흉터는 성대의 덮개층(cover)에 투명한 혹은 흰색의 흔적을 남긴다(Dailey & Ford, 2006).

치료

성대흉터 혹은 성대구증에 대한 치료는 행동 치료, 수술적 처치, 혹은 둘 다의 병행으로 이루어진다. 주로 음성치료가 1차 치료접근법으로 사용되지만 수술적 중재와 병행해서 이루어지기도 한다(Hapner & Klein, 2009).

음성치료. Rosen(2000)은 성대흉터에 대해 먼저 음성치료를 시도해 보지 않은 상태에서는 수술적 중재를 고려하지 말아야 한다고 강조했다. 환자들은 종종 성대흉터 혹은 성대구증으로 인한 음성 산출의 어려움을 보완하기 위해 후두내외근을 긴장시켜 성문하압을 증가시키거나 성문상부 공명강의 모양을 변화시킨다(Benninger et al., 1996). 성대흉터 혹은 성대구증 환자가 보이는 과도한 후두근육 긴장은 후두의 위치를 높여 음도가 높아지고 혀 기저부의 긴장으로 인해 소리가 뻗어나가지 못하는 결과를 보인다. 또한 호흡과 발성의 협응이 제대로 이루어지지 않아 숨이 차게 되고 음성 산출을 시작할 때 힘이 많이 들어가며 음성강도가 전반적으로 저하된다(Hapner

& Klein, 2009). 음성치료는 음성 위생 프로그램과 더불어 후두마사지, 공명음성 치료(resonant voice therapy), 성대기능 훈련(vocal function exercises)을 실시하는데 이들은 음성 산출 방법의 효과 및 효율성을 증진시켜 준다(Dailey & Ford, 2006; Hapner & Klein, 2009; Neuenschwander et al., 2001). 문제가 개선되지 못하고 지속되게 하는 기저 요인들을 구분해내고 제거 혹은 감소시키는 것도 중요하다. 인후두역류는 염증과 부종을 유발하거나 지속시킬 수 있으므로 이를 통제 및 조절하는 것이 매우 중요하다(Dailey & Ford, 2006). 흡연, 알레르기 등 후두에 영향을 미칠 수 있는 요인들도 파악되어야 한다. 어떤 접근법을 취하든, 성대흉터 및 성대구증에 대한 치료는 장기적인 치료이고 그 효과가 6개월 혹은 1년 이상 지나서야 나타날 수도 있다(예, Kishimoto et al., 2009; Welham et al., 2003). 그러므로 치료효과를 극대화하기 위해서 치료 초기에 인내심과 끈기를 가지고 치료를 받아야 함을 알려주고 상담해 주어야 한다. 성대흉터 또는 성대구증의 중증도에 따라 그리고 환자의 음성 사용 필요 정도에 따라 때로 음성치료가 유일한 치료 방법이 되기도 한다.

수술적 처치. 음성치료만이 적합한 치료 방법이 아닌 경우 수술적 처치가 필요할 수도 있다. 성대흉터 및 성대구증을 위한 수술 전략은 서로 비슷한데 둘 다 성대폐쇄부전을 가지고 있기 때문이다(Kishimoto et al., 2009). 현재 널리 사용되는 처치는 소나 인간의 콜라겐, 히알루론산, 자가지방, 자신의 섬유아세포 등의 물질을 주입하거나 이식하는 방법을 통해 성대의 조직학적 특성을 조작하는 것을 목표로 한다(〈그림 6.3〉, 〈그림 6.4〉 참조). 성대구증의 수술은 점막과 성대인대 사이의 결합을 제거하는 데 그 목표를 두기도 한다(Zhang et al., 2010).

Hsiung과 Pai(2006)는 성대구증 치료를 위해 자가지방 주입을 사용했다. 그 지방은 환자의 하복부에서 추출하여 성대 중간 부분의 측면을 통해 갑상피열근에 주입한다. Hsiung과 Pai(2006)는 자가지방만으로는 성대구증 치료에 적합하지 않다고 결론을 내렸는데 그 이유는 성대의 덮개층 부분에 생긴 병소를 치료할 수 없기 때문이었다. 이런 경우에는 근막(fascia, 근육을 감싸고 있는 얇은 섬유조직) 이식이 도움이 될 수 있다. 이 과정은 특정한 신체 기관을 재생시키기 위해 줄기세포를 이식하는 것과 비슷하다(Hsiung et al., 2004). 그러나 성대구증은 종종 성대가 활처럼 휘거나 위축되는 변화를 보인다. 그러므로 근막 이식이 유연한 점막파동을 재생시키는 데 효과적이기는 하나 그 자체만으로는 궁형 성대(vocal fold bowing)의 문제가 해결될 정도로 성대내전을 유도하지 못한다. Hsiung 등(2004)은 이런 문제를 해결하기 위해 지방 주입(fat injection)

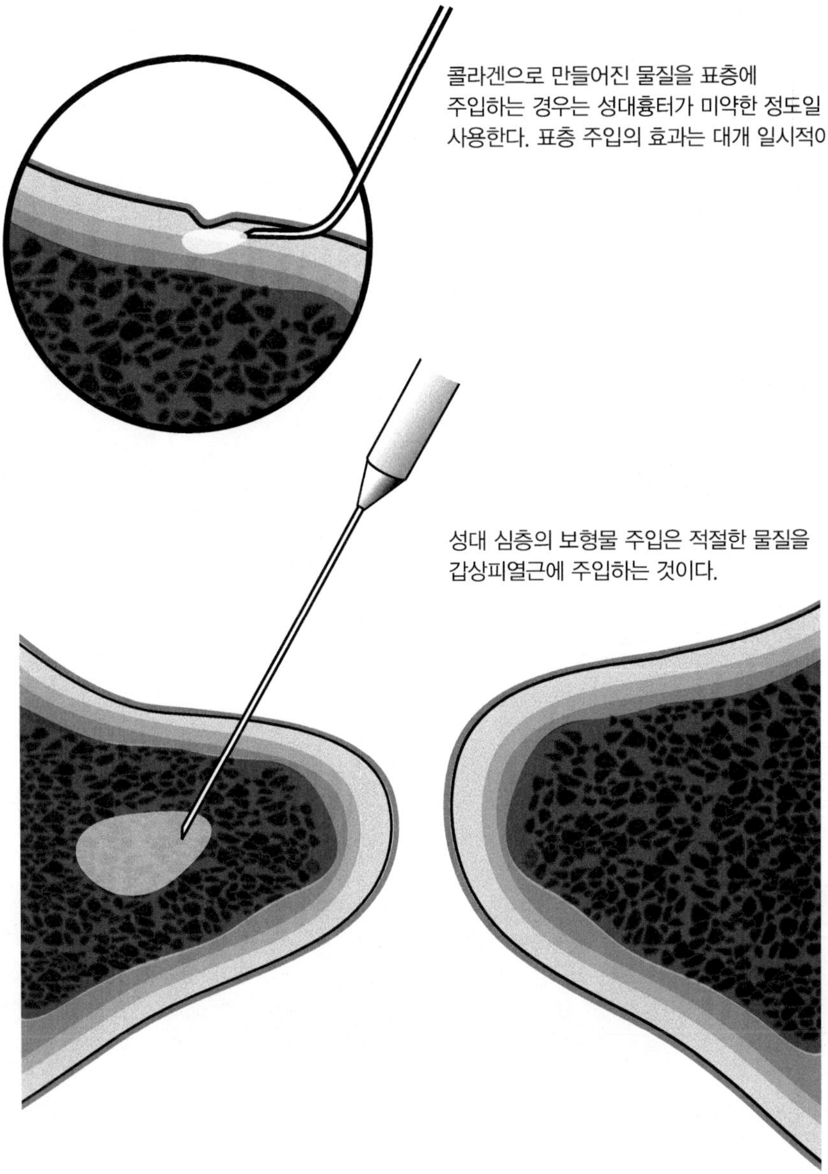

그림 6.3 성대흉터조직 치료를 위한 표층 및 심층 주입술

과 근막이식(fascia transplantation)을 함께 시술하는 과정(FIFT)을 제안했다. 이 과정에서는 성대의 고랑과 성대인대 사이의 연결 부위를 분리한 후 근막을 성대의 덮개층과 몸체(body) 사이에 만들어진 주머니에 주입한다. 주머니를 섬세하게 봉합한 후 연조직에 지방을 주입하여 성대가 내전되도록 한다. 이러한 병용 과정을 통해 Hsiung

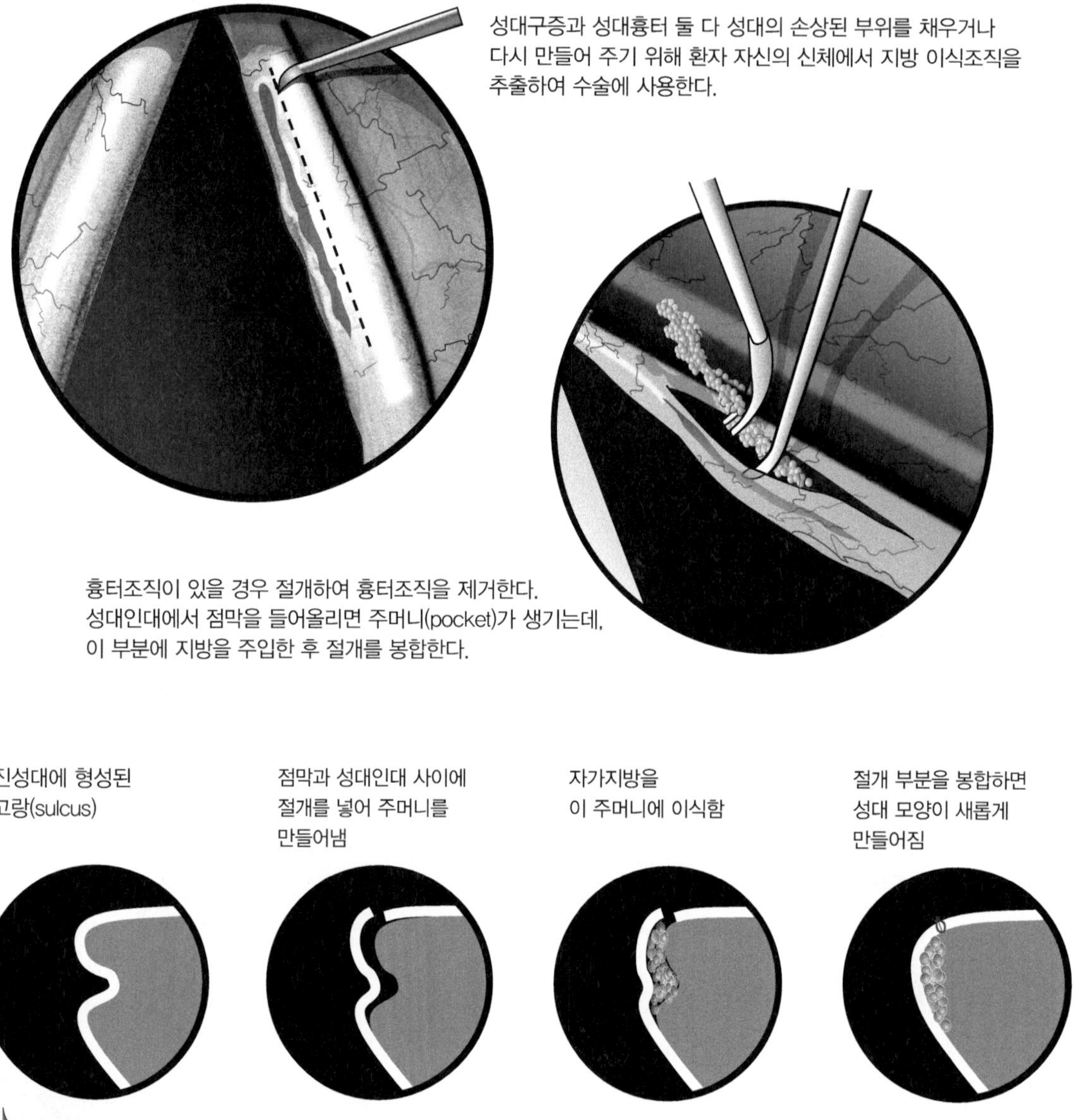

그림 6.4 성대구증과 성대흉터 치료를 위한 지방이식

등(2004)은 환자들의 발성 시간이 증가했고 발성 문제의 전반적인 중증도, 조조성 음성 및 기식성 음성도 모두 개선되었다고 보고했다. 환자 중 72%가 결과에 만족한다고 보고했다.

6.4 후두염

후두염(laryngitis)은 후두에 생긴 염증을 모두 포함하는 통칭적인 용어이다. 정상적인 경우 염증 반응은 필요한 경우에만 나타나며 문제가 완전히 해결되면 그 반응은 사라진다(Scheff et al., 2010). 그러나 염증이 지속되어 건강한 조직에 손상을 줄 때도 있다(Scheff et al., 2010). 염증은 급성적으로 나타나 수일 간 지속되는 경우가 있고 아급성으로 나타나 3주 이내 정도로 지속되기도 하며 만성적으로 나타나 3주 이상 지속되기도 한다. 지속적인 염증은 다양한 질환에 광범위하게 나타난다.

후두염에는 수없이 많은 이유가 있는데 여기에는 바이러스 감염(인플루엔자, 홍역, 이하선염, 수두), 박테리아나 진균 감염, 과도한 음성 사용으로 인한 음성외상, 흡연, 알레르기, 위산역류, 두경부 종양을 위한 방사선치료, 자가면역성 질환(류머티스성 관절염, 루푸스)과 기생충 감염(주혈 편모충 질환, 선모충 질환) 등이 포함된다. 〈표 6.2〉를 참조하라.

그러나 하나 이상의 원인이 나타날 수도 있다. 후두염을 유발하는 바이러스의 호흡기 감염과 더불어 담배도 피우고 성악을 하기에는 부적절한 발성기술을 구사하며 인후두역류로 고생하는 환자도 있을 수 있다. 유아와 아동에게서 나타나는 후두염의 가장 흔한 원인은 급성감염인 반면 감염성이 아니면서 만성후두염을 유발하는 원인들은 성인에게서 더 흔하게 관찰된다(Koufman, 1996). 성인의 경우 인후두역류가 가장 흔한 후두염의 원인이며 그 다음으로는 흡연이 차지한다. 후두염은 모든 연령층에서 나타나지만 성인보다는 유아나 아동에게서 더 흔한데 이들의 후두가 성인보다 더 작기 때문인 것으로 보인다. 후두조직이 부으면 더 작은 후두의 경우 기도가 막힐 수도

표 6.2 **급성, 만성후두염의 원인**

급성	만성
음성외상	음성외상
환경적 자극물	인후두역류
후두기관지염	흡연 및 음주
성문상부 후두염	자가면역성 질환
바이러스 감염	알레르기
박테리아 감염	규칙적인 스테로이드 흡입기 사용
진균 감염	면역약화
삽관(intubation)	만성기침 / 목 가다듬기

있는 반면 후두가 더 크면 똑같은 정도로 부었다고 해도 미치는 영향이 상대적으로 적다.

급성후두염

급성후두염은 감염으로 생기는 경우가 대부분이다(【컬러 삽입 〈그림 6, 7〉 참조】). 급성후두염은 갑자기 생겨나는데 일반적으로 감염은 자기제어(self-limiting)가 가능하기 때문에 대개 10일 이내로 지속된다(Koufman, 1996). 급성감염은 성대가 붓고 부종이 생겨 쉰목소리가 나게 만들며 간혹 실성증까지 유발한다.

환자들은 또한 발화통(odynophonia, 발화 시 통증이 느껴지는 것), 삼킴장애, 연하통(odynophagia, 음식을 삼킬 때 통증이 느껴지는 것)과 호흡곤란을 호소한다. 성대를 시각적으로 검사해 보면 대개 홍반과 부종, 분비물 과다, 불규칙한 성대표면, 비대칭적인 성대진동, 점막파동의 감소, 불완전한 성문폐쇄가 관찰된다(Shah & Shapshay, 2006). 일부 급성후두염 환자에게서는 성대 점막부의 궤양도 관찰되곤 한다(Hsiao, 2011).

대부분의 급성후두염은 양성이지만 일부는 매우 위험할 수도 있는데 유아나 매우 어린 아동의 경우 특히 더 그렇다. **크루프**(croup)라고 더 많이 불리는 급성후두기관염(acute laryngotracheitis)은 매우 어린 아동에게 호발하는 질환이다. 성문하부가 심하게 붓는데 이로 인해 아동들은 '컹컹거리는' 기침을 하게 되며 목이 쉬게 되고 숨을 들이마실 때 쌕쌕거리는 소리를 내게 된다. 기도가 심하게 막혀있을 경우 이 질환은 생명을 위협하기도 한다. 또 다른 심각한 후두염 중 하나는 **급성 상후두염**(acute supraglottitis, 혹은 급성후두개염(acute epiglottitis))이다. 성인과 아동 둘 다에게서 발생할 수 있으나 어린 아동에게서 더 흔히 관찰된다. 이 질환은 심각한 목의 통증, 음식을 삼키기 어려움, 침 흘림 등을 동반한다. 고열을 동반하기도 하고 후두개와 피열후두개주름이 심하게 붓고 충혈되기도 한다. 가능한 한 빨리 약물처치를 하는 것이 중요한데 시간이 지날수록 기도폐색이 심해져 사망에 이를 수도 있기 때문이다.

치료. 급성후두염에 대해서는 대부분 항생제 처방을 하지 않는다(Reveiz, Cardona, & Ospina, 2007). 후두염을 경감시키기 위한 전략으로 상기도를 촉촉하게 유지하기 위해 수증기를 들이마시도록 하고 가능한 한 말을 많이 하지 말아야 하며 부드럽고 '비밀스러운' 목소리로 말하도록 한다. 가능하면 항히스타민제나 코르티코스테로이드 제제는 피하는 게 좋은데 이들은 점막을 건조하게 만드는 경향이 있기 때문이다. 구아이페네신(guaifenesin) 같은 점액용해제는 분비물을 묽게 만들고 제거하는 데 도움을 준다.

만성후두염

3주 이상 지속되는 후두염은 만성으로 분류한다(Shah & Shapshay, 2006). 감염이 지속되면 성대의 상피층에 손상을 입혀 **과각화증**(hyperkeratosis, 점막이 두꺼워짐), 섬유증(fibrosis)이나 성대흉터가 생길 수 있다(Berliti, Omidi, & Wenig, 2005; Dworkin, 2008).

만성후두염은 흡연, 음주 혹은 음성남용 습관이 있는 사람에게서 자주 관찰된다. 음성의 과도한 사용으로 인해 생긴 만성후두염은 용종, 결절 혹은 성대흉터 조직을 유발할 수 있다(Dworkin, 2008). 만성후두염 환자는 습관적으로 기침을 하고 불편한 느낌을 제거하기 위해 목 가다듬기도 종종 하며 위산역류 증세도 보인다. 일부 환자는 직장에서 접하게 되는 환경오염 물질이나 유독물질에 노출됨으로써 문제가 생기기도 하고 유지되기도 한다. 게다가 알레르기도 만성후두염에 영향을 미친다. 만성후두염은 진균감염이 흔한 면역결핍 환자에게서도 나타난다. 그 외에도 연기, 먼지, 국소적으로 성대점막을 건조하게 만들거나 손상을 주는 일반의약품(예, 이뇨제, 혈압강하제, 향정신성 의약품, 항히스타민제, 소염제)이나 처방, 튜브 삽입, 목 부분의 외상, 가성(부식성) 물질의 흡입 등이 있다(Berliti et al., 2005).

만성후두염을 내시경으로 관찰하면 진하고 끈적한 객담과 성대 상피층이 두꺼워져 있는 것을 볼 수 있다. 부드럽고 유연했던 상피층이 섬유화되면 초기에 나타났던 통증은 대개 해소된다. 음성은 대체로 저음도, 쉰목소리, 조조성의 특징을 보이며 음성강도도 약한 편이다.

치료는 후두에 염증을 일으키는 원인을 변별해내고 제거하는 데 초점을 맞춰야 한다. 음성 위생 프로그램도 유용하며 공명음성 치료, 액센트 기법 등 기타 총체적 접근법을 통해 음성과용을 최소화시키는 음성치료도 효과적이다.

위식도역류질환과 인후두역류

위식도역류(gastroesophageal reflux, GER)는 위 안에 있는 내용물이 하식도괄약근(lower esophageal sphincter, LES)을 통해 식도로 이동하는 것을 말한다. LES는 위와 식도 사이 접합 부위의 열고 닫음을 조절하는 역할을 한다. GER은 대개 식후에 나타나는 정상

표 6.3 GERD와 LPR의 차이

GERD	LPR
식도염 동반	식도염은 거의 동반하지 않음
하식도괄약근 문제	상식도괄약근 문제
누워있는 자세에서 밤에 증세가 두드러짐	서 있거나 앉아있는 자세에서 낮에 증세가 두드러짐
가슴통증이 매우 흔함	가슴통증은 흔하지 않음

적인 생리과정 중 하나이다. 그러나 때로 역류가 과도하게 일어나거나 빈번히 일어나는 경우 이는 위식도역류질환(gastroesophageal reflux disease, GERD)이 된다. GERD는 산성이 강한 위 속 내용물(역류물질(refluxate)이라고 함)이 식도나 인두 혹은 구강에까지 영향을 미쳐 식도나 주변 기관에 손상이 생기는 질환을 광범위하게 포괄하는 용어이다(Sataloff, Castell, Katz, & Sataloff, 2006). 인두로 위산이 역류하여 후두 뒤쪽을 자극하게 되는 경우를 인후두역류(laryngopharyngeal reflux, LPR)라고 한다(【컬러 삽입 〈그림 8, 9〉 참조】).

GERD와 LPR에는 몇 가지 중요한 차이가 있다(〈표 6.3〉 참조). 첫째, GERD가 있는 환자는 대개 **식도염**(esophagitis, 식도에 생긴 염증)을 동반하는 경우가 많은 반면 LPR이 있는 환자는 그렇지 않은 경우가 더 많다. 둘째, 대부분의 GERD 환자는 하식도괄약근의 문제를 가지고 있지만 LPR 환자는 상식도괄약근의 문제를 가지고 있다. 셋째, GERD 환자는 대개 누웠을 때 문제가 두드러지기 때문에 밤에 증세가 나타나는 경우가 많은 반면 LPR 환자는 서 있거나 앉아 있을 때 문제가 두드러지므로 낮에 증세가 나타날 때가 많다. 가슴통증은 GERD 환자에게서 흔히 나타나는 반면 LPR에서는 그렇게 흔하지 않다. 그러나 일부 환자는 GERD와 LPR 둘 다의 문제로 고생하는 경우도 있다.

GERD/LPR은 매우 다양한 원인으로 생긴다(〈표 6.4〉 참조). 여기에는 하식도 혹은 상식도괄약근의 압력이 감소하고, 위가 비워지는 시간이 늦어지며, 위의 연동운동이 감소하고, 위산의 생산 및 분비가 늘어나는 문제 등이 포함된다. 특정 음식과 행동이 GERD를 유발한다는 것은 잘 알려진 일인데, 매운 음식을 먹거나, 잘 때가 다 된 시각에 음식을 먹는 것, 흡연 혹은 음주가 영향을 미친다는 것 등이 포함된다. 칼슘채널 차단제, 질산염(nitrate), 베타 차단제(beta-blocker), 프로게스테론 등은 LES의 긴장과 압력을 감소시키기 때문에 GERD를 유발하는 소인이 된다. 담배와 술은 신체가 수행하는 거의 모든 항역류성 기전에 부정적인 영향을 미친다. 예를 들어, 위가 비

표 6.4 GERD/LPR의 원인

하식도 및 상식도괄약근의 압력 저하
위가 비워지는 시간이 늦어짐
위 연동운동의 감소
위산의 생산 및 분비 증가
식사 및 생활방식
약물 복용

표 6.5 LPR과 동반되어 나타나는 것으로 보고된 후두 및 비후두 질환

후두 질환	비후두 질환
성대후부 염증	구강건조증
윤상피열 관절염	부비동염
성문하부 협착	중이염
후두암	수면무호흡증
후두횡격막	흡인성 폐렴
만성적인 기침	숨이 막히는 느낌
지속적인 쉰목소리	목과 턱의 통증
음성 피로	천식
음성 일탈	기관지염
과도한 객담	유아 돌연사 증후군
만성적인 인후염	
간헐적 혹은 만성적인 기도폐색	
쌕쌕거림	
라인케 부종	
접촉성 궤양 및 육아종	
성대후부 협착	
후두경련	
인두의 이물감	
성대결절	
후두연화증	
반복적인 백반증	

출처: Carrau et al.(2004), Chung et al.(2009), Kelchner et al.(2007), Koufman et al.(2002), Pribuisiene, Uloza, Kupcinskas, & Jonaitis(2006), Sataloff et al.(2006).

워지는 시간이 늦어진다거나 LES의 압력 저하, 위 연동운동의 감소, 점막의 저항성 감소, 위산의 생산 및 분비 증가 등이 이들로 인해 나타나는 결과이다(Koufman, 1995;

Qadeer, Colabianchi, Strome, & Vaezi, 2006). 흡연은 산을 중화시키는 데 중요한 역할을 하는 침의 분비를 감소시킨다.

GERD/LPR은 많은 후두 및 비후두 질환의 원인이 되거나 기여하는 요인이 된다 (〈표 6.5〉 참조).

후두손상을 유발하는 기전은 대표적으로 두 가지가 있다. 첫 번째는 역류물질에 의해 후두조직이 직접적으로 손상되는 경우이다. 인두가 후두 바로 위에 위치해 있기 때문에 강한 산성을 가진 역류물질이 쉽게 성대의 후연합에 도달할 수 있다. 섬세하고 예민한 조직을 강한 산이 훑고 지나가게 되면 결과적으로 염증이 생기게 된다(Edmunds, Mudd, Jailwala, Shaker, & Amirlak, 2007; Sataloff et al., 2006). 이는 특히 상식도괄약근의 긴장이 감소하는 밤에 흔히 나타난다. 늦은 밤에 음식을 먹는 것은 위산역류의 원인이 되며 상식도괄약근의 보호기능이 떨어지기 때문에 후두가 역류물질에 직접적으로 노출된다(Kahrilas, 2000).

두 번째 기전은 간접적인 경우로 하식도의 염증으로 미주신경이 자극을 받았을 때 나타난다고 보고 있다. 미주신경이 후두의 내근 뿐 아니라 위를 포함한 다른 많은 내장기관에도 분포한다는 것을 상기해보자. 그러므로 위와 식도에 분포하는 미주신경이 자극을 받으면 반사적으로 기침이 나오거나 목 가다듬기를 하게 된다. 이러한 기침과 목 가다듬기는 후두점막에 손상을 줌으로써 성대출혈 혹은 성대흉터를 유발할 수 있다(Edmunds et al., 2007; Sataloff et al., 2006).

아동 GERD/LPR 환자. LPR의 발생은 유아(infant)와 아동에게서도 널리 나타난다. 그러나 아동에 대한 LPR 진단은 매우 어려운데 소화기관이 아직 미성숙한 유아의 경우 생리적으로 역류가 자주 일어나기 때문이다. 이는 정상적인 역류와 병리적인 역류를 구분하기 어렵게 만든다(Eckley, 2000). 유아에게서 역류가 나타나는 발생률은 18% 정도인데 기관식도 천공, 신경 손상, 삼킴장애가 있는 유아에게서는 70% 이상 관찰된다(Karkos, Leong, Apostolidou, & Apostolidis, 2006). 이런 높은 발생률은 유아와 성인의 소화기관의 차이로 설명될 수 있다. 유아는 식도가 짧고 하식도괄약근이 미성숙하기 때문에 역류가 일어나기 쉽다. 아동은 또한 성인보다 밤에 역류가 일어날 위험성이 더 높다. 아동은 밤에 침을 삼키는 비율이 감소하는데 알칼리성을 가지고 있어 역류물질 속의 강산을 중화시켜 줄 수 있는 침을 통해 식도 안의 산을 중화시킬 수 있는 비율 또한 이와 더불어 감소하기 때문이다(Karkos, Yates, Carding, & Wilson, 2007). 유아의 발생률이 높은 또 다른 이유는 아동이 성인에 비해 물을 더 많이 마시고(아동은 하루에 체중 1kg 당 100~120ml, 성인은 30~50ml), 일시적인 하식도괄약근 이완의 비율이 높기 때문이다(Stavroulaki, 2006). 성인과 마찬가지로 아동의 LPR도 천식, 만성적인 기침, 반복적인 기관지염, **후두연화증**, 후두경련, 성문하부 협착, 중이염, 무호흡증, 급성 경련성 폐쇄성 후두염이나 후두기관염처럼 반복적으로 나타나는 감염성 질환, 부비동염 등과 같이 다양한 호흡기 및 이비인후과적 질환을 유발한다(Karkos et al., 2007; Megale, Scanavini, Andrade, Fernandes, & Anselmo-Lima, 2006; Stavroulaki, 2006).

진단 및 평가. LPR의 진단과 평가는 임상적 징후 및 증세 관찰, 후두내시경, pH 검사와 같은 다양한 방법을 통해 이루어진다. 고전적인 LPR의 후두 징후는 성대의 점막부 혹은 피열연골 위나 피열연골 사이 등의 성대후부를 따라 발생하는 부종 및 홍반이다. 궤양이나 육아종이 나타나기도 한다. 피열연골이 붉게 충혈되고 붓기도 하며 피열연골 사이에 두꺼워진 육아조직층이 형성되기도 한다(Belafsky, Postma, & Koufman, 2001; Dworkin, 2008; Mesallam, Stemple, Sobeih & Elluru, 2007; Sataloff et al., 2006). 성대 및 성대상부에 나타나는 부종은 후두실의 경계를 모호하게 만드는데 그 상태를 **후두실 폐색**(ventricular obliteration)이라고 한다. 부분 후두실 폐색의 경우 후두실 공간이 감소하고 가성대의 가장자리가 모호해진다. 완전 후두실 폐색의 경우 진성대와 가성대가 맞닿아 있고 진정한 의미의 후두실은 사라진 상태가 된다(Belafsky et al., 2001; Dworkin, 2008). 또 다른 후두의 징후로는 가성 구증(pseudosulcus, 연골부를 포함해 성대 길이 전체에 걸쳐 양쪽 성대의 가장자리를 따라 세로로 홈이 파여진 상태), 라인케 부종, 성대결절과 같은 혹, 후두협착증 등이 있다. 그러나 이런 징후들은 LPR에서만 나타나는 것은 아니며 LPR의 징후가 없는 사람에게서도 나타난다(예, Belafsky, Postma, Amin, & Koufman, 2002).

임상적 징후와 증세로는 만성 비염, 만성 부비동염, 만성기침, 잦은 목 가다듬기, 인두의 이물감, 만성 인후염, 이통(귀의 통증—역자 주), 반복적인 폐쇄성 후두염, 천명 같은 호흡기 문제 등이 있다(Block & Brodsky, 2007; Reichel, Dressel, Wiederanders, & Issing, 2008). 이러한 징후는 정상적으로 기능할 시 기도로부터 객담을 제거해 주는 역할을 하는 성대후부 호흡기 점막의 섬모들이 역류물질에 의해 손상되어 결과적으로 객담이 쌓이기 때문에 나타난다(Ford, 2005).

이동형 24시간 이중탐침 pH 검사 15년 이상 이동형 24시간 이중탐침 pH 검사는 LPR을 진단하기 위한 황금기준으로 사용되었다. 이 과정에서 하나의 탐침은 하식도

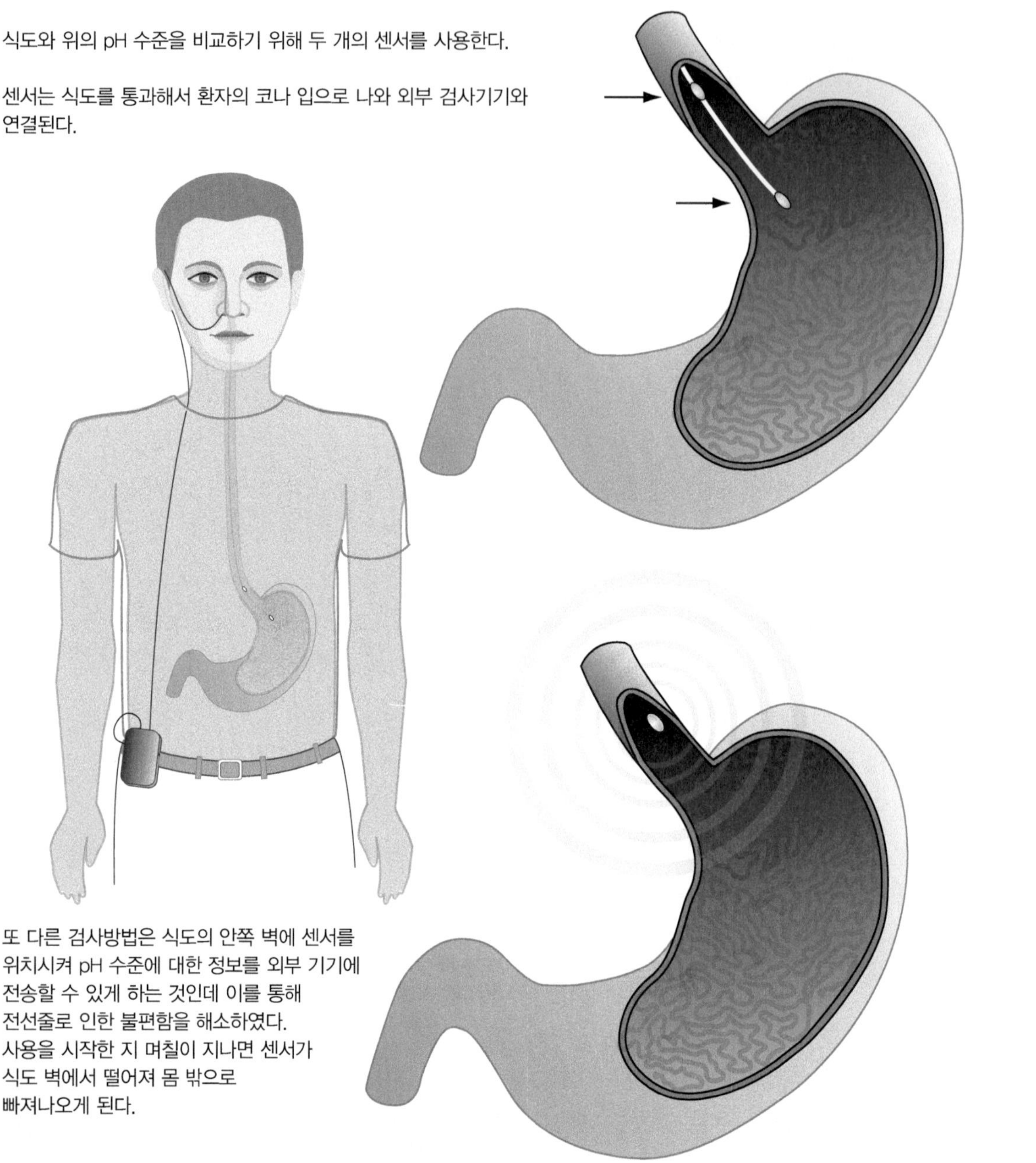

그림 6.5 pH 검사

괄약근보다 약간 위쪽에 위치시키고 다른 하나는 상식도괄약근의 위쪽, 식도와 인두의 경계선 부근에 위치시킨다(〈그림 6.5〉 참조).

검사에서 사용되는 탐침은 이 두 위치에서 감지되는 산도(acid level)를 24시간 동안 모니터한 뒤 그 산도를 정상수치와 비교한다. 산은 pH 점수로 측정하는데 이 점수는 0점부터 14점까지 있다. 7점은 중성임을 나타내는데 산도가 낮을수록 pH 점수는 더 높게 나타난다. 정상적으로 식도는 위보다 pH 점수가 높다(즉, 산성이 약하다). 위는 그 목표점수가 4점이나 그 이상이다.

이중탐침 검사가 널리 쓰이는 반면, 많은 전문가들이 이 검사에 대한 문제점을 지적하고 있다. 그 중 하나는 pH 검사기기가 LPR 진단을 단정짓거나 배제할 수 있을 정도로 충분히 예민하지 않다는 것이다. 적은 양의 LPR은 증세가 없는 사람에게서도 흔히 나타나기 때문에 정상적인 역류와 병리적인 역류 사이의 경계를 모호하게 한다(Karkos et al., 2007). 또 다른 문제는 하인두의 pH 값이 아직 알려져 있지 않기 때문에 GERD의 진단기준을 LPR에는 적용할 수는 없다는 것이다(Karkos et al., 2007). 문헌조사 결과, Joniau, Bradshaw, Esterman, Carney(2007)는 대다수 환자에게서 LPR의 임상적 진단을 24시간 pH 검사만으로는 확정지을 수 없으며 이로 인해 LPR이 과잉진단되고 있다고 보고했다. Ford(2005)도 LPR에 대한 관심이 높아진 지금에는 감염, 음성과용으로 인한 외상, 알레르기, 흡연, 환경오염물질의 흡입 등의 경우에도 관찰되는 과도한 목 가다듬기, 기침, 쉰목소리, 이물감 등을 LPR의 증세로 과잉진단하기 쉽다고 지적했다.

LPR의 진단이 쉽지 않은 이유는 또 있다. 첫째, 그 상태가 드러나지 않을 수도 있다. 즉, 문제를 가지고 있는 환자임에도 본인은 그 사실을 모르고 있을 수 있다는 것이다(Connor, Palazzi-Churas, Cohen, Leverson, & Bless, 2007). Reulbach, Belafsky, Blalock, Koufman, Postma(2001)는 40세 이상이면서 GERD나 LPR 진단을 받지 않았으며 음성이나 삼킴의 문제를 호소하지도 않는 100명 중 거의 2/3가 후두 검사 결과 임상적으로 LPR의 소견을 보였다고 했다. 둘째, 이물감, 목 가다듬기, 음성 문제 등 LPR에서 관찰되는 많은 징후를 건강한 사람에게서도 관찰되는 정상적인 것으로 본다는 것이다(Connor et al., 2007). 이런 사람들은 그들의 증세에 대해 별로 신경을 쓰지 않거나 의사의 처방도 없이 약국에서 일반의약품을 사서 복용하는 정도로 그치고 있다. 또 다른 문제로 LPR의 일반적 양상은 증세가 간헐적으로 오래 나타난다는 것인데 이는 진단을 더욱 어렵게 한다(Stavroulaki, 2006). 다른 전문가와 마찬가지로, Stavroulaki는 24시간 이중탐침검사가 LPR을 진단하는 데 가장 많이 사용되는 방법이기는 하지만 증세가 간헐적으로 나타날 경우에는 적합하지 않다고 했다. 또한 침습적인 방법이 환자의 일상생활에 막대한 영향을 미치며 위쪽(upper) 센서에 대한 규준치가 정해지지 않은 것도 문제점으로 지적하였다. 기타 문제로 부정 오류(false negative. 실제로 있는 문제를 없다고 해석하는 오류—역자 주)가 많이 나타난다는 점, 식도 산성화가 짧게 일시적으로 나타날 때(15초 이하) 감지하지 못하는 점, 산성이 없는 역류까지 포함시킨다는 점 등이 있다. 게다가, 후두 증세와 LPR로 보고된 pH 검사 결과 사이의 상관성이 그렇게 강하지 않은 것으로 나타났다.

pH 결과를 해석하는 문제를 더욱 어렵게 만드는 것은 GERD와 LPR의 기준이 다르다는 것이다. 이는 식도의 상피층보다는 후두의 상피층이 역류로 인한 손상에 더 취약하기 때문이다(Carrau et al., 2005; Stavroulaki, 2006). 그러므로 병리적 LPR을 규정지을 수 있는 명확한 정의가 아직은 없다고 볼 수 있다. 마지막으로 LPR 환자는 종종 보상적인 음성 산출 행동을 보이는데 이로 인해 근긴장성 발성장애(muscle tension dysphonia)가 나타날 수 있으므로 둘 사이의 변별진단도 쉽지 않다(Ross, Noordzji, & Woo, 1998).

역류소견점수와 역류증상지표 Belafsky, Postma, Koufman(2001)은 후두내시경을 사용해서 LPR의 가장 흔한 징후들에 대한 평정 도구인 역류소견점수(Reflux Finding Score, RFS)를 개발했다(〈표 6.6〉 참조). 이 징후들은 존재 유무와 중증도에 따라 수량화되는 데 문제가 없음을 나타내는 0점부터 26점(가장 나쁜 상태)까지 있다. 7점 이상 점수를 받으면 LPR이 있을 확률이 95%가 된다고 한다.

Belafsky, Postma, Koufman(2002)은 환자 스스로가 증세의 유형과 중증도에 대해 보고하는 설문지인 역류증상지표(Reflux Symptom Index, RSI)도 개발했다(〈표 6.7〉 참조). 증세는 5점 척도로 점수를 주게 되는데 0점은 전혀 없다는 의미이고 4점은 문제가 심각하다는 의미이다. 연구자가 제시한 통계분석 결과에 따르면 RSI 점수가 13점보다

표 6.6 역류소견점수(Reflux Finding Score)

1. 가성 구증/성문하부 부종 (0 = 없다, 2 = 있다)
2. 후두실 폐색 (0 = 없다, 2 = 부분 폐색, 4 = 완전 폐색)
3. 홍반/충혈 (0 = 없다, 2 = 피열연골만 그렇다, 4 = 넓게 퍼져 있다)
4. 성대부종 (0 = 없다, 1 = 약간, 2 = 중간, 3 = 심각, 4 = 용종형)
5. 미만성 후두부종 (0 = 없다, 1 = 약간, 2 = 중간, 3 = 심각, 4 = 폐쇄)
6. 후연합 비대 (0 = 없다, 1 = 약간, 2 = 중간, 3 = 심각, 4 = 폐쇄)
7. 육아종/육아조직 (0 = 없다, 2 = 있다)
8. 진한 후두내 객담 (0 = 없다, 2 = 있다)

출처: "The Validity and Reliability of the Reflux Finding Score(RFS)," by P. C. Belafsky, G. N. Postma, & J. A. Koufman, 2001, *The Laryngoscope*, *111*, pp.1313-1317. Copyright Wiley & Sons.

표 6.7 역류증상지표(Reflux Symptom Index)

지난 달에 아래의 문제들이 당신에게 어느 정도의 영향을 미쳤습니까?
적절한 점수에 동그라미를 치십시오(0 = 문제가 별로 없었다, 5 = 문제가 심각했다).

1. 쉰목소리 등의 음성 문제
2. 목 가다듬기
3. 과도한 객담 혹은 후비루(postnasal drip. 분비물이 코 뒤로 넘어감–역자 주)
4. 음식, 물 혹은 알약을 삼키기 어려움
5. 뭔가를 먹은 뒤거나 누워있을 때 기침이 나옴
6. 숨 쉬기가 어렵거나 숨이 막히곤 함
7. 기침 때문에 고생을 많이 함
8. 목에 뭔가 덩어리가 걸려있는 듯한 느낌
9. 가슴통증, 소화불량, 혹은 위산이 넘어오는 느낌

출처: "Validity and Reliability of the Reflux Symptom Index(RSI)," by P. C. Belafsky, G. N. Postma, & J. A. Koufman, 2002, *Journal of Voice*, 16, pp.274-277. Copyright 2002 by the Voice Foundation.

높을 경우 비정상이라고 본다.

이 두 가지 척도는 LPR의 증세와 징후를 보고하는 데 널리 사용되어 왔다. Kelchner 등(2007)은 LPR의 증세를 평정하는 데 RFS를 사용하여 이비인후과 의사와 언어치료 전문가 사이의 평정자 간 신뢰도를 알아보았다. 언어치료 전문가 간의 신뢰도는 높았으나 이비인후과 의사의 평정이 포함되면 신뢰도가 감소하였다. 가장 높은 일치도를 보인 항목은 후두실 폐색, 성대부종과 육아종이었다. 이에 연구자들은 전문가 간의 밀접하고도 지속적인 융합을 표준으로 하는 것이 이상적인 임상현장의 형태이지만 검사결과에 따라 병증의 유무와 정도를 해석하는 것은 매우 다양하게 나타난다고 했다. Musser, Kelchner, Neils-Strunjas, Montrose(2010)는 건강한 사람과 24시간 이중탐침 pH 검사 결과 LPR이 의심되는 환자를 대상으로 RSI 점수와 RFS 점수를 비교해 보았다. 오직 RSI만이 실험군과 통제군을 변별할 수 있었다. RFS와 RSI는 유의한 상관성을 보이지 않았다. RSI 점수와 LPR 간에는 상관성이 있기는 하였으나 LPR의 증세를 보인 참여자 중 70%가 정상 pH 점수를 보였다. 연구자들은 RSI는 현재 상기도의 문제가 있으며 이것이 장차 LPR로 진행될 수도 있는 환자들을 과잉변별할 수 있다고 했다. 알레르기, 천식, 후비루, 만성적인 코피, 부비동염, 상기도 감염, 성대 과기능으로 인한 음성외상, 음주 혹은 흡연 등은 비슷한 문제를 보이기 때문에 RSI 점수가 부풀려졌을 수도 있다. 연구자들은 또한 RFS와 LPR의 신체적 징후 사이의 일치도는 충분치 않다고 보고했다. 이를 통해 연구자들은 정상에서도 나타나는 해부학적 다양성이 LPR의 긍정오류(falsely positive)를 유발할 수 있다고 했다.

RSI는 아동의 평가를 위해 부모를 대신 활용하는 도구로 사용되어 왔다(Simons et al., 2008). LPR은 아동 음성 문제의 흔한 원인이며 그 증세는 성인과 별 차이가 없는 것으로 나타났다(Block & Brodsky, 2007; Karkos et al., 2006; Shah, Woodnorth, Glynn, & Nuss, 2005). 간혹 부모가 아동의 상태에 대해 잘 모르는 경우도 있기 때문에, 부모와의 면담뿐 아니라 아동에게 친근한 용어를 사용해서 아동에게 직접 역류와 관련된 증세에 대해 물어보는 것도 중요하다(Theis & Heatley, 2009).

LPR이 삶의 질에도 영향을 미칠 수 있다. LPR 환자들에게 영향을 미치는 중요한 문제로 음성 문제, 만성 기침, 목 가다듬기, 삼킴 문제의 4가지가 있다(Lenderking et al., 2003). Carrau 등(2005)은 LPR 환자의 건강 관련 삶의 질을 평정하기 위해 검사도구를 개발하였다(LPR-HRQL). 이 도구는 음성/쉰목소리, 기침, 목 가다듬기, 삼킴, 그리고 그 문제가 전반적으로 미치는 영향의 5가지 영역을 평정하고 있다(〈표 6.8〉 참조). 처음 네 개 영역은 7점 척도로 평정하고 마지막 영역은 10점 척도로 평정한다. 점수가 높을수록 LPR이 그 환자의 삶에 영향을 미치는 정도는 높아진다고 볼 수 있다.

치료. GERD나 LPR의 치료는 다양한 측면에서 이루어지며 식이 및 생활방식(diet and lifestyle)의 수정, 항역류성 약물이나 위장운동 촉진제와 같은 약물 복용, 심각한 경우에는 수술을 통해 산도(acid level)를 감소시키는 데 목표를 두고 있다. LPR은 해부학적으로 여러 위치에서 나타나 그 징후와 증세도 광범위한 스펙트럼을 이루기 때문에 환자의 치료는 이비인후과 의사, 일반내과 의사, 소화기내과 의사, 언어치료 전문가, 호흡기내과 의사, 심리학자, 영양사 등이 포함된 다자간 팀 접근을 통해 진행되어야 한다. LPR 환자는 성대를 과도하게 사용하여 음성 문제를 보완하려고 하기 때문에 근긴장성 발성장애의 문제를 흔하게 보이므로 음성치료가 필수적이다.

식이 및 생활방식의 수정 GERD와 LPR의 발생에 여러 음식이 관여되어 있다는 사실은 매우 잘 알려져 있다. 예를 들어, 지방, 술, 초콜릿, 감귤, 토마토가 들어간 음식, 매운 음식 등이 여기에 해당된다. 술, 담배뿐만 아니라 이런 음식도 하식도괄약근의 압력에 영향을 미치며 이는 위 속의 내용물이 외부로 빠져나가는 것을 더욱 쉽게 해준다. 늦은 밤에 잠자리에 들기 직전에 음식을 먹거나 식사 직후 과하게 운동을 하는 습관, 흡연도 GERD의 원인이 된다. 늦은 시간에 음식을 먹고 바로 누워 잔다는 것은 중력을 이용해 위 속의 내용물을 위 속에 잡아둘 수 없게 된다는 것을 의미한다. 역

표 6.8 LPR 환자의 건강관련 삶의 질(LPR-HRQL)

음성/쉰목소리(7점 척도로 평정함)

1. 일을 하기가 어렵다.
2. 목소리에 만족한다.
3. 의사소통하기가 어렵다.
4. 다른 사람이 불편해한다.
5. 노래를 부를 수 없다.
6. 다른 사람이 신경쓰는 것 같다.
7. 안 쓰다가 쓰면 목소리가 안 좋다.
8. 긴장으로 목소리 내기가 피곤하다.
9. 목소리 때문에 당황스럽다.
10. 말하는 것을 피한다.
11. 직업을 수행하기 어렵다.
12. 음성을 영원히 잃을까봐 두렵다.
13. 전체적으로 음성/쉰목소리가 영향을 미치는 정도

기침(7점 척도로 평정)

14. 기침 때문에 당황스럽다.
15. 사람이 많이 모이는 행사를 피한다.
16. 방을 나와야 할 정도다.
17. 아픈 것처럼 보인다.
18. 홀에서 주의를 끌게 된다.
19. 기침이 아무 때나 나올까봐 걱정된다.
20. 전체적으로 기침이 영향을 미치는 정도

목 가다듬기(7점 척도로 평정)

21. 사람들이 알아차린다.
22. 성생활을 방해한다.
23. 우정에 영향을 미친다.
24. 말하기를 어렵게 만든다.
25. 너무 자주 해서 걱정된다.
26. 사람이 모이는 일은 피하게 된다.
27. 전체적으로 목 가다듬기가 영향을 미치는 정도

삼키기(7점 척도로 평정)

28. 삼키기가 어렵다.
29. 여러 사람과 같이 하는 식사는 피한다.
30. 자다가 숨이 막힐까봐 두렵다.
31. 목 안이 타는 것처럼 아프다.
32. 자고 일어났을 때 숨이 차다.
33. 전체적으로 삼킴이 영향을 미치는 정도

전체적인 영향(10점 척도로 평정)

34. 에너지에 미치는 영향
35. 직업 생산성에 미치는 영향
36. 사회 관계에 미치는 영향
37. 친근한 관계에 미치는 영향
38. 성생활에 미치는 영향
39. 수면에 미치는 영향
40. 누워있을 때 나타나는 문제
41. 자아인식에 미치는 영향
42. 생활방식에 미치는 영향
43. 삶을 즐기는 방식에 미치는 영향

출처: "Validation of a Quality-of-Life Instrument for Laryngopharyngeal Reflux". by R. L. Carrau, A. Khidr, K. F. Gold, J. A. Crawley. E. M. Hillson, J. A. Koufman, C. L. Pashos, 2005, *Archives of Otolaryngology-Head & Neck Surgery*, 131(4), pp.315-320. .

류를 조절하기 위한 초기 혹은 첫 번째 단계로서 식이 및 생활방식을 수정하도록 하는 것은 매우 일반적인 조치이다(〈표 6.9〉 참조).

표 6.9 GERD/LPR의 치료를 위한 식이 및 생활방식 수정 기법

음식/음료 제한	생활방식 관련 요인
카페인	금연
토마토가 들어간 음식	간접흡연 피하기
감귤	잠자기 2~3시간 전에 음식 섭취 피하기
초콜릿	식후 최소 1시간은 지난 후에 운동
탄산음료	침대에서 머리를 높여서 눕기
레드 와인	필요한 경우 체중감량
지방이 많이 함유된 음식	항콜린제, 칼슘채널 차단제, 항생제, 아스피린,
매운 음식	NSAID(비스테로이드성 소염제)의 복용 피하기
민트	성대에 나쁜 영향을 미치는 행동 수정

출처: Ford(2005), Khan, Hashmi, Elahi, Tariq, & Ingrams(2006), Sataloff et al.(2006)

식이와 생활방식 수정이 GERD와 LPR 치료에 널리 쓰이기는 하지만 최근의 체계적인 문헌연구에서 볼 수 있듯이 그 효과를 강력하게 뒷받침해 줄 수 있는 문헌적 증거는 많지 않다(예, Kaltenbach, Crockett, & Gerson, 2006; Meining & Classen, 2004). 예외는 체중감량과 침대에서 머리를 높여서 눕도록 하는 것인데 이는 환자의 pH 프로파일과 증세를 개선시킨다고 보고되었다(Kaltenbach et al., 2006). Wo, Goudy, Winstead, Mohiuddin(2003)은 최근 LPR을 진단받은 환자를 대상으로 식이와 생활방식 수정의 효과에 대해 조사해 보았다. 음주, 흡연, 간접흡연, 카페인 및 초콜릿 섭취, 밤늦게 먹기, 성대에 손상을 주는 음성 사용 행동에 대해 자료를 수집했다. 각각의 환자들은 매일 이물감, 기침, 인후염, 쉰목소리, 목 가다듬기, 객담이 생기는 정도에 대해 기록하였다. 35%의 환자가 전체 점수에서 50% 이상 개선된 소견을 보였으며 나머지 환자 중 35%는 50% 이하이기는 하지만 어느 정도 개선된 소견을 보였다. 이물감, 인후염에서는 변화가 없는 것으로 보고되었다. 그럼에도 불구하고 연구자들은 LPR 환자들이 식이와 생활방식에 대한 상담을 받게 될 경우 약물치료 없이도 증세가 개선될 수 있다고 결론지었다.

항역류성 약물치료. 항역류성 약물로는 H2 차단제, 프로톤 펌프 억제제(proton pump inhibitors, PPIs), 위장운동 촉진제 등이 있다. 이 약들은 위에서 분비되는 산의 양을 감소시키거나 식도가 음식을 이동시키는 속도를 증가시킨다. 항역류성 약물은 GERD나 LPR 환자에게 매우 흔하게 처방되는데 대개 식이 및 생활방식 수정에 대한 권고사항 전달과 함께 이루어진다. 의사의 처방 없이도 살 수 있는 일반의약품으로서 시중에서 판매되고 있는 H2 차단제나 PPI 제제를 환자가 임의로 구입해서 복용하는 경우도 매우 흔하다.

H2 차단제 H2 차단제는 히스타민 수용 억제제, 즉 항히스타민 계열 약품이다. 이들은 위에서 위산을 만들어내는 세포에서 발견되는 히스타민 수용체를 차단하는 기능을 한다. 이는 위산분비를 감소시키기는 하지만 완전히 차단시키지는 않는다. 이들은 일반의약품으로도 구입이 가능하며 시메티딘(타가메트), 파모티딘(펩시드), 라니티딘(잔탁) 등에 포함되어 있다. 이들은 GERD 증세가 약하거나 중간 정도인 환자들에게 유용하지만 심각한 경우에는 효과가 떨어진다. H2 차단제는 종종 PPI 치료에 함께 사용되는데 이를 통해 밤에 증세가 나타나는 것을 예방하거나 PPI 제제 복용을 차차 줄여야 하는 환자에게 적용하여 효과를 볼 수 있다(Stavroulaki, 2006).

프로톤 펌프 억제제 '프로톤 펌프'라는 용어는 위에서 위산을 만들어내는 세포 안에 존재하는 분자를 말한다. PPI 제제는 세포가 산을 분비하지 못하도록 작용한다. PPI 제제는 일반의약품으로 구입할 수도 있고 의사의 처방으로 구입할 수도 있는데 에소메프라졸(넥시움), 란소프라졸(프레바시드), 오메프라졸(프리로섹), 판토프라졸(프로토닉스), 라베프라졸(아시펙스) 등이 해당된다.

PPI 치료는 LPR 환자에게 고려해 볼 수 있는 치료방법이다(Sataloff et al., 2006). GERD의 증세는 대개 2~3개월 이내에 PPI 제제에 반응을 보이지만 LPR의 증세가 개선되려면 6개월 혹은 그 이상의 시간이 필요하다(Sataloff et al., 2006). PPI 제제뿐만 아니라 H2 차단제도 밤에 위산이 역류하는 증세를 예방하기 위해 사용할 수 있다. PPI 치료에도 불구하고 천식, 기침, 혹은 LPR 환자 중 30%는 지속적으로 비정상적인 위산분비의 증세를 보이게 되며 이 때문에 투여량 증가의 필요성을 보이곤 한다(Sataloff et al., 2006).

PPI 제제는 장기복용해도 안전하다고 알려져 있다. 그러나 명심해야 할 몇 가지 유의사항이 있다. 첫째, 두 종류의 PPI 제제(오메프라졸과 란소프라졸)은 아동에게도 사용할 수 있다는 FDA의 승인을 받았지만 1세 이하의 유아에게도 사용할 수 있다는 승인을 받은 것은 아니다(Stavroulaki, 2006). 둘째, 일부 환자는 오메프라졸에 내성이 있을 수 있으며 처음에는 반응을 잘 보이던 환자에게서도 후에 내성이 나타날 수 있다(Sataloff et al., 2006). 셋째, 많은 환자들이 젊은 층에 속하기 때문에 오랫동안 많은 용량의 항역류성 약물을 복용할 필요가 있다. 오랜 기간 동안 복용했을 때 미치는 영향에 대해서는 아직 뚜렷하게 밝혀진 바가 없다(Sataloff et al., 2006). 넷째, 값이 비싸기 때문에 이러한 비용적 측면의 문제가 일부 환자에게는 부담으로 작용해서 치료계획에 대한 협조가 부족하게 된다. 다섯째, 약물이 위산분비를 억제하고 역류물질의 산성을 중화시킴으로써 증세를 통제할 수는 있으나 질환을 치료해 주지는 못한다. 일부 환자는 어느 정도의 역류를 지속적으로 경험하며 중성 액체(neutralized fluid)나 담즙염(bile salt)의 흡인이 일어나기도 한다. 이는 목 가다듬기, 과도한 객담, 기침 등의 증세를 지속시킨다(Sataloff et al., 2006). 마지막으로, LPR의 치료는 GERD보다는 더 적극적으로 시행해야 하며 더 오래 걸리는 경우가 많은데 이는 식도보다는 후두가 역류로 인해 손상되기가 더 쉽기 때문이다(Koufman, Aviv, Casiano, & Shaw, 2002). LPR 환자의 대다수는 최소 하루 2번은 PPI 제제를 복용해야 하는데 이는 PPI 제제 중 위산을 억제할 수 있는 시간이 16.8시간 이상인 제제는 없기 때문이다(Koufman et al., 2002).

PPI 효과에 대한 연구 오메프라졸은 LPR에 대해 가장 철저히 조사된 PPI 제제였다(Edmunds et al., 2007). Kamel, Hanson, Kahrilas(1994)는 초기의 식이 및 생활방식 수정 기법에 반응을 보이지 않은 LPR 환자를 대상으로 연구를 진행했다. PPI 치료 6주 후 환자의 후두 및 식도 증세에 대한 점수는 유의하게 개선되었다. 대조적으로, 모든 환자가 치료가 중단된 후 6주 이내에 증세가 다시 나타났다. Hanson, Kamel, Kahrilas(1995)는 LPR의 후두 증세가 약한 환자(성대후부 홍반), 중간 정도인 환자(현저한 홍반, 분비물 증가, 점막의 과립상), 심각한 환자(궤양, 육아조직, 과각화증)를 대상으로 연구를 진행했다. 환자들은 H2 차단제를 처방받았다. 파모티딘에 반응하지 않는 환자에게는 PPI 제제 처방이 내려졌다. Hanson 등은 증세가 약한 환자와 후두조직의 변화가 미약한 환자들은 적은 양의 H2 차단제에도 반응을 보였으나 심각한 후두염 환자에게는 증세의 완화를 위해 PPI 치료가 필요했다고 했다. Selby, Gilbert, Lerman(2003)은 LPR 환자를 대상으로 청지각적 및 음향학적 자료를 수집했다. 치료 전 평가 직후 의사가 항역류성 치료 프로그램을 처방했고 이는 8~10주간 지속되었다. 치료는 식이 및 생활방식 수정, PPI 제제 처방, 음성과용을 제거하기 위한 행동수정적 음성치료(부드러운 시작, 근긴장 감소, 호흡지지 개선)로 구성되었다. 음향학적 자료는 치료 전과 후가 별다른 차이를 보이지 않은 반면 환자의 쉰목소리는 전체적으로 개선된 것으로 나타났다. Reichel 등(2008)은 위약(placebo) 치료 효과와 PPI 치료 효과를 비교하기 위해 RSI를 사용하는 잘 통제된 연구를 진행했다. 연구자들은 치료 후 6주 이내에 유의한 위약효과가 나타나는 것을 알게 되었다. 치료 후 3개월이 지났을 때 오직 PPI 치료를 받은 환자들만이 RSI 총점의 유의한 감소를 보였다.

위장운동 촉진제 **위장운동 촉진제**는 식도의 근기능(식도 연동운동)을 개선시키는 약제로서 이를 통해 음식과 물이 위장관(gastrointestinal tract)을 원활히 이동할 수 있도록 한다(Edmunds et al., 2007). 그러나 이러한 약제는 심박수를 증가시키기 때문에 심각한 심혈관 질환이 부작용으로 나타날 수 있다. 그런 약제 중 하나인 시사프리드도 심실성 부정맥(ventricular arrhythmia)과 같은 부작용 때문에 사용이 중단되었다. 또 다른 약제인 테가세로드도 협심증, 심근경색, 뇌졸중과 같은 부작용 때문에 2007년 3월에 미국 시장에서 일시적으로 철수되었다. 그러나 2007년 7월부터는 과민성 대장 증후군 혹은 원인불명의 만성 변비환자이면서 55세 이하이고 심장질환이 없으면서 반드시 약을 복용해야 하는 환자들에게 제한적인 사용이 허용되고 있다.

수술. 수술은 위산역류를 완전히 차단하는 유일한 방법이다. 역류성 질환에서의 인후두 상태는 보존적 처치에는 반응을 잘 보이지 않으며 수술적 처치가 효과적일 때도 있다(Stavroulaki, 2006). GERD/LPR 환자에게 고려해 볼 수 있는 수술적 처치는 1950년대에 이 수술을 처음 시술한 의사의 이름을 붙인 니센 위저추벽성형술(Nissen fundoplication)이다. 이 술식은 복강경을 이용하기도 하고 개복수술 기법을 이용하기도 하는데 위저(gastric fundus, 위의 윗부분)를 이용하여 식도의 아랫부분을 감싼 다음(이 과정을 추벽이라고 함, plicating) 적절한 위치에 봉합하는 방법이다. 이에 따라 위가 수축하면 식도도 차단되어 내용물이 역류하지 못하게 된다(〈그림 6.6〉 참조).

통상적인 개복수술 기법이나 복강경을 이용한 위저추벽성형술을 받은 환자들 중 대략 80~90%가 증세가 없어지거나 아주 미약한 증세만 보이는 것으로 보고되었다(Edmunds et al., 2007). Westcott 등(2004)은 다양한 후두 문제를 보이는 환자와 다른 의학적 처치에는 반응을 보이지 않는 환자들의 수술 후 RSI, RFS와 삶의 질 점수가 개선된 것으로 보고했다.

위저추벽성형술뿐만 아니라 2000년 이후에는 효과적인 다른 내시경 기술도 사용되었다. 이들은 주로 위식도 접합부 주변지역을 조이거나 두껍게 하려는 의도로 시술된다. FDA 승인된 치료로 EndoCinch(내시경을 이용하여 접합부를 봉합하는 방법), Stretta 기법(접합부에 고주파 에너지 제공), Enteryx(접합부에 보형물 주입) 등이 있다. 그러나 Enteryx는 주입한 보형물이 식도벽을 지나 흉강으로 침습되기도 하는 등의 부작용이 보고되어 리콜되었다.

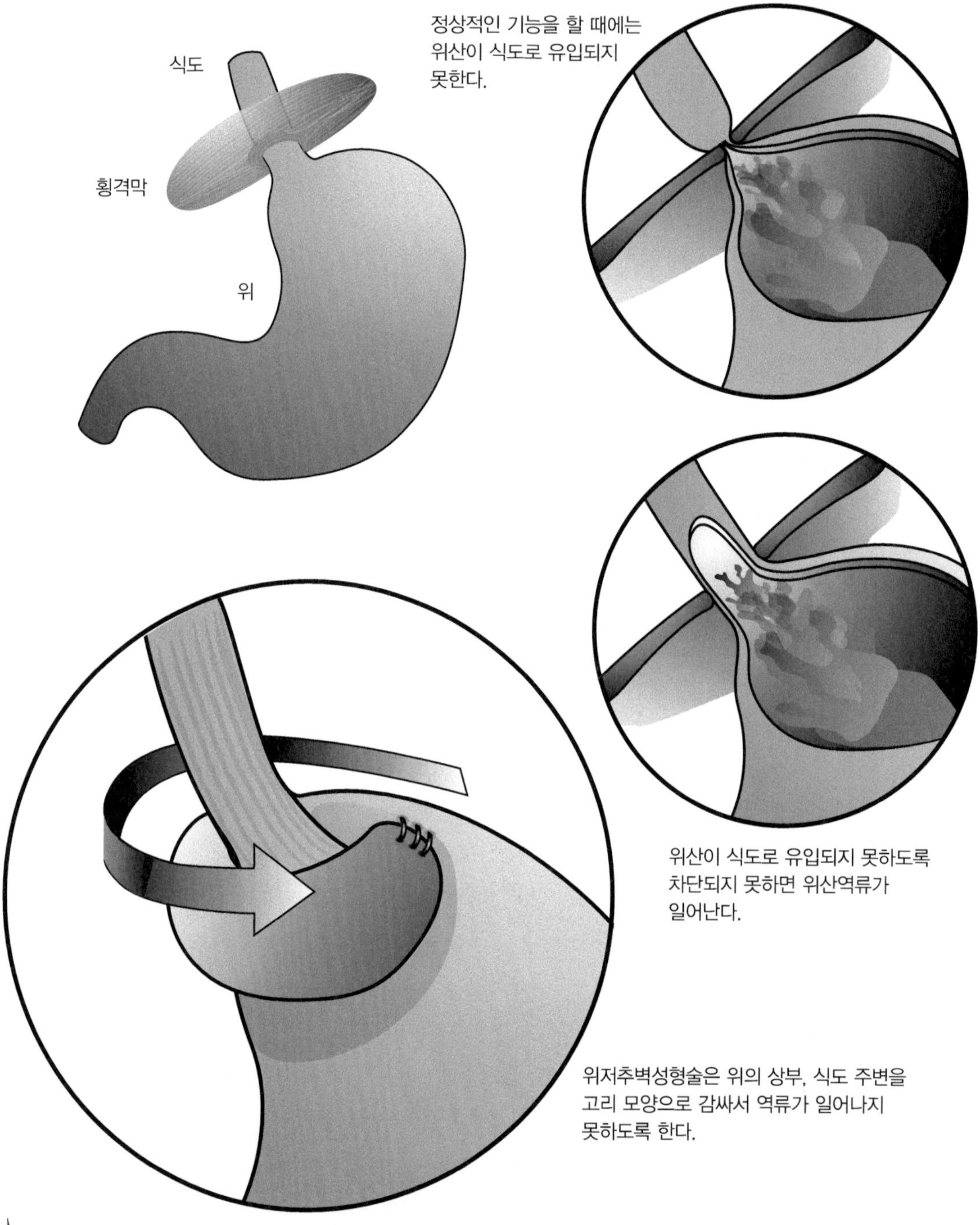

그림 6.6 위저추벽성형술

6.5 염증성 자가면역 질환

자가면역 질환은 신체가 자신의 세포에 대해 이상반응을 보임으로써 나타나는 질환이다. 후두에 영향을 미치는 염증성 자가면역 질환(inflammatory autoimmune diseases)도 있는데 전신 홍반성 낭창(systemic lupus erythematosus, 루푸스), 재발성 다발연골염(relapsing polychondritis), 류머티스 관절염(rheumatoid arthritis) 등이 있다.

전신 홍반성 낭창

전신 홍반성 낭창(SLE)은 결합 조직, 혈관과 점막에 손상을 주는 진행성 질환이다(Ozcan et al., 2007). 이 질환을 가지고 있는 환자 중 대략 1/3 정도가 염증, 감염, 성문하부 협착, 후두개염 등 후두 문제를 가지고 있는 것으로 보고되었다(Teitel, Mackenzie, Stern, & Paget, 1992). 질환이 진행됨에 따라 성대점막이 차차 두꺼워지며 염증으로 인해 흉터가 생길 수도 있다(Smith, Ward, & Berci, 1978). 윤상피열관절염도 SLE가 있는 환자에게서 흔하게 나타나며 재발성 후두신경손상으로 성대마비가 발생한다는 보고도 있었다(Schwartz & Grishman, 1980). 후두에서 나타나는 증세는 가볍게는 쉰목소리가 나는 것부터 심각하게는 생명을 위협할 정도의 기도폐색이 나타날 정도로 광범위하게 나타난다(Ozcan et al., 2007; Tsunoda & Soda, 1996). 치료는 주로 전신성 코르티코스테로이드 제제 처방으로 이루어지는데 이는 후두의 증세를 감소시키는 데 효과가 좋은 것으로 알려져있다(예, Ozcan et al., 2007; Tsunoda & Soda, 1996).

재발성 다발연골염

재발성 다발연골염(RP)은 결합 조직, 특히 귀, 코, 후두, 기도, 눈, 심장판막, 신장과 혈관 등의 결합 조직에 염증이 빈번하게 나타나는 것이 특징이다(Bandi, Munnur, & Braman, 2002). 이 질환은 종종 류머티스 관절염이나 그 외 결합 조직 질환과 함께 나타난다. 후두, 기도와 기관지에 문제가 생기면 구조물을 지지해 주는 연골이 무너지게 되므로 호흡에 심각한 문제가 생긴다. 사실 이 질환으로 고생한 지 5년 이내에 사망하게 되는 비율이 30%에 도달한다(*The Merck Manual*, 2005, www.merck.com/pubs/mmanual/section5/chapter50/50d.htm).

RP는 남자보다는 여자에게서 더 흔하며 젊은층이나 노년층에서도 질환이 발생한다고 하지만 중년층에서 가장 많이 발생하는 것으로 보고되고 있다. 이 질환을 가진 환자 중 50%가 후두의 문제를 가지고 있어 쉰목소리나 실성증의 증세를 보이며 이러한 문제들이 기도(airway)의 문제를 유발하기도 한다(Shirley, 1999). 다른 후두 증세로서 갑상연골이 붓거나 눌리는 듯한 통증을 느끼거나, 기침, 호흡곤란, 숨을 쉴 때 쌕쌕거리는 소리가 나거나 숨이 막히는 느낌을 호소하기도 한다(Bandi et al., 2002; Shirley, 1999). 이 질환의 가장 심각한 양상은 기도폐색으로 성문하부 부종, 후두와 기관고리 구조물의 붕괴(무너짐), 혹은 기관연화증(tracheomalacia) 등을 유발한다. 치료는 주로 코르티코스테로이드 제제나 면역체계 반응억제제 처방으로 이루어진다(Bandi et al., 2002).

류머티스 관절염

류머티스 관절염(RA)은 비교적 흔한 만성 염증성 자가면역 질환으로 북아메리카 인구 중 1% 정도가 이 질환을 갖고 있다(Segebarth & Limbird, 2007). 이 질환은 윤활관절(synovial joint)에 면역세포와 염증세포를 침투시킴으로써 윤활관절의 정상적인 구조와 기능을 방해한다(Tanoue, 1998). 윤상피열관절과 윤상갑상관절은 순수한 윤활관절로 관절염에 걸리기 쉽다(Koufman, 1996; Kumai, Murukami, Masuda, & Yumoto, 2007; Stemple et al., 2000). 윤상피열관절염은 매우 흔하지만 증세가 비특이적이고 준임상적이며 힘이 들거나 상기도감염 증세가 나타나야 알게 되기 때문에 쉽게 발견되지는 않는다(Bandi et al., 2002; Berjawi et al., 2009; Brunner & Chirayath, 2010). RA 환자 중 12~33%만이 후두 문제가 나타나는 명백한 임상적 징후를 보인다. 후두 문제로는 성대후부 감염, 피열연골의 운동성 감소, 발성장애 등이 있다(Koufman, 1996; Speyer et al., 2008). Kumai 등(2007)은 RA에서 후두 문제가 나타나는 경우는 13~75%로 연구에 따라 매우 다양하며 사후(死後) 검사 보고에서는 45~88% 사이인 것으로 보고하였다. 그러나 RA 환자에서는 윤상피열관절이 가장 심한 증세를 보이는데 윤상피열관절의 문제는 아직 다른 관절에서는 문제가 나타나지 않은 초기부터도 관찰된다(Tanoue, 1998).

윤상피열관절염은 대개 급성에서 시작하여 만성 단계로 진행된다. 급성 단계에서는 성대가 충혈되고 활막(synovial membrane)이 두꺼워지며 피열연골관절이 붓고 충혈된 것으로 보인다(Brunner & Chirayath, 2010; Buckmire, 2006; Stemple et al., 2000; Tanoue, 1998). 이 단계에서는 통증도 흔히 나타나는데 목에 이물질이 들어있는 듯한 느낌,

삼킴장애 및 천명(stridor), 쉰목소리의 증세를 동반한다(Bandi et al., 2002; Segebarth & Limbird, 2007; Woo, Mendelsohn, & Humphrey, 1995). 이 증세들은 말할 때 더욱 악화된다(Woo et al., 1995). 이 질환이 진행되어 만성적이 되면 관절의 표면(관절과 관절이 맞닿아 있는 곳)에 손상이 생기며 관절강(joint space)이 혈관성 섬유성 지방조직으로 차게 된다(Buckmire, 2006). 관절막이 거칠고 두꺼워지지만 만성 단계에서 통증은 흔하지 않으며 환자들도 별로 증세를 못 느낀다(Segebarth & Limbird, 2007). 관절 주변의 연조직(soft tissue)은 류머티스성 징후를 보이기도 하는데 여기에는 류머티스성 결절 혹은 대나무 결절이 포함된다(Speyer et al., 2008). 이러한 결절은 형태가 다양하지만 대개 흰색의 점막하 결절, 용종 모양의 병소, 혹은 성대 심층부에 생기는 뚜렷하지 않은 모양의 혹 같은 형태를 취한다(Buckmire, 2006; Koufman, 1996).

윤상피열관절에 문제가 생겼을 때 그 증세는 문제가 편측성인지 양측성인지, 관절 고정의 정도가 어느 정도인지, 성대 한쪽 혹은 양쪽 중 안 움직이는 부위가 어디인지에 따라 다르게 나타난다. 그 증세는 가벼운 발성장애에서 흡인 혹은 급성 기도(airway) 문제까지 다양하게 나타난다. 쉰목소리가 날 수도 있고, 후두의 통증을 호소하기도 하며, 관절의 염증으로 인한 통증을 언급하기도 한다. 더 심각한 경우 관절이 완전히 고정되어(교착되어) 성대마비와 비슷한 양상을 보이게 된다.

류머티스 관절염에서 윤상피열관절의 문제는 관심이 집중되어 왔지만 윤상갑상관절은 별로 관심을 받지 못했다. 이 관절도 순수한 윤활관절이므로 류머티스성 변화에 민감하다(Berjawi et al., 2009). 윤상갑상관절에 문제가 생기면 음도 다양성의 손실이 생겨 음성 산출 능력이 제한된다(Berjawi et al., 2009). Berjawi 등(2009)은 윤상갑상관절이 포함되는 경우의 유병률은 류머티스 관절염 환자의 90% 이상이라고 보고했다.

진단과 평가. RA로 인한 관절교착이 성대마비와 증세가 비슷하기 때문에 윤상피열관절염의 정확한 진단은 매우 중요하다. 직접 후두내시경 검사는 성대점막과 후두 생체역학적 측면을 평가할 수 있기 때문에 임상평가와 확정진단의 표준이 되는 검사이다(Berjawi et al., 2009; Buckmire, 2006). 관절교착과 성대마비를 변별하는 데 도움을 주는 후두내시경 소견은 관절교착의 경우 숨을 들이쉴 때 성대가 활처럼 휘는 모양을 보이는 것이다. 이는 성대마비에서는 관찰하기 어렵다(Buckmire, 2006). 고해상도의 CT 스캐닝 검사는 후두의 연골과 관절의 협응력을 평가하는 데 유용하다(Berjawi et al., 2009). 그러나 CT 스캐닝은 후두연골이 경화(硬化)된 정도와 CT 스캐닝의 절단면 및 두께에 따라 제공하는 정보가 제한적일 수 있다(Buckmire, 2006). 뿐만 아니라 갑상피열근, 윤상갑상근, 후윤상피열근의 근전도 검사도 움직임의 제한이 마비 때문인지 관절교착 때문인지 구분하는 데 도움을 준다. 후두근육의 활동이 정상적인 양상을 보이는 환자들은 성대마비보다는 윤상피열관절 교착의 가능성이 더 높다.

치료. 급성 윤상피열관절 류머티스 관절염은 대개 항염증성 약물과 통증완화제 처방으로 치료한다(Tanoue, 1998). 전신성 스테로이드 치료나 국소성 스테로이드 주입을 처방하기도 한다. 음성 휴식, 국소 온열치료와 가습도 일시적으로 통증을 완화시켜 준다. 수술도 고려해 볼 수 있다. 윤상피열관절이 교착된 것이 아니라 탈구가 된 것이라면 탈구된 무릎이나 어깨를 치료할 때와 비슷하게, 탈구된 피열연골을 수술을 통해 제 위치로 배치시킨다(Buckmire, 2006). 관절이 완전히 교착되어 전혀 움직이지 않는다면 기도 확보를 위해 수술 처치를 시행한다. 이때 사용하는 표준적인 수술 처치 방법은 레이저 성대횡절개술(transverse laser cordotomy), 부분 성대절개술(partial cordectomy), 피열연골 절제술(arytenoidectomy), 측면화 수술(lateralization procedure)과 기관절개술(tracheotomy) 등이 있다.

이 장의 정리

상처 치유란 감염이나 외상, 신생물 혹은 질환으로 손상된 조직의 재건을 의미한다. 상처 치유는 염증 발생, 세포외기질(ECM) 세포 증식, 흉터 재형성의 세 과정을 거쳐 이루어지는 복합적인 생리 기전이다. 상처 치유과정의 끝은 흉터이다. 성대흉터 형성은 수많은 원인으로 나타나는데 그 원인들로는 바이러스 혹은 박테리아 감염, 외상, 신생물 형성, 기관내 삽관, 화상, 방사선치료, 성대수술, 염증성 질환, 과도한 음성 사용으로 인한 음성외상 등이 있다. 성대흉터는 한쪽 혹은 양쪽 성대의 안쪽 표면에 홈이 생기는 성대구증을 동반하는 경우가 많다. 이 홈은 얕을 때에는 성대의 덮개에, 깊을 때에는 성대인대까지도 이어진다. 홈은 상피층이 성대인대와 연결되는 결과를 낳기도 한다. 성대흉터와 성대구증으로 인한 발성장애는 성대폐쇄부전으로 인해 기식성 음성, 조조성 음성, 음역의 감소, 음성크기의 감소, 음성 피로, 목소리를 뻗어나가게 하는 능력이 저하되며 불규칙적인 음성일탈이 나타나고 힘을 주어야 발성이 되며 이중음성이 나타나고 실성증이 동반되기도 한다. 성대흉터 혹은 성대구증에 대한 치료는 행동치료, 수술적 처치, 혹은 둘 다의 병행으로 이루어진다.

후두염은 후두에 생긴 염증을 모두 포함하는 통칭적인 용어이다. 염증은 급성 혹은 만성적으로 발생한다. 후두염의 원인으로는 바이러스 감염, 박테리아나 진균 감염, 음성외상, 흡연, 알레르기, 위산역류, 두경부 종양을 위한 방사선치료, 자가면역성 질환과 기생충 감염 등이 포함된다. 위식도역류 질환(GERD)과 인후두역류(LPR)는 후두 염증의 일반적인 원인인데 다수의 후두 혹은 비후두 문제의 원인이 되기도 하고 결과가 되기도 한다. LPR의 진단과 평가는 임상적 징후 및 증세 관찰, 후두내시경, pH 검사와 같은 다양한 방법을 통해 이루어진다. RFS와 RSI가 인후두역류를 평가하기 위한 도구로서 널리 사용되고 있다. GERD와 LPR의 치료는 다양한 측면에서 이루어지며 식이 및 생활방식의 행동수정, 항역류성 약물이나 위장운동 촉진제와 같은 약물복용, 심각한 경우에는 수술을 통해 산도(acid level)를 감소시키는 데 목표를 두고 있다.

후두에 영향을 미치는 염증성 자가면역 질환으로 전신 홍반성 낭창, 재발성 다발연골염, 류머티스 관절염(RA) 등이 있다. RA는 윤상피열관절이나 윤상갑상관절과 같은 윤활관절에 면역세포와 염증세포를 침투시킴으로써 윤활관절의 정상적인 구조와 기능을 방해하게 된다.

윤상피열관절에 문제가 생겼을 때 그 증세는 문제가 편측성인지 양측성인지, 관절 고정의 정도가 어느 정도인지, 성대 한쪽 혹은 양쪽 중 안 움직이는 부위가 어디인지에 따라 다르게 나타난다. 그 증세는 가벼운 발성장애에서 흡인 혹은 급성 기도 문제까지 다양하게 나타난다. 더 심각한 경우 관절이 완전히 고정되어(교착되어) 성대마비와 비슷한 양상을 보이게 된다. 직접 후두내시경 검사는 성대점막과 후두 생체역학적 측면을 평가할 수 있게 해 준다. 갑상피열근, 윤상갑상근, 후윤상피열근의 근전도 검사도 움직임의 제한이 마비 때문인지 관절교착 때문인지 구분하는 데 도움을 준다. 급성 윤상피열관절 류머티스 관절염은 대개 항염증성 약물과 통증완화제, 스테로이드 처방으로 치료한다. 음성휴식, 국소 온열치료와 가습도 일시적으로 통증을 완화시켜 준다. 관절이 완전히 교착되어 전혀 움직이지 않는다면 기도확보를 위해 수술 처치가 시행된다.

복습을 위한 질문

1. 상처 치유에 포함되는 세 가지 단계에 대해 설명하라.
2. 염증이 성대흉터와 성대구증을 유발하는 과정에 대해 설명하라.
3. 성대흉터 및 성대구증을 치료하기 위해 사용되는 다양한 행동적, 수술적 기법에 대해 논하라.
4. 급성 및 만성후두염의 차이를 설명하라.
5. GERD와 LPR의 원인, 증세 및 징후, 진단과 치료 기법을 비교하고 그 차이를 설명하라.
6. 윤상피열관절염의 임상적 징후와 증세에 대해 설명하라.
7. 윤상피열관절 교착과 성대마비의 변별진단 및 치료에 대해 설명하라.

CHAPTER

07

후두의 구조적 병변

학 | 습 | 목 | 표

1. 후두연화증의 원인, 증세와 치료에 대해 이해한다.
2. 선천성 및 후천성 성문하부 협착의 원인과 증세를 비교할 수 있다.
3. 성문하부 협착의 치료를 위한 수술 기법을 설명할 수 있고 수술이 음성에 미치는 영향을 이해한다.
4. 후두횡격막의 다양한 정도를 평가하고 호흡 및 후두기능에 미치는 영향을 이해한다.
5. 후두실낭종과 후두낭종을 변별할 수 있다.
6. 재발성 호흡기 유두종증의 바이러스 관련 특성을 이해한다.
7. 아동 유두종과 성인 유두종의 차이를 중증도와 재발성에 따라 구분할 수 있다.
8. 재발성 호흡기 유두종증의 수술 및 보조 치료에 대해 설명할 수 있다.

후두의 구조적 병변은 후두와 성대의 어느 조직에든 생길 수 있다. 이 병변은 선천성 질환, 손상, 전신성 질환, 감염성 혹은 염증성 질환, 과도한 음성 사용으로 인한 음성외상 등 다양한 원인에 의해 발생한다. 이러한 병변은 성대의 무게, 경직성, 점막파동과 성대접촉 등에 영향을 미치기 때문에 정상적인 음성 산출을 방해한다. 이 장에서는 후두연화증, 성문하부 협착, 성문협착/후두 횡격막, 후두낭, 성대낭종과 재발성 호흡기 유두종증에 대해 고찰해 볼 것이다. 이러한 질환은 선천성으로 나타나기도 하고 외상, 감염, 질병, 전신성 질환 등을 통해 후천성으로 나타나기도 한다. 성대결절, 성대용종, 라인케 부종, 백반증, 궤양, 육아종 등의 조직 변화는 생활방식 및 성격적 요인과 관련이 있는 음성 산출 행동의 영향을 받기도 하는데 이는 8장에서 논의될 것이다.

7.1 후두연화증

후두연화증(laryngomalacia)은 비교적 흔하게 나타나는 후두질환으로 주로 선천성으로 나타나며 모든 선천성 후두기형의 75%를 차지한다(Andrews, 1995). 이 질환은 성문상부 연골, 특히 후두개연골이 병적으로 무르고 연한 것이 특성이다. 이 질환에서 특징적으로 나타나는 세 가지 구조적인 문제가 있다(〈그림 7.1〉 참조). 첫째, 후두개가 넓고 평평하기보다는 길고 오메가 모양을 하고 있다(Sesterhenn et al., 2009). 둘째, 피열후두개주름이 비정상적으로 짧아서 후두개를 후두실 쪽으로 당기게 된다(Sesterhenn et al., 2009; Valera, Tamashiro, De Araujo, Sander, & Kupper, 2006). 셋째, 피열연골의 조직이 과도하게 부어 피열연골이 매우 커보인다는 것이다(Fajdiga, Beden, Krivec, & Uglic, 2008; Kuo-Sheng, Bo-Nien, Cheng-Chien, & Yu-Chun, 2007; Manning, Inglis, Mouzakes, Carron, & Perkins, 2005; Rye, 2000; Sesterhenn et al., 2009; Valera et al., 2006).

조직이 커짐으로 해서 피열연골이 전하방으로 무너진 모습을 보이게 된다(Manning et al., 2005). 성대 자체는 별 영향을 받지 않으며 본질적으로 가장 중요한 문제는 호흡이다. 피열후두개주름이 흡기로 인해 발생하는 음압에 저항할 수 있을 정도로 단단하지 못하기 때문에 안으로 끌려 들어가면서 무너지게 된다. 이로 인해 기도가 막히게 된다.

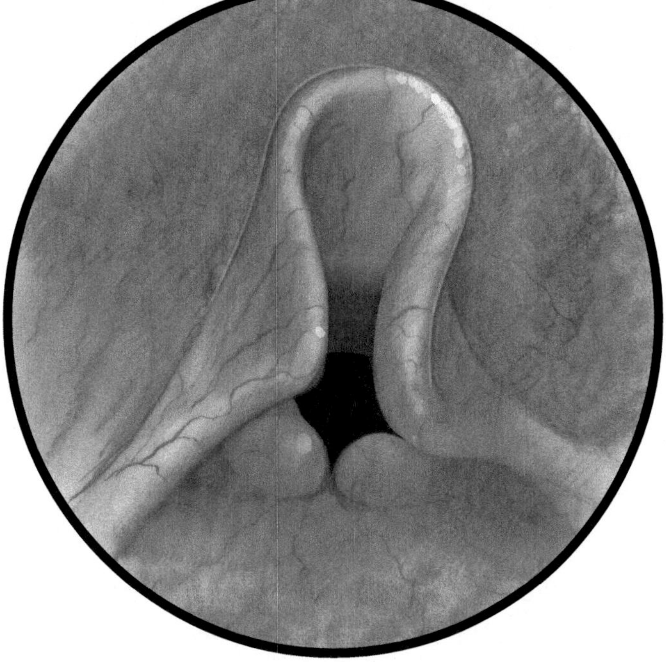

그림 7.1 후두연화증

원인

후두연화증의 원인은 정확하게 알려져 있지는 않지만 후두연골과 피열후두개주름의 구조적 기형, 근신경계 협응의 문제, 위식도역류질환(GERD) 등이 관여되어 있다고 보고 있다(Manning et al., 2005). 후두연화증과 GERD는 둘 다 상부 기관식도의 낮은 근긴장이 원인이 된다(Manning et al., 2005). 후두연화증과 GERD 사이에는 다른 관련성도 있다. 예를 들어, 아동의 기도가 심각하게 막혔을 때, 그 결과 나타나는 호흡 문제가 복부의 압력을 높여 역류를 일으키거나 역류를 더 악화시킬 수 있다. 반대로, 기존의 역류성 질환이 기도폐색을 악화시킬 수도 있는데, 역류물질 속의 산성 성분이 후두 조직을 충혈시키고 붓게 하여 기존의 분비물과 점액의 양을 증가시키기 때문이다. 후두연화증 환자 중 80% 정도가 GERD를 가지고 있다(Richter & Thompson, 2008). 수술 후 GERD를 치료하지 않고 내버려 두거나 혹은 그 문제가 지속되거나 재발할 경우 아동의 상태가 개선되기 어렵기 때문에 후두연화증과 GERD 사이의 관련성을 항상 염두에 두어야 한다.

후두연화증은 뇌손상, 간질 발작, 뇌성마비와도 관련이 있다(Manning et al., 2005). 후두연화증 환자의 17~47%가 **기관연화증**(tracheomalacia, 기관벽이 무너진 경우), 성대마비, 인두근육의 약화, 성문하부 협착 등 기타 문제를 동반하고 있다(Valera et al., 2006). 후두연화증만 나타나는 경우 대개 이 질환은 자기제어적(self-limiting)이라 2~3세 무렵이면 저절로 좋아진다(Fajdiga et al., 2008; Rawlings, Derkay, Chu, & John, 2009; Sesterhenn et al., 2009; Unal et al., 2006).

증세

후두연화증의 증세는 기도폐색의 정도에 따라 달라진다. 증세는 가볍게는 숨을 들이마실 때 가볍게 나는 천명(숨을 들이마실 때 소리가 나는 것)부터 청색증(산소 부족으로 피부 색깔이 파란색이나 진홍색으로 변하는 것), 흉곽의 후퇴, 숨 막힘, 식후 역류, 발달문제, 심지어는 심장 문제까지 다양하게 나타난다(Kuo-Sheng et al., 2007). 심각한 호흡문제가 유아의 적절한 삼킴을 방해하기 때문에 섭식 문제도 나타난다(Richter, Wootten, Rutter, & Thompson, 2009). 가장 주된 증세는 흡기 시의 천명으로, 고음도의 높은 소리가 특징이다(Rawlings et al., 2009; Richter & Thompson, 2008). 천명은 대개 생후 며칠 혹은 몇 달 이내에 두드러지게 나타난다. 이는 아동이 울 때 더 심각해지며 어떤 형태로든 아동에게 영향을 미치게 되는데 섭식 시, 흥분했을 때 혹은 상기도 감염이 있을 때 특히 두드러진다(Fajdiga et al., 2008; Rawlings et al., 2009; Sesterhenn et al., 2009; Valera et al., 2006). 생후 6개월 정도까지는 지속적으로 나빠지다가 그 이후 차차 개선되기 시작한다.

대부분의 후두연화증이 자발적으로 나아지기는 하나 간혹 더 오랫동안 지속되는 경우도 있는데 특히 뇌성마비 같은 근신경계 장애가 있을 때 더욱 그렇다(Hitchings, Crampsey, & Kubba, 2007). 더 나이가 있는 아동의 증세는 아동이 숨을 들이마실 경우 힘들어 할 때에야 나타나게 된다.

평가와 치료

후두연화증을 진단하고 그 중증도를 판정하는 데에는 유연한 연성(flexible) 내시경을 사용하는 것이 가장 일반적이다. 연성 내시경은 유아의 섭식을 평가하는 데에도 매우 유용하다(Richter & Thompson, 2008). 더 심각한 경우에는 단단한 경성(rigid) 후두

내시경이나 기관지경 검사(bronchoscopy)가 유용하다(Richter & Thompson, 2008). 심각한 GERD를 동반하는 아동은 삼킴문제에 대한 검사가 필요하다(Richter & Thompson, 2008).

후두가 성숙하고 연골이 안정되어 감에 따라 대부분의 아동이 이 질환을 극복하게 되기 때문에 일반적으로는 별다른 치료가 필요 없다(Kuo-Sheng et al., 2007; Sesterhenn et al., 2009). 약간의 천명 증세를 보이는 아동을 위해서는 아동이 좀더 쉽게 숨을 쉴 수 있도록 도와주는 간단한 방법을 부모에게 전달해 준다. 예를 들어, 이런 아동은 대개 누워있을 때보다 엎드려 있을 때 증세가 개선되는 경우가 많다. 섭식은 똑바로 앉아있는 상태에서 이루어져야 하며 일부 이비인후과 의사들은 식사 후 30분 정도는 아동이 똑바로 앉아있거나 서 있게 하도록 권한다. 심각하지 않은 경우에는 아동의 발달이 지속되는 동안 "지켜보면서 기다리기(watchful waiting)"라고 이름이 붙은 Goberman과 Robb(2005)의 치료전략을 사용한다. 그러나 후두연화증을 가지고 있는 5~20%의 아동은 기도의 문제로 증세가 심각한 동시에 점차 나빠져가는 양상을 보인다(Manning et al., 2005; Rawlings et al. 2009). 그런 문제는 휴식기 혹은 활동중일 때 나타나는 호흡곤란, 폐쇄성 수면무호흡 증후군(잠잘 때 간헐적으로 숨을 멈추며 밤에 자주 깨고 이로 인해 낮에도 몹시 피곤해하는 모습을 보임), **저산소증**(hypoxia), **고탄산증**(hypercapnia, 혈액 중 이산화탄소 농도가 비정상적으로 높은 경우), 폐성 고혈압, 삼킴장애, 발달 문제, 신경학적 성숙과 운동성 발달의 전반적인 지체 등을 포함한다. 이런 아동을 위해서는 수술 처치가 필수적이다(Rawlings et al., 2009; Valera et al., 2006).

성문상부 성형술. 1980년대 이후 심각한 후두연화증 환자의 치료를 위한 표준적인 방법은 기관절개술이다(O'Donnell et al., 2007). 그 이후, 총칭해서 **성문상부 성형술**(supraglottoplasty)이라고 불리는 다양한 수술 기법이 개발되었다. 여기에는 후두개가 안으로 당겨들어가지 못하도록 고정시키는 내시경 수술기법(이를 후두개고정술(epiglottopexy)이라고 한다)과 기도를 확장시키기 위해 과도한 조직을 제거하는 수술기법 등이 포함된다(O'Donnell, Murphy, Bew, & Knight, 2007; Rawlings et al., 2009; Valera et al., 2006). 현재 널리 쓰이고 있는 기법은 CO_2 레이저 성문상부 성형술이다. 이 과정에서는 피열후두개주름을 둘로 나눠 과도한 피열연골의 조직을 제거한다(예, Rawlings et al., 2009; Sesterhenn et al., 2009). 미세가위 혹은 미세연마기 등 강철 날이 붙어 있는 미세수술도구를 이용하여 과도한 피열연골의 조직을 제거하기도 한다(Groblewski, Shah, & Zalzal, 2009; Rawlings et al., 2009; Valera et al., 2006; Whymark, Clement, Kubba, & Geddes,

2006).

성문상부 성형술은 천명 등 여러 기도 문제를 해결하는 데 안전하고 효과적일 뿐 아니라 흡인 같은 삼킴 문제에도 유용하다(예, Groblewski et al., 2009; Richter et al., 2009; Sesterhenn et al., 2009). 후두연화증이 있을 때 대부분의 환자는 수술 당일에 바로 퇴원할 수 있다. 그러나 다른 후두 수술과 마찬가지로 부작용이 있을 수 있다. 여기에는 **성대유착**(synechias, 양쪽 성대 가장자리가 서로 붙는 현상.특히 전연합에서 자주 발생한다), 육아종, 성대흉터, 성문상부 협착 등이 포함된다(Rawlings et al., 2009). 성공적인 수술은 기관절개술의 필요를 없애 주며 섭식 문제를 해결해 줄 수도 있고 아동의 발달 문제를 해결해 줄 수도 있다(Whymark et al., 2006). 그러나 아동이 신경학적 혹은 구조적 결손을 동반하고 있거나, 나이가 생후 2개월 이전일 경우에는 그 효과가 적은 것으로 보고 있다(Hoff, Schroeder, Rastatter, & Holinger, 2010).

수술의 성공을 극대화시키기 위해 모든 환자는 수술 전과 수술 직후에 GERD 처치를 받도록 권장하고 있다(Richter & Thompson, 2008).

7.2 성문하부 협착

협착(stenosis)은 어떤 구멍이 좁아지거나 막히는 것을 말한다. 어느 지점에서든 협착이 나타날 수 있는데 아동과 성인 둘 다 기도 중 가장 좁고 가장 늘어나기 어려운 부분이 성문하부의 윤상연골 부근이기 때문에 협착은 대개 그 부근에서 많이 생긴다. 그러므로 성문하부 협착은 주로 성문과 첫 번째 기관고리(tracheal ring) 사이가 좁아진다(〈그림 7.2〉 참조).

이 질환은 다양한 원인에 따라 선천성으로 나타날 수도 있고 후천성으로 나타날 수도 있는데 그 원인으로는 감염, GERD, 비정상적인 조직 형성, 만성질환, 만성 감염질환, 방사선 치료, 외상과 가장 흔한 원인 중 하나인 기관내 삽관 등이 있다. 간혹 성인 여성에게서는 특별한 원인 없이 이 질환이 나타나기도 하는데 그 특성으로는 감염, 성대흉터, 성대하부와 기관 상부고리에 촘촘한 조직을 가진 섬유증(fibrosis) 등이 나타난다(Liberman & Mathisen, 2009; Valdez & Shapshay, 2002; Wright, 2008). 대략 이 질환의 5%는 원인이 뚜렷하지 않다(Damrose, 2008). 협착의 원인에 상관없이 섬세한 기도 상피층의 손상도 이 질환을 유발하는 요인이 된다(Eaton & Murray, 2006; Rahbar, Valdez, & Shapshay, 2000). 상피층의 모든 손상은 부종, 궤양, 조직의 짓무름, 성대흉터

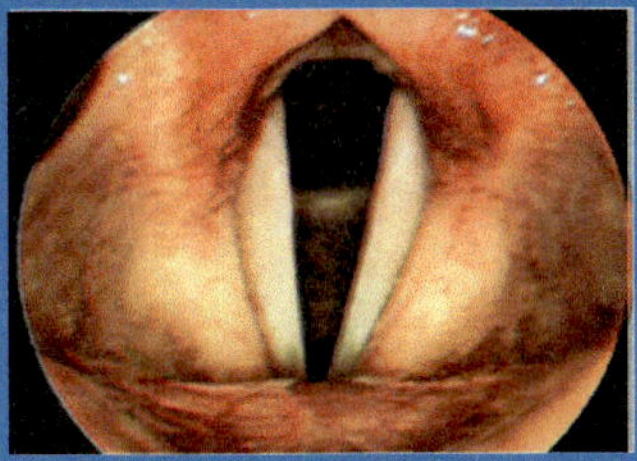
1. 정상성대

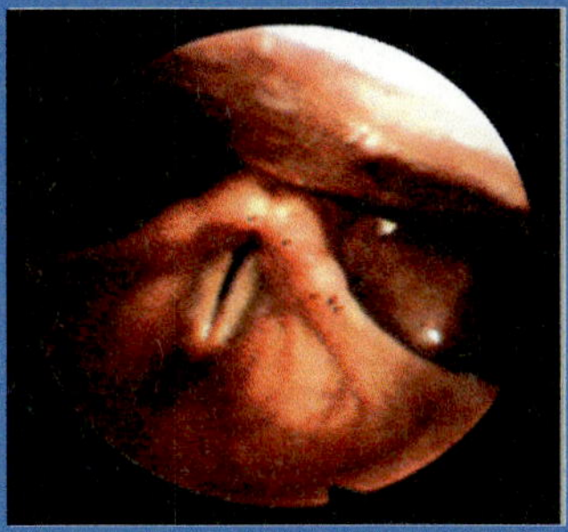
2. 노화

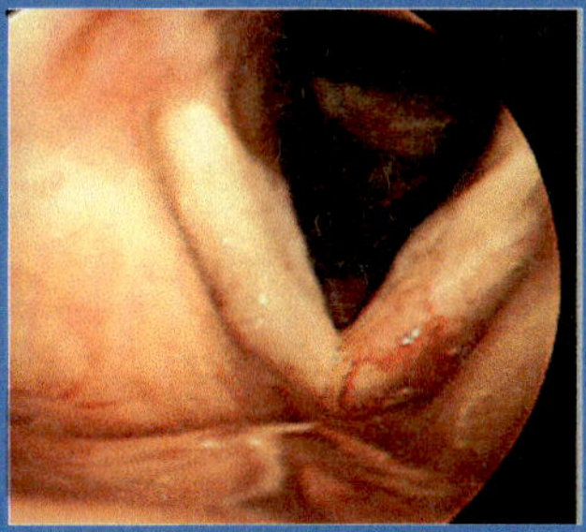
3. 흉터 1

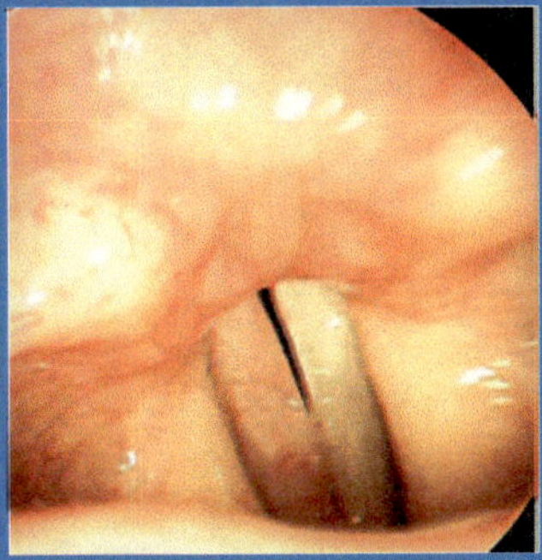
4. 흉터 2

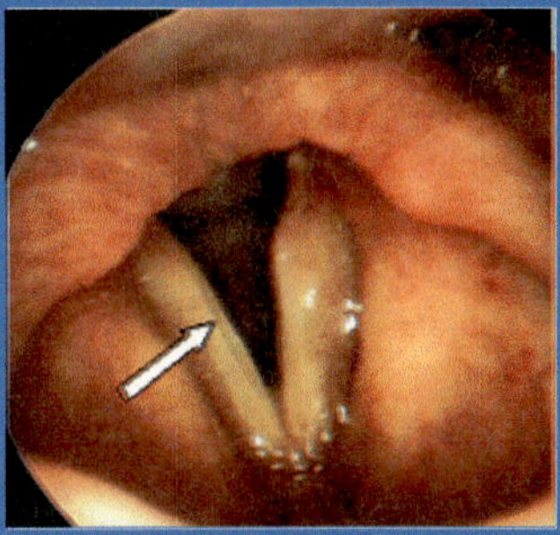
5. 성대구증

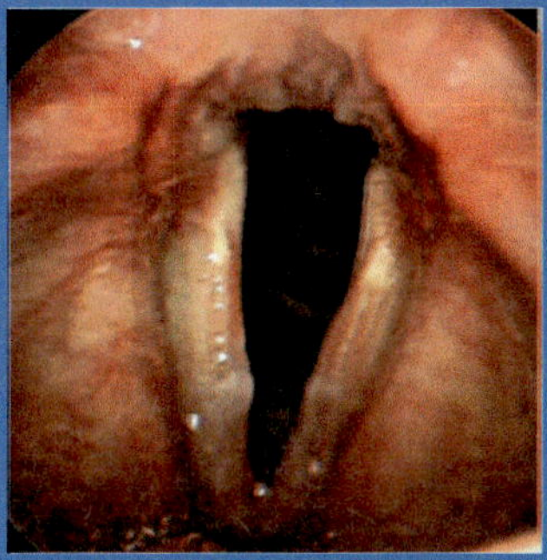
6. 후두염 1

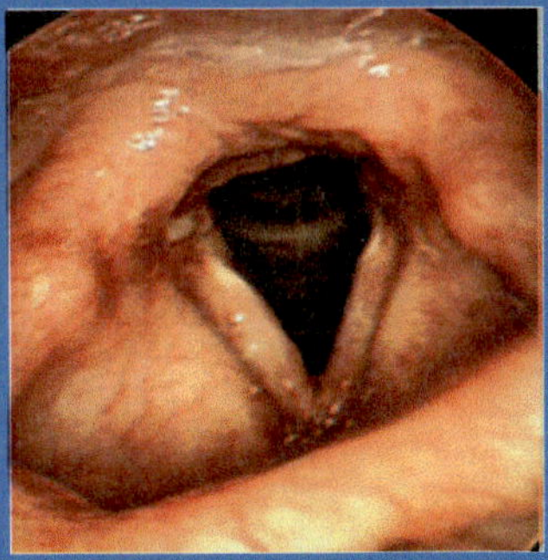
7. 후두염 2

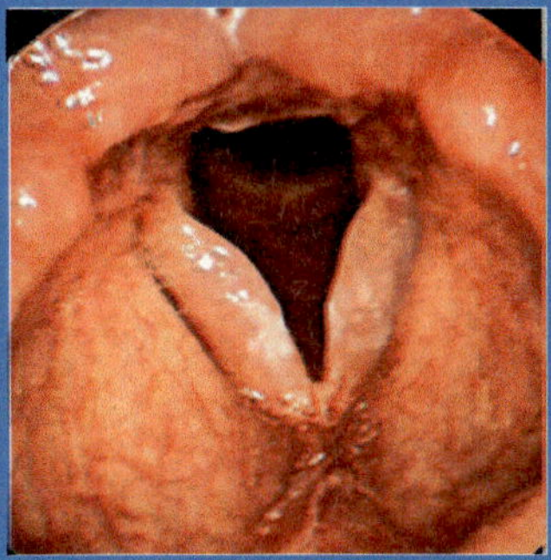
8. 역류 1

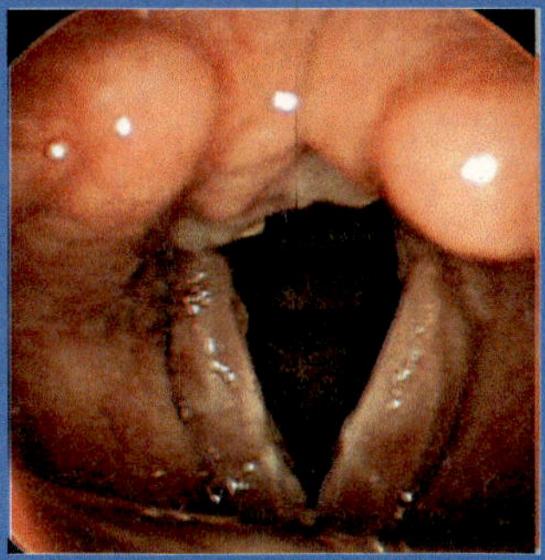
9. 역류 2

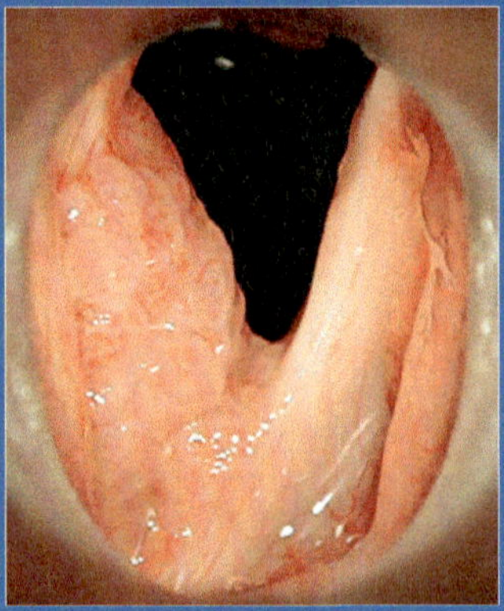
10. 유두종 1

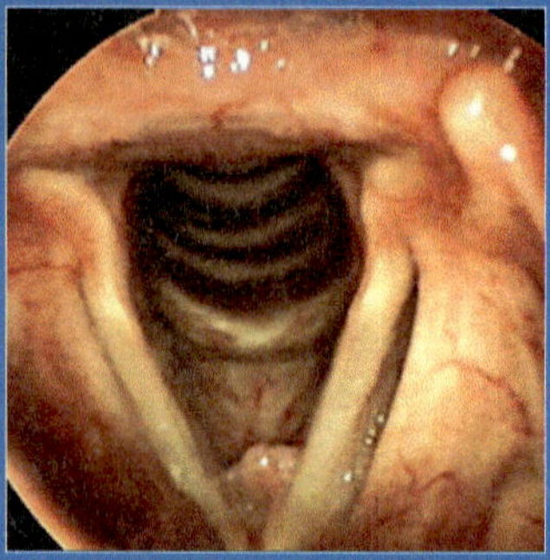
11. 유두종 2

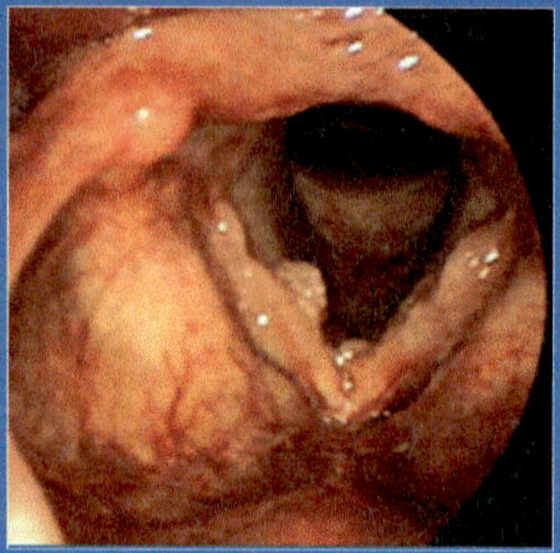
12. 유두종 3

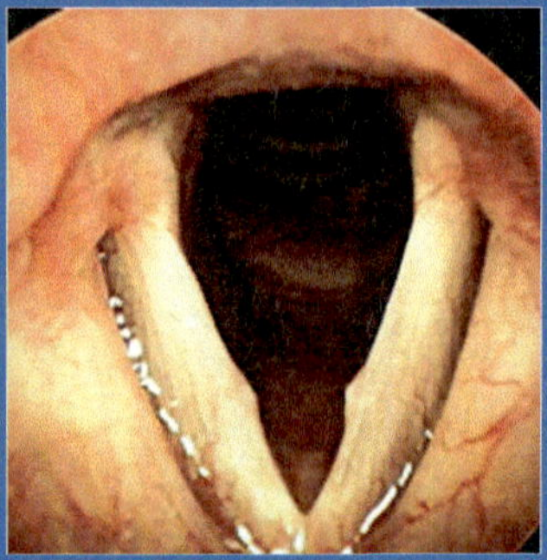
13. 성대결절 1

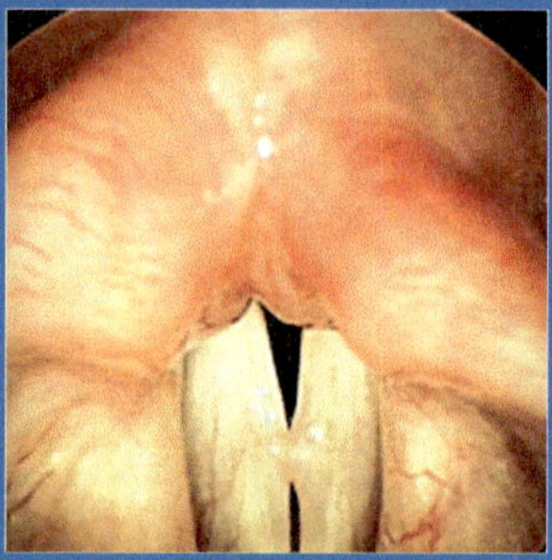
14. 성대결절 2

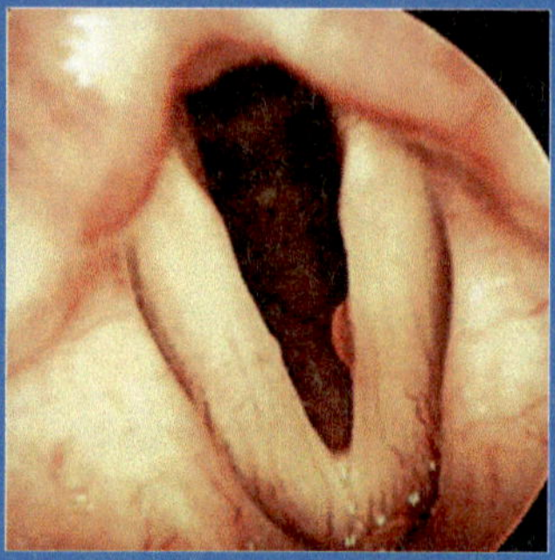
15. 용종 1

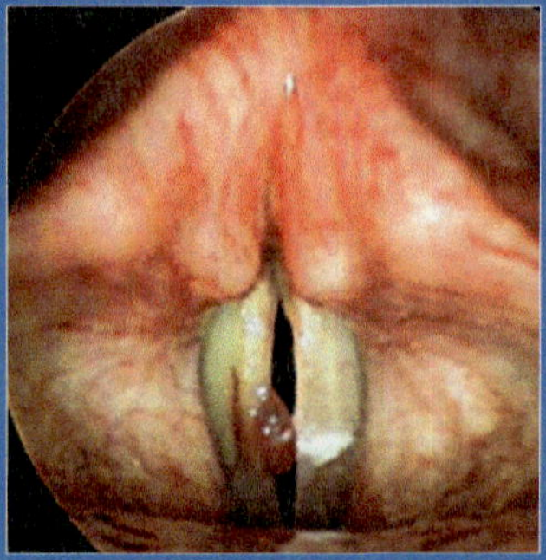
16. 용종 2

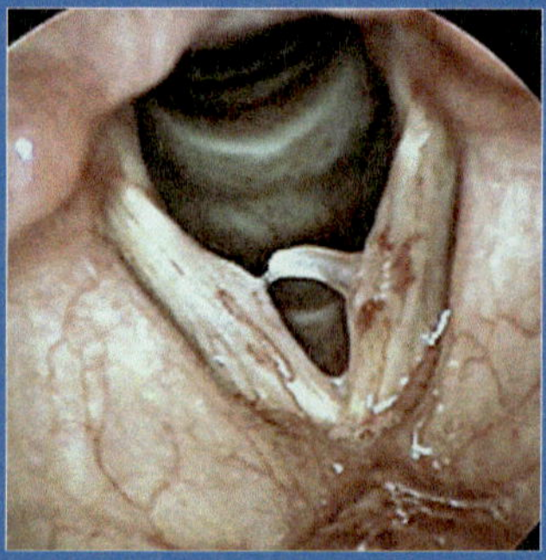
17. 용종 3

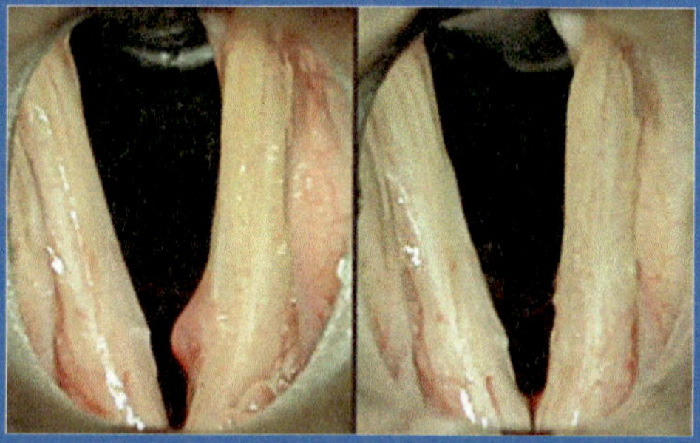
18. 용종 4

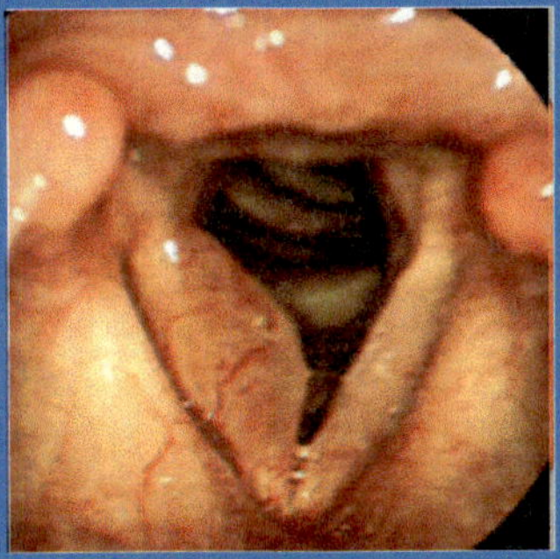
19. 라인케부종 1

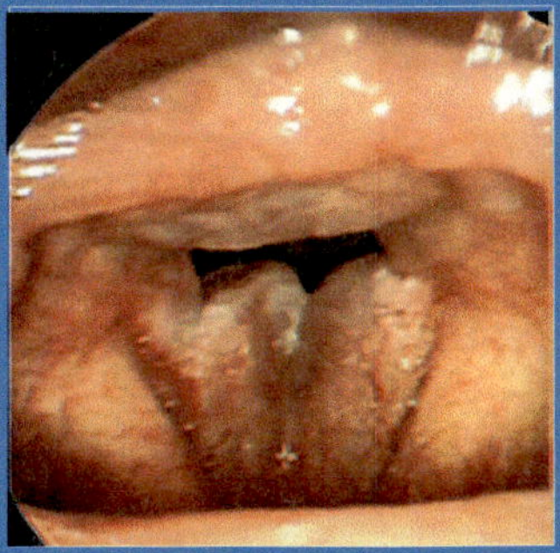
20. 라인케부종 2

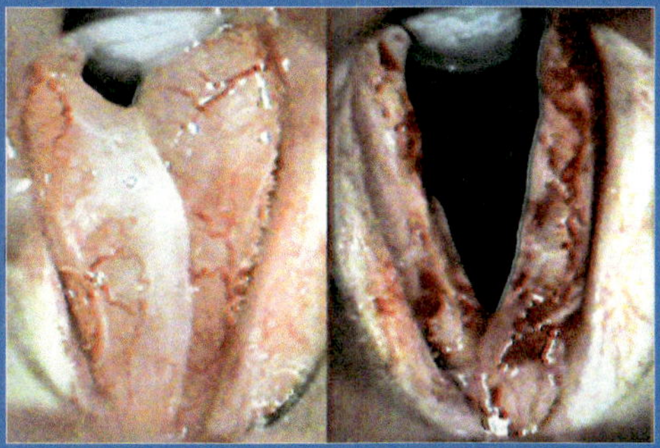
21. 라인케부종 3

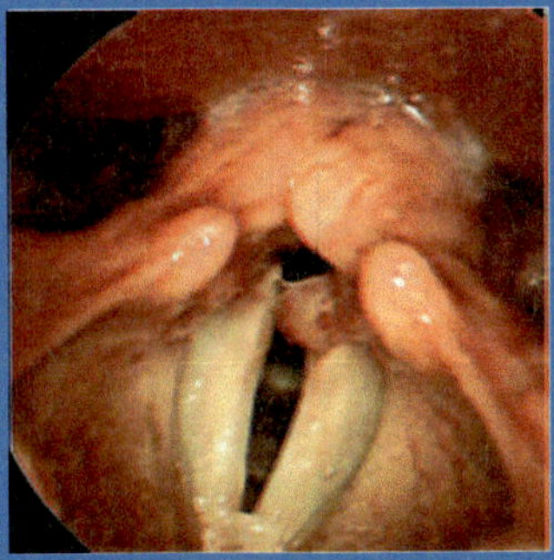
22. 육아종 1

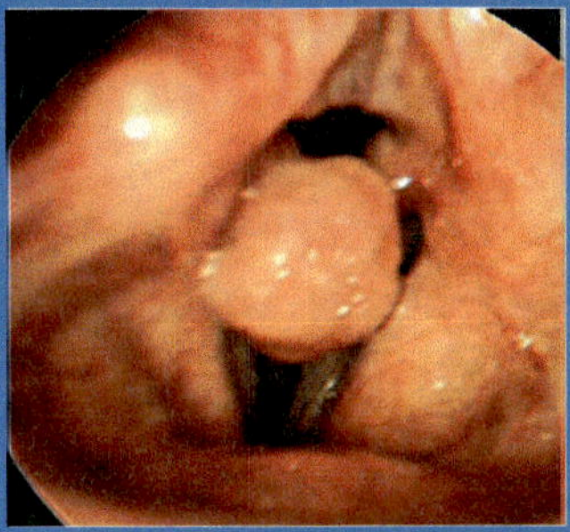
23. 육아종 2

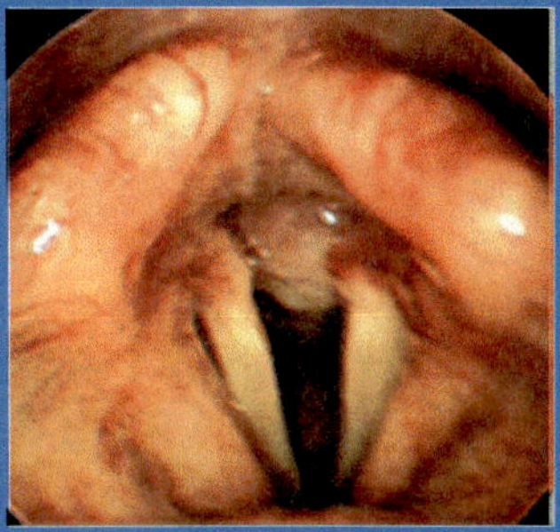
24. 육아종 3

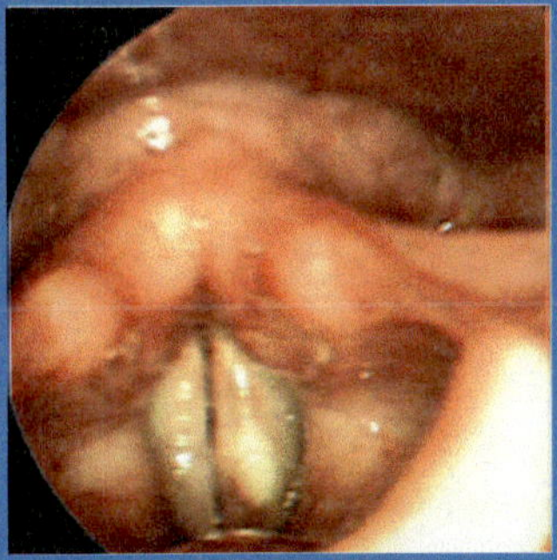
25. 낭종 1

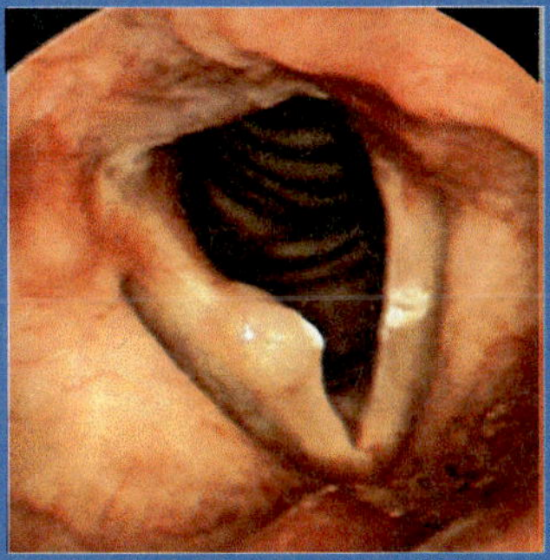
26. 낭종 2

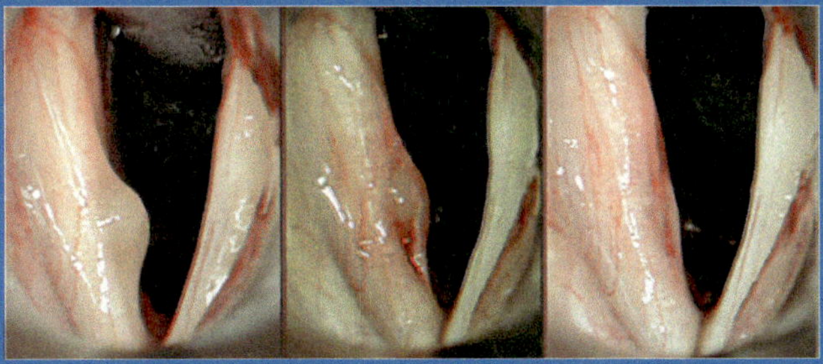
27. 낭종 3

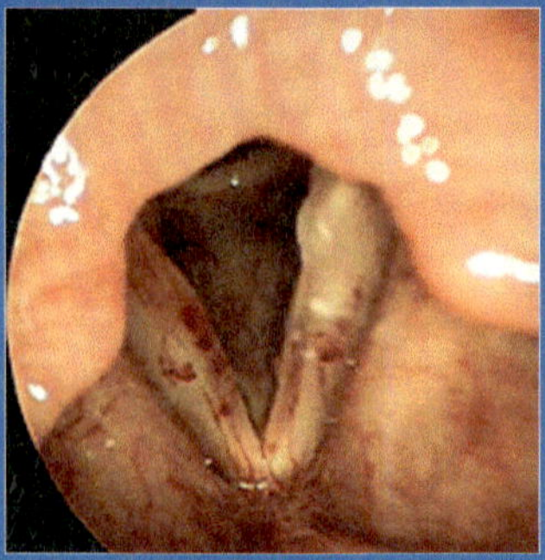

28. 출혈 1

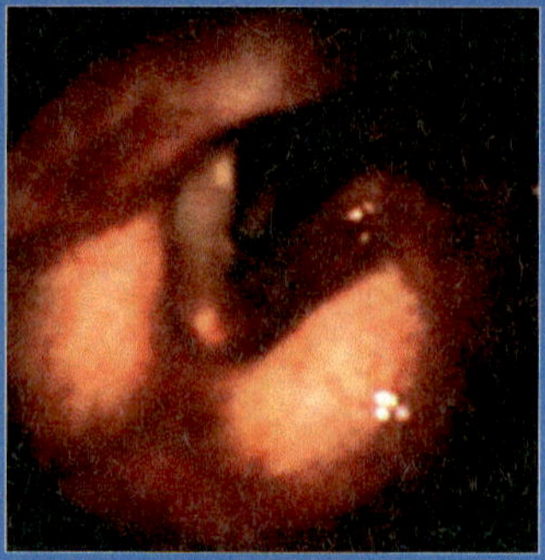

29. 출혈 2

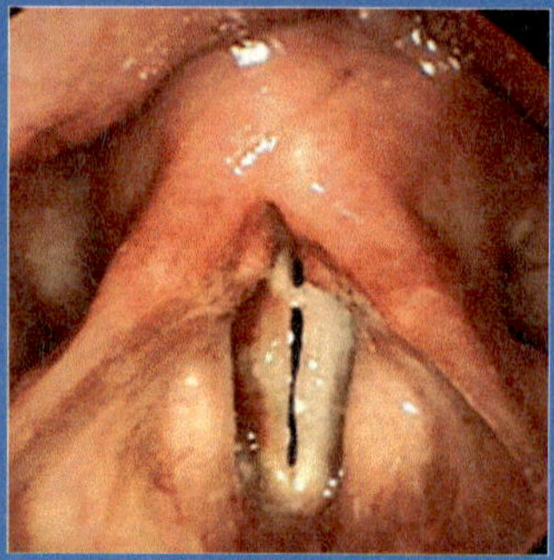

30. 출혈 3

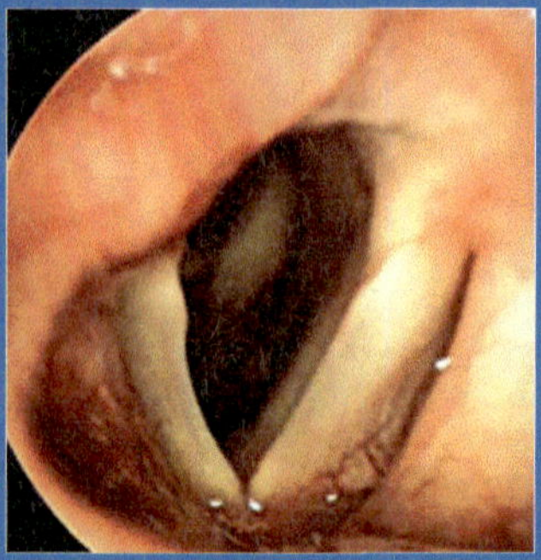

31. 일측성 성대마비 1

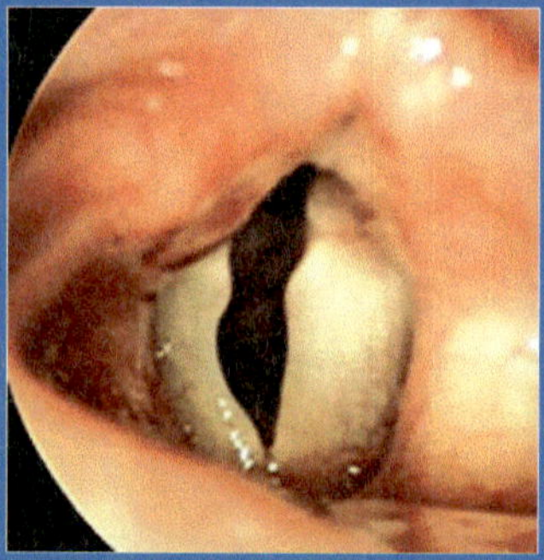

32. 일측성 성대마비 2

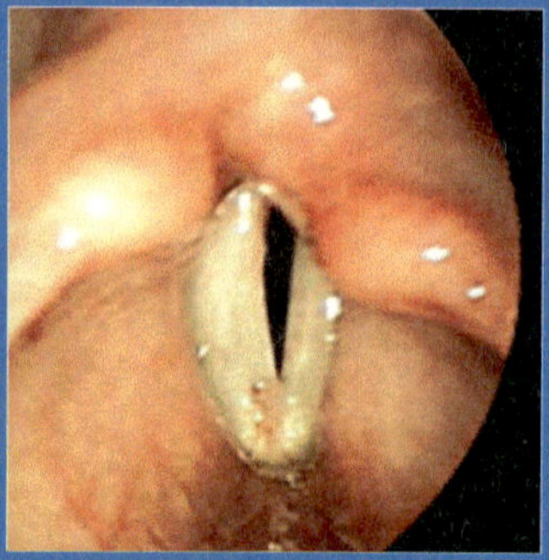

33. 양측성 성대마비 1

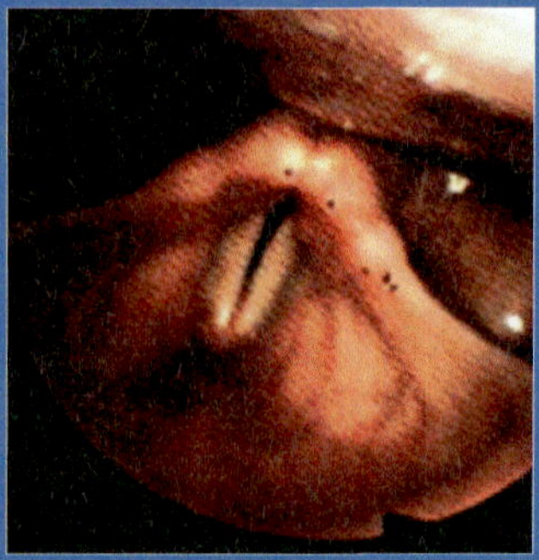

34. 양측성 성대마비 2

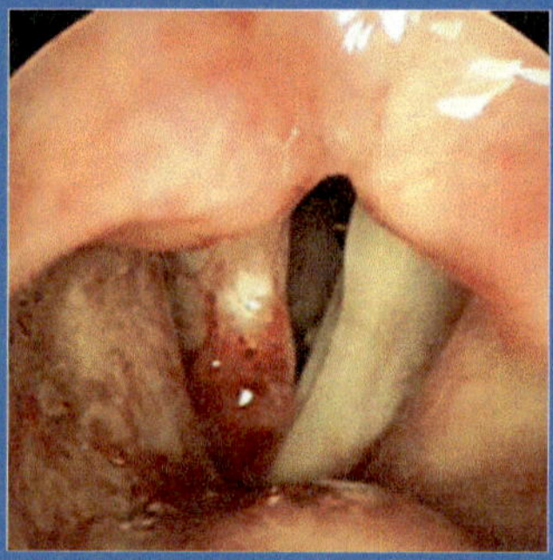

35. 후두암 1

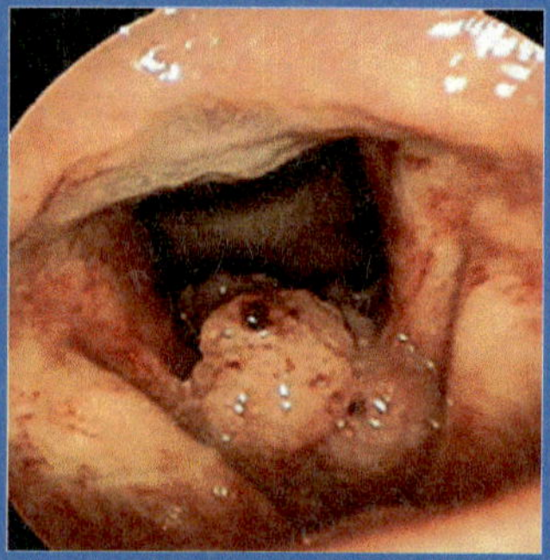

36. 후두암 2

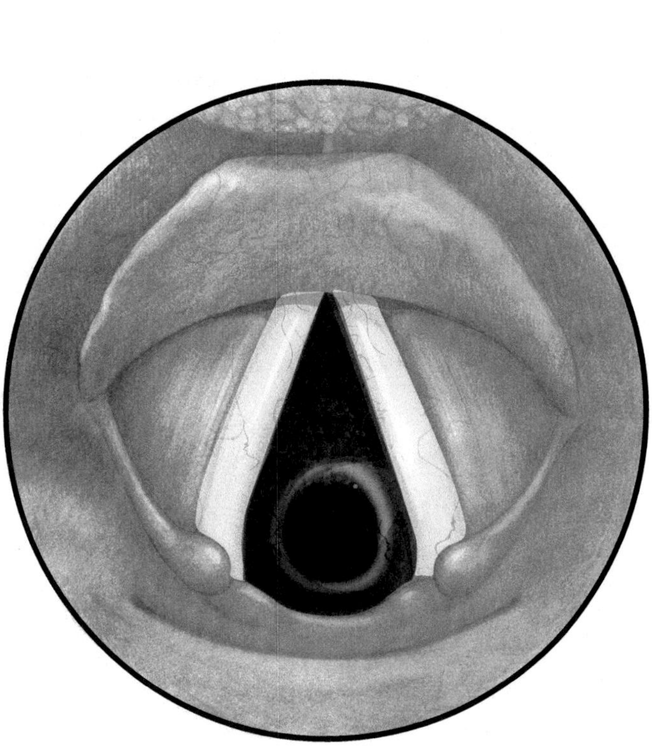

그림 7.2 성문하부 협착

표 7.1 성문하부 협착에서 나타나는 막힘의 정도

등급	막힘의 정도(백분율)
I	0~50
II	51~70
III	71~99
IV	100

를 유발하며 이로 인해 성문하부 협착이 나타나게 된다(Baker et al., 2006).

협착의 정도는 Myer-Cotton **체계**(Myer-Cotton System)라고 불리는 분류체계에 따라 나뉘어진다(Myer, O'Connor, & Cotton, 1994). 이 체계는 기도가 좁아진 정도를 수직과 지름의 측면에서 평가하는데 경성 내시경을 이용한다(Baker et al., 2006). 막힘의 정도를 백분율로 계산하고 등급 수준을 결정한다(〈표 7.1〉 참조). Myer-Cotton 체계는 (성인뿐만 아니라) 소아 공동체에서도 널리 쓰이고 있다(Monnier, Ikonomidis, Jaquet, & George, 2009).

증세

성문하부 협착의 증세는 후두의 문제도 나타나지만 주된 문제는 기도 문제이다. 호흡기 증세로는 호흡곤란, 특히 휴식기나 운동할 때 나타나는 호흡곤란이 있으며, **빈호흡증**(tachypnea, 호흡이 빨라지는 것), 무호흡증(호흡이 없는 것), 청색증, 천명, 반복적인 폐렴, 기침, 만성적인 흡인, 성장문제 등도 나타난다(Baker et al., 2006; Garnett, 2005; Lee, Zhou, Rahn, Wang, & Jiang, 2008; Zawadzka-Glos & Chmielik, 2006). 유아에서 지각되는 후두 문제로는 약하거나 높은 음도로 우는 것, 쉰목소리나 실성증이 있다. 성인에서 지각되는 증세로는 약한 정도 혹은 중간 정도의 발성장애인데 특히 협착이 여러 곳에서 일어난 환자나 이전에 협착을 위해 수술을 받은 환자들에게서 두드러진다(Ettema, Tolejano Thielke, Toohill, & Merati, 2006).

선천성 성문하부 협착

기관내 삽관, 감염이나 외상과 같이 특별한 후천적 원인이 없는 경우에 나타나는 성문하부 협착은 선천성인 것으로 본다(Garnett et al., 2005). **선천성 성문하부 협착**(congenital subglottic stenosis, CSS)으로 진단 받으려면 성문하부의 직경이 임신 기간을 다 채우고 태어난 아기의 경우 4mm 혹은 그 이하일 때, 임신 기간을 다 채우지 못하고 태어난 아기의 경우 3.0~3.5mm 이하여야 한다(Baker et al., 2006; George, Ikonomidis, Jaquet, & Monnier, 2009). CSS는 배아기 때 생기는 문제로 인해 나타난다. 정상적인 발달 동안 후두는 임신 10주 이내에 완성된다(Eaton & Murray, 2006). 어떤 이유로든 후두의 발육에 문제가 생기면 다양한 정도의 성문 및 성문하부의 협착이 나타나게 된다. CSS는 점막성일 수도 있고 연골성일 수도 있다(George et al., 2009). **점막성 협착**의 경우 연골 안쪽을 따라 존재하는 부드러운 점막이 섬유결합 조직의 증가, 점액분비선의 과형성, 육아 조직의 형성 등으로 인해 두꺼워진다(Eaton & Murray 2006; Garnett, 2005). **연골성 협착**은 윤상연골 자체가 두꺼워지거나 잘못 형성되어 연골판이 선반(shelf) 같은 모양을 취하게 되면서 후연합 쪽에 작은 구멍 정도로만 공간이 남게 되는 것을 말한다(Eaton & Murray, 2006; Garnett, 2005). 질환의 중증도는 좁아지는 정도에 따라 달라진다. 예를 들어, 증세가 약한 정도의 경우 아동은 별다른 증세를 보이지 않을 때가 많다. 그러나 아동이 상기도 감염을 가지고 있는 경우 좁아진 기도에 부종이 더해지면서 기도폐색의 문제가 더 심각해질 수 있다. 더 심각한 경우 흡기와 호기 둘 다에 천명이 나타나며 쉰목소리 혹은 약화된 음성이 나는 등 더 많은 증세를 보인다. 대부분의 아동은 자라면서 문제가 해결된다. 그러나 원인에 따라서 혹은 동반되는 문제에 따라서 일부 아동은 수술 혹은 항생제, 코르티코스테로이드 제제, 역류성 약물 등 약물치료를 받아야 하기도 한다.

CSS는 다운증후군 환자가 작은 후두를 가지고 있는 것처럼 두경부에 생기는 다른 선천성 질환과 함께 나타날 수도 있다(Rutter, 2006). 선천성 문제를 가지고 있는 아동이 삽관을 해야 할 필요가 생긴다면 기저에 있는 선천성 기형뿐만 아니라 후천성으로 성문하부 협착(SGS)이 나타날 위험도 있다는 것을 명심해야 한다. 그러나 CSS가 있는 아동의 50% 이하만이 수술적 처치를 필요로 한다(Lesperance & Zalzal, 1998).

후천성 성문하부 협착

후천성 성문하부 협착(acquired subglottic stenosis, ASS)은 수많은 이유로 발생한다. 수십 년 전, ASS의 주된 원인은 매독, 결핵, 장티푸스, 디프테리아 등의 감염성 질환이었다(McClay, 2001). 최근, ASS의 가장 흔한 원인은 기관내 삽관이다. 삽관은 환자가 전신마취를 해야 하거나 호흡 문제가 심각할 때마다 시행된다. 성문하부는 후두 중 가장 좁은 부분이고 완전히 연골로 둘러싸여 있는 유일한 부분이라 기도의 확장이 일어나지 않아 삽관 시 외상을 입기가 쉽다(Brigger & Hartnick, 2009; Duynstee, De Krijger, Monnier, & Verwoerd, 2002). 기관내 삽관은 기도를 압박하기 때문에 붓고 충혈되기 쉽다. 심각한 경우 상피층에 궤양이 생겨 육아조직이 생길 수 있다. 윤상연골의 주변에 있는 조직과 연골 자체는 부종이 이어지다 결국 붕괴될 수도 있다. 조직의 손상이 회복되기 시작할 때 흉터가 생길 수 있으며 이는 다시 연골을 약화시킬 수도 있고 후두를 좁게 만들거나 완전히 막히게 만들 수도 있다. 기관내 삽관이 ASS 발생 원인의 90%를 차지한다는 보고도 있다(Garnett, 2005). 이렇게 비율이 높은 이유 중 하나는 미숙아들의 생존률이 높아졌기 때문인데 대부분의 미숙아들은 호흡기의 발육이 부족하기 때문에 상당히 오랜 기간 동안 삽관을 하고 있어야 하기 때문이다(Johnson, Rutter, Cotton, Vijayasekeran, & White, 2008). 그러나 기관내 삽관이 ASS의 주요 원인이기는 하지만 과거 30년 동안 그 발생률은 계속 감소하고 있다. 이는 기관내 삽관에 관련된 처치가 개선되었을 뿐 아니라 분만, 신생아 처치, 소아 대상 진료 서비스가 발전했기 때문이다(Leung & Berkowitz, 2007). 미숙아로 태어난 아기를 위해 오랜 기간 동안 삽관을 하는 것보다 합성 계면활성제를 사용하는 것이 사망률 감소에 기여했으며 비인두를 통한 지속적 양압제공(continuous positive airway pressure) 방법도 같은 결과를 보였다(Bluestone, 2005; Gustafson et al., 2000). 이러한 장점에도 불구하고 매년 약 25,000명의 미숙아가 호흡 문제로 고생하고 있으며 그로 인해 일정 기간 동안의 삽관을 필요로 한다(Kelchner et al., 2010). 아기에게서 협착이 발생하는 가장 중요한 요인은 삽관을 하고 있던 기간이다. **장기화된 삽관**(prolonged intubation)이란 대략 14일 이상 삽관을 하고 있는 것을 말하는데 기도 상피층의 손상은 대략 삽관 후 17시간 이내에 발생한다고 알려져 있다(Baker et al., 2006; Garnett, 2005). 그 외 다른 위험요인으로는 기관내 삽입할 튜브의 크기가 있으며, 튜브가 많이 움직이는 경우 점막의 마모나 손상을 줄 수 있고, 그 밖에도 반복적인 삽관 혹은 손상을 주는 삽관, 출생 시 몸무게가 1,500 그램을 넘지 않는 경우, 감염, 면역이 취약한 상태, 비위관(nasogastric tube) 삽입, 역류성 질환 등이 영향을 미친다(Zawadzka-Glos & Chmielik, 2006). 튜브의 크기에 따라 호흡기 상피층에 영향을 줄 수 있기 때문에 가능하면 튜브의 지름을 작게 하는 것이 좋으며 아기가 적절한 호흡을 하도록 도와줄 수 있어야 한다(Rutter, 2006).

평가

심각한 성문하부 협착을 가지고 있는 아동이 매우 어릴 경우, 초기평가는 협착과 기도폐색의 정도에 초점을 맞추게 되는데 이는 X선 검사, MRI 스캔, 비디오스트로보스코피 등을 이용해서 결정된다. 연성 및 경성 내시경 검사뿐만 아니라 후두경과 전신마취 하의 기관지경 검사도 필요하다(Zawadzka-Glos & Chmielik, 2006; Zur, 2006). 내시경은 폐색이 일어난 위치, 협착의 정도, 협착 부위의 길이, 협착 외에 그와 동반되는 다른 질환들을 검사하는 데 매우 중요하다(Zur, 2006). 협착이 흡기 및 호기 기류에 어떤 영향을 미치는지 확인하기 위해 호흡기 검사를 실시하기도 한다(Baker et al., 2006). 이는 호흡뿐 아니라 후두기능의 검사를 위해서도 중요하다. 아동의 호흡을 방해하는 요소들에 대한 정보는 아동이 말을 하기에 적절한 호흡지지 능력을 가지고 있는지, 정상적인 음성 크기를 산출할 수 있는지 결정하는 데 도움을 준다.

일단 아동의 기도 상태가 안정화되면 아동의 음성기능을 확인하기 위한 추가검사가 실시되어야 한다. 이 과정은 팀 접근을 통해 이루어져야 하는데 특히 언어치료 전문가와 소아 이비인후과 의사 간의 협조가 포함되어야 한다(De Alarcon et al., 2009). 성문하부 협착을 가지고 있는 아동은 성대진동의 주된 근원으로 성문상부의 구조물을 사용한다(Baker et al., 2006; Kelchner, de Alarcon, Weinrich, & Brehm, 2009). 그러므로 평

표 7.2 성문하부 협착 아동이 보이는 진동의 근원과 성문상부 압축의 패턴

진동의 근원
진성대만 진동
가성대만 진동
진성대와 가성대 모두 진동
가성대와 후두개 기저부 때문에 돌출된 피열연골까지 진동
피열연골에서 시작하여 반대쪽 가성대까지 진동
피열연골에서 시작하여 후두개 기저부와 반대쪽 성대까지 진동
피열연골에서 시작하여 후두개 진동
성문상부 압축의 패턴
외측에서 내측으로
전방에서 후방으로
혼합

출처: Baker et al.,(2006), Kelchner et al.(2009), Krival et al.(2007) 참조.

가에 있어 중요한 것은 아동이 사용하는 진동의 근원과 패턴을 알아내는 것이다(〈표 7.2〉 참조).

흡기 발성처럼 특별히 사용하는 보상전략이 있는지 확인해야 한다. 이는 기관절개술을 받은 경험이 있는 환자에게는 매우 흔한 일인데 심각한 성문하부 협착을 가지고 있는 아동에게도 마찬가지이다. 기관절개술 튜브가 제 위치에 있으면 성대진동은 날숨보다는 흡기 때 나타나게 된다. 일단 아동이 튜브를 제거하게 되어도 이러한 패턴은 학습된 운동행동으로서 지속된다(Baker et al., 2006). 아동이 기관절개술을 받게 되면 아동이 기관절개술 튜브를 누르고 소리를 낼 수 있는지, Passy-Muir 밸브 착용을 잘 참아내고 그를 이용해서 소리를 낼 수 있는지, 다른 대체 의사소통 수단이 필요한지에 대한 평가도 이루어져야 한다(Baker et al., 2006). 울거나 숨을 쉬거나 옹알이를 할 때 천명이 들리는지도 기록해 두어야 한다. pVHI(아동용 음성장애지수)와 같이 타당성이 입증된 삶의 질 관련 설문지검사 도구를 활용하여 아동이 일상생활을 할 때 음성으로 인한 핸티캡을 느끼는지에 대해 알아보는 것도 매우 중요한 평가과정 중 하나이다.

수술적 처치

수술은 선천성이든 후천성이든 성문하부 협착을 위한 1차적인 처치 방법이다. 수술

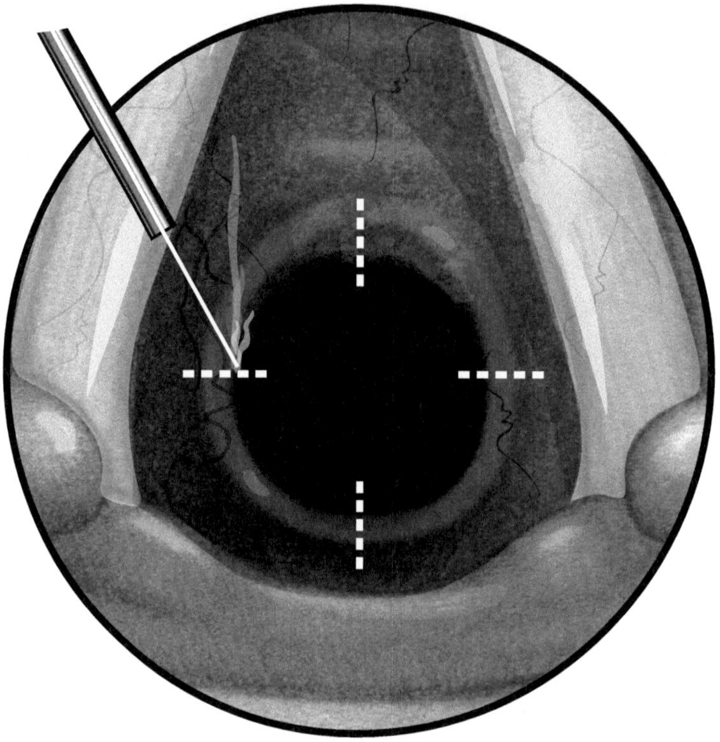

그림 7.3 성문하부 협착을 위한 레이저 치료

적 처치는 1차적으로 기능적인 기도 확보, 삼킴문제 해결, 그리고 가능하다면 발성 문제 해결에 초점을 맞춘다. 심각한 경우의 아동에게는 기관절개술이 필요한데 어떤 방법이 최선인지에 대해서는 이비인후과 의사와 관련 전문가들이 상의해서 결정해야 한다. 심하지 않은 경우에는(예, I 혹은 II 등급) CO_2 레이저를 이용한 내시경으로 치료가 가능하나 더 심각한 경우에는 개방형 수술기법이 필요하다(Bakthavachalam & McClay, 2008). 레이저 치료(〈그림 7.3〉 참조)는 심각한 출혈이나 부종 없이 기도 상태를 개선시킬 수 있는 장점이 있다.

내시경 치료는 1cm 이상의 과도한 흉터조직이 있는 경우, 이전의 레이저 치료 후 연골막이나 연골이 드러난 경우, 이전에 내시경을 이용해서 재건 시도를 했던 적이 있는 경우, 연골이 손실된 경우, 심각한 감염이 있는 경우에는 시도하지 않는다(Eaton & Murray, 2006; Zawadzka-Glos & Chmielik, 2006). 이런 경우 개방형 수술이 필수적이다. 내시경 수술을 하든 개방형 수술을 하든 수술적 처치는 폐색을 제거하고 기도를 확장시키며 기능적인 음성 산출을 유지하도록 하는 데 초점을 둔다.

ASS의 경우 협착의 정도는 CSS의 경우보다 더 심각한 경우가 많기 때문에(Zawadzka-Glos & Chmielik, 2006) 치료도 더 공격적으로 시행할 때가 많다. 사실 ASS 아동의 경우 치료를 위해 기관절개술을 시행해야 하며 내시경을 통해 육아 조직의 제거도 필요하다. 내시경 혹은 개방형 수술을 통해서 기저에 있는 혹은 함께 동반하고 있는 문제들을 모두 치료하는 것이 중요하다. 특히 위산역류가 문제를 더 악화시킬 수 있다(Eaton & Murray, 2006). 다수의 이비인후과 의사들이 수술 전에 위산역류 문제를 해결해야 한다고 권고한다. Halstead(http:\\www.utmb.edu/otoref/Grnds/Subgot-sten-9904/Subglot-sten-9904.htm 에서 인용)는 항역류 치료를 아동에게 시행했을 때 이전에 수술을 받았어도 별 효과가 없었던 몇 아동이 이 치료의 도움을 받아 성공적으로 수술을 하고 삽관을 제거했다고 보고했다.

후두기관 재건술. 수술적 처치 중에는 총칭해서 후두기관 재건술(laryngotracheal reconstruction, LTR)이라고 부르는 일련의 기법이 있다(〈표 7.3〉 참조). 이는 후두의 다양한 부분을 절제하고(잘라내고), 상황에 따라 다양한 이식물이나 스텐트(stent, 금속 코일이나 그물망으로 된 작은 튜브로서 막힌 곳을 뚫어주기 위해 주로 사용함—역자 주)를 사용하기도 하는 매우 복잡한 기법이다(Syal, Tyagi, & Goyal, 2006). 이 기법은 분할술, 보형물 주입술, 절제술로 나뉜다(Eaton & Murray, 2006). 수술 과정이 매우 복잡하기 때문에 LTR은 팀 접근을 필요로 하며 소아관련 전문가들 간의 긴밀한 협조 체계를 요구한다. 이 팀에는 이비인후과 의사, 집중치료 전문가, 마취과 의사, 소화기내과 의사, 호흡기내과 의사, 영양사, 언어치료 전문가 등이 포함되어야 하며 부모의 이해와 지지도 매우 중요하다(Agrawal, Black, & Morrison, 2007).

표 7.3 후두기관 재건술 기법의 유형

윤상연골 전방 분할술
확대술
윤상연골 전방
윤상연골 후방
윤상연골 전방 및 후방
단일단계 접근
단계별 접근
윤상기관 절제술

윤상연골 전방 분할술 **윤상연골 전방 분할술**(anterior cricoid split, ACS)은 기관고리 중 위쪽 두 개, 윤상연골과 갑상연골 하부 1/3에 이르는 절개를 하여 윤상연골을 넓히기 위해 고안된 방법이다. 넓어진 구멍을 안정화시키고 그 상태를 유지하기 위해 기관내 튜브가 스텐트 역할을 하기 위해 삽입되는데 수술 후 대략 7~14일간 유지된다. ACS 기법은 선천성 성문하부 협착 환자들에게 널리 사용되는 방법인데 이런 경우 윤상연골 고리가 너무 작거나 정상적인 연골에 국소적으로 섬유증이 생겨 튜브를 제거하지 못했던 아기들에게 유용하다(Eaton & Murray, 2006). 이 수술의 성공은 아동이 삽관을 하고 있던 기간에 따라 달라진다. Rotenberg와 Berkowitz(2006)는 ACS 기법이 성공적이었던 경우는 평균 4.1주 이내로 지속되었던 경우로, 11주 이상의 경우에는 성공적이지 못했다고 보고했다. 게다가 이들은 복잡한 의학적 문제를 동반하고 있던 아기의 경우도 실패한 확률이 높다고 했다.

확대술 **확대술**(augmentation procedure)은 후두의 구조가 3mm 이상 넓어져야 할 필요가 있을 때 필수적으로 사용되는 기법이다(Eaton & Murray, 2006). 이 기법은 후두기관 구조를 분할하는 과정과 다양한 이식물 및 스텐트를 이용하여 좁아진 부분을 넓혀주는 과정을 포함한다(Agrawal et al., 2007). 이식물은 환자의 갈비뼈, 설골, 갑상연골, 이개(귓바퀴) 연골 등 본인 신체의 일부에서 취하게 된다(Rizzi, Thorne, Zur, & Jacobs, 2009). 티타늄 같은 합성물질도 성공적으로 사용되어 왔다(예, Daneshi, Mohammadi, & Hassannia, 2009). 수술을 통해 윤상연골의 전방 혹은 후방을 분할하고(Krival et al., 2007) 이식해 온 연골이나 합성물질을 분할한 사이에 삽입한다. 갈비뼈의 연골을 사용할 때 대개 다섯 번째 갈비뼈에서 4cm 정도를 떼어내게 된다(Fayoux, Vachin, Merrot, & Bernheim, 2006). 후두 보형물은 대개 후두의 전방, 후방 혹은 둘 다의 위치를 활용하게 되는데 가장 많이 활용하는 부분은 전방이다(Eaton & Murray, 2006). 협착 부위가 매우 좁을 경우 전방 분할술과 함께 후두절개술(laryngofissure)을 시행하게 된다. **후두절개술**은 성대를 전연합을 기점으로 하여 두 부분으로 분할하는 것으로 분할술의 한 종류라고 볼 수 있다(Krival et al., 2007). 이 술식의 위험요소는 성대에 손상을 입힐 수 있다는 것이며 수술과정 중 어떤 문제가 생겨도 성대폐쇄에 영향을 미쳐 음성장애를 유발할 수 있다는 것이다. 그러나 대부분의 경우 성대와 갑상연골 사이의 연결을 유지한 상태에서도 충분히 이식술을 시행할 수 있다(Baker et al., 2006).

확대술은 하나 혹은 두 단계를 통해 진행된다. 단계별 확대술을 위해 환자에게 기관절개술을 시행할 필요가 있는데 이 시술은 이식물이 스텐트와 더불어 안정화될 수 있도록 수술 후에도 어느 정도 지속하게 된다(Agrawal et al., 2007). 이후의 과정은 일단

이식물이 안정화된 후 스텐트를 제거하는 것이다. 최근에는 수술 후 기관절개술 유지과정 없이 술식을 진행하는 것이 더 일반적이다(Agrawal et al., 2007). 스텐트를 사용하는 대신 5~7일 동안 비기관(nasotracheal) 튜브나 구기관(orotracheal) 튜브를 삽입하는데 이 튜브 자체가 재건된 기도의 안정화를 돕는 스텐트의 역할을 하게 된다(Eaton & Murray, 2006; Saunders, Thirlwall, Jacob, & Albert et al., 1999). 이는 기관절개술을 필요로 하지 않으며 그로 인한 추후의 스텐트 제거 과정도 필요없게 해 준다. 그러나 삽관 기간이 길어지게 되면 육아 조직의 형성 같은 부작용이 생길 수 있다. 그러므로 그런 부작용이 생기지 않도록 환자에게 몇 가지 내시경 처치과정을 실시할 필요가 있다(Agrawal et al., 2007). 단일단계 술식은 I, 혹은 II 등급 환자에게 성공적이라고 알려져 있으며 초기단계의 III 등급 환자 중 일부에게도 성공적이라고 보고되었다(Liew, Blaney, & Morrison, 2003). 단계별 술식은 그 외 III 및 IV 등급의 협착 환자에게 실시한다. 단계별 술식은 주로 아동이 더 심각하고 더 복잡한 의학적 문제를 동반하고 있을 때 실시한다(Agrawal et al., 2007; Saunders et al., 1999). 이런 아동에 대한 결과는 단일단계 술식이든 단계별 술식이든 성공적이지 못할 때가 종종 있는데, 그런 환자에게는 추가적인 수술 혹은 기관절개술이 필요할 수도 있다. Agrawal 등(2007)은 그들의 연구에서 전방 및 후방연골 이식이 둘 다 필요했던 환자가 삽관이 필요한 비율이 더 높았으며 단일이식을 시행한 환자들보다 기관절개술의 필요도 더 높은 것으로 보인다고 보고했다. 협착의 단계와 아동의 의학적 상태에 따라 다를 수 있으나 현재는 단일단계 술식이 기도에 시행하는 보형물 주입술 중 가장 잘 수용되는 술식이다(Fayoux et al., 2006).

윤상기관 절제술 **윤상기관 절제술**(cricotracheal resection, CTR)(〈그림 7.4〉 참조)은 윤상연골의 전방부와 성문하부 및 기관 중 좁아진 부분을 절제한 후 기관 조직 중 건강하게 남아있는 부분을 갑상연골판에 연결시키는 술식이다(Baker et al., 2006; Krival et al., 2007). CTR 자체는 좁아진 부분이 성대 아래쪽이면서 협착 정도가 더 높은 등급(III과 IV)의 협착을 재건하기 위해 사용된다(Baker et al., 2006). 협착이 위로 범위를 넓혀 성대까지 포함된다면 CTR과 보형물 주입술을 함께 사용할 수 있다. 심하게 복잡한 기도 재건을 위해서 CTR은 삽관을 제거하기 위한 여러 단계의 처치 중 하나로 사용되는데 특히 협착뿐만 아니라 성대기능 문제까지 동반한 아동에게 유용하다. 삽관을 제거하는 측면에서 이 술식의 결과는 미국, 영국, 멕시코, 프랑스의 CTR 환자 96%에서 성공적인 것으로 보고되었다(예, Ahn, Sung, & Kim, 2004; Alvarez-Neri et al., 2005; Garabedian et al., 2005; White, Cotton, Bean, & Rutter, 2005). 그러므로 CTR은 성문하부 협

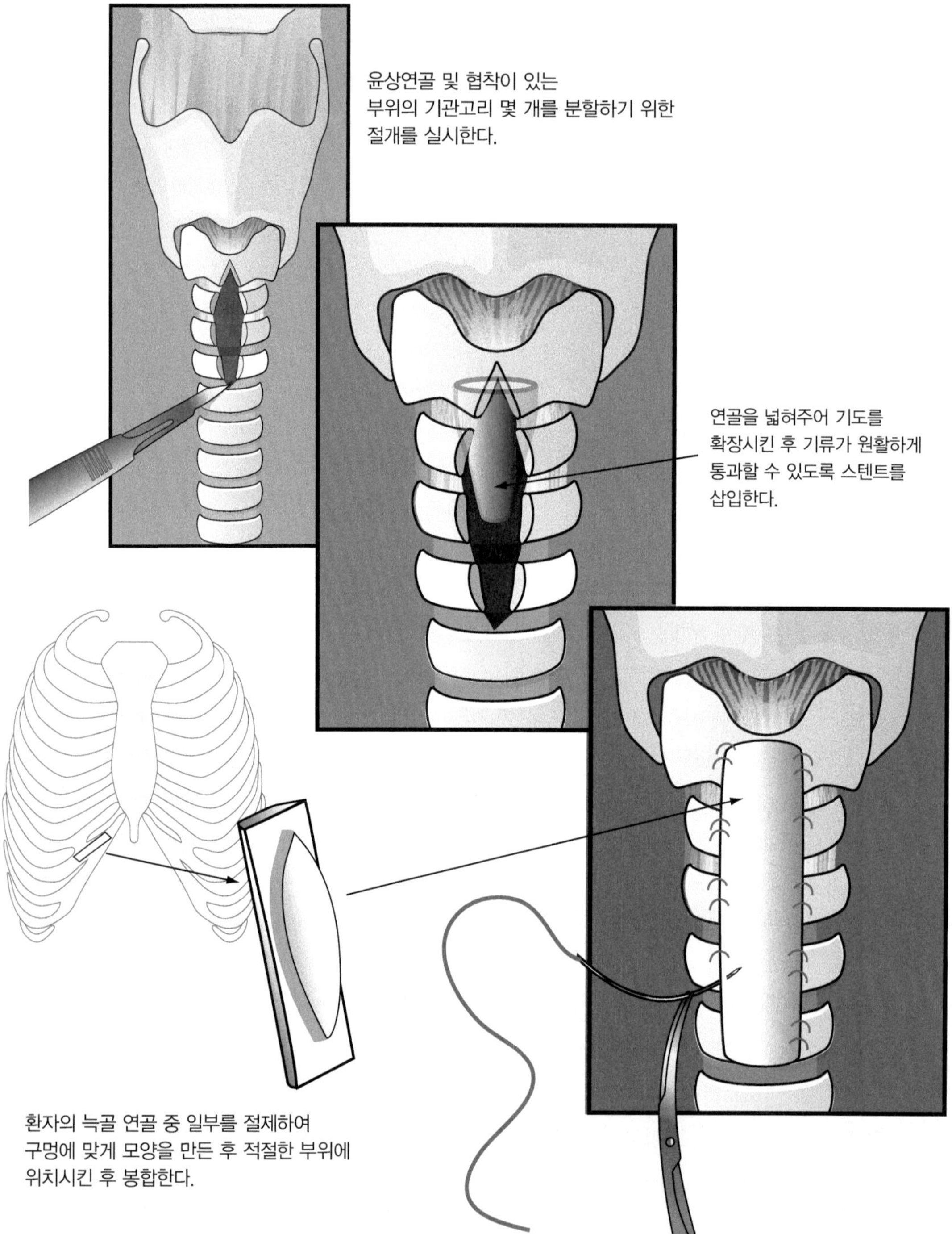

그림 7.4 윤상기관 절제술

착의 등급이 높은 아동, 연령이 2~3세 이하인 아동의 처치를 위해 선호되는 술식 중 하나라고 볼 수 있다(예, Johnson et al., 2008).

높은 성공률에도 불구하고 CTR 후에는 부작용도 나타날 수 있는데 여기에는 피열연골의 불안정 혹은 일탈, 윤상피열관절의 불안정, 윤상연골 후방부의 분할로 인한 PCA 인대의 손상 등이 포함된다(Baker et al., 2006).

풍선 확장술 풍선 카테터는 부드럽고 속이 비어있는 튜브로 끝에 "풍선"이 달려있어 부풀릴 수 있는 것이 특징이다. 이런 유형의 도구는 신체 내의 좁아진 구멍 혹은 통로를 확장시키거나 펴 주기 위해 사용된다. 아직 부풀지 않은 풍선 카테터를 목표 지점에 위치시킨 후 원하는 만큼 확장시키기 위해 풍선을 부풀린다. 술식이 끝나면 풍선은 다시 원래대로 줄어들어 제거된다. **풍선 확장술**(balloon dilation)은 성문하부 협착이 심하지 않은 경우에 사용하는 비교적 덜 침습적인 방법으로, 결과가 대체로는 좋은 것으로 보고되고 있다(예, Axon, Hartley, & Rothera, 1995; Edmondson & Bent, 2010; Lee & Rutter, 2008). 이 술식은 개방형 수술을 하기 전에, 수술 직후의 부가적 처치로서 사용되거나(Brigger & Hartnick, 2009), 윤상기관 절제술의 대체방법으로 사용되기도 한다(Lee & Rutter, 2008).

수술 후의 음질. 후두기관 재건술이 기도 문제를 해결하는 데 매우 성공적이기는 하지만 음질에 있어서는 충분히 만족할 만한 결과를 제공해 주지 못하는 경우가 많다. 일부 아동은 수술 후 음질이 정상 혹은 정상에 가까운 상태를 보이기도 한다(예, Bailey, Clary, Pengilly, & Albert, 1995). 그러나 대부분의 아동은 기식성 음성, 약화된 음성, 쉰목소리, 낮은 음도, 음역의 감소, 음성강도의 감소, 비정상적인 공명 등 음성의 문제를 보인다(예, Francois, Dumont, & Narcy, 1997; Kelchner et al., 2010; Krival et al., 2007; Smith, Marsh, Cotton, & Myer, 1993; Zalzal, Loomis, Derkay, Murray, & Thomsen, 1991). 음질이 나빠지는 데에는 몇 가지 이유가 있다. 첫째, 수술 자체가 성대의 위치와 운동성을 변화시킬 수 있다. 예를 들어, 윤상연골 전방부의 이식물이 윤상갑상근의 운동을 방해하여 음도조절에 문제가 생길 수 있으며 윤상기관 절제술은 윤상갑상근에 손상을 주고 윤상갑상 공간을 감소시킬 수 있다(De Alarcon et al., 2009; Krival et al., 2007). 윤상연골 후방부의 이식물은 성대 후방부의 공간을 넓게 만든다. 이는 피열연골의 기능에 영향을 미쳐 성대폐쇄부전을 유발한다. 둘째, 수술 후에, 반회후두신경이 손상되었을 경우 나타날 수 있는 성대마비, 후두개 기저부의 일탈, 기도의 재협착, 성대섬유증 혹은 흉터조직 형성, 양쪽 성대의 수직적 높이 차 발생, 전연합의 각이 완만해짐, 윤상피열관절 고착, 성대 전방부 혹은 후방부의 틈 발생 등과 같은 부작용이 생길 수 있다(Bailey et al., 1995; Kelchner et al., 2009; Krival et al., 2007). 셋째, 일부 아동은 수술 전후에 일종의 보상전략으로서 성문상부를 주로 사용하는 경우가 있다(예, Bailey et al., 1995; Clary et al., 1996; Rizzi et al., 2009). 이는 특히 후두기관 재건술 전의 성문하부 협착 등급이 높았던 환자에게서 흔하게 발생한다(Rizzi et al., 2009). Krival 등(2007)은 LTR 시술을 받은 아동 16명의 기록을 조사하였다. 이들은 녹음된 음성을 이용하여 지각적 및 음향학적 평가를 실시했으며 비디오비인두내시경 기록도 함께 분석하였다. 대상자 중 절반 정도가 진성대 진동을 사용했고 나머지 절반은 성문상부 구조물을 사용하는 것으로 나타났다. 사용하는 구조물의 범위는 피열연골에서 반대측 가성대, 피열연골에서 후두개 기저부 혹은 반대측 가성대, 피열연골에서 후두개, 그리고 가성대와 진성대 진동이 같이 혼합하여 나타나는 경우였다. 주로 성문상부 구조물을 사용하거나 혼합된 진동양상을 보이는 환자들이 전반적인 중증도, 조조성 및 음도 문제 측면에서 더 심각한 문제를 보였다는 것은 놀라운 일도 아니다. Weinrich 등(2007)은 발성을 위해 성문상부 구조물을 사용하는 아동들이 후두의 과기능으로 인한 긴장성 음성을 훨씬 더 많이 산출한다고 보고했다. George와 Monnier(2010)는 부분 윤상기관 절제술을 받은 II~IV 등급의 성문하부 협착 아동의 음성 상태를 검사한 결과 응답자 중 95%가 수술 전에 심각한 발성장애나 실성증을 가지고 있었던 것을 발견했다. 설문조사 결과 수술 후 18%는 정상음성을 산출할 수 있었으며 64%는 약간의 발성장애(시끄러운 장소에 있을 때 잘 들리지 않는 정도의 쉰목소리가 난다고 보고), 13%는 중간 정도의 발성장애(목소리를 낼 때 쉽게 피로해지며 간혹 약한 목소리 혹은 가성대 발성을 한다고 보고), 5%는 심각한 발성장애(기식성 음성이 산출되며 의사소통의 문제 호소)를 보였다고 보고했다.

음성치료. 음성치료는 아동이 성문상부 구조물을 사용하는 것을 최소화시키고 음질을 최대한 개선시키기 위해 반드시 필요한 과정이다(예, Theis, Connor, & McMurray, 2006; Rizzi et al., 2009). 호기와 더불어 산출하는 발성법, 두성 활용의 증진, 발성 시 부드러운 시작을 촉진해 주는 기법이 성문상부 압축을 감소시키는 데 효과적이라고 보고되었다(MacArthur, Kearns, & Healy, 1994). 아동들에게 음성 위생 프로그램을 전달해 주는 것도 필요하다.

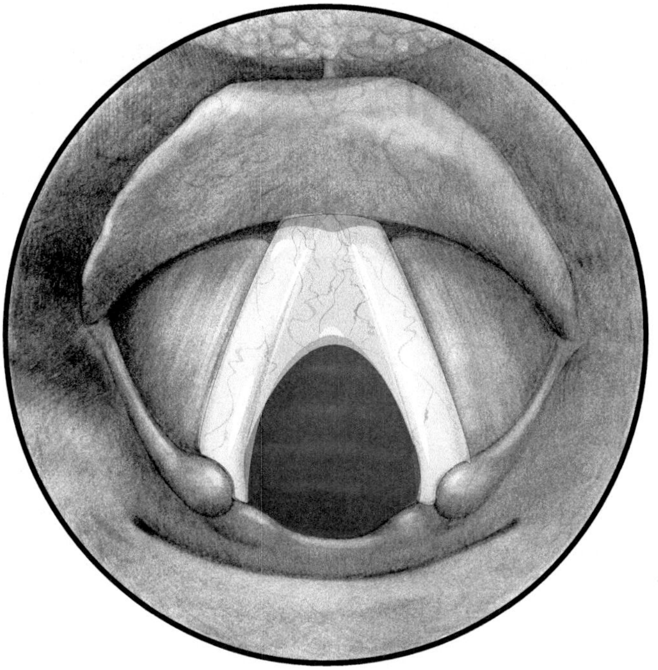

그림 7.5 후두횡격막

7.3 후두횡격막/성문부 협착

후두횡격막(laryngeal web, 혹은 성문부 협착, glottic stenosis)은 양쪽 성대 사이에 비정상적인 조직이 형성되었을 때 나타난다(Milczuk, Smith, & Everts, 2000, 〈그림 7.5〉 참조). 횡격막은 선천성으로 나타날 수도 있고 후천성으로 나타날 수도 있다.

선천성 후두횡격막

선천성 성문부 협착이라고도 불리는 선천성 후두횡격막은 배아기 발달단계에서 후두에 비정상적인 문제가 발생했을 때 생긴다(Men, Ikis, Topcu, Cakmakci & Ecevit, 2006). 선천성 후두횡격막은 몹시 드물어서 후두기형 중 5% 정도로 나타난다(Lee, 2001). 선천성 후두횡격막의 75%가 성문 전방부에 발생한다(Eaton & Murray, 2006; Nicollas & Triglia, 2008). 선천성 후두횡격막은 연구개심장안면 증후군(velocardiofacial syndrome)과 같은 유전적 질환과 함께 나타나는 경우가 많다(Cheng & Beckenham, 2009; Costa & Stith, 2009;

표 7.4 성문부의 포함 정도에 따른 후두횡격막의 분류 유형

유형	성문부 포함 정도
1	35% 이내
2	35~50
3	50~75
4	75~90

출처: Wyatt & Hartley(2005)의 정보에 따름.

McElhinney, Jacobs, McDonald-McGinn, Zakai, & Goldmuntz, 2002; Miyamoto et al., 2004). 후두횡격막을 가지고 태어난 아기는 대개 천명, 반복적인 급성폐쇄성후두염, 약한 울음소리 등 기도 문제 혹은 기도폐색의 증세를 보인다(Costa & Stith, 2009). 실성증도 때때로 나타난다(Eaton & Murray, 2006). 후두횡격막은 그 두께가 매우 다양하며 성문하부까지 침범할 수도 있다(Men et al., 2006). 이 질환은 얇은 점막에 의한 협착, 두껍게 형성된 전방부 혹은 후방부 후두횡격막, 혹은 양측 성대의 융합으로 인한 **후두폐색**(laryngeal atresia)의 양상을 나타낼 수 있다. 두꺼운 후두횡격막은 밀도가 높은 결합 조직으로 구성되어 있는데 때로 근섬유와 연골조직을 포함하고 있는 경우도 있다(Cheng & Beckenham, 2009). 선천성 후두횡격막, 협착과 폐색은 배아기 동안 기도가 정상적으로 발달하는 데 실패함으로써 야기되는 것으로, 이 질환의 가장 약한 정도에서 가장 심각한 정도에 이르는 연속선상 중 한 곳에서 나타나게 된다(Wyatt & Hartley, 2005).

선천성 후두횡격막은 네 유형으로 분류된다(〈표 7.4〉 참조). 제1, 2, 3 유형은 후두 전방부에 형성되는 것으로서 각각 성문부의 35% 이내, 35~50%, 50~75%를 차지한다. 제2, 3, 4 유형은 성문하부로 확장되기도 하는데 이로 인해 성문하부가 좁아지게 된다(Wyatt & Hartley, 2005). 그러나 성문부와 성문하부의 협착은 성대나 윤상연골에 문제가 있을 때에도 나타날 수 있다는 것을 염두에 두어야 한다(Wyatt & Hartley, 2005).

후천성 후두횡격막

일반적으로 후천성 후두횡격막은 전연합에 위치하며 그 길이와 두께는 매우 다양하다. 덮여진 막은 본인이 느끼지 못할 정도로 작은 경우도 있고 심각한 기도폐색을 야기할 정도로 큰 경우도 있다. 후천성 후두횡격막 역시 기도폐색과 음성 문제의 정도

에 따라 가장 약한 정도에서 가장 심각한 정도까지 4단계로 구분한다. 제1유형은 가장 약한 경우로 성문부의 35% 이내의 범위를 차지하는 경우이다. 이런 유형의 후두횡격막은 대개 두께가 얇으며 단일한 두께를 보인다. 기도는 정상적으로 기능하며 음성 문제는 전혀 없거나 미약한 정도이다. 제2유형은 막이 성문부의 35~50%를 차지하는 경우로 두께는 얇은 정도에서 두꺼운 정도까지 나타나 단일하지 않다. 기도는 대개 막혀있지 않는 편이다. 제3유형은 성문부의 50~75%를 덮고 있는 경우이다. 이런 유형의 막은 대개 앞쪽이 두껍고 뒤쪽으로 갈수록 얇아진다. 이런 경우 기도폐색의 정도는 중간에서 심각한 정도이며 음성 문제도 전형적으로 나타난다. 제4유형은 가장 심각한 경우로 성문부의 75~90%를 덮게 된다. 이 막은 일괄적으로 모두 두껍다. 환자는 목소리를 전혀 내지 못할 뿐만 아니라 기도폐색도 매우 심각하여 기관절개술이 필요한 정도이다.

대부분의 후천성 후두횡격막은 성대를 충혈시키고 붓게 만드는 외상으로 인해 나타난다. 예를 들어, 삽관 시 외상으로 인해 후천성 후두횡격막이 나타날 수 있는데 이는 대개 성대의 중간 혹은 후방부에 나타난다(Andrews, 1995). 유두종 제거와 같은 수술 후에도 나타날 수 있다(Holland, Koufman, Postma, & McGuirt, 2009). 이런 막은 대개 매우 작기 때문에 미세횡격막(microweb)이라고 부르거나 성대유착(synechias)이라고 부른다(Stemple et al., 2000). 유착이란 두 조직의 표면이 붙는 것을 말하는데 성대의 경우 전연합이 충혈되었다가 아물 때 과도하게 조직이 형성되면서 발생한다. 다른 원인으로는 가성(부식성, caustic) 물질 흡입, 감염 혹은 이물질 유입 등이 있다(Gerber & Chen, 2009). 후두횡격막은 성대결절과 함께 나타나기도 한다(Ruiz, Pontes, Behlau, & Richieri-Costa, 2006). 호흡기나 음성의 문제는 막의 정도와 위치에 따라 다양하게 나타난다. 실성증, 쉰목소리, 천명 혹은 호흡곤란 등이 유발될 수 있다.

성문후방부 협착

성문후방부 협착(posterior glottic stenosis, PGS)은 기관삽관이 장기화될 때 주로 나타난다(예, Chitose, Umeno, & Nakashima, 2009; Liu, Bove, & Nemeth, 2010; Wolf, Primov-Fever, Talmi, & Kronenberg, 2007; Zalzal, 1999). 10일 이상 삽관을 했던 환자 중 대략 15%가 기관삽관으로 인한 압력 때문에 점막에 궤양이 생기고 이로 인해 성문부의 협착이 나타나는 것을 경험하게 된다(Eaton & Murray, 2006; Mankekar, Eaton, & Murray, 2009). 궤양이 생기면 감염, 육아 조직이나 흉터가 형성될 수 있다. 때로 환자의 윤상피열연골이

표 7.5 후연합과 윤상피열관절의 포함 정도에 따른 성문후방부 협착의 분류

등급	후연합과 윤상피열관절의 포함 정도
1	성대돌기 사이가 붙음. 후연합은 정상
2	후방부 협착과 흉터
3	후방부 협착과 흉터. 편측성 윤상피열관절 교착이 나타남
4	후방부 협착과 흉터. 양측성 윤상피열관절 교착이 나타남

출처: Wolf et al.(2007)의 정보에 따름.

교착되기도 한다. PGS의 다른 원인으로는 가성물질의 흡입, 감염(급성폐쇄성후두염 등), 외부 충격으로 인한 외상, 후두 수술, 장기적인 비위관 삽관 등이 있다(Mankekar et al., 2009). PGS도 4등급의 분류체계를 사용한다(〈표 7.5〉 참조). 제1등급은 가장 범위가 적은 것으로 성대돌기 사이가 붙는 경우인데 후연합은 정상이다. 제2등급에서 후연합은 흉터와 함께 좁아지는 양상을 보인다. 제3등급은 윤상피열관절의 교착이 편측성으로 나타나는 후방부 협착을 말하며, 제4등급은 가장 광범위한 것으로 양측성 윤상피열관절 교착과 더불어 후방부 협착이 나타나는 것이다(Wolf et al., 2007). 주된 증세는 호흡곤란이나 천명과 같이 호흡기 문제와 관련되는 것이 많다(Eaton & Murray, 2006).

치료

최소한의 증상 혹은 전혀 증상을 보이지 않는 2~3mm 이내 넓이의 작은 전방부 횡격막은 대체로 별다른 치료를 필요로 하지 않는다.

수술적 처치. 성문부의 50% 이상을 침범한 후두횡격막은 대개 수술적 처치를 필요로 한다(Men et al., 2006). 수술의 목적은 안정적인 기도를 확보하고 기능적인 음성 산출을 제공하는 것이다(Nicollas & Triglia, 2008). **확장술**(dilation)은 속이 빈 구조물의 구멍을 넓게 만드는 것을 말하며 **용해술**(lysis)은 서로 붙은 부분을 수술을 통해 분리시키는 것을 말한다. 후두횡격막은 기관지경을 통해 내시경 수술로 확장시킬 수 있다. 그러나 확장술 자체는 후두의 막이 과도하게 얇은 막인 경우에만 성공적이다(Eaton & Murray, 2006). 게다가 과정 자체도 흉터를 만들 위험을 가지고 있다(Izadi et al., 2010). 후두횡격막을 분리하는 또 다른 방법은 미세가위, 칼, CO_2 레이저 등을 사용하는 것

이다(예, Chitose et al., 2009). 그러나 레이저는 두꺼운 막을 가지고 있는 환자에게는 적합하지 않다고 보고되고 있다. 두꺼운 막의 경우에는 용해술과 더불어 전방 갑상절개술(anterior thyrotomy)을 시술하는 것이 더 효과적이다. 이 과정에서는 전방부 후두절개술(laryngofissure)을 통해 후두횡격막까지 도달한 후 수술을 통해 막을 분리하는 것이다(Wolf et al., 2007). 대개 실리콘으로 만든 용골 모양의 이식물(keel)을 성대에 삽입하고 3~6주간 유지한다. 이는 상처가 회복되면서 새로운 막이 형성되는 것을 예방하고 분리된 상태를 유지할 목적으로 시행된다. 그러나 이 기법에는 몇 가지 결점이 있다. 첫째, 이는 내시경 수술이 아닌 개방형 수술이기 때문에 더 침습적이다. 둘째, 상처가 다 회복되었으면 수술을 통해서 이식물을 제거해야 한다. 또 다른 단점으로는, 이식물을 제거한 후 기도가 제대로 기능하는지 확인하기 위해 일시적으로 기관절개술을 해야 한다는 것이다. 계속되는 개방형 수술로 인해 두꺼운 막을 가진 환자 중 40% 정도가 기관절개술을 필요로 한다(Rutter, 2006).

음성치료. 수술을 통해 기도의 기능을 안정시킬 수는 있지만 그 결과 나타나는 음질은 대개 좋지 않기 때문에 음성치료가 필요하다. 치료는 아동이 사용하는 잘못된 보상전략을 구분해낸 후 더 효과적인 음성 산출 기법으로 대체하는 데 초점을 맞춘다. 음성 위생, 호흡지지 개선, 공명음성 치료, 음성기능 훈련 등의 치료 기법은 아동의 후두체계를 가장 잘 활용할 수 있는 방법 습득을 촉진시켜 준다.

7.4 후두실낭종과 후두낭종

후두실낭종(laryngocele)과 후두낭종(laryngeal cyst)은 공기(후두실낭종)나 액체(후두낭종)로 차 있는 주머니가 형성된 것을 말한다.

후두실낭종

후두실(laryngeal ventricle)은 진성대와 가성대 사이의 공간으로 점액과 기타 분비액을 만들어내는 분비선으로 가득 차 있다고 앞서 언급한 바 있다. 후두실의 앞부분은 소낭(saccule)이라고 부르는 작은 주머니로 연결되는데 60~70개의 점액분비선이 소낭을 향해 열려있다(Moorhead, 1991). **탈장**(hernia)은 본래는 안에 들어있어야 하는 구조물의 일부 혹은 전체가 조직 밖으로 돌출되어 나온 것을 말한다. **후두실낭종**은 가성대 안에서 위쪽으로 뻗어있는 소낭이 팽창되거나 일탈된 것을 말한다(Dursun, Boynukalin, Ozgursoy, & Coruh, 2008). 후두실낭종은 점액이 약간 있기는 하지만 대개는 공기로 차 있다. 후두실낭종은 갑상설골막과의 관계에 따라 내측성, 외측성, 혼합성의 세 유형으로 나뉜다. **내측성 후두실낭종**(internal laryngocele)은 팽창한 조직이 갑상설골막을 관통하지는 않았으나 대신 가성대와 피열후두개주름을 압박하여 부어 있는 것처럼 보이는 것을 말한다. **외측성 후두실낭종**(external laryngocele)은 갑상설골막을 관통하여 겉으로 볼 때 목 한 쪽이 부어오르거나 덩어리가 잡힌 것처럼 보이는 것이다. **혼합성 후두실낭종**(combination laryngocele)은 내측성과 외측성이 동시에 나타나는 것으로 후두실낭종의 유형 중 가장 흔한 것으로 알려져 있다(Devesa, Ghufoor, & Lloyd, 2002; Thome, Thome, & De la Cortina, 2000).

후두실낭종은 대개 후두 안에 형성된 과도한 압력에 의해 형성된다. 이는 관악기 연주, 무거운 물건 들기, 천식이나 흡연으로 인한 잦은 기침 등 높은 압력을 요하는 직업을 가졌거나 그런 활동을 자주 하는 사람에게서 자주 발생한다. 후두실낭종은 목 수술 후에 장기적으로 나타나는 합병증 중의 하나로 보고되기도 한다(Marom, Roth, & Cinamon, 2010). 중년 남성에게서 자주 발생하며 발성장애, 목 안이 부은 느낌, 호흡곤란, 기침, 흡기 시 천명, 삼킴장애, 이물감 등의 증세를 보이는 것이 특징이다(Dursun et al., 2008). 선천성으로 나타나는 후두실낭종도 간혹 발견된다. 외측성을 가진 아기는 천명, 약한 울음소리, 섭식문제 등의 기도폐색 증세를 보일 수 있다.

진단과 치료. 후두실낭종을 진단하는 가장 좋은 방법은 CT 스캔을 한 뒤 필요한 경우에 후두내시경을 하는 것이다. 혹의 크기, 환자의 증세에 따라 정기적으로 관찰하는 외에는 별다른 조처를 취하지 않고 내버려 두기도 하고, 혹은 내시경을 이용한 CO_2 레이저 절제술이나 개방형 수술을 통해 후두실낭종을 제거하기도 한다(예, Devesa et al., 2002; Dursun et al., 2007). 환자가 심각한 호흡문제를 보인다면 기관절개술이 필요할 수도 있다.

후두낭종

낭종은 액체 혹은 반고체 물질로 차 있는 막힌 주머니를 말한다. 낭종은 대개 주머니가 막혀 분비선에서 나오는 분비물과 점액이 없어지지 않고 축적됨으로써 생긴

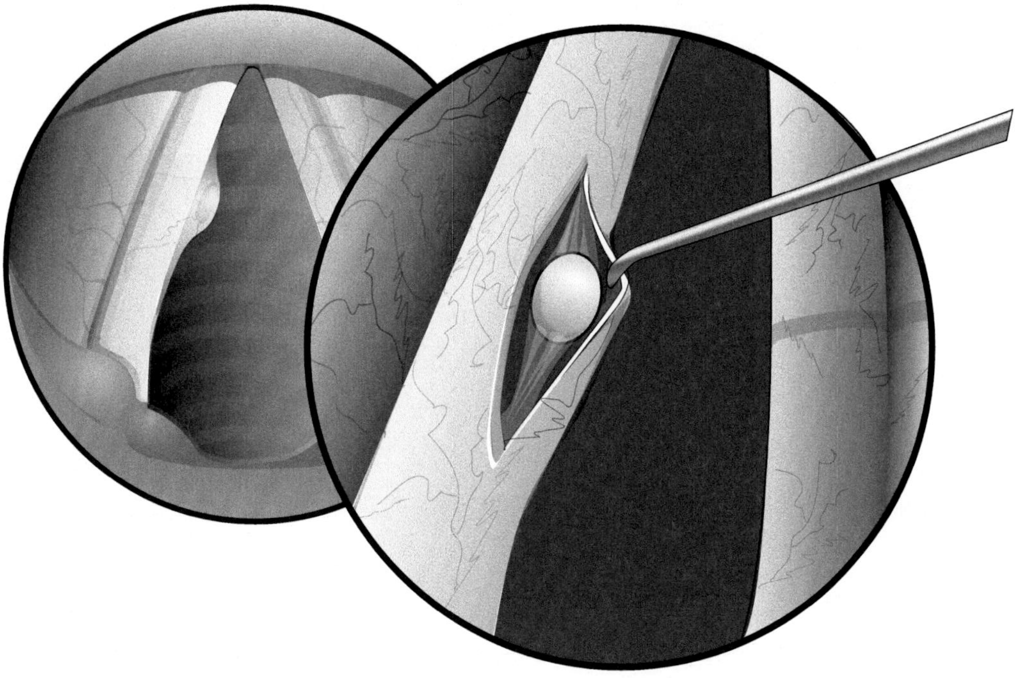

그림 7.6 **후두낭종과 제거술**

다(Yilmaz, Yildizbas, Yaman, Guclu, & Ozturk, 2010). 낭종은 표피(epidermoid)형과 저류(retention)형으로 나뉘며 **후두낭종**은 소낭형(saccular)과 도관형(ductal)으로 더 세분화해서 나뉜다(〈그림 7.6〉 참조)(Moorhead, 1991). 전방부나 측면의 소낭 낭종은 소낭 안에서 형성된다. 도관 낭종은 진성대와 가성대를 포함하여 후두 안의 점액 분비선이 있는 모든 구조물에서 생길 수 있다(Stemple et al., 2000). 표피 낭종(epidermoid cyst)은 공 모양으로 생겼으며 각질(keratin)과 피지(sebum, 피지선에서 분비되는 기름 성분이 함유된 물질)로 구성되어 있다. 낭종은 표피와 비슷하게 각질화된 상피층으로 구성된다. **저류 낭종**(retention cyst)은 분비선의 분비관이 막힘으로써 형성되는 것으로 대개 점액 성분을 포함하고 있다. 이러한 낭종은 성대의 과도한 사용, 인후두역류, 상기도 감염 등으로 발생한다(Martins, Santana, & Tavares, 2011). 표피 낭종은 성대에 가장 흔하게 생기지만 저류 낭종은 고유층(lamina propria)의 표층(superficial layer)에도 종종 발생한다(Gallivan, Gallivan, & Eitnier, 2008)(【컬러 삽입 〈그림 25-27〉 참조】).

낭종은 후두에 제한되어 나타나기도 하고(제I형), 후두 밖에서 나타나기도 한다(제II형)(Forte, Fuocco, & James, 2004). 낭종은 성대의 진동 부분에서 돌출하여 성대 덮개층

(cover)의 무게와 경직성을 증가시키기도 한다(Gallivan et al., 2008). 그로 인해 나타나는 발성장애 증세로는 쉰목소리, 음역의 감소, 음성 피로 등이 있다. 때로 통증과 삼킴 문제가 나타나기도 한다(Moorhead, 1991).

낭종이 진성대 안에 나타나는 경우에는 대개 기저에 있는 성대인대와 단단히 연결되며 고유층의 표층 조직과 연결되지는 않는다. 낭종은 대개 넓은 기저부를 가진 무경형(sessile)인 경우가 많다. **성대낭종**(vocal fold cyst)은 간혹 양측성으로 나타날 때도 있지만 대개는 편측성이다. 이들은 때로 성대결절로 잘못 진단되기도 한다.

낭종은 선천성으로 나타나기도 하고 후천성으로 나타나기도 한다. 선천성 낭종은 대개 표피형이며 편평상피 혹은 호흡상피로 구성되어 있다(Gallivan et al., 2008). 후천성 소낭 낭종은 후두암과 함께 나타날 수 있으므로 악성종양의 가능성을 확실히 배제하기 위한 후두검사가 반드시 필요하다.

성문하부 낭종. 대부분의 후두낭종이 성대 수준에서 생기지만 성문하부에서 생기는 경우도 있다. 사실, 성문하부 낭종은 후두연화증, 성대마비, 성문하부 협착 다음인 네 번째로 많이 발생하는 후두의 비정상적 문제로 보고되고 있다(Watson, Malik, Khan, Sheehan, & Rothera, 2007). 성문하부 낭종도 선천성으로 나타날 수도 있고 후천성으로 나타날 수도 있다. 그러나 대부분의 경우 출생 이후 인큐베이터에서 지낸 미숙아에게서 주로 발생하기 때문에 선천성인지 후천성인지 명확히 말하기가 어려울 때가 많다(Agada, Bell, & Knight, 2006; Jaryszak & Collins, 2009). 성문하부 도관이 막히는 것은 기관내 튜브의 환기장치가 반복적으로 시행하는 박동, 혹은 반복적으로 시행되는 삽관 혹은 흡인활동(suctioning), 기관내 튜브의 움직임과 그로 인한 성문하부 외상 등으로 성문하부에 흉터가 생기기 때문인 것으로 알려져 있다(Agada et al., 2006). 게다가 미숙아는 점막하 분비선이 훨씬 더 많으며 거기서 산출된 점액이 더 끈끈한 것으로 나타났다(Watson et al., 2007). 그러므로 미숙아는 성문하부 낭종이 생길 위험을 높이는 여러 요소를 복합적으로 가지고 있는 셈이다.

성문하부 낭종은 표층이나 점막하 조직보다 더 깊숙한 곳에 위치한다. 조직 깊숙이 위치할 때 기도가 좁아져 성문하부 협착의 인상을 줄 수도 있다(Watson et al., 2007). 그 증세가 천명, 호흡곤란, 무호흡 시기가 있음, 섭식장애 등 기도폐색의 증세를 보이기 때문에 그러한 인상은 더욱 강해진다(Agada et al., 2006). 그러나 그러한 증세는 초기에는 잘 드러나지 않는데 성문하부 낭종은 그 크기가 점진적으로 커지기 때문이다(Watson et al., 2007).

진단과 치료. 일부 사례의 경우 수술 시 조작을 통해서만 진단이 가능하기도 하지만 대체로는 비디오후두스트로보스코피가 낭종 진단에 매우 유용한 도구이다(Martins et al., 2011). 비디오후두스트로보스코피는 병소 위에서 점막파동이 감소하거나 사라진 양상을 확인시켜 줄 수 있다(Martins et al., 2011). 치료는 낭종의 유형과 위치에 따라 달라진다. 제1유형의 낭종은 내시경을 이용한 절제술이나 조대술(marsupialization)을 시행한다. **조대술**이란 낭종의 어느 한쪽에 몇 바늘을 꿰매는 시술이다. 이는 낭종에 영구적인 구멍을 만들어 주며 이로 인해 물이 빠질 수 있게 해 준다. 이 시술은 강철로 된 미세수술 도구나 CO_2 레이저를 이용해서 이루어진다. 그러나 낭종이 다시 재발할 수 있으며 재발하는 경우 원래 생겼던 위치와 다른 곳에서 생기는 경우가 많다(Watson et al., 2007). 더 큰 제2유형 낭종은 개방형 수술이 필수적이다. 그런 방법 중 하나가 측면 갑상절개술(lateral thyrotomy)이다. 이 시술에서는 갑상연골을 수직으로 분리시킨 후 이 절개선을 따라 낭종을 제거한다. 낭종이 기도를 막아 심각한 호흡문제를 가지고 있는 아기에게는 기관절개술이 필수이다. 후두낭종에는 여러 수술기법이 효과적이라고 보고되고 있는데 여기에는 CO_2 레이저, 미세후두수술 도구를 이용한 냉절제술(cold dissection), 조대술, 미세흡입절삭기(microdebrider, 제거하고자 하는 부위를 미세하게 갈아낸 후 흡입하여 제거하는 수술 도구—역자 주)를 이용하는 방법 등이 포함된다(예, Jaryszak & Collins, 2009; Ransom, Antunes, Smith, & Jacobs, 2009).

7.5 재발성 호흡기 유두종증

재발성 호흡기 유두종증(recurrent respiratory papillomatosis, RRP)(〈그림 7.7〉 참조)은 기도뿐 아니라 후두에도 영향을 미쳐 발성과 호흡 둘 다에 치명적인 영향을 미치는 질환이다. 유두종(papilloma)은 상피층에 생겨나는 양성 종양으로 마치 사마귀처럼 생긴 것이 특징이며(【컬러 삽입 〈그림 10-12〉 참조】), 유두종증(papillomatosis)은 수많은 종류의 유두종을 총칭하는 말이다. 유두종은 무경형(기저부가 넓다)인 경우도 있고 유경형(pedunculated, 줄기가 있다)인 경우도 있다. 이 질환은 손가락같이 생긴 돌출물과 결합 조직의 내핵 위에 형성된 각질화되지 않은 중층편평상피세포(stratified squamous epithelium) 덩어리가 특징이다(Lindsay, Bloom, Pransky, Stabley, & Shick, 2008; Preuss et al., 2007). 병소는 섬모로 덮인 호흡상피와 편평상피가 만나는 부위처럼 후두 안에서 서로 다른 유형의 상피세포가 만나는 전이 지역(transition area)에 흔하게 생긴다(Derkay

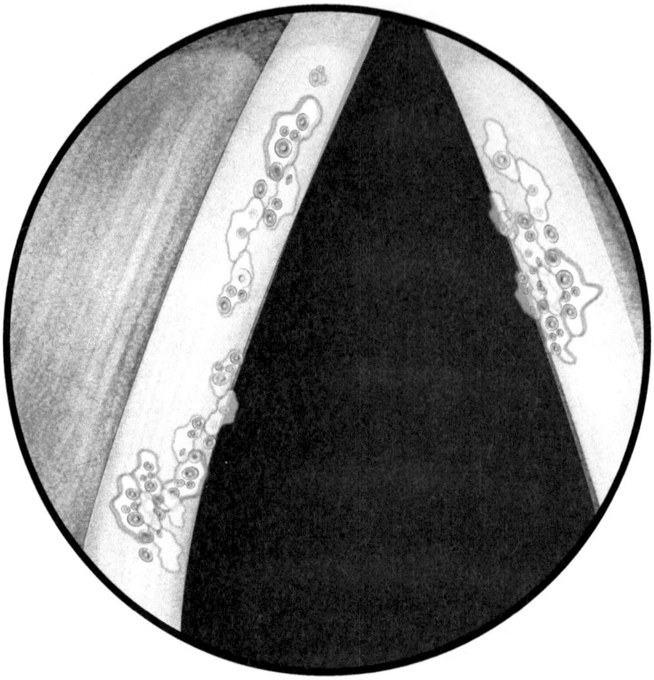

그림 7.7 재발성 호흡기 유두종증

& Darrow, 2006). 이는 처음에는 성대의 전방부에 생겼다가 차차 다른 부분으로 퍼지게 되는데 진성대는 물론이고 가성대, 피열후두개주름, 기관, 심지어 기관지나 폐까지도 퍼진다(Hammoud & El Haddad, 2009). 대개 상피층에서 형성되지만 유두종은 더 깊이 침범하여 성대인대 혹은 성대근까지 침범하기도 한다(Stemple et al., 2000).

이 질환은 기도의 구조물로 퍼져가는 정도와 치료 후 재발하는 정도가 매우 급격하다. 이러한 급진성은 그 결과 기도에 미치는 영향을 치명적으로 만든다.

RRP의 발생률은 14세 이하 아동 100,000명 중 4.3명 꼴이며 15세 이상 환자 100,000명 중 1.8명 꼴이다. 이를 환산하면 매년 새로운 환자 사례가 대략 1,500~2,500명 꼴로 발생한다는 의미이다(Harmon, 2002; Lindsay et al., 2008; McClay, 2001).

원인

RRP는 **인유두종바이러스**(human papillomavirus, HPV)에 의해 발생한다. HPV는 DNA 바이러스(유전형질을 DNA에 보존하는 바이러스—역자 주)의 커다란 집단을 형성한다.

모든 HPV의 기본 특성은 통제되지 않은 세포증식을 유발하는 능력을 가지고 있다는 것이다(Derkay, Hester, Burke, Carron, & Lawson, 2004; Lindsay et al., 2008). HPV의 종류는 130가지가 넘는데 이는 대개 피부형(cutaneous)과 점막형(mucosal)으로 나뉜다(Draganov, Todorov, Todorov, Karchev, & Kalvatchev, 2006). 점막형 HPV는 악성으로 변형될 잠재력에 따라 다시 저위험군(예, HPV−6, −11)과 고위험군(예, HPV−16, −18)으로 나뉜다(Donne, Hampson, Homer, & Hampson, 2010). HPV 감염은 암으로 발전하는 일은 거의 없는 양성 사마귀같이 상피층에 나타나는 경우부터 악성인 암으로 발전하는 경우까지 매우 광범위한 양상을 보인다(Torrente & Ojeda, 2007).

RRP와 관련있는 HPV 하위유형

HPV 하위유형은 서로 다른 해부학적 위치와 서로 다른 유형의 상피 조직에 감염을 유발할 수 있다. 감염은 피부, 생식기, 호흡기에 병소를 형성한다. 어떤 HPV 하위유형은 신체의 여러 부위에서 동시다발적으로 감염을 유발할 수 있다. RRP와 관련있는 HPV 하위유형은 HPV−6과 −11로 생식기와 후두에 형성되는 사마귀의 원인이 된다(Donne et al., 2010). HPV−11은 RRP와 관련하여 HPV−6보다 더 심각한 질환을 유발하는 것으로 알려져 있다. HPV−11과 관련되는 RRP는 HPV−6과 비교하여 장기간 치료에 대한 반응도 더 나쁘며 더 많은 수술을 필요로 하고 악성종양으로 발전하여 사망에 이를 수 있는 확률도 더 높은 것으로 나타나며 질병활동 기간도 훨씬 더 길고 증세가 완화되는 경우도 더 적은 것으로 보고되고 있다(예, Gerein et al., 2006; Lin et al., 2010; Maloney et al., 2006; Seedat et al., 2010). 이 바이러스는 활발한 활동을 보여 임상적으로 관찰 가능한 병소로 표출되는 경우도 있고 눈에 보이지 않는 잠복기 감염 상태인 경우도 있다. HPV DNA는 수년 간 증세가 나타나지 않았던 RRP 환자의 정상적으로 보이는 점막에서도 검출될 때가 있으며 증세가 사라진 지 오랜 시간이 지난 뒤에 잠복기의 감염상태가 다시 활성화되는 경우도 있다(Derkay et al., 2004).

유년기 재발성 호흡기 유두종증

유년기 재발성 호흡기 유두종증(juvenile onset recurrent respiratory papillomatosis, JORRP)은 12세 이전 아동에 대해 내려지는 진단명이다(Johnson & Derkay, 2009). JORRP로 인해 가장 위험한 아동은 현재 활동중인 생식기 사마귀를 가진 10대 어머니가 자연분만으로 낳은 첫 아기이다(Johnson & Derkay, 2009). HPV를 가진 어머니가 아기에게 이 질환을 전염시킬 위험성은 그렇지 않은 어머니가 전염시킬 가능성보다 200~300배나 높다(Freed & Derkay, 2006). 감염된 어머니로부터 아기에게 바이러스가 전달되는 것은 임신중이나 분만 시 출생 과정에서 이루어지는 것으로 보고 있다(Freed & Derkay, 2006). 그러나 감염된 어머니로부터 태어난 모든 아기가 RRP에 걸리는 것은 아니다. 생식기 사마귀를 가진 어머니에게서 태어난 1,000명의 아기 중 HPV와 관련된 질환에 걸리는 아기는 대략 7명 정도이다(Comar et al., 2006). Bitar, Baz, Fuleihan과 Muallem(2007)은 10대 어머니로부터 첫 번째 아기로 태어난 아동이 고전적 징후를 보이는 경우는 감염 아동의 1/3 정도이다. 아기의 면역 체계, 산도(birth canal)를 통과하는 데 걸린 시간, 산도에 분포하는 바이러스의 양 등도 이 질환의 발생 및 발전에 영향을 미친다. 면역체계가 미성숙하거나 기능장애가 있는 아기의 경우 이 질환에 걸리기가 더 쉽다(Lindsay et al., 2008; Sedlacek et al., 1989; Stern, Felipovich, Cotton, & Segal, 2007). RRP를 가지고는 있으나 생식기 사마귀는 없는 여성은 그 질환을 아기에게 전염시키지는 않는 것으로 나타났다(예, Gerein et al., 2006).

RRP는 아동에게서 발생하는 후두종양 중 가장 흔한 것으로 여자 아동과 남자 아동 둘 다 비슷한 정도로 발생한다. RRP는 5세 이하 아동에게서 가장 흔하다. 아주 어린 아동에게는 HPV-11과 관련된 질환 중 매우 공격적인 유형에 감염되기 쉬운 것으로 보인다. Draganov 등(2006)은 RRP 아동의 HPV의 유형을 구분하여 비교해본 결과 연구 사례 중 HPV-6은 대략 24%, HPV-11은 대략 62% 정도인 것으로 보고하였다. 대략 15%의 아동이 HPV-6과 -11 둘 다에 정적 반응을 보였다.

아동에게서 나타나는 RRP는 그 전염성과 재발성에 있어 매우 공격적인 경우가 많다. 중증도는 감염된 부위의 수뿐 아니라 유두종을 수술로 제거한 횟수에 따라서도 판단한다. 질환이 생긴 연령도 중증도와 관련이 있는데 처음 발생한 시기가 3세 이전일 경우 매우 심각한 것으로 간주한다(Draganov et al., 2006). 3세 이전에 진단받은 아동은 3세 이후에 진단받은 아동보다 매년 4번 이상 수술 받는 경우가 3.6배 높고 두 개 이상의 감염부위를 보이는 경우가 2배 이상으로 보고되었다(Derkay et al., 2005). 중증도와 연령을 연결시키는 데 대한 가설 중 하나는 아동의 면역체계의 성숙 정도와 관련이 있기 때문이라고 보는 것이다. 더 나이가 많은 아동은 더 강한 면역반응을 가지고 있을 것이므로 바이러스를 물리치는 것도 더 나을 것이다.

이 질환이 사춘기가 되면 사라지는가에 대한 질문이 흔하게 제기된다. 일부 임상가는 사춘기가 되면 때로 증세가 사라지기도 한다고 보고한 반면 Preuss 등(2007)은

RRP를 가지고 있는 아동 환자가 성인기가 되어서도 유두종이 지속적으로 나타난다고 보고했다. 이는 유년기에 시작된 이 질환이 사춘기가 되면 사라진다는 이론을 지지하지 않는 결과로 볼 수 있다.

성인기 재발성 호흡기 유두종증

성인기 재발성 호흡기 유두종증(adult onset recurrent respiratory papillomatosis, AORRP)은 아동보다는 발생률이 낮아 100,000명당 1.8명 정도이고 대개 30대 혹은 40대에서 자주 생긴다(Freed & Derkay, 2006; Harmon, 2002). 성인의 경우 여성에 대한 남성의 비율이 약간 더 높다(Johnson & Derkay, 2009; McClay, 2001). 성인기 질환은 대체로 덜 공격적이며 기도의 구조물로 퍼지거나 수술로 제거할 필요성도 더 적다. AORRP에서 바이러스는 성적 접촉을 통해 전염되기도 하고 잠복기에 있던 감염상태가 재활성화되면서 나타나기도 한다(Freed & Derkay, 2006; Harman, 2002; McClay, 2001). HPV-11과 관련된 RRP 질환을 가지고 있는 여성의 임신은 유두종의 발생을 더 증가시키며 이로 인해 더 잦은 수술이 필요하게 만든다. HPV-6과 관련된 경우 임신 여성에서 이 질환이 진행되는 경우는 상대적으로 더 적다. Gerein 등(2006)은 임신 중 이 질환의 진행은 호르몬의 변화로 촉진될 수 있을 뿐만 아니라 특히 HPV-11 하위유형을 가진 여성의 경우 면역체계의 변화로도 촉진될 수 있다고 했다.

증세

증세는 종양의 위치와 정도에 따라 달라진다. 쉰목소리가 종종 나타나며 이것이 질환의 시작을 나타내는 첫 번째 문제이다. 아동의 목소리는 기식성 음성이 산출되기도 하고 심지어 실성증의 증세를 보이기도 한다. 종양이 기도를 막아 천명과 호흡곤란이 나타나는 것은 매우 흔한 일이다. 처음에 천명은 흡기 동안에만 나타나지만 질환이 진행되면 흡기와 호기 둘 다의 경우에 천명이 나타난다. 이후에는 만성적인 기침, 재발성 폐렴과 삼킴문제로 발전될 수 있다(Rosen & Bryson, 2004). 이 질환이 흔하지는 않기 때문에 천식, 급성폐쇄성후두염, 편도선염, 알레르기, 성대결절, 기관지염 등으로 잘못 진단되기도 한다(McClay, 2001).

진단과 평가

RRP의 진단에는 직접 후두경을 사용한다. 종양이 후두를 벗어나서까지 퍼져 있다면 기관지경을 사용해야 한다. 진단명을 확정짓고 HPV의 유형을 결정하기 위해 종양의 조직검사가 시행되어야 한다(Lindsay et al., 2008). RRP의 위험요소를 결정할 수 있는 병력과, 질환으로 인해 현재 갖고 있는 혹은 과거에 갖고 있던 상태에 대한 종합적인 정보를 얻는 것이 매우 중요하다. 평가자는 증세의 시작과 지속 시간, 이전의 수술력과 삽관, 환자가 복용하고 있는 약물, 알레르기, 역류성 질환의 여부 등을 확인해야 한다. HPV와 관련해서 아버지 혹은 어머니가 가지고 있는 사례력에 대한 정보도 필요하다. 종합적인 음성 평가도 시행되어야 하는데 여기에는 환자의 호흡 기능 상태(예, 호흡곤란, 천명)도 포함된다.

단계 평정체계를 사용하는 것도 질환의 정도를 판단하는 데 유용하다. Derkay 등(2004)은 후두와 호흡기의 정해진 위치에서 나타나는 유두종증의 정도를 숫자로 평정하고 음성 및 호흡 측정치를 임상적으로 평가할 수 있는 중증도/단계 평정체계를 개발하였다. 최종적인 점수가 환자의 현재 질환의 정도를 반영하는 것으로 본다(〈표 7.6〉 참조). 임상적인 측정치에는 음질(정상, 비정상 혹은 실성증), 중재의 긴급성(선택적, 긴급(urgent), 비상(emergent)), 천명(없음, 활동 시 나타남, 휴식 시 나타남)이 포함된다. 병변의 정도는 4점 척도로 평정하는데 0점은 병변이 관찰되지 않는 경우, 1점은 병변이 표면에 있는 경우, 2점은 병변이 돌출되어 있는 경우, 3점은 병변의 부피가 매우 큰 경우를 말한다. 기능 및 해부학적 점수는 환자에게 필요한 임상 과정 그리고 시간이 지나면서 치료에 대한 반응이 나타나는 정도를 측정하기 위해 사용한다.

치료

치료의 목표는 유두종을 제거 혹은 감소시키고 안전한 기도를 확보하며 음질을 개선시키고 수술 처치 간격을 좀더 늘일 수 있도록 하는 것이다(McClay, 2001). 수술은 종양을 제거할 수 있는 유일한 방법이다. 그러나 모든 병변을 제거했다고 하더라도 바이러스는 주변 조직에 잠재적인 상태로 남아있을 수 있다. 이는 RRP가 왜 그렇게 자주 재발하고 다른 호흡기로 쉽게 퍼져나갈 수 있는지를 설명해 준다(RRP Task Force Practice Guidelines for Management of Children with RRP, www.rrpf.org/rrpf/publications/TaskForceGuidelines.htm). 질환의 공격적 특성 때문에 반복적인 수술은 기본이며 특히

표 7.6 재발성 호흡기 유두종증을 위한 후두경 및 임상적 평가 척도

A. 임상 점수(Clinical Score)

수술 일자: ____________ 집도의: ____________ 기관: ____________

1. 오늘 환자의 음성이 어떤지 기록하세요.
   정상 ________ (0), 비정상 ________ (1), 실성증 ________ (2)
2. 오늘 환자의 천명이 어떤지 기록하세요.
   없다 ________ (0), 활동 시 나타남 ________ (1), 휴식 시 나타남 ________ (2)
3. 오늘 환자 중재의 긴급성 정도에 대해 기록하세요.
   없다 ________ (0), 선택적 ________ (1), 긴급 ________ (2), 비상 ________ (3)
4. 오늘 호흡 문제의 정도를 기록하세요.
   없다 ________ (0), 약간(mild) ________ (1), 중간(moderate) ________ (2),
   심각(severe) ________ (3), 극심(extreme) ________ (4)

총점(1~4): ____________

B. 해부학적 점수(Anatomical Score)

각각의 부위에 대해 점수를 써 주세요.
0 = 없다, 1 = 병변이 표면에 나타남, 2 = 병변이 돌출되어 있음, 3 = 병변의 부피가 매우 큼

후두

후두개:	혀 쪽 표면 ________	후두 쪽 표면 ________
피열후두개주름	오른쪽 ________	왼쪽 ________
가성대	오른쪽 ________	왼쪽 ________
진성대	오른쪽 ________	왼쪽 ________
피열연골	오른쪽 ________	왼쪽 ________
전연합 ________		
후연합 ________		
성문하부 ________		

기관

위쪽 1/3 ________	중간 1/3 ________	아래쪽 1/3 ________
기관지	오른쪽 ________	왼쪽 ________
기관절개술의 기관공 ________		

기타

코 ________	구개 ________	인두 ________
식도 ________	폐 ________	기타 ________

총점 ____________

C. 총점 = 임상점수 총점 + 해부학적 점수 ____________

출처: "Analysis of a Staging Assessment System for Prediction of Surgical Interval in Recurrent Respiratory Papillomatosis," by C. S. Derkay, R. P. Hester, B. Burke, J. Carron, L. Lawson, 2004, *International Journal of Pediatric Otorhinolaryngology*. 68, pp. 1493-1498. Copyright 2004 by Elsevier. 승인 하에 게재.

심각한 경우에는 제거수술이 2주 혹은 4주에 한 번씩 필요한 경우도 있다. RRP 아동 국가등록부(National Registry of Children with RRP)는 RRP를 가진 아동이 평균적으로 19.7회의 수술을 받으며 1년에 평균 4.4회의 수술을 받는다고 보고했다(Derkay, 1995). 또 다른 보고에 의하면 RRP를 가진 아동을 대상으로 하는 수술이 미국에서 10,000건 이상 시술되고 있다(Schraff, Derkay, Burke, & Lawson, 2004). 100번 이상을 수술을 받아야 했던 환자에 대한 일화도 있다. 이렇게 빈번한 수술은 부차적 결과를 유도하기도 한다. 전연합에 있는 유두종 수술을 받은 환자 중 30% 정도가 후두 전방부에 흉터, 횡격막이나 성문하부 협착이 생겼다(McClay, 2001). 게다가, 반복적인 입원은 아동의 사회성, 정서, 학업능력 발달에 영향을 미칠 수 있다. RRP에 걸렸다는 충격과 치료의 부담은 환자와 가족뿐 아니라 미국의 건강지원체계에도 부담이 된다고 하는데 잦은 수술과 입원으로 미국에서는 매년 1억 9백~1억 2천 3백만 불이 든다고 한다(Leung, Hawkes, & Campisi, 2007; Tasca, McCormick, & Clarke, 2006).

수술 과정. 수술 기법은 환자의 기도를 유지하고 가능한 한 기능적인 음성 산출을 확보할 수 있도록 고안된다. 이 기법에는 종양을 제거하기 위해 강철날이 있는 도구를 이용한 절제, 레이저를 이용한 절제, 미세흡입절삭기를 이용한 제거, 고주파열 치료법(radiofrequency ablation) 등이 활용된다(Alexander & Fried, 2007; Timms, Bruce, & Patel, 2007).

후두미세술 기법을 사용하여 강철날 도구로 종양을 제거하는 방법은 아동의 경우 종양이 매우 광범위하고 부피가 클 때 주로 사용한다(Preuss et al., 2007). 이 기법은 비용이 많이 들지 않고 기술독립적(기존 기술의 유지보수 시 새로운 기술과의 호환이 가능한 경우—역자 주)이며 RRP 치료를 위한 안전한 방법이다(Alexander & Fried, 2007). 미국이비인후과–두경부 학회(the American Academy of Otolaryngology-Head and Neck Surgery)의 음성위원회(Voice Committee)는 2002년에 강철날을 이용한 절제술이 성인 유두종 제거를 위해 선호되는 기법이라고 언급했다(Derkay & Darrow, 2006).

유두종을 위한 CO_2 레이저 절제술은 수술집도의 사이에서 매우 인기있는 방법이다(Schraff et al., 2004; Tasca et al., 2006). 레이저 절제술에 대한 다수의 출간물을 보면 적절한 주파수를 활용하는 방법이 이 질환을 통제하는 데 매우 효과적임을 알 수 있다(Alexander & Fried, 2007). 그러나 레이저 수술의 진보에도 불구하고, 주변의 건강한 조직에 손상을 주지 않는 것이 쉽지 않으며, 여러 차례의 절차를 거쳐야 하기 때문에 뒤늦게 부작용이 나타날 수 있다(Timms et al., 2007). 잠재적으로 나타날 수 있는 부작용에는 후두횡격막 형성, 피열간근의 흉터, 피열연골 고착 등이 있다. CO_2 레이저로 인한 부작용을 줄이기 위해 일부 집도의는 585 나노미터 파동색소 레이저(pulsed dye laser, PDL)를 사용한다. 이는 혈관용해성 레이저로서 주변 구조물의 손상을 피하고 성대 상피층을 보존하고자 고안되었다(Hartnick, Boseley, Franco, Cunningham, & Pransky, 2007). PDL은 흉터 없이 전연합의 문제를 치료할 수 있다는 장점을 가지고 있다. 또 다른 장점으로는 도달하기 어려운 부분에도 쉽게 접근할 수 있는 유연한 전달체계, 양쪽 성대표면을 동시에 처치할 수 있는 능력, 추가적인 손상 없이 흉터 조직을 제거하는 데 효과적인 면 등이 있다(Hartnick et al., 2007).

미세흡입절삭기가 점차 유두종 제거에 효과적인 도구로 사용되고 있다. 미세흡입절삭기를 사용한 절제술은 수술 시간과 비용을 줄여주고 수술 후 통증이 덜하며 후두에 흉터가 남을 위험이 적고 음질 개선이 더 나은 것으로 보고되었다(Alexander & Fried, 2007; Preuss et al., 2007; Roy & Vivero, 2008). Schraff 등(2004)은 미국 소아 이비인후과학회(American Society of Pediatric Otolaryngology, ASPO) 회원의 최근 설문조사 결과를 1994년 결과와 비교해 보았다. 이들은 1994년에 선호되던 수술 도구는 압도적으로 CO_2 레이저가 우세했음을 발견했다. 2004년 설문조사에서는 가장 선호되는 도구로서 미세흡입절삭기가 레이저를 대신했다. 음성에 대한 지각적, 음향학적 평가 결과 CO_2 레이저 절제술보다 미세흡입절삭기 절제술이 더 우수한 것으로 나타났다(Holler et al., 2009). 그러나 이 방법이라고 해서 단점이 없는 것은 아닌데 그 단점으로는 무경형 유두종을 절제하는 것이 어려우며 흉터와 섬유증이 있는 부위는 수술하기 어렵고 후두실 같은 부위에는 접근하기 어렵다는 것 등이 있다(Hartnick et al., 2007).

고주파열 치료법. 신생물이 생기는 질환을 통제하는 데 개발된 최신 기법 중 하나가 **고주파열 치료법**이다. 이 기법에서는 접지패드(grounding pads)를 환자의 피부 위에 대고, 통로는 절연이 되어 있고 말단 끝부분은 절연이 되지 않은 매우 미세한 전극을 피부를 통해 직접 종양에 삽입하는데 초음파나 CT 스캔을 통해 길을 잡는다(RadiologyInfo, www.radiologyinfo.org/en/info.cfm?pg=rfa&bhcp=1 (2007년 8월 10일)). 전극 끝의 에너지가 종양세포에 열을 가해 죽게 만든다. 죽은 종양세포는 제거되지는 않지만 점차 섬유증과 흉터 조직으로 대체되며 이는 시간이 지나면 차차 수축한다. 고주파열 에너지로 인한 열기는 작은 혈관을 닫아주기 때문에 출혈도 줄어든다. Timms 등(2007)은 처치의 모든 과정 중 출혈이 없으며 기저의 조직에 물리적 압력을 가하는 일이 없다고 보고했다. 이러한 방법은 큰 부피의 조직 제거에 효과적이며 신생물이 형성된 질환의 국소적 처치에도 안전하다(National Institute of Health, www.cc.nih.gov/drd/rfa/faq.html. 지금 FAQ는 검색되지 않음—역자 주).

대부분의 RRP 아동을 위한 기도 문제는 수술 방법으로 적절히 처치할 수 있다. 기관절개술은 질환의 범위를 더 광범위하게 만들 수 있고 악성으로 변화시킬 수도 있기 때문에 가능하면 피하는 것이 좋다. 그러나 RRP 환자 중 10~15%는 심각한 기도 폐색으로 인해 기관절개술을 필요로 하기도 한다(Harmon, 2002; Schraff et al., 2004).

비수술적 보조치료. 종양의 수술적 제거뿐만 아니라 많은 환자와 가족, 의사들이 비수술적 처치도 고려하는데 여기에는 항바이러스성, 호르몬, 면역 치료가 포함된다(〈표 7.7〉 참조). 이러한 치료의 목적은 질환의 전이를 막고 수술 처치의 간격을 더 늘이고자 하는 데 있다(Craig & Derkay, 2001). ASPO 회원들이 가장 널리 사용하는 치료는 인터페론, 인돌-3-카비놀(indole-3-carbinol), 시도포비어(cidofovir)와 열활성 단백질(heat shock protein, HSP) 치료이다(Schraff et al., 2004; Tasca et al., 2006). Schraff 등(2004)은 과거에 비해 보조치료를 받는 아동이 유의하게 증가했다고 보고했다(이전의 10%에 비해 현재는 22%). 임상가들이 보조치료가 적합하다고 생각하는 기준은 (1) 환자가 1년에 네 번 이상 수술을 받았을 때, (2) 질환이 말단으로 퍼져 있을 때, (3) 급격하게 다시 자라나 기도문제를 유발할 때이다. 이 기준에 따르면 대략 10% 정도의 환자가 보조치료를 필요로 하는 것으로 보인다(Craig & Derkay, 2001).

인터페론 **인터페론**(interferon, IFN)은 신체에서 자연적으로 만들어지는 단백질이다. 이는 항바이러스성, 항증식성 활동을 하며 면역체계의 반응도 개선시킬 수 있다(Bitar et al., 2007; Harman, 2002). IFN은 바이러스가 환자의 RNA와 DNA를 이용해서 복제하는 것을 막아주며 세포가 바이러스에 감염되는 것을 좀더 어렵게 만든다. 서로 다른 세포가 만들어내는 세 가지 유형의 인터페론이 있다. 인터페론 알파가 가장 널리 사용되는 유형이다. 1994년에 IFN은 RRP를 위해 가장 널리 쓰이는 보조치료였다. 그

표 7.7 재발성 호흡기 유두종증의 비수술적 보조치료

치료	사용약물
인터페론	항바이러스성, 항증식성
인돌-3-카비놀	호르몬
시도포비어	항바이러스성
열활성 단백질	면역성

러나 연구결과 나타난 부정적인 효과성이나 부작용 때문에 지금은 그 인기가 줄었다고 볼 수 있다(Schraff et al., 2004). 보고된 부작용으로는 급성 혹은 만성적으로 나타나는데, 열, 오한, 두통, 구역질, 전반적으로 몸이 안 좋다고 느끼는 것부터 성장률의 감소, 발작, 간 수치의 증가, 혈소판 감소증(thrombocytopenia, 순환하는 혈액 중의 혈소판이 비정상적으로 감소하는 질환)까지 다양하게 나타난다(Derkay & Darrow, 2006; Lindsay et al., 2008). 인터페론 치료의 또 다른 단점으로는 하루 걸러 한 번씩 피하주사를 맞아야 한다는 것인데 이는 어린 아동이 참아내기에는, 그 부모가 따라다니기에는 어려운 일이다(Shirley & Wiatrak, 2004).

IFN이 RRP 치료에 있어 HPV-11 유형보다는 HPV−6 유형에 더 효과적이라고 볼 수 있는 증거들이 있다. Gerein, Rastorguev, Gerein, Jecker, Pfister(2005)는 인터페론 알파 치료를 받은 환자들을 20년간 추후 관찰해본 결과 HPV−6 유형 환자들이 HPV−11 환자에 비해 초기 및 장기 치료에 대한 반응이 더 우월하게 나타났다고 보고했다.

인돌−3−카비놀 **인돌−3−카비놀**(Indole-3-carbinol, I3C)은 FDA가 승인한 영양보충제로 양배추, 브로콜리, 콜리플라워 같은 채소에서 얻을 수 있으며 건강식품 판매점에서도 구입할 수 있다. 이 복합체는 호르몬에 작용을 하는데 유두종의 성장을 막는 데 도움을 주는 에스트로젠 대사의 균형을 잡아주는 역할을 한다(Rosen & Bryson, 2004; Stern, 2001). 임상실험 결과 유두종의 성장이 멈추거나 실험에 참여한 환자 중 대략 2/3 정도가 유두종의 성장률이 감소하는 것으로 나타났으나 1/3은 이에 대해 별다른 반응을 보이지 않는 것으로 나타났다(Derkday & Darrow, 2006). Rosen과 Bryson(2004)은 RRP 아동 및 성인 환자에게 I3C를 투여하고 장단기 효과에 대한 연구를 시행했다. 그 결과 환자 중 70%가 완전히 혹은 부분적으로 약물에 반응을 보였으며 아동보다는 성인 환자가 더 강한 반응을 보였다. 연구자들은 초기 반응이 빨리 나타나며 치료 후 재발률이 감소하여 양호한 상태가 오랫동안 지속되는 편인데 어떤 환자는 5년 이상 지속되기도 했다고 보고했다. 보고된 부작용은 미약한 편으로 피곤함 혹은 두통이 보고되었다(Bitar et al., 2007).

시도포비어 수술집도의는 잠복기에 있는 바이러스를 무력화시키기 위해 시도포비어 같은 항바이러스성 약물을 사용하기 시작했다. **시도포비어**(Cidofovir)는 원래는 인간면역결핍 바이러스(HIV)의 거대세포바이러스(cytomegalovirus)와 연관된 망막염 치료를 위해 승인되었던 항바이러스성 약물이다. 이 약물은 수많은 DNA 바이러스에 대항하는 항바이러스 역할을 수행하는 것으로 알려져 있다. 시도포비어는 RRP의 중증도를 감소시키거나 레이저 치료와 함께 사용될 때 다음 수술을 좀더 나중에 할 수 있도록 수술 간의 간격을 늘여주는 것으로 나타났다(Chung, Akst, & Koltai, 2006). 이는 소아 이비인후과 의사가 사용하는 보조치료로서 가장 널리 사용하는 방법이 되었다(Bitar et al., 2007; Tasca et al., 2006). 시도포비어는 세포에 흡수되어 HPV에 감염된 세포를 죽게 만들지만 정상세포에는 영향을 미치지 않는다(Stern, 2001). 이 약물은 병소로 직접 주입되거나 수술 시 병변이 제거된 부분에 주입된다(Harman, 2002; Stern, 2001). 수많은 이비인후과 의사가 시도포비어의 실험결과를 발표했다. 이 보고들에 따르면 이 약물은 다수의 RRP 환자에서 유의한 개선을 보여 주었다. 긍정적인 반응에 대한 보고에서 성공률은 40~89%였다(예, Bielecki, Mniszek, & Cofala, 2009; Derkay, 2005; Donne, Rothera, & Homer, 2008; Lee & Rosen, 2004; Naiman et al., 2006a, 2006b; Schraff et al., 2004). Pontes, Avelino, Pignatari, Weckx(2006)는 시도포비어 주사를 맞은 10명의 환자를 평가한 결과를 보고했다. 재발 간격을 중위수로 비교했을 때 시도포비어 주사 전에는 102일에서 주사 후에 239일로 늘어난 것으로 나타났다. 오직 1명의 개선만이 유의하지 않았다. 그러나 20% 정도의 환자들은 약물에 별다른 반응을 보이지 않거나 오히려 상태가 악화되기도 했다.

전반적으로 시도포비어 사용 결과가 긍정적임에도 불구하고, 몇 가지 주의할 점이 있다. 첫째, 임상연구의 참여자 수가 많지 않았다. 둘째, 통제군(control group)이 없었다. 셋째, 많은 연구에서 HPV 유형에 대한 언급이 없었다(Donne et al., 2008). 그러나 전체적으로 시도포비어에 대한 결과가 긍정적인 데 기초하여 RRP 태스크 포스 팀(RRP Task Force)은 다음과 같은 가이드라인을 제공하였다(Derkay(2005)에서 인용):

1. 아동 및 성인 환자에 대한 결과가 대개 희망적이므로, 시도포비어는 중간 혹은 심각한 정도의 RRP 환자, 즉 수술 처치 단독 혹은 다른 보조치료와 병행해서 치료해도 별다른 개선이 없거나 1년에 3번 이상 수술 처치가 필요한 환자를 위해 필요한 치료 옵션으로 항상 고려되어야 한다. 적절한 의견일치 과정을 거친 후 질환의 중증도가 잦은 수술을 요구하는 정도인 경우, 기도문제가 더 악화되거나 의사소통에 심각한 문제를 야기할 정도인 경우, 혹은 문제가 심각하여 기관절개술을 고려해야 하는 환자에 대한 실용적인 처치 방법으로 시도포비어 치료를 고려해야 한다.
2. 좀더 증세가 약한 환자, 특히 아동 환자의 경우에는 이 약물 사용에 대한 이해가 좀더 발달할 때까지는 시도포비어 치료를 고려하지 않는 것이 좋다. 적절한 정보를 제공한 후 의견일치 과정을 거친 후여도 증세가 심하지 않은 환자의 경우 시도포비어 치료는

사례에 따라 적절히 사용해야 하며 그 처방은 의사의 재량에 따라 이루어져야 한다.

3. 모든 수술적 처치와 마찬가지로, 환자에게 적절한 정보를 제공해 주고 승인을 받아야 하며 환자의 의무기록에 그 내용을 기록해 두어야 한다. 최소한 이 약물이 신독성(nephrotoxic, 신장 세포에 좋지 않은 영향을 미칠 수 있다는 의미임—역자 주)이 있으며 암을 유발할 수 있다는 것에 대해서 솔직히 설명해 주어야 한다.
4. 부작용, 특히 형성부전, 악성으로 변형되어 병변에서 가까운 곳이든 먼 곳이든 편평상피세포암이 생길 수 있다는 내용을 (전달했음을) FDA와 RRP 태스크 포스 팀에도 보고해야 한다.

HPV 백신. HPV와 관련된 질환에 대항하는 백신 연구도 꾸준히 이루어지고 있다. 그런 약물 중 하나가 신체의 면역반응을 유도(trigger)하는 분자들로 구성된 **열활성 단백질**(heat shock protein, HSP)이다. HSPE7은 HSP 중 하나로 다른 화학물질과 결합하는 성질을 가지고 있다. 이 약물은 감염된 세포를 파괴하는 면역반응을 유도하여 HPV와 관련된 질환에 대해 광범위하게 적용되는 백신으로 사용된다. 이 치료의 장점은 환자 자신의 면역체계를 이용하기 때문에 조직적으로 감염된 세포에 도달할 수 있다는 것이고 이는 짧은 간격으로 연속적으로 이어지는 주사를 통해 이루어진다. 비교적 비침습적인 방법이기 때문에 외래에서 주사를 놓을 수도 있다(Derkay et al., 2005). 이 치료는 많은 환자에서 긍정적인 반응을 보이는 것으로 보고되었다. 처치 간의 간격이 증가하면 종양이 형성되는 비율도 감소한다(예, Derkay et al., 2005; Kimberlin, 2004).

다른 HPV 백신으로는 가다실(Gardasil)과 서바릭스(Cervarix)가 있다. 가다실은 최근 FDA 승인을 받았다. 임상실험 결과 백신과 관련된 심각한 부작용이 나타나지 않아 안전성이 우수한 것으로 나타났다. 백신에 대한 반응이 매우 좋아 99.7%가 백신으로 인해 항체가 형성된 것으로 나타났다(Freed & Derkay, 2006). 가다실은 HPV에 감염된 어머니가 아기에게 바이러스를 전달하는 사례를 감소시킴으로써 미래 RRP의 발생률에도 중요한 영향을 미쳤다. 그러나 RRP 자체에 대한 HPV 백신의 영향에 대해서는 데이터가 별로 없다(Chang et al., 2009).

GERD/LPR의 치료. GERD나 LPR이 함께 나타나는지 구분하고 필요한 경우 치료를 해야 한다는 것은 매우 중요한 일이다. RRP의 진행과정이 함께 나타나는 LPR 치료에 의해 개선된다는 보고가 있었다(McKenna & Brodsky, 2005). 더구나, 항역류성 약물이 RRP 환자에게 나타나는 연조직 부작용, 즉 후두횡격막 혹은 흉터 형성이 감소하는 것으로 나타났다(Schraff et al., 2004). 그러나 Schraff 등(2004)의 설문조사에 따르면 설문에 응답한 의사들 중 15%만이 RRP 환자에게 항역류성 약물 처방을 일상적으로 시행한다고 보고했다.

음성치료. 음성치료는 환자가 수술 후 음성 산출 메커니즘을 최선의 상태로 사용할 수 있도록 하는 데 매우 중요한 요소이다. 음성기능 훈련(vocal function exercise)은 성대가 유연하지 못한 것을 완화시켜 줄 수 있다. 공명음성 치료(resonant voice therapy)나 액센트 기법을 통해 호흡, 발성, 공명의 조화로운 협응을 이끌어낼 수 있게 하면 환자가 가지고 있는 음성 산출 메커니즘을 최적화시켜 이를 효율적이고 효과적으로 사용할 수 있도록 도와준다. 정상적인 후두 기능, RRP의 특성과 현재 시행되고 있는 수술 및 약물 처치에 대한 교육도 환자와 그 가족이 문제를 잘 이해하고 문제와 더불어 잘 살아갈 수 있도록 도와준다(Morgan, Triana, & Hertel, 2006). 또한 그러한 정보는 환자에게 음성 위생을 더 잘 지킬 수 있도록 하는 동기를 부여해 줄 수 있다. 언어치료 전문가는 환자의 음성외상 행동(phonotraumatic behavior)을 구분해내고 그를 제거할 수 있는 전략을 습득하는 것을 도와준다. 환자는 후두근육의 긴장을 보상적으로 사용하는 모든 활동을 감소시킬 수 있는 방법을 배워야 한다. 환자가 성인이라면 흡연에 대한 주의도 강력하게 요구해야 한다.

지지 단체. 미국에 있는 RRP 재단(www.rrpf.org) 같은 지지 단체는 환자와 그 가족에 대한 지원을 제공하는 매우 중요한 단체이다. RRP는 환자뿐만 아니라 그 가족과 친구들에게도 재난과 같은 질환이다. 지지 단체는 수술 및 비수술적 처치에 대한 최신 정보를 제공해 줄 뿐 아니라 관련된 모든 사람들의 정서적 지지도 제공해 준다.

이 장의 정리

후두에 생기는 구조적 병변은 후두와 성대의 모든 조직에 생길 수 있으며 선천성, 외상, 전신성 질환, 감염 및 염증, 음성외상 행동 등 다양한 원인으로 생길 수 있다.

후두연화증은 연골, 특히 후두개가 병적으로 무르고 유연한 것을 특징으로 하는 선천성 질환이다. 주된 증세는 흡기 시 천명으로 숨을 들이마시는 동안 피열후두개주름이 안으로 끌어당겨지기 때문에 이로 인해 기도폐색이 생기면서 천명이 나타나게 된다. 대부분의 아동은 성장과 더불어 나아지게 되며 별다른 형식적 치료가 필요 없을 때가 많다. 그러나, 후두연화증을 가진 아동 중 15~20%는 기도 문제가 심각하거나 점차 악화되는 증세를 보이기 때문에 수술 처치가 필요하다. 성문상부 성형술은 내시경 수술로서, 후두개가 안으로 당겨들어가지지 않도록 고정시키거나(후두개고정술) 기도를 확장하기 위해 불필요한 조직을 제거한다.

성문하부 협착은 성문부와 첫 번째 기관고리 사이의 기도가 좁아지는 것을 말한다. 이 질환은 선천성으로 생기기도 하고 감염, GERD, 비정상적인 조직 형성, 만성질환, 만성염증 질환, 방사선 치료, 외부 손상, 기관내 삽관 등의 원인으로 후천성으로 생기기도 한다. 호흡기의 증세로는 호흡곤란, 빈호흡증(빠른 호흡), 무호흡증(호흡이 없는 것), 청색증, 천명, 반복적인 폐렴, 기침, 만성적인 흡인, 성장문제 등이 나타난다. 수술적 처치는 1차적으로 기능적인 기도 확보, 삼킴문제 해결, 그리고 가능하다면 발성문제 해결을 위해 시행된다. 후두재건술은 분할술, 절제술, 확대술로 나뉜다. 절제술은 이식물과 스텐트를 사용해서 혹은 사용하지 않은 상태에서 연골의 다양한 부분을 제거한다. 수술 후의 음질은 기식성 음성, 약화된 음성, 쉰목소리, 낮은 음도, 음역의 감소, 음성강도의 감소, 비정상적인 공명의 양상을 보인다. 음성치료는 아동이 성문상부 구조물을 사용하는 것을 최소화시키고 음질을 최대한 개선시키기 위해 반드시 필요한 과정이다.

후두횡격막(성문부 협착)은 선천성으로 나타날 수도 있고 후천성으로 나타날 수도 있는데 양쪽 성대 사이에 비정상적인 조직이 형성되었을 때 나타난다. 호흡기 및 음성의 증세는 막의 정도와 위치에 따라 다양하게 나타난다. 횡격막의 원인으로는 삽관 시 외상, 후두수술, 가성물질의 흡입, 감염과 이물질 흡입 등이 있다. 횡격막은 주로 수술로 치료하는데 확장술이나 용해술을 이용해서, 내시경 수술 혹은 개방형 수술을 통해 실시한다. 내시경 수술은 얇은 막의 경우에 적합한 반면 두꺼운 횡격막의 경우는 대개 개방형 수술을 사용한다. 대개 음질은 좋지 않은 편이기 때문에 음성치료는 아동이 사용하는 잘못된 보상전략을 구분해낸 후 더 효과적인 음성 산출 기법으로 대체하는 데 초점을 맞춰야 한다.

후두실낭종은 가성대 안에서 위쪽으로 뻗어있는 소낭이 팽창하면서 안에 공기가 찬 것을 말하는데 후두 안에 과도한 압력이 형성되면서 생긴다. 혹의 크기와 환자의 증세에 따라 이 질환은 정기적으로 관찰만 할 뿐 치료하지 않고 두기도 하고 내시경 CO_2 레이저 절제술이나 개방형 수술을 이용해 후두낭을 제거하기도 한다.

후두낭종은 선천성으로 나타나기도 하고 후천성으로 나타나기도 하는데 대개 분비선에서 나오는 분비물과 점액이 없어지지 않고 축적됨으로써 생긴다. 대부분의 후두낭종은 성대 수준에서 생기는데 성문하부에서 생기기도 한다. 그 결과 나타나는 음성 문제로 쉰목소리, 음역의 감소, 음성 피로가 나타나며 통증이나 삼킴문제가 나타나기도 한다. 성문하부 낭종은 천명, 호흡곤란, 무호흡 시기가 있음, 섭식장애 등 기도폐색의 증세를 보일 수 있다. 낭종은 절제술 혹은 조대술 등의 수술로 치료한다.

재발성 호흡기 유두종증(RRP)은 사마귀처럼 생긴 종양으로 초기에는 성대의 전방부에 주로 생기지만 성대 전체의 덮개층뿐 아니라 가성대, 피열후두개주름, 기관, 심지어 기관지나 폐까지 퍼지기도 한다. 이 질환은 기도의 구조물로 퍼져가는 정도와 치료 후 재발하는 정도가 매우 급격하다. RRP는 인유두종바이러스, 특히 6유형과 11유형에 의해 발생한다. 이 질환은 유년기 형태가 있고 성인기 형태가 있는데 유년기 형태가 더 급진적이다. 증세는 종양의 위치와 정도에 따라 달라지는데 쉰목소리, 기식성 음성, 실성증, 천명, 호흡곤란, 만성적인 기침, 반복적인 폐렴, 삼킴장애 등이 있다. 치료 목표는 유두종을 제거 혹은 감소시키고 안전한 기도를 확보하며 음질을 개선시키고 수술 처치 간격을 좀 더 늘일 수 있도록 하는 것이다. 수술 처치에는 강철날이 있는 도구를 이용한 절개, 레이저를 이용한 절제, 미세흡입절삭기를 이용한 제거, 고주파열 치료법 등이 이용된다. 수술적 제거 대신 비수술적 보조치료가 사용되기도 하는데 여기에는 인터페론, 인돌-3-카비놀, 시도포비어, 열활성 단백질(HSP) 등이 있다. 음성치료는 환자가 수술 후 음성 산출 메커니즘을 최선의 상태로 사용할 수 있도록 하는 데 매우 중요한 요소이다.

복습을 위한 질문

1. GERD와 후두실낭종의 관계에 대해 설명하라.
2. 후두연화증에 대해 실시할 수 있는 임상적 처치 방법을 설명하라.
3. 선천성 및 후천성 성문하부 협착의 차이, 점막성 및 연골성 협착의 차이를 비교해서 설명하라.
4. 성문하부 협착을 위한 수술 처치에 대해 유형별로 비교하라. 수술 후 음질상태에 대해서도 설명하라.
5. 성문하부 및 성문부 협착의 단계별 치료체계에 대해 설명하라. 왜 이 질환에 대한 처치를 단계별로 진행하는 것이 중요한가?
6. 후두횡격막을 위한 치료옵션에 대해 설명하라.
7. 후두실낭종과 후두낭종의 차이를 원인과 치료방법 측면에서 비교해서 설명하라.
8. RRP와 HPV 사이의 관계에 대해 설명하라.
9. RRP의 수술적 및 비수술적 처치에 대해 설명하라.

실습 대비하기

사례연구 7.1 재발성 호흡기 유두종증

지시문 사례보고 내용을 읽은 뒤 5개 질문에 답하십시오. 답변은 해당 쪽 아랫부분에 제시되어 있습니다.

마이클 제임스는 3세 소년으로 엄마는 20세인 코트니이다. 마이클은 최근 숨을 쉴 때 쌕쌕거리는 소리가 나기 시작했고 때로 "숨 쉬기가 어려워요, 엄마"라고 하면서 울기도 했다. 코트니는 주치의에게 마이클을 데리고 갔는데 주치의의 조언대로 소아 이비인후과 의사에게 데리고 갔다. 이비인후과 의사는 유년기 재발성 호흡기 유두종증으로 진단을 내렸다.

1. 재발성 호흡기 유두종증(RRP)의 중증도는 __________과(와) 관련이 있다.
   a. HPV의 유형
   b. 시작 연령
   c. 진단받은 후 현재까지의 시간
   d. a와 b
   e. a, b와 c.

2. 아동의 경우 이 질환을 완전히 제거하기 어려운 이유 중 하나는 ______________ .
   a. 어린 아동의 부모가 수술로 종양을 제거하는 데 반대하기 때문이다.
   b. 수술로 종양을 제거한 다음에도 바이러스가 잠복기 상태로 주변조직에 남아있기 때문이다.
   c. 후두횡격막이나 흉터와 같은 부차적인 후두 손상이 추가적인 종양의 발생을 유도하기 때문이다.
   d. a, b, c 모두 다
   e. 위의 보기 중 정답이 없다.

3. 마이클의 종양을 제거하는 최선의 방법은 ______________을(를) 사용하는 것이다.
   a. CO_2 혹은 혈관용해 레이저
   b. 강철날을 이용한 절제술
   c. 미세흡입절삭기
   d. 고주파열 치료법
   e. 위의 네 가지 중 마이클의 종양의 범위와 위치뿐 아니라 집도의의 선호도에 따라 선택한다.

4. 시도포비어는 ______________.
   a. 성인에게만 사용할 수 있다.
   b. HPV−6 유형의 RRP에 가장 잘 반응한다.
   c. 신체 안에서 자연적으로 생성되는 단백질이다.
   d. 소아 이비인후과 의사가 시행하는 방법으로 가장 흔하게 사용하는 보조적 의학 처치 방법이다.
   e. 위의 보기 중 정답이 없다.

5. 아래 치료 접근법 중 마이클에게 적합하지 않은(있다면) 방법은 무엇인가?
   a. 수술로 인해 뻣뻣해진 성대를 이완시켜 주기 위한 음성기능 훈련
   b. 마이클이 가지고 있는 음성 산출 메커니즘을 효과적 및 효율적으로 최적화시켜 사용할 수 있도록 해 주는 공명음성 치료 혹은 액센트 기법
   c. 마이클과 그 부모를 대상으로 실시하는 정상 후두기능에 대한 교육
   d. 음성외상 행동을 구분해내고 그들을 제거하기 위한 전략 제공
   e. 위의 모든 예가 치료를 위한 전략으로 적합하다.

사례연구 7.1에 대한 정답 1. (d) 2. (b) 3. (e) 4. (d) 5. (e)

CHAPTER

08

성대점막의 양성병변과 생활방식, 성격, 직업요소와 연관된 음성 피로

학 | 습 | 목 | 표

1. 성대손상을 유발하는 직업 및 성격 특성을 구분할 수 있다.
2. 성대결절, 성대용종, 궤양과 육아종의 병인, 조직학적 특성 및 증세 특성의 차이점과 유사점을 비교할 수 있다.
3. 성대에 가해진 외상으로 인해 성대 혈관에 나타나는 변화를 설명할 수 있다.
4. 양성 성대병변의 치료에 있어 음성치료가 하는 역할에 대해 논의할 수 있다.
5. 음성 피로의 중추 및 말초성 기초에 대해 이해한다.
6. 교사가 직업적으로 음성장애의 위험에 노출되는 정도가 증가하는 요인을 구분할 수 있다.

생활방식, 성격과 직업적 요인은 성대결절, 성대용종, 접촉성 궤양과 육아종, 백반증(leukoplakia), 성대출혈과 음성 피로 등 다수의 성대 양성병변의 원인이 되는 혹은 질환을 유지하는 데 중요한 역할을 하는 것으로 알려져 왔다. **음성남용**(vocal abuse)과 **음성오용**(vocal misuse)은 성대에 구조적, 생리적 변화를 초래하는 음성활동을 설명하는 데 흔히 쓰이는 말이다. 최근에는 **음성외상**(phonotrauma)이라는 용어가 과거에 사용되던 용어 대신 널리 사용되고 있다. 이 용어는 1998년에 Verdolini에 의해 처음 사용되었는데 성대가 음성 산출을 위해 과도하게 사용되는 동안 나타나는 생체역학적 스트레스로 인해 성대점막에 나타나는 염증 반응을 일컫기 위해 사용되었다(Behrman et al., 2008). 성대과기능(vocal hyperfunction)은 후두내근 및 외근의 긴장이 높은 상태를 언급하기 위해 사용되어 왔다(Holmberg, Doyle, Perkell, Hammarberg, & Hillman, 2003). 음성외상은 성대점막에 생기는 다수의 양성 병변뿐 아니라 음성 피로에도 영향을 미치는 중대한 요인으로 알려져 있다. 과도하게 말하기, 소음 속에서 말하기, 테크닉이 부족한 상태에서 노래 부르기, 과도한 목 가다듬기, 과도한 기침과 흡연은 성대의 민감한 조직을 충혈시키고 염증을 일으켜 성대가 붓고 물이 차게 만든다. 이런 외상이 지속되면 넓게 퍼져있던 부기가 좁은 지역으로 몰려 조직학적인 변화를 가져오게 된다. 대개 다수의 음성외상 행동은 서로 상호작용하여 음성 문제를 유발한다. 예를 들어 직업상 음성 문제가 중요한 사람의 경우 그와 동시에 합창단에서 노래를 부르기도 하고 담배를 피우기도 하며 직장에서 스트레스를 받으며 일을 하고 인후두역류로 고생하기도 한다. 이런 모든 요소들이 상호작용하여 후두에 변화가 나타날 수 있는 상태를 만든다. 이 장은 성대결절, 용종, 라인케 부종, 백반증, 접촉성 궤양과 육아종, 혈관성 병변과 같이 성대점막에 생기는 양성 병변에 대해 고찰하는 것으로 시작할 것이다. 다음으로는 음성 피로의 원인이 되는 중추성 및 말초성 요소에 대해 논의할 것이다. 마지막으로 성대기능에 영향을 미치는 직업적 측면에 대해 설명할 것인데 교사를 예로 들어 설명할 것이다.

8.1 성대결절

성대결절(vocal nodules)은 성대과기능으로 인해 성대에 염증이 생기면서 성대 상피층에 형성되는 혹이다(〈그림 8.1〉 참조). 성대가 내외전을 할 때 근육긴장이 증가하며 비

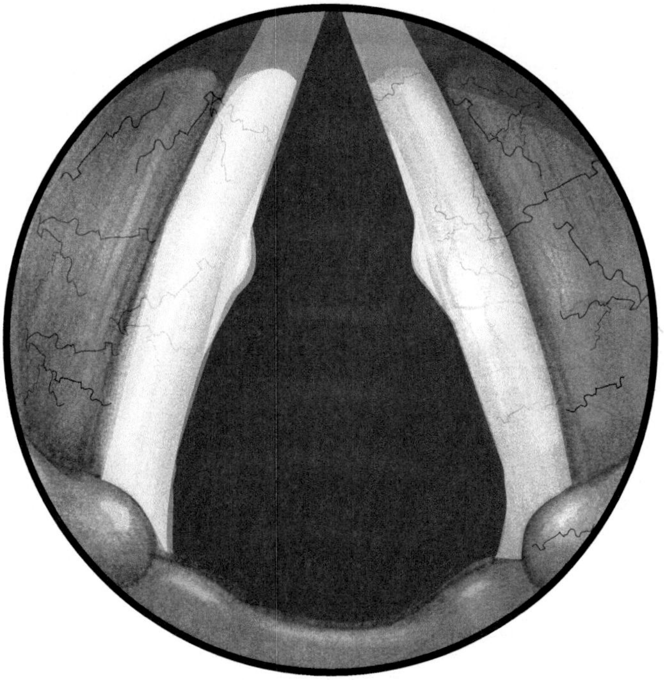

그림 8.1 성대결절

정상적으로 강하게 충돌하는 힘이 성대조직의 손상을 가져온다(Iwarsson & Sundberg, 1999; Pontes, Kyrillos, Behlau, De Biase, & Pontes, 2002). 이 혹은 대체로 성대 점막부의 가운데 지점에 생기는데 성대진동이 가장 왕성하고 양쪽 성대 사이의 충돌력이 가장 강한 부분이 바로 이 부분이기 때문이다. 결절은 양측성으로 나타나는 경우가 많은데 한쪽 성대에 생긴 혹이 반대편 성대를 자극하기 때문이다(【컬러 삽입 〈그림 13-14〉 참조】).

비디오후두스트로보스코피로 이를 관찰하면 성대의 앞뒤 길이가 비정상적으로 수축되어 있는 것을 볼 수 있다. 피열연골이 앞으로 당겨지고 갑상피열근의 긴장이 증가하면서 성대 뒤쪽에 비정상적인 빈 공간 혹은 빈 틈(chink)이 생기게 되는 것이다(Pontes et al., 2002).

음성외상이 성대결절의 가장 중요한 요인이기는 하지만 GERD나 LPR도 성대결절 화자 중 2/3에게서 관찰된다(예, Chung et al., 2009; Kuhn et al., 1998). 성대결절과 관련이 있는 또 다른 질환으로는 알레르기, 만성 기침, 성대의 수분 감소, 내분비 불균형, 감염성 후두염, 목 가다듬기, 상기도 감염 등이 있다(Pannbacker, 1999).

조직학적 특성

힘이 과도하게 들어간 성대진동이 이루어지는 동안 형성되는 강한 충돌력은 성대 상피층과 점막 기저부를 파열시킬 수 있다(Dikkers, Hulstaert, Oosterbaan, & Cervera-Paz, 1993). 이때 고유층의 파이브로넥틴(fibronectin) 수준이 증가하는 것으로 나타나는데 이를 통해 결절이 상처치유 과정의 결과로 나타나는 것임을 알 수 있다(Branski et al., 2006; Martins, Defaveri, Domingues, Silva, & Fabro, 2010). 조직학적으로, 결절은 과도한 섬유아세포(fibroblast) 증식을 동반하는 부종이 나타나는 것이 특징이다(Martins et al., 2010; Wallis, Jackson-Menaldi, Holland, & Giraldo, 2004). 병변은 물이 차 있는 부드러운 혈관성 혹으로 시작한다. 성대과기능이 지속되는 가운데 어느 정도 시간이 지나면 결절이 점차 성숙하게 되면서 섬유화가 일어나고 이를 통해 상피층이 두꺼워지면서 점차 흰 빛을 띠게 된다(Kilic, Okur, Yildirim, & Guzelsoy, 2004; Martins et al., 2010). 대부분의 아동은 미성숙한 결절을 가지고 있는 반면 성인은 성숙한 결절을 가지고 있는 경우가 많은 것으로 보고되었다(Kilic et al., 2004).

연령과 성격 요인

성대결절을 가진 환자들의 남녀 비율은 연령에 따라 달라진다는 것이 정설이다. 어린 소년에게 나타나는 발생률이 어린 소녀보다 더 높은데 특히 5~10세의 연령층에서 그 정점을 보이고 있다(Roy, Holt, Redmond, & Muntz, 2007; Shah et al., 2005). 10대나 젊은 성인의 경우에는 남자보다는 여자에게서 결절이 더 흔하게 발생한다(De Bodt et al., 2007; Shah et al., 2005).

성격 요인은 성대결절이 생길 가능성과 관련성이 높은데 이러한 특성은 특히 젊은 여성과 사춘기 소년에게서 두드러지게 나타난다. 성대결절을 가진 젊은 여성은 전화통화, 클럽이나 바에서 하는 친목활동, 음성 사용을 많이 요구하는 활동(치어리딩, 노래 부르기, 말다툼 하기 등) 등 사회적 상호작용 활동을 상당히 많이 하는 경향을 보인다. 성대결절 아동은 건강한 성대를 가진 아동보다 사회성이 더 좋고 외향적 성향이 강한 것으로 보고되고 있다(Roy et al., 2007).

증세

성대결절의 증세는 약간의 문제에서 심각한 문제까지 다양하게 나타나며 그 증세는 쉰목소리, 기식성 음성, 음도 저하, 긴장성 음성과 음성 피로 등을 포함한다(Shah, Feldman, & Nuss, 2007). 성대결절은 성대가 길이를 따라 적절히 닫히는 것을 못하게 막아 성대가 진동하는 동안 성대폐쇄부전을 유발한다. 또한 이 혹은 성대의 점막파동을 방해하여 성대의 주기적인 진동을 어렵게 만든다. 이는 잡음의 지각, 쉰목소리, 쥐어짜는 혹은 억눌린 소리를 산출하게 한다(Holmberg et al., 2003). 때로 환자들은 이른 아침에는 음질이 괜찮다가 시간이 지날수록 안 좋아진다고 보고한다. 결절의 크기가 반드시 증세의 중증도와 상관있는 것은 아니다. 결절의 크기가 감소해도 증세가 여전히 지속되기도 하며 혹은 이와 반대로, 결절의 변화가 없음에도 불구하고 음질이 개선되기도 한다(Shah, Engel, & Choi, 2008).

평가와 치료

결절은 연성 내시경으로 진단하는 것이 가장 좋은데 병변의 크기뿐만 아니라 병변이 성대진동에 미치는 영향에 대해 알아보는 데에도 유용하다. 아동 성대결절의 평가를 위해 초음파 기술을 사용하기도 한다(Bisetti et al., 2009). 그러나 이 방법은 내시경보다 덜 침습적이기는 하지만 그만큼 좋은 영상을 제공하지는 못한다.

Shah 등(2007)은 병변의 크기와 성대폐쇄 양상을 내시경으로 검사한 결과를 토대로 아동 성대결절에 대한 4점 척도를 제시하였다(〈표 8.1〉 참조).

표 8.1 아동 성대결절을 위한 척도

등급	정의
0	정상. 완전한 성대내전. 성대진동 곡선이 부드럽게 나타남
1	정상. 완전한 성대내전. 결절이 성대진동 부위 표면에서 0.5mm 이상 돌출되어 있음
2	성대내전 시 성대 전방부에 틈이 있을 수 있음. 결절이 성대 진동 부위 표면에서 0.5~1.0mm 이상 돌출되어 있음
3	성대 전방부 및 후방부에 생기는 틈(모래시계 모양을 보임)이 성대내전 시 항상 관찰됨. 결절이 성대진동 부위 표면에서 1.0mm 이상 돌출되어 있음

출처: Shah et al.(2007)

음성치료. 전통적으로 성대결절의 치료는 음성교육, 음성 사용의 개선, 근육긴장과 성대과기능을 감소시키기 위한 직접 치료 방법에 초점을 맞추었다. 그 전략에는 호흡지지의 개선, 발성의 부드러운 시작 촉진, 공명음성 치료, 액센트 기법, 음성기능 훈련 등 근육긴장을 후두 외부로 이동시키기 위해 사용하는 총체적 접근법 등이 포함된다(예, Tezcaner, Ozgursoy, Sati, & Dursun, 2009). 환자의 음성 문제에 관여하는 다른 요인들, 즉 알레르기나 GERD 등이 있는지 확인해 보는 것도 중요하며 처방을 받아서 먹는 약이나 일반의약품 중 복용 중인 약이 있는지도 확인해야 한다. GERD나 LPR은 성대결절 환자에게서 아주 흔하게 나타난다(예, Kuhn et al., 1998). 이런 요인들은 환자의 음성 사용 못지않게 중요하며 적절한 전문가들, 예를 들면 내과 의사, 소화기내과 의사, 알레르기 전문의 등에게 환자를 의뢰하는 것도 필요하다.

수술. 때로 결절은 쉽게 개선되지 않을 때도 있는데 환자가 치료방침을 잘 따라줘도 그런 경우가 있다. 그런 경우에는 혹을 제거하기 위해 수술이 필요할 수도 있다. 수술기법에는 미세흡입절삭기나 CO_2 레이저를 이용한 제거술 등이 있다(예, Benninger, 2000). 그러나 수술은 최대한 피할 수 있으면 피해야 하며 다른 방법으로 효과를 기대하기 어려울 때에만 사용해야 한다(Murry & Woodson, 1992). 미국 이비인후과 두경부학회 회원을 대상으로 한 설문조사 결과 응답자 중 92%가 성대결절에 대한 초기치료 방법으로 음성치료를 사용한다고 보고했다(Sulica & Behrman, 2003).

8.2 성대용종

성대용종(vocal polyp)은 성대 과기능 혹은 기타 이유로 성대점막에 생기는 양성 혹이다(〈그림 8.2〉 참조). 용종과 결절은 비슷한 원인으로 발생하지만 둘 사이에는 몇 가지 차이가 있다(〈표 8.2〉 참조). 용종은 물로 차 있으며 성숙한 결절보다는 부드럽다. 또한 결절이 주로 양측성인 데 반해 용종은 물론 양측성도 드물지는 않지만 대개는 편측성이 더 많다(Yun, Kim, & Son, 2007). 용종은 성대의 특정 위치에 한정되어 있는 것이 아니지만 대개 성문하부, 성문부, 혹은 성문상부에 나타난다. 결절은 지속적인 음성 과기능으로 인해 생기지만 용종은 단 한 번의 과도한 음성외상 만으로도 생길 수 있다. 대부분의 용종은 혈액공급이 활발히 일어나기 때문에 갑자기 생길 수도 있고 급격하게 커지기도 한다(Stemple et al., 2000). 용종은 상기도 감염, 알레르기, 흡연, 위

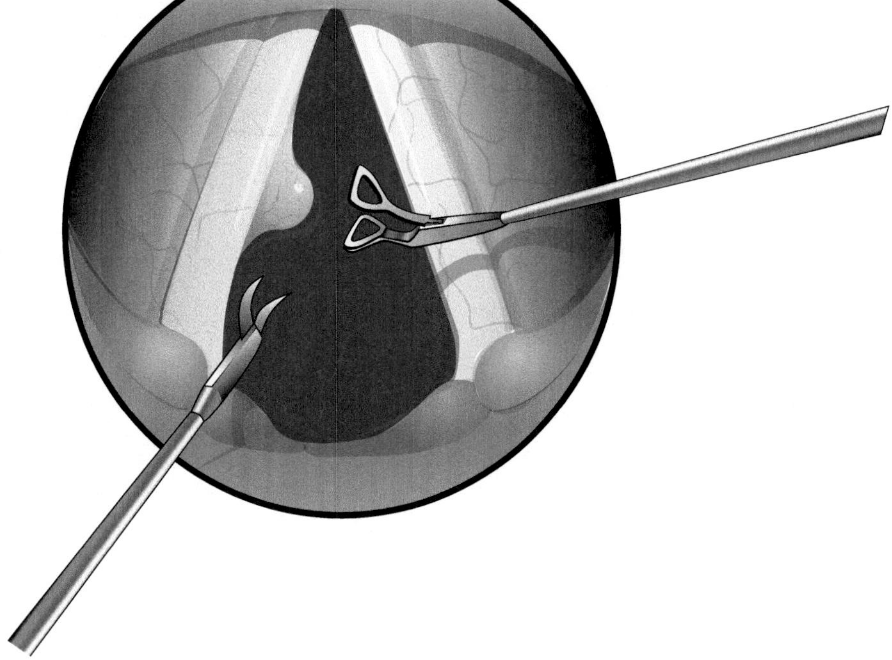

그림 8.2 성대용종

표 8.2 성대결절과 성대용종의 차이

성대결절	성대용종
미성숙할 때에는 물이 차 있고 성숙했을 때에는 섬유화된다.	투명하고 출혈성, 혹은 섬유화되어 있는 양상을 보인다.
지속적인 음성외상으로 생김	단 한 번의 과도한 음성외상으로도 생김
대개 양측성	대개 편측성
성대 점막부의 가운데 지점에 생김	성문하부, 성문부, 성문상부 수준에 생김
대개 무경형	무경형, 유경형 혹은 국소적이지 않을 때도 있음
파이브로넥틴이 많음	파이브로넥틴이 상대적으로 더 적음
상처치유 과정의 결과로 나타남	상처치유 과정이 방해받거나 중단되었을 때 나타남

식도역류 질환으로 생긴다(Martins, Defaveri, Domingues, & Silva, 2011). Petrovic-Lazic 등(2009)은 그들이 관찰한 용종 환자에게서 나타나는 가장 흔한 선행요인은 직업적으로 음성을 사용하는 사람들(예, 교사, 변호사 등)의 음성과용이었다고 보고했다. 용종에는 가늘고 잎자루처럼 생긴 기저부를 가진 유경형(pedunculated)이 있고 넓고 평평

한 기저부를 가진 무경형(sessile)이 있다(【컬러 삽입 〈그림 15-18〉 참조】). 라인케 부종(Reinke's edema)이라고 부르는 용종 모양 변성(polypoid degeneration)은 성대 전체에 영향을 미친다.

조직학적 측면

결절과 비슷하게, 용종은 조직학적으로 점막 기저부의 파열과 상피층의 두꺼워짐이 특징이다(Eckley, Corvo, Yoshimi, Swensson, & Duprat, 2009). 그러나 용종에서는 결절보다 더 적은 파이브로넥틴이 있다(Branski et al., 2006; Kim & Auo, 2008; Martins et al., 2011). 이를 통해 모세관 증식 및 염증과 더불어 용종이 급성 염증 상태에서 상처가 회복되는 과정 중에 방해를 받거나 중단됨으로써 생기는 것임을 알 수 있다(Branski et al., 2006; Martins et al., 2011).

용종은 **반투명성**(translucent, 부종에서 보이는 물이 차 있는 상태), **출혈성**(hemorrhagic, 혈관성 변화), **섬유성/유리성**(fibrotic/hyaline, 걸쭉한 물이 차 있는 상태)으로 구분한다(Cohen & Garrett, 2007). 용종은 혹이 생긴 초기단계(미성숙한 단계)에는 투명한 형태를 보인다. 출혈성 용종은 중간단계에서 나타나며 섬유성 용종은 가장 성숙한 단계에서 나타난다(Cohen & Garrett, 2007). 출혈성 용종은 성대가 진동하는 동안 형성되는 강한 충돌력이 상피층 점막의 기저부와 고유층의 표층에 손상을 주었을 때 생긴다. 그 손상이 치유되기 시작하면 새롭게 형성된 조직 안의 혈관은 터지거나 출혈을 일으키기 쉽다. 이는 일종의 혈종을 만들게 되며 이것이 결국 용종이 된다(Klein et al., 2008). Ahmad와 Soliman(2008)은 용종의 표본을 연구한 결과 모든 표본이 느슨한 **점액종 물질**(myxomatous material, 결합 조직에서 생긴 양성종양 물질), **기질**(stroma, 결합 조직의 기본 구조), 점막하 출혈, 섬유증(fibrosis), 급성 혹은 만성 염증의 조합이라는 특성을 가지고 있다고 보고했다.

용종은 다른 성대 병변과도 함께 나타난다. Eckley 등(2009)은 수술로 용종을 제거한 환자 중 44%가 낭종, 성대구증, 모세혈관 확장증, 미세 횡격막 등의 다른 성대병변을 가지고 있었다고 했다. 이들은 기저에 이러한 문제를 가지고 있는 환자들의 경우 음성외상이나 기타 원인으로 성대에 손상을 받는 경우가 증가할 수 있다고 했다.

라인케 부종

라인케 부종(Reinke's edema, RE)은 성대의 용종 모양 변성 질환을 일컫는 말이다. 이는 성대의 점막부 전체에 진득한 아교질의 액체가 스며들어 생기는 만성 염증성 질환이다(Martins, Fabro, Domingues, Chi, & Gregorio, 2009; Stemple et al., 2000). 이 부종은 대개 양측성인데 한 쪽에 비해 다른 한 쪽이 더 큰 경우도 종종 관찰된다(【컬러 삽입 〈그림 19-21〉 참조】).

이 질환은 중증도에 따라 다양하게 나타나는데 대개 과도한 흡연으로 생긴다. RE는 출혈, 상피층의 각질화, 혈액섬유소(fibrin) 침착 증가, 혈관 확장, 점막 기저부가 두꺼워지는 것을 동반한다(Jovanovic et al., 2008; Martins et al., 2009). 국소적인 용종과 마찬가지로, 이 질환도 감염자극에 오랫동안 노출됨으로써 정상적인 상처치유 과정이 중단되어 나타난다(Branski et al., 2006).

RE는 비정상적인 양상의 혈관화가 특징이다. 정상적인 성대에서 혈관은 성대 가장자리와 평행한 방향으로 배치되어 있다. RE 환자 성대의 혈관은 그 불규칙한 모양이나 위치, 패턴뿐만 아니라 혈관증식의 증가 또한 매우 다양한 것으로 나타났다(Jovanovic et al., 2007; Martins et al., 2009). 비정상적인 혈관구조는 흡연과 관련이 있는 것으로 보고 있다. Jovanovic 등(2009)은 혈관을 흐르는 혈류의 속도를 담배연기가 감소시켜 혈전이 생길 가능성을 높인다고 했다. 게다가 부종은 조직으로 보내는 혈류를 비정상적으로 만들어 성대가 스스로를 재생하고 재구성할 수 있는 능력에 영향을 미친다.

증세

용종 및 RE의 증세는 병변의 정도와 위치에 따라 다양하게 나타난다. 용종이 성대내전과 진동을 방해한다면 음성 문제가 나타날 것이다. 대개 음성 문제는 쉰목소리와 바람 새는 소리, 낮은 음도를 특징적으로 보인다. 커다란 용종과 RE는 기도폐색을 유발하여 천명과 호흡곤란을 유발할 수도 있다(Ahmad & Soliman, 2008). 게다가, 환자들은 잦은 목 가다듬기와 이물감을 호소한다.

치료

치료는 행동수정적, 수술적 처치 혹은 둘 다의 조합으로 이루어진다.

음성치료. 몇몇 연구에서 매우 적기는 하나 용종 환자를 대상으로 행동수정적 음성치료를 통해 음성 문제를 해결했다는 보고가 있었다. 음성치료 접근법에는 음성 위생과 음성 산출을 개선시킬 직접 치료 기법이 포함된다. Yun 등(2007)은 용종 제거 수술 일정을 잡아놓은 환자들을 대상으로 수술 전에 환자에게 체계적인 음성 위생과 음성교육 프로그램을 제공하였다. 음성 위생 프로그램에는 주변환경의 변화, 음성 사용 행동 습관의 변화, 식사습관 변화를 위한 적절한 정보를 제공하는 내용이 포함되었다. 음성교육 프로그램에는 성대용종의 병리생리적 측면에 대한 설명, 성대에 손상을 줄 수 있는 음성 사용 행동의 구분, 그런 행동들을 감소시킬 수 있는 정보 제공 등이 포함되었다. 전체 환자 중 1/3 이상이 용종이 50~100% 해소된 것으로 나타났으며 이들은 음질이 더 좋아지고 안정되었다고 하며 음성 피로도 줄어들고 목의 불편감도 덜해졌다고 보고했다. 연구자들은 경험에 비추어 볼 때 음성 사용 행동을 변화시킬 수 있는 행동수정 전략을 제공받으면 상당수의 환자들이 수술을 피할 수 있을 거라고 했다. Cohen과 Garrett(2007)은 용종이나 낭종 환자이면서 음성치료를 최소 2주 이상 받은 환자들의 의무기록을 조사해 보았다. 치료 기법에는 음성 위생 교육, 호흡지지 개선, 후두근육 긴장 감소와 음도 조절이 포함되어 있었다. 환자가 알레르기나 GERD를 동반하고 있는 경우 이에 대한 조처도 실시하였다. 음성치료만으로 개선이 이루어진 환자는 절반 정도였다. 반투명성 용종을 가진 환자들은 다른 유형의 용종 환자보다 치료 후 음성이 더 개선된 것으로 나타났는데 이러한 유형의 용종이 덜 성숙해서 음성치료에 더 잘 반응했기 때문인 것으로 생각된다. Klein 등(2008)은 음성치료가 16명의 용종 환자 중 9명의 음성 문제를 해결해 주었으며 초회 치료 후 4~5개월 이내에 개선이 나타났다고 보고했다. 연구자들은 급성으로서 증세가 최근에 나타나고 작거나 중간 정도 크기의 출혈성 용종이 비수술적 처치에 잘 반응한다고 제안했다.

수술. 음성치료만으로는 충분치 않을 때, 특히 RE나 용종이 지속적으로 나타날 때에는 수술이 필요할 때가 많다. 전신마취 하에 미세후두 수술도구, CO_2 레이저, 혈관레이저 혹은 후두 미세흡입절삭기 등을 이용하여 용종을 절제한다(Ahmad &

Soliman, 2008; Kim & Auo, 2008). 최근 보고된 기법으로는 국소마취 하에 비인두내시경과 미세집게(micro tweezers)를 이용하여 유경형 용종을 제거하는 방법이 있다(Vegas, Cobeta, Mico, & Rivera, 2010). 수술로 인한 절제는 수술한 성대의 가장자리를 부드럽게 하며 정상적인 점막파동을 유도하고 발성역치압력(phonation threshold pressure)을 감소시키며 발화시 필요한 노력을 더 줄여주고 음향학적 측정치들을 정상화시켜 준다(Petrovic-Lazic et al., 2009; Vegas et al., 2010; Wang, Shau, & Hsiao, 2010). RE의 경우 과도한 물질은 레이저, 후두미세수술(phonomicrosurgery) 혹은 미세흡입절삭기 등을 이용해서 제거한다(예, Murry, Abitbol, & Hersan, 1999; Sant'Anna & Mauri, 2010; Yonekawa, 1988). 최근의 후두미세수술 기법이 사용되기 전에 RE에 대한 수술로는 성대의 상피층을 제거하는 성대박리술(vocal fold stripping)이 있었다. 그러나 이 수술 결과 심각한 흉터가 생겨 영구적인 음성 문제가 남게 되었다. 성대박리술은 최근에는 시술되지 않으며 RE 환자에게 권장되지도 않고 있다. 위식도역류성 질환이나 흡연처럼 성대를 자극하는 요소들은 수술 전에 구분해내어 제거해 주는 것이 중요하다. 수술 후 음성 휴식은 흉터나 횡격막이 생기는 일 없이 상처가 아물 수 있도록 하기 위해 취해진다. 수술 후 음성치료는 용종이 다시 재발하는 것을 막기 위해 필수적인 조처이다.

8.3 백반증

백반증(leukoplakia)은 상피층 표면에 각질(단백질의 일종)이 생기는 것을 일컫는 말이다(〈그림 8.3〉 참조)(Isenberg et al., 2008).

정상 성대의 상피층은 각질화되지 않는다는 점을 상기해 보면 백반증이 있다는 것은 상피층에 비정상적인 변화가 있다는 것을 의미한다. 이 병변 중 대략 50%가 양성이고 50% 정도는 전암성(premalignant)의 특성을 보이는데 이중 6~7%는 암으로 발전하기도 한다(Isenberg, Crozier, & Dailey, 2008). 발육부전(조직 발달이 비정상적인 경우)의 정도와 암으로 전환되는 데에는 어느 정도 연관성이 있다. 발육부전이 심각할수록 악성으로 발전할 가능성이 더 높다(Isenberg et al., 2008). 악성으로 변화했는지 아닌지는 조직검사를 통해 확정된다.

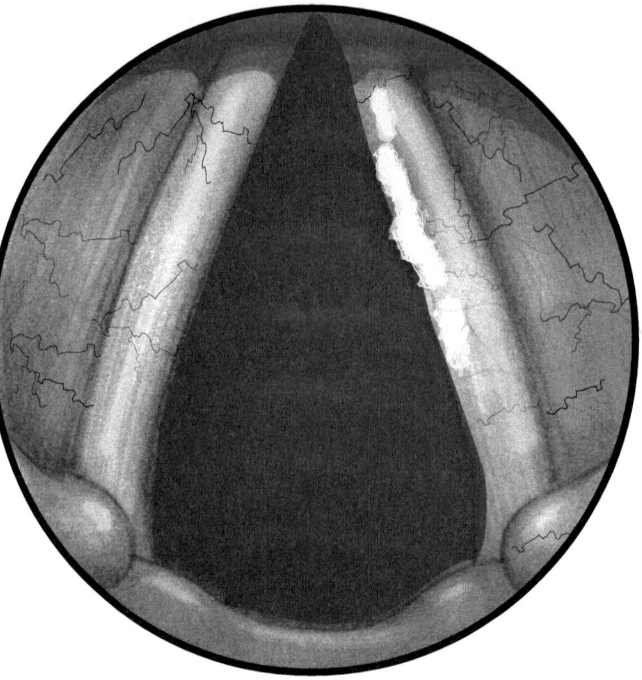

그림 8.3 백반증

치료

백반증의 치료에는 문제점이 있다. 수술로 비정상적인 조직을 제거할 경우 성대에 손상을 줄 수 있으며 치료하지 않고 그대로 둘 경우 악성으로 바뀔 수 있다. 일부 음성장애 전문가들은 PPI 치료와 같은 항역류성 치료가 백반증을 줄이거나 제거하는 데 효과적이라는 것을 발견했다(예, Simpson, Archilla, Velazquez, & McGuff, 2006). 수술 외의 다른 치료방법으로는 광역학 치료(photodynamic therapy, PDT)가 있다. 이는 아직 실험적인 치료방법이기는 한데 두경부에 형성되는 다양한 신생물에 적용할 수 있는 치료법으로 평가되고 있다(Franco, 2007). 이는 약물을 국소적으로 주입하는 방법인데 주변의 정상적인 조직보다 비정상적인 세포에 더 많이 주입한다. 이 약물은 종양세포를 죽이는 한편 정상세포는 손상시키지 않는다. Franco(2007)는 이 기법을 중간 정도의 성대백반증 및 성대 발육부전 환자에게 사용했는데 각화증(keratosis)의 정도가 78% 감소되었다고 했다.

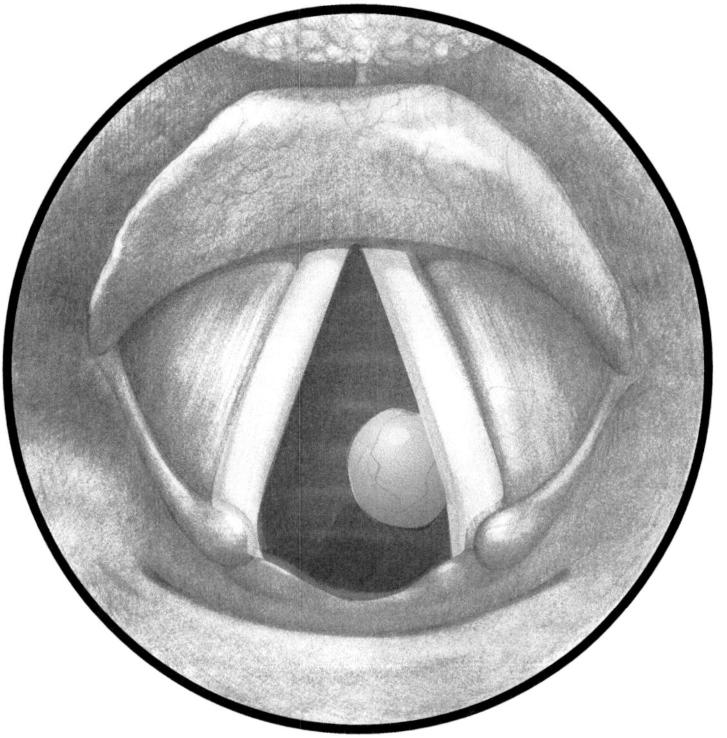

그림 8.4 육아종

8.4 접촉성 궤양 및 육아종

궤양(ulcer)은 점막 표면에 생기는 병변으로 표면조직의 손실로 인해 나타나며 염증과 함께 나타나는 경우도 종종 있다. 성대의 접촉성 궤양(contact ulcer)은 성대돌기를 덮고 있는 점막이 딱딱한 표면에 반복적으로 부딪히면서 발생한다. 점막은 얇고 섬세하지만 유연하지 못한 연골 위에 있기 때문에, 단단한 물질(예를 들면, 기관내 삽입되는 튜브, 혹은 반대편의 피열연골)과 연골 사이에 끼여 손상되기 쉽다. 이는 점막을 헐게 만들며 이로 인해 궤양이 생기게 된다. 육아종은 염증, 다량의 혈액세포와 결합 조직으로 구성되어 있는 조직 덩어리로서 편평상피세포로 덮여있다(〈그림 8.4〉 참조)(Garnett, 2001). 육아 조직은 상처치유과정 중 섬유아세포에 의해 생기는데 대개 상처나 손상된 곳의 기저부에 형성된다. 성대돌기 육아종(granuloma)은 만성적인 충혈의 결과로 인한 염증 반응의 결과이기 때문에 외상 후 상처치유과정 중에 나타난다(Wang et al., 2009; Yun, Lee, & Park, 2008). 궤양은 그 지역이 육아 형성조직에 덮이게 되면서 육아종으로 발전할 수 있다(Yun et al., 2008). 궤양과 육아종은 성대의 후방 연골부에 생기는데 여기는 성대가 피열연골의 성대돌기와 맞닿아 있는 지점이다. 병변은 편측성으로 나타나기도 하고 양측성으로 나타나기도 한다. 병변이 성문의 후방부에 위치해 있기는 하나 앞부분도 비정상적일 때가 있는데 대개 성대 덮개층이 두꺼워지는 양상을 보인다(Mathieson, 2001). 피열연골 위의 조직은 대개 부어있으며 염증을 동반한다. 육아종은 무경형일 때도 있고 유경형일 때도 있으며 색깔도 연한 색일 때도 있고 붉은 색일 때도 있는 등 매우 다양하다(Garnett, 2001) (【컬러 삽입 〈그림 22-24〉 참조】).

원인

오랫동안 접촉성 궤양과 육아종의 주된 원인은 음성외상, 특히 과도하게 낮은 음도에서 힘을 주어 소리를 내는 것 때문에 생긴다고 보았다. 이는 성대돌기가 더 과도한 힘으로 충돌하게 만든다. 이런 상태로 시간이 지나면 점막에 손상이 생기면서 궤양 혹은 육아종이 생긴다.

시간이 지나면서 접촉성 궤양의 또 다른 원인이 명백해졌다. 주된 원인 중 하나는 위식도역류이다. 역류성 물질이 후두 후방부의 민감한 후두조직을 충혈시키고 염증이 생기게 한다. 육아종을 가지고 있는 환자 중 다수가 인후두역류로 고생하고 있다고 보고되었다(예, Lemos, Sennes, Imamura, & Tsuji, 2005; Ylitalo, 2006). 기관내 삽관도 궤양과 육아종의 원인이 되는데 성대 특히 성대 후방부에 가해지는 압력으로 인해 발생한다. 오랜 기간 동안 삽관을 해야 하는 환자들은 접촉성 궤양이 생기기 쉽다. 사실, 후두 육아종은 기관내 삽관을 한 성인 환자들의 후기에 나타나는 합병증 중 가장 흔한 것으로 보고되었다(Yun et al., 2008). 궤양과 육아종을 유발하는 다른 요인으로는 흡연, 알레르기, 감염, 후비루(postnasal drip), 만성적인 헛기침 등이 있다(Garnett, 2001). 공격적인 성격, 내향적인 성격, 우울증, 정서적 긴장상태 등의 심리사회적 요인도 접촉성 궤양 형성에 영향을 미치는 것으로 알려져 있다. 이런 모든 요인들(음성외상, 위산역류, 성격적 요인 등)이 한 사람의 환자에게서 모두 나타날 수도 있으므로 궤양 및 육아종 형성에 영향을 미치는 모든 요인에 대해 치료해야 한다는 것을 명심해야 한다.

증세

접촉성 궤양 혹은 육아종 환자에게서 매우 흔하게 나타나는 후두의 증세로는 목 가다듬기, 쉰목소리, 제한된 음도변화, 음성 피로, 목의 통증, 인두의 이물감, 만성 기침, 충혈, 양쪽 피열연골 사이에 형성된 과도한 조직, 성문하부 부종, 호흡곤란 등이 있다(Garnett, 2001; Lemos et al., 2005; Ylitalo, 2006; Yun et al., 2008). 게다가, 결절이나 용종 같은 다른 양성병변과 달리, 접촉성 궤양은 통증이 있다. 이 통증은 후두에서 타는 듯한 통증이 느껴지거나 귀가 쿡쿡 쑤시는 느낌이 들게 한다. 이는 특히 기침을 하거나 삼키거나 목을 가다듬을 때 날카로운 통증으로 나타난다(Garnett, 2001; Mathieson, 2001). 환자가 증세를 보이지 않는다고 하더라도 기도폐색, 성대고정, 후두 후방부 협착과 같은 합병증이 나타날 수 있으므로 궤양 및 육아종에 대한 처치는 반드시 진행되어야 한다.

평가와 치료

접촉성 궤양의 원인에 대한 정확한 진단은 필수적이며 이를 통해 적절한 치료계획을 세울 수 있다. 위산역류에 대한 검사도 실시해야 하며 후두를 육안으로 확인하는 작업도 실시해야 한다. 후두내시경 검사에서, 피열연골이 붓고 염증이 동반된 것처럼 보일 수 있다(Mathieson, 2001). 후두내시경으로 상피층의 궤양인지 붉은 색 혹은 회색으로 보이는 덩어리인지 구분할 수 있다(Devaney, Rinaldo, & Ferlito, 2005). 다른 음성외상 병변과 같이, 성대에 손상을 주는 음성 산출 행동의 유형 및 양적 측면을 평가하기 위해 언어치료 전문가의 철저한 음성 평가는 필수적이다.

음성치료. 음성치료는 접촉성 궤양 환자에게 자주 권장되는 치료 방법이다. 치료는 대개 문제의 원인에 초점을 맞춘다. 음성 위생 프로그램과 음성교육은 음성외상 행동을 감소시키거나 제거시키기 위해 필수적인 조처이다. 또한 위산역류라든가, 알레르기, 후비루와 같이 기저에 있는 병변에도 치료가 실시되어야 한다. 궤양의 기저 원인이 음성외상인 환자들은 대부분 약물치료와 더불어 실시하는 음성치료에 대한 반응이 좋은 편이며 기저원인이 위산역류인 환자들은 대부분 약물치료에 대한 반응이 좋은 것으로 보고되었다(Garnett, 2001).

수술. 비수술적인 방법이 효과적이지 않을 때 혹은 기도 문제가 있을 때, 혹은 악성 질환이 의심될 때 후두미세수술 도구를 이용한 수술을 통해 육아종을 절제하는 경우도 있다. 그러나 수술적 처치에는 문제점도 있다. 첫째, 수술 후 재발률이 높다는 것인데 대략 37~50%에 해당된다(Garnett, 2001). 이렇게 수술 후 재발률이 높은 것은 수술 전후에 음성치료를 실시하지 않은 점, 항역류성 치료가 부족한 점, 지속적인 음성외상과 관련이 높은 것으로 보고 있다. 둘째, 수술은 상처의 가장자리를 따라 육아종이 생겨나는 원인이 될 수도 있다(Garnett, 2001). 수술이 적절하게 이루어지려면 수술로 육아조직을 제거하기 직전에 피열간근과 윤상피열근 지역에 스테로이드를 주입한다. 병소에 직접 스테로이드를 주입하면 후두점막에 집중하여 약물이 주입되기 때문에 약물의 효과를 배가시킨다. 다른 치료방법으로는 코르티코이드 흡입과 보톡스 주입 등이 있다. 코르티코이드를 흡입하는 것은 육아종 감소에 효과가 있다고 보고되고 있으나 적절한 감소가 이루어질 때까지 6~8개월이 걸린다(Lemos et al., 2005). 보톡스 주입은 피열연골이 강하게 닫히지 못하도록 하기 위해 실시하는데 육아종이 행동치료에 반응을 보이지 않을 때 효과적이라고 한다(예, Emami, Morrison, Rammage, & Bosch, 1999; Nasri, Sercarz, Mcalpin, & Berke, 1995; Orloff & Goldman, 1999).

수술이 필수적이라고 해도 행동 수정적 음성치료를 함께 실시하는 것이 문제의 재발 방지를 위해 효과적이다.

8.5 성대의 혈관성 질환

성대 안의 미세순환계는 성대진동이 강하게 일어나는 동안에도 혈류가 방해받지 않고 지속적으로 이어질 수 있도록 하기 위해 존재한다. 고유층의 표층(superficial lamina propria, SLP) 안에 있는 혈관은 수많은 정맥과 동맥 간의 연결부위(문합, anastomoses)와 함께 가로 방향(종단 방향)으로 뻗어 있다. 이런 배열은 혈류의 흐름을 수월하게 해 준다. 표층과 갑상성대근 안 혈관 사이에는 직접적인 연결이 없으며 이로 인해 덮개층이 성대인대와 근육층과 별도로 원활하게 움직일 수 있다(Zeitels et al., 2006). 상피층 하부의 혈관은 혈액공급에 영향을 미치지 않고 성대의 길이와 점탄성을 변화시킬 수 있다(Zeitels et al., 2006). 그러나 힘이 많이 들어간 상태에서의 성대진동은 혈관의 확장 혹은 파열을 유도하기도 하여 출혈, 정맥류(varix) 혹은 혈관확장증(ectasia)을 유발한다. 성대출혈은 상피층 하부에서 일어나는 광범위한 출혈을 말한다(【컬러 삽입

〈그림 28-30〉 참조】)(Gokcan & Dursun, 2009). **정맥류**는 성대표면의 정맥이 현저히 확장된 것을 말하며 **혈관확장증**은 혈관이 증식해서 혹처럼 보이는 것을 말한다(Gokcan & Dursun, 2009; Schweinfurth & Ossoff, 2008).

정맥류와 혈관확장증은 정상적인 혈관에 비하면 찢어지거나 성대표면으로 출혈되기 쉽다(Zeitels et al., 2006). 지속적인 외상은 혈관벽을 점점 더 약하게 만든다. 반복적인 외상도 새로운 혈관의 형성과 증식을 방해한다. 그 결과 나타나는 출혈과 부종은 흉터가 생기고 조직이 뻣뻣해지거나 출혈성 용종 혹은 낭종이 생기는 결과를 가져온다(Neely & Rosen, 2000; Neuenschwander & Dollar, 2005; Schweinfurth & Ossoff, 2008; Zeitels et al., 2006).

원인

성대의 혈관성 병변은 음성외상, 특히 여성 보컬리스트와 상관성이 높다. Postma 등(1998)은 그들이 만난 음성장애 환자 중 1/3이 성대에 혈관성 병변을 가지고 있다고 했다. 이 환자들 중 약 3/4이 여성이었고 대다수가 가수나 교사 등 직업적 음성 사용인들이었다.

증세

정맥류와 혈관확장증의 임상적 특성은 증세가 없는 것부터 심각한 것까지 다양하다. 음성 문제는 한 번의 음성외상으로도 갑자기 나타날 수 있으며 음성 피로 혹은 음역 손실이 나타날 수도 있다(Gokcan & Dursun, 2009; Neely & Rosen, 2000; Schweinfurth & Ossoff, 2008). 재발성 출혈 환자는 지속적인 쉰목소리를 호소하기도 한다(Schweinfurth & Ossoff, 2008). 출혈은 문제가 있는 성대의 **반상출혈**(ecchymosis, 혈액이 피부로 새어나와 생기는 자주색의 커다란 반점), **혈철소침착증**(hemosiderosis, 혈철소(hemosiderin, 노란색 혹은 갈색을 띤 혈액 속의 단백질)의 축적) 등을 유도한다. 여성의 경우 병변의 모양은 생리 주기에 따라 달라지기도 한다.

음성외상과 성대긴장뿐만 아니라, 성대출혈에는 몇 가지 위험요소가 있다. 하나는 아스피린인데 이는 항응혈성의 특성을 가지고 있다(Neely & Rosen, 2000; Neuenschwander & Dollar, 2005). 다른 위험요소로는 해부학적 비정상성, 여성의 일생 동안 나타나는 다양한 호르몬 변화, 혹은 경구용 피임약 등이 있다.

평가와 치료

성대의 유연성이 떨어지고 점막파동과 진폭에 손실이 오는 혈관성 질환을 구분해내는 데 비디오스트로보스코피가 종종 사용된다(neuenschwander & Dollar, 2005). 모든 음성장애가 그렇듯이 음성 문제의 잠재적인 원인을 파악하기 위해 환자의 음성 사용과 의학적 요인 및 생활양식에 대한 철저한 검사가 이루어져야 한다.

음성치료. 대부분의 경우 출혈은 자발적으로 사라지기도 하고 행동 수정 기법으로 해결되기도 한다. 보존적인 치료는 대개 7일 정도의 완전한 음성 휴식 후 다양한 기간 동안 음성 사용을 자제하도록 하는 것으로 진행한다(예, Gokcan & Dursun, 2009; Neuenschwander & Dollar, 2005). 아스피린과 쿠마딘(Coumadin) 같은 항응혈성 약물은 가능하면 피하는 것이 좋으며 여성 환자는 호르몬 치료나 피임약 복용을 중지해야 한다. 환자는 수분 섭취에 신경을 써야 하며 객담을 묽게 하기 위해 구아이페네신(guaifenesin) 같은 거담제를 처방받기도 한다. 역류성 질환, 기침이나 호흡기 감염 같이 기저에 깔려있는 질환들에 대해서도 처치가 이루어져야 한다(Neuenschwander & Dollar, 2005). Gokcan과 Dursun(2009)은 혈관성 병변 환자를 위한 체계적인 치료 프로토콜을 제시했다. 모든 환자들은 7일간 절대적인 음성 휴식을 취해야 하고 필요하면 추가로 3~6주 정도의 상대적인 음성 휴식을 취하도록 한다. 음성 위생도 강조해야 하는데 여기에는 수분 섭취의 증가, 카페인 음료와 알코올 섭취하지 말기, 금연 등이 포함된다. 가수들은 더 나은 가창 기법을 개발하기 위해 보컬 코치(vocal coach)와 함께 일하는 것이 좋다. LPR을 동반하고 있는 것이 확실하다면 PPI 치료도 필요하다. 연구자들은 대략 1/3 정도의 환자에게서 행동적 음성치료가 완벽하게 성공적이었다고 보고했다.

수술. 수술은 반복적인 출혈, 병변의 확장, 혹이 생기거나 음성 문제가 수용하지 못할 정도일 때에는 필수적이다(Gokcan & Dursun, 2009; Neely & Rosen, 2000; Schweinfurth & Ossoff, 2008). 수술은 레이저 절제술, 전기소작기(electrocautery)를 이용한 수술, 강철날 도구를 이용하여 확장된 혈관을 제거하는 수술 등이 포함된다. 수술 후에는 음성휴식과 음성치료가 반드시 필요하다(예, Hochman, Sataloff, Hillman, & Zeitels, 1999; Zeitels et al., 2006).

8.6 음성 피로

음성 피로(vocal fatigue)는 중추 및 말초성 요인으로 인해 근 수축력에서 생리학적인 감소가 나타나는 것을 말한다. 음성 피로는 특정한 병변이나 후두 및 성대의 구조적 변화를 동반하지는 않으나 과도한 음성 사용, 가창 기술 부족, 정서 및 신체적 스트레스 등의 요인과 관련이 있다(Milbrath & Solomon, 2003). 이는 단독으로 생기기도 하고 다른 음성장애와 더불어 나타나기도 한다(Solomon, 2008). 음성 피로의 주된 특성은 안정된 음성을 산출하고 지속하는 데 점점 더 많은 노력이 필요하다고 본인 스스로 느끼는 것이다(McCabe & Titze, 2002; Rantala, Vilkman, & Bloigu, 2002; Welham & Maclagan, 2003). 성대근육 피로와 마찬가지로, 목소리를 내려는 노력이 점점 더 필요하다는 것을 환자들은 대개 목 혹은 상체에 힘이 들어가는 것, 목이 마르는 것, 발성통(odynophonia, 말할 때의 통증), 말을 하고자 할 때 목에 힘은 많이 들어가나 목소리는 거의 나오지 않는 것 등을 통해 지각하게 된다(McCabe & Titze, 2002). 음성 피로의 다른 특징으로는 쉰목소리, 음역과 음도의 감소, 발성을 위한 호흡지지의 감소 등이 있다(Welham & Maclagan, 2003). 증세의 중증도는 대개 지속적으로 말을 하기 어렵거나 말을 하는데 통증이 심하다고 생각하는 부분을 가장 심한 것으로 본다. 그러나 환자마다 음성 피로가 나타나는 시점은 서로 다르며 지속적으로 힘을 주고 말하는 활동이 후두 기능에 악영향을 미치는 정도도 상당히 다양하게 나타난다(예, Mann et al., 1999).

중추성 피로

중추성 피로(central fatigue)는 중추신경계에서 근육으로 전달하는 신경학적 자극이 감소함으로써 나타난다. 이는 근육손상을 피하기 위한 방어적 전략이라고 보기도 한다. 근신경 자극의 감소는 반복되는 자극 아래 긴장을 유지하려고 하는 근육의 능력을 감소시키는 결과를 유발한다. 안정적인 상태를 유지하기 위해 근육의 능력을 의도적으로 감소시키는 경우가 있다. 이로 인해 근육 피로가 일어나면 근력을 유지하기 위해 근섬유의 수가 증가한다(Boucher & Ayad, 2010). 지속적인 노력으로 근섬유가 추가적으로 생성되면 이는 인근 근육으로 뻗어나가게 되는데 이로 인해 후두 구조물의 유연성이 전반적으로 떨어지게 된다(Boucher, 2008). 이로 인해 음성노력이 증가하게 되면 성대구조물의 유연성이 떨어지게 되고 이는 다시 부종, 결절, 용종 혹은 혈관확장증 같은 조직의 변화를 가져오게 된다.

말초성 피로

말초성 피로(peripheral fatigue)는 근육과 조직의 화학적 특성 및 성분의 변화로 나타난다. 어떤 유형이든 격렬한 운동을 하는 동안에는 근육에 에너지를 제공하는 화학 합성물이 고갈되기 마련이며 이로 인해 근육의 수축을 위해 필요한 에너지 공급이 부족하게 된다(Westerblad & Allen, 2002). 후두조직의 피로는 근육의 변화뿐만 아니라 상피층과 고유층의 일시적인 변화 혹은 손상에 의해서도 나타난다(Hunter & Titze, 2009; Millbrath & Solomon, 2003; Welham & Maclagan, 2003). 음성외상은 상피세포가 소멸되게 하고 점막 기저부에서 콜라겐과 탄력섬유가 세포외기질과 분리되게 만든다(Hunter & Titze, 2009).

회복

피로회복은 상대적으로 근육에서는 빨리 일어나지만 상피층과 점막 기저부는 회복하는 데 상당히 시간이 오래 걸린다. 점막 기저부가 손상되면 섬유아세포에 의해 치료되는데 여기에는 오래된 단백질 조각을 제거하고 새로운 단백질 섬유를 만들기 위해 재사용하는 과정이 포함된다(Titze, 1999). 재건과정은 총 72시간 정도가 걸린다. 피로로부터 회복되는 동안 파괴와 재건 과정이 지속적으로 이루어지는데 이는 정상적인 발성을 하는 동안에도 나타난다. 평소에 목소리를 많이 쓰면 치유 메커니즘은 지속적인 치료 상태를 유지하게 된다(Hunter & Titze, 2009). 피로의 정도가 중간 정도일 때의 음성은 하룻밤 자고 일어나면 낫기도 하고 음성 사용을 줄임으로써 나아지기도 한다(Hunter & Titze, 2009). 그러나 손상 정도가 더 심각할 때에는 회복기간이 더 오래 걸린다(Chang & Karnell, 2004). 게다가 과격한 음성 사용 활동을 하고 난 뒤 충분한 회복기간을 갖지 않으면 그 손상은 영구적이 될 수도 있다(Titze, 1999).

피로와 발성역치압력

음성 피로와 그에 따라 지각되는 음성노력(perceived phonatory effort, PPE)의 증가는 발성역치압력(phonation threshold pressure, PTP)의 증가와 관련이 있다. 여러 실험연구에서 PTP의 증가와 성문폐쇄 양상은 음성 피로에 따라 변화한다고 했다. 예를 들어, Solomon, Glaze, Arnold, van Mersbergen(2003)은 정상적인 음성을 가진 남성이 큰소리로 2시간 동안 책을 읽도록 한 결과 PTP가 점차로 증가했으며 특히 기본주파수가 높을 때 더 두드러졌다고 했다. 비디오스트로보스코피를 큰 소리로 읽기 전후에 실시해서 비교해 본 결과 전연합에 생기는 틈과 방추 모양의 성대 등을 포함해서 성대의 생리적 측면에 변화가 나타났다. 음성 피로를 호소하는 환자로부터 얻어낸 비디오스트로보스코피 데이터는 발성 시 성대 모양의 변화가 나타난다는 사실을 확인해 주었다(예, Eustace, Stemple, & Lee, 1996).

PTP, 성대의 수분 섭취 수준, 음성 피로, 음성 회복 사이에는 어떤 관계성이 존재한다. Chang과 Karnell(2004)은 음성 사용을 요구하는 과제(2시간 동안 세 가지 다른 음도를 이용해서 큰 소리로 낭독하기)를 하는 동안 PTP와 PPE를 측정하였다. 평균적으로 PTP는 1시간 이내에 회복되는 것으로 나타났지만 PPE는 1일 이내인 것으로 나타났다. 그러나 회복 시간에는 상당히 큰 개인차가 있었다.

수분 섭취가 잘된 성대는 성대진동을 하기 위한 PTP가 덜 필요하다. 성대점막의 점성은 전체 혹은 표면층의 수분 섭취의 증가 및 감소에 따라 달라진다(Sivasankar, Erickson, Schneider, & Howes, 2008). 성대의 점성이 증가할수록 PTP 요구량은 증가하며 그 역도 성립한다. Solomon과 DiMattia(2000)는 정상 성대를 가진 화자의 수분 섭취 수준과 피로 수준에 대해 연구한 결과 수분 섭취 수준이 가장 높은 경우에도 큰 소리로 낭독한 후에는 PTP가 증가한다고 보고했다. 그러나 PTP는 음성 휴식을 취한 후 15분 후에 다시 기초선 수준으로 돌아왔다. 이런 관계는 화자가 지각하는 노력의 정도에서도 나타났다. 모든 참여자가 장시간 동안 큰 소리로 낭독한 후에는 발화를 위한 노력이 증가했다고 했고 짧게 음성 휴식을 취한 동안에는 감소했다고 했다. Sivasankar 등(2008)은 음성 피로를 호소하는 화자와 그렇지 않은 화자를 습도가 서로 다른 환경에서 코와 입으로 숨을 쉬도록 했다. 15분 동안 낮은 습도에서 입으로 숨을 쉬게 한 경우에는 두 군 다 높은 PTP를 보였으나 음성 피로를 호소한 화자가 좀더 높은 수치를 보였다. 코로 숨을 쉰 경우에는 모든 건강한 화자와 절반이 넘는 정도의 음성 피로 호소 화자가 PTP의 감소 양상을 보였다. 연구자들은 입으로 숨을 쉬는 것이 표면 수분의 점성을 증가시키고 점막섬모의 청소작용을 감소시킨다고 했다. 건조한 공기를 흡입하는 것도 점막의 점착성을 증가시키며 이로 인해 기도 표면에 점액이 축적되게 만든다. Sivasanker 등(2008)은 수분 섭취가 부족하면 음성 피로가 있는 환자들은 말을 하지 않을 때에도 성대에 손상을 입기 쉽다고 했다.

8.7 직업적 음성 사용인

직업상 음성을 사용하는 일이 많은 사람들, 예를 들면 교사, 가수, 외판원, 변호사, 목사, 에어로빅 강사 등은 특히 음성 피로가 쉽게 오며 성대의 양성 점막성 병변도 쉽게 생길 수 있다. 이후에는 교사에 초점을 맞춰 논의할 것이지만 기본 원칙의 대다수는 어떤 직업군이든 비슷하게 적용할 수 있다.

미국의 노동인구 중 교사는 5.09% 정도라고 한다(U. S. Department of Labor, Bureau of Labor Statistics, 2006). 이는 곧 미국의 초중고등학교에 3백만 명 이상의 교사가 근무한다는 것을 의미한다(Thibeault, Merrill, Roy, Gray, & Smith, 2004). 음성장애를 가진 교사의 유병률은 20~50% 정도이다(Lowell et al., 2008). 교사의 음성 문제는 미국의 문제만은 아니며 스페인(Preciado-Lopez, Perez-Fernandez, Calzada-Uriondo, & Preciado Ruiz, 2007), 호주(Russell, Oates, & Greenwood, 1998), 핀란드(Sala, Laine, Simberg, Pentti, & Suonpaa, 2001), 브라질(De Medeiros, Barreto, & Assuncao, 2007), 스웨덴(Fritzell, 1996), 홍콩(Yiu, 2002), 타이완(Chen, Chiang, Chung, Hsiao, & Hsiao, 2010), 영국(Comins, 1992) 등 전 세계적으로도 지속적으로 보고되고 있다. 미국뿐만 아니라 전 세계에서 교사의 음성 문제에 초점을 맞춘 방대한 연구가 이루어지고 있다. 이런 연구결과는 교사군이 가지고 있는 직업적 위험요소, 일반적으로 보고되는 증세, 교생(student teacher) 및 교사 음성 문제가 직업적 사회적 측면에 미치는 영향, 교사군을 위한 예방 및 치료전략 등 다섯 개의 관련 범주로 나뉠 수 있다.

직업적 위험요소

학생을 가르치는 과정에는 음성에 영향을 미칠 위험요소들이 있다. 여기에 포함되는 요소들로는 발성시간(phonation time), 배경소음(background noise), 환경오염물질(environmental pollutants), 담당 학년(teaching level)과 성별(gender) 등이 있다(〈표 8.3〉 참조).

발성시간. 음성 문제가 생길 위험과 관련되어 가장 중요한 요인은 일상생활을 위해 요구되는 발화의 양이다. 발성시간은 음성 사용을 수량화시키는 것으로 시간당 발화수로 측정된다. 교사는 다른 직업군보다 월등히 많은 발화시간을 가지고 있는 것으로 보고되었다. 교사의 발성시간은 대략 17~20%로 발성시간이 각각

표 8.3 교사가 가지고 있는 직업적 위험요소

발성시간	
교사	17~20%
간호사	5.3%
언어치료 전문가	6.9%
배경소음	
권장량	50~55 dBA
교실	50~90 dBA (범위)
	65~76 dBA (평균)
환경오염물질	
분필	
화학약품	
담당 학년	
유치원–음성장애 발생률이 가장 높음	
초등학교–상대적으로 낮음	
성별	
남성	14.3%에서 음성 문제 보고됨
여성	22.5%에서 음성 문제 보고됨

출처: Bovo et al.(2007), Marcelino et al.(2005), Masuda et al.(1993), Russell et al.(1998), Sodersten et al.(2002), Thibeault et al.(2004), Van Houtte(발간 예정, doi:10.1016/j.voice.2010.04.008).

5.3%, 6.9%인 간호사, 언어치료 전문가보다 훨씬 더 길었다(Masuda, Ikeda, Manako, & Komiyama, 1993; Sodersten, Granqvist, Hammarberg, & Szabo, 2002). 교사가 목소리를 쉬게 할 시간이 거의 없다는 것이 문제를 악화시키는 요인이 된다.

배경소음. 교사들은 종종 교실의 시끄러운 소음 속에서 말을 해야 할 때가 있다. 의사소통이 중요한 경우 권장되는 환경소음 수준은 50~55dBA이다(Bovo et al., 2007). 주간보호센터와 초 · 중 · 고등학교 교실에서의 소음 수준의 범위는 50~90dBA이고 평균은 65~76dBA이다(Bovo et al., 2007; Sodersten et al., 2002; Thibeault et al., 2004). 교실에서의 배경소음은 다양한 출처에서 나오는데 난방기, 환풍기, 에어컨의 소음, 건물 밖에서 전달되는 소음, 다른 교실에서 전달되는 소음, 교실의 학생들에게서 나오는 소음 등이 포함된다(Thibeault et al., 2004). 자신의 목소리가 학생에게 들리게 하고 학생의 주의를 끌기 위해 교사들은 음성강도를 높여야 한다(Thibeault et al., 2004). 기본주파수도 음성강도의 증가와 더불어 증가하는 것으로 보고되었다(예, Rantala et al., 2002; Sodersten et al., 2002). Sodersten 등(2002)은 그들의 연구에서 여성 교사는 수업이 있는 날에는 평균 85.4dB 수준으로 말을 하여 기초선보다 9.1dB 높게 말하는 것으로 나타났다. 게다가, 음성의 기본주파수도 기초선에서는 202Hz였으나 수업을 하는 동안에는 247Hz로 증가했다. 높은 강도와 높은 주파수는 발화 시 높은 성대의 충돌력을 요구한다(Bovo et al., 2007). 음성강도의 증가는 음성장애 발생의 가능성을 높인다(Chen et al., 2010).

환경오염물질. 분필가루 같은 환경오염물질은 일부 교사의 음성기능장애와 관계가 깊다. 분필가루의 주요 성분은 탄산칼슘이다(Marcelino & Oliveira, 2005). 이 물질의 입자는 기침을 유도하고 성대점막을 손상시킬 수 있다(Marcelino & Oliveira, 2005). 게다가, 성대 안에 쌓인 먼지는 침과 점액의 분비를 감소시키며 이는 건조한 공기를 흡입함으로써 더욱 점막이 마르고 충혈되는 상태를 만든다(Marcelino & Oliveira, 2005). 과학교사는 다른 오염물질에 노출되기도 한다. 교사들을 대상으로 한 설문조사에서 Thibeault 등(2004)은 음성 문제를 경험한 화학교사들의 경우 노출되는 화학약품의 수가 증가할수록 음성 문제가 생기는 비율도 증가한다고 했다. 교사들이 노출되는 많은 화학약품은 미국의 화학약품 안전위원회(Committee on Chemical Safety)가 제시하는 약품 목록에 부식성이 있고 발암성이 있으며 독성이 높은 약품으로 올라있는데 이를 흡입하면 호흡 및 소화기 조직에 어떤 손상을 미치는지에 대해서도 잘 설명이 되어 있다(Thibeault et al., 2004).

담당 학년. 몇몇 연구 결과에서 담당 학년(즉, 유치원, 초, 중, 고등학교)에 따라 음성 사용이 달라진다고 보고했다. Bovo 등(2007)은 음성장애 발생률이 가장 높은 학년은 유치원이며 초등학교나 중, 고등학교는 점차 감소한다고 했다.

성별. 성별도 교사의 음성 문제 발생에 중요한 역할을 한다. 여성 교사의 경우 남성 교사에 비해 음성장애 발생률이 상당히 높다고 한다(Bove et al., 2007; Russell et al., 1998; van Houtte, Claeys, Wuyts, & Van Lierde, 2010). 성별의 차이는 여성의 경우 성대 진동수가 더 높을 뿐 아니라 여성 성대가 HA 수치가 더 낮아 발화 시 성대진동의 충돌력이 더 크기 때문인 것으로 보고 있다(Lauri, Alku, Vilkman, & Sihvo, 1997).

표 8.4 음성장애를 가진 교사들이 보고한 음성 및 신체적 증세

음성 증세	신체적 증세
쉰목소리	목의 통증
목에 힘이 들어감	객담의 증가
기식성 음성	목과 가슴의 불편감
음성전달이 어려움	부종
낮은 음도	홍반
음도 및 강도범위가 제한적	
음성 상실	
음성 피로	
음성 노력의 증가	

출처: Chen et al.(2010), De Medeiros et al.(2007), Lowell et al.(2008), Nguyen et al.(2008_. Preciado-Lopez et al.(2007), Solomon et al.(2003), Tavares & Martins(2007), van Houtte et al.(2010), Welham & Maciagan(2003).

증세

음성장애를 가진 교사들이 보이는 음성장애의 증세는 매우 광범위한 것으로 보고되었다(〈표 8.4〉 참조).

성대결절, 성대구증과 성대낭종 등의 양성 병변이 매우 흔하게 나타난다(예, Chen et al., 2010; Nguyen, Kenny, Tran, & Livesey, 2008; Tavares & Martins, 2007; van Houtte et al., 2010). 음성 피로와 음성 노력의 증가는 음성 문제를 가진 교사들이 주로 호소하는 내용이다(De Medeiros et al., 2007; Lowell et al., 2008; Preciado-Lopez et al., 2007; Solomon et al., 2003; Welham & Maclagan, 2003). Kooijman, Thomas, Graamans, De Jong(2007)은 6,000명의 교사를 대상으로 설문조사를 실시했는데 절반 이상이 경력과 관련된 일을 할 때 음성 문제가 나타나는 문제를 호소한다. 연구자들은 흥미로운 사실을 발견했는데 경력 후반기에 들어서면 음성 문제의 호소가 초기보다 감소한다는 것이다. 연구자들은 교사가 경력이 증가하면서 직장에서 얻는 스트레스뿐 아니라 말해야 하는 양에 대해서도 나름의 전략을 터득한다고 했다. 이 결과는 교사들 중 특히 경력이 얼마 되지 않은 교사들에게 특별한 주의를 기울여야 하며 교사교육 중 예방 프로그램도 포함시키도록 더욱 주의를 기울여야 함을 보여 준다. De Medeiros 등(2007)은 그들이 실시한 설문조사에서 인터뷰를 하기 2주 전부터 음성 문제를 가지고 있다고 보고한 교사가

17%였다고 했다. 그 2주 동안 3%의 교사가 직장을 결석했으며 7%는 음성 문제 때문에 병원을 찾거나 언어치료 전문가를 만났다고 했다. 30%의 교사가 교사를 하는 동안 음성 문제로 직장을 떠나 있던 경험이 있다고 했다. 겨우 1/3 정도의 교사만이 최근 15일 동안 음성 문제를 경험하지 않았다고 보고했다.

교생

교생(교사실습생) 역시 높은 음성 사용 요구량에 시달리며 이 군 또한 음성장애의 위험군에 해당된다. 많은 교생들이 교사와 비슷한 음성 문제를 호소하는데 여기에는 목이 자주 마름, 목이 답답한 느낌, 음성 피로, 목의 불편감 혹은 통증, 쉰목소리, 음도 감소 등이 포함된다(Sapir, Keidat, & Mathers-Schmidt, 1993). Thomas, Kooijman, Donders, Cremers, De Jong(2007)은 교생 중 음성 문제를 호소하는 비율이 17.2%였는데 교생이 아닌 다른 학생들은 9.7%였다. 교생은 교사군에 비해 더 심각한 음성 증세를 호소했는데 잦은 목 가다듬기 혹은 기침, 피로, 쉰목소리, 목의 통증 혹은 이물감, 소리가 잘 들리지 않는 문제를 호소했다(Timmermans, De Bodt, Wuyts, & Van de Heyning, 2005). 이러한 결과는 그들의 직업이 요구하는 높은 음성 사용 요구량에 대처할 수 있는 더 많은 음성 산출 훈련을 받을 필요가 있음을 나타낸다. 이 영역에 대한 연구가 매우 드문 반면 학생시절에 이런 훈련을 받는 것이 교사들의 음성장애 발생을 예방하는 데 효과적이라는 제안은 종종 있었다. Ilomaki, Maki, Laukkanen(2005)은 핀란드의 교사를 대상으로 교생실습을 받는 동안 어느 정도의 음성교육이 필요한지 알아보기 위한 설문조사를 실시했다. 응답자 중 2/3가 전혀 음성교육을 받지 않았으며 일부는 단기간 교육을 받았고 대략 20% 정도가 장기간 음성교육을 받았다고 했다. 연구자들은 긴장성 음성, 쉰목소리, 음성 피로 등의 증세가 나타나는 비율은 장기간 교육을 받은 군이 가장 낮았다고 보고했다. 그 외 음성교육의 장점은 학생과 교생실습생이 더 일찍 치료방법을 찾게 되어 후에 더 심각한 문제로 발전되는 것을 예방할 수 있다는 것이다.

직업적 및 사회적 영향

수업이 특히 여성 교사에게 음성장애가 생길 위험을 높인다는 것은 명백하다. 음성기능장애는 직업 만족도, 직업 수행능력과 직업 참여도를 저해한다. 교사 중 약

18.3%가 음성 문제로 최소 1년에 하루 이상 결석을 한다고 했다(Thibeault et al., 2004). 교사들은 그들이 느끼는 음성 문제의 중증도와 수업 후 미세하지만 필수불가결하게 나타나는 음성 피로에 대한 공공(public)의 생각이 다르다는 데 당황하고 좌절하게 된다(McCabe & Titze, 2002). 음성장애를 가진 교사들은 직업만족도가 낮고 직업 안에서의 의사소통 능력이 떨어지며 만성적인 스트레스 혹은 좌절에 시달리고 사회적 상호작용과 정서적 스트레스가 계속 증가한다고 보고했다(Chen et al., 2010; Sapir et al., 1993). 음성장애의 존재는 교사의 경력을 위협하고 단축시키며 심지어 끝내기도 한다(van Houtte et al., 2010). 이런 상황에서 조기 퇴직하거나 직업을 바꾸는 것이 드문 일은 아니다. 이는 개인의 경제 상황에도 부정적인 영향을 미치며 결과적으로 더 많은 좌절을 맛보게 한다.

음성 문제로 인한 경제적 손실과 직업 수행능력의 제한은 교사 개인뿐만 아니라 사회 전체에까지 영향을 미친다. 미국의 교사 수, 음성 문제로 직업수행을 하지 못한 날 수, 이런 때 고용한 대체업무 교사를 위해 들어가는 비용, 치료 비용 등의 요인에 기초하여 Verdolini와 Ramig(2001)는 이를 위해 미국에서 매년 사용하는 비용이 20억 불에 가깝다고 했다. 이들에 따르면 여기에 약물치료를 위한 비용, 근로자 수당, 직업을 바꾸거나 잃는 것으로 인한 금전적 비용은 포함되지 않았다. 그러므로 교사의 음성장애를 예방하고 치료하는 것은 개인적으로 사회적으로 모두 이득이 되는 것이다.

예방과 치료

그 동안의 논의를 통해 보면 교사, 교생과 그 외 모든 직업적 음성 사용인의 음성장애 예방과 치료가 매우 중요하다는 것은 명백하다. 교사를 위한 예방 프로그램에 대해 문헌에서 보고된 내용은 매우 적지만 몇몇 연구에서 설명되어 있다. Bovo 등(2007)은 12시간 음성관리(voice care) 과정에 참여한 30명의 교사와 그렇지 않은 30명의 교사를 비교해 보았다. 음성관리 과정에는 강의와 "체험" 그룹 회기가 포함되었다. 강의에는 발성에 관한 해부생리, 음성병리의 원인과 선행요인, 음성 피로에 대한 경고성 징후, 음성 위생, 교실의 음향 상태와 증폭 시스템 등에 초점을 맞추었다. 그룹 회기는 효율적인 호흡, 근육이완, 후두 다방향 수기치료(manual circumlaryngeal therapy), 강한 성대 접촉을 제거하기 위한 이완된 발성, 공명음성 치료, 구강개방을 개선시키기 위한 훈련 등에 초점을 맞추었다. 참가자들은 음성외상 행동에 대한 기록 작성도 꾸준히 실시했다. 3개월 후, 이 과정에 참여한 교사 중 85%는 음성 위생을 잘 지켰다고 했고 90%는 교실에서의 음성 사용을 줄이는 전략을 활용했다고 했다. 음성 문제를 가지고 있는 교사를 위한 다른 프로그램도 공명음성 치료(Chen et al., 2007), 노래조로 말하기(McCabe & Titze, 2002), 음성 위생과 음성 훈련(Gillivan-Murphy, Drinnan, O'Dwyer, Ridha, & Carding, 2006) 같은 치료전략을 통해 긍정적인 결과를 얻을 수 있다고 보고했다.

이 장의 정리

성대결절은 성대 과기능으로 인해 성대에 염증이 생기면서 성대 상피층에 형성되는 혹이다. 힘이 과도하게 들어간 성대진동이 이루어지는 동안 형성되는 강한 충돌력은 성대 상피층과 점막 기저부를 파열시킬 수 있다. 성격 요인은 성대결절이 생길 가능성과 관련성이 높은데 이러한 특성은 특히 젊은 여성과 사춘기 소년에게서 두드러지게 나타난다. 성대결절의 증세는 약간의 문제에서 심각한 문제까지 다양하게 나타나며 그 증세는 쉰목소리, 기식성 음성, 음도 저하, 긴장성 음성과 음성 피로 등을 포함한다. 성대결절의 치료는 음성교육, 음성 사용의 개선, 근육긴장과 성대과기능을 감소시키기 위한 직접 치료 방법에 초점을 맞추었다. 수술은 치료하기 까다로운 결절을 제거하는 경우에만 간혹 권장된다.

성대용종은 후두의 과기능 혹은 그 외 상기도의 만성적 감염, 알레르기, 흡연, 위식도역류 등의 이유로 성대점막에 생기는 양성 혹이다. 라인케 부종(RE)은 성대 전체에 영향을 미치는 용종 모양 변성 질환이다. 용종은 조직학적으로 점막 기저부의 파열과 상피층의 두꺼워짐, 모세혈관 증식, 감염이 특징인데 이는 용종이 급성 염증 단계에서 상처치유과정의 방해 혹은 중단으로 나타난다는 것을 보여준다. 음성 문제는 쉰목소리과 기식성 음성, 낮은 음도의 특징을 보이며 천명과 호흡곤란이 나타나기도 한다. 잦은 목 가다듬기와 이물감도 종종 보고된다. 음성치료 접근법에는 음성 위생과 음성 산출을 개선시킬 직접 치료 기법이 포함된다. RE나 지속적인 혹은 커다란 용종을 제거하기 위해 수술이 필요할 때가 있다.

백반증은 상피층 표면에 각질이 생기는 것을 일컫는 말이다. 백반증은 양성일 때도 있고 전암성일 때도 있다. 치료는 기저의 GERD를 해결하기 위한 행동치료 기법이나 수술 기법이 사용된다.

성대의 접촉성 궤양은 성대돌기를 덮고 있는 점막이 딱딱한 표면에 반복적으로 부딪힘으로써 조직 표면의 손상과 염증이 나타나는 것이다. 성대돌기 육아종은 만성적인 충혈의 결과로 인한 염증 반응의 결과이기 때문에 외상 후 상처치유과정 중에 나타난다. 원인으로는 음성외상, 위식도역류, 흡연, 알레르기, 감염, 후비루, 만성적인 목 가다듬기와 기관내 삽관 등이 포함된다. 증세로는 목 가다듬기, 쉰목소리, 제한된 음도변화, 음성 피로, 목의 통증, 인두의 이물감, 만성 기침, 충혈, 양쪽 피열연골 사이에 형성된 과도한 조직, 성문하부 부종, 호흡곤란 등이 있다. 음성치료는 음성외상 행동을 감소시키거나 제거시키기 위해 음성 위생 프로그램과 음성 교육에 초점을 맞춘다. 위산역류, 알레르기, 후비루와 같이 기저에 있는 병변에도 치료가 실시되어야 한다. 수술은 비수술적 치료가 효과적이지 않을 때, 기도에 문제가 있을 때, 혹은 악성종양이 의심될 때 실시한다.

힘이 많이 들어간 상태에서의 성대진동은 혈관의 확장 혹은 파열을 유도하기도 하여 출혈, 정맥류 혹은 혈관확장증이 생길 수 있다. 증세는 가벼울 수도 있고 심각할 수도 있다. 치료는 대개 7일 정도의 완전한 음성 휴식 후 다양한 기간 동안 음성 사용을 자제하도록 하는 것으로 진행하며, 아스피린이나 기타 항응혈성 약물 복용, 호르몬 치료나 피임약 복용은 중지해야 한다. 수술은 반복적인 출혈, 병변의 확장, 혹이 생기거나 음성 문제가 수용하지 못할 정도일 때에는 필수적이다.

음성 피로는 중추 및 말초성 요인으로 인해 근 수축력에서 생리학적인 감소가 나타나는 것을 말한다. 이는 안정된 음성을 산출하고 지속하는 데 점점 더 많은 노력이 필요하다고 주관적으로 지각되는 것이 특징이다. 목소리를 내려는 노력이 점점 더 필요하다는 것을 환자들은 대개 목 혹은 상체에 힘이 들어가는 것, 목이 마르는 것, 발성통, 말을 하고자 할 때 목에 힘은 많이 들어가나 목소리는 거의 나오지 않는 것 등을 통해 지각하게 된다. 음성 피로의 다른 특징으로는 쉰목소리, 음역과 음도의 감소, 발성을 위한 호흡지지의 감소 등이 있다. 음성 피로는 과도한 음성 사용, 음성 산출 기술의 부족, 정서적 혹은 신체적 스트레스와 관련이 있으며 특히 교사, 가수, 영업사원, 변호사, 목사, 에어로빅 강사 등 음성을 직업적으로 사용하는 사람들에게서 흔히 나타난다. 학생을 가르치는 일은 과도한 음성 사용을 요구하기 때문에 직업 자체가 음성에 영향을 미치는 위험요인들을 가지고 있는데 여기에는 발성시간, 배경소음, 환경오염물질, 담당 학년과 성별 등이 있다. 교사, 교생과 그 외 모든 직업적 음성 사용인의 음성장애 예방과 치료는 매우 중요하다.

복습을 위한 질문

1. 연령, 성격과 성대결절 발생의 관계에 대해 설명하라.
2. 병인, 조직학적 특징, 증세, 치료의 측면에서 성대결절과 성대용종을 비교하라.
3. 용종과 라인케 부종의 차이를 변별하고 왜 성대박리술을 라인케 부종 치료에는 사용하지 않는지 설명하라.
4. 백반증의 성분에 대해 설명하고 왜 백반증의 치료가 어려운지 설명하라.
5. 성대의 상처치유와 관련하여 궤양과 육아종은 어떤 과정을 거쳐 생기는가?
6. 성대 정맥류, 혈관확장증과 출혈의 비슷한 점과 다른 점을 설명하라.
7. 음성 피로의 정의에 대해 설명하고 이 질환과 관련있는 중추 및 말초성 요인에 대해 설명하라.
8. 음성 피로와 교사들에게서 나타나는 양성 병변에 영향을 미치는 요인을 나열하고 설명하라.

실습 대비하기

사례연구 8.1 성대결절

지시문 사례보고 내용을 읽은 뒤 5개 질문에 답하십시오. 답변은 해당 쪽 아랫부분에 제시되어 있습니다.

촌시 W. 배링튼 주니어는 8세 남자아동이다. 촌시는 상당히 많은 시간을 도우미, 요리사, 운전기사와 엄마에게 소리지르는 데 쓴다. 그 나머지 시간은 금으로 도금된 휴대폰으로 친구들과 끊임없이 통화한다. 최근 촌시의 엄마는 촌시의 목소리가 지나치게 쉬어있고, 바람 새는 소리가 나며 목소리가 매우 낮아진 데 깜짝 놀랐다. 엄마는 촌시를 데리고 이비인후과에 갔는데 양측성 성대결절 진단을 받았다. 의사는 수술로 결절을 제거하는 것보다는 음성치료가 더 좋겠다고 권했다.

1. 촌시의 음성 사용 습관으로 인해
   a. 성대에 충혈과 염증이 생겼다.
   b. 성대 점막 기저부의 손상이 생겼다.
   c. 고유층의 파이브로넥틴이 증가했다.
   d. 양쪽 성대 사이의 충돌력이 증가했다.
   e. 위 네 가지 모두 발생한다.

2. 팀 접근에 포함되어야 하는 전문가 집단에는 ( )도 포함되어야 한다.
   a. 호흡기내과 의사
   b. 신경과 의사
   c. 물리치료사
   d. 담임교사
   e. 위 네 가지 모두

3. 쉰목소리, 기식성 음성, 낮은 음도와 같은 지각적 증세는
   a. 발성 시 양쪽 성대가 강하게 닫히기 때문에 나타난다.
   b. 성대 혹이 커지면서 발성 시 성대폐쇄가 불완전하기 때문에 나타난다.
   c. 과도한 윤상갑상근의 수축으로 인해 성대가 늘어나고 긴장되기 때문에 나타난다.
   d. 진성대와 더불어 가성대가 가운데에서 서로 만나 압축하기 때문에 나타난다.
   e. 좌우 성대의 수직적 높이가 서로 다르기 때문에 나타난다.

4. 다음 중 적절한 치료접근법이 아닌 것은 무엇인가?
   a. 음성 위생과 음성교육 프로그램
   b. 촌시의 부모를 치료 회기 때 참여시켜 성대에 손상을 덜 주도록 촉진시킬 수 있는 전략을 배우게 한다.
   c. 시각적 생체피드백 도구로서 아동이 쉽게 친해질 수 있는 음향 분석 프로그램을 사용한다.
   d. 촌시가 음성 사용 행동을 고치기 어려울 것 같으면 수술을 권한다.
   e. 촌시에게 다른 가족과의 의사소통을 도와줄 수 있는 대체 의사소통 전략을 가르쳐준다.

5. 성대결절과 성대용종의 차이는 ( )에서 나타난다.
   a. 병변의 위치
   b. 병변의 원인
   c. 파이브로넥틴 수준
   d. 혈액공급
   e. 위 네 가지 모두

사례연구 8.1에 대한 정답 1.(e) 2.(d) 3.(b) 4.(d) 5.(e)

사례연구 8.2 음성 피로

지시문 사례보고 내용을 읽은 뒤 5개 질문에 답하십시오. 답변은 해당 쪽 아랫부분에 제시되어 있습니다.

로렌 매튜스는 23세 여성으로 말하는 데 문제가 생겨 당신을 만나러 왔다. 그녀의 음성은 직업생활–초등학교 교사–에서 매우 중요한 요소이다. 그녀는 아이들을 매우 좋아하지만 아이들이 자신의 말을 듣게 하게 위해 고생을 많이 했고 하루가 끝나갈 즈음이면 목소리를 내기 위한 상당한 노력을 기울여야 했다.

1. 로렌이 말하기 위해 노력을 많이 한다는 것을 감각적으로 느껴보려면 (　　)을(를) 이용한 객관적 검사가 좋다.
   a. 주파수 변동률, 진폭 변동률, 배음 대 소음비와 같은 음향적 분석
   b. 전기성문파형검사
   c. 호흡기능 검사
   d. 발성역치압력(phonation threshold pressure)
   e. 위 네 가지 모두 해당없음

2. 로렌의 음성 문제에 영향을 미치는 요소는 (　　)이다.
   a. 매우 안 좋은 교실 음향상태
   b. 분필에 매우 예민한 특성
   c. 소음 속에서 자기 말소리를 들을 수 있도록 소리를 지르는 일
   d. 과도하게 말을 많이 하거나 식사를 제대로 못하는 등의 생활방식
   e. 위의 네 가지 모두

3. 다음 중 로렌을 위해 가장 적절한 평가 및 치료 방법은 무엇인가?
   a. 전신마취 하에 직접 후두내시경을 실시하여 성대에 악성종양이 생겨있는지 확인한다.
   b. 보톡스 주입을 고려한다.
   c. 교사를 포기하고 목소리를 덜 쓸 수 있는 직업으로 바꾸도록 권한다.
   d. 음성 위생과 음성교육 프로그램을 실시한다.
   e. 위의 네 가지 모두

4. 다음 중 음성 피로와 상관없는 설명은 무엇인가?
   a. 중추성 및 말초성 요소 둘 다로 인해 생긴다.
   b. 음성 회복의 정도와 관련성이 깊다.
   c. 성대의 다른 양성 병변과 관련이 있을 수 있다.
   d. 직업적 음성 사용인들에게 흔하다.
   e. 위의 네 가지 모두 다 맞다.

5. 발성시간에 대한 설명 중 옳지 않은 것은 무엇인가?
   a. 시간당 발화 수를 측정하여 음성 사용을 수량화하는 방법이다.
   b. 음성을 위협하는 위험요소 중 가장 중요한 요소이다.
   c. 다른 직업군보다 교사군에서 매우 높다.
   d. 발성역치압력과 비례한다.
   e. 위의 네 가지 모두 다 맞다.

사례연구 8.2에 대한 정답 1.(d) 2.(e) 3.(d) 4.(e) 5.(d)

CHAPTER

09

운동장애

학 | 습 | 목 | 표

1. Darley, Aronson과 Brown(1969)의 마비말장애(dysarthrias)의 유형 분류체계와 같이 익숙해진다.
2. 각 형태에 맞는 적절한 치료도구와 미주신경의 손상으로부터 오는 성대 부전마비(paresis)와 성대마비(paralysis)의 형태들을 기술한다.
3. 근무력증(myasthenia gravis)에 대한 치료와 1차적인 증상을 확인한다.
4. 경직형(spastic)과 실조형(ataxic) 마비말장애를 병인학, 증상, 그리고 치료의 선택의 용어에서 비교한다.
5. 파킨슨병(Parkinson's disease)을 가진 전형적인 증상과 관련된 도파민의 손실 방법에 대해 설명한다.
6. 파킨슨병과 음성과 관련된 증상의 치료에 대한 행위와 의학적/수술적 선택을 기술한다.
7. 무도병(chorea)인 추체외로(extrapyramidal) 증상과 근이상증(dystonia)을 구별한다.
8. 국소적인 근이상증으로서의 연축성 발성장애(spasmodic dysphonia)를 이해한다.
9. 근위축성 측삭경화증(amyotrophic lateral sclerosis, ALS)인 혼합형(mixed) 마비말장애와 다발성 경화증(multiple sclerosis)의 차이점과 유사점을 확인한다.

운동장애는 호흡과 삼킴에서 문제, 음도와 강도 조절에서의 문제와 과대 혹은 과소 내전(hyper- or hypoadduction)이 나타날 수 있는 성대기능에서의 문제들과 관련된다. 다소의 운동장애(movement disorders)는 심리적, 물리적인 요소와 관계되거나 혹은 그것의 원인으로 인해 발생할지 모르지만, 운동장애의 대부분의 원인은 뇌일혈, 퇴행성 질환, 감염질환, 그리고 외상성 뇌손상 같은 신경학적인 것이다. 마비말장애는 일차적인 문제는 약화되거나, 마비, 혹은 호흡, 발성, 조음, 그리고 공명에 관여하는 모든 근육 혹은 몇 개의 근육이 불협응되거나 마비, 약화를 가져오는 신경학적으로 근거한 구어 산출장애로 언급되는 총괄적인 용어이다. 마비말장애는 Darley, Aronson, Brown(1969)이 분류한 뇌손상의 주요부분에 기초를 두고 있고, 운동장애 형태의 결과이며, 그리고 장애의 지각적인 증상을 나타낸다. 그들의 분류도식은 넓게 사용되고, 운동장애의 6개 범주를 포함하며, 이완형, 경직형, 실조형, 운동저하형, 운동과잉형, 그리고 혼합형이다(〈표 9.1〉 참조). 이 장에서는 Darley 등의 분류에 따라 구성된다.

9.1 이완형 마비말장애

이완형 마비말장애(flaccid dysarthria)는 뇌의 **하위운동신경원**(lower motor neuron, LMN)의 손상으로부터 기인한다. 하부 운동신경세포는 신경 끝부분과 신경에 분포하는 근육섬유까지의 신경근육접합부(myoneural junction) 뿐만 아니라 척수신경과 뇌신경을

표 9.1 마비말장애의 분류시스템

분류 형태	뇌손상 부위	주요 음성 증상들
이완형	하위운동신경원	기식성, 약화
경직형	상위운동신경원	낮은 음도, 억지로 노력하거나 애쓰는 소리
실조형	소뇌	운율 비정상, 뚝뚝 끊어지는 소리
운동저하형	기저핵	단음도, 약화
운동과잉형	기저핵	무도병: 운율 비정상
		근이상증: 노력성, 억지로 노력하거나 애쓰는 소리
혼합형	여러 가지	영향 받는 영역에 따라 달라짐

출처: Darley, Aronson, & Brown(1969)로 부터의 정보.

포함한다. 이완형 마비말장애의 해당되는 장애의 예는 성대부전마비, 성대마비, 그리고 중증 근무력증이다.

성대부전마비

부전마비(paresis)는 근육강도와 움직임의 부분적인 손실로 인해 약간 혹은 부분적 마비를 말한다. 내부후두근육이 회귀성후두신경(recurrent laryngeal nerve, RLN) 혹은 상후두신경(superior laryngeal nerve, SLN) 모두가 포함된다면 마비가 될 수 있다. 비록 성대가 내전, 외전하는 능력을 가지고 움직일 수 있더라도 또는 부분적으로 환자가 반복적인 발성과업을 수행할 때, 성대의 긴장을 조정하는 것이 감소된다(Heman-Ackah & Batory, 2003; Heman-Ackah & Barr, 2006). 조건은 일측성 또는 양측성이 될 수 있다. 움직임의 손실 정도가 일반적으로 손상의 정도에 달려있고, 경도에서 중증도까지 범위일 수 있다.

원인. 부전마비의 원인은 자가면역장애와 당뇨병과 같은 의학적 질환뿐만 아니라 염증, 기관내의 삽관, 외상, 신경을 누르는 종양을 포함할 수 있다(Mortensen & Woo, 2008). 양쪽 성대 부전마비는 복합적 시스템 위축과 같은 진행되는 신경학적 질환과 또한 관련될 수 있다(Blumin & Berke, 2002). 그것은 문제에 대한 바이러스성의 원인을 암시하는 증상의 시작에 앞서서 상기도 감염과 밀접한 관련이 있다(Rubin et al., 2005). 발성장애의 시작은 서서히, 갑자기 혹은 간헐적(episodic)으로 될 수 있다(Simpson et al., 2009).

증상. 증상은 기식성, 쉰목소리, 음성 피로, 용량의 손실, 발성의 어려움, 이중음성, 그리고 위 성구(upper registers)에서 감소된 음도 범위를 포함할 수 있다(Mortensen & Woo, 2008; Rubin et al., 2005; Simpson et al., 2009). 증상은 감소된 음성 사용과 더불어 더 두드러질 수 있다. 더 심한 부전마비를 가진 환자들은 기류의 막힘 또는 삼키는 문제가 나타날 수 있다(Rubin et al., 2005). 비디오스트로보스코피 소견은 전형적으로 아주 미세하며, 감소된 성대 톤, 성대 틈과 휨, 감소된 움직임의 범위, 불완전한 외전, 그리고 비대칭적인 점막파동을 포함할 수 있다(Heman-Ackah & Barr, 2006). 영향을 받은 성대는 위축으로 인해 크기에서 감소가 될 수 있다. 왜냐하면 영향을 받은 근육 또는 근육들은 약간의 기능을 유지하지만, 영향을 받지 않은 근육보다는 약하게 되고, 성대 작동에 있어서의 근육의 힘은 비대칭적일 수 있다. 성대의 길이에 따라 성대긴장의 배분에서는 같지 않으며, 진동하는 동안 서로 다른 폐쇄기(closing forces)의 힘을 가진다(Mortensen & Woo, 2008). 게다가, 일반적으로 근육의 기능은 영향을 받은 근육의 상대적 연약함에 대한 보상작용을 할 수 있으며, 그 보상작용은 과대기능(hyperfunction)과 성대피로(vocal fatigue)를 나타낼 수 있다(Heman-Ackah & Barr, 2006; Rubin et al., 2005).

진단과 평가. 성대부전마비의 진단은 어려울 수 있는데, 왜냐하면 성대의 과소움직임의 표시가 매우 미세하고, 환자의 보상적인 성대 움직임에 의해서 감춰질 수 있다. 적절한 발성을 산출하기 위한 화자의 노력은 결국 과대기능적인 성문과 성문상부의 압착이 나타난다. 그래서 환자는 근긴장성 발성장애로 잘못 진단받을 수 있다. 게다가, 환자들은 검사상에서 쉽게 나타나지 않는 애매한 증상에 대해 호소하는 경향이 있다(Heman-Ackah & Batory, 2003).

이러한 이슈들 때문에, 후두근전도검사(LEMG)는 성대부전마비 진단에 가장 좋은 방법이다. 성대부전마비에 관한 후두근전도검사 연구들은 영향을 미치는 신경들에서 감소된 신경활동성을 보여 준다(예, Heman-Ackah & Barr, 2006; Nierengarten, 2009). 감소의 정도는 부전마비의 중증도를 결정하는데 퍼센트 측면에서 정량화할 수 있다. 따라서, 신경활동성에서 1~29% 감소는 경도(mild)이고, 30~59%는 중도(moderate), 그리고 60% 혹은 그 이상은 심도(severe)로 여겨진다(Rubin et al., 2005).

부가적인 검사들은 성대부전마비의 원인을 결정하고 진단하고 확정하는 데 필수적일 수 있다. 이들은 반회후두신경에 영향을 줄 수 있는 덩어리들(masses)의 존재유무를 배제하기 위하여 환자의 두개골 밑에서 가슴까지의 CT촬영을 포함하며; 당뇨병, 갑상선질환, 그리고 다른 감염과 면역장애에 대한 검사; 과소운동인지 아닌지를 결정하는 검사는 윤상피열근과 윤상갑상 접합부의 손상 혹은 관절염에서 기인하는 접합부의 단단함과 같은 신경의 손상이 아닌 것과 관련된(non-nerve-related) 원인들에 기인할 수도 있다.

종합적인 사례사는 개인의 삶의 질에서 성대 비기능의 영향를 결정하는 데 중요하다. 음향학적 그리고 공기역학적 검사들은 음성신호에 파열의 정도를 정량화하는데 도움을 줄 수 있다.

치료. 환자는 그 혹은 그녀의 목소리가 기능적이고, 음성을 방해하지 않는다면 치료받지 않는 상황에 맡기는 것을 선택해야 한다. 치료가 필요할 때, 그것은 행동적 방법이거나 혹은 수술적인 방법이 될 수 있다. 음성치료는 발성장애를 악화시킬 수 있는 과도한 과대기능을 감소시키는 데 결정적이다. 긴장을 감소시키는 방법들은 하품–한숨, 일반적인 이완, 후두마사지, 공명음성 치료, 액센트기법, 그리고 다른 총체적인 접근법들을 포함한다.

환자의 성문 닫힘을 증가시키기 위해서 주입확대술(injection augmentation) 혹은 내측 갑상성형술(medialization thyroplasty)을 받는 것을 선택할 수 있다. 연구들은 이런 방법들이 성대부전마비에 효과적이라는 것을 보여 준다. 예를 들면, Hertegard 등(2004)은 성대부전마비에 기인하는 성문의 폐쇄부전을 가진 환자의 양상에서 Hylaform과 Zyplast의 장기간 효과를 비교했다. 이들 치료 모두는 성문 닫힘에서 향상과 함께 증가된 최대연장발성시간에서 효과적이라는 것을 보여 주었다. 반면 정상 음성이 개인에게 대부분에는 도달하지 못했지만, 대다수 비율에서 그들의 목소리는 의미 있게 호전되었다.

성대마비

성대마비(vocal fold paralysis)는 이완형 마비말장애와 관련된 가장 일반적인 음성장애이며, 모든 후두 문제의 10%를 차지한다(Andrews, 1995). 성대마비는 그 사람의 생애에 되풀이해서 발생될 수 있다. 마비는 성대의 한쪽 혹은 양쪽에 영향을 미칠 수 있고, 성대는 내전(adducted), 중간(paramedian), 혹은 외전(abducted)된 위치에서 발생할 수 있다.

일측성 성대마비. 일측성 성대마비(【컬러 삽입 〈그림 31, 32〉 참조】)는 양측성대마비보다 일반적으로 더 흔하다. 일측성 성대마비는 미주신경과 미주신경의 후두 가지(회귀성후두신경[RLN]과 상후두신경[SLN])의 손상으로부터 기인한다.

원인 일측성 성대마비의 원인은 바이러스 감염, 뇌일혈, 진행하는 신경학적 질환(예, 다발성경화증), 두부손상, 감염질환, 미주신경을 침범한 암과 갑상선 수술로 다양하다(〈표 9.2〉 참조). 마비의 원인은 잘 알려져 있지 않을 수 있으며, 그러한 질환은 **특발성**(idiopathic) **성대마비**라고 불린다. 어떤 경우의 마비는 간단한 포진, 수두 포진, 엡스타인바 신드롬, 감기, 그리고 상기도감염과 같은 환경과 관련된 실제로 바이러스 원인을 가질 수 있는 특발성인 것처럼 보인다(Dworkin & Treadway, 2009). 특발성 일측

표 9.2 일측성 성대마비의 원인

바이러스 감염	갑상선 수술
뇌일혈	흉곽/심장 수술
진행하는 신경학적 질환	앞쪽 경추 수술
두부 외상	출생시 외상
감염 질환	심장 문제들
폐, 갑상선, 식도 암	

성 성대마비를 가진 많은 환자들은 회귀성 뇌신경통로, 일시적인 허혈현상, 소아마비후 증후군, 마비/무감각/흐릿한 시야, 그리고 후두경직과 같은 중추신경계 상태에서 이전부터 존재하는 것을 가진다는 것을 보여 주었다(Urquhart & St. Louis, 2005). 유아에서는 일측성 성대마비는 출생시 외상으로 기인할 수 있고, 혹은 선천성 심장 문제, 수술, 또는 다른 의학적 절차에서 부차적으로 될 수 있다(Andrews, 1995).

반회후두신경에 가까운 영역에서의 수술은 일측성 성대마비의 주된 원인이며, 특히 갑상선과 흉곽/심장 수술들이다. 왜냐하면 일측성 성대마비의 경로는 갑상선에 가깝기 때문이며, 그것은 이어져 있고, 밀리거나, 압박 받거나 또는 잘려서 갑상선수술 동안 손상 받을 수 있다. 신경은 또한 수술 동안 열 혹은 전기적 에너지가 발생하면서 손상을 받을 수 있다(Rosen & Simpson, 2008; Witt, 2005). 성대마비는 또한 앞쪽 경추 수술 다음에 발생한다고 보고되었다(Merati, Shemirani, Smith, & Toohill, 2006). 후두가 아닌 폐, 갑상선, 그리고 식도 악성질환은 일측성 성대마비의 또 다른 주요 원인인데, 왜냐하면 이들 암들이 펴져있거나 반회후두신경을 침범할 수 있기 때문이다(Rosen & Simpson, 2008; Witt, 2005). 왼쪽 반회후두신경은 오른쪽보다 상당히 더 길기 때문이며, 그것은 더 손상 받기 쉽기 때문이다. 그래서 왼쪽 성대가 오른쪽 성대보다 일측성 성대마비에 더 쉽게 영향을 받는다(예, Merati et al., 2006).

증상 세부적인 증상에 나타나는 여러 가지 요소들은 마비된 성대의 위치와 신경손상의 위치를 포함해서 일측성 성대마비를 환자들에서 나타난다(〈표 9.3〉 참조). 성대는 내전된, 정중위, 혹은 외전된 위치에서 움직이지 않을 수 있다. 마비된 성대의 위치는 근육 위축, 관절의 섬유화, 그리고 재신경분포의 정도와 발생하는 근육연동증과 같은 요인들로 인해 시간이 지나서 변화할 수 있다(Azadarmaki, Mirza, & Soliman, 2010; Rosen & Simpson, 2008). **연합운동**(Synkinesis)은 수의적인 움직임과 함께 동시발생에서 일어나는 불수의적인 움직임을 말하며, 손상된 신경이 재발생할 때의 결과이고

표 9.3 마비된 성대의 위치에 영향을 주는 요소들

재신경지배/근육연동증	관절 섬유화
근육 위축	피열연골의 위치

불완전한 근육에 재신경분포가 일어나는 것이다. 내전근과 외전근 모두 무작위로 신경분포가 될 때, 반대의 근육압착이 영향을 받은 성대의 비움직임 혹은 작은움직임을 나타낼 수 있다(Azadarmaki et al., 2010). 게다가, 영향을 받은 쪽의 피열연골의 위치화(positioning)는 더 앞쪽으로나 안쪽 위치로 변화는 경향이 있다. 이것은 후두 내에 인대의 수동적 활동, 그리고 염증과 섬유화로 인해 관절 움직임의 가능한 제약, 손상받지 않은 내부후두근육(예, 양쪽으로 신경분포를 하고 있는 내피열근)의 활동성으로 인해서 일어난다(Rontal & Rontal, 2003). 그 결과 구부러지고, 건강한 성대보다 더 낮은 수직 레벨에 성대가 짧아진다(Hong & Jung, 2001). 마비된 성대는 중앙선에서 굽어진 결과를 나타내면서 또한 긴장성을 잃는다.

신경손상의 위치는 목소리 결과에 영향을 미치는 또 다른 요인이다. 적절한 성대 기능과 공명은 미주신경의 상후두, 반회후두, 그리고 인두 가지로부터 온전한 신경의 유지에 달려 있다. 가지에서 레벨 위쪽에 있는 미주신경의 손상은 인두, 상후두, 그리고 반회후두신경에 신경지배의 손상으로 나타난다. 그렇기 때문에, 이들 신경에 의해 분포되는 모든 근육들은 연구개와 모든 내부후두근육을 포함해서 마비가 될 것이다. 그 개인의 음성은 과대비음, 기식성, 약증, 그리고 음도범위 안에서 제한되어지기 쉽다. 단지 인두 가지만 손상 받는다면, 환자는 약하게 과대비음이 될 수 있고, 발성은 영향을 받지 않는다. 단지 상후두신경에서만 손상이 있다면, 환자는 음도범위 안에서 다소 제약을 보일 것이며, 성대 외전과 내전은 영향을 받지 않는다. 반회후두신경이 단지 영향을 받는다면, 외전과 내전은 장애를 받으며, 음도 조절은 상대적으로 온전하다.

증상들은 음성 산출, 호흡, 그리고 삼킴과 기침에 대한 기류 방어에서의 문제들을 포함할 수 있다(〈표 9.4〉 참조). 만일 성대가 중앙부위에 가깝게 마비가 되었다면, 환자의 목소리는 다소 기식화될 수 있고, 감소된 강도와 함께, 뿜어내는 목소리에서 어려움과 음성 피로, 그리고 감소된 발성 노력이 나타난다(Leydon, Bielamowicz, & Stager, 2005). 이중음성이 존재할 수 있다. 말할 때 천명과 호흡곤란과 같은 기류방해 증상이 일어날 수 있다(Woo & Carroll, 2009). 호흡곤란은 일반적으로 진성대 기류방해에 기인하는 것뿐만 아니라 전형적으로 보상전략으로서 증가된 성문상부를 압축해서 사용할

표 9.4 마비된 성대의 위치와 음성, 기류, 삼킴의 효과

중앙 위치		
음성	기류	삼킴
다소 기식성 다소 감소된 강도 이중음성 뽑어내는 목소리의 어려움 증가된 발성 노력 음성 피로	경도 천명 경도 호흡곤란	영향 없음
부정중위/외전 위치		
음성	**기류**	**삼킴**
심한 기식성/발성장애(실성증) 중도/심하게 감소된 강도	비효과적인 기침(ineffective cough)	연하곤란(dysphagia)

때 나타난다(Azadarmaki et al., 2010). 중앙선으로부터 더 마비된 성대라면 기식성과 약한 음성이 더 두드러질 것이다. 기침을 잘 할 수 없고, 환자는 증가된 후두 점액의 불평을 할 수 있다(Woo & Carroll, 2009). 기류는 영향을 받지 않으며, 폐의 증상은 나타나지 않을 것이다. 그러나 성대가 완전하게 성문 가까이에 정확하게 할 수 있는 것이 아님으로 삼키는 것에 문제를 가질 수 있다.

진단과 평가 환자의 음성기능의 종합적인 평가는 비디오스트로보스코피, 음성의 음향학적 그리고 공기역학적 측정, 그리고 그 혹은 그녀의 음질에 대한 지각적인 평가를 포함해야 한다. 장애의 영향은 VHI(〈표 9.5〉 참조)와 같은 결과도구인 적절한 삶의 질에 사용되는 평가이다. 비디오스트로보스코피는 점막파동, 진동 진폭, 주기성, 그리고 진동의 대칭성을 포함한 진동기능의 세부적인 기기를 관찰하기 위한 검사 도구를 할 수 있게 한다(Baylor et al., 2006). 마비의 정도를 평가하는 유용한 방법은 그 개인이 그들의 최대한 범위에서 가능하게 성대를 번갈아 가면서 내-외전하도록 하는 /i/모음과 코를 훌쩍거리도록('/i/-코를 훌쩍거림' 방법) 번갈아 가면서 하게 하는 것이다(Rosen & Simpson, 2008). 연성 내시경검사는 휘파람, 기침, 삼킴, 연속된 고모음과 낮은 기본주파수 그리고 강도, 연속된 발화와 같은 여러 가지 발성과 비발성(phonatory and nonphonatory) 후두 행동을 평가하는 데 도움을 준다(Woo & Carroll, 2009). 비인두내시경은 또한 성문상부 압착의 평가를 할 수 있게 한다(Woo & Carroll, 2009). 적절한 측면에서, 환자들은

표 9.5 성대마비의 종합적인 평가

평가	파라미터 측정
비디오스트로보스코피	성문 폐쇄
	점막 파동
	진동 규칙성, 주기성, 진폭
연성 비인두내시경	/i/–코를 훌쩍 거리게 하는 방법
	휘파람, 기침, 연장 모음, 연결된 발화
	성문상부 압착
FEES	삼킴
CT 스캔/X–ray	회귀성후두신경에 영향을 주는 덩어리 감지
후두근전도검사	근육연동증, 신경기능
음향학적	기본주파수, 강도, 주파수변동률, 진폭변동률, 배음대소음비
공기역학적	공기량, 기류, 압력, 최대발성시간, s/z 비율
전기성문파형검사(EGG)	진동의 위상
지각적	기식성, 거친정도, 노력성, 음도, 강도
QOL	음성장애 지수(VHI)
	V–RQOL

또한 반회후두신경에 영향을 줄 수 있는 가능성 있는 덩어리(masses)를 감지하기 위한 CT 촬영이나 가슴 X-rays 사진을 찍을 수 있다(Dworkin et al., 2006). 후두근전도검사는 근육연동증의 정도와 존재유무를 평가하는 데 도움을 주며, 그리고 신경기능의 진단적 검사로는 가장 유용하다(Azadarmaki et al., 2010: Woo & Carroll, 2009).

왜냐하면 성대마비 환자들은 종종 성대 닫힘에서 다소 약하며, 기침하는 그들의 힘에서도 감소가 되고, 흡인성 폐렴에 영향을 받기 쉽게 되기도 한다(Dworkin et al., 2006). 이러한 경우에서는 삼킴검사(modified barium swallow, MBS)와 삼킴에 대한 연성내시경평가(fiberoptic endoscopic evaluation of swallowing, FEES) 혹은 감각검사를 동반한 삼킴 연성내시경평가(fiberoptic endoscopic evaluation of swallowing with sensory testing, FEESST)로 그 사람의 삼킴 능력을 평가하는 것은 중요하다.

치료 일측성 성대마비의 치료는 행동적, 수술적, 혹은 양쪽을 같이 할 수 있다. 발생 후 6개월에서 1년 안에 자연적으로 마비가 해결되는 경우는 흔한 일이다. 이러한 가능성 때문에 수술은 일반적으로 마비의 시작 후 즉시 실시되지는 않는다. 많은 수술의들은 만일 그 혹은 그녀가 삼킴과 흡인을 동반하는 심각한 문제를 가지지 않는다면, 환자들에게 9개월에서 1년까지 기다리라고 요구한다. 그와 같은 경우에서 수술은 이른 시간에 적절하게 할 수 있다. 수술은 영향을 받은 성대가 비록 움직임이 회복되지 않더라도, 보상작용에 의해서 자연적으로 호전되는 경향이 있는 어린 아동들에게 잘 이루어지지는 않는다(Smith & Sauder, 2009).

음성치료 행동 음성치료는 편측성 성대마비에 대한 첫 번째 선택이다(Bergamini et al., 2010). 치료의 중요한 목적은 강도를 증가시키기 위한 노력으로 적응력이 없는 보상행동을 발전시키는 것, 또는 그들이 이미 가지고 있었던 그런 행동을 감소시키는 것으로부터 그 사람을 보호하는 것이다. 환자들은 문제에 대한 보상작용으로 그들이 애써서 주로 동반되는 근긴장성 발성장애를 완화시키는 것에 대해 배울 수 있다. 치료는 음성노력의 감소시키는 것과 음성효율성을 증가시키고, 그리고 음질을 향상시키는 것에 초점을 맞춘다(Smith & Sauder, 2009). 대부분 일반적인 치료는 환자에게 좋은 음성 위생을 가르치고, 음성 산출의 해부학과 물리학적 측면에서의 교육을 포함하고, 음성 사용의 수정, 향상된 의사소통 전략들, 남용하는 음성 사용을 쉽게 줄이는 환경을 바꾸고, 그리고 음성증폭기와 같은 보조적인 장치들을 제안하는 것에 초점을 둔다(Baylor, Yorkston, Eadie, Strand, & Duffy, 2006; Rosen, 2002; Woo & Carroll, 2009). 발성의 시작을 쉽게 하는 것과 향상된 호흡 조정을 촉진하는 공명음성 치료, 액센트기법, 그리고 다른 방법과 같은 접근법들은 도움이 될 수 있다.

몇몇 최근 연구들은 일측성 성대마비를 가진 화자에서 행동 음성치료의 효과를 측정했다. Schindler 등(2008)은 원하지 않았던 보상행동들을 피하면서 성문폐쇄를 호전시키는 치료에 초점을 맞추었다. 치료는 환자가 인두근육조직과 구강에서 긴장이 없이 앞쪽으로 초점을 맞추도록 하는 공명음성과 허밍을 사용하는 것뿐만 아니라, 좀 더 호흡을 지지해서 구어를 산출하도록 하는 훈련을 포함한다. 후두에 힘을 더하는 것과 민첩함은 환자의 가장 높은 음에서 가장 낮은 음으로 미끄러지며 소리 내는 연습 혹은 그 반대와 같은 방법으로 지속적인 모음발성을 하는 것에 목표를 두었다. 치료 다음에 성문 닫힘에서 호전됨을 보여 주는 비디오스트로보스코피는 마비된 성대의 위치에서 변화뿐만 아니라, 건강한 성대의 보상작용과 관계가 있다는 것을 보여준다. 보고에 의하면, 발성장애의 중증도(severity)는 행동중재 다음에 줄어들었고, 주파수변동률(jitter), 진폭변동률(shimmer), 그리고 배음 대 소음비(HNR)에서 호전됨을 확인하였다. 환자들은 또한 음성장애지수(VHI)에서 보여 주는 것처럼 그들의 삶의 질에서 향상됨을 말했다.

Khidr(2003)는 일측성 성대마비인 3명에게 액센트기법을 사용했고, 치료 후 음질, 공기역학적 값, 진동패턴과 환자들의 VHI 점수에서 향상됨을 보고했다.

수술 수술은 삼킴작용이 손상되었을 때, 환자가 심각하게 호흡할 때, 또는 음성치료가 성공적이지 않을 때, 일측성 성대마비의 치료에 적응증이 된다(Dworkin et al., 2006; Woo & Carroll, 2009). 수술이 권고될 때조차도, 언어임상가는 그 혹은 그녀에게 음성 메커니즘의 가장 효율적인 사용법을 촉진하고 환자의 최적의 음질을 결정하기 위한 것에 도움을 주는 것이 적극적으로 포함되어야 한다. 두 가지의 가장 일반적으로 사용되는 수술접근법은 성대내 주입술(injection laryngoplasty)과 내측 갑상성형술(medialization thyroplasty)이다. 후두 재신경분포 방법은 적은 정도로 사용되었다 (Blumin & Merati, 2008).

주입확대술은 일측성 성대마비인 사람에게 강하고 선명한 음질을 촉진하거나 성문 닫힘을 최대화하기 위해 다른 절차들과 함께 병합해서 사용된다. 예를 들면, Rontal과 Rontal(2003)은 잔존하고 근육연동 근활동을 막기 위해 보톡스 주입술과 병행해서 마비된 성대를 증대하기 위해 젤폼(gelfoam)을 사용했다. 그들은 또한 어떤 딱딱함과 섬유화를 제거하기 위해서 윤상피열관절을 조작했다. 저자들은 장기간 적절한 위치에서 성대와 피열연골을 지지하는 재위치화 뿐만 아니라 환자의 음성의 빠른 호전을 보고했다. 비디오스트로보스코피는 성대가 같은 종축 레벨에서 내전되는 것을 할 수 있게 했고, 피열연골이 윤상연골 위에 향상된 위치로 되돌렸다는 것을 보여 주었다. 음질과 더불어 환자의 만족도는 V-RQOL에서 높았다. 더불어, 연구자들은 이들 환자들의 장기간 추수 평가(4년 이상)에서는 성대가 아주 중앙선에 가까운 그들의 기능적 위치를 유지했다는 것을 보여 주었다. Dworkin 등(2006)은 내측 갑상성형술을 받은 사람들과 Cymetra를 병행해서 자가주입술을 했던 환자들에서 단기간과 장기간 결과를 비교하였다. 비디오스트로보스코피는 두 그룹에 대해서 뛰어난 내측 수술을 보여 주었다.

성대주입술과 내측 갑상성형술 모두는 좋은 결과와 더불어 안전하고, 효과적이라는 것을 보여 주었다. 그러나 내측 갑상성형술의 결과 어느 곳의 경우에서는 만족스럽지 않았고, 또는 호흡기류의 어려움, 감염, 목의 불편감, 연하곤란과 같은 합병증일 때는 수정 절차가 시행될 수 있다. 이것은 보존하고, 재위치로 하는데 또 다른 개복절차나 혹은 삽입된 물질을 제거하거나, 혹은 성문에 틈이 여전히 남아 있다면 성대를 증대하기 위해 성대내 주입술을 필요로 한다(Andrews et al., 2008; Umeno, Chitose, Sato, & Nakashima, 2008).

내측 갑상성형술 또는 성대내 주입술만큼 일반적이지 않다면, 후두 재신경지배 방법은 어느 정도 중요한 이점을 가진다. 수술적 방법 그 자체는 상대적으로 간단하며,

돌출하거나 이동하는 것 혹은 진동파에 영향을 줄 수 있는 주입 혹은 삽입은 포함하지 않는다(Smith et al., 2008). 후두 재신경지배술의 주요한 이점 중에 하나는 마비된 성대의 위축을 막아주고, 성대 톤, 체적, 긴장과 위치를 잡는 안정성을 마련한다(Baylor et al., 2006; Blumin & Merati, 2008; Lorenz et al., 2008). 후두 재신경지배술의 향상된 음도와 강도 조절은 갑상연골 수술한 것과 비교된다는 보고가 있다(Smith et al., 2008). 또 다른 이점은 다른 내측수술 방법들은 후두 재신경분포와 병행해서 사용되어질 수 있다. 예를 들면, 이 방법은 물리적인 재신경분포술을 기다리는 동안 성대를 일시적으로 안쪽으로 내측화하기 위한 젤폼으로 성대내 주입술과 병합되어질 수 있다(Lorenz et al., 2008). 후두 재신경분포술은 또한 동시에 피열연골 내전술(arytenoid adduction)과 함께 실시되었다(예, Blumin & Merati, 2008).

연구 결과들 Baylor 등(2006)은 주입술, 갑상성형술과 음성치료의 결과를 보고한 92개의 연구들을 살펴보았다. 연구결과에 따르면, 비디오스트로보스코피검사, 음향학적 측정, 공기역학적 측정, 호흡-발성 측정, 지각적인 음질평가와 심리사회적 측정을 사용한 것을 보고했다. 이 연구의 50%는 비디오스트로보스코피검사를 사용했고, 이들의 20%는 성문 닫힘과 점막파동에 관해서 통계적으로 의미 있는 변화를 보여 주었다. 이 연구의 55%는 주파수변동률(jitter) 진폭변동률(shimmer), 배음 대 소음비(HNR)와 기본주파수(F0)를 포함하는 음향학적 측정을 사용했다. 이 연구들의 50% 이상은 사용한 주파수변동률 또는 배음대소음비는 통계학적으로 의미 있는 정적인 변화를 나타냈다. 이 연구의 1/3은(35%) 결과로서 기류의 양을 보고했고, 그리고 이들의 2/3(61%)는 통계학적으로 의미 있는 향상을 보고했다. 이 연구들의 반(55%) 이상은 최대발성시간(MPT)와 s/z비율을 포함하는 호흡-발성 측정변수들을 사용했다. 최대발성시간을 사용한 연구의 53%와 s/z비율을 사용한 연구의 63%는 이들 측정변수에서 의미 있는 향상들을 보고했다. 음질의 변화는 지각적인 음질측정을 포함하는 70(76%)개의 연구들에서와 함께 가장 많이 사용하는 일반적인 측정결과였다. 측정변수는 일화적인 보고뿐만 아니라, 공식적인 것과 비공식적인 점수화 하는 척도를 포함했다. 연구의 거의 반(47%)은 치료 후 환자의 목소리의 지각적인 변화에서 통계적으로 의미 있는 변화를 보여 준 GRBAS(청각심리검사) 척도를 사용했다. Baylor 등(2006)은 VHI는 가장 일반적인 삶의 질을 측정하는 변수이고, VHI를 사용한 모든 연구들은 치료 후 환자의 삶의 질에서 통계적으로 의미 있는 향상을 보여 주었다고 말했다. 단지 몇몇 논문들에서 일측성 성대마비를 해결하는 데 음성치료의 역할에 대한 초점을 맞췄다. Baylor 등(2006)은 많은 연구자들은 음성치료는 일상적인 임상적 도구의 부분이었으며, 일측성 성대마비에 대한 음성치료는 통제된 방식 안에서 연구된 것은 거의 없었다는 것을 지적했다.

양측성 성대마비. 양쪽 성대가 마비가 되었을 때는 음성 산출에서 심각한 영향을 받을 뿐만 아니라, 호흡과 삼킴에서 문제가 될 수 있다. 양쪽 성대가 내전된 위치에서 **마비**(abductor paralysis, 외전마비)가 되었을 때, 적절한 기류를 확보하기 위한 빠른 수술이 필요하다. 외전된 위치에서 양쪽 **성대마비**(adductor paralysis, 내전마비)는 물이나 음식에서 흡인(aspiration)과 같은 삼키는 데 문제뿐만 아니라 발성장애가 되기도 한다. 양측마비 환자의 심각한 경우에는 흡인을 막기 위한 코에서 위로 연결되는 튜브(nasogastric, NG-tube) 또는 식도 튜브(gastronomy, G-tube)와 같은 영양의 상호적인 근원이 되는 것을 사용할 필요가 있다(Stemple et al., 2000). 양측성 성대마비는 유아를 포함한, 모든 연령대 사람들에서 일어날 수 있다(【컬러 삽입 〈그림 33, 34〉 참조】).

원인 어른들에서 몇몇 조사자들은 폐기능의 종양은 갈수록 병인학적으로서 일반화되는 것(Feehery et al., 2003; Hillel et al., 1999), 같은 비후두 악성종양이라고 제안되기도 하지만, 양측성 성대마비의 가장 일반적인 원인은 갑상선 수술이다(Olthoff et al., 2005; Witt, 2005). 갑상선 수술을 하는 동안 양측성 성대마비의 원인이 되는 경우가 여전하며, 경우의 수가 향상된 수술 방법뿐만 아니라 회귀성후두신경의 주의 깊게 살펴봄으로 인해서 수술 후 마비증상이 많이 줄어들었다(Bosley, Rosen, Simpson, McMullin, & Gartner-Schmidt, 2005; Feehery et al., 2003). 다른 원인들은 파킨슨병, 다발성 체계의 위축, 다발성 경화증, 근위축 측삭경화증과 길리안-발레 증후군과 같은 신경학적 질환과 목에 무딘 외상을 포함한다(Feehery et al., 2003; Hillel et al., 1999; Li et al., 2008). 이런 병은 또한 특발성이 될 수 있다.

유아들에서, 양측성 대마비의 주요 원인들은 신경학적인 결손, 상위 운동신경원장애, 뇌간 손상, 유전학적 증후군과 출생 시 외상이다(Lewis, Carron, & Vedanarayanan, 2010; Tarin, Martinez, & Shapiro, 2005). 출생 시 외상은 선천성인 경우에 20%를 차지하며, 왜냐하면 겸자(forceps)의 사용 또는 난해한 순산은 반회후두신경을 손상시킬 수 있다(Tarin et al., 2005). 심장 혹은 식도 수술은 반회후두신경의 상해의 원인이 될 수 있다(Tarin et al., 2005). 어떤 경우의 병에서는 특발성이기도 하다(Aubry et al., 2010).

증상 양측성 성대마비의 가장 일반적인 원인은 호흡곤란, 천명, 음성 손상과 연하장애이다(Aubry et al., 2010; Feehery et al., 2003). 어른들에서 외전형 성대마비의 증상은 기류방해와 호흡곤란과 관계되며, 발성은 상대적으로 온전하다. 내전형 마비는 심한 발성약증(weakness)과 기식성과 어쩌면 실성증과 관련된다. 삼키는 것에서의 어려움이 또한 있을 수 있다. 유아에서 증상은 고음도의 흡기천명과 호흡기의 고통, 약한 울음, 기침, 청색증, 어려운 음식섭취와 흡인을 포함한다(Tarin et al., 2005). 양측성 성대마비의 원인이 되는 방해하는 수면질식이 종종 보고되었다(Aziz & Ejnell, 2003).

평가와 치료 양측성 성대마비는 일측성 성대마비처럼 같은 방법으로 평가한다(〈표 9.5〉 참조). 유아에서 평가는 수면 질식 조사, 신경학적 평가와 영상 조사, 위식도역류증(GERD)에 대한 검사와 삼킴에 대한 조사뿐만 아니라 종종 뇌 자기공명영상(MRI)을 포함한다(Smith & Sauder, 2009).

치료의 가장 중요한 목표는 기능적인 목소리를 가능한 한 증진시키거나 유지하면서 기류를 열고 안전한 삼킴을 확보하는 것이다(Lagier et al., 2009). 외전형 마비를 가진 환자들을 위해서는 기관절개술 혹은 응급 인튜베이션이 필요할 수 있다(Bosley et al., 2005). 외전형 마비를 위한 다른 수술적 절차는 기류를 넓히고 전피열연골 절제술(total arytenoidectomy), 내측피열연골 절제술(medial arytenoidectomy)과 횡성대 절제술(transverse cordectomy)을 포함한다(제5장 참조). 좋은 결과들(예, 기류를 여는 것과 기능적 목소리)은 이들 절차들을 사용한 것을 보고했다(예, Ossoff et al., 1984).

보톡스 주입술은 양측 외전형 마비에서는 기류 기능을 호전시키는 좋은 결과를 보여 주었다. El-Hakim(2008)은 양측 성대가 고정된 아동들에게 윤상갑상근, 흉골갑상근, 흉골설골근에 주입된 보톡스를 주입했다. 보고에 의하면, 주입 후에 연구에 참여한 아동들의 대부분은 천명이 감소했고, 의미 있게 청색증의 기간이 더 짧아졌다. 아동들의 대다수는 후두의 움직임이 양쪽에서 완전히 되돌아왔고, 한 아동은 성대기능의 한쪽이 되돌아온 것을 나타냈다. Filho와 Rosen(2004)은 성대 외전, 성문을 넓히는 것과 후두 내전에서 긴장을 감소시키는 것을 향상시킬 목적과 더불어 **측윤상피열근**(lateral cricoarytenoid)과 갑상피열근에 보톡스를 주입했으며, 그들은 만족스러운 결과를 보고했다. 보톡스 치료의 이점은 지나치게 침습성이지 않고, 원상으로 되돌릴 수 있으며 안전하다. 이 접근법의 결점은 반복된 주입을 필요로 한다.

양측 외전형 마비에 대한 또 다른 수술적 접근법은 전기적인 보완이다. 이 방법은 기류를 열고 수축하는 데 원인이 된 마비된 후윤상피열근(posterior cricoarytenoid muscle)에 전기적 자극을 적응시키는 것을 포함한다(Hillel et al., 1999). 이들 수술들의 아주 작은 부분에서는 신경을 마비시키는 근육의 자극을 위한 요건들을 필요하는 것으로 인해 실시되었으며, 완전한 수축을 이끌어 내게 되는 고기류의 파동(high current pulses)이 필요하다(Hillel et al., 1999). 그래서 현재 전달되는 전극은 근육 안이나 혹은 가까운 곳에 이식되어야 하며, 이 같은 방법에서는 근육이 손상되지 않을 것이다. Hillel 등은 몇몇의 수술들의 결과는 가능성이 높았다고 보고했다. 더욱이 이러한 절차의 방법들을 개발 중에 있다.

중증 근무력증

중증 근무력증(myasthenia gravis, MG)은 이완형 마비말장애인 신경계장애의 또 다른 예이다. 이 질환의 뚜렷한 특징은 그 사람의 움직임이 영향을 받은 구조에서 아주 짧은 시기(예, 몇 초, 몇 분)에 점차적으로 반복과 함께 더 약해지는 것이다. 따라서, 그 사람의 후두가 관련된다면, 그 혹은 그녀는 상대적으로 정상적으로 발성을 시작할 수 있지만, 몇 분 안에 혹은 얼마 지나지 않아 그 목소리는 점점 약해지고, 기식화 되고, 더 과대비음화 된다. 씹고 삼킴에서의 어려움, 약하거나 기력이 없는 기침과 둔한 얼굴 표현은 얼굴 근육 수축을 하는데 어려움에 기인하는 것 같은 이완된 근육 움직임의 전형적인 다른 증상이 자주 있다(Juel & Massey, 2007; Turner, 2007). 눈꺼풀의 늘어진 증상인 **안검하수**(ptosis)은 눈 근육들은 일반적으로 영향을 받는 것이 일반적이다.

원인. 중증 근무력증은 신경과 근섬유 사이의 신경근육의 접합부에서 아세틸콜린 수용체(AChR)가 파괴된 항체에 신경근육의 전달체의 자가면역 장애를 갖는다(Ashraf, Taley, Veerendrakumar, & Rao, 2006; Kanemaru et al., 2007; Rieder, Conley, & Rowe, 2004; Turner, 2007; Xu, Han, Hou, Hu, & Wang, 2009). 정상적 신경근육 기능에서, 아세틸콜린(ACh)은 반복된 활동성이 감소한다(Rieder et al., 2004). 중증 근무력증에서는 정상 아세틸콜린의 병합이 매번 효율적인 신경자극과 함께 활성화되기 위해 보다 적은 근육섬유의 원인이 되는 신경근육 전달체에서 감소된 효과로 인해 떨어지고, 결국 빨리 근육피로가 나타난다(Kanemaru et al., 2007; Mao et al., 2001; Rieder et al., 2004). 또한 페니실린, 칼슘 채널 차단제, 퀴닌(말라리아의 특효약의 일종), 쿠라레(화살에 바르는 독의 일종)와 같은 약학적인 매개체와 관계된 질환의 형태가 있다(Turner, 2007). 이들 약물들은 항아세틸콜린 항체의 형성을 할 수 있게 하며, 환자의 면역체계에서 변화를 만들 수 있다(아세틸콜린 수용체를 공격하는 항체들). 단순포진의 접합부에서 발생하거나 바이러스 혹은 박테리아 감염 후에 중증 근무력증의 보고가 또한 있었다. 드물게, 유아에서 질환의 일시적인 형태를 가지는 중증 근무력증을 가지고 있는 어머니에서 태어나기도 한다(Shah, 2009). 중증 근무력증을 가진 어머니의 아동들에서 10~15% 출현율이 있으며, 증상은 일반적으로 두 달까지 나타난다(Rieder et al., 2004). 또한 질환의 선천적인 형태는 모계질환(maternal disease)과 관련된 것은 아니며, 사실상 유전적으로 생각되기도 한다(Rieder et al., 2004; Turner, 2007).

중증 근무력증은 10만 명당 20명의 출현율을 가지는 드문 질환이다(Juel &, Massey, 2007). 중증 근무력증은 젊고 중년의 여자들에서 더 빈번하지만, 남자들에서도 또한 발생한다. 중증 근무력증의 출현율에서 나이와 성의 역할로, 여자는 인생의 30살에 최고의 출현율을 가지며, 남자는 75세에 최고의 출현율을 가진다(Shah, 2009. ; Turner, 2007; Xu et al., 2009). 그러나 50살에는 새로운 사례들이 남자들과 여자들 사이에 균등하게 분배되었다(Juel & Massey, 2007). 드물게, 중증 근무력증은 아동들에서도 발생한다(Ashraf et al., 2006).

증상. 뇌신경에 의해 신경분포가 된 근육들은 특히 중증 근무력증의 경향이 있는 것처럼 보인다(Chang, Lee, & Kuo, 2004). 이 질환의 가장 흔한 첫 번째 표시는 눈 근육의 약화이며, 결국 안검하수(ptosis; drooping eyelid)과 복시(diplopia; double vision)이다(Xu et al., 2009). 턱을 닫는 근육들은 자주 영향을 받으며, 반면에 턱을 여는 근육들은 정상적인 힘을 유지할 수 있다. 머리와 목 근육은 질환의 초기 단계에 수반되는 경향이 있으며; 사실, 언어와 삼킴은 종종 영향을 받게 되는 첫 번째로 중요한 구조들이다. 언어와 삼킴의 문제는 사례의 27% 이상이 초기 증상으로 보고되었다(Mao et al., 2001). 발성장애와 연하장애는 중증 근무력증에서 가장 흔히 나타나는 이비인후과적 증상이다(Kanemaru et al., 2007). 발성장애는 질환의 첫 번째 증상이 될 수 있다(예, Chang et al., 2004). 현존하는 증상이 없을지라도, 발성장애는 사례의 60%에서 질환의 진행과정 동안 몇 시간 만에 증가하는 보고가 있었다(Mao et al., 2001). 때로는 장애는 후두에 부분적으로 나타나기도 하고, 그것을 근무력성 후두(myasthenia larynges)라고 한다. 그러나 중증 근무력증은 다른 구조들에 영향을 주는 과정일 수 있다.

현재 발성장애가 과다비성, 기식화, 지속적인 음도의 어려움, 음성 피로, 간헐적 발성장애와 천명의 특징을 나타낸다. 어떤 경우에서는, 표시나 증상에서 편측성 성대부전마비 혹은 마비의 증상을 흉내낸다(Hartl et al., 2007). 그런 경우에는 두 상황 사이를 구별하기 위하여 자가면역 질환과 불규칙적으로 움직이는 증상에 대한 가족력 혹은 개인 병력과 같은 단서를 찾는 것은 중요하다(Hartl, Leboulleux, Klap, & Schlumberger, 2007). 질환의 증상은 하루 종일 지속되지는 않지만, 그 사람의 스트레스

표 9.6 중증 근무력증에 사용되는 진단적 검사들

검사	기대되는 결과
텐실론(Tensilon)	근육/구조가 빨리 회복됨
반복적 자극 검사	연속적인 신경충동안에서 감소
단일근섬유 근전도법	근섬유 떨림에서의 감소
피검사	항-아세틸콜린 항체의 존재유무를 감지함
가슴 CT 스캔	가능한 가슴샘 검사

와 노력, 기질, 약물, 감염, 수술 그리고 임신과 생리주기를 만드는 호르몬의 변화와 같은 요소들에 달려 있는 것에 수시로 변한다(Turner, 2007). 증상은 전형적으로 하루 중에서 가면 갈수록 더 나빠진다(Juel & Massey, 2007). 연하장애와 비강 역류는 흔하다.

진단과 평가. 중증 근무력증의 진단은 영향을 받은 근육의 피로와 회복의 패턴에 기초한다. 후두가 관련될 때, 1에서 100까지 숫자를 세는 것과 같이 환자는 근육피로에 대한 "스트레스 검사"를 받는다. **항콜린에스테라제**(anticholinesterase agent, 아세틸콜린의 붕괴를 막는 매개체)는 환자가 발성하는 동안 주입한다. 약물이 짧은 시간 안에 기능이 향상된다면, 중증 근무력증으로 의심할 수 있다. 텐실론은 항콜린에스테라제의 하나이며, **텐실론 검사**(Tensilon test)라고 불리며 진단 측정의 하나이지만, 네오스티그민(neostigmine)과 피리도스티그민(pyridostigmine)과 같은 다른 약물은 같은 진단과 치료용으로 사용된다. 텐실론 검사는 아주 민감하며, 일반화 된 중증 근무력증을 가진 환자들의 95%에 긍정적인 발견을 보였다(Mao et al., 2001). 다른 검사들은 신경근육 기능을 더 직접적으로 평가하는 데 사용된다(〈표 9.6〉 참조).

반복적인 자극 검사(repetitive stimulation test, RST)는 초당 2~3번의 비율로 운동신경의 반복적인 전기자극을 포함한다. 중증 근무력증을 가진 환자들은 연속적인 신경충동이 감소되고, 검사는 10% 혹은 더 크게 감소가 일어난다면 긍정적으로 생각할 수 있다(Liu, Xia, Men, Wu, & Huang, 2007; Mao et al., 2001). 반복적인 자극 검사의 단점은 감각이 무감각해지는 것이다. 부정오류율은 50%보다 높았다고 보고되었다(Mao et al., 2001). 검사의 또 다른 형태는 단일근섬유 근전도법(single fiber electromyography, SFEMG)이다. 이것은 전기적 활동성은 사람의 근육섬유로부터 기록되는 근전도검사의 일종이다. 두 병행한 근섬유(jitter라고 불림) 사이의 활동전위에서의 변화는 판별되고, 일반화 된 중증 근무력증 환자의 95% 이상 증가되는 것을 발견했다(Liu et al., 2007;

Mao et al., 2001; Woodson, 2008). 이들 검사들과 더불어, 피검사는 항아세틸콜린 항체를 검사하기 위해 또한 수행될 수 있다. 아세틸콜린에 대항하는 항체는 보편적인 중증 근무력증을 가진 환자들의 90% 이상에서 혈청을 감지할 수 있다(liu et al., 2007; Mao et al., 2001; Woodson, 2008). 그러나 이들 항체들은 주요 후두 또는 인두와 관련된 환자들에서 일반적으로 보이는 것은 아니다(Woodson, 2008).

환자는 **가슴샘종**(thymoma)에 대한 가능성 있는 종양에 대한 검사를 위해 또한 가슴 CT 스캔 검사를 받아야 한다. 가슴샘종은 면역기능 안에서 포함된 세포의 숙성과 발달에 대한 초기 생활에 책임을 담당한다(Miller & Kline, 2007). 변성기 후 샘은 줄어든다. 정확히 중증 근무력증을 가진 사람의 70%는 가슴샘(thymus gland)이 **확대**(hyperplasic)되고, 10~20% (일반적으로 양성) 가슴샘종을 가진다(Saito et al., 2005; Woodson, 2008). 중증 근무력증은 또한 다른 **자가면역질환**(autoimmune diseases)과 관련이 있다는 것이 발견되었고, 특히 이들은 갑상선질환과 관련이 있으며, 환자들은 가능하다면 갑상선 기능검사를 받아야 한다(Juel & Massey, 2007).

음성기능. 여러 명의 연구자들은 중증 근무력증 환자에서 음성기능을 평가하기 위한 후두내시경과 음향학적인 측정을 사용했다. 음성 문제는 쉰목소리, 음성 피로, 음도의 어려움과 볼륨 혹은 표출하는 것에 어려움을 포함한다. 점막파동의 위상과 진폭에서의 불규칙성은 빈번하다. 지속적인 결과는 불완전한 성문폐쇄이고, 감소된 성문효율성과 종종 보상적인 근긴장성 발성장애가 나타나기도 한다(Liu et al., 2007; Mao et al., 2001). Mao 등(2001)은 또한 발화상의 기본주파수, 최대 발성 주파수 범위와 최대 발성 시간이 감소된 값을 나타내었다.

치료. 의료적인 치료는 중증 근무력증에 대한 일차적인 치료를 하는 동안, 음성치료는 부차적으로 유용할 수 있다. 음성 위생 프로그램을 시행하는 것은 개인이 보상적인 발성 행위를 감소시키고, 긴장을 피하도록 하는 데 도움을 줄 수 있다. 환자들은 휴대할 수 있는 증폭시스템의 사용과 같은 환경적으로 수정보완 할 수 있는 것을 개발하고 그들의 목소리를 자주 휴식할 수 있도록 상담을 받아야 한다. 적절한 AAC(보완 대체 의사소통) 시스템의 사용은 음성 휴식 또는 심한 불명료성의 기간 동안 유익할 수 있다(Coppens, 2007). 심한 과대비음을 가진 환자들을 위해서는 구개거상기(palatal lift) 가 도움이 될 수 있다.

의학적 관리 중증 근무력증에 대한 치료의 선택은 환자의 나이와 일반적인 상태뿐만 아니라, 질환의 중증도(severity)에 달려 있다. 가장 보편화된 치료는 길게 작용하는 메스티넌(Mestinon)과 프로스티그민(Prostigmin)과 같은 콜린에스테라제 억제제의 투약이다. 이들 약제들은 시냅스 앞에서 뉴런이 재흡수되는 것으로부터 아세틸콜린을 막게 하며, 그래서 신경전달물질은 더 긴 시간 동안 신경근접합부에서 유지가 가능하게 된다. 메스티넌과 프로스티그민은 비슷한 성분을 가지고 있지만, 그들의 효과의 시작 시기와 기간은 서로 다르다. 메스티넌은 20분 정도에 시작해서 50~60분의 기간을 가지며, 프로스티그민의 효과는 30분 정도에 시작해서 꽉 채운 2시간까지 동안 길게 연장되었다(Liu et al., 2007). 대부분의 환자들은 이들 약물 형태에 잘 반응하는 것을 보고했다(Woodson, 2008). 그러나 거기 데이터에서는 이들 약물의 임상시험은 통제된 것은 아니었다(Juel & Massey, 2007).

가슴샘종의 제거는 가슴샘 기능과 중증 근무력증 사이의 아주 밀접한 관계 때문에, 또한 대부분 환자들에게 권고되었다. 가슴샘절제술(thymectomy)은 가슴샘에 대한 증거 없이 환자들에서조차 증상의 호전이나 병의 차도의 원인이었다고 보고되었다(Mao et al., 2001). 다른 치료는 증상의 호전과 함께 환자들에게 자주 제공하는 프레드니손(prednisone; 부신피질 호르몬)과 같은 피질스테로이드를 포함한다. 아자티오프린(azathioprine; 면역 제어약)과 시클로스포린(cyclosporine; 거부반응 방지제)과 같은 면역억제 약물은 또한 증상 제거에 도움이 될 수 있다. **혈장교환법**(plasmaphoresis, plasma exchange)이라고 불리는 절차는 환자의 증상이 갑자기 뚜렷하게 나빠지게 되었을 때 사용되며, 또는 환자가 치료의 다른 형태에 반응하지 않을 때 사용된다. 개인의 혈장의 이러한 절차에서 문제가 제거되는 요인이 되는 항체와 더불어 여과되기도 한다(Mao et al., 2001). 이 치료는 단지 몇 주 지속되어 호전되기도 하지만, 치료효과가 짧다(Juel & Massey, 2007).

최근에 더 넓게 퍼지게 된 치료는 정맥주사의 면역글로불린이다. **면역글로불린**(immunoglobulins)은 면역시스템에 의해 만들어지는 항체들이다. 이러한 절차에서 수천의 수혈 기부자로부터의 항체는 일시적인 증상의 감소를 제공하면서 몸의 피에 사용된다(Scheinfeld & Goodwin, 2010). 이 절차는 환자가 약화가 더 나빠지는 경험을 하고 있는 곳에서 사용되며, 또는 다른 치료에 부가적으로 사용될 수 있다(예, Arsura, Brunner, & Grob, 1988; Gajdos, Chevret, Clair, Tranchant, & Chastang, 1997; Zinman, Ng, & Bril, 2007).

9.2 경직형 마비말장애

경직형 마비말장애(spastic dysarthria)는 상위운동신경원(upper motor neuron)의 대뇌피질연수(corticobulbar) 경로에 손상으로부터 기인한다. 대뇌피질연수 경로부터 뇌신경까지의 신경분포는 대부분 양쪽이며, 왼쪽과 오른쪽 반구 양쪽 모두에서의 피질운동영역으로부터 신경분포가 되어져 있다. 따라서, 단지 대뇌피질 경로의 한쪽 면이 영향을 받는다면, 미주신경은 여전히 다른 쪽 면에서부터 신경지배를 받는다. 언어는 대뇌피질연수 경로의 손상이 한쪽 손상으로부터 오는 경우에는 언어 하위체계에 영향은 거의 없으며, 양쪽일 때 영향을 받는다(Duffy, 2005). 다발성 뇌일혈, 외상대뇌손상, 종양, 감염과 진행되는 상핵마비(supranuclear palsy), 다발성 경화증과 근위축 측색경화증과 같은 질환들을 포함한 양측 대뇌피질연수 손상의 많은 원인들이 있다(예, Skodda, Visser, & Schlegel, 2010; Solomon, McKee, & Garcia-Berry, 2001).

증상

대뇌피질연수 경로에서의 손상은 영향을 받은 구조의 움직임에서 천천히 하는 영향과 움직임의 힘과 범위의 감소를 가지며 약화(weakness)와 경직(spasticity)을 야기한다(Duffy, 2005). 경직형 마비말장애를 가진 사람은 혀, 입술, 턱, 연구개, 후두와 호흡근육을 포함한 언어 근육 조직과 관계된 넓은 범위에 걸쳐 영향을 미치는 것을 보여 준다. 성대 움직임의 후두기능 범위에 관해서는 그들의 약화와 경직에 의해 제한을 받는다. 음성 증상의 결과적으로는 심하게 노력하고 애쓰는 요소와 억양 다양성에서 감소와 함께 전형적으로 매우 낮은 음도의 음성이다(Skodda et al., 2010). 게다가, 가성대는 거친 음질로 나타나며 내전될 수 있다(Andrews, 1995). 과대비성은 다른 조음자(articulators)와 함께 연구개의 협응의 어려움 때문에 일반적인 특성이다. 구어호흡 패턴은 불협응되고 통제불능이 되는 경향이 있다. 환자는 호흡과 발성의 협응에서 아주 짧은 1~2단어 구에서도 나타나는 어려움을 가질 수 있다. 연하장애는 일반적이다(Duffy, 2005; Mathieson, 2001). 아주 특징적인 증상은 그 사람의 실제적인 정서상태와 무관하거나 혹은 매우 균형이 맞지 않는 웃음과 울음을 통제하지 못한다(Miller, 2006).

치료

치료는 일반적으로 경직성을 완화시키는 목적으로 약물학적인 것이다. 바륨과 같은 근육 이완제는 도움이 될 수 있으며, 댄트리움(Dantrium)과 리오레졸(Lioresal)과 같은 **항경련제**(antispasmodics)는 자주 처방된다. 그러나 이러한 약물들은 뇌척수를 통해 작동하기 때문에, 약물들은 후두의 증상을 완화시키는 데 효과적이지는 않다(McHenry, Whatman, & Pou, 2002).

이런 장애에 대한 행동 음성치료의 매우 적은 처방도 도움이 된다. 이완접근법은 몸-전체 이완으로 머리와 목에 대해 스트레칭을 하는 것과 발성의 시작을 쉽게 촉진하기 위한 하품-한숨 접근법의 사용과 같은 것을 제안했다(Dworkin, 1991). McHenry 등(2002)은 경직형 마비말장애 환자 한 명에서 발성을 쉽게 시작하기 위한 자신감 있는 음성치료를 사용했다. 그 환자는 그녀의 강도 레벨을 감소할 수 있었지만, 그녀는 여전히 애쓰는 음질을 보였고, 바깥에서는 부드러운 음성을 일반화할 수는 없었다. 저자들은 그런 다음에 환자의 음성증후를 감소하기 위한 노력으로 보톡스 주입술의 효과를 조사했다. 그들은 주입 후에 언어가 늘어나는 동안 기류의 양을 보고했는데, 그 환자는 과소기능의 긴 기간이 지속되었다. 보톡스 주입 후에 지각적인 평가에서는 음성의 상냥함에 관해서는 향상되었고 음질은 더 이완되었다.

9.3 실조형 마비말장애

실조형 마비말장애(ataxic dysarthria)는 소뇌와 혹은 소뇌의 감각과 운동신경 경로에 손상으로부터 기인한다(Ackermann & Hertrich, 2000). 속도, 방향, 타이밍, 범위와 힘에 관련해서 복잡한 움직임을 협응하기 위한 소뇌기능은 또한 근육 톤의 조절을 포함한다(Deem & Miller, 2000; Mathieson, 2001). 손상은 시간 조절하는 것, 정확성과 언어를 산출하는 것에 대한 움직임의 협응에서 깨어짐이 나타난다(Cornwell, Murdoch, Ward, & Kellie, 2003). 왜냐하면 소뇌는 또한 근육 톤을 조절하고, 종종 저긴장성의 성분도 있다. 손상은 다발성 경화증과 같은 진행하는 신경학적 병과 감염질환, 뇌성마비, 종양, 뇌일혈로부터 발생할 수 있다. 특징중의 하나로서 실조증을 가진 유전학적 증상은 흔하며, 취약-X 증후군, 프리드라이히 운동실조증(Friedreich's ataxia), 가족의 단편적 소뇌 실조증(familial episodic cerebellar ataxia)과 척수소뇌 실조증(spinocerebellar ataxias)의 다양성을 포함한다. 바이러스 감염 후 발생하는 급성 소아 변형증(acute childhood version) 또한 있다.

증상

실조형의 언어와 음성에 관련된 증상은 저긴장과 관련이 있을 뿐만 아니라 운동 구조화(motor organization)의 깨어짐과 관련되어 있다(Schalling, Hammarberg, & Hartelius, 2007). 물리적인 연구들은 빠른 움직임을 만들기 위해서 근육의 힘을 증가시키는 능력의 손실과 호흡, 발성 또는 조음시스템을 포함해서 움직임의 범위가 감소되거나 과장되는 운동의 범위와 방향에 대한 문제점에 대해 기록을 했다(Sapir et al., 2003). 그 사람의 언어는 종종 비정상적으로 느리고, 모든 음절들이 똑같은 강세를 가지는데, 이 상황을 **단속적 구어**(scanning speech)라고 말한다. 이것은 화자가 언어의 강세와 리듬에 기여하는 미묘한 음도와 강도 변화들을 조절할 필요가 있는 근육조절을 빠르게 조화시키는 능력을 잃어버리기 때문에 일어난다. 단어 혹은 음절의 강세에서는 음도는 다소 올라가고, 볼륨은 증가되며, 음절은 주로 길이에서 확장된다. 이들에서 미세한 변별을 하기 위한 능력은 없을지라도, 운율과 언어의 리듬은 잃는다. 음향학적인 분석에서는 건강한 화자는 체계적인 방식에서는 다양한 운율 패턴을 보이지만, 반면에 실조증을 가진 화자들은 액센트와 비액센트 음절 사이의 차이가 없다(Casper, Raphael, Harris, & Geibel, 2007). 게다가, 관련된 저긴장은 감소된 음도와 강도 변화에 영향을 끼칠 수 있고, 쉰목소리와 떨림은 눈에 띌 수 있다(Ackermann & Hertrich, 2000; Cornwell et al., 2003). 거친 목소리, 음도 파열, 음성의 불안정성, 애쓰고-억지로 내는 음질(strained-strangled quality)과 성대프라이(vocal fry) 또한 자주 나타난다고 보고되었다(Schalling et al., 2007).

치료

소뇌 실조증의 치료는 아래의 원인(예, 소뇌 종양의 수술적 제거)이거나 관련된 증상(예, 종양에 대한 약물치료)에 대해 일차적으로 수술 또는 약물학적인 중재에 달려 있다. 음성치료의 몇 안 되는 설명도 가능하다. 그러나 그와 같은 보고 중에 하나는 실조형 마비말장애를 가진 환자의 음성증후를 치료한 리실버만 음성치료(Lee Silverman Voice Treatment)를 사용한 Sapir와 동료들(2003)에 의해 제공되었다. 환자의 음성은 비록 강도에서 간헐적인 증가가 있더라도 약하다. 음도는 낮고, 감소되고 부적절한 운율을 가진다. 환자는 또한 호흡과 쉰목소리에서 간헐적인 증가 또는 감소를 나타내며, 지각적인 소리에서는 음성적으로 불안정하다. 치료 후에, 지각적인 점수에서 향상된 언어 명료도 뿐만 아니라 향상된 억양과 조음 정확도를 나타내었다. 다른 행동적인 전략들은 명료도를 증가시키기 위한 언어의 비율을 향상시키고, 신호 강세 패턴에 언어분절의 길이를 증가시키도록 환자를 가르치는 것과 환자의 호흡 조정을 강화하는 데 초점을 맞춘다(Duffy, 2005). 음향학적인 도구는 언어비율과 운율 파라미터를 수정하고 모니터링하는 데 도움이 될 수 있는 시각적 피드백을 제공한다.

9.4 운동저하형 마비말장애

과소운동증(hypokinesia)은 진폭에서 비정상적으로 감소되는 움직임을 나타낸다. 운동저하형 마비말장애는 파킨슨병(Parkinson's disease, PD)과 관련이 있다. 파킨슨병은 기저핵(basal ganglia)의 흑질(substantia nigra)에서 만들어지는 신경전달물질인 도파민의 손실에서 기인하는 신경학적 증후군이다. 파킨슨병 환자에서 도파민을 만들어내는 세포의 적어도 80%는 죽었거나 또는 손상을 받았다(Henkel, 1998). 이 질환은 신경네트워크와 관련되거나 기저핵에서 염증 변화 또는 퇴행성, 혈관성 질환에서 기인할 수 있다. 그것은 또한 신경억제성마취제(일종의 정신과적 질환을 치료하기 위해 사용하는 약물)로 기인할 수 있고, 뇌염 후에 일어날 수 있다. 그러나 파킨슨병의 질환의 대부분의 경우는 특발성이다. 미국에 있는 사람 대략 150만 명은 파킨슨병으로 고생하고 있으며, 해마다 4만 명 이상이 새로운 환자로 진단되었다(Schulz & Grant, 2000). 이 질환은 중년(50세와 그 이상)에 있는 사람들에게는 가장 흔하지만, 젊은 사람에서도 또한 발생한다. 남자와 여자 모두에서 영향을 받을 수 있다.

증상

도파민의 손상은 결국 근육의 경직성, 진전, **운동완만증**(bradykinesia, 움직임의 실행과 시작에서 느림)과 자세 불안정이 나타난다(Harel et al., 2004; Skodda et al., 2010). 진전은 도파민의 감소된 수준과 아세틸콜린의 과도한 결과 사이에 불균형에서부터 기인한다. 진전은 일반적으로 영향을 받은 구조가 쉬고 있을 때 나타난다. 진전은 환자의 손에 영향을 줄 때, 자주 손가락의 기복이 있는 움직임이 특징적이며, 흔히 "pill-rolling" 움직임이라고 불린다. 근육의 강직성은 전형적으로 그 사람의 얼굴이 무표정한 것으로 나타나고, 얼굴 근육을 움직이는데 어려움을 가져온다. 이것은 **무표정한 얼굴**(masked facies)이라고 칭한다.

발성에 관해서, 성대의 움직임에 대한 저항성과 강직성은 정상 진동을 만드는 데 어려움을 가진다(Sachin et al., 2008). 지각적으로 언어는 감소된 강도, 단음도와 거침과 기식성의 변화의 정도로 구별된다(예, Holmes, Oates, Phyland, & Hughes, 2000; Plowman-Prine et al., 2009; Skodda et al., 2009, 2010). 음성증후는 신경학적 문제의 첫 번째로 명확한 표시가 될 수 있으며, 혹은 병이 진행함으로써 나중에 발달할 수 있다.

비디오후두내시경검사를 통해 휜 성대(bowed vocal folds)와 불완전한 성문폐쇄(incomplete glottic closure)를 나타내는 것을 알 수 있다(예, Blumin, Poolinsky, & Atkins, 2004; Schulz & Grant, 2000). 음향학적인 분석은 감소된 기본주파수 변화, 기본주파수와 강도를 조절하는 것에 어려움과 최대 기본주파수 범위의 감소, 더 높은 주파수변동률과 진폭변동률 레벨과 더 짧은 최대 발성 시간을 나타내었다(예, Cheang & Pell, 2007; Harel et al., 2004; Holmes et al., 2000; Plowman-Prine et al., 2009). 기본주파수 변화에서 음향학적인 감소는 임상적으로 중요한 증후의 발병 전에 명백해졌다는 것을 보고하였다(Harel et al.., 2004; Skodda et al., 2009).

덧붙여 운동증상과 감각증상에서는 파킨슨병에 자주 나타나는데, 무감각, 쑤심, 통증과 가려움, 차가움 혹은 작열감(burning sensations)을 포함한다(Fox, Morrison, Ramig, & Sapir, 2002). 피드백의 감각과 청각양식에서는 음도와 강도의 후두에서 조절은 중요하고, 체성감각 기능에서의 결손은 발성 조절에 영향을 중요하게 미칠 수 있다(Hammer et al., 2010; Larson, Altman, Liu, & Hain, 2008). Fox 등(2002)은 파킨슨병을 가진 사람들은 두 가지 요소들로 인해 적절한 강도를 산출하는 노력의 정확한 양을 모니터링하거나 발생시키는 데 어려움을 경험하며, 언어 메커니즘에 대한 신경학적인 입력에 대한 근육에 배분하는 진폭이 감소되고, 감각 진행과정에서 결손과 관련이 있다. 요인의 조합은 성문하 공기압력과 정점 기류, 감소된 근육 저항력, 음절당 감소된 공기 소비와 감소된 음성강도에서 결국 감소되는 특징을 나타낸다(Hammer et al., 2010).

파킨슨병의 단계

파킨슨병은 진행되는 질병이기 때문에, 그것은 질환의 여러 가지 단계에 관해서 안

표 9.7 파킨슨병의 Hoehn과 Yahr 단계: 원본과 수정된 척도

오리지널 척도	
1단계	한쪽 표시와 증상
2단계	양쪽 표시와 증상
3단계	몸 움직임이 눈에 띄게 느리며, 적당히 심하게 일반화된 기능장애
4단계	제한된 걸음걸이와 더불어 심한 증상; 독립적으로 살 수 없는 환자
5단계	서거나 걷지 못함; 꾸준한 간호 돌봄이 요구되는 환자
수정된 척도	
0단계	질병의 표시가 없음
1단계	단지 한쪽에 증상
1.5단계	한쪽과 축 방향의 수반
2단계	양쪽 증상, 균형의 손상은 없음
2.5단계	당기는 테스트에서 회복력을 가지는 양쪽 경도 질병
3단계	균형장애, 경도에서 중도 질환, 육체적으로 불완전
4단계	심한 장애지만 여전히 걷거나 또는 도움 없이 설 수 있는 상태
5단계	휠체어를 필요로 하거나 또는 도움은 없지만 누워있는 상태

출처: Goetz et al.(2004); Hoehn & Yahr(1967)로 부터의 정보.

내할 수 있는 전문성이 포함된 임상적 결정이 도움이 된다. 가장 일반적으로 분류하는 시스템은 **파킨슨병의 Hoehn과 Yahr 단계**(Hoehn and Yahr Staging of Parkinson's Disease, H&Y)와 **통일된 파킨슨병 점수 척도**(Unified Parkinson Disease Rating Scale, UPDRS)이다. H&Y는 원래는 1957년에 만들어졌고, 1단계인 경도 증상에서부터 5단계인 아주 쇠약함까지 5레벨 척도로 구성된다. 이 척도는 부가적인 단계를 포함해서 2004년에 개정되었다(〈표 9.7〉 참조).

UPDRS는 진전과 자세를 포함하는 움직임을 평가하는 운동과 매일 일상생활하는 능력을 평가하는 일상생활활동(Activities of Daily Living, ADL); 인지와 성격을 평가할 수 있는 심리상태, 행동과 기분(Mentation, Behavior, and Mood, MBM); 3가지 척도에 대한 파킨슨병 안에서 문제들에 대한 종합적으로 범주화된 더 종합적인 분류시스템이다. MBM은 지적인 손상, 사고장애(thought disorder)와 우울증과 같은 범주를 포함한다. ADL은 언어명료도, 삼킴, 필체, 걸음걸이와 위생을 포함한다. 운동(motor) 척도는 언어 산출, 얼굴 표현, 휴식시 진전, 움직임시 진전, 강직과 자세에 초점을 맞춘다. 모든 범주는 문제가 없는 0과 심한 문제를 가리키는 4로, 0에서 4까지 5포인트 척도로 점수화 한다. 〈표 9.8〉은 언어와 관련된 척도의 범주를 나타낸다.

표 9.8 통일된 파킨슨병 점수 척도의 언어와 삼킴에 관련된 범주

ADL(일상생활활동)
언어
0 – 정상
1 – 경도 영향, 이해하는 데 어려움이 없음
2 – 중도 영향, 반복이 요청될 수 있음
3 – 심한 영향, 자주 반복이 요청될 수 있음
4 – 대부분의 명료하지 않음
삼킴
0 – 정상
1 – 드문 질식
2 – 빈번한 질식
3 – 부드러운 음식이 요구됨
4 – NG-튜브 또는 G-튜브가 요구됨
운동검사
언어
0 – 정상
1 – 약간의 표현, 발음, 음량 손실
2 – 단음도, 이해하지만 어눌한 발음, 중등도 손상
3 – 현저한 손상, 이해하는 데 어려움
4 – 명료하지 않음
얼굴표현
0 – 정상
1 – 다소 우울한 얼굴(경조증), 속마음을 알 수 없는 얼굴을 한 상태
2 – 다소 표현에서 확고한 비정상적 축소
3 – 중도의 우울한 얼굴, 입술이 벌어진 시간이 다소 있음
4 – 마스크와 같은 또는 굳어진 얼굴, 표현의 완전한 손실과 함께 입술이 1/4인치 벌어지거나 또는 그 이상

표 9.9 파킨슨병의 치료에 사용된 약물학적인 치료제

치료제	작용
Levodopa	변환자 세포에 의하여 뇌에서 도파민으로 변환함
Anticholinergics	아세틸콜린의 작용을 막음
Dopamine agonists	뇌에서 도파민 수용체 부위를 증강시킴
COMT inhibitors	레보도파의 붕괴를 늦춤
MAOIs	도파민의 붕괴를 막고 신경세포로부터 도파민의 발산을 증진시킴

치료

파킨슨병에 대한 임상적인 치료는 약물적 혹은 수술적 방법과 음성치료를 통해서 언어와 음성요인들로 장애의 운동증상을 개선시키기 위해 고안된다.

약물적 치료. 파킨슨병의 일차적인 치료는 약물학적인 것이며, 많은 서로 다른 약물들은 질병의 증상을 치료하기 위해 개발되었다(〈표 9.9〉 참조).

가장 일반적으로 사용되는 약물은 **레보도파**(levodopa; L-dopa)이다. 레보도파는 "변환자(converter)" 세포에 의하여 뇌에서 도파민으로 변환되며, 그래서 대뇌기저핵에서 부족한 도파민으로 대치된다. 이것은 강직성과 진전의 일차적인 문제를 감소시킨다. 그러나 레보도파는 불수의적인 틱(운동장애)와 메스꺼움과 같은 심한 부작용을 가질 수 있다. 그래서 약물은 치료효과를 늘이기 위하거나 부작용을 감소하기 위해 다른 약물(예, carbidopa)과 함께 조합해서 종종 복용한다. L–dopa와 carbidopa와 함께 조합한 약물 싸인메트(Sinemet)는 파킨슨병을 치료하는 데 일차적인 약물이다(Schulz & Grant, 2000). 싸인메트는 아주 효과적이지만, 단점은 일반적으로 복용량이 시간을 넘어 증가될 수 있다. 부가적으로, "on-off" 패턴이 약물이 예측할 수 없는 기간에는 작동하지 않는 것에서 나타날 수 있다(Goberman, Coelho, & Robb, 2002; Henkel, 1998; Schulz & Grant, 2000). 환자들은 전형적으로 Goberman 등(2002)이 "레보도파 허니문 기간"이라고 불리는 기간인 2~5년 동안 증상이 감소되는 것을 경험한다. 그 후 부작용과 "on–off" 패턴은 환자의 약 50%에서 나타나기 시작한다(Goberman et al., 2002). 증상의 감소가 "on" 기간 동안은 감소되기 시작하고, 이 기간에 더 짧게 되며, "off" 기간 동안에 증상이 다시 나타난다. 이들 "on–off" 변동은 점차적으로 더 빨라지고, 거세지며, 환자의 요구는 약물의 복용량이 더 높아지고 증가된다(Schulz & Grant, 2000).

L–dopa는 일반적으로 파킨슨병의 운동측면에서는 효과적이지만, 언어와 음성에서의 효과는 모호하다. 몇몇 연구자들은 음질, 언어호흡, 음도의 다양성과 강도에서 향상됨을 보고했다(예, De Letter et al., 205, 2007; Goberman et al., 2002). 다른 것들은 어떤 언어와 관계된 향상은 약물과 관계가 있다는 것을 증명하는 것에는 실패했다(예, Plowman-Prine et al., 2009; Skodda et al., 2010).

다른 약물적인 치료는 항콜린제, 도파민 작용자, COMT 억제제와 모노아민 억제제를 포함하는 손상된 진전을 덜어주는 데 사용하곤 했다. 항콜린제 약물은 아세틸콜린의 활동을 억제한다(Schulz & Grant, 2000). 두 개의 흔한 항콜린제는 아르테인

(Artane)과 코젠틴(Cogentin)이다. 이들 약물들은 사지 진전(limb tremor)을 감소시키는 데 효과적이지만, 이들 약물은 언어를 향상시키는 것을 알 수 없었다(Schulz & Grant, 2000). 도파민 작용자는 직접적으로 뇌에서 도파민 수용자에게 영향을 미친다. 레보도파의 문제 중에 하나는 레보도파가 도파민을 죽이기 위해 전환하는 세포이고, 그래서 복용법이 계속적으로 감소되어야 한다. 다른 한편으로는, 도파민 작용자는 도파민 수용체부위에 직접적으로 작용하고, 그래서 그들의 이익을 가하기 위해 변환세포를 필요로 하지 않는다. 그것은 심한 부작용을 줄이거나 시기를 더 길게 작용하게 하는 레보도파와 함께 도파민 작용자의 낮은 복용법을 알게 되었다. 도파민 작용자의 예들은 Bromocriptine, Pergolide과 Lisuride를 포함한다. COMT는 **카테콜-오-메틸전이효소**(catechol-O-methyltransferase)를 의미한다. 이것은 도파민을 전환될 수 있게 하기 전에 레보도파를 붕괴하는 효소이다. COMT 억제제는 레보도파의 붕괴를 천천히 하고 효소의 작용을 억제함으로써 레보도파의 복용의 효용성을 연장시킨다. 레보도파와 함께 복용하는 이들 약물은 on-off 동요와 운동장애를 감소시키는 데 도움을 줄 수 있으며, 증상 완화의 기간을 연장시킨다(Henkel, 1998). 예들로는 Tasmar, Comtan과 다른 많은 약들이 포함된다. 스탈레보(stalevo)는 COMT 억제제와 함께 carbidopa/levodopa와 합쳐진 더 새로운 종합알약이다. Carbidopa는 레보도파의 부작용을 감소시키고, 반면에 COMT 억제제는 레보도파가 뇌에서 작용하는 시간을 확장시킨다. 모노아민 옥시타제 억제제(Monoamine oxidase inhibitors, MAOIs)는 파킨슨병에서 또한 증상을 감소시키는 데 사용된다. 이들 약제는 그것의 붕괴를 막아줌으로써 뇌에서 도파민의 효과를 연장시킨다. 그들은 또한 신경세포로부터 신경 끝부분과 도파민의 발산을 증진시키고 도파민의 제거를 방지할 수 있게 한다. Rasagiline과 Selegiline는 선택된 모노아민 옥시타제 억제제이다. 이들 약물은 운동동요를 감소시키는 데 질병의 주요한 단계에서 효과적일 수 있으며, 레보도파의 효과 시간을 증가시키고, 증상을 통제하는 데 필요로 하는 레보도파의 양을 감소시킨다.

수술적 치료. 약물치료는 파킨슨병을 가진 대부분의 사람들에게 상당히 효과적이다. 그러나 약물은 잠재적으로 메스꺼움, 과긴장, 혼란, 치매, 환각, 망상을 포함해서 심한 부작용을 가진다(Schulz, Greer, & Friedman, 2000). 게다가, 이들 약은 어떤 개인에게는 효과적이지 않을 수 있다. 따라서, 파킨슨병의 특징인 진전, 운동완만증, 강직성을 치료하기 위한 수술적 방법의 사용에 많은 관심을 가졌다. 수술 방법들에는 담창구절리술(pallidotomy), 시상절개술(thalamotomy), 깊은 곳의 뇌 자극(deep brain stimulation, DBS), 태아 줄기세포 이식술(fetal cell transplantation)을 포함해서 사용되었다. 담창구절리술과 시상절개술 모두는 대뇌기저핵과 시상 안에 특별한 뇌 영역들의 파괴를 포함하며, 현저하게 진전, 강직성과 운동완만증이 감소하는 것을 보여 주었다. DBS는 환자의 가슴안에 시상과 자극 발전기의 이식과 같은 뇌 영역 안에 심는 와이어(wires) 삽입을 포함한다. 환자에게 활성화될 때, 진전을 막는 효과를 가지는 이 장치는 뇌에 전기적 자극들을 전송한다(Deem & Miller, 2000; Henkel, 1998). 이 방법은 진전을 감소시키는 데 효과적이라는 것을 보여 주었다(D'Alatri et al., 2008; Schulz & Grant, 2000). 그것은 또한 담창구절리술과 시상절개술보다 더 작은 손상으로 인해 영구적인 신경학적 손상의 감소된 위험의 이점을 가진다(Solomon et al., 2000). 다른 이점은 인지손상에 대한 작은 위험과 간단한 절차에 대한 적응력과 가역성(reversibility)을 포함한다(Solomon et al., 2000). 그것은 장기간일지라도 또한 약물에 대한 요구를 줄일 수도 있다(D'Alatri et al., 2008). 태아 줄기세포 이식술(fetal cell transplantation)은 대뇌기저핵에 직접적으로 태아 줄기세포를 이식함으로써 도파민의 생성을 증가시키기 위함이다(예, Schulz & Grant, 2000).

환자들의 작은 수의 연구에서는 이러한 절차들이 일반적으로 운동시스템에 유익한 효과를 가지며, 음성 산출에 대한 효과는 발표되지 않았다(Schulz & Grant, 2000). 반면에 이들 수술적 방법들은 파킨슨병의 운동측면에서 감소되는 효율성을 나타내게 되었고, 음성과 언어에서 상반되는 효과를 보고했다. Schulz 등(2000)은 더 큰 강도와 초당 더 많은 음절과 더 긴 최대 모음 길이와 같은 발성/조음 측정에서 긍정적 변화를 보고했다. Putzer, Barry, & Moringlane(2008)는 DBS를 받았던 환자의 몇몇은 성문폐쇄의 호전을 나타냈고, 반면에 다른 사람들은 증가된 내전 약화를 나타냈다. 다른 연구자들은 언어와 음성에서는 효과가 없거나 제한되고, 또는 언어와 음성 파라미터가 약화된다고 보고했다(예, D'Alatri et al., 2008; Farrell, Theodoros, Ward, Hall, & Silbum, 2005; Narayana et al., 2009; Solomon et al., 2000). 왜냐하면 파킨슨병에서 언어와 음성 문제는 전형적으로 약물 혹은 수술적 치료에 반응하지 않으며, 연구자들은 세로토닌(serotonin)이 음성과 언어기능에서 도파민보다 더 중요할 것 같은 다른 신경전달물질을 추측했다(Biary, Pimental, & Langenberg, 1998; Sandyk, 1997).

음성치료. 운동의 어려움에 대한 약물학적 혹은 수술적 치료와 더불어 음성치료는 파킨슨병과 관련된 음성 문제를 관리하는 데 아주 유익하다는 것을 알아냈다. 파킨슨병을 가진 사람들에게 음성 특징 중에 가장 고통스러운 하나는 그들의 언어의 강도레벨이 매우 감소된 것이다. 약하고 단조로운 음성은 부정적인 의사소통과 사회적 결과를 가지는 것을 보여 주었다. 파킨슨병을 가진 사람들은 그들이 의사소통에서 제어능력을 잃어버리고, 자신감이 적은 것과 그들의 메시지를 전달하는 데 어려움을 알게 된다는 것을 보고한다(Miller, Noble, Jones, Allcock, & Burn, 2008). 좌절감, 부적응에 대한 느낌과 독립성의 상실감(sense of loss)은 한계와 사회적 고립으로 연결될 수 있다(Miller et al., 2008). 음질은 화자의 개성에 대한 청자의 지각에 또한 부정적으로 영향을 줄 수 있다. 파킨슨병인 화자는 건강한 화자와 비교할 때, 덜 행복하고, 덜 친근하며, 덜 관심 받고, 덜 관련되며, 의미 있는 소리로서 그들의 조건을 알지 못하는 청자에게 평가를 받는다(Jaywant & Pell, 2010). 사회적 한계와 부정적 고정관념(negative stereotypes)은 파킨슨병 환자에서 보고된 불안과 우울증의 높은 출현율에 기여를 할 수 있다(예, Manor, Balas, Giladi, Mootanah, & Cohen, 2008).

지난 20년 넘게, Ramig와 그의 동료들은 더 큰 강도의 음성을 유지하고 환자들이 성취할 수 있도록 돕기 위한 체계적인 도구를 평가하고 개발했다(예, Dromey, Ramig, & Johnson, 1995; El-Sharkawi et al., 2002; Fox et al., 2002; Ramig, Countryman, Thompson, & Horii, 1995; Ramig, Sapir, & Fox, 2001; Sapir et al., 2001, 2003). LSVT(Lee Silverman Voice Treatment)라고 불리는 프로그램은 새로운 수준의 습관을 만들기 위하거나 후두시스템의 운동저하증(hypokinesia)과 강직성(rigidity)을 극복하기 위한 노력의 고차원 수준의 사용을 위해 환자들에게 도움을 주고자 고안되었다. LSVT 프로그램은 운동 물리학적으로 기술 습득과 운동학습의 중요한 원리를 고려한다. 이 원리는 목표로 한 연습, 많은 노력, 여러 번 반복, 집중적인 치료 세션, 연습을 포함하며, 이해하고 수행하는데 아주 간단하며, 감각과 자기수용의 인식에 초점을 둔다(Fox et al., 2002; Russell, Ciucci, Connor, & Schallert, 2010). LSVT 프로그램의 본질적인 특징 중에 하나는 정상적인 강도의 지각을 재조정할 수 있도록 환자에게 훈련하는 것이다(Spielman, Ramig, Mahler, Halpern, & Gavin, 2007). 그것은 청자의 인식에서는 음성이 비정상적으로 약하거나 부드럽다고 생각하지만, 그들의 음성이 충분히 크거나 혹은 너무 크다는 것을 인지하는데 파킨슨병을 가진 화자에서는 일반적이다. 조정의 개념은 아주 중요하며, 왜냐하면 환자가 주관적으로 인식하는 음성노력과 실제의 음성 산출 사이의 감각의 부조화는 시간이 지나서 필요한 강도 수준을 유지하는 것과 매일 일상생활에서 새로운 행동에서 그 사람이 일반화하는 것을 방해할 수 있다(Fox et al., 2002). LSVT는 증가된 레벨을 내면화하고, 받아들이는 것뿐만 아니라, 더 큰 음성을 꾸준히 산출하기 위해서 사용하는 많은 노력을 어떻게 인식시키는지를 그 사람에게 가르친다(Fox et al.,

2002; Schulz & Grant, 2000).

이 프로그램은 주에 4시간 세션을 포함하고, 한 달 동안 지속된다. 환자들은 연속모음발성의 최대 시간, 최대 기본주파수 범위와 최대 기능적인 언어강도 훈련과 같은 음성강도 훈련을 수행한다. 외부적인 단서는 "크게 생각하라"라는 지시와 같은 것을 제공된다. 그 사람은 더 높은 노력의 수준을 사용하여 자극의 여러 번 반복을 연습하며, 주의집중은 증가된 노력의 감각인식을 강화하는 것에 초점을 맞춘다(Spielman et al., 2007). 요구되는 과제와 함께 치료 세션 동안 집중적인 연습과 반복은 새로운 강도레벨을 더 자동적으로 만드는 데 도움을 주고, 환자가 과업을 수행하는 데 요구되는 노력에 대한 인식을 감소시킬 수 있다(Spielman et al., 2007). LSVT는 인지과정에서 손상이 있거나 느린 파킨슨병 환자에게 아주 적합한데, 왜냐하면 목표와 절차가 이해하고 수행하는 데 쉽기 때문이다.

연구결과들은 LSVT가 증가된 명료도(intelligibility)와 음성볼륨의 더 높은 수준을 유지하고 일반화하는 데 환자들을 돕도록 하는 데 매우 효과적이라는 것을 보여 주었다. 많은 연구들은 증가된 강도수준을 지속적으로 사용하는 것, 연장된 모음발성의 증가된 길이, 기본주파수의 최대 범위의 증가 발화 동안 증가된 기본주파수의 변화와 말 속도에서 감소를 포함해서 프로그램의 음성 이점을 보여 주었다(Fox et al., 2002). 지속적인 향상은 후두근전도검사가 치료 후 갑상피열근 활동성에서 증가될 뿐만 아니라 비디오스트로보스코피검사에서 증명되었다(Russell et al., 2010).

몇 개의 수정된 LSVT 프로그램이 보고되었다. 예를 들면, 프로그램은 한 주당 1시간 세션에 4번씩 해서 오히려 4주보다 더 많은 8주 이상을 제공한 것으로 수정되었다. 결과는 4주 모델처럼 치료 후에 음성 강도(SPL)에서 비슷하게 증가되는 긍정적인 결과를 나타냈다(Spielman et al., 2007). LSVT는 또한 재택 원격운용서비스(home-based remotely delivered service)처럼 성공적으로 사용되었다. 파킨슨병을 가진 많은 환자들은 임상적인 돌봄(care)에 접근하는데 어려움을 가지며, 원격치료는 향상된 원격의사소통시스템과 인터넷 접근의 증가로 인해 환자들의 많은 수를 도달하게 하는 엄청난 잠재력을 가지고 있다(Little, McSharry, Hunter, Spielman, & Ramig, 2009). Constantinescu 등(2010)은 파킨슨병을 가진 한 사람의 의뢰인과 함께 프로그램을 실시한 것을 보고했다. 하나의 컴퓨터는 언어임상가(SLP) 위치에서 있고, 다른 것은 의뢰인의 집에 있는 경우이다. 이 시스템은 비디오회의를 제공하고, 읽을 수 있는 자료를 보여 주고, 로봇 팔과 같이 웹 카메라를 조정할 수 있고, 음향학적인 측정을 얻는 것과 고화질 영상 비디오를 수집할 수 있다. 임상가는 4주 동안, 주에 4일, 하루에 1시간에 대한 세션을 포함한 전통적인 방식에서 LSVT를 제공했다. 실시간 비디오회의의 특징은 참여자에게 정확한 음성 산출과 보정(calibrations)을 만드는 것을 도와줄 수 있으며, 개인의 강도수준, 음도수준과 음질을 모니터링 할 수 있으며, 의뢰인과 좋은 공감대를 유지할 수 있는 정보를 줄 수 있는 것을 가능하게 했다. 저자들은 강도 과업에 대한 상당한 치료 이점을 보고했고, 의뢰인은 임상적인 서비스에 만족과 동기유발이 높다는 것을 보고했다. 다른 원격치료 접근법에서, Howell, Tripoliti, & Pring(2009)은 파킨슨병을 가진 3명의 환자와 함께 LSVT를 원격운용으로 사용했다. 16세션 중(주마다 4번)에, 각 주에 한 번은 개인적인 관계를 만들기 위해서 참가자의 집에서 얼굴을 대면하고, 치료 동안 강도를 측정하고, 주마다 과제용지를 살펴보고, 짧은 구에서부터 긴 발화까지 이어지는 것에 대해 잘 맞도록 만든 자료를 갖다 주기 위해 직접 갔다. 웹 카메라 세션 동안 기록은 Skype로 연락하는 동안 대화의 기록을 만들고, 또한 다시 보거나 혹은 기록된 파일을 저장할 수 있는 HotRecoder를 사용해서 만들어졌다. 저자들은 환자들이 세션에 대면하는 것에서부터 이들을 비교할만한 강도레벨에서 이득을 성취했고, 2달 후에도 유지되었다고 보고했다. 그러나 저자들은 원격치료의 어려운 점은 데스크탑 컴퓨터 작동을 하거나 방향에 대한 어려움뿐만 아니라 작은 스크린 이미지와 모니터를 경유해서 임상가와 함께 참여하는 데에 어려움을 가질 수 있는 인지결함을 가진 개인에게는 적용할 수 없다. Tindall, Huebner, Stemple, & Kleinert(2008)은 파킨슨병을 가진 환자들에게 가정환경에서 준비할 수 있는 표준 LSVT를 제공하기 위해 비디오폰을 사용했다. 그들은 클리닉 환경에 대면해서 음향학적인 데이터를 수집했다. 치료 후 환자들은 비디오폰과 전통적으로 대면해서 운용된 비용을 비교했고, 원격 의료 만족도 질문을 수행했다. 음성 강도에서 만들어진 이점들은 강도(dB) 레벨에서 통계적으로 의미 있는 증가를 나타내었다. 비용분석에서는 돈과 프로그램의 과정에서 목표도달시간(time over) 모두에서 절약할 수 있는 것을 나타내었다. 참가자들은 비디오폰 프로그램에 평균적으로 아주 만족한다고 보고했다.

파킨슨병을 가진 환자들에 대한 대부분의 치료 동안 개인의 기초자료가 제공되고, 그룹치료는 음성과 의사소통 기술을 향상시키는 수단으로 효과적일 수 있다. Manor, Posen, Amir, Dori, & Giladi(2005)는 언어임상가와 사회사업가에 의해 공동으로 용이하게 하는 그룹 중재모델을 기술했다. 이 프로그램은 LSVT 접근법을 사용하여 증가된 음성강도 핵심 기술을 가르치는 데 초점을 두었다. 참가자들은 대화에서 주고받는 문맥에서의 기술, 논쟁에 참여하는 것, 한 사람 더 이상과 함께 의사소통하는 것, 다른 사람들의 질문에 묻고 답하는 것과 사람들의 그룹 앞에서 이야기하는 것들을 연습했다. 저자들은 환자에서 언어의 명료성과 음성강도의 지각뿐만 아니라, 기본주파수 범위와 진폭 범위의 객관적인 측정에서 향상을 보고했다. 많은 환자들은 그것을 독립적으로 하는 것보다 그룹환경에서 더 자연스럽게 느끼고, 그들의 강도가 증가되는 것을 보고했다.

9.5 운동과잉형 마비말장애

운동과잉형 마비말장애(hyperkinetic dysarthria)는 정상적 운동 기능을 방해하는 통제불능의 움직임, 불수의적, 무작위로 특징된다. 운동과잉형 움직임은 무도병 혹은 근이상증이 될 수 있다. 무도병의 움직임은 빠르고 불규칙적이며, 근이상증 움직임이 더 느리고 더 지속된다. 움직임은 사지(limbs) 혹은 얼굴, 턱, 혀와 후두의 근육에서 발생할 수 있다. 운동과잉형 마비말장애는 대뇌기저핵 혹은 다른 뇌 영역에 대뇌기저핵과 연결된 것에서의 손상에서 기인한다. 운동과잉형 마비말장애는 퇴행성 신경학적인 질환, 뇌일혈, 외상, 염증과 신진대사질환(metabolic diseases)을 포함하는 수많은 원인에서 기인한다(Duffy, 2005).

무도병

무도병(chorea)을 나타내는 가장 흔한 질환은 헌팅톤병(Huntington's disease)이다. 이것은 4번 염색체에 있는 헌팅톤이라고 불리는 유전단백질의 문제로 인해 원인이 되는 유전적 질환이다(Harper, 2005). 이 질환은 완전 침투율과 더불어 상염색체 우성이며, 만일 한 부모가 영향을 받게 된다면, 자식에서는 각각 이 질환을 물려받을 확률은 50%를 가진다. 전형적으로, 질환은 그 자체가 인생에서 나중에 나타나는데, 35세에서 50세 사이에 나타난다. 이 시대까지 그것은 질환을 물려받는 50%의 확률을 가지는 것으로 나타난 아이들을 가졌던 사람일 것 같다. 때때로, 질환은 그 자체가 인생에서 일찍 나타날 수 있다. 일반적으로 질환이 생긴 어린 아동들은 성인기까지 살지 못한다. 헌팅톤병은 드문 질환이며, 미국에서 10만 명당 영향을 받는 사람은 4~7명의 출현율을 보이며, 남자와 여자에서 같은 비율로 영향을 미친다(Hartelius, Carlstedt, Ytterberg, Lillvik, & Laakso, 2003). 이 질환은 진행하는 병이며, 첫 진단 후에 15~25년 안에 죽는다. 강직성과 경직성은 질환의 진행에서 나중에 드러나는 경향이 있고, 무도병과 공존한다(Rosenblatt, Ranen, Nance, & Paulsen, 1999).

증상. 헌팅톤병은 정신과적, 인지적, 운동장애를 포함하는 임상적 특징으로 구분된다. 증상은 무도병, 서투름, 어눌한 언어, 우울증, 근심, 성급함, 냉담함, 충동성, 기억상실과 주의력 결핍을 포함한다(Rosenblatt et al., 1999). 심한 연하장애(dysphagia)는 병이 진행될 때 자주 나타나며, 원활한 삼킴과 호흡에 어려움을 가진다(Kagel & Leopold, 1992). 병으로 인한 말기 단계에서는 자주 흡인(aspiration) 또는 질식이 발생한다(Hunt & Walker, 1989; Leopold & Kagel, 1985).

음성과 언어는 일반적으로 후두와 조음근육에 영향을 받으며, 음성의 문제는 병의 초기증상이 될 수 있다. 음성장애는 연구된 환자의 80% 정도라고 보고되었다(Garcia et al., 2009). 음질은 거칠며, 또는 억지로 애를 쓰는 듯한 소리(strained-strangled), 과도한 강도 변화와 함께, 음도와 강도, 기식성, 길어진 침묵 기간, 부적절한 침묵, 그리고 과도하거나 동일한 강세로 인한 운율 붕괴가 될 수 있다. 갑작스러운 과내전(hyperadductory)과 과외전(hyperabductory) 성대 움직임과 예기치 않은 흡기와 호기는 결국 예기치 않은 음도 파열과 멈춤이 나타난다(Garcia et al., 2009; Hartelius et al., 2003). Hartelius 등(2003)은 경도의 질환과 최근에 발병한 환자에서조차도 거칠고, 간헐적인 기식성, 성대 프라이와 쉰목소리를 포함해서 현저한 음성변화를 보였다.

조음은 또한 통제할 수 없는 혀, 입술, 턱과 연구개의 움직임과 무작위로 붕괴될 수 있다(Rosenfield, 1991). 음성과 언어문제는 병의 초기에 나타나며, 점차적으로 나빠진다. 그 사람은 전형적으로 발음이 불명료해지고, 마지막에는 거의 말을 할 수 없게 될 수 있다.

치료. 헌팅톤병에 대한 유전적 표시는 지난 여러 해에서 확인되었으며, 그것은 결함이 있는 유전자에 대한 검사를 통해서 위험하다는 것과 또는 영향을 받은 사람에게는 현재 질환의 가능성을 알 수 있다. 그러나 연구는 진행중이지만, 현재 질병에 대한 특별한 치료는 없다. 치료는 운동장애를 치료하는 약물, 우울증에 대한 치료로 항우울제, 항정신병약과 기분 안정제와 같은 특별한 증상을 목표로 하는 정도이다(Bonelli, Wenning, & Kapfhammer, 2004; Rosenblatt et al., 1999). 파킨슨병에서처럼 태아조직이식술, 담창구절리술과 시상절개술과 같은 수술적 방법은 운동징후를 완화시키기 위해서 시도될 수 있다.

표 9.10 헌팅톤병의 환자에서 의사소통을 증진시키기 위한 간병에 대한 전략
그 사람에게 질문에 대답할 충분한 시간을 허락함
그 사람이 시작할 수 있도록 단서와 즉각적으로 정보를 제공
선택권을 줌. 예를 들면, "당신은 저녁으로 무엇을 먹기를 원합니까?"라고 묻기보다는 "당신은 햄버거 혹은 고기(meatloaf)를 원합니까?"라고 물음
어려운 과업을 주기보다 작은 단계로 나누어서 정보를 제공
그 사람이 혼동된다면, 좀 더 간단히 말하거나 시각적인 단서들을 사용함
그 사람에게 이해할 수 없는 구를 반복해서 요구하거나 혹은 단어들로 철자를 말하게 요구함
알파벳 보드, 예/아니오 카드, 또는 다른 의사소통 장치는 도움을 줄 수 있음

출처: Rosenblatt et al.(1999).

음성치료. 헌팅톤병에 대한 특별한 치료는 없지만, 언어임상가는 간병인, 가족, 친구들과 환자와 함께 효과적으로 의사소통하는 방법을 교육하는 중요한 역할을 할 수 있다. 환자와 같이 있는 사람들은 특별한 환경 안에서 의사소통하기 위해 그 혹은 그녀에게 충분한 시간을 주고 격려를 해야 한다. 그 사람은 조용한 곳에서 상호작용하는 것에서부터 집중하는 환경에서도 도움이 될 수 있다. 의사소통은 간단한 대화나, 그 사람에게 예/아니오 질문을 요구하거나, 한도가 없는(open-ended) 반응을 요구하는 것보다 오히려 몇 개의 선택을 하는 것으로 늘려갈 수 있다(〈표 9.10〉 참조).

임상가는 또한 말의 속도를 느리게 해서 그 혹은 그녀에게 의사소통을 최대화하게 하기 위해 환자들에게 도움을 줄 수 있다. 만일 적절하다면, 언어전문가는 개인을 위한 의사소통의 대체 가능한 방법을 고려할 수 있다. 그러나 언어임상가는 헌팅톤병과 관련된 의미 있는 인지장애를 잊지 않고 있는 것은 중요하며, 직접적 치료 중재에 대한 제한을 강요할 수도 있다. 삼킴장애 치료는 천천히 먹고, 똑바른 자세로 앉고, 씹어서 작게 만들고, 한입을 물고 난 후에 음식을 입안에서 깨끗이 하는 것과 같은 전략적인 것들을 환자에게 습관화 하기 위해서, 연하장애가 시작되기 전이 중요하다(Rosenblatt et al., 1999). 결국 환자는 식도 튜브(gastronomy tube)와 같은 대체할 수 있는 영양 공급원을 필요로 할 수 있다.

근이상증

근이상증(dystonia)의 첫 번째 특징은 불수의적이며, 통제불능의 움직임이다. 근이상증의 움직임은 무도병을 가진 사람들보다 더 지속적이다. 근육의 작용제와 길항근

짝의 동시적인 수축은 일그러지는 움직임이 연장되는 원인이며, 영향을 받는 구조의 비정상적인 자세의 원인이다(Berardelli et al., 1998). 움직임은 정점에서 만들어지고 점차적으로 가라앉는다. 근이상증은 몸 전체에 일반화될 수도 있고, 여러 곳의 구조에 영향을 미칠 수도 있고, 혹은 한 곳에 특별한 구조에 제한될 수도 있다. 이들에서 후자의 것을 **국소적 근이상증**(focal dystonias)으로 알려져 있고, 전형적으로 과업의 특별한 형태나 영향을 받은 근육을 포함하는 활동에 의해 유도된다. 국소적 근이상증은 안검경련(blepharospasm, 눈 근육이 통제가 되지 않아 곁눈질하거나 혹은 눈을 감는 것이 나타나는 불수의적인 수축), 경구하악근이상증(oromandibular dystonia, OMD; 혀, 입, 턱과 인두근육의 경련을 포함하는 것), 경련성 사경(spasmodic torticollis, 경추 목근육의 경련), 근긴장이상증인 **메이그 증후군**(Meige's syndrome, 안검경련과 경구하악근이상증의 조합), 연축성 발성장애(내부후두근육의 불수의적인 수축)를 포함한다. 근이상증은 고립될 수 있고, 다른 신경학적 문제는 없으며, 혹은 그것은 진전과 같은 다른 문제들과 함께 나타날 수 있다(Berardelli et al., 1998). 국소적 근이상증의 가장 흔한 형태는 언어임상가는 후두 근이상증을 쉽게 만날 수 있을 것 같은데, 일반적으로 연축성 발성장애라고 불린다.

연축성 발성장애

연축성 발성장애(spasmodic dysphonia, SD)는 내전 혹은 외전 내부후두근육의 경련으로 특징지을 수 있는 음성장애로 말하는 기술적인 용어이다. 경련은 수의적인 발성활동에 의해 유발된다. 그렇기 때문에, 그 사람이 그 자체를 드러내는 문제로 정상적으로 말하려고 노력할 때, 그 혹은 그녀는 기침과 같은 후두기관을 스스로 사용하려고 할 때, 근육 기능은 정상이다. 음성기능이 노래할 때, 정상 음도보다 더 높게 말할 때와 속삭일 때와 같은 발성활동에서는 또한 정상 범위 안에 있다. 반면에 이런 음성장애는 드물며, 북아메리카에서 이런 영향을 받은 3~5만 명의 사람들이 있는 것으로 추정된다(Duffy & Yorkston, 2003). 연축성 발성장애는 경부 근이상증과 안검경련 다음 3번째로 근이상증(1만 명당 1명 정도로 추산됨)의 가장 만연된 형태이다(Ludlow et al., 2008). 영향을 받은 개인의 약 10%는 40세 안에 발병하는 근이상증의 가족력을 가지고 있다(Ludlow et al., 2008). 연축성 발성장애는 전형적으로 발병은 점차적이며, 인생에서 30~40년 안에 그 자체를 드러내기 시작한다. 이 장애는 남자보다는 여자에서 더 만연되어 있다(Blitzer, 2010; Hogikyan, Wodchis, Spak, & Kileny, 2001; Watts, Nye, & Whurr, 2006). 연축성 발성장애는 개인의 삶의 질에 영향을 미쳐, 지장을 줄 수도 있다. Duffy와 Yorkston(2003)은 직업을 가지는데 직업을 바꿀 필요성을 느끼고 혹은 그들의 일을 정착하기 위해 다시 재분류되며, 치료받지 않은 사람들(26~37%) 상당한 비율과 함께, 환자의 77~93%에서 영향을 미친다고 보고하였다.

원인. 이 장애의 원인은 정신과적(psychogenic)인 문제로 간주되곤 했다. 과거에, 연축성 발성장애를 가진 개인은 종종 정신과적, 최면, 침술과 다른 방법과 같은 것을 시도하거나, 쇠약하게 하는 문제로부터 약간의 경감을 찾기 위한 노력으로 이 치료사에서부터 저 치료사까지 분류 이동되었다. 그러나 지난 30년 이상 동안 수행된 연구는 연축성 발성장애의 대부분의 경우는 있는 그대로 신경학적인 문제이고, 대부분 국소적 근이상증으로 인한 것 같다. 현재로는 연축성 발성장애는 대뇌기저핵(basal ganglia)의 중추운동진행장애(central motor processing disorder)가 되는 것과 그것의 연결이 구체적인 과업에서 나타나거나 작용을 유발하는 후두근육의 불수의적인 경련으로 생각된다(Holden, Vokes, Taylor, Till, & Crumley, 2007). 최근 뇌영상 연구들에서는 연축성 발성장애 안에 운동비정상에 덧붙여 감각요인과 연루시켰다. 보고에 의하면, PET(positron emission tomography, 양전자방출 단층촬영법)스캔을 찍은 연축성 발성장애 환자들에서 증상을 보이는 간격 동안 운동영역 뿐만 아니라 감각영역에서도 뇌활성이 유발되었다(Ali et al., 2006; Ludlow et al., 2008). 따라서 연축성 발성장애의 증상은 효과적으로 감각정보를 진행하고, 후두움직임을 조정하는 운동영역에서 가능하게 만들고, 피질영역에서 활동을 제대로 하지 않는 불이행(failure)으로 기인할 수 있다(Ali et al., 2006).

연축성 발성장애에서 뇌장애의 위치를 찾아내기 위한 노력으로 Simonyan 등(2008)은 뇌에서 신경통로의 미세구조의 변화를 알아내기 위한 사후 검사뿐만 아니라 확상텐서영상(diffusion tensor imaging, DTI)을 사용했다. DTI는 뇌의 영역을 연결하는 신경섬유에 손상된 것을 눈으로 볼 수 있도록 뇌에서의 미묘한 병리적인 것을 아주 세심하게 볼 수 있는 자기공명영상(magnetic resonance imaging, MRI)의 형태이다(Le Bihan et al., 2001). Simonyan 등(2008)은 연축성 발성장애를 가진 환자의 일반적인 MRI는 정상이지만, DTI 영상은 연축성 발성장애 환자에서 이들 경로에 직간접적으로 기여될 수 있는 뇌영역 뿐만 아니라 대뇌피질연수와 대뇌피질척수에 변화를 보였다고 보고했다. 이 결과들을 확증하기 위해서, 저자들은 이와 관련된 원인으로 죽은 연축성 발성장애 환자 한 명의 뇌의 사후 연구를 시행했다. 그들은 대뇌피질연수 경로에 관련된 특별한 뇌영역에서 비정상을 보고했다. 흥미롭게도 저자들은 정서적인 음성표현의 수의적인 조절(control)통제와 관련한 뇌영역에서 연축성 발성장애를 가진 환자와 정상적인 화자의 조절 사이에 차이점은 없다는 것을 발견했다. 이 결과는 연축성 발성장애를 가진 화자는 왜 웃고, 우는 것과 정상적으로 노래하지만 의도적인 발성 동안에는 후두경련을 겪는지를 설명하는 데 도움을 줄 수 있다.

연축성 발성장애는 유전적, 환경적 요인의 조합과 관련이 있었다. 이들은 안검경련과 진전의 개인적인 내력을 포함하며, 홍역, 뇌막염 혹은 상기도 감염과 같은 다른 바이러스 감염 혹은 유행성 이하선염(mumps)의 병력과 음성장애, 뇌막염, 진전, 틱, 암과 강박적인 행동을 포함한다(Tanner et al., 2009). 연축성 발성장애를 가진 많은 사람들은 스트레스가 많은 직업과 취미삼아 음성 사용을 한 내력을 또한 가지고 있다(Tanner et al., 2009).

연축성 발성장애의 유형. 연축성 발성장애의 3범주는 내전형(adductor), 외전형(abductor), 혼합형(mixed)으로 후두증상에 기초를 두는 것을 확인하였다. 이들 형태들의 어느 것은 진전에 의해 수반되는 것일 수도 있고 그렇지 않을 수도 있다. 이 장애의 주요한 특징은 일반적으로 시간이 지나면서 변할 수 있다. 즉, 내전형에서부터 외전형까지(Blitzer, 2010).

내전형 연축성 발성장애 내전형 연축성 발성장애(ADSD)는 내전형 근육의 후두경련으로 특징된다. 사례의 90%는 이 범주로 나뉜다(Ludlow et al., 2008). 성문상부 구조 장애의 정도에 달려있는 인두근육은 진성대와 더불어 과내전(hyperadduct) 할 수 있다. 음질에서 나타나는 경련은 노력과 더불어, 억지로 애쓰는 듯한 것이고, 뻣뻣한 톤은 마치 사람이 그 혹은 그녀의 목소리를 밀어내려고 애쓰는 듯한 소리이다. 갑작스러운 음성 멈춤은 일반적이며, 말을 더듬는 소리의 언어가 나타날 수 있다. 심한 경우에 그 사람은 애쓰는 노력과 더불어 얼굴을 찡그릴 수 있다. 음성을 산출하기 위해 필요한 증가된 노력은, 말을 할 때 가슴과 복부에서의 답답함, 또는 목에서 의 작열감(burning sensation), 억지로 애써지는 감각, 그 혹은 그녀의 조음기관에서 환자들이 느끼게 될 수 있다(Stewart, 1997). 몇몇 환자들은 너무 강하게 음성을 산출하기 위해 그들은 음성과 함께 깍 소리를 치거나, 신음 소리, 꿀꿀거리는 소리를 산출하는 음성을 너무 강렬하게 만들어내는데 노력할 수 있다. 이 질환의 약 20~25%의 경우에는 진전과 함께 동반되며(Blitzer, Brin, & Stewart, 1998; Kendall & Leonard, 2009; Tanner et al., 2009), 다른 증상과 더불어 약간 떠는 음질과 음성의 떨림이 나타난다.

장애의 발병은 전형적으로 성인기에 나타나며 일반적으로 점진적이며, 몇 해가 지날수록 점차적으로 더 나빠지게 된다. 자주(항상은 아니지만) 환자들은 바이러스 감염 혹은 특이한 정서적 스트레스 후에 동시에 혹은 즉시 첫 번째로 알 수 있는 증상들을 보고한다. 증상은 일반적으로 스트레스, 병 혹은 피로와 함께 더 나빠졌다(Ludlow & Connor, 1987).

외전형 연축성 발성장애 장애의 외전형 형태는 매우 드물다. 이와 같은 상황에서, 외전형 근육의 불수의적인 경련은 발성하는 동안 성문이 부정확하게 열리는 것이 원인이 되며, 특히 유성음에서 그렇다(예, Schlotthauer, Torres, & Jackson-Menaldi, 2010). 그 사람의 언어는 기식화되며, 뻣뻣한 음질이지만, 내전형 형태의 심하게 억지로 애쓰는(strained-strangled) 듯한 특징은 없다. 언어의 전반적인 흐름은 무성음의 상태가 간헐적으로 나타남으로 인해 언어의 방해를 받는다. 무성자음에서는 부적절하게 길며, 무성에서부터 유성음까지 전이가 어렵다. 억지로 노력해서 속삭이는 듯하게 나타나거나 소리 사이에 짧은 침묵의 기간이 나타난다. 어떤 경우에 사람의 언어는 더 지속되거나 속삭이는 듯한 음질을 가진다(Edgar, Sapienza, Bidus, & Ludlow, 2001; Woodson, Hochstetler, & Murry, 2006). 그것은 외전형 연축성 발성장애는 발성의 시작이 늦고 혹은 부정확한 것에서 내전형 근육활동의 활성화에서 "부정적 근이상증"이 될 수 있다(Bielamowicz, Stager, Badillo, & Godlewski, 2002). 이것이 지속적인 기식성을 설명할 수 있게 하였다. 내전형 연축성 발성장애일 때, 음성진전이 존재될 수 있다. 내전형 연축성 발성장애에서 음향학적인 소견은 비정상적인 기본주파수 동요(fluctuations), 비정상적으로 무성자음에서 음성시작시간(voice onset time, VOT)이 길며, 증가된 비주기성과 비정상적으로 긴 단어와 문장길이를 포함한다.

혼합형 연축성 발성장애 연축성 발성장애의 혼합형 형태는 흔하지 않지만, 그것은 개개인이 가지고 있는 표시가 나타날 때와 이 장애의 양쪽의 형태(내전형, 외전형)의 징후가 나타난다.

진전. 연축성 발성장애의 모든 형태는 음성진전이 수반될 수 있다. 음성진전은 3Hz~12Hz 사이의 비율에서 음성주파수 혹은 강도에서 주기적 동요를 가지는 것이 특징이다(Barkmeier, Case, & Ludlow, 2001). 후두구조의 진전은 일반적으로 5Hz이며, 언어에서 고립이 될 수 있지만, 조용한 호흡 동안에 나타날 수 있다. 음성진전과 관련된 다른 패턴은 더 부드럽고 혹은 고음도 음성 산출 동안 진전의 감소된 규모를 포함한다. 진전강도는 더 크게 음성을 산출하는 동안 증가한다. 후두검사에서는 내피열근의 압착과 일관되며, 연골의 몸체를 포함해서 피열연골의 리듬 있는 내측의 이동을 보여 준다(Kendall & Leonard, 2009).

진단과 평가. 연축성 발성장애를 진단하는 것은 간단한 것이 아니며, 장애의 존재를 확인하기 위한 특별한 검사가 없다는 것이다. 오히려, 다른 조건이 제거되어야 하며, 연축성 발성장애의 진단은 지각적, 음향학적, 행동적, 그리고 생리학적인 증거를 기초로 한다.

증상에서 겹치는 것 때문에 연축성 발성장애와 장애의 다른 형태를 구별하는 것은 중요한데, 특히, 근긴장성 발성장애(muscular tension dysphonia)이다(Rees, Blalock, Kemp, Halum, & Koufman, 2007; Roy et al., 2007; Schlotthauer et al., 2010). 연축성 발성장애를 가진 사람은 종종 후두근육긴장을 증가시킴으로써 그들의 증상을 방지하거나 제어하려고 시도한다(Barkmeier et al., 2001). 이것은 연축성 발성장애(SD)와 더불어, 연축성 발성장애의 증상 아래에 놓여있는 것이 불분명할지라도 근긴장발성장애(MTD)를 수반하는 결과를 낳는다(Schlotthauer et al., 2010). 게다가 내전형 연축성 발성장애(ADSD)와 근긴장성 발성장애는 과도한 성문상부 수축과 관련될 수 있다(Rees et al., 2007). ADSD와 MTD를 구별하는 것은 각 장애에 대한 치료접근법으로서 중대하며, 명백하게 다르다(Lundy, Roy, Xue, Casiano, & Jassir, 2004; Sapienza et al., 2000). 반면 MTD는 일차적인 방법으로 음성치료에 잘 반응하며, ADSD는 전형적으로 주기적인 보톡스 주입(Rees et al., 2007; Sapienza, Walton, & Murry, 2000)과 중요한 보완방법으로서 음성치료와 함께 치료된다.

발화시 연성비후두내시경 검사는 음성의 활동성의 다른 형태 동안 정상범위 안에 있는 경향이며, 비정상적인 성대 움직임이 언어로 인해 촉발되듯이 중요한 진단 단서를 줄 수 있다. 후두검사는 계속적이고, 후두스트로보스코피의 빛과 함께 서로 다른 발성과 비발성 과업을 포함해야 한다(Schlotthauer et al., 2010). 비디오내시경검사는 지속적인 발성 동안 앞쪽 혹은 뒤쪽 성문 틈의 존재를 또한 증명해 줄 수 있다. 연축성 발성장애의 제안하는 후두내시경적 특징은 내부후두근육의 과도한 발성 활성화, 외부근의 과대기능, 발성과 휴식 시에 존재하는 진전과 호흡하는 동안 경련적인 움직임의 존재를 포함한다(Cannito & Woodson, 2000). 양쪽 성문과 성문상부 압착과 간헐적인 경련은 연장된 모음과 문장에서 관찰될 수 있다(Sopienza et al., 2000). 외전형 연축성 발성장애 피열연골에서는 발성 시 부적당하게 열려서 당겨지는 것이 보여질 수 있다.

음성의 지각적인 평가는 진단과정의 중요한 부분이다(Chhetri et al., 2008). 평가는 거침의 정도와 거침의 존재 유무, 기식성, 억지로 애쓰는 듯한 음질, 갑작스러운 음성 시작, 음성 멈춤, 발성장애, 진전, 숨을 내쉬는 노력, 관련된 움직임과 찡그린 표정뿐만 아니라, 환자의 전반적인 발성장애의 중증도를 평가해야 한다. 검사자는 정상적인 존재 유무 혹은 거의 정상 소리의 속삭이는 언어, 고음도 수준에서 발화가 아닌 소리내기와 발성에 대한 향상된 음질과 증가된 스트레스와 함께 보고된 발성장애의 악화에 대한 것을 말해야 한다(Cannito & Woodson, 2000).

내전형 연축성 발성장애에서 보고된 음향학적인 소견은 발성시 파열의 빈번함, 갑작스러운 주파수 변이, 비주기적 분절, 불규칙적으로 넓게 이상한 횡적 줄무늬, 명확한 공명주파수와 다소 높은 주파수 스펙트럴 소음을 포함한다(Rees et al., 2007; Sapienza et al., 2000).

여러 개의 평가 도구들은 연축성 발성장애 형태, 음성진전과 근긴장성 발성장애를 구별하기 위한 시도를 발전시켜 왔다. Barkmeier 등(2001)은 내전형 연축성 발성장애, 외전형 연축성 발성장애와 음성진전을 가진 환자들에 대한 지각적 언어증상 평가 도구를 개발했다(〈표 9.11〉 참조).

이 도구는 내전형 음성일탈, 외전형 기식성 일탈과 진전과 같은 세부적으로 나타나는 증상들의 여러 가지로 나타나는 것을 설명할 수 있다. 이 자료는 환자가 가지고 있는 장애를 결정하는 데 도움을 주는 개요를 제공하는 것과 장애의 각 형태의 특징적인 증상을 이끌어내기 위해 고안되었다. 외전 일탈과 진전에서 더 적게 나타나는 것보다 내전 일탈에서 높은 점수를 가지는 사람은 내전형 연축성 발성장애(ADSD)로 분류될 수 있다. 진전은 거의 없고, 기식성 일탈을 가진 사람은 외전형 연축성 발성장애(ABSD)로 분류된다. 지속적인 음질이 비정상적이지만, 내전 혹은 외전 일탈이 거의 없고, 진전의 나타남이 약간 보이는 화자는 근긴장성 발성장애(MTD)를 가지는 것으로 분류될 수 있다.

Ludlow 등(2008)은 연축성 발성장애의 진단에 세 가지의 줄로 배열된 접근법을 권고했다. 이 권고는 과학자와 이비인후과, 신경과, 언어임상가, 유전학자와 신경과학의 영역에서의 임상가를 포함하는 학제간적으로 종사하는 그룹으로부터의 소견을 기초로 하고 있다(〈표 9.12〉, 〈표 9.13〉 참조). 이 접근법은 가능성 있는 연축성 발성장애를 제안하는 선별된 질문, 가능성 있는 연축성 발성장애를 확인하기 위한 언어검사와 명확한 진단을 위한 비후두내시경검사를 포함한다. 연축성 발성장애와 근긴장성 발성장애를 구별하기 위한 방법은 또한 포함되어야 한다.

표 9.11 내전형 연축성 발성장애, 외전형 연축성 발성장애와 진전에 대한 언어증상 평가 도구

진전 평가 척도

0=정상 1=경도(혹은 간헐적) 2=중도(그 자체로 주의를 끎) 3=심도(언어명료도를 방해함)

간헐적 ____________ 계속적 ____________ 전반적 점수 ____________

	모음 파열	기식적 파열	진전
The puppy bit the tape	____________	____________	____________
We mow our lawn all year	____________	____________	____________
The dog dug a new bone	____________	____________	____________
Did he go to the right or to the left	____________	____________	____________
When he comes home we'll feed him	____________	____________	____________
Total	____________	____________	____________

두드러진 증상 형태(하나를 선택)

내전형 연축성 발성장애

외전형 연축성 발성장애

내전형 진전

외전형 진전

내전형 연축성 발성장애/ 외전형 연축성 발성장애 + 진전

다른 것

내전형 연축성 발성장애/ 외전형 연축성 발성장애 + 다른 것

WNL

출처: "연축성 발성장애와 진전에 대한 증상의 확인: 전문가와 비전문가 판단의 비교" by J.M. Barkmeier, J. L. Case, and C. L. Case, and C. L. Ludow, 2001, *Journal of Communication Disorders*, 34, pp. 30-33. Copyright 2001 by Elsevier. 승인 하에 게재.

표 9.12 연축성 발성장애에 대한 선별적 질문

선별적 질문	연축성 발성장애에 대한 요구	예상되지 않음
당신이 얘기하는 것은 많은 작업을 수행합니까?	예	아니오
이야기하는 것이 어떤 때는 쉽고 어떤 때는 더 어려운가요?	예	치료 없이 때때로 완전히 정상
당신이 이야기하는 것이 얼마 동안 어려웠나요?	3달 혹은 그 이상	3달보다 적게
당신은 일반적으로 다음과 같은 작업을 수행할 수 있습니까?	때때로 정상적이어야 함	영향을 받음
소리침		소리칠 수 없음
울음		정상적이지 않음
웃음		정상적이지 않음
속삭임		말을 할 때 같은 영향을 받음
노래		말을 할 때보다 더 영향을 받음
하품		정상적이지 않음

출처: "연축성 발성장애에서 우선권 조사" by C. L. Ludlow, C. H. Adler, G. S. Berke, S. A. Vielamowicz, A. Blitzer, S. B. Bressman, M. Hallett, H. A. Jinnah, U. Juergens, S. B. Martin, J. S. Perlmutter, C. Sapienza, A. Singleton, C. M. Tanner, and G.E. Woodson, 2008, *Otolaryngology-Head and Neck Surgery*, 139, pp. 498-500. Copyright 2008 by Elsevier. 승인 하에 게재.

표 9.13 가능성 있는 연축성 발성장애에 대한 예상되는 언어검사소견

과업	가능성 있는 연축성 발성장애를 위한 요구사항	근긴장성 발성장애
반복 내전형 문장(성문 폐쇄음 & 모음)	ADSD: 모음에서 일탈 (3문장에서 1 혹은 그 이상)	모음과 무성자음에서 같은 증상
반복 외전형 문장	ABSD: 연장된 무성 자음; 3문장에서 1 혹은 그 이상 일탈	같은 증상(p, t, k, s, h, f)
소리침	정상	말을 할 때 같은 영향을 받음
연장된 모음	애써서 숨막히는 음성	지속적
	더 높은 음도에서 적어짐	말을 할 때 같거나, 진전이 없음
	진전을 가지거나; 말할 때보다 영향을 덜 받음	
1–10을 셈	모음에서 혹은 연장된 무성자음에서 일탈	음성 일탈이 없음

출처: "연축성 발성장애에서 우선권 조사" by C. L. Ludlow, C. H. Adler, G. S. Berke, S. A. Vielamowicz, A. Blitzer, S. B. Bressman, M. Hallett, H. A. Jinnah, U. Juergens, S. B. Martin, J. S. Perlmutter, C. Sapienza, A. Singleton, C. M. Tanner, and G.E. Woodson, 2008, *Otolaryngology-Head and Neck Surgery*, 139, pp. 500-501. Copyright 2008 by Elsevier. 승인 하에 게재.

가능성을 가지는 연축성 발성장애 환자를 결정하기 위해서는 그들의 정상적인 음성과 속삭이는 것에서 문장을 반복해서 읽도록 요청한다. 말하는 동안 하나 혹은 그 이상의 음성 일탈(voice breaks) 이 있고, 속삭이는 동안 더 작아지는 것은 가능성을 가지는 연축성 발성장애로 충분하며, 10개 문장에서 일탈의 수가 중증도의 측정을 제공한다. "아니야" 혹은 "지금은 아니야"라고 큰 목소리로 소리치는 것은 증상에서 자유로워져야 한다. ADSD, ABSD와 MTD 환자를 구별하는 것은 형태가 더 부자연스러운 것을 가리키면서, 외전형과 내전형 표로부터 문장을 반복해서 읽게 한다. MTD를 가진 환자들은 전형적으로 양쪽 표에서 똑 같은 어려움을 나타낸다. 숨이 막혀서 애쓰는 목소리의 비율이 일탈 없이 MTD를 확인하기 위해 왼쪽에서는 "정상"과 오른쪽에서는 "여전히 심하게 애쓰는" 시각적 아날로그 척도로 만들어져야 한다. 정상 음도에서 5초 동안 연장된 모음을 발성하는 것은 일반적으로 고음도에서 감소되는 음성진전을 확인할 수 있다.

연축성 발성장애의 후두내시경과 더불어 지각적인 평가에서, 음성노력의 화자 자신의 지각적인 것은 고려되어야 한다. 이것은 특히 중요한데, 왜냐하면 청자가 음성노력과 같은 특징들을 평가하는 데 도움을 줄 수 있는 그 사람의 목소리에 유일하게 접근하기 때문이며, 화자들은 그들 스스로 음성노력에 관해서 해석하는 촉각적인 단

서와 운동감각을 사용하기 때문이다. Eadie 등(2007)은 연축성 발성장애를 가진 화자의 자기평가를 경험이 없는 화자와 경험이 있는 화자에 의해 평가하는 것을 비교했고, 전반적으로 애쓰는 그룹과 음성노력을 하지 않는 그룹의 지각적 점수화에 대한 차이가 없다는 것을 발견했다. 연축성 발성장애를 가진 화자들은 또한 VHI(음성장애지수)를 완료했다. 그러나 청자 판단은 화자의 VHI와 관련성은 다소 약했다. 이것은 그 혹은 그녀 자신의 음성장애 환자의 점수화는 청자의 음질의 지각과 관련된 것은 아니라고 제안한다.

치료. 연축성 발성장애의 치료는 지난 수십 년 넘어 큰 변화를 겪었다. 연축성 발성장애는 경도의 경우에는 하품–한숨과 부드러운 발성 시작과 같은 방법은 때때로 성대 닫힘의 힘을 덜 들어가게 하는 방법으로 반응할지라도, 전형적으로 전통적 행동 음성치료에 잘 반응하지 않는다. 심리적인 방법을 거쳐서 음성 문제를 완화시키는 목적으로의 치료는 음성장애의 원인이 심리적인 것보다 오히려 신경학적으로 재분류 되었을 때가 더 많다. 상담 방법 혹은 정신과적인 의뢰가 정확하지만, 만약 그 사람이 심각한 문제와 관심을 가지게 된다면, 그 혹은 그녀의 생에서 장애의 효과를 다루는데 환자에게 도움을 줄 수 있다.

현재 수술적인 방법은 임상적 운용에서 가장 흔한 방법이다. 1970년대 회귀성후두절제술(recurrent laryngeal nerve resection, RLN 범위)이라고 불리는 수술방법이 소개되었다. 이 방법은 한쪽 성대마비 혹은 부전마비를 포함해서 회귀성후두신경을 자름으로써 성대 움직임의 힘을 감소시키는 목적을 가지고 있다. 그러나 몇 년 후 이 방법의 효율성에 대한 추후 연구들에서는 환자의 음성이 수술 후 많이 개선되었지만, 긴 기간 결과들은 좋지 않았으며, 많은 환자들의 음성이 수술 전에 그들이 가지고 있었던 것만큼 안 좋거나 혹은 보다 나빠지게 되었다는 것을 보여 주었다.

보톡스 주입술 보톡스 주입술은 내전형 연축성 발성장애를 치료한 의사들 중에서 미국에서 현재 가장 많이 선택해서 치료하는 방법이다(Chang et al., 2009). 내전형 연축성 발성장애를 위한, 주입술은 갑상피열근(thyroarytenoid musle, TA)에 주입을 하고, 외전형 연축성 발성장애의 경우에는 후 윤상피열근(posterior cricoarytenoid muscle, PCA)에 주입된다. 바늘은 국소적으로 마취된 윤상피열 점막을 통해 지나간다. EMG(근전도검사)는 근육활동성을 모니터하는 데 사용되며, 바늘이 적절하게 놓여져 있는지를 확인한다. 보톡스는 1~2주의 기간이 지나서 신경말단에 위축이 오는 원인이 되며, 24~48시간 안에 임상적인 효과가 발생한다(Holden et al., 2007). 보톡스 주입술 후

후두경련은 감소되거나 사라지며, 그 사람은 노력을 들이지 않고 말할 수 있다. 증상 호전은 전형적으로 2~5달 동안 지속되며, 새로운 신경말단부가 생길 때까지 근육은 그것의 이전-주입술 상태로 되돌아간다(Holden et al., 2007).

내전형 연축성 발성장애의 투약 고려 가장 효과적인 치료 결과를 위한 보톡스 투약에 관해서 두 요소가 중요한데, 톡신의 양과 한쪽 대 양쪽 주입술을 하는 것이다. 최상의 치료목표는 2주로 제한된 부작용을 받아들일 수 있고, 그 사람의 음성 요구를 수행할 수 있는 사용 가능한 목소리는 3~4개월이다(예, Bielamowicz et al., 2002; Birkent et al., 2009; Cannito & Woodson, 2000). 부작용은 전형적으로 양쪽 주입과 더불어 더 확연해지는 목소리의 기식화, 기침과 경도의 연하장애를 포함한다(예, Blitzer, 2010; Elmiyeh et al, 2010; Paniello, Edgar, & Perlmutter, 2009). 투약은 각 환자가 부작용의 중증도와 기간 그리고 음성향상의 기간과 정도에 기초를 두고 조정된다. 주입은 일반적으로 3~6개월마다 반복된다. 음성향상의 시간의 길이는 보통 순차적인 주입과 함께 증가하거나 혹은 보톡스의 양은 시간이 넘어 치료의 효과 기간이 감소하는 것을 안정적으로 유지하는 데 필수적이다(Birkent et al., 2009; Cannito & Woodson, 2000). 이들 효과는 근육 위축증과 섬유종, 상흔(scarring)과 후두근육섬유 형태의 분포 안에서의 변화들과 같은 주입한 쪽 근육에 발생하는 영원하거나 비가역적인 변화들로 인해 발생할 수 있다(Birkent et al., 2009; Inagi, Ford, Bless, & Heisey, 1996). Damrose, Goldman, Groessl, Orloff(2004)는 음성향상 기간의 증가는 반복적인 주입으로 누적되는 이점이 반영될 수 있지만, 그들의 증상이 반복된 주입으로 의미 있게 나빠지기 전 더 빈번하게 되돌아갈 수 있는 부분에 대한 설명이 되어야 한다.

보톡스는 한쪽으로 혹은 양쪽으로 주입될 수 있다. 몇몇 연구자들은 한쪽에 주입을 하는 것으로 더 효과적인 결과들을 보고했다(예, Bielamowicz et al., 2002; Elmiyeh et al., 2010). 다른 사람들은 양쪽 주입으로 더 좋은 결과들을 발견했다(예, Blitzer, 2010). 부작용을 최소화하고 치료효과를 최대화하기 위해서, 투약 계획과 패턴은 톡신의 양, 한쪽 혹은 양쪽, 주입 계획에 관해서는 그 개인 환자들에게 조정되어야 한다(Blitzer, 2010; Kendall & Leonard, 2009).

외전형 연축성 발성장애의 투약 고려 외전형 연축성 발성장애에 대한 보톡스 사용은 내전형 연축성 발성장애에 대한 것보다 서로 다른 고려할 사항들을 포함한다. 첫째, 기류의 안전성이 우선적으로 중요하다. 왜냐하면 후윤상피열근이 유일한 후두 외전근이며, 환자의 호흡환기의 필요로 경련을 제거하기 위해 요구된 근육약화의 정도를 조정해 주어야 한다. 환자는 휴식이나 적당한 활동을 하는 동안 호흡곤란 혹은 천명이 없게 하기 위해서 충분히 성문을 넓게 열 수 있도록 해야 한다. 둘째, 외전형 연축성 발성장애는 또한 갑상피열근의 약화를 포함하기 때문에, 그 개인이 심지어 주입 후 기식화와 성문의 폐쇄부전을 계속해서 나타낼 수 있다(Cannito & Woodson, 2000). 셋째, 외전형 연축성 발성장애에서 경련은 전형적으로 비대칭적이며, 다른 것보다 한 개의 후윤상피열근은 더 큰 진폭 경련을 나타낸다. 그래서 한쪽 주입은 환자의 증상을 제어하는 데 충분하지 않을 수 있는데, 왜냐하면 더 작은 경련이 주입되지 않은 근육에 계속되기 때문이다(Cannito & Woodson, 2000). 양쪽 주입은 적게 영향을 받은 근육보다 톡신의 더 많은 투여량을 받은 더 많이 영향을 미치는 근육과 함께 자주 선호된다(예, Stong, DelGaudio, Hapner & John, 2005; Woodson et al., 2006). 몇몇 클리닉에서 어떤 기도 문제들의 발생과 화자의 증상의 호전의 정도에 따라서 한쪽 주입을 연축성 PCA 근육에 더 많이 하고, 반대쪽 면에 몇 주 동안 주입하는 것을 지연한 후 주입을 시작했다. 넷째, 보톡스 주입술은 보고에 의하면, 내전형 연축성 발성장애보다 외전형 연축성 발성장애가 덜 효과적이다(예, Blitzer et al., 1998; Woodson et al., 2006). 이 차이점에 대한 이유들은 몇 가지가 있는데, 주입에 따른 후윤상피열근(PCA)에 대한 위치를 찾는 데 어려움을 포함하고, 기도 안전문제로 인한 제한성과 공존하는 내전근 약화를 들 수 있다. 이러한 고려점과 제한점에도 불구하고, 보톡스는 외전형 경련을 덜어주는 데 효과적이라고 보고되었다(Woodson et al., 2006).

연축성 발성장애의 양쪽 형태에 대한 보톡스 주입술에 대한 이점은 수술과 비교해서 덜 외과적인 절차, 영구적인 신경에 손상이 없거나 혹은 후두구조의 넓은 효용성, 투약을 조절할 수 있는 기회를 포함한다(Sanuki, Yumoto, Minoda, & Kodama, 2010). 단점은 개인의 수명에서 반복된 주입의 필요성과, 투여와 반응 사이에 예측하지 못하는 인과관계, 치료에 대한 저항성에 대한 위험, 비용, 불편함과 부정적인 부작용을 포함한다(Hussain & Shakeel, 2010; Sanuki et al., 2010).

보톡스 주입술 후 삶의 질과 측정결과 보톡스 주입은 후두 근긴장증에 대한 일차적인 치료로서 미국 이비인후과학회에 의해 지지된다(Birkent et al., 2009). 보톡스 주입술은 안전하다는 것은 의심의 여지가 없으며, 많은 환자들에 의해 잘 수행되었고, 특히 내전형 연축성 발성장애에서 아주 효과적이었다. 많은 환자들은 20년 혹은 그 이상 동안 주입술을 받아왔다. 몇몇 환자들은 보톡스에 대한 저항성이 발전될 수 있지만, 반면에 다른 사람들에서 약물에 대한 민감성이 증가될 수도 있다(Birkent et al., 2009; Park, Simpson, Anderson, & Sataloff, 2003).

연구결과들은 임상가/청자가 음질의 지각, 환자가 음질의 지각, 음향학적 그리고 공기역학적 측정, 후두 이미지화, EEG, EMG와 삶의 질을 측정하는 도구를 포함해서 치료 효과를 입증하기 위한 다양성을 활용했다(Braden et al., 2010). 여러 개의 체계적인 치료 문헌의 고찰에서 환자, 도구와 치료조건을 넘어서 의미 있는 변화는 있었지만, 연축성 발성장애에 대한 보톡스 주입술의 효과를 확인한다(Boutsen, Cannito, Taylor, & Bender, 2002; Watts et al., 2006). 음향학적, 지각적, 공기역학적, 후두, 신경물리학적 그리고 심리사회적으로 기인하는 결과들은 74~91% 범위에서 향상을 보였다(Whurr, Nye, & Lorch, 1998).

보톡스 주입 전후 연구들은 적은 장애, 활동하는 것과 혹은 참여하는 데에서 보다 적은 제한점과 삶의 질에서 큰 향상을 보여 준다(Duffy & Yorkston, 2004; Hogikyan et al., 2001; Rubin, Wodchis, Spak, Killeny, & Hogikyan, 2004). 연구들은 임상가에 의해 평가될 때 발성장애 중증도와 환자가 인식하는 삶의 질 사이의 관련성은 일관되게 약하다는 것을 발견했다(예, Braden et al., 2010). 삶의 질은 음성장애의 중증도 뿐만 아니라 환경적인 요인, 개인적인 요인, 대응기전(coping mechanisms), 의사소통 파트너, 그리고 개인의 음성습관과 필요성에 달려있다. 연축성 발성장애를 가진 많은 화자들은 음성 관련 지수를 나타내는 정도를 보고한다(Kapstein, Hughes, Scharloo, Hondebrink, & Langeveld, 2010). Baylor, Yorkston, Eadie, & Maronian(2007)은 연축성 발성장애의 심리사회적인 결과와 보톡스 주입술에 대한 것을 조사하기 위해서 연축성 발성장애를 가진 화자들의 인터뷰를 심도 있게 실시했다. 연축성 발성장애의 결과 3가지 범주들로 그룹화 될 수 있다고 보고했는데, 즉, 음질, 노력, 음성의 예측 불가능과 같은 물리적 증상의 경험으로; 정서적인 반응, 환자의 자기관(self-view)에서의 변화, 개인적인 대응력과 같은 내부적인 개인적 경험으로; 그리고 그 결과 물리적인 환경에서 걸림돌과 같은 외부적 혹은 사회적 환경, 다른 사람들의 반응과 사회역할에서 달라진 참여와 관련되어 있었다. 보톡스 주입에 관해서는 3개의 주요 주제로 나타났다. 첫 번째는 시간이 흐르면서 변화하는 보톡스의 경험을 다루었다. 이 주제는 어떤 것은 그 혹은 그녀의 음성이 나빴다라는 것, 대답하는 방법을 찾는 것, 보톡스를 맞는 것을 결정하는 것과 영향을 받은 그들에게 보톡스 학습 방법을 포함했다. 참가자들은 몸에 주입하는 독과 목안으로 주입을 받는 것에 대한 큰 공포로 인해, 보톡스를 맞는 결정은 어려웠다고 보고했다. 그러나 이러한 공포에도 불구하고, 참가자들은 직업적인 음성의 필요성과 그들의 삶에 영향을 받는 연축성 발성장애로서 느끼게 되는 좌절감으로 인해 치료 받는 것에 대해 동기가 되었다. 주입과 관련된 문제들은 톡신이 약해질 때 증상의 재출현을 다루는 것, 부작용, 증상의 순환을 조정하는 것을 포함했다. 다른 관심사항은 보톡스가 있는 위치에 대한 움직임에 대한 것은 이용할 수 없고, 보톡스의 장기간 사용에 대한 것을 포함했다. 모든 참가자들은 음성의 의존성이 향상되고, 물리적인 노력과 피로로부터 벗어나며, 보톡스로 음질이 향상되었다고 보고했다. 중요한 요인은 그들의 음성에 대해서 걱정을 하지 않아도 된다는 안도감이었다. 중요하게도, 보톡스 치료는 환자들이 의미 있는 활동으로 되돌아가는 것과 사회적 그리고 공동체 생활에서의 참여를 다시 할 수 있도록 가능하게 해 주었다.

다른 수술적 절차들. 보톡스 주입 외에 몇 가지 수술적 절차는 갑상성형술 제2형(thyroplasty type II)과 갑상피열근 부분절제술(thyroarytenoid myectomy)을 포함하는 것이 최근에 기술되었다.

갑상성형술 제2형은 부분마취 아래에서 환자의 갑상연골 중앙 부분에 절개하는 것을 포함한다. 갑상연골의 모서리는 환자가 발성하는 동안 많이 먼 거리로 당긴다(Sanuki et al., 2010). 갑상연골 모서리 사이의 거리가 증가되면서 너무 단단히 근접화하는 것으로부터 성대를 방지하는 효과를 가진다. 최적의 음질이 어떤 기식성 혹은 약화 없이 쉽게 환자가 발성할 수 있는 것에서 결정이 될 때, 티타늄 다리는 분리를 유지하기 위해 앞쪽 교련 아래와 위에 삽입된다(Isshiki & Sanuki, 2010). 환자들은 7일 이상 동안 그들의 음성을 쉬어야 한다. 이 절차의 이점은 온전한 신경과 후두에서 근육 시스템에 안정성을 제공하고, 음성기능의 장기간 향상, 성대에 손상 혹은 상흔의 위험을 피하고, 역행성(양쪽을 다 이용할 수 있는)이고 재조정할 수 있다는 것이다(Isshiki & Sanuki, 2010). **갑상피열근 부분절제술**(thyroarytenoid myectomy/myotomy)은 마이크로 장비 혹은 레이저로 갑상피열근을 절제하는 것을 포함한다. 이것은 경련이 있는 동안 과내전으로부터 성대를 방지하기 위한 것으로 영구적인 근육 약화를 만들어낸다. 이 절차는 음질, 유창성과 지속가능성의 향상과 함께 연축성 발성장애 증상의 완전한 경감을 이끌어낸다고 보고되었다(Hussain & Shakeel, 2010). 그러나 그 다음의 수술 환자들은 6개월 이상 동안 성문 부전, 기식성과 쉰목소리를 경험할 수 있다(Nakamura et al., 2008). Nakamura 등(2008)은 후두긴장 감소와 발성의 시작을 쉽게 촉진하기 위한 수술과 병행해서 음성치료의 중요성을 강조한다.

음성치료. 행동적 음성치료는 보톡스 치료에 가치를 가지는 부가물로 보여줘 왔고, 보톡스 주입술 사이에 효과적인 간격으로 길어지게 할 수 있다. 음성치료는 미국에서 내전형 연축성 발성장애를 치료하는 많은 의사들에 의해 권고된다(예, Chang et al., 2009). 치료 과정의 한 부분으로서, 언어임상가는 환자에게 주입 절차에 관해서 주입 후 개인의 음성 기대치에 대해 논의하고, 기식화와 경도의 연하장애의 부작용에 관해 그 혹은 그녀에게 상담하고 정보를 제공할 수 있다. 음성적으로 외상 행동을 제거하거나 좋은 음성 사용법의 원리를 배우는 것은 환자들에게 매우 중요하다. 음성 치료는 또한 음성 산출에 힘을 사용해서 호흡 노력의 양을 감소시키는 것으로 고안되었고, 그리하여 과도한 성대 단힘을 줄일 수 있다. 이 방법은 어느 정도 성공적이었으며, 역(inverse)발성 형태로 함께 사용되었다. Cannito와 Woodson(2000)은 경련이 발성의 이 형태 동안에 덜 발생할 것 같고, 왜냐하면 그것은 정상 발성보다 서로 다른 운동 과업이 될 것이라고 말했다. 저자들은 몇몇 환자들은 의사소통의 일차적인 수단으로서 역발성을 사용할 수 있고, 반면에 다른 사람들은 호기시 언어 산출하는 방법으로 습득된 성문이완을 일반화할 수 있다고 보고했다. 다른 접근법으로 속삭이는 음성의 사용, 지속적인 기류 흐름, 쉬운 음성시작을 확립화는 것, /h/ 음을 시작해서 사용하는 것과 전반적으로 높은 음도로 이야기 하는 것을 포함한다. Cannito와 Woodson(2008)은 외전형 연축성 발성장애를 위한 치료는 환자가 "지속적인 유성음" 방법을 사용하기 위해 배워야 한다고 기술했다. 이것은 정상적으로 무성자음과 음절 사이에 약한 성대진동을 유지하게 하는 동안 발성을 유지하는 것을 포함한다. 저자들에 따르면, 외전형 연축성 발성장애에서 많은 경련을 유발하는 음성의 갑작스런 시작(onsets)과 상쇄(offsets)를 피하는 데 도움을 준다.

본태성 진전

본태성 진전(essential tremor, ET)은 비록 뇌손상의 특별한 위치가 확인된 것이 없을지라도, 운동과잉형 마비말장애로 몇몇 음성연구자와 임상가들에 의해 간주되었다(예, Rammage et al., 2001). 진전은 연축성 발성장애를 포함해서 다른 근이상증과 병행해서 발생할 수 있다. 진전은 후두근육에 국한될 수도 있으며, 혹은 머리와 손뿐만 아니라 입술, 턱, 혀와 연구개 같은 다른 조음기관에서 눈에 띄게 될 수 있다. 후두는 조건에 포함될 때 때때로 **음성의 본태성 진전**(essential tremor of voice, ETV)이라고 불리며, 본태성 진전과 함께 사람의 10~20%가 발생한다(Jenkins et al., 2006). 진전의 비율은 4~8Hz 경이다(Jenkins, Adams, Dykstra, & Jog, 2006; Mathieson, 2001; Stemple et al., 2000; Rammage et al., 2001). 진전이 가족력을 동반한다면, 정확히 50% 사례(Jenkins et al., 2006)에서 발생할 때, 그것은 상염색체 우성 유전자로서 상속을 받는다. 그러나 많은 경우에서 장애의 명확한 원인이 없다는 것이다(Newman & Ramadan, 1998). 이 질환은 일반적으로 일생의 중-후반에서 그 자체가 나타난다. 병의 발생은 점차적으로나 혹은 갑자기 될 수 있다(Andrews, 1995). 이것은 진행성 장애가 아니라 진전은 스트레스, 피로와 흥분에 의해서 나빠지게 된다(Dromey, Warrick, & Irish, 2002). 진전은 사람이 몇몇 종류의 목적이 있는 일에 대해 영향을 미치는 구조가 사용될 때 더 눈에 띄게 되는 경향을 가진다. 후두근육이 음도와 강도의 율동적인 변화를 포함하는 음성특징에 영향을 받을 때, 음성 막힘(voice arrests) 뿐만 아니라, 음성이 떨리는 목소리의 음질을 나타낸다. 때때로 그것은 그 사람의 후두가 수직적으로 음성 막힘과 협력하여 움직이는 것을 볼 수 있다는 것이 가능하다. 왜냐하면 음성 막힘은 게다가 연축성 발성장애에서 흔하며, 연축성 발성장애와 본태성 진전은 때때로 혼동되기도 하며, 잘못 진단된다. 본태성 진전은 파킨슨병과 소뇌질환과 같은 다른 장애와 관련된 진전으로부터 또한 다르게 분류되어야 한다. 후두 근전도검사는 내부 그리고 외부 후두근육과 연구개의 근육은 또한 포함될 수 있지만, 갑상피열근이 본태성 진전의 대부분의 경우에 영향을 받는다(Dromey, et al.. 2002; Woodson, 2008).

치료. 치료는 전형적으로 약물 혹은 수술이다. 약물치료는 (부정맥 치료제인) 프로프라놀롤(propranolol)과 같은 베타 차단제를 포함하며, 혹은 항간질약인 프리미돈(primidone)과 같은 항경련제를 포함한다(Jenkins et al., 2006; Woodson, 2008). 이들 약물은 진전의 진폭을 감소하게 할 수 있으나, 문제는 완전히 제거하는 것은 어렵다(Deem & Miller, 2000). 부작용은 어지럼증, 메스꺼움, 진정제 투여, 불안정함, 서맥, 피로, 설사, 발진, 무기력과 우울증을 포함한다(Jenkins et al., 2006). 토피라메이트(topiramate)라고 불리는 넓은 범위인 항간질 작용의 약물은 최근에 상지(upper limbs)의 진전 치료에 효과적이라는 것이 발견되었다. 그러나 기억 혹은 집중장애, 피로, 이상감각, 소화불량, 체중감량, 제 기능을 못하는 균형감과 마비말장애와 같은 부작용이 문제가 될 수 있다(Jenkins et al., 2006).

진전이 심하거나 약물에 저항이 있을 때, 수술이 고려될 수 있다. 수술 방법들은 시상절제술 혹은 심부뇌자극과 같은 파킨슨병에서 진전을 완화시키기 위해 사용하는 것들과 비슷하다(예, Sataloff, Heuer, Munz, Yoon, & Spiegel, 2002).

갑상피열근 안에 보톡스 주입은 진전을 제거하거나 혹은 감소시키기 위한 노력으로 사용되었던 것은 또 다른 선택이다. 이것은 진전이 성대 자체에 일차적으로 포함될 때 도움이 될 수 있다. 50~65% 성공비율은 지각적 그리고 음향학적 측정의 다양성의 기초를 바탕으로 보고되었다(Dromey, et al.. 2002). 그러나 보톡스 주입은 일반적인 결과가 아니며, 본태성 진전뿐만 아니라 성대 위축을 가진 사람들에서 받아들일 수 없는 기식성을 나타낼 수 있다(Woodson, 2008). 이들 환자들은 음성기능훈련(vocal function exercises)과 같은 행동 음성치료를 통해 이점을 가질 수 있으며, 성문폐쇄부전(glottal insufficiency)을 감소시키는 것과 후두근육을 강화시킴으로서 발성의 노력을 감소시키는 데 도움을 줄 수 있다. 보톡스 주입 증대는 발성의 노력을 감소시키고 또한 성문 닫힘을 향상시키는 데 유용하게 할 수 있다. 이것은 진전의 진폭을 감소시킬 수 있다.

9.6 혼합형 마비말장애

지금까지 토의는 주로 특정한 뇌의 영역에 관련된 마비말장애에 중점을 두었다. 하지만 뇌의 손상은 광범위하고, 음을 산출하는 뇌의 여러 부분에 따라 영향을 받는다. 결과적으로 이러한 문제들은 이완성 경직(flaccid spastic)이나 소뇌성 경직(spastic-cerebellar)과 같은 마비말장애의 결합과 장애의 정도에 따라 특징지워진다. 혼합형 마비말장애가 일어나는 가장 일반적인 두 가지는 근위축성 측삭경화증(amyotrophic lateral sclerosis)과 다발성 경화증(multiple sclerosis)이다.

근위축성 측삭경화증

루게릭병으로 알려져 있는 근위축성 측삭경화증(amyotrophic lateral sclerosis, ALS)은 상위와 하위 운동신경원(LMN, UMN)의 충돌에 기인하는 퇴행성 신경질환이다. 신경은 신경세포의 손상과 경화로 인해 퇴화한다. 하위 운동신경원(LMN)의 손상은 근육의 약화, 위축, 근섬유속 연축(fasciculation)을 일어나게 한다. 상위 운동신경원(UMN) 손상은 경련성 마비 및 비이상적인 반사를 포함한다(Chen & Garrett, 2005).

이 질병은 젊은 층에서도 많이 일어나지만 대개 40대에서 60대의 연령에서 발병한다. 미국에서는 매년 5,000건의 새로운 사례를 포함해 약 30,000명의 환자들이 있다(www.alsa.org). 발병 후 사망하는데 평균 3년 정도 걸리며(Deem & Miller, 2000), 환자의 20%는 5년 이상 생존하고 질환을 가진 환자의 10%는 10년 이상 생명을 유지한다

(Chen & Garrett, 2005). 유명한 영국의 물리학자인 Stephen Hawking과 같이 젊은 시절 ALS에 걸린 이후 30년 이상 생존하는 잘 알려진 사례들이 있다.

이 질병의 원인은 불분명하다. 그러나 관련 연구들은 유전, 바이러스, 자기면역, 신경독성물질로 인한 발병의 가능성에 관심을 가지고 있다(Walling, 1999). 단지 이 질환의 10%만이 상염색체 우성(autosomal dominant) 패턴과 관련된 유전적 요인을 가진다(Vance et al., 2009). 비유전적 사례들의 원인들을 설명하기 위한 이론적 시도들이 연구되고 있다. 이러한 연구 중에서 신경전달물질인 글루타민산염(neurotransmitter glutamate)의 역할에 초점을 두는 연구도 있다. 너무 많은 양의 신경전달물질은 유독성이 있으며, 1990년의 연구자들은 ALS 환자들이 과다한 양의 글루타민산을 신경계에 가지고 있음을 알아냈다(Bristol & Rothstein, 1996; Rothstein, Martin, & Kuncl, 1992). 이러한 연구들은 뉴런으로부터 글루타민산염의 방출을 억제하는 데 작용하는 릴루졸(Riluzole)이라 불리는 약을 개발하도록 이끌었다. 이 약은 환자의 생존율을 높이는 데 성공적인 것으로 보인다(예, Lacomblez, Bensimon, Leigh, & Meininger, 1996).

증상. 이 질병은 하위와 상위운동신경원으로부터 영향을 받기 때문에 이완 및 경직형 마비말장애의 증상이 일어나며 호흡, 발성, 조음, 공명을 포함하는 구어 하위체계에 영향을 미친다. 또한 연하에 있어서도 영향을 받는다. 이완형 마비말장애의 증상은 기식성과 약한 발성을 포함한다. 반면 경직성 마비말장애의 증상은 낮은 음도와 과도한 긴장, 거친 음질을 나타낸다. 환자들은 또한 진전과 비이상적인 음도패턴을 보이며 음도 범위의 제한, 과다비성, 비이상적인 구어의 느림, 과잉 구토반사에 대한 증상을 나타낸다(Andrews, 1995). 환자의 음성은 침을 삼키거나 음식을 삼키는 것이 어려울 때, 종종 젖은 목소리(wet voice; 글글 목을 누르는 듯한 소리), 가글링하는 소리(gurgly voice), 쉰목소리를 낸다. 호흡근에서의 약화의 경직은 환자의 구어 산출을 어렵게 하고 경직성 마비말장애와 관련된 조절되지 않은 웃음과 울음이 나타날 수 있다.

조음장애, 발성장애, 과비성, 연하장애는 ALS의 연수증상(LMN)으로 생각할 수 있다. 대부분의 환자들은 약화와 경직성의 UMN 증상을 주로 보인다. 하지만 14~40%는 LMN 증상을 주로 보였다(Chen & Garrett, 2005; Hadjikoutis & Wiles, 2001; Paiva et al, 2001; Seneviratne & Ross, 2008). ALS로 인한 발성장애에 대한 후두내시경의 사인은 불완전한 성대폐쇄, 성대 휘어짐, 성문상부 과기능, 감소된 외전, 점액저도화(mucus pooling)를 포함한다(Chen & Garrett, 2005). 질병을 통하여 나타나는 초기 연수증상은 불완전한 호흡 때문에 생존에 대한 낮은 예후를 보이는 경향이 있다.

표 9.14 개정된 ALS를 위한 El Escorial 준거

진단범주	준거
확정군(ALS)	세 부위에서 상위운동신경원과 하위운동신경원의 표시가 나타남
가족군(ALS)	세 부위에서 상위운동신경원의 징후와 하위운동신경원 징후가 모두 존재
	한 부위에서 상위운동신경원의 징후와 하위운동신경원 징후가 모두 존재, ALS에 대한 DNA증거
유사군(ALS)	최소 두 부위에서 상위운동신경원 징후 및 하위운동신경원 징후가 존재
lab지지 유사군(ALS)	한 부위에서 상위운동신경원의 징후와 하위운동신경원 징후가 모두 존재하거나 상위운동신경원의 징후만 나타나기도 함, 두 개의 사지에서 LMN의 EMG 징후가 나타남
가능군(ALS)	한 부위에서 상위운동신경원 징후 및 하위운동신경원 징후가 존재

출처: Information from Brooks et al.(2000)로 부터의 정보.

진단과 평가. ALS에 대한 특정한 테스트는 없으며 질환의 표시와 증상을 설명할 수 있는 다른 질병에 의존하여 진단을 내린다. 진단은 랩(lab)검사, 근육, 신경 생체검사, 요추천자(spinal tap)에 의한 뇌척수액 검사, 자기공명영상(MRI), 근전도(EMG), 신경전도속도검사(conduction velocity test)에 의해 이루어진다(www.alsa.org). ALS에 대한 진단에서 UMN과 LMN 표시는 확정, 유사, 가능의 3단계 수준으로 나타낸다. 개정 EI Escorial 준거 확정, 유사, 가능의 단계를 결정하는 데 사용되는 분류체계이다(Brook, Miller, & Swash, 2000). 이 시스템은 뇌간(brainstem), 경부척수(cervical spinal cord), 흉부척수(thoracic spinal cord), 요천골척수(lumbosacral spinal cord)를 포함하는 중추 신경계에서의 신체적인 사인에 근거한다(〈표 9.14〉 참조). 신체적 표시는 근력약화, 소모성(wasting), 섬유속성 연축(fasciculation)과 같이 LMN과 관련되며 경련, 반사의 증가와 같은 UMN의 증상을 포함한다.

소리와 구어산출에 대한 평가는 개인이 인식하지 못하는 목소리 증상까지 음향학적인 측면으로 이루어진다. 많은 연구자들은 연수증상이 나타나거나 나타나지 않는 환자 및 정상 목소리로 인식되는 환자의 주파수변동률(Jitter)과 진폭변동률(Shimmer) 그리고 증가된 배음 대 소음비(HNR)의 높은 수준을 보고했다(예, Kent et al., 1991, 1992; Ramig, Scherer, Titze, & Ringel, 1988; Ramig, Scherer, Klasner, Titze, & Horii, 1990; Robert, Pouget, Giovanni, Azulay, & Triglia, 1999; Silbergleit, Johnson, & Jacobson, 1997; Strand, Buder, Yorkson, & Ramig, 1994; Watts & Vanryckeghem, 2001).

치료. ALS에 대한 치료는 없으며, 보행기, 휠체어, 치아교정기와 같은 신체 보조기와 더불어 장애의 표시와 증상을 컨트롤하는 데 약이 함께 병행되어 사용된다. 현

재 ALS에 대해 유일하게 사용을 허가 받은 약은 릴루졸이다. 하지만 이 약은 질병의 진행을 멈추게 할 수 없다. 연구자들은 이 약을 복용한 몇몇 환자들의 생존률이 높아졌으며, 질병의 발병이 연수형(bulbar)과 관련이 있을 경우 더 좋은 결과가 있음을 주시했다(Chen & Garrett, 2005; Walling, 1999). 베클로펜(Baclofen), 바륨(Valium)과 같은 약들과 경련 억제제로 단트리움(Dantrium), 근육경련 완화제로 소염제(anti-inflammatory), 과도한 침분비를 줄이는 약과 불안과 우울감에 도움이 되는 항우울제 등이 증상에 따라 사용된다. 보톡스 주사(botox injection)와 내측화 갑상연골 성형술(medialization thyroplasty)은 과도한 성대 경련 또는 성대 부전마비/마비 완화에 도움을 줄 수 있다.

음성치료. 질병의 말기에 실성증(aphonic)이 될 수 있으나 의사소통판 및 컴퓨터 시스템 형태와 같은 보완적인 의사소통 도구를 사용할 수 있다. 일반적으로 삼킴에 문제가 일어나며 이와 관련한 치료가 요구된다(Walling, 1999). 다른 장애와 마찬가지로 ALS를 가진 환자를 위한 치료는 모든 영역의 관심이 집중될 수 있는 학제간적 접근(interdisciplinary)이 필요하다. 구어-언어 병리학자들은 환자와 그들을 돕는 사람들의 질병과 의사소통 선택에 관한 교육을 제공하는 데 있어 중요한 역할을 한다.

다발성 경화증

다발성 경화증(multiple sclerosis, MS)은 항체가 신경축삭(nerve axons)을 둘러싸고 있는 수초(myelin)를 공격하는 자가면역질환이다. 이로 인해 염증과 상처가 생긴다. 신경축삭은 스스로 손상이 되거나 파괴된다. 문제는 대뇌, 척수, 소뇌, 뇌간을 포함하는 중추신경계의 모든 부분에서 일어날 수 있다(Andrew, 1995; Deem & Miller, 2000; Feijo et al., 2004; Mathieson, 2001). 질병의 진행은 개인 간에 있어 매우 다양하다. 질병의 발병은 일반적으로 20세에서 40세 사이에 일어나며 발병의 평균연령은 30세이다. 북아메리카의 40만 명 이상이 이 질병에 걸렸으며 10만 명당 2~150명의 출현율의 범위를 보인다(Rosati, 2001).

미국 다발성 경화증학회(National Multiple Sclerosis Society)는 이 질병의 양상을 4가지로 분류했다. 이 질병의 패턴은 다양하며 급성 재발과 호전의 형태로 다르게 나타난다(Lublin & Reingold, 1996). 환자의 85~90%를 일반적으로 **재발 완화형 다발성 경화증**(relapsing-remitting MS)이라고 부른다. 호전되는 기간에 재발이 드문드문 일어나기도 한다. 환자는 별다른 증상 없이 수 주 혹은 수 개월 살 수도 있고, 수 개월 혹은 수 년 정도 재발이 지속되기도 한다. 이 질병의 초기 단계에서 치료 없이 환자의 50%는 **2차 진행형 다발성 경화증**으로 더 심각한 증상을 보인다. **2차 진행형 다발성 경화증** 환자들도 재발과 호전의 기간을 거치지만 재발이 더 많이 일어나며 호전 양상은 자주 보이지 않는다. 환자의 20~30% 정도 이러한 질병의 양상을 보인다. 세 번째 타입인 **원발성 진행형 다발성 경화증**은 이 질환의 10~15%를 차지한다. 이 질병의 양상은 점진적으로 진행되며 서서히 수 년에 걸쳐 호전되지 않다가 기능을 상실한다. 마지막 타입인 **진행성 재발형 다발성 경화증**은 급성 재발 후 꾸준히 악화되며, MS환자의 약 5%가 이러한 형태를 보인다(www.nationalmssociety.org).

증상. 다발성 경화증은 대뇌관여에 기인하는 실조증(ataxia) 뿐만 아니라 대뇌피질연수의 손상 때문에 근육약화가 일어난다(Deem & Miller, 2000). 그러나 탈수초성(demyelinization)과 염증은 신경계 어디에서나 일어날 수 있으며 개인적인 증상과 진행과정은 매우 다양하다. 초기 증상은 주로 시각 손상을 가져온다. 질병의 진행에 따라 환자들은 본태성 진전, 마비말장애, 연하의 문제를 일으킨다. 구어와 연하장애는 일반적이며 MS환자의 50~70%가 여기에 속한다(Feijo et al., 2004; Woodson, 2008). 구어와 음성이 영향을 받을 때 나타나는 증상으로 음도감소, 강도 범위감소, 성대 불안정, 운율변화, 쉰목소리, 기식성 음질과 음성 피로를 포함하는 실조형 또는 경직형의 증상이 있다(Deem & Miller, 2000; Dogan et al., 2007; Sapir et al., 2001). 환자들은 비이상적인 음도와 강도통제, 과대비음, 불완전한 호흡과 실조형 마비말장애의 특성인 단속적인 말(scanning speech)의 양상을 보였다(Feijo et al., 2004; Merson & Rolnick, 1998). 비디오 후두 내시경검사는 후반부 틈(posterior chink)과 방추모양 성문(spindle-shaped glottis)을 포함하는 불완전한 성문폐쇄 패턴을 나타냈다(Dogan et al., 2007).

진단과 평가. 다발성 경화증 진단은 신경계의 구조와 기능에 근거한다. MRI는 백질(White matter)에서 특정한 결함을 시각화하는 데 유용하다. 또한 이전의 병소(lesion)와 새로운 병소 간에 차이를 구별하도록 돕는다. 요추천자(lumbar puncture) 또는 척수탭(spinal tap)은 대뇌척수액의 흐름을 추출하게 한다. 그리고 염증이 나타나는지 테스트한다. 유발전위 검사는 신경이 신체 내에서 얼마나 빠르게 충돌하는지 측정한다. 신경전도율의 느린 흐름은 충돌과 전이에서의 문제를 나타낸다. MS에 대한 진단은 이 질병의 표시가 신경계의 다른 영역에 있어야 하며 최소한 두 개의 분리된 재발 사인이 있어야 한다.

이 질병에 대한 치료는 현재 없지만 재발의 기간을 줄이고 장애의 진행을 느리게 할 수 있는 약을 이용할 수 있다. 현재 재발치료는 면역체계의 반응을 변화시키도록 고안되고 있다(www. neurologychannel.com/multiplesclerosis/symptoms.shtml). 예로 대뇌피질스테로이드(corticosteroids)는 재발의 기간을 단축시킬 수 있다. 베타인터페론(beta interferon)의 과량 복용은 비이상적인 면역반응과 염증감소를 정상화함에 의해 탈수초성을 조절하는 활동을 감소시킬 수 있다. 이와 같은 치료는 질병의 재발성 감퇴(relapsing-remitting)에서 신체적 장애뿐만 아니라 재발의 빈도를 줄일 수 있다(www.neurologychannel.com/multiplesclerosis/symptoms.shtml). 시중에서 판매되는 인터페런(interferon)의 일부는 아보넥스(Avonex), 베타세론(Betaseron), 레피프(Rebif), 코팩스원(Copaxone)이다. 그 밖의 약을 이용할 수 있다. 예를 들어 보바인미엘린(bovine myelin)을 복용하는 것은 질병의 호전을 가져오게 할 수 있다(National MS Society, www.nationalmssociety.org). 질병 완화치료제인 글라티라머 아세테이트(glatiramer acetate) 같은 아미노산은 재발의 빈도 및 수반된 신체적 장애를 줄일 수 있다(www. neurologychannel.com/multiplesclerosis/symptoms.shtml). 특정한 화학치료제(chemotherpeutic)는 병세가 악화되는 재발성 감퇴(remitting-relapsing) 뿐만 아니라 질병의 진행 형태에 따라 사용될 수 있다. Baclofen과 Zaniflex 같은 항경련성(antispasmodic) 약은 보톡스 주사가 이용되는 것처럼 이완되는 경직근에 도움을 줄 수 있다. 떨림(shaking)과 진전(tremors)은 교감신경억제제인 프로프라놀롤(propranolol)과 그 밖의 약물에 의해 컨트롤 될 수 있다. 비록 발성의 효과에 있어 경직형 과대기능적 측면이 증가될 수도 있지만 심부뇌자극술(Deep Brain Stimulation, DBS)이 치료의 한 방법으로 선택된다(예, Putzer, Barry, & Moringlane, 2007). 피로가 종종 문제가 되며 아만타딘(amantadine)과 같은 약이 사용될 수 있다. 항우울증치료제(antidepressants)가 우울 증세를 치료하는 데 함께 사용된다.

호흡훈련과 밀기접근법(pushing exercise)에 중점을 두는 행동적 음성치료(behavioral voice)는 환자의 성대폐쇄와 강도(loudness)를 증가시키는 데 도움을 준다. LSVT(Lee Silverman Voice Treatment)의 실행은 강도 및 다발성 경화증 환자의 최대 발성 시간(maximum phonation time)을 향상시키는 데 의미 있게 도움이 되었다고 보고되었으며, 호전은 치료 후 6개월 정도 유지되었다(Sapir et al., 2001).

이 장의 정리

이완형 마비말장애는 뇌의 하부 운동신경세포의 손상으로부터 기인한다. 이완형 마비말장애의 해당되는 장애의 예는 성대부전마비, 성대마비, 그리고 중증 근무력증이다. 부전마비의 원인은 자가면역장애와 당뇨병과 같은 의학적 질환뿐만 아니라 염증, 기관내의 삽관, 외상, 신경을 누르는 종양을 포함할 수 있다. 증상은 기식성, 쉰목소리, 음성 피로, 용량의 손실, 예상의 어려움, 이중음성, 그리고 위 성구에서 감소된 음도 범위를 포함할 수 있다. 후두근전도검사(EMG)는 성대부전마비 진단에 가장 좋은 방법이다. 자가주입술 혹은 내측 갑상성형술은 성문 닫힘을 증가시킬 수 있다. 음성치료는 발성장애를 악화시킬 수 있는 과도한 과대기능을 감소시키는 데 결정적이다.

성대마비는 이완형 마비말장애와 관련된 가장 일반적인 음성장애이다. 마비는 성대의 한쪽 혹은 양쪽에 영향을 미칠 수 있고, 성대는 내전, 중간, 혹은 외전된 위치에서 마비될 수 있다. 원인은 바이러스 감염, 뇌일혈, 진행하는 신경학적 질환(예, 다발성경화증), 두부손상, 감염질환, 미주신경을 침범한 암과 갑상선 수술로 다양하다. 마비의 원인은 잘 알려져 있지 않을 수 있으며, 그러한 질환은 특발성 성대마비라고 불린다. 증상들은 음성 산출, 호흡, 그리고 삼킴과 기침에 대한 기류 방어에서의 문제들을 포함할 수 있다. 행동 음성치료는 편측성 성대마비에 대한 첫 번째 선택이다. 두 가지의 가장 일반적으로 사용되는 수술접근법은 성대내 주입술과 내측 갑상성형술이다. 후두 재신경분포 방법은 적은 정도로 사용되었다. 외전근 마비에 대한 수술적 절차는 기도를 확장하는 것으로 고안되며, 전피열연골절제술, 중앙피열연골절제술, 횡단성대절제술, 보톡스 주입술을 포함한다.

근무력증은 그 사람의 움직임이 영향을 받은 구조에서 아주 짧은 시기(예, 몇 초, 몇 분)에 점차적으로 반복과 함께 더 약해지는 것이다. 중증 근무력증은 신경과 근섬유 사이의 신경근육의 접합부에서 아세틸콜린 수용체(AChR)가 파괴된 항체에 신경근육의 전달체의 자가면역 장애를 갖는다. 언어와 삼킴은 종종 영향을 받게 되는 첫 번째로 중요한 구조들이며, 발성장애와 연하장애는 중증 근무력증에서 가장 흔히 나타나는 이비인후과적 증상이다. 발성장애가 과대비음, 기식화, 지속적인 음도의 어려움, 음성 피로, 간헐적 발성장애와 천명의 특징을 나타낸다. 텐실론 검사와 신경기능의 다른 검사는 장애를 진단하는 데 사용된다. 이 질환은 시냅스 앞에서 뉴런이 재흡수되는 것으로부터 아세틸콜린을 막게 하며, 오래 작용하는 콜린에스테라제 억제제를 포함하는 의료적/수술적 치료에 의해 다루어진다.

경직형 마비말장애는 혀, 입술, 턱, 연구개, 후두와 호흡근육의 경직과 약화의 결과와 더불어 상위 운동신경원의 대뇌피질연수 경로에 손상으로부터 기인한다. 음성 증상의 결과적으로는 심하게 노력하고 애쓰는 요소와 억양 다양성, 과대비성에서 감소와 함께 전형적으로 매우 낮은 음도의 음성이다. 그 사람의 실제적인 정서상태와 무관하거나 혹은 매우 균형이 맞지 않는 웃음과 울음을 통제하지 못한다. 치료는 일반적으로 경직성을 완화시키기는 목적으로 약물학적인 것이다.

실조형 마비말장애는 소뇌와 혹은 소뇌의 감각과 운동신경 경로에 손상으로부터 기인한다. 손상은 시간 조절하는 것, 정확성과 언어를 산출하는 것에 대한 움직임의 협응에서 깨어짐이 나타난다. 원인은 바이러스 감염, 유전적 증후군, 진행하는 신경학적 병과 감염질환, 뇌성마비, 종양, 뇌일혈을 포함한다. 언어는 비정상적으로 자주 느리고, 모든 음절이 균일한 강세를 가진다. 치료는 아래의 원인(예, 소뇌 종양의 수술적 제거)이거나 관련된 증상(예, 종양에 대한 약물치료)에 대해 일차적으로 수술 또는 약물학적인 중재에 달려 있다.

운동저하형 마비말장애는 파킨슨병과 관련이 있

다. 파킨슨병은 기저핵의 흑질에서 만들어지는 신경전달물질인 도파민의 손실에서 기인하는 신경학적 증후군이다. 이 질환은 신경네트워크와 관련되거나 기저핵에서 염증 변화 또는 퇴행성, 혈관성 질환에서 기인할 수 있다. 그것은 또한 신경억제성마취제로 기인할 수 있고, 뇌염 후에 일어날 수 있거나 혹은 특발성이다. 증상은 근육의 경직성, 진전, 운동완만과 자세 불안정이 나타난다. 감각증상에서는 파킨슨병에 자주 나타나는데, 무감각, 쑤심, 통증과 가려움, 차가움 혹은 작열감을 포함한다. 언어는 감소된 강도, 단음도와 거침과 기식성의 변화의 정도로 구별된다. 파킨슨병의 일차적인 치료는 약물학적인 것이며, 레보도파, 레보도파 플러스 칼비도파, 항콜린제, 도파민 작용자, COMT 억제제와 모노아민 억제제를 포함하는 많은 서로 다른 약물들은 질병의 증상을 치료하기 위해 개발되었다. 운동증상을 완화시키기 위한 수술적 방법은 담창구절리술(pallidotomy), 시상절개술(thalamotomy), 깊은 곳의 뇌 자극(deep brain stimulation, DBS), 태아 줄기세포 이식술(fetal cell transplantation)을 포함해서 사용되었다. 음성치료는 파킨슨병과 관련된 음성 문제를 관리하는 데 아주 유익하다. 리실버만 음성치료(Lee Silverman Voice Treatment)는 새로운 수준의 습관을 만들기 위하거나 후두시스템의 운동저하증과 강직성을 극복하기 위한 노력의 고차원 수준의 사용을 위해 환자들에게 도움을 주고자 고안되었다.

운동과잉형 마비말장애는 정상적 운동 기능을 방해하는 통제불능의 움직임, 불수의적, 무작위로 특징된다. 운동과잉형 움직임은 무도병 혹은 근이상증이 될 수 있다. 헌팅톤병은 정신과적, 인지적, 운동장애를 포함하는 임상적 특징으로 구분된다. 증상은 무도병, 서투름, 어눌한 언어, 우울증, 근심, 성급함, 냉담함, 충동성, 기억상실과 주의력 결핍을 포함한다. 음질은 거칠며, 또는 억지로 애를 쓰는 듯한 소리(strained-strangled), 과도한 강도 변화와 함께, 음도와 강도, 기식성, 길어진 침묵 기간, 부적절한 침묵, 그리고 과도하거나 동일한 강세로 인한 운율 붕괴가 될 수 있다. 치료는 운동장애를 치료하는 약물, 우울증에 대한 치료로 항우울제, 항정신병약과 기분 안정제와 같은 특별한 증상을 목표로 하는 정도이다. 태아조직이식술, 담창구절리술과 시상절개술과 같은 수술적 방법은 운동징후를 완화시키기 위해서 시도될 수 있다. 언어임상가는 간병인, 가족, 친구들과 환자와 함께 효과적으로 의사소통하는 방법을 교육하는 중요한 역할을 할 수 있다.

연축성 발성장애(SD)는 내전 혹은 외전 내부후두근육의 경련으로 인해 특징지을 수 있는 음성장애로 말하는 기술적인 용어이다. 연축성 발성장애는 경련이 수의적인 발성 활동에 의해 유발되는 국소적 근이상증이다. 음질에서 나타나는 경련은 노력과 더불어, 억지로 애쓰는 듯한 것이고, 뻣뻣한 톤과 갑작스러운 음성 멈춤이다. 음성을 산출하기 위해 필요한 증가된 노력은, 말을 할 때 가슴과 복부에서의 답답함, 또는 목에서의 작열감, 억지로 애써지는 감각, 그 혹은 그녀의 조음기관에서 환자들이 느끼게 될 수 있다. 외전형 근육의 불수의적인 경련은 발성하는 동안 성문이 부정확하게 열리는 것이 원인이 되며, 특히 유성음에서 그렇다. 그 사람의 언어는 기식화되며, 뻣뻣한 음질이지만, 내전형 형태의 심하게 억지로 애쓰는 듯한 특징은 없다. 무성자음에서는 부적절하게 길며, 무성에서부터 유성음까지 전이가 어렵다. 억지로 노력해서 속삭이는 듯하게 나타나거나 소리 사이에 짧은 침묵의 기간이 나타난다. 연축성 발성장애의 모든 형태는 음성진전이 수반될 수 있다. 연축성 발성장애의 진단은 지각적, 음향학적, 행동적, 그리고 생리학적인 증거를 기초로 한다.

행동적 음성치료는 보톡스 치료에 가치를 가지는 부가물로 보여줘 왔고, 보톡스 주입술 사이에 효과적인 간격으로 길어지게 할 수 있다.

본태성 진전(ET)은 비록 뇌손상의 특별한 위치가 확인된 것이 없을지라도, 운동과잉형 마비말장애로 몇몇 음성연구자와 임상가들에 의해 간주되었다. 진전은 후두근육에 국한될 수도 있으며, 혹은 머리와 손뿐만 아니라 입술, 턱, 혀와 연구개 같은 다른 조음기관에서 눈에 띄게 될 수 있다. 후두근육이 음도와 강도의 율동적인 변화를 포함하는 음성특징에 영향을 받을 때, 음성 막힘 뿐만 아니라, 음성이 떨리는 목소리의 음질을 나타낸다. 치료는 전형적으로 약물 혹은 수술이다.

혼합형 마비말장애는 뇌의 손상은 광범위할 때 발생하고, 음을 산출하는 뇌의 여러 부분에 따라 영향을 받는다. 혼합형 마비말장애가 일어나는 가장 일반적인 두 가지는 근위축성 측삭경화증(ALS)과 다발성 경화증(MS)이다. 근위축성 측삭경화증은 하위와 상위운동신경원으로부터 영향을 받기 때문에 이완 및 경직형 마비말장애의 증상이 일어난다. 이완형 마비말장애의 증상은 기식성과 약한 발성을 포함한다. 반면 경직형 마비말장애의 증상은 낮은 음도와 과도한 긴장, 거친 음질을 나타낸다. 진전과 비이상적인 음도패턴을 보이며 음도 범위의 제한, 과다비성, 비이상적인 구어의 느림, 과잉 구토반사에 대한 증상을 나타낸다. 보행기, 휠체어, 치아교정기와 같은 신체 보조기와 더불어 장애의 표시와 증상을 컨트롤하는 데 약이 함께 병행되어 사용된다. 언어임상가들은 환자와 그들을 돕는 사람들의 질병과 의사소통 선택에 관한 교육을 제공하는 데 있어 중요한 역할을 한다.

다발성 경화증은 항체가 신경축삭을 둘러싸고 있는 수초를 공격하는 자가면역질환이며, 결국 이로 인해 염증과 상처가 나타난다. 문제는 대뇌, 척수, 소뇌, 뇌간을 포함하는 중추신경계의 모든 부분에서 일어날 수 있다. 질병의 진행은 매우 다양하다. 구어와 음성이 영향을 받을 때 나타나는 증상으로 음도감소, 강도 범위감소, 성대 불안정, 운율변화, 쉰목소리, 기식성 음질과 음성 피로, 비정상적인 음도와 강도 통제, 과다비성화, 불완전한 호흡, 스캐닝스피치를 포함하는 실조형 또는 경직형의 증상이 있다. 약물치료는 재발의 기간을 줄이는 데 도움을 주고, 장애의 속도를 늦출 수 있다. 호흡훈련과 밀기접근법(pushing exercise)에 중점을 두는 행동적 음성치료(behavioral voice)는 환자의 성대폐쇄와 강도(loudness)를 증가시키는 데 도움을 준다.

복습을 위한 질문

1. 마비말장애의 손상부위, 형태, 지각적 특징(perceptual feature)을 포함 한 Darely, Aronson, Brown(1969)의 분류체계를 기술하라.
2. 일측성 성대마비와 양측성 성대마비의 다른 성대 징후와 증상이 일어나는 미주신경의 손상부위의 위치가 어떻게 다른지 설명하라.
3. 일측성 성대마비와 양측성 성대마비를 보이는 환자에게 사용되는 행동적(behavioral) 치료 및 외과적(surgical) 치료접근에 대해 비교하고 차이점을 논하라.
4. 경직형과 실조형 마비말장애의 다른 점을 병인론적, 증후학적, 중새적 관점에서 무엇이 다른지 설명하라.
5. 파킨슨병의 신경병리학적 설명과 질병의 근운동학적 치료에 대해 설명하라.
6. 리실버만 음성치료를 기술하고 파킨슨병을 가진 환자에게 효과적인 이유를 설명하라.
7. 운동과잉 마비말장애의 무도병과 근이상증 움직임의 차이점을 설명하라.
8. 연축성 발성장애를 진단하고 평가하는 것이 어려운 이유와 근긴장 발성장애와 다른 점은 무엇인가?
9. 내-외전형 연축성 발성장애에 대한 보톡스 주사의 효과에 대해 비교하고 설명하라.
10. 근위축성 측삭경화증과 다발성 경화증은 마비말장애가 혼합되어 나타난다. 각 장애의 징후와 증상에 대한 차이점과 유사성을 설명하라.

실습 대비하기

사례연구 9.1 성대마비

지시문 다음의 내용 중에서 사례사를 읽고 5가지 질문에 답하시오. 답은 해당쪽 아랫부분에 제시되어 있습니다.

한 달 전 갑상선 외과수술을 한 47세 여성 Jennifer Abel은 마취에서 회복된 후 간호사에게 물을 달라고 부탁했다. 그녀는 너무나 약하고 기식화된 자신의 목소리에 놀랐다. 한 달 후 여전히 증상이 계속되어 우측 일측성 성대마비로 진단했던 후두전문의에게 상담을 요청했다. 의사는 그녀에게 음성장애 전문가를 추천했다.

1. 마비에 대한 설명으로 가장 적당한 것은?
   a. 수술시 기관내 삽관
   b. 수술시 회귀성후두신경의 손상
   c. 성대결절 이전에 병인을 가지고 있음
   d. 마취의 부작용
   e. 위의 내용 전부가 해당되지 않음

2. 음성약화와 기식성의 원인은?
   a. 이완형 마비말장애
   b. 경직형 마비말장애
   c. 과잉운동형 마비말장애
   d. 실조형 마비말장애
   e. 위의 내용 전부가 해당됨

3. 음향학적으로 예견할 수 있는 한 가지는 무엇인가?
   a. 주파수변동률(jitter), 진폭변동률(shimmer), 배음 대 소음(HNR)
   b. 주파수변동률, 진폭변동률의 감소, 배음 대 소음 비 증가
   c. 주파수변동률, 진폭변동률의 증가, 배음 대 소음 비 감소
   d. 주파수변동률, 진폭변동률, 배음 대 소음, 그리고 음성약화와 기식성 발성에 대한 지각적 수준 사이에 관계가 없음
   e. 위의 내용 전부가 해당되지 않음

4. 구어-언어 병리학자와 이비인후과 의사 외에 치료 팀에서 가장 필요한 전문가는 누구인가?
   a. 흉부외과 전문의
   b. 내분비학 전문의
   c. 물리치료사
   d. 영양사
   e. 신경과 전문의

5. Abel을 치료하는 데 있어 가장 좋은 방법은?
   a. 내측화 갑상연골 성형술과 성대 주입술을 설명하고 신속히 이중 하나를 선택하도록 추천함
   b. 수술시 신경손상의 가능성에 대해 설명하고 수술을 피하도록 함
   c. 성대기능의 회복에 대해 설명하고, 음성치료를 수 개월 간 받을 것을 권고함
   d. 행동적, 의학적 치료를 하기 전, 후두 EMG 평가를 더 해볼 것을 추천함
   e. 위의 내용 전부가 해당되지 않음

사례연구 9.1에 대한 정답 1.(b) 2.(a) 3.(c) 4.(e) 5.(c)

사례연구 9.2 운동저하형 마비말장애

지시문 다음의 내용 중에서 사례사를 읽고 5가지 질문에 답하시오. 답은 해당쪽 아랫부분에 제시되어 있습니다.

Rose Mason은 66세 여성이다. 그녀는 목소리의 음도를 변화시키기 어려우며, 단조로운 발성과 약한 소리로 내원하였다. 이외에도 흡입한 공기를 다 사용하기 전에 한 호흡마다 단지 4~5단어 정도를 말할 수 있다. 그로 인해 문장의 말미에는 소리가 더욱 약해져 알아듣기 어렵게 된다. 그녀의 발화율(rate of speech)은 너무 빠르며, 종종 소리가 명료하지 않고, 꼬이듯이 연이어 발음한다. 그녀의 얼굴 표정은 그녀가 말을 하고 있는 중에도 전혀 변하지 않는다. 또한 오른쪽 손은 알약을 흔드는 것 같은 진전(pill rolling tremor) 증세를 보인다.

1. 그녀의 증상을 바탕으로 Mason의 병명으로 적당한 것은?
   a. 연축성 발성장애
   b. 헌팅톤(Huntington)병
   c. 중증 근무력증
   d. 파킨슨병
   e. 본태성 진전

2. 피킨슨병의 특성이 아닌 것은?
   a. 운동완서(bradykinesia)
   b. 근육 경직
   c. 목쉰 음성, 거친 음성
   d. 진전
   e. 무표정한 얼굴(masked facies)

3. Mason이 보이는 음성 증상을 치료하는 가장 효과적인 치료방법은 무엇인가?
   a. 보톡스 주입술
   b. LSVT
   c. 뇌심부 자극술
   d. 하품-한숨 접근법
   e. 위의 내용 전부가 해당됨

4. 다음의 어느 것이 파킨슨병에서 신경전도를 줄일 수 있는가?
   a. 도파민
   b. 아세틸콜린
   c. 세로토닌
   d. 글루타메이트
   e. 위의 내용 전부가 해당되지 않음

5. 헌팅톤병에 해당하는 것은?
   a. 50대 이후에서만 확인 가능한 병
   b. 완전한 삼투도(full penetrance)와 함께 상염색체우성
   c. 치료가 가능함
   d. 낮은 강도, 약한 음성, 기식화에 의한 음성적 특성
   e. 근긴장이상

사례연구 9.2에 대한 정답 1.(d) 2.(c) 3.(b) 4.(a) 5.(b)

사례연구 9.3 연축성 발성장애

지시문 다음의 내용 중에서 사례사를 읽고 5가지 질문에 답하시오. 답은 해당쪽 아랫부분에 제시되어 있습니다.

Alice Whittier는 56세 여성이다. 그녀는 목소리를 내는 데 너무 힘이 들어 클리닉을 찾아왔다. 그녀의 증세는 3년 전 시작되었고 이후 계속 나빠졌다. 그녀의 음성은 성대의 아주 좁은 통로를 통하여 새어 나오는 것처럼 불분명한 소리를 내었다. 그 밖의 원인들을 살펴본 후에 연축성 발성장애로 진단했다.

1. 연축성 발성장애의 형태로 적당한 것은?
   a. 과소운동형 마비말장애
   b. 국소적 근이상증
   c. 미주신경 기능장애
   d. 소뇌의 문제
   e. 심인성 문제

2. 연축성 발성장애에 대한 후두소견이 아닌 것은?
   a. 내부후두근육의 과도한 음성 활동
   b. 발성시 성문과 성문상부 압박 및 간헐적 경련
   c. 발성시 발성파열, 발성시 갑작스런 주파수 변이
   d. 지속적인 음질의 이상
   e. 위의 내용 전부가 연축성 발성장애에 해당됨

3. 연축성 발성장애와 근긴장성 발성장애 간의 중요한 차이점은 왜 일어나는가?
   a. 장애에 대한 적절한 이름 붙이기는 환자가 진단을 받아들이는 데 도움이 됨
   b. 장애의 명칭을 알게 하는 것이 환자의 신뢰를 얻는 데 도움이 됨
   c. 연축성 발성장애와 근긴장성 발성장애에 대한 치료 전략은 매우 다름
   d. 연축성 발성장애의 용어는 근긴장성 발성장애 용어보다 intimidating 하다.
   e. 위의 내용 전부가 해당되지 않음

4. Alice는 보톡스 주사를 맞았다. 그리고 다음의 어느 것이 데이터로 자장 적절한가?
   a. Alice의 목소리가 개선됨
   b. Alice의 목소리가 됨
   c. jitter는 나빠지고 다른 척도는 좋아짐
   d. Alice의 목소리는 여전히 비이상적임
   e. 위의 내용 전부가 해당되지 않음

음도	185Hz	187Hz
발성지속	10sec.	15sec.
jitter	1.2%	.68%
연속발성 시 평균공기	67ml/sec.	150ml/sec.

5. Alice를 돕는 행동적 음성치료는 보톡스 주사의 가장 극대화된 이점은 무엇인가?
   a. 주입 과정에 관한 정보 제공
   b. 주입 후 실질적인 음성의 치료에 관해 도움을 줌
   c. 기식성과 경도의 연하장애에 관해 Alice에게 설명함
   d. 성대 위생과 음성교육에 관한 프로그램 실시
   e. 위의 내용 전부가 해당됨

사례연구 9.3에 대한 정답 1.(b) 2.(d) 3.(c) 4.(a) 5.(e)

CHAPTER

10

음성장애와 관련된 장애

학 | 습 | 목 | 표

1. 음성, 자기-개념, 정체성과 개인의 개성 사이의 관련성을 이해한다.
2. 자기와 동일성을 가지는 장애와 관련된 증상과 특징을 확인한다.
3. 스트레스와 음성기능 사이의 관계를 이해한다.
4. 근긴장성 발성장애(muscle tension dysphonia)의 병인학적, 증후학적, 그리고 치료 접근법들을 설명한다.
5. 변환장애(conversion disorders)와 심리적인 요소 사이의 관계를 토론한다.
6. 변환장애(발성장애)와 기능적인 발성장애와의 차이점과 유사점을 확인한다.
7. 변성 가성(mutational falsetto)의 기본개념과 적절한 치료 기법을 설명한다.
8. 성에 대한 정체성 장애에 사용되는 용어와 함께 유사성을 이해한다.
9. 남자에서 여자로 성을 바꾼 환자의 음성의 여성화에 대한 행동적, 수술적 치료를 설명한다.

사람의 목소리, 자아-개념, 정체성, 그리고 개성은 아주 밀접하게 관련이 있으며, 그리고 음성은 마음의 상태나 정서적, 심리적인 기분과 아주 밀접한 작용을 한다. 자아-개념과 정체성은 개인의 음성 자아-지각과 아주 밀접하게 연관지을 수 있을 뿐만 아니라 개인의 음성은 말을 듣는 사람들에게 정성적인 영향을 가지기도 한다(Bliss-Moreau, Owren, & Barrett, 2010). 음질과 음도와 같은 음성 특징들은 청자들에게 화자의 정서적 상태, 사회적 지위, 감정, 기분, 의사소통 상대자의 태도, 주관적인 일, 그리고 상황에 대한 정보를 제공한다(Gobl& & Chasaide, 2003; Gregory, Green, Carrothers, Dagan, & Webster, 2001). 예를 들면, 고음도 수준과 증가된 음도의 사용은 기쁨, 걱정 혹은 공포와 같은 강력한 정서와 관련되며, 반면에 낮은 음도 수준과 감소된 음소의 사용은 슬픔과 평온함과 관련된다(Rodero, 2010). 음성의 자세한 측면으로는 어떤 정신적인 병과도 또한 연결지을 수 있다. 예를 들면, 임상적으로 우울증을 가진 환자들은 감소된 음도 레벨을 사용한다고 보고되었다(Alpert, Pouget, & Silva, 2001; Mundt, Snyder, Cannizzaro, Chappie, & Geralts, 2007).

심리적, 개성, 정체성, 그리고 성에 대한 이슈와 연결된 음성장애는 비기질적 발성장애, 심리적인 발성장애, 변환장애, 근긴장성 발성장애, 그리고 기능적 발성장애와 같은 여러 가지 이름으로 불렸다. 어떤 임상가 혹은 연구자들은 기능적 발성장애라고 부르기도 하며, 또 어떤 경우는 근긴장성 발성장애, 비기질적 발성장애 혹은 심리적인 발성장애로 부르기도 한다. 용어에서의 명료함의 부재가 세부적인 임상적 본질 측면에서 혼동의 결과를 가져오기도 했다. 이 장에서는 혼동을 피하기 위해서 음성장애와 관련된 것과 동일성이라는 문구로 일반적으로 사용될 것이고, 기능적 발성장애, 근긴장성 발성장애, 그리고 변환장애는 특정한 음성장애라는 명칭으로 사용될 것이다. 이 장은 정신과적인 사례를 통해 장애와 관련된 것과 동일한 증상을 논의하는 것으로 시작한다. 스트레스가 몸에 미치는 영향과 스트레스와 음성기능 사이의 관계를 기술한다. 그래서 이러한 이해를 통해 근긴장성 발성장애, 변환장애, 기능적인 발성장애, 그리고 변성 가성의 특별한 장애로 변화하는 것을 알 수 있다. 마지막으로 이 장은 성전환 목소리와 관련된 음성 이슈들을 조사한다.

10.1 음성장애와 관련된 것과 동일성을 가지는 특징과 증상들

대부분의 음성장애와 관련된 개성과 동일성에 대한 이슈의 특징은 후두는 구조적으로 정상이고, 그리고 그 문제에 대한 기질적인 혹은 신경학적인 근거가 발견되지 않는다는 것이다. 그러나 음성기능은 질적으로나 기능적인 측면에서는 손상을 가진다(Seifert & Kollbrunner, 2005). 장애의 이러한 형태의 음성증상들은 아주 다양하고, 호흡, 쉰목소리, 거친 소리, 억지로 애쓰는 소리, 그리고 음도와 강도의 문제와 같은 특징들을 하나 혹은 여러 가지 복합적인 것을 포함할 수 있다. 발성장애(dysphonia)는 가벼운 증상에서부터 심각한 것까지 또는 아주 극단적인 것과 전혀 소리가 나지 않는 실성증(aphonia)까지 다양하게 나타난다. 반면에 서로 다른 증상과 음성 문제와 관련된 것과 동일성을 가지는 특징들도 많이 있으며, 또한 공통적인 특징을 가지기도 한다(〈표 10.1〉 참조).

첫째, 증상들은 임상적인 검사와는 상반되기도 하며, 성대는 정상적으로 작동할 수도 있고, 혹은 환자의 음성은 성대의 겉모양이 암시하는 것보다 더 나쁠 수도 있다(Rubin & Greenberg, 2002). 후두는 개인의 목안에서 높게 위치할 수도 있고, 외부근육을 만질 때 아플 수도 있다. 둘째, 증상의 표현이 알려진 상태와 일치하지 않으며, 환자의 음성은 상황, 주관적인 일, 그리고 기분에 따라 다양하다. 셋째, 증상의 표현과 내용(history)은 알려진 상황과 일치하지 않은 경우가 자주 있다. 마지막으로, 전형적으로 관련된 스트레스를 가지는 사건 혹은 지속된 스트레스가 있는 경우이다(Mathieson, 2001). 편안한 마음을 가진다는 것은 중요하다. 그러나 어떤 신경학적인

표 10.1 발성장애와 관련된 것과 동일성에 대한 특징들

증상들은 임상적인 검사와 상반됨
성대는 정상적으로 작동할 수 있음
음성은 성대의 겉모양을 암시하는 것보다 나쁠 수 있음
후두는 목에서 높게 위치할 수 있음
외부근육의 촉진 시 아픔
증상의 표출이 일관적이지 않음
환자의 음성변화들은 상황, 주관적인 일, 혹은 기분에 달려있음
증상의 표현과 내용은 알려진 상태와 불일치함
관계된 스트레스를 가지는 사건의 내용 혹은 지속된 스트레스

문제는 비슷한 증상을 가져올 수 있다. 예를 들면, 연축성 발성장애 환자는 웃거나 기침을 정상적으로 할 수 있다. 그리고 음성 문제는 단지 말하는 동안 자발적인 발성에서만 나타난다. 또한 다양한 임상적 측면과 신경학적 그리고 개성과 관련된 음성 문제들을 같이 가지는 환자의 사례연구들이 있으며, 서로 다른 두 개의 요소들이 영향을 미칠 수도 있고, 그렇지 않을 수도 있다. 위식도역류질환(GERD)과 같은 아래의 문제들은 진단적인 측면에서 복잡하게 한다.

10.2 음성장애를 가지는 환자에서 정신과적인 사례

사례는 임상적으로 중요한 심리적인 고통을 겪고 있는 능동적 정신과적 장애를 나타내는 출현율을 언급한다(Mirza, Ruiz, Baum, & Staab, 2003). Mirza 등(2003)은 성대마비, 연축성 발성장애, 그리고 기능적 발성장애를 가지는 환자에서 정신과적인 사례의 출현율을 조사했다. 주요한 정신과적인 장애의 출현율은 가장 높은 비율로 나타난 성대마비(63.6%)와 더불어 그룹들 중에서 다양했다. 주된 정신과적 장애의 증거는 기능적인 발성장애가 29.4%이고 연축성 발성장애인 경우에는 7.1% 나타났다. 기능적인 발성장애를 가진 사람은 대인관계에 민감하거나 불협화음과 불신하는 경향이 있었다. 성대마비인 환자들은 걱정과 더불어 복합적인 측면에서 우울함의 비율이 높았고, 더 심하게 발성장애가 나타났고, 이러한 문제의 수준들이 더 높았다. Willinger, Volki–Kernstock, & Aschauer(2005)와 Willinger & Aschauer(2005)는 기능적인 발성장애를 가진 환자들이 61명으로 나타났다. 이 그룹의 33%는 우울증을 포함해서 기분장애(mood disorders)를 가진다고 보고되었으며, 공황장애(panic disorder), 사회공포증(social phobia), 외상후 스트레스장애(post-traumatic stress disorder), 그리고 일반화 된 불안장애(anxiety disorders)를 포함한 불안장애는 20%였고, 적응장애(adjustment disorders)는 4%로 나타났다.

10.3 스트레스

스트레스는 심리적인 요구들과 도전들에 정서적, 인지적, 그리고 육체적 반응이 놓여지는 것처럼 묘사되었고, 개인이 대처하는 능력에 따라 달라진다(Demmink-

표 10.2 스트레스와 관련된 내부적, 외부적 요소들

외부적인 요소들	내부적인 요소들
대인 관계	건강 상태
이혼	영양 상태
이사	운동 수준
가족의 죽음	정서적 건강
직장 혹은 학교에서의 어려움들	대처하는 전략들
재정적인 문제들	삶에 대한 비관적인 전망
바쁜 스케쥴	완벽주의

Geertman & Dejonckere, 2002). 스트레스는 많은 외부적, 내부적 요인들로 생기며(〈표 10.2〉 참조), 중립적, 긍정적 혹은 부정적으로 될 수 있다(Panzarino, n.d.). 내부적 요소들은 외부적인 스트레스를 유발하는 요소를 다루거나 반응하는데 개인의 능력 안에서 중요한 역할을 한다(Panzarino, n.d.).

스트레스는 아주 주관적이며, 각 개인은 아주 서로 다른 방법으로 처리한다. 사람들은 스트레스에 대한 인내가 작거나 많을 수도 있는데, 삶을 바라보는 견해나 통찰하는 태도와 상황을 통제할 수 있는 의식, 친구와 가족으로부터의 사회적, 정서적 버팀목의 정도에 따라 그러한 요소들로 영향을 받는다. 개인들은 서로 다른 처리 방법들을 가지고 있는데, 사람마다의 인식과 행동노력은 스트레스를 주는 사람의 요구와 개인의 수용능력 사이의 불안정을 감소시킴으로써 스트레스를 푼다(Epstein et al., 2009).

인지적(cognitive), 정서적(emotional), 물리적(physical), 행동적인(behavioral) 것을 포함해서 많은 스트레스의 표시와 증상들이 있다(〈표 10.3〉 참조).

스트레스는 내부적 혹은 외부적으로 발생할지라도, 몸은 자율신경계, 변연계(limbic system), 그리고 시상(thalamus)이 활성화됨으로 스트레스에 반응한다(Demmink-Geertman & Dejonckere, 2002). 신경계 반응(소위 스트레스 반응이라 불리는)은 몸을 아드레날린을 증가시킴으로써 스트레스에 반응하도록 준비한다. 증가된 아드레날린은 심장박동, 호흡 비율, 그리고 피의 압력을 증가시키도록 한다. 스트레스 반응은 위험한 상황에 효과적으로 빨리 적응하는 개인적인 능력을 높이도록 만든다. 그러나 지속적인 시간이 어느 정도 이상이거나 만성적인 스트레스는 고혈압, 심장박동의 증가, 성 호르몬의 감소, 면역시스템의 억제, 위식도역류, 통증증후군, 만성피로, 불안 그리고 우울증과 같은 문제들을 유발할 수 있다(예, Carleton, Peluso, Collimore,

표 10.3 스트레스의 표시와 증상들

인지적	물리적
기억 문제	쑤시고 아픔
집중에 대한 부재	구역질
지속적인 걱정	현기증
정서적	가슴 통증
기분	과호흡(호흡항진)
성급함	침 흐름의 변화
흥분	위산(gastric acid)생성의 변화
우울	피부 온도의 변화
	행동적
	먹는 습관의 변화들
	잠자는 습관의 변화들

& Asmundson, 2011; Pruett, 2003; Schmidt et al., 2010; Schubert et al., 2009). 심한 상태이거나 혹은 지속적인 스트레스는 또한 목 주변이나 머리에서 특히 증가된 근 긴장과 밀접한 관련이 있다(Caputo-Rosen & Sataloff, 1998). 이러한 스트레스 반응들은 음성기능에 영향을 미칠 수 있다. 예를 들면, 위산 생성의 증가는 위산 역류증을 초래할 수 있으며, 위산 역류증은 음성 문제들의 일반적인 원인이기도 하다. 머리와 목 주변의 증가된 긴장은 성대의 과내전과 쪼임, 긴장된 음성의 결과를 초래하는 내부와 외부 후두 근육에 영향을 줄 수 있다(Case, 2002). 게다가, 후두와 성대가 아주 긴장되거나 수축될 때, 전반적으로 후두는 비정상적으로 고음도를 만들며, 목 안에서는 상승되어질 수 있다. 개인이 경험한 음성증상은 스트레스 요인으로 일어날 수 있으며, 근골격 긴장의 수준을 증가시키기도 한다. 또한 음성 산출을 방해하기도 한다. 음성기능의 방해는 특히 전문적인 음성 사용자들에게는 치명적일 수 있다. 암 혹은 퇴행적인 신경학적 질환과 같은 생명을 위협하는 조건이거나 심각한 환자인 경우에는 아주 스트레스가 많은 상황에 직면할 수 있고, 게다가 음성 문제로 인해 발생하는 어려움 뿐만 아니라 공포, 미래에 대한 걱정, 통증, 수입의 손실, 이성을 잃어버림, 그리고 치료에 관계된 지출에 대해서도 잘 대처해야 한다. 가족 역할과 관계는 스트레스의 또 다른 원인 될 수 있으며, 변화가 일어날 수도 있다. 복잡한 관계는 개인의 일상적인 감정과 마음의 상태, 장기간 감정의 상태, 정서적 스트레스의 물리적 상호관계, 스트레스와 불안을 대처하는 방법이 존재하며, 그리고 이러한 것들의 요인들이 음성에 영

향을 미친다. 일반적으로 이러한 요소들은 뒤섞어서 만들어지기도 하며, 사회적 상황에서 일어날 수 있는 물리적, 심리적 특징들의 섞임으로 인해 나타나는 결과이다(Caputo-Rosen & Sataloff, 1998; Rammage et al., 2001). 그러한 요소들은 현재의 음성 문제를 지속적으로 가지기도 하고, 또한 음성 문제를 초래하기도 하며, 음성 문제의 원인이 되기도 한다. 이 모든 심리적, 사회적, 정서적인 이슈들은 스트레스와 관련된 음성장애를 가진 사람들에게 치료 절차와 뿐만 아니라 진단하는 데 있어서 결정적으로 중요한 역할을 한다.

10.4 근긴장성 발성장애

근긴장성 발성장애(muscle tension dysphonia, MTD)는 임상적인 진단 측면에서 여러 개의 병인학적인 요소들이 좌우를 한다(Van Houtte, Van Lierde, & Claeys, 2011). 발성장애를 기술하는 용어는 얼굴, 턱, 혀, 목, 그리고 어깨와 같은 다른 부위에서의 근육뿐만 아니라 내부 및 외부근육의 과수축에서 기인한다(Lee & Son, 2005; Mathieson et al., 2009; Nguyen & Kenny, 2008; Roy, Nissen, Dromey, & Sapir, 2009; Van Houtte et al., 2011). 긴장은 환자의 목, 턱, 어깨, 목청(throat)에서 두드러지며, 각 개인은 과도한 음성 사용과 음성 피로 뿐만 아니라, 이들 부위에서 자주 통증을 호소한다(Stemple et al., 2000). 때때로 환자의 후두는 외부후두근육의 증가된 긴장으로 인해 목에서 상승되기도 한다(Van Houtte et al., 2011). 이러한 조건들이 부적절한 자세로 인해 악화되기도 하며, 이로 인해 머리와 목의 긴장과 근육 패턴에 영향을 미치기도 한다(Rubin, Blake, & Mathieson, 2007).

근긴장성 발성장애는 일차성 혹은 이차성으로 분류할 수 있다. 일차성(primary) 근긴장성 발성장애는 사회심리적 이슈들, 빈약한 음성 사용 기술, 그리고 과도하게 위험성이 있는 직업군 혹은 사회적 음성 사용군에서 긴장을 유발하는 개성적 요소들과 심리적 요소를 포함해서 많은 상호적 요소들로부터 초래된다(Altman, Atkinson, & Lazarus, 2005; Dietrich, Verdolini, Abbott, Gartner-Schmidt & Rosen, 2008; Dromey et al., 2008; Mathieson et al., 2009; Nguyen & Kenny 2008). 스트레스, GERD, 그리고 계절별 알레르기는 또한 같은 작용을 하기도 한다(Altman et al., 2005; Nguyen & Kenny, 2008; Van Houtte et al., 2011). 근긴장성 발성장애를 가진 환자의 스트레스는 정신과적인 문제를 가진 사람들보다 오히려 더 일상적인 걱정들을 많이 한다고 보고되었다(Dietrich et al., 2008).

이차성(secondary) 근긴장성 발성장애는 음성 긴장과 관련되어 있으며, 그것은 아래에 놓여 있는 성문의 부족한 보상작용(compensation)을 초래한다(Dromey et al., 2008; Nguyen, Kenny, Tran, & Livesey, 2008). 성문의 폐쇄부전(glottal insufficiency)은 양성 혹은 악성 종양, 성대 휨(bowing), 혹은 성대마비의 원인이 될 수 있다. 환자에서 발생한 비정상적인 성대진동 양상은 성문의 폐쇄부전을 보상하기 위해 과도한 근육의 힘을 주게 하는 역할을 하게 한다(Belafsky et al., 2002; Dworkin, Meleca, Simipson, & Garfield, 2000).

근긴장성 발성장애는 대부분은 아주 젊거나 중반 나이의 사람들에서 나타난다(Nguyen et al., 2008). 그러나 4살경에서 12살까지 이르는 아동들에서도 보고되기도 하였다(Lee & Son, 2005).

증상

근긴장성 발성장애의 증상은 호흡, 쉰목소리, 애쓰는 소리, 힘든 발성, 음성 피로, 음도이탈, 목소리 막힘, 그리고 음역의 감소를 비롯해 음질 측면에서 가벼운 것(mild)에서부터 심한 것(severe)까지에 이른다(Belafsky et al., 2002; Dworkin et al., 2000; Lee & Son, 2005; Nguyen & Rosen, 2008; Nguyen et al., 2008). 발성시 통증이 또한 나타나기도 한다(Altman et al., 2005). 다른 특징은 심한 성대 접촉을 포함해, 빈약한 호흡 지지, 그리고 뚜렷하게 경부긴장이 나타난다고 하였다(Altman et al., 2005; Andrade et al., 1999). 증상은 증가된 음성 사용과 함께 더 나빠지는 경향을 나타낸다(Ford & Bless, 1996). 근긴장성 발성장애 환자들은 또한 가슴통증, 꽉조임, 건조감, 쑤심, 간지러움, 쓰라림, 그리고 이물감을 비롯해 성도에 불편감을 호소할 수 있다(Mathieson et al., 2007). Mathieson 등(2009)은 건조감, 간지러움, 짜증, 가슴통증, 그리고 쓰라림은 염증의 변화와 관계될 수 있거나 또는 후두 및 인두 점막 안에서의 조직 손상과 관련이 있을 수 있다는 것을 제안했다. 쑤심, 꽉조임, 그리고 이물감은 근골격근 긴장에서부터 생길 수 있다.

일반적인 후두내시경 양상은 가성대가 안쪽으로 몰려있는 것과 특히 진성대의 앞뒤가 압축되어 있는 것은 근긴장성 발성장애와 관련이 있다는 것을 알 수 있었다(Behrman, Dahl, Abramson, & Schutte, 2003; Koufman & Blalock, 1988; Nguyen et al., 2008; Nguyen & Kenny, 2008a, 2008b; Stager, Bielamowicz, Regnell, Gupta, & Barkmeier, 2000). 가성대의 내측 압착(medial compression, MC)은 발성시에 나타난다. 어떤 경우에는 한쪽의 진성대가 또한 내전될 수 있으며, 반면에 진성대의 다른 한쪽은 열려있기도 하다

(Rammage et al., 2001). 결국 목소리는 낮은 음도와 쉰목소리가 되며, 음도 범위는 아주 감소된다. 가성대의 내측 압착은 일반적으로 빈약한 음성 사용 방법으로 인해 일차적으로 발생한다. 진성대의 앞뒤 부분과 진성대의 앞-뒤쪽 압착(anterior-posterior compression, AC)은 각각을 향해 쥐어짜는 형상이 되며, 피열연골은 후두개의 아랫부분으로 당겨진다. 이러한 것은 갑상설근의 과도한 압착으로 인해 발생하며, 갑상설골 공간을 닫히게 할 뿐만 아니라 감소하게 해서 갑상연골에 가까워져서 설골을 당기기도 한다(Angsuwarangsee & Morrison, 2002). 앞쪽-뒤쪽 압착 양상은 전형적으로 아주 낮은 음도의 대화 목소리와 함께, 빠른 성대 피로와 극도의 노력으로 인한 것과 관련이 있는 것으로 보인다. 게다가, 빈약한 호흡지지의 결과는 매우 일반적이며(Blalock, 1992), 그것은 음성의 성량과 필요한 음도를 만들어 내는 데 필요한 근긴장의 정도를 증가시킨다(Koufman & Blalock, 1988). 다른 후두내시경 결과는 위식도역류(GERD)의 증상과 더불어 만성후두염, 폴립, 결절, 낭종, 성대굽힘현상, 상처, 출혈, 육아종 그리고 성대마비를 포함한다(Altman et al., 2005).

진단과 평가

종합적인 평가는 연축성 발성장애와 같은 다른 장애와 구별할 수 있는 근긴장성 발성장애의 진단에 중요하다(〈표 10.4〉 참조). 상세히 사례를 통해 알아보자면, 지각적 평가 그리고 환자 음성의 음향학적인 분석, 후두내시경 검사는 성문의 불완전성에 원인이 되는 어떤 후두병리에 놓여있는 것을 찾아내는 데 사용된다. 가성대의 내측 압착의 정도와 진성대의 앞-뒤쪽 압착이 있는 것이 진단의 주요 요인이다. 앞-뒤쪽 압착(AC)과 내측 압착(MC)은 종종 근긴장성 발성장애로 확진하는 데 사용된다(Behrman et al., 2003). 그러나 이들 양상은 근긴장성 발성장애 없이 화자(speakers)에서 일반적으로 나타나기도 하며(Behrman et al., 2003; Stager et al., 2001), 그렇지 않을 수도 있으므로 진단적으로 유의해야 한다. 후두내시경 측면에서는 임상가는 긴장과 통증의 부위를 알아내는데 손을 사용해서 후두 주변을 만져서 평가를 할 수 있다. 임상가는 설골의 주요 뿔 윗부분, 갑상연골의 윗부분의 뿔, 그리고 위설골 근육안을 누름으로써 적용할 수 있다(Ford & Bless, 1996). 근긴장성 발성장애는 환자들에게 불편감과 통증에 대한 원인으로 추정될 때 의심된다. 불편함은 한쪽으로 나타나는 경향이 있으나 한쪽 혹은 양쪽 귀로 퍼져서 나타날 수 있다. 임상가는 또한 개인의 후두를 편안하게 옆에서 옆으로 움직이도록 노력하기도 하며, 그것을 쉽게 움직일 수 있다고 말한다. 측면 움직임

표 10.4 근긴장성 발성장애에 대한 종합적인 평가 도구

후두내시경	시각적
성대 병리학적 기술	움직임/자세 양상
가성대의 내측 압착	어깨/목 움직임과 조정
진성대의 앞-뒤쪽 압착	외부후두근육긴장
청각적/지각적/음향학적	발성 시 후두움직임
지속적인 음질	호흡 양상
제한된 내전/외전 깨어짐	턱 움직임
제한된 진전의 발생	**촉각적**
노력함	발화시 뚜렷한 후두 긴장
기식함	발화하지 않을 동안에도 뚜렷한 후두 긴장
성대의 안정성	
음도수준	
공명	
성대 피로	
심한 성대접촉	

에서의 어려움은 일반적으로 나타나는 상설골근의 긴장이라는 점을 말한다. 덧붙여, 임상가는 갑상연골 notch(V자형 홈)에 설골의 뒤쪽 경계선 사이의 갑상설골 공간에서 느낄 수 있다. 제한된 갑상설골 공간은 과도한 근육긴장이 목 안에서 비정상적으로 높게 움직여짐으로 인해 후두에 부담을 주는 원인이 된다는 것을 암시한다. 손으로 검사하는 동안, 근긴장은 발성장애의 일차적인 요소가 될 수 있는 것을 알 수 있으며, 후두 환자의 음성을 개선시킬 수 있는 후두를 만져서 좋아지게 하는 조작 방법이 있다. 예를 들면, 환자가 발성하는 동안 임상가는 후두를 아래쪽으로 지그시 누르거나 설골 양쪽을 압박해서 후두를 압착하는 것은 음성개선에 영향을 미칠 수 있다. 짧게 과도한 긴장이 일어나는 것을 제지하고 후두를 안정화 시킴으로써 근긴장성 발성장애가 이러한 문제의 원인이 될 수 있는 것을 나타내면서, 이들 움직임들이 개선된 음성의 결과를 가져올 수 있다(Ford & Bless, 1996). 진단적인 것뿐만 아니라, 손으로 압박해서 적용하는 이러한 형태들은 치료의 한 부분으로서 사용될 수 있다.

Morrison(1997)은 근긴장성 발성장애 환자의 시각적, 청각적 그리고 촉각적 정보로 얻는 방법을 포함하는 3단계 평가를 제안했다. 시각적인 방법으로는 환자의 움직임과 자세 패턴, 어깨와 목의 움직임과 조정, 외부근육 긴장, 발성시 후두 움직임, 호흡양상, 그리고 턱의 움직임을 언급하는 것은 중요하다. 이러한 움직임들은 종종 근긴장성 발성장애를 가진 개인에게 긴장과 함께 제한되는 움직임을 가지기도 한다. 청각적인 정보로는 힘쓰고, 성대의 안정성, 음도 수준, 공명과 성대 피로를 포함하는 환자의 음성 증상들이 기본적으로 깔려있다. 임상가는 또한 혀, 턱 또는 머리의 움직임과 같이 그/그녀가 콧노래를 할 때, 환자의 음성변화 방법을 언급한다. 게다가, 개인의 음성은 근긴장성 발성장애의 중요한 진단적 척도이며, 딱딱한 감정과 더불어 대화의 주제에 따라 변화를 가지기도 한다. 촉각적인 정보는 휴식시와 발성할 때 후두를 만져봄으로써 알 수 있다. 긴장과 후두의 비정상적인 수축은 휴식시에는 후두가 정상적으로 되돌아가고, 오로지 발성시에만 몇몇 환자들에서 나타날 수 있다(Morrison, 1997). 다른 환자들은 발성시나 발성하지 않는 상황에 있는 동안에도 근육이 단단히 수축되기도 한다. 후두 주변의 외부근육 긴장은 정상 긴장도를 나타내는 0과 만져서 쉽사리 알 수 있는 근육긴장이 증가되어 심한 정도를 나타내는 3과 더불어 0~3의 척도로 나눌 수 있다(Angsuwarangsee & Morrison, 2002).

근긴장성 발성장애와 연축성 발성장애는 많은 지각적인 특징을 가지기 때문에 두 질환 사이의 구별하는 것은 중요하다. 연축성 발성장애를 가진 화자의 억지로 애쓰는(쪼이는) 음질은 간헐적인 것과는 달리 전형적으로 근긴장성 발성장애를 가진 사람은 지속적인 음질이 비정상적이지만 내전(adductor)과 외전(abductor) 시에 깨어짐이 없고, 진전(tremor)이 나타나지 않는 것을 보여 준다. 음향학적인 분석은 이러한 특징을 통해 임상가의 주관적인 지각정보를 보완하는 데 도움을 줄 수 있다.

음성치료

스트레스와 과도한 근긴장은 근긴장성 발성장애와 아주 관련이 있으며, 전형적인 치료 방법으로는 머리와 목 근육의 이완에 초점을 둔다. 점진적인 이완접근법은 과도한 근긴장이 생기는 몸의 특정한 부위를 확인해서 환자들에게 도움을 줄 수 있다. 각기 다른 사람은 긴장의 상태에 대조적으로 이완된 느낌을 확인하는 것을 배운다. 그 혹은 그녀는 신체상의 긴장을 의식적이고 체계적으로 조절하는 것을 배운다. 더 나아가 후두긴장을 줄이는 직접적인 방법은 또한 의미가 있다. 후두마사지는 도움을 주는데 왜냐하면 긴장된 근육이 지나치게 수축되고 짧아지는데, 근육 마사지는 근육을 길게 만들기도 하고 이완되는데 도움을 준다(Verdolini, 1998). 후두마사지 기술의 효과에 대한 연구들은 좋은 결과를 가져왔다. 후두는 마사지 후에 낮은 위치로 놓여진다는 가정의 기초를 두었을 때, 이론적으로 모든 성도의 공명주파수는 낮아져야 한다. 치료전-후 음질의 지각적인 향상과 공명주파수가 의미 있게 낮아지는 것이 후두마사지 후 근긴장성 발성장애를 가진 아동과 어른 모두에서 나타났다(예, Dromey et al., 2008; Lee & Son, 2005; Roy & Ferguson, 2001).

근긴장성 발성장애를 위한 몇몇 치료 방법들은 좀더 총체적인 방법들로 이루어진다. Andersson과 Schalen(1998)은 직-간접적인 음성훈련, 의사소통훈련, 그리고 상호적인 치료화법에 대해 중점을 둔 중재도구를 개발했다. 음성훈련은 이완, 깊은 횡격막 호흡, 그리고 호흡과 발성의 조화를 포함한다. 의사소통훈련은 정서적, 음성적인 것과 신체상의 표현을 연결할 수 있도록 환자를 가르치는 것을 포함한다. 상호적인 치료화법은 그 혹은 그녀의 생활에서 갈등을 대처하는 것에 대한 방법을 확인하거나 발전시키기 위해(예, 적극성 훈련) 환자들을 도울 수 있는 것에 중점을 둔다. 저자들은 단지 1~5세션 이후에 정상적인 목소리 회복된 환자의 비율이 높았고, 이 세 방면에서의 치료 모델이 대부분의 경우에서 성공적이었다고 주장했다. 비슷한 총체적인 접근법은 Rubin과 Greenberg(2002)에 의해 기술되었다. 그들의 접근법은 언어임상가, 음성교사, 물리치료사, 심리학자를 포함하는 팀의 접근법이다. 환자는 문제가 어쨌든 그 혹은 그녀의 결점이라고 믿는 것뿐만 아니라 도움을 받을 수 없다는 느낌을 극복하는 것이 도움이 된다. Rubin과 Greenberg의 접근법은 그 문제의 물리적인 요소를 고려하는 것과 근골격근의 이슈들, 그리고 음성 사용의 어려움이 되는 위식도역류(gastric reflux)와 같은 문제에 놓여있을 수 있는 다른 가능성도 고려한다. 인지행동치료는 근긴장성 발성장애에서 성공적으로 사용되었다. 인지행동치료는 성격특징, 아동기에 어려웠던 기억, 그리고 스트레스가 많은 삶 속의 사건들은 신체적 증상의 초기에 부담을 주는 것과 같이 재촉하기 쉬운 경향이 있는 요소들로 가정하는 것을 기초로 한다. 증상들은 신체의 상호작용, 인지, 행동, 사회, 그리고 문화요소들에 의해 지속된다(Daniilidou, Carding, Wilson, Drinnan, & Deary, 2007; Sudhir, Chandra, Shivashankar, & Yamini, 2009). 치료 전략은 그 또는 그녀의 가정을 확인하고 명료하게 하기 위해 환자를 돕는 것을 포함한다. 아동들의 경우에서는, 근긴장성 발성장애는 발달적 문제, 생활 환경, 사회적 맥락, 그리고 가족구조 안에서의 긴장과 관련되어 있을 수 있다(Nienkerke-Springer, McAllister, & Sundberg, 2005). 가족치료는 과대기능, 쉰 목소리, 그리고 평균 기본주파수에서 호전을 가져오며, 아동의 발성장애에 긍정적인 효과를 가져온다고 보고되었다(Nienkerke-Springer et al., 2005).

10.5 변환장애

변환장애(conversion disorders)는 신체형태 장애로서 정신장애 진단과 통계 매뉴얼(DSM-IV, 미국 정신과협회, 1994)에서 분류된다. **신체형태 장애**(somatoform disorder)는 의학적 조건, 질병, 혹은 상해와 같은 신체적 병인학에서 제안된 증상 중 하나이다. 그러나 신체적 원인이 되는 증거는 없으며, 그리고 상황은 실제로 심리적 갈등의 표현이다(Duffy, 2008; Verdolini, Rosen, & Branski, 2006; Willinger et al., 2005). 가령 꾸민 것 같이 나타나는 각 개인은 꾀병을 부리는 것은 아니며, 그 혹은 그녀의 생활 전반의 증상으로 인해 심각하게 영향을 받을 수도 있다.

변환장애의 특징

어떤 특징들은 변환장애의 특성이다(〈표 10.5〉 참조). 첫째, 문제는 신경근육시스템의 구조와 기능이 명확히 정상 구조임에도 불구하고 나타난다. 둘째, 각 개인에서 증상이 나타나는 것이 의식적이지 않으며, 증상은 꾀병인지, 실제 사용하는지 혹은 어떤 다른 외부적 요인으로 설명할 수 없다(Verdolini et al., 2006). 셋째, 그 문제는 불안, 스트레스, 그리고/혹은 갈등의 원인이 되며, 그리고 장애는 상징적 의미는 갈등을 의미한다. 그래서 의사소통의 어떤 측면과 함께하는 갈등을 가진 사람은 변환장애 혹은 발성장애가 나타날 수 있다. 넷째, 장애는 직접적으로 상황에 맞부딪히는 것을 피하게 하기도 하며, 그것은 그를 혹은 그녀를 상황으로부터(일차 혹은 이차 이득) 헤어나게 한다. 다섯째, 몇몇 환자들은 증상에 대해 아주 무관심하기도 한다(소위 la belle 무관심). 여섯째, 실제로 변환장애는 신체장애에 대한 생각에 대해 환자의 지식을 맞춘다. 음성에 대한 관점에서, 대부분의 사람들은 성대가 기침과 웃음과 같은 무의식

표 10.5 변환장애의 특성

신경근육 시스템의 정상구조와 기능
증상은 어떤 외부적 요인으로 설명되어질 수 없음
문제는 불안, 스트레스, 그리고 갈등으로 인한 원인이 됨
장애는 갈등에 대한 상징적인 의미를 가짐
장애는 일차 혹은 이차 이득을 제공함
환자는 증상에 무관심할 수 있음(la belle 무관심)
증상은 신체장애에 대한 환자의 지식을 따름

적인 목적으로 사용된다는 것을 의식하지 못한다. 그래서 실제 변환발성장애를 가진 일부 사람은 기침과 웃음만으로 정상적으로 좋아질 수 있을 것이다.

성격 요인의 측면에서는 변환장애를 가진 사람은 급성 혹은 만성 스트레스, 억압된 분노, 미성숙과 의존성, 빈번하게 나타나는 작은 건강문제에 대한 내역, 그리고 경도에서 중도의 우울증으로 고생하는 경향이 있다(Caputo-Rosen & Sataloff, 1998; Duffy, 2008; Seifert & Kollbrunner, 2005). 환자들은 긴장과 과중한 짐을 느끼고, 나약함에 대해 인정하지 않고, 그리고 사회적 협약에 대해 아주 크게 애착을 가진다고 보고한다(Seifert & Kollbrunner, 2005). 변환장애는 특히 그들의 환경을 통제할 수 없거나 책임을 과중한 짐으로 느끼는 사람들인 여자들에서 더 빈번히 나타난다(House & Andrews, 1987). 이러한 사람은 또한 일반적으로 부정적 정서를 표현하는 것을 주저할 수 있다(Baker, 2003). 몇몇 환자들, 특히 여자들에서 긴장, 근심, 그리고 혼동, 빈번한 울음 혹은 그들이 그들의 상황을 언급할 때 눈물을 흘리기도 한다(Mathieson 2001). 전쟁과 같이 스트레스 높은 상황에 있는 남자들에서 변환장애의 경향을 나타낸다. 변환장애는 우울증과 같이 나타날 수 있고, 그리고 피해자의 비율은 성 남용, 근친상간, 그리고 약물남용의 병력을 가진다. 그러나 상황이 굉장히 스트레스 받는 상황에 놓여 있는 심리적으로 안정적인 사람들에서 발생할 수도 있다(Duffy, 2008).

변환실성증과 발성장애의 시작은 갑작스럽게 혹은 사건의 재발하는 경험이 있었던 환자에서 나타난다. 이런 시작은 갑작스런 스트레스/외상과 연결될 수 있으나 스트레스 요인을 재촉하면서 몇 달 혹은 몇 년마다 발생할 수 있다(Duffy, 2008). 많은 환자들은 질환 혹은 감염의 어떤 종류와 함께 발생하는 것과도 관계된다(Duffy, 2008). 또한 많은 경우에서 호흡경로(예, 천식, 기관지염, 빈번한 상기도 감염)와 그리고 소화경로(Andersson & Schalen, 1998; Baker, 1998) 관계된 만성적인 건강문제의 어떤 종류라고도 보고한다.

변환실성증 혹은 발성장애의 몇몇 사례는 외상후 스트레스 증후군의 형태에서도 나타날 수 있다는 것을 제안했다. 이러한 외상사건의 경우에는 사람이 의식적인 기억으로부터 억압받음으로써 진행되는 것이 아니라 음성 증상을 일으킨다(Baker, 2003).

진단과 평가

변환장애의 진단은 복잡할 수 있는데, 왜냐하면 그것은 신경학적 그리고 심리학적 장애가 같이 발생하는 것인데, **신체의 수용**(somatic compliance)이라 불리는 환경이 이상한 것은 아니라 일반적이다. 게다가, 변환증상은 이미 구조적인 질환에 의해 영향을 받은 구조에서 발전되는 경향을 지는데, 예를 들면, 변환장애는 있었던 성대의 연약함에서 기인한다(Duffy, 2008). 더불어, 때때로 변성장애가 될 것 같은 것은 신경학적 질환의 첫 표시가 된다는 것으로 나타난다(Caputo-Rosen & Sataloff, 1998). 그래서 종합적인 평가는 문제의 원인이 구조적인 것인지 혹은 신경학적인 것인지에 대한 어떤 가능성을 배제하기 위해서 중요하다. 이것은 철저한 후두검사를 포함한다. 변환장애에서의 성대는 움직임이 가능하고, 환자는 전형적으로 기침, 웃음 그리고 다른 반응에 후두의 움직임을 수행하는데 가능하다. 그러나 의지에 의한 발성하는 동안, 성대는 전혀 움직이지 못하는 실성증(aphonia)의 결과가 나타나거나 충분하게 움직이지 못하는 발성장애(dysphonia)의 결과를 가져온다. 성대는 내전보다 오히려 외전될 수 있고, 또한 성대는 진동하는 동안 부분적으로 단지 내전될 수도 있다(Deem & Miller, 2000). 때때로 환자는 가성 음성이 나타나기도 하며, 또한 음도일탈이 나타날 수도 있다(Baker, 1998). 전형적으로, 후두는 과도한 긴장의 상태로 유지된다. 변환장애를 가진 환자들은 전형적으로 속삭이듯이 의사소통을 한다(Seifert & Kollbrunner, 2005).

종합적인 인터뷰와 사례사는 음성 문제와 심리적인 이슈의 환자는 최근의 경험하는 것과 혹은 과거에 경험을 가졌던 것을 연결시킴으로써 문제를 해결한다. 그 혹은 그녀의 삶과 연관된 영역에서 심리적인 기능, 환자의 정서에 대한 조사, 침착한 규명이 요구된다. 임상가는 심리정서적인 문제들을 밝혀야 하며, 그 혹은 그녀의 전문적인 범위 안에서 이루어져야 하며, 또는 환자의 정서적인 이슈들을 더 깊은 조사가 보증된다면, 정신건강전문가에게 부탁하는 것이 적절할 수 있다.

음성치료

치료는 정상 발성을 회복하고 음성 문제에 기여하거나 놓여있는 심리적인 이슈들을 조사하는 것에 초점을 맞춘다.

후두 주변 마사지는 근긴장을 이완시키는 데 도움을 줄 수 있다. 다른 전략은 대부분의 환자는 기침, 웃음, 울음, 가글링, 헛기침, 코고는 소리 등과 같은 비발성 의도(nonphonatory purposes)에 맞추어 반사적으로 소리를 낼 수 있게끔 하는 것에 기초를 둔다. 임상가는 그들에게 자발적인 발성의 형태로 환자를 도와 줌으로써 이와 같은 소리내기를 만들어 사용할 수 있다. 예를 들면, 환자는 편안한 기침과 목청을 깨끗하게 하고, 그리고 신중히 소리내기를 확장하기 위해 지시를 받는다. 한번은 그 혹은 그녀는 쉽게 이것을 해낼 수 있고, 반사적인(reflexive) 소리내기는 수의적인(voluntary) 소리내기가 유지되는 동안 사라진다. 각 개인이 소리내기의 조절이 가능할 때, 발성은 모음, 음절, 단어, 구, 그리고 긴 발화의 형태를 만든다. 직접적으로 음성과 함께 작동할 때, 그것은 사람의 음질은 정상 음질이 이루어지기 전에 많은 단계를 통해서 만들어지며, 어떤 단계에서는 이전의 발성장애보다 실제의 소리가 지각적으로 더 좋지 않을 수도 있다는 것을 명심하는 것도 중요하다(Baker, 1998).

상담을 통한 접근법은 더 많이 열린 마음과 생산적인 방법으로 환자가 갈등에 대해 대처하고 원인을 알려 주는 방법을 도와주는 것은 중요하다. 환자가 그 혹은 그녀의 삶에서 갈등과 걱정에 대해 이야기할 때, 음성이 자연적으로 좀더 정상 음질로 되돌아 것이 드문 것이 아니다. 간접적, 직접적 음성치료 기법들의 성공을 기록하는 문헌에서 일화적인 보고가 있는 동안, 변환 실성증/발성장애에 대한 치료효과에 대한 보고는 통제된 조사연구들은 없다.

10.6 기능적 발성장애

기능적 발성장애(functional dysphonia, FD)는 어떤 기질적 혹은 신경학적 원인이 없는데도 음성장애로서 정의되었다(Daniilidou et al., 2007). 기능적 발성장애는 신체형태장애로서 DSM-IV로 분류되었고, 운동증후 혹은 결손으로 변환장애로서 하부-분류화(subclassified)되었다. 그 장애는 내부적 그리고 외부적 스트레스요인이나 개인적 특성에서 아주 밀접하게 관련된다는 것을 보여 준다(〈표 10.6〉 참조). 기능적 발성장애를 가진 사람은 신체에 대한 불편함과 건강 우려와 관계된 특별한 불안 증후에 대한 용어를 사용하기보다는 좀더 높은 점수를 나타낸다는 것(신중하고, 조심스러운, 긴장한, 공포스러운, 불안한, 예민한, 겁먹은, 의심스러운, 좌절된, 그리고 소극적인 점수로 나타내며; 불안함을 느끼고, 괴롭히는, 분개하는, 그리고 비관적으로 느끼는 점수를 나타내며) 스트레스와 혼란스러울 만큼 삶의 경험을 통해 알 수 있었다(Roy, Bless, & Helsey, 2000; Willinger et al., 2005; Willinger & Aschauer, 2005). 기능적 발성장애를 가진 화자들은 내성적이며, 드러내지 않으며, 투영되며, 그리고 심각한 것같이; 병을 더 두려워하며, 건강에 대한 의식을 더 가지며, 의료적 치료와 물리적 손상에 대해 더 겁이 많으며, 더 많은 보호와 함께 그들 자신을 치료하는 것같이 그리고 다른 사람들이 그들의 도움과 욕망을 해결해 줄 것이라는 기대를 가지는 것과 같이 그들 자신들을 묘사한다

표 10.6 기능적 발성장애를 가진 사람들을 위해 문헌에서 언급된 개성적 특징들

건강에 대한 걱정	신중한	주의 깊은
긴장	겁이 많은	불안한
신경질적인	소심한	의심이 많은
낙담한	수동적인	불편한
괴로워 하는	분개하는	비관적인
내성적인	숨기는	투영된
심각한	무력한	사회적 불안
생활 상황을 정리하는 데 어려움	자기주장이 없음	정서적 표현의 어려움

출처: Andersson & Schalen(1988); Deary et al.(2003); Roy et al.(2000); Seifert & Kollbrunner(2005); Seifert & Kollbrunner(2006); van Mersbergent et al.(2008); Weillinger et al.(2005); Willinger & Aschauer(2005).

(Deary, Wilson, Carding, & Mackenzie, 2003; Seifert & Kollbrunner, 2006; Willinger et al., 2005; Willinger & Aschauer, 2005).

부가적인 특징들은 무력함, 그들의 일상생활에서의 어려움, 그들 자신의 주장을 하는데 어려움, 사회적 불안, 자기주장의 나약함, 자기억제를 하려는 경향, 일상적인 생활환경에 대해서 걱정함, 그리고 정서적 구두표현에서의 어려움을 포함한다고 보고되었다(Andersson & Schalen, 1998; Seifert & Kollbrunner, 2005; van Mersbergen, Patrick, & Glaze, 2008). 이들의 성격적 특징을 가진 사람들은 어떤 조건화된 환경적 자극에 민감할 수 있으며, 그리고 노출된 자극은 고차원에서의 비특이적 자율신경의 흥분을 만들어낼 수 있다. 사람은 후두근육긴장을 증가시킴으로써 반응하고, 정상인두와 후두감각에 과도하게 민감해질 수 있다(Duffy, 2008; Mirza et al., 2003).

평가와 치료

음성 증상은 특이하지 않는 경향이 있으며, 기식성, 쉰목소리, 그리고 거침의 정도가 다양함을 나타낸다(Awan & Roy, 2005). 변환 실성증/발성장애를 동반할 때, 종합적인 평가는 기능적 발성장애의 진단을 확립하는 데 반드시 필요하다.

기능적 발성장애를 가진 사람은 교육, 음성 위생, 그리고 간접적인 상담과 같은 간접적인 접근법; 인지적 행동치료 뿐만 아니라 발성훈련 및 호흡훈련과 같은 직접적인 치료접근법에 초점을 맞춘 음성치료에 잘 반응한다(Daniilidou et al., 2007). Daniilidou 등(2007)은 음성은 거칠고, 기식화되고, 억지로 애쓰는(strained) 기능적 발성장애를 가진 환자들에서 정규적인 음성치료와 음성치료+인지적 행동치료(CBT)를 비교하였다. 결과 측정은 GRBAS(청각심리검사) 음성증후척도, 불안과 우울증의 측정, 그리고 일반적 건강에 대한 질문을 포함했다. 음성 결과 측정치는 양쪽의 치료그룹에서 의미 있는 호전을 보였고, 일반적 건강과 건강한 삶의 수준은 인지행동치료 그룹에서 더 의미 있게 호전되었다.

10.7 변성 가성

변성 가성(mutational falsetto), 또한 무변성(puberphonia) 혹은 변성발성장애(mutational dysphonia)라고 불리며, 변성기 후 남자들에서 일차적으로 발생한다. 2장에서 기술한 것처럼, 소년의 후두와 성대는 변성기 동안에는 급성장 하는 것을 보여 준다. 이것은 결과적으로 성인 남자의 더 커진 성대와 길이가 된다. 기본주파수는 정확히 100Hz로 감소하고, 음도는 비례해서 낮아진다. 때때로, 정상 후두성장에도 불구하고, 남자의 음도수준은 더 낮아지지는 않는다. 성인기에 저음을 내기 위해서 아동기의 고음이 낮아지지 않는 것은 성인기의 책임에 대한 거부, 음도 변화에 따른 혼란과 같은 것은 심리적인 이유에서 기인하며, 음성이 안 나오는 현상은 여자역할 모델로서의 동일시하려는 열망을 가지거나 혹은 변화하려는 동안 자주 발생한다(Remacle, Matar, Verduyckt, & Lawson, 2010). 비정상적인 음도는 또한 음성 메커니즘에 변화를 가지려는 불안정한 음도와 음질을 안정시키기 위한 소년의 노력의 결과일 수 있다. 청각장애는 음도를 조절하기 위한 청각적 피드백의 손실로 인해 변성 가성의 또 다른 원인이다(Chernobelsky, 2002).

원인이 무엇이든지 간에 높은 기본주파수를 유지하는 것은 많은 후두근육의 힘과 긴장을 요구한다. 다시 말해 윤상갑상근(cricohyroid muscles)은 성대에서 가성을 내는데 상당히 종단적 긴장(longitudinal tension)에 영향을 미치며, 성대는 발성 동안 완전히 닫히지 않는다. 그래서 음성은 비정상적으로 고음도가 될 뿐만 아니라, 기식화되고 약해진다. 사람의 성대 점막부분이 진동하기 위해서는 후두는 과긴장 될 수 있고, 연골성의 성문은 아주 단단하게 닫힐 수도 있다(Rammage et al., 2001). 이것은 또한 과도하게 고음이 되게 할 수 있는데, 왜냐하면 성대의 효율적인 진동 길이가 감소되기 때문이다. 게다가, 전체 후두가 설골상근(suprahyoid muscles)의 과도한 압착으로 인해 올라갈 수 있다. 부정확한 성도공명은 사람이 비정상적으로 높은 지점에 자신의 혀를 갖다 옮겨 놓을 때, 또한 비정상적인 음질의 요소가 될 수 있다(Stemple et al., 2000). 다른 잠재적인 음성 특징들은 쉰목소리, 음도일탈, 음도변화의 제한, 근긴장, 음성 피로, 그리고 음성 사용을 계획하는 것에 어려움을 포함한다(Remacle et al., 2010).

평가

연성 혹은 경성 후두내시경 검사는 후두 메커니즘이 구조적으로 정상 후두 움직임에 이상이 없다는 것을 기록하는 데 중요하다. 음향적 그리고 지각적 측정은 기본주파수 일탈의 범위를 양적으로 기록하는 것뿐만 아니라 음성의 전반적인 정도(severity)를 결정하는 데 도움을 준다. 내분비의 문제, 청력손실, 또는 신경학적인 문제와 같은 환자의 고음의 다른 원인은 제외되거나 혹은 이야기되어야 한다. 심리학적인 요소의 실체는 사례사를 통해 인터뷰하는 동안 결정되어야 한다.

치료

구조적 혹은 다른 물리적 원인은 배제하며, 수술적 접근법이 심하거나 혹은 다루기 어려운 사례들에서는 유용할지라도, 행동적 음성치료는 변성 가성에 대한 선택적 치료이다.

음성치료. 후두마사지는 과도한 과압축을 감소시키고, 외부 그리고 내부 후두근육을 이완시킴으로써 더 낮은 음도를 산출하는 데 효과적일 수 있다. 더 정상음도 수준으로 끌어내기 위한 또 다른 방법은 그 사람의 기침 혹은 웃음을 만드는 것이다. 이들 무의식적인 소리내기는 더 정상적인 음도수준을 이끌어낼 수 있으며, 더 나아가 의미 있는 발화의 형태가 될 수 있다. 후두의 손가락 압박 방법은 성대의 긴장을 증가시키면서 동시에 위쪽으로 당기는 것에서부터 후두를 보호하기 위해 아래쪽으로 신중히 미는 방법은 아직도 간단히 할 수 있는 또 다른 효과적인 방법이다. 환자는 소리에 맞추어 격려 받으며, 이러한 조작에 의해 산출된 낮은 음도를 느낀다. 손가락 압력은 그 사람이 지속적으로 낮은 음도를 산출하는 것이 더 숙련될 정도가 될 때 제거된다. 시각적 피드백은 희망하는 음도를 촉진하는 데 아주 도움을 많이 줄 수 있다. Chernobelsky(2002)는 전기성문파형검사(electroglottography)를 평균 기본주파수가 436Hz인 비정상적으로 고음을 나타내는 청각장애 청소년에게 사용했다. 기본주파수

보다 낮게 유성화된 기침을 사용하는 방법은, 소년들은 보통의 발성과 가성발성에서 산출된 전기성문파형검사의 파형 모양을 비교할 수 있다. 치료 후, 이들 소년의 평균 기본주파수는 184Hz로 낮아졌다.

여러 연구자들은 낮은 음도에서 장기간 유지되는 행동 음성치료의 결과가 성공적이었다고 보고했다(예, Dagli, Acar, Stone, Dursun, & Eryilmaz, 2008; Lim et al., 2007). Lim 등(2007)은 15명의 환자에게 후두의 손가락 압박 방법을 사용해서 치료했다. 저자들은 음향학적, 공기역학적 검사를 치료 전-후에 실시했다. 보고에 의하면, 치료 전 모든 환자는 비정상적으로 높은 음도였고, 약하고, 기식화 되고, 낮은 음도에서 발성하는 환자는 아무도 없었다. 후두검사에서는 많은 소년들은 좁은 갑상설골 공간(thyrohyoid space), 후두의 거상, 그리고 발성시 설골상근의 심한 압착을 보여 주었지만, 대부분의 경우에서 후두의 정상발달을 나타냈다. 성대 움직임은 모든 사례에서 정상이었다. 기본주파수 /a/에서 193.41Hz, 연장발성에서는 198.85Hz였다. 연속되는 치료에서 기본주파수 /a/에서 113.49Hz, 연장발성에서는 115.62Hz 감소했다. 증가된 음성 안정성이 반영되어 jitter(주파수변동률)와 shimmer(진폭변동률) 레벨은 또한 감소되었다.

상담 혹은 심리치료는 음성변화를 강하게 거부했던 사람들과 음성치료와 함께 그들의 기본주파수를 낮게 할 수 있는 몇몇 사람들에게는 도움이 될 수 있다(Remacle et al., 2010).

수술. 설골상근 혹은 윤상갑상근의 과도한 근육 압착으로 인해 음성치료에 반응하지 않는 사례에서는 보톡스 주입술을 제안했다(예, Lim et al., 2007; Woodson & Murry, 1994). Woodson과 Murry(1994)는 기본주파수가 평균 이상이고 음질이 가늘어서 음성치료가 성공적이지 않았던 47세 남자의 사례연구를 기술하였다. 연구자들은 윤상갑상근에 투여된 보톡스는 결국 정상수준의 기본주파수(100H 정도)로 낮게 만들었다. Woodson과 Murry(1994)는 음성치료와 함께 결합하는 보톡스 주입술은 음성치료 단독으로 시도해서 반응하지 않는 사람들에게 **갑상성형술 제3형**(Type III thyroplasty)과 같은 수술적인 변화를 가져오는 것에 앞서서 시행되어야 한다. 갑상성형술 제3형은 소위 이완성형술(relaxation thyroplasty)이라 불리는데, 성대긴장을 감소시키고 성대를 짧게 만드는 방법으로서 갑상연골을 조작해서 만들어지는 수술방법이다(Remacle et al., 2010). Remacle 등(2010)은 이 방법을 사용해서 변성 가성 환자에서 VHI 점수에서 현저한 향상과 기본주파수에서 평균 187~104Hz까지 수술 후에 감소한 것을 보고했다.

10.8 성전환 음성

성전환(transsexual) 용어는 1960년대 만들어졌으며 최종적으로 몸을 바꾸기 위해 수술과 호르몬으로 그 혹은 그녀의 몸을 바꾸는 사람, 그리고 성(sex)에서의 일원으로서 살거나, 타고난 성이 아닌 일차 그리고 이차 성 특징으로 나타내기를 원하는 사람에서의 조건일 때, DSM의 여러 버전으로 정의되었다(Denny, 2004). 1990년 중반 후에는 성전환의 진단적 범주는 성 정체성장애(DSM-IV-TR, 1994)로 더 일반화된 범주와 함께 진단을 위한 세부적인 4가지 기준으로 바뀌었다(〈표 10.7〉 참조). 이 버전에서는 성전환(transsexual)의 용어는 좀더 포괄적인 용어인 성전환자(transgender)도 포함시켰다. 성전환자 용어는 전통적인 성 규범으로부터 성전환을 포함하고, 성전환주의자, 이성의 옷을 입은 사람, 동성애자(drag queens)를 포함하고, 행동거지나 혹은 옷을 바꾸어 정체성을 가지는 모든 사람들을 나타낸다(Denny, 2004). 성전환자 모델은 정신장애라기보다는 오히려 인간의 다양성의 자연적인 형태로서 성의 변이성의 다른 형태로 성전환을 본다(Denny, 2004). 몇몇 임상가들과 연구자들은 성의 부적합이 자동적으로 정신과적 진단으로 위임되어서는 안 되고, 오히려 의학적인 것이어야 한다고 논쟁했다(예, Allison, 2010). 용어는 장애에 관해서 그들을 범주화 없이 성에서의 변화라고 기술하는 것이 제안되었다. 이에 대한 용어는 성 불안(gender dysphoria), 성 불일치(gender discordance), 성 부조화(gender dissonance), 성 결점(gender discomfort), 또는 성 부적합(gender incongruence)을 포함한다(Allison, 2010; Cohen-Kettenis & Pfafflin, 2010).

현재 사용되는 것처럼, 성전환 용어는 타고나지 않은 성과 함께 명확하게 동일시하고, 기본적으로 그들의 생물학적인 성의 모순 안에서 성을 동일시하는 개인으로서

표 10.7 성 동일성 장애에 대한 DSM-IV-TR 진단적 기준

A. 강력하고 지속적인 다른 성에 대한 공감(단순히 다른 성에 대한 어떤 문화적 이점을 열망이 아니라). 아동들에서 장애는 다음의 5가지에 의해 드러난다:
   1. 반복적으로 그 혹은 그녀는 다른 성이 되기를 주장하거나 열망 하는 경우
   2. 소년의 경우, 이성의 옷을 선호하거나 여자 옷에 자극을 받음; 소녀의 경우, 전형적인 남성의 옷을 입기를 열망함
   3. 강력하고 지속적으로 다른 성이 되는 것을 끊임없이 몽상하거나 가공의 역할극에서 다른 성의 역할을 선호함
   4. 다른 성에 대한 취미와 전형화된 게임에 참여하기를 강하게 열망함
   5. 다른 성의 놀이친구를 매우 선호함

B. 성의 역할 안에서 그 혹은 그녀의 성 혹은 부적절한 감성과 같이 지속적인 불편함이 나타남

C. 장애는 신체적 간성(intersex) 조건에서는 공존하지 않음

D. 장애는 사회적, 직업적 혹은 다른 중요한 영역에서의 장애 혹은 임상적으로 의미 있는 고통의 원인임

언급된다(Denny, 2004). 1990년 중반 후에는 성전환의 진단적 범주는 성 정체성을 가지거나, 그리고 타고난 성과 함께 명확하게 동일시 하는 사람들에게 언급되는 용어이다(Denny, 2004). 그 사람은 생물학적인 정체성과 상응하는 역할, 기대감, 그리고 전통적인 남자와 여자 성에 따라 사회적으로 기대하는 태도에 아주 불편함을 느낀다. 그것은 타고난 성에 대한 사회적 역할에 맞추어서 몇 년 동안 살기 위한 사람에게는 이상한 것은 아니다(Thornton, 2008). 언어임상가의 서비스를 구하는 남장 여자 성전환자(male-to-female transsexual, MFT)는 중반의 나이이고, 결혼할 예정이거나 혹은 이전에 결혼했거나 그리고 한두 명의 아이 아버지이다(Gelfer, 1999; Thornton, 2008). 전통적으로 남성 지향적인 직업을 가지기 위해서 성전환 하는 사람들은 마찬가지로 이상한 것은 아니다(Gelfer, 1999). 많은 사람들이 군에서 복무를 했고, 또한 몇몇 다른 전형적인 남성의 분야에서나 법 집행이나 구조 안에서 일을 했다. 개인에서의 남자의 생활양식은 성에 대한 불안을 억제하기 위해 그의 의지를 표현할 수도 있다(Brown & Rounsley, 1996). 결국 그 사람은 성 정체성의 변화하는 것에 대한 수술적 절차를 받는 것을 결정할 수도 있고, 도움을 요청할 수도 있다. 그 사람의 성을 바꾸는 과정은 길기도 하며, 도전의 연속이다. 이 과정은 1년이 걸릴 수도 있고, 열망하는 성의 한 사람으로서 받아들일 수 있고, 수술 자체를 감수하고, 원했던 성의 한 사람으로서의 삶과 상담 및 심리치료의 단계들도 포함한다. 성전환 의뢰인의 치료는 다른 성의 한쪽 면에 도달하기 위한 하나의 여행의 한 단계의 과정으로서 기술하였다(Gold, 1999).

성전환 수술

비수술적 생활양식의 선택이 현재 성전환된 사람들에게 열려 있음에도 불구하고, 성전환자들은 선택적 치료로서 성전환 수술(sex reassignment surgery)을 보는 경향이 있다(Denny, 2004). 성전환 수술을 받기 위해 선택된 성인여자는 100,000명에 1명이고, 성인남자는 30,000명에 1명으로 추산되었다(Levy, 2000). 사람의 타고난 성을 바꾸는 수술을 가볍게 생각해서는 안 되며, 대부분의 수술 의사들이나 정신과 의사들은 수술을 받기 전에 바꾸려는 성의 일원으로서 1~2년 동안 한 사람으로서 살아 보는 것을 요구한다(Verdolini et al., 2006). 국제적으로 채택된 지침은 잠재적인 성전환자에 대한 내장된 규제와 보호장치를 포함한다. 이 문서의 첫 번째 버전은 1979년에 발행되었다. 원래는 보호규준에 대한 해리 벤자민 지침이라고 불렸는데, 그 이름은 2001년에 성 정체성장애에 대한 해리 벤자민 국제적 성장애 협회의 보호지침, 6번째 버전

(February 2001)으로 바뀌었다. 2009년에 해리 벤자민 국제성장애협회(Harry Benjamin International Gender Dysphoria Association, HBIGDA)는 성전환자 건강을 위한 세계 전문가 협회로 재개명 되었다(Cohen-Kettenis & Pfafflin, 2010).

보호의 기준은 돌봄의 규준과 목적을 나타내는 서문의 개념을 담고 있고, 세계도처에 있을 수 있는 성 정체성 변화에서 문화적인 차이와 성 정체성 장애가 원초적으로 나타날 수 있을 것 같은 전염병학적인 측면의 고려; 성 정체성 장애의 ICD-10 분류와 진단적 용어; 정신건강에 대한 전문적인 책임; 아동기와 청소년기의 평가와 치료; 성인의 심리치료; 성인의 호르몬치료의 요구와 효과; 실생활의 경험; 성전환 수술 포함하는 수술의 서로 다른 형태, 가슴수술, 다른 미용수술(예, 갑상연골성형 감소); 그리고 전환 후 추수평가 등을 포함하는 광범위한 문서다. 전체적인 내용은 다음의 주소에서 이용할 수 있다(www.wpath.org/publications_standards.cfm).

성전환 수술을 한 대부분의 사람들은 남자에서 여자로 전환한다. 종종, 수술은 가슴보정, 전기분해요법, 얼굴성형수술, 적절한 호르몬 치료의 도움과 함께 외모적인 측면에서 아주 성공적이다. 그러나 소위 "성을 바꾼 여자"는 자주 그녀의 새로운 외모와 더불어 이상하고 남성으로서 받아지는 음성의 문제가 남아있다. 그 사람의 음도수준, 억양패턴, 음질, 그리고 전반적인 의사소통 특징들은 자주 남성의 기질들이 그대로 남아있다. 주류 문화(mainstream culture)는 그들의 성과, 몸의 형태를 만들어 진 몸의 형태와 그들의 성과 일치하지 않는 목소리를 가진 사람들을 이상하게 여기는 경향이 있다. 이것은 수술을 받았던 많은 환자들에게는 또 다른 문제이다. 보고에 의하면, 성전환자 모임에 참가한 93%는 전환 과정에서 목소리는 어느 정도 중요하다고 평가되었고, 그리고 여자로서 "통과"하는데 개인으로서 성공하는 것으로 가장 중요한 역할을 하는 것으로 생각하는 것이 음성과 비구어 의사소통으로 약 25%를 차지했다(Johnson, 2008).

많은 성전환한 여자는 좀더 여성스러운 음성을 만들어내기 위해 도움을 받고자 언어임상가에게 의뢰된다. 이 사람들과 같이 일하는 임상가들은 몇몇 독특한 도전에 직면한다. 임상가는 도덕적, 윤리적, 종교적인 이유들로 성전환자와 함께 일하게 되는 것을 꺼릴 수도 있으며, 아직 ASHA(미국언어청각임상협회)의 윤리적인 원칙은 모든 의뢰인들은 당연히 존중되어야 한다는 것을 말한다. 임상가들은 이들에게 치료과정에서 부정적 영향을 미치지 않게 하고, 그들 자신의 편견과 관점을 알 필요가 있다. 언어임상가는 적절한 성에 대한 용어를 인식해야 하고 모든 성전환된 의뢰인들의 치료에 대한 지침에 익숙해야 한다는 점을 확인해야 한다. 〈표 10.8〉은 현재 성전환자의 공동체에서 사용되는 용어를 보여 준다.

표 10.8 성 정체성 장애와 성적 취향과 관련된 용어

용어	정의
성 정체성 장애	진단적 범주는 강력하고 지속적으로 반대 성으로 동일시 하려는 한 개인으로서 언급 되는 것
동성애	포괄적인 용어는 똑바른 성 규범으로서 확인할 수 없는 누군가에게 적용하고, 성 정체성과 성적 취향을 포함함
성적 취향	외부적, 다른 것에 대한 성적 매력; 양성애자에서부터 게이까지 넓음(동성애의 성적 취향)
성 정체성	내부적, 자기에 대한 지각; 양성의 남자에서부터 여자까지 넓음(동성애의 성 정체성)
시스성	태어나면서 동일시 하는 하나의 성으로 지속되는 성 정체성
성전환자	성 정체성이 태어나면서 동일시 하는 하나의 성으로 지속되지 않음; 모든 동성애의 성 정체성에 포괄적인 용어로서 사용됨; 성전환 한 사람으로 기술함
성전환자	반대의 성에서 전일제(full-time)로 살기를 원하는 사람; 해부적으로 외부 생시기가 반대의 성을 닮기 위해 변화를 가진 사람을 묘사함
이성의 옷을 입은 사람	성의 범위에서 동일시 하는 사람으로 전반적으로 변이를 희망하지는 않는 사람(복장 도착, transvestite)으로 절반의 시간보다 적게 반대의 성으로 존재하는 사람
전이	반대의 성으로서 사는 것을 감수하는 사람
성 공동체	성의 역할이 해부학인 물리적 원인으로 엄격하게 정의되지 않은 문화 그룹
통과	성전환자 혹은 성전환이 이루고자 하는 성 그룹에 속해서 다른 사람으로서 인식되는 개인

출처: Johnson(2008); King et al.(1999)로 부터의 정보.

평가

음성장애를 가졌을 때 종합적인 평가는 필수적이다. 성전환된 사람의 경우에서는, 사례사는 개인적인 이슈, 용어, 치료 목표의 변화, 그리고 드문 사회적 환경을 포함해서 독특한 관계 때문에 심지어 더 중요하게 된다(King, Lindstedt, & Jensen, 1999). 〈표 10.9〉는 전반적으로 사례사 인터뷰에서 받아들여져야 하며 성전환자에게 세부적으로 관계하는 질문들을 나타낸다.

전문적인 신뢰성, 믿음, 그리고 환자에 대한 공감대를 만들기 위해서 언어임상가는 첫 인터뷰, 평가 진행, 그리고 전반적인 치료 과정 동안 실용적 타당성의 높은 수준을 보여 주어야 한다. 성 정체성의 이슈들이나 성적 취향을 가진 사람을 다룰 때, 개인의 자신감과 신뢰를 가지게 하기 위해서는 개인이 선호하는 형태와 적절한 현재 용어를 사용하는 것이 중요하다. 평가자는 이것이 또한 임상실 밖에서 접촉하는 동안 사용되는 이름인지 그가 불려지기 좋아하는 이름인지를 의뢰인에게 물어봐야 한다(Dacakis, 2006; Gelfer, 1999; Johnson, 2008). 전일제 남자 역할에서 전일제 여자 역할을 하는 의뢰인으로 전환한 사람에게는 그 혹은 그녀의 이름을 남자와 여자 버전으로 쉽

표 10.9 성전환 의뢰인과 성전환자에 관계되는 사례 질문들

성 역할 정보
당신은 어떤 이름으로 부르면 좋겠습니까?
이 이름이 임상실 바깥에서 만났을 때 사용되는 것입니까?
성전환 과정에서 당신은 무슨 단계입니까?
얼마나 자주 남자로서 당신 자신을 표현합니까? (시간에 대한 추정비율)
얼마나 자주 여자로서 당신 자신을 표현합니까? (시간에 대한 추정비율)
호르몬 치료는 받고 있습니까?
정신 건강 전문가에게 도움을 받습니까?
여자 역할로서 완전히 전일제의 형태로 전환할 계획이 있습니까?
만약 그렇다면, 언제?
당신이 되고자 하는 여성은?
당신의 친구, 동료, 그리고 가족은 어떻게 지지합니까?
음성 정보
당신은 현재 여자 목소리 비율은 어떻습니까? (나쁨, 보통, 좋음, 아주 좋음)
당신은 여자 목소리에 다른 반응은 어떻습니까?
당신은 여자 목소리를 사용하는 것이 얼마나 많은 노력을 합니까? (전혀, 다소, 매우)
당신은 남자에서 여자 목소리로 변화하기 위해 사용하는 전략은 무엇입니까?
당신에게 여성스러운 목소리는 얼마나 중요합니까? (전혀, 다소, 매우)
당신에게 음성치료를 받는 목적이 무엇입니까?

출처: Brown et al.(2000); Dacakis(2006); Gelfer(1999); Johnson(2008); King et al.(1999); Moran et al.(2008)로 부터의 정보.

게 사용할 수 있을 것이다(Dacakis, 2006). 그것은 의뢰인의 요구에 따라 적절한 개인적인 대명사와 선호되는 이름을 사용하고 존중하는 것은 임상가에게 중요하다.

인터뷰 과정 동안 평가자는 그 혹은 그녀가 정신과 전문의 또는 다른 정신건강 전문가의 도움을 받고 있는지, 그리고 호르몬 치료를 받는지에 대한 것과 성전환 과정에 있는 사람들에 관해서 의뢰인으로부터 정보를 이끌어내야 한다(Gelfer, 1999). 그 개인은 그/그녀가 가족, 친구, 그리고 동료들로부터 받아들여지기 쉽거나 혹은 받는 지지의 정도에 관해서 조사되어야 한다(Gelfer, 1999; King et al., 1999). 의뢰인의 일상적인 환경에서 지지의 수준은 그/그녀가 그의/그녀의 생활에서 기능적인 상황에 클리닉에서 배운 기술들을 적용할 수 있는 정도에 영향을 미칠 수 있다. 정보는 의뢰인이 새로운 목소리에 적응해야 할 때를 알아야 하며(Johnson, 2008), 시간의 몇 퍼센트를 그/그녀는 현재 여자로서 살아야 하며, 그리고 그/그녀는 언제 여자 역할에서 전일제로 몰입해서 전환하는 계획을 알아야 한다. 그것은 더 많은 남성의 역할에서부터 더 많은 여자로서의 역할까지 개인의 전환도 하며, 그/그녀의 환경에서 의사소통 상황이 변하고, 의사소통 검사와 평가를 계속해서 할 필요성을 나타내는 신호일 것이다(Dacakis, 2006; King et al., 1999).

음성치료에서 의뢰인의 목표를 확인하는 것은 성공적인 치료 결과에 대한 잠재성을 극대화하는 데 중요하다. 의뢰인은 그녀의 여성스러운 목소리가 무엇과 같은 소리일 것이라는 비현실적인 기대를 가질지 모른다(Gelfer, 1999). 이것은 치료 과정과 그 사람의 치료 과정의 개념을 부정적으로 영향을 미칠 수 있게 한다. 여자의 경우 어떠할까라는 의뢰인의 관점에서 그녀는 또 다른 중요한 이슈가 되는 것을 원하며, 구두와 비구두 행위 만큼은 성전환 의뢰인을 위해서 여자의 상투적인 양상을 반영해야 하는 것을 제안했고, 그것은 요즘 많은 여자들에 의해 거부되기도 하지만 몇몇 의뢰인들은 그러한 형태를 목표로 하기도 한다(Moran, Hague, & Roper, 2008).

더불어 성전환자의 이슈에 관계된 세부적인 항목들과 개인의 의료 내역을 조사해야 한다. 특별히 주의해야 할 점은 위식도역류질환(GERD), 신경학적 문제, 심장 문제, 청력문제, 호흡 관련 이슈들, 그리고 계절별 혹은 다른 알레르기의 병력과 같이 목소리에 영향을 미칠 수 있는 병에 대해 조사해야 한다. 개인은 성과 관련된 것이 아닌 혹은 성과 관련된 어떤 수술을 받았는지 그렇지 않은지, 그/그녀가 순서에 맞게 삽관을 했는지 그렇지 않은지에 대한 것을 아는 것은 중요하다. 어떻게 처방되거나 혹은 처방전이 없는 약들이 음성 산출에 영향을 미칠 수 있음으로 보고해야 한다. 주의할 점은 그 사람이 담배, 알코올, 그리고 기분전환의 약물들의 사용하는 것에 또한 주의를 해야 한다.

음성치료를 받아야 하는 모든 사람들과 같이 언어임상가는 의뢰인의 일상적인 음성 사용법, 음성기술, 음성의 필요성, 그리고 음성 습관들에 대한 것의 수준을 결정해야 한다. 목소리를 내어 손상을 주는 행동들을 알게 해 주어야 한다. 그 사람이 전환과정 동안에 음성변화를 위해 어떻게 노력하는지에 대한 것을 알려주는 것은 또한 중요하다. 개인은 과도하게 후두를 긴장해서 사용함으로써 음도를 올리려고 노력할 수 있는데, 그로 인해 가능한 MTD(근긴장성 발성장애) 조건을 만들 수 있다(Brown, Perry, Cheesman, & Pring, 2000). VHI와 같은 삶의 질과 관련된 질문내용은 의뢰인의 음성이 그/그녀의 일상생활에서 영향을 미치는 것을 내부적 통찰력으로 얻는 수단으로 중요하다.

더불어 광범위한 사례사가 되는 의뢰인은 구조 혹은 기능의 어떤 후두 비정상을 배제하기 위해 이비인후과 전문의에 의한 후두 검사를 받아야 한다. 음향학적인 분석은 또한 평가 과정의 중요한 부분이다. 최대 발성 주파수 범위, 강도수준, 그리고 억양 패턴 뿐만 아니라, 남자 역할 안에서 의뢰인의 습관적인 발화 주파수 레벨을 결정하는 것은 중요하다(Mordaunt, 2006). 음향학적인 분석 프로그램은 연장 발성, 읽기, 그리고 자연적인 발화에서 그 사람의 습관적인 평균 기본주파수를 자료화 하는데 도움을 준다.

치료

좀더 여성스럽게 의사소통하는 스타일로 발달시키기를 원하는 사람의 치료는 많은 측면을 가지며, 음성치료, 수술, 상담, 조음 치료, 비구어 의사소통 패턴에서의 도움, 그리고 신체적 외모에 중점을 두는 것을 포함한다. 치료의 목적은 여성 언어로서의 표시(markers)인 자연스러움을 강조하는 것이다. 표시는 높은 음도, 큰 억양 범위와 음도 유동성, 증가된 음성 표현, 발화에서 상승된 억양, 좀더 기식화된 음질, 말씨에서 여성화된 패턴, 뿐만 아니라 많아진 시선 집중과 같은 비구어적 시각적 표시, 증가된 손/팔의 제스쳐, 그리고 더 많아진 스킨쉽과 같은 접촉을 포함한다(Parker, 2008). 성에 대한 세부적 의사소통 작업에 대한 좋은 시작점은 선택된 성, 나이, 문화 그리고 가족 상황에서 사회적 계층에 있는 사람들을 의뢰인을 위해서 관찰하는 시간을 가지는 것이다(Thornton, 2008). 그러나 어떤 성에 대한 세부적인 작업을 시작하기 전에 문제가 있는 발성장애와 목소리를 내어 외상을 입히는 행동들은 반드시 치료되어야 하며(Thornton, 2008), 위식도역류질환 혹은 알레르기와 같은 의료적 상황에 대한 것은 이야기되어야 한다.

음성치료. 행동 음성치료는 성전환한 사람이 지각적으로 좀더 여성스러운 목소리와 좀더 여성스러운 의사소통패턴을 발전시켜 도움을 주는데 중요한 부분이 되기도 한다. 치료는 음도를 올리는 것뿐만 아니라 의뢰인의 음질과 공명, 억양패턴, 조음패턴, 그리고 비구어적 몸짓을 여성스럽게 하는 데 중점을 둔다. 음성 위생은 후두의 노력 혹은 음성과기능 없이 목표한 음도를 유지하고 만들어내기 위한 개인적으로 학습하는 것을 또한 강조한다(〈표 10.10〉 참조).

음도 기본주파수(F0)는 생물학적인 남자와 여자 뿐만 아니라 성전환한 사람의 성을 구별하는 데 가장 두드러신 단서이다(Gelfer & Mikos, 2005). 그래서 그 사람의 음

표 10.10 성전환자를 위한 여성화 전략들

기본주파수와 음도
목표 기본주파수 레벨을 결정
약간 남자의 습관적인 음도 위에 시작하는 기본주파수를 설정
좋은 음질과 적절한 억양을 유지하면서 조금씩 기본주파수 수준을 올림
더 길게 발화하는 것을 유지하고 고립된 모음에서 각 기본주파수 수준에서 시작함
변화를 가지는 억양패턴과 함께 서로 다른 음성적 문맥에서 각 새로운 기본주파수 수준을 사용하는 것을 연습함
더 많이 위쪽으로 음도를 변화해서 사용하고 더 적게 아래쪽으로 음도를 변화해서 사용함
음질
성대 프라이와 심한 성대접촉을 제거함
가성 성구를 피함
다소 기식화된 음질을 사용
공명 앞쪽에 중점을 두고 사용
조음
좀더 앞쪽에 혀를 두고, 공명주파수를 올리기 위해 입술을 펴서 사용함
가볍고 좀더 정확한 조음점을 사용함
준언어적 요소와 비언어적 요소
많아진 눈 맞춤과 몸짓의 사용과 같은 여성스러운 비구어적 패턴을 사용함
발화 끝에서 부가적(tag) 사용을 증가시킴

도를 올리는 것이 전형적으로 치료의 가장 중요한 목표로서 여겨졌다. 연구는 약 150~173Hz의 기본주파수에서 화자가 여자로 인식되는 것은 위의 기본주파수 이상이고, 남자로 인식되는 것은 위의 기본주파수 이하일 때이므로 그 기준선을 설정했다(예, Brown, Perry, Cheesman, & Pring, 2000; Gelfer & Schofield, 2000; Wolfe, Ratusnik, Smith, & Northrop, 1990). 정확히 145~165Hz 사이의 범위는 성의 애매모호한 기본주파수 범위의 형태이며, 화자의 성이 동일함을 증명할 수 있는 것은 아니다(Mordaunt, 2006; Thornton, 2008). 이 범위는 음도를 올려서 연습할 수 있는 시작점의 형태이다.

중재의 목표는 전형적으로 180~230Hz 사이의 범위이며, 성인 여자 화자에 가능한 가까운 평균 기본주파수 수준에 도달해야 한다. 의뢰인의 음도수준을 올리기 위한 가장 중요한 첫 번째 단계는 변화된 목적을 위해 음도를 변화시키려는 화자의 능력을 고려해서 적절한 목표를 결정하는 것이다. 전형적으로 음도를 높이려는 방법으로는 화자의 전형적인 다소 남성 수준보다 높은 주파수에서 /a/, /ma/, 혹은 "/um-hmm/"과 같은 모음 혹은 비자음/모음 조합의 쉬운 발성을 의뢰인이 만들어 내게 함으로써 시작하는 기본주파수를 설정한다(예, Gelfer, 1999; Mordaunt, 2006). 의뢰인은 음질을 깨끗하게 하고 가볍게 할 수 있는 모델이 제공된다. 대부분의 방법은 청각적 피드백의 청각기록과 시각적인 피드백인 음향학적인 도구를 사용한다. 의뢰인이 습관적으로 할 수 있고, 좋은 음질을 가지고 다소 높은 수준을 유지할 때, 목표는 다시 올라간다. Mordaunt(2006)는 화자가 음질을 받아들여서 유지할 수 있는 것이 확실할 때, 강도 수준에서 변화를 하고 서로 다른 상황에서도 높은 레벨을 사용할 수 있으며, 좀더 여성스러운 질적인 언어를 사용해서 상승된 억양패턴을 사용할 수 있을 때, 10Hz의 증가된 수준으로 올리는 것을 권고했다. 마지막으로 원하는 음도수준이 억양측면에서는 높은 음도 범위에 쉽게 접근하기 위해서 화자가 할 수 있어야 한다. 의뢰인이 높은 음도수준으로 나아가는 것이 계속될 때, 전형적으로 독립된 모음으로 시작하는 각 수준에선 연습을 하고, 그 사람이 새로운 음도의 사용이 더 숙달될 때 발화로 넓혀간다. 새로운 음도수준은 서로 다른 음성학적 문맥, 의미 있게 변화하는 수준을 사용하거나(예, 일주일 중에 외운 것을 말하는 것 & 중요한 이슈에 대해 이야기하는 것), 읽기, 그리고 질문에 대답하는 것에서 연습을 해야 한다. 문장수준에서 화자는 그/그녀가 여성스러운 목소리를 내기 위해서는 행복함, 슬픔, 그리고 짜증과 같은 서로 다른 감정을 표현하는 것을 촉진한다(Gelfer, 1999).

음질 좋은 음질은 음도 작업을 시작하기 전이나 치료과정을 통해서도 강조된다. 그 사람은 음성의 여성스러움의 개념을 증가시키기 위한 기식화된 음질과 다소 낮은 강도를 사용하기 위해 격려받고, 심한 성대접촉, 성대프라이, 쉰목소리, 귀에 거슬리는 소리가 나는 것을 제거하는 것을 배운다(Gorham-Rowan & Morris, 2006; Holmberg et al., 2009; Mordaunt, 2006). 연습과 습관을 통해 만들어진 "자신감 있는 목소리"는 희망하는 다소 기식화된 음질을 만들어낼 수 있다. 공명 음성치료(resonant voice therapy)는 이런 목표를 성취하는 데 또한 도움이 될 수 있다. 화자는 후두 위치로부터 멀리하면서 앞쪽에서 중심을 두는 소리로 발성하는 것을 배우며, 구강 진동이 얼굴 마스크에서 주로 말하는 동안 산출되는 것을 느끼는 것을 배운다. 이 방법은 어떤 노력이나 긴장 없는 유연성과 명료성, 성대 힘을 증가시키고 성도를 통해 음성의 공명을 촉진시킨다(예, Hirsch, 2006).

사람은 헛기침, 낮은 음도로 소리내는 것, 그리고 기침과 같이 남자들에게는 일반적으로 많이 사용되는 다소의 음성 행동들을 피해야 한다(Deem & Miller, 2000). 또한 가늘고 날카로운 음질은 자연스럽거나 기쁜 소리가 아님으로 얇아진 성대로 인해 가성의 사용은 피해야 한다. 화자가 원하는 것은 매우 높은 음도가 도움이 될 것이라는 잘못된 믿음으로 이런 소리를 등록해서 사용한다.

성도 공명주파수 모음 공명주파수를 올리는 것은 때로는 중재접근법에서 목표가 된다. 남자와 여자들의 성도(vocal tract)의 형태나 크기에 관계되는 공명주파수에서는 차이점이 있다. 남자 성도는 여자보다 더 길며, 남자 인두(pharynx)는 여자보다 비례해서 더 크다(Rammage et al., 2001). 남자 성도는 낮은 주파수에서 더 강하게 공명하며, 반면에 여자 성도는 더 높은 주파수에서 공명한다. 이들 공명주파수의 차이점은 또한 남자 혹은 여자로서 그 사람의 목소리를 지각하는데 역할을 한다(Gelfer & Schofield, 2000; Rammage et al., 2001). 첫 번째 공명주파수(F1)는 혀의 높이와 관계되며, 두 번째 공명주파수(F2)는 앞쪽/뒤쪽 혀의 위치와 관련이 있다. 세 번째 공명주파수(F3)는 입술의 펴짐의 정도와 관계가 있다(Carew, Dacakis, & Oates, 2007). 더 앞쪽에 위치하고 혀와 같이 조음하도록 화자를 가르치는 것은 F2(제2공명주파수) 주파수를 올리며, 더 여성스러운 목소리와 "더 가늘게 하는 것"으로 인식하는 것을 더 쉽게 한다(Gorham-Rowan & Morris, 2006; Thornton, 2008). 입술을 다소 넓게 해서 이야기하도록 의뢰인을 가르치는 것은 F3(제3공명주파수)를 올리게 한다(Carew et al., 2007). Carew 등(2007)은 혀를 앞쪽으로 움직임을 증가시키고, 입술을 넓게 펴서 사용하는 것을 증가시켜 이 두 가지를 종합하는 것은 공명주파수의 값들을 증가시킬 뿐만 아니라, 게다가 30Hz 이상의 기본주파수를 올리는 역할을 했다. 음성치료에서 여성스러움의 나타내는 지각적인 평가 점수에서 참가자의 70%가 증가했고, 그리고 참가자 자기평가(self-rating)에서 만족도와 음성의 여성스러움이 치료 후에 의미 있게 높아졌다(Carew et al., 2007).

억양 음도범위와 변화성은 성 정체성의 강한 표시가 되는 억양의 양상이다. 전형적으로 여자 화자들은 더 넓은 기본주파수의 범위와 더 많은 음도 변화의 다양한 패턴을 사용한다. 반면에 남자 화자들은 더 제한된 기본주파수 범위와 더 작은 억양의 패턴을 사용하는 경향이 있다(Ferrand & Bloom, 1996). 연구들은 성전환한 화자의 목소리는 광범위하게 아래쪽으로 변화를 하지 않고, 위쪽으로 변화의 더 많은 역할을 하고, 그리고 억양패턴 수준을 더 작게 해서, 위쪽으로나 아래쪽으로 더 많은 음도변화에 의해서 여자로 특징화할 수 있을 때 동일시 할 수 있다는 것을 보여 주었다(예, Gelfer & Schofield, 2000; Wolfe et al., 1990). 여자들의 억양 패턴은 남자의 범위뿐만 아니라 구의 끝부분에서도 다르다. 여자는 발화의 끝부분에 억양을 더 올려서 사용하는 경향이 있고, 자주 그들의 언어를 다소 불확실한(흐리는) 말소리를 가지기도 한다. 사실, 더 여성스러운 억양 패턴과 여성스러운 스타일로 낮은 음도를 사용하는 화자는 좀더 적은 여성스러운 패턴이지만, 더 높은 음도를 사용하는 사람보다 더 여성스러운 소리가 될 것이다.

음성치료의 결과 많은 연구들은 음성치료가 성전환한 화자들에게 좀더 여성스러운 목소리를 만드는 도움을 주는 효과적이라는 것을 증명했다. Soderpalm, Larsson, Almquist(2004)는 치료 전후 화자의 그룹을 평가했다. 치료접근법은 음성 위생과 음도를 올리는 연습, 조음의 명료성을 향상시키는 방법, 그리고 좀더 앞쪽에서 조음하도록 격려하는 것을 포함했다. 저자들은 치료를 끝낼 무렵 155Hz보다 높은 기본주파수를 산출하는 환자는 50%보다 적었다고 보고했는데, 몇몇 환자들은 추수치료에서 이 수준에 도달했다. 그들은 피로와 목 통증을 방지하기 위해 음성기술을 향상시킬 수 있는 음성치료의 이점의 하나를 제안했다. Mayer와 Gelfer(2008)는 남자에서부터 여자까지 성전환한 화자의 성에 대한 청자의 개념을 바꾸는 음성치료와 더불어 음향학적인 파라미터가 변화는 것에 대해 연구했다. 각 환자들은 그룹 음성치료를 16회기를 받았다. 중재는 개별적으로 결정된 수준에 맞게 가볍고, 기식화된 음질과 좋은 호흡 지지, 조음의 정확성을 향상시키고, 그리고 억양의 변화를 증가시키면서 음도를 올리는 데 중점을 두었다. 청자의 그룹은 쾌적함, 남성스러움, 그리고 여성스러움의 범위에서 음성을 평가하는 것뿐만 아니라, 남자 혹은 여자로서 치료 전후 음성이 평가되었다. 음향학적인 평가는 발화기본주파수(SFF), 발화기본주파수의 상하 제한선, 그리고 제1, 제2, 제3 공명주파수(F1, F2, F3)를 포함한다. 샘플들은 치료 8주 다음에 바로, 그리고 15주 후 치료 종결 앞에 분석되었다. 그 결과는 치료 이전에는 음성의 단지 2%가 여자로 평가되었고, 반면에 치료 후 목소리의 51%가 여자로 평가되었다. 치료에서 형성된 발화기본주파수의 이점은 치료 후 즉시 그 수준에 도달하지는 않았지만, 치료 후 1년 이상 더 유지되었다(치료전 발화기본주파수 119Hz, 치료 후 178 Hz, 장기간 138 Hz).

권고된 음성치료 접근법에 상대적으로 전문가들 사이의 강한 일치를 보인다(Oates, 2006). 연구들은 음성치료가 성공적인 중재의 예견자로서 혹은 진단적 지시자로서 아주 작은 지침일지라도 유익하다는 것을 나타낸다(Oates, 2006). 그러나 몇몇 보고들은 음성치료로부터 가장 이득이 될 수 있는 것에 관해서 일화적인 의견들을 제공한다. 여자 역할로서 전일제로 살고 있는 성전환 의뢰인은 그녀의 성과 더불어 지속적인 목소리 개선시키기 위한 큰 도움을 가질 것이며, 치료체제를 준수하며 연습을 위한 더 많은 동기를 유발할 것이다(Gelfer, 1999; Gold, 1999). 음성적인 외상 행동 혹은 알레르기로 고생하거나 혹은 치료받지 않은 위식도역류질환의 경향이 있는 화자들은 성공적이지 않을 수 있다.

수술적 치료. 수술적 치료는 여성화된 후두 외모뿐만 아니라 기본주파수를 올리는 데 유용하다. 음도-상승(pitch-raising) 수술은 성대 긴장을 증가시키고, 성대의 무게를 감소시키고, 혹은 성대의 밀도를 수정함으로써 기본주파수를 올리기 위한 목적을 가진다(Remacle, Matar, Morsomme, Verduyckt, & Lawson, 2011). 수술에 대한 개인의 적합성에 대한 철저한 평가는 중요하며, 상담 정신과의사, 언어임상가, 그리고 이비인후과 의사를 포함해서 다학제간적인 팀(multidisciplinary team)에 의해 수행되어야 한다(Parker, 2008).

윤상갑상 접근법 윤상갑상 접근법(cricothyroid approximation, CTA)은 기본주파수를 증가시키기 위한 가장 일반적으로 사용되는 절차이다(Remacle et al., 2011). 이 기술에서는 윤상연골이 뒤쪽으로 기울어지고, 갑상연골이 앞쪽으로 기울어진다. 성대는 그렇기 때문에 더 길게 되고 늘어나며, 더 높은 기본주파수와 지각적으로 더 높은 음도를 나타낸다. Pickuth 등(2000)은 CT를 이용해서 기본주파수가 윤상갑상연골 거리의 근사값이 밀리미터마다 대략 18Hz가 증가하는 것을 측정했다. 수술은 일반적 혹은 국소마취 하에 수행될 수 있다. 국소마취는 적절한 음도 수준을 결정하고자 하는 환자에게는 유익한 점을 가진다. 많은 연구자들은 윤상갑상 접근법으로 16Hz에서부터 131Hz까지 범위로 기본주파수를 증가시킨다고 보고했다(예, Brown et al., 2000; Debruyne, De Jong, & Oosterlinck, 1995; De Jong & Norbart, 1996; Kanagalingam et al., 2005; Kocak et al., 2009: Neuman, Welzel, & Berghaus, 2002).

윤상갑상 접근법의 이점은 고음의 기본주파수를 유지와 가장 낮은 음도 수준에서의 상승하는 것을 유지하기 위한 노력의 정도가 작다는 것을 포함한다(Soderpalm et al., 2004). 그러나 문제점은 감소된 음역, 감소된 운동 범위와 강도 그리고 나빠진 음질을 포함된다고 보고했다(예, Neumann & Welzel, 2004; Spiegel, 2006).

전측 교련 수술들 몇 개의 수술 접근법은 전교련 부위에서 성대를 수정하는 것을 기술했다. 이것은 기본주파수를 올리기 위해서 진동부위를 감소시키고, 성대를 짧게 하는 것에 효과를 가진다. 레이저를 사용해서 앞쪽 전교련을 다듬는 것은 성대의 앞쪽 가장자리 사이의 격막(web)을 만들어서 고안한다. 성대의 안쪽 1/4지점의 점막의 라인을 CO_2 레이저로 증발시키고, 벗긴 성대는 같이 봉합된다(Rammage et al., 2001). 성대를 짧게 하는 내시경술이라 불리는 비슷한 기술은 Gross(1999)에 의해 기술되었다. Gross(1999)는 음도에서 9.2 반음(semitone)의 평균 증가뿐만 아니라 낮은 주파수에서도 음역 범위의 감소를 증명한 결과를 발표했다. 성대성형술(glottoplasty)은 V자 모양 전교련에서 성대의 앞부분에 상피를 벗기고 봉합하는 것을 포함하는 또 다른 기술이다. 이러한 절차를 사용하여 Remacle 등(2011)은 수술 전에 150Hz 중반에서 수술 후 194Hz까지 기본주파수가 의미 있게 증가한 것을 보고했다. Kocak 등(2009)은 윤상갑상 접근법의 결과에 만족하지 못하는 환자들에서 레이저 축소 성대성형술 사용했다. 이 수술은 갑상성대근과 성대 인대의 많은 부분을 축소하며, 그래서 여자 크기 범위로 성대질량을 변화시키다. 성대성형술 후 윤상갑상 접근법은 윤상갑상 접근법 술후 대략 평균 158Hz에서부터 성대성형술 술후 대략 평균 203Hz까지 기본주파수가 증가하는 것을 보고했다. 수술 후 음질은 발성장애가 있었지만, 1년간 추수치료를 통해 꾸준히 향상되었다. 그러나 6명의 환자들 중 4명은 그들의 목소리 결과에 아주 만족했으며, 반면 2명은 단지 부분적으로 만족했다.

이러한 절차들이 기본주파수를 증가시키는 데 효과적일 수 있지만, 음질, 주파수 범위, 그리고 강도 수준과 같은 다른 특징들은 악화될 수 있다(예, Kocak et al., 2009; Neumann & Welzel, 2004; Parker, 2008; Remacle et al., 2011).

수술적인 방법은 그 개인 음성의 여성스러움을 증가시키는 수단으로서 중요할 수 있으며, 왜냐하면 행동 음성치료가 효과적일 때 조차도 통제되지 않는 무의식적인 발성(예, 웃음, 기침, 하품)이 남성의 특징들에서 나타나는 것에서 아직까지 발생할 수 있기 때문이다(Gross, 1999). 연구자는 기본주파수에서 상대적으로 상당한 증가가 있더라도, 수술이 전체적으로 여성스러운 목소리로 인식되는 결과를 반드시 가져오는 필수불가결한 것은 아니라는 것을 지적한다. Neuman 등(2002)은 윤상갑상 수술을 받은 성전환 화자와 생물학적 남자와 생물학적 여자와 비교되는 여성스러움을 판단하는 비율이 얼마인지에 대한 토론을 가졌다. 청자는 수술 후의 목소리가 생물학적 남자보다 더 여자로서의 목소리로 평가되었지만, 생물학적인 여자들보다는 덜 여성스러운 목소리로 평가되었다. 더 나아가, 환자의 기대는 기본주파수가 증가할지라도 너무 높을 수 있으며, 그것은 전체적으로 여자목소리의 한 개인으로 지각되지 않는다(Remacle et al., 2011). 〈표 10.11〉은 음도-상승 치료 전후 문헌에서 보고되는 평균 기본주파수의 수준을 보여 준다.

갑상성형술("후두 성형")과 같은 다른 수술적 절차는 미용적인 이유로 실시될 수 있다. 갑상성형술은 갑상박판의 윗부분을 제거함으로써 목의 외형을 여성스럽게 고안하는 것이다(Matal, Cheesman, & Clarke 2003; Parker, 2008).

표 10.11 장기간 추수 치료와 음도-상승 치료 전후 남자에서 여자로 성전환한 화자의 문헌에서 보고되는 평균 기본주파수(F0)

저자	치료	치료 전	치료 후	추수 치료
Dacakis(2000)	음성치료	125Hz	168Hz	146Hz
Carew et al.(2007)	구강음성치료	119Hz	133Hz	
Gross(1999)	수술	117Hz	201Hz	
Mayer & Gelfer(2008)	음성치료	119Hz	178Hz	138Hz
Brown et al.(2000)	수술	142Hz	174Hz	185Hz
Yang et al.(2002)	수술	133Hz	185Hz	
Van Borsel et al.(2008)	수술	118Hz	169Hz	
Neumann & Welzel(2004)	수술+음성치료	117Hz	155Hz	162Hz
Kocak et al.(2009)	수술	158Hz (post CTA)	203Hz (post glottaplasty)	
Remacle et al.(2011)	수술	150Hz	194Hz	

의뢰인 만족도

연구 결과들은 수술과 행동 음성치료는 성전환 화자의 좀더 여성스러운 목소리를 갖는데 효과적일 수 있다는 것을 증명했다. 그러나 음도를 올리는 데 성공적인 보고에도 불구하고 그들의 여성스러운 목소리를 가진 의뢰인 중에서도 보편적으로 만족하지는 않는다. 의뢰인과 임상가의 만족스러운 목소리의 인식 사이에는 자주 불일치가 되는데, 특히 성공이 음성의 음향학적인 측정과 지각적인 점수에서는 주로 혹은 단독으로 정의될 때 그러하다(Dacakis, 2000; Pasricha, Dacakis, & Oates, 2008). Yang, Palmer, Murray, Meltzer, Cohen(2002)은 환자들의 50%가 수술 후에 그들의 자기-인식과 더불어 지금 그들의 목소리에 적응하는 것을 느꼈고, 20%는 그들의 새로운 목소리에 대해 중립적인 태도를 보였고, 그리고 29%는 부정적으로 반응했다. Wagner 등(2003)은 그들의 환자들 중 11명은 기본주파수에서 수술 후 향상을 경험했고, 몇몇은 만족스럽다고 말했다. 그러나 기본주파수에서 측정된 향상은 환자 만족도에 항상 상응하는 것은 아니었다. McNeill, Wilson, Clark, Deakin(2008)은 기본주파수 사이의 관계, 여성으로 인식하는 목소리, 그리고 성전환자 개인에서의 목소리에 대한 행복감에 대해 조사를 했다. 화자는 또한 VHI(음성장애지수)를 끝냈다. 목소리 기록은 언어임상가와 순진한 관찰자가 평가했다. 대부부의 참가자들은 전화로 말하는 것, 기침, 그리고 웃음을 포함해서 그들은 본인들의 목소리가 느껴지는 곳의 환경에서 기술되었다. McNeill 등(2008)은 환자의 행복감은 그들의 목소리에서 반드시 기본주파수와 관계되는 것은 아니고, 의사 혹은 공적인 인식과 관계되는 것은 아니다. Pickuth 등(2000)은 기본주파수에서 증가됨에도 불구하고 모든 환자들이 그들의 현재 목소리에 만족하는 것은 아니다. 언급된 단지 58%에서는 그들은 만족했고, 반면에 33%는 만족하지 못했고, 그리고 8%는 중립적인 입장이었다. 음도는 반응한 수의 반에서 여성스러운 것으로서 평가되었고, 1/4은 남성으로 평가되었고, 그리고 나머지는 중립적이었다. Pickuth 등(2000)은 그녀가 현재 자기-인식으로 그 사람의 새로운 음성을 잘 맞추는 방법을 물었을 때, 51%는 긍정적으로, 29%는 부정적으로, 그리고 20%는 중립적으로 그것을 느낀다고 반응했다. Neumann과 Welzel(2004)은 수술을 받았던 그들의 환자의 대략 85%는 그 결과에 만족했다고 보고했다. Pasricha 등(2008)은 치료의 여러 가지 형태를 받았던 성전환 화자와의 인터뷰에 초점을 맞췄다. 참가자들은 음성은 그들이 적어도 만족하는 의사소통의 특징이었고, 그들의 생물학적 성을 드러내는데 주요한 특징이라는 것을 보고했다. Dacakis(2000)는 성전환 화자를 치료 후 여러 해 추수치료를 했고, 음성과 음도레벨에서 만족스러운 측정뿐만 아니라 음향학적인 측정값을 얻었다. 보고에 의하면, 더 많은 치료 세션에 참가한 경우에는 기본주파수값이 더 유지되는 것으로 나타났다. 그룹에서 나타나듯이, 그 대상자들은 기본주파수 증가의 실제적인 양에서 변화가 있었지만, 첫 평가에서보다 추수치료에서 더 높은 기본주파수를 유지했다. 평균 기본주파수가 치료 전 수준으로 되돌아 갔던 3명을 포함해서 의뢰인의 대다수는 그들의 음도 수준을 함께 만족도가 높은 수준을 나타냈다. 이것은 낮은 음도임에도 불구하고 의뢰인은 "합격"이라고 만족한다는 것이다.

이들 연구들은 중재는 의뢰인의 목소리뿐만 아니라 조음, 말의 속도, 어휘, 그리고 체어(몸짓 언어)를 포함하는 의사소통의 다른 중요한 측면에 초점을 맞추어야 한다는 사실에 중점을 둔다. 의뢰인은 남성들에서 전형적으로 나타나는 것보다 더 꼼꼼한 측면에서 좀더 부드럽게 조음하는 것을 배워야 한다(Thornton, 2008). 눈 맞춤을 유지하는 것과 접촉과 제스처를 더 빈번히 사용하는 것과 같은 비구어적 성 표지는 또한 치료에서 목표를 두어야 한다. 여자 화자들은 문장의 끝 부분을 더 많이 올려서 사용하는 경향이 있다(예, "오늘 정말 좋은 날이지, 그렇지 않니?" 이것은 그 개인의 의사소통에서 여성스러움을 증가시키는 확실한 수단이다).

신체적인 외모는 이것을 고려해 볼 때 또 다른 중요한 요소이다. Van Borsel, De Cuypere, & den Berghe(2001)는 남자에서 여자로 성전환하는 것에 대한 인식은 남자 혹은 여자일 때 신체적 외모와 음성 특징 둘 다에 달려있다는 것으로 수정되었다. 그들은 목소리를 여성스럽게 하기 위한 음성 훈련은 옷 입는 것과 화장하는 것과 같이 외모적 요소들과 함께 결합되어야 한다. 여성스러운 소리를 적게 내는 사람의 음성은 그녀의 신체적 외모가 납득이 가는 여자라면 당연히 여자로서 받아들여질 수 있다. 따라서, 성전환 화자의 치료는 총체적인 맥락에서 제공되어야 하며, 음성 특징뿐만 아니라, 그 사람의 전반적인 의사소통 스타일과 나타내는 양상을 같이 강조한다.

이 장의 정리

대부분의 음성장애의 특징은 개성과 관련이 있으며, 정체성 이슈는 후두가 구조적으로 정상이며, 문제에 대한 감지할 수 있는 구조적 혹은 신경학적인 이유는 없다는 것이다. 그러나 음성기능은 음질 혹은 기능에 있어서는 문제를 가진다. 많은 서로 다른 증상과 그 자체로 혹은 정체성에 관련된 음성 문제의 특징들이 있지만, 또한 어떤 공통성이 있다. 스트레스는 어떤 음성장애에서 중요한 역할을 할 수 있다

근긴장성 발성장애(muscle tension dysphonia, MTD)는 얼굴, 턱, 혀, 목, 그리고 어깨와 같이 근육과 다른 영역에서뿐만 아니라 내부 그리고 외부 근육의 과대압축에서부터 기인된 장애이다. 근긴장성 발성장애는 주요한 혹은 부차적일 수 있다. 주요한 근긴장성 발성장애는 긴장을 유도하고, 심리사회적 이슈, 빈약한 음성기술, 그리고 과도한 스트레스가 많은 직업 혹은 사회적 음성 사용처럼 개성적 요소 혹은 심리적인 요소를 포함한 많은 상호작용 요소들에서 기인한다. 부차적인 근긴장성 발성장애는 양성 혹은 악성 후두종양, 음성 휨(bowing), 혹은 성대마비에 의해 성문의 불충분한 기능작용을 인한 보상작용에서 기인한 음성긴장과 관련이 있다. 근긴장성 발성장애의 증상은 기식성, 쉰목소리, 억지성, 노력하는 발성, 음성 피로, 음도이탈, 음성막힘(voice arrests), 그리고 음역범위의 감소를 포함한다. 성도의 불편함은 화끈거림, 건조함, 조임, 쑤심, 간지러움, 아픔, 그리고 이물감(globus sensation)을 포함한다고 보고되었다. 왜냐하면 근긴장성 발성장애와 연축성 발성장애는 많은 지각적인 특징들을 서로 가지며, 그것은 두 조건 사이를 구별하게 하는 데 중요하다. 스트레스와 과도한 근긴장은 근긴장성 발성장애와 아주 관계되며, 그리고 전형적인 치료는 머리와 목근육의 이완에 중점을 둔다. 인지행동치료는 근긴장성 발성장애에서 성공적으로 사용되어 왔다.

변환장애(conversion disorders)는 의학적 병, 질병, 혹은 상해와 같은 신체적 병인학 측면에서 제시되는 증상인 신체형태장애로 분류화 된다. 그러나 신체적 원인의 증거는 없으며, 상태는 실제로 심리적인 불안의 표현이다. 변환장애를 가진 사람들은 급성 혹은 만성적인 스트레스, 억압된 화, 미성숙과 의존경향, 빈번한 작은 건강문제의 병력, 그리고 경도에서 중증도의 우울증으로 고생한 경향이 있다. 환자들은 긴장과 과중한 짐을 느끼고, 나약함에 대해 인정하지 않고, 그리고 사회적 협약에 대해 아주 크게 애착을 가진다고 보고한다. 종합적인 평가는 문제의 원인이 구조적인 것인지 혹은 신경학적인 것인지에 대한 어떤 가능성을 배제하기 위해

서 중요하다. 치료는 정상 발성을 회복하고 음성 문제에 기여하거나 놓여 있는 심리적인 이슈들을 조사하는 것에 초점을 맞춘다. 상담을 통한 접근법은 더 많이 열린 마음과 생산적인 방법으로 환자가 갈등에 대해 대처하고 원인을 알려주는 방법을 도와주는 것은 중요하다. 기능적 발성장애(functional dysphonia, FD)는 내부적 그리고 외부적 스트레스 요인이나 개인적 특성에서 아주 밀접하게 관련된다. 기능적 발성장애를 가진 사람은 신체에 대한 불편함과 건강 우려와 관계된 특별한 불안 증후에 대한 용어를 사용하기보다는 좀더 높은 점수를 나타낸다는 것(신중하고, 조심스러운, 긴장한, 공포스러운, 불안한, 예민한, 겁먹은, 의심스러운, 좌절된, 그리고 소극적인 점수로 나타내며; 불안함을 느끼고, 괴롭히는, 분개하는, 그리고 비관적으로 느끼는 점수를 나타내며) 스트레스와 혼란스러울 만큼 삶의 경험을 통해 알 수 있었다. 음성 증상은 특이하지 않는 경향이 있으며, 기식성, 쉰목소리, 그리고 거침의 정도가 다양함을 나타낸다. 기능적 발성장애를 가진 사람은 교육, 음성 위생, 그리고 간접적인 상담과 같은 간접적인 접근법; 인지적 행동치료뿐만 아니라 발성훈련 및 호흡훈련과 같은 직접적인 치료접근법에 초점을 맞춘 음성치료에 잘 반응한다.

변성 가성(mutational falsetto), 또한 무변성(puberphonia) 혹은 변성발성장애(mutational dysphonia)라고 불리며, 변성기 후 남자들에서 일차적으로 발생한다. 때때로, 정상후두성장에도 불구하고, 남자의 음도수준은 더 낮아지지는 않는다. 성인기에 저음을 내기 위해서 아동기의 고음이 낮아지지 않는 것은 성인기의 책임에 대한 거부, 음도 변화에 따른 혼란과 같은 것은 심리적인 이유에서 기인하며, 음성이 안 나오는 현상은 여자역할 모델로서의 동일시하려는 열망을 가지거나 혹은 변화하려는 동안 자주 발생한다. 비정상적인 음도는 또한 음성 메커니즘에 변화를 가지려는 불안정한 음도와 음질을 안정시키기 위한 소년의 노력의 결과일 수 있다. 내분비의 문제, 청력손실, 또는 신경학적인 문제와 같은 환자의 고음의 다른 원인은 제외되거나 혹은 이야기되어야 한다. 행동치료는 후두마사지, 무의식적인 소리내기의 형태와 후두를 손가락으로 압착하는 행위를 포함해서 그 사람의 음도를 낮추게 하는 방법들은 효과적이다. 상담 혹은 심리치료는 음성변화를 강하게 거부했던 사람들과 음성치료와 함께 그들의 기본주파수를 낮게 할 수 있는 몇몇 사람들에게는 도움이 될 수 있다. 보톡스 주입술은 설골상근 혹은 윤상갑상근의 과도한 근육 압착으로 인해 음성치료에 반응하지 않는 사례에서 사용할 수 있다.

성전환(transsexual) 용어는 전통적인 성 규범으로부터 성전환을 포함하고, 성전환주의자, 이성의 옷을 입은 사람, 동성애자(drag queens)를 포함하고, 행동거지나 혹은 옷을 바꾸어 정체성을 가지는 모든 사람들을 나타낸다. 성전환 용어는 타고나지 않은 성과 함께 명확하게 동일시하고, 기본적으로 그들의 생물학적인 성의 모순 안에서 성을 동일시하는 개인으로서 언급된다. 성전환자들은 선택적 치료로서 성전환(sex reassignment surgery, SRS) 수술을 보는 경향이 있다. 종종, 수술은 외모적인 측면에서 아주 성공적이나, 그 사람의 목소리는 음도수준, 억양패턴, 음질, 그리고 전반적인 의사소통 특징들은 남성으로 인식된다. 종합적인 평가는 필수적이다. 성전환된 사람의 경우에서는, 사례사는 개인적인 이슈, 용어, 치료 목표의 변화, 그리고 드문 사회적 환경을 포함해서 독특한 관계 때문에 심지어 더 중요하게 된다. 좀더 여성스럽게 의사소통하는 스타일로 발달시키기를 원하는 사람의 치료는 많은 측면을 가지며, 음성치료, 수술, 상담, 조음치료, 비구어 의사소통 패턴에서의 도움, 그리고 신체적 외모에 중점을 두는 것을 포함한다.

복습을 위한 질문

1. 음성, 자기–개념, 정체성과 개인의 개성은 음성 산출과 음성 자기–지각 사이의 관련성은 어떠한가?
2. 세부적 음성장애가 지속되고 발생하게 하는 스트레스의 역할을 설명하라.
3. 병인학, 증후학과 치료접근법에 관하여 주된 그리고 부차적인 근긴장성 발성장애를 비교하고 분석하라.
4. 변환장애와 기능적 발성장애 사이의 차이점과 유사점을 기술하고 확인하라.
5. 행동 음성치료가 변성 가성 치료에서 때때로 매우 효과적인 이유는?
6. 성 정체성 차이를 가지는 환자를 다룰 때 적절한 용어 사용의 중요성을 설명하라.
7. 행동적 그리고 수술적 음도–상승 방법을 기술하고, 음도는 음성의 여성화에서 중요하지만 다른 요소들도 중요한 이유를 설명하라.

실습 대비하기

사례연구 10.1 변성 가성

지시문 다음의 내용 중에서 사례사를 읽고 5가지 질문에 답하시오. 답은 해당쪽 아랫부분에 제시되어 있습니다.

Philip Gaynes는 23세 대학생이다. 그는 6피트, 2인치 키에, 210파운드의 몸무게이고, 아주 잘 생겼다. 그러나 그가 이야기를 시작할 때, 극도로 높은 음도이고, 강도에서는 약하고, 그리고 쉰 소리인 그의 목소리를 듣고 깜짝 놀라게 될 것이다. 그는 전화상으로 말할 때, 그는 어린 여자아이로 거의 오해 받고, 그는 그러한 것은 아픈 것이라고 보고한다. 그는 자기의 목소리를 바꿀 수 있는 어떤 것이 있는지를 알기를 원한다.

1. 위의 증상을 기초로 하여, 필립에게 가장 적절한 진단은?
   a. 변성 가성
   b. 변환장애
   c. 근긴장성 발성장애
   d. 기능적 발성장애
   e. 성전환자 음성 문제

2. 필립의 음성 평가의 가장 적절한 방법은?
   a. 기본주파수의 음향학적 분석과 전기성문파형검사(electroglottography, EGG)
   b. 성문 하압의 공기역학적 분석과 기류
   c. 폐기능 검사
   d. 초고속 디지털 영상검사(high-speed digital imaging)
   e. 위의 내용 모두

3. 행동에 대한 가장 적절한 임상적 과정은?
   a. 필립을 성격장애에 놓여 있을 가능성을 결정하기 위해 정신과 의사에게 의뢰함
   b. 음성 위생과 음성교육의 프로그램을 강화함
   c. 그가 사춘기를 거치면서 어떤 이상한 문제들을 가졌는지를 찾아내기 위해 필립의 부모들에게 연락함
   d. 낮은 음도를 내기 위한 기침과 같은 자연적 소리내기를 사용함
   e. 위의 모든 것이 없음

4. 필립에 의해 보여지는 것과 같은 과도한 고음의 이유는?

a. 종단적인 긴장은 윤상갑상근에 영향을 미침
b. 성대의 단지 점막부분에서의 진동
c. 설골상부 근육의 과도한 압착으로 인한 후두의 상승
d. 성도공명에 영향을 미치는 부적절한 높게 혀를 배치함
e. 위의 내용 모두

5. 필립을 위해 적절하게 의뢰해야 할 전문가는?
   a. 정신과 의사
   b. 물리치료사
   c. 청각사
   d. 위장병 전문의사
   e. 사회사업가

사례연구 10.1에 대한 정답 1.(a) 2.(a) 3.(d) 4.(e) 5.(c)

사례연구 10.2 성전환 음성

지시문 다음의 내용 중에서 사례사를 읽고 5가지 질문에 답하시오. 답은 해당쪽 아랫부분에 제시되어 있습니다.

Alexis Carter는 최근에 성전환 수술(남자에서 여자로)을 받은 25세 사람이다. 그녀는 여자로서의 그녀의 새로운 생활과 수술을 받아서 행복하고, 그리고 그녀는 호르몬 치료도 받는 중이다. 그러나 그녀의 목소리는 남자 목소리와 같은 것이 아직 남아있는 것 때문에 그녀에게는 문제이다. 너는 성전환자 목소리에서 전문화된 클리닉에서 일을 하고, 그리고 너는 그녀의 소리를 더 여성스럽게 만들기 위해 도움을 줄 수 있는 기술과 방법들이 있다는 것을 그녀에게 확신을 주어야 한다.

1. 성전환자(transgender)의 용어는?
   a. 약리학적인 방법에 의해 정신적인 병을 잘 치료받도록 의뢰함
   b. 전통적인 성 규범으로부터 행동, 정체성, 혹은 옷을 바꾸는 모든 사람들을 기술하는 성 정체성장애(DSM-IV)에서 범주화 됨
   c. 타고나지 않은 성과 함께 명확하게 동일시하고, 기본적으로 그들의 생물학적인 성의 모순 안에서 성을 동일시하는 개인으로서 언급되는 것을 제외해서 사용해야 함
   d. 성 불안(gender dysphoria), 성 불일치(gender discordance), 성 부조화(gender dissonance), 성 결점(gender discomfort), 또는 성부적합(gender incongruence)에 대한 동의어
   e. 위의 내용 모두

2. Alexis는 최근에 성전환 수술을 받았다는 사실이 의미하는 것은?
   a. 그녀는 여자로서 그녀의 삶을 살아가는 것에 대해 정말로 진지함
   b. 그녀는 항상 여자로서의 옷을 입었고, 전통적으로 여자의 직업을 가졌음
   c. 그녀는 아마도 수술 받기 전에 여자로서 1~2년 동안 살았음
   d. 그녀는 행복한 삶에 대한 다른 모든 선택이 만일 그녀가 수술을 받지 않았다면 그녀에게 가까웠을 것이라고 느꼈을 것이다.
   e. 위의 내용 모두

3. 다음의 질문들 중에 평가 동안 Alexis에게 요구하는 언어적 전문성에 대한 적절한 것은 어느 것인가?
   a. 당신이 불려지기를 원하는 이름은 어느 것인가?
   b. 이것이 클리닉 바깥에서 만날 때 사용되는 이름입니까?
   c. 당신은 성전환 과정에서 무슨 단계입니까?
   d. 당신이 희망하는 여자는 어떤 것입니까?
   e. 위의 내용 모두

4. 다음 중 치료 목표가 Alexis에게 적절하지 않는 것은 어느 것입니까?
   a. 강한 가성 목소리를 촉진하기 위한 밀기 접근법
   b. 더 높은 음도로 개발시킴
   c. 억양의 다양성을 증가시킴
   d. 다소 기식화된 음질을 개발시킴
   e. 위의 내용 모두는 적절한 치료 목표임

5. 약 145~165Hz 사이의 기본주파수의 범위는 "성의 중간주파수"라 불린다. 왜인가?
   a. 그것은 남자 혹은 여자에서 거의 사용되지 않는 범위임
   b. 여자 소리 범위에서 말하는 남자, 그리고 남자 소리 범위에서 말하는 여자
   c. 그것은 화자의 성이 구별되지 않는 범위임
   d. 그것은 행복함, 슬픔, 그리고 짜증이 중립화되는 서로 다른 감정 안에서의 범위
   e. 그것은 불분명한 그 사람의 성에 대해 자신감 있는 목소리 그 자체에 가장 잘 도와주는 범위

사례연구 10.2에 대한 정답 1.(b) 2.(c) 3.(e) 4.(a) 5.(c)

CHAPTER

11

기도 문제와 호흡과 관련된 장애

학 | 습 | 목 | 표

1. 기도장애, 호흡곤란, 천명의 주요 두 가지 증상을 이해한다.
2. 유량–용적 곡선,기관지 천식 검사, 맥박산소계측을 수반하는 폐기능 검사의 측면을 확실히 습득한다.
3. 천식용 스테로이드 흡입기의 후두음 부작용을 논의한다.
4. 병인학, 증후학, 평가, 치료 등 여러 관점에서 역행성 성대운동과 만성기침 간의 유사성과 차이점을 기술한다.

호흡의 주 목적은 환기(ventilation)이다. 환기는 공기가 기도와 폐로 유출입되는 과정으로써, 폐에서 나오는 이산화탄소와 폐로 유입되는 산소를 서로 교환하는 것이다. 환기는 공기에서 폐 내 폐포로 적당량의 공기를 이동시키는 힘이 얼마나 형성되느냐에 따라 결정된다(Gildea & McCarthy, 2003). 기도를 방해하는 호흡기와 후두음 장애는 환기를 방해하고, 더 나아가 개인에게 생명의 위협을 줄 수 있다. 또한, 적절한 호흡 기능은 음성 생성에 필수적이다. 들숨과 날숨의 장애, 불충분한 공기량, 적절한 호흡 유지의 어려움은 음성 생성에 악영향을 끼칠 수 있다. 천식과 같은 반응성 기도 질환은 발성을 방해할 수 있으며, 그에 따른 약물 치료는 후두 자극과 염증과 같은 부작용을 초래할 수 있다. 역행성 성대운동(paradoxical vocal fold motion) 만성기침과 같이 호흡 기능과 관련된 장애들은 호흡기와 후두음 기능을 저해할 수 있다. 본 장은 기도장애, 호흡곤란, 천명의 주요 두 가지 증상을 기술로 시작하며, 호흡기 구성요소 장애를 판단하는 폐 기능 검사의 중요성에 대해서도 논의한다. 천식, 역행성 성대운동, 만성기침과 같은 호흡기 관련 장애들은 임상 관리 중심으로 다뤄진다.

11.1 호흡곤란

호흡곤란(dyspnea)은 호흡 시 주관적으로 인지되는 불편함으로 정의될 수 있다. 호흡곤란은 호흡기 관련 현상에서 흔하지만, 극한 감정 상태나 운동 중에도 건강한 개인에게 발생될 수 있다(De Peuter et al., 2004). 체감 정도는 가벼운 불쾌감에서부터 참기 어려운 상태까지 상당히 다양하다(American Thoracic Society, 1999; Hoit, Lansing, & Perona, 2007; Lansing, Im, Thwing, Legezda, & Banzett, 2005). 호흡곤란은 폐, 기도, 흉부, 혈관, 다중 뇌 영역에 존재하는 감각 수용체와 환자의 육체적 정신적 특성 간의 복잡한 작용으로 인해 발생된다.

호흡곤란은 단일 요소에 의해 인지되는 것이 아니라, 공기 부족, 호흡작용/호흡노력(work/effort), 흉부 압박감 등을 포함한 다양한 종류의 감각과 연관된다. "불편한 호흡 욕구", "헐떡임", 그리고 "숨 가쁨"(Hixon & Hoit, 2005)으로 불리는 **공기 부족**(air hunger)은 공기 흡입 시 충분한 공기를 들이키지 못하는 불능상태로 인식된다. 이는 좀더 심호흡을 하고자 하는 강한 욕구를 야기시킨다. 그런 감정은 개인에게 두려움을 줄 수 있으며, 심지어 죽음이 임박했음을 느끼게 할지도 모른다(Gracely, 2001). 이것은 신체상 혈액 내 높은 수치의 이산화탄소에서 기인한다(Gracely, 2001; Liotti et el., 2001). 높은 수치의 동맥 이산화탄소(arterial CO_2)는 호흡근에 증가된 전동부(환기 욕구, ventilatory drive)를 생성하고자 호흡 작업 능력을 제어하는 신경계 중추에 신호를 보낸다. 그 증가된 환기 욕구는 심호흡을 증가시키기 때문에 더 많은 산소가 폐로 유입되고, 그에 따라 더 많은 이산화탄소가 폐에 존재하게 된다(Gracely, 2001). 공기 부족은 약한 호흡근, 호흡근을 조절하는 신경계의 장애, 감소된 중추 신경계근육 동력, 비정상적인 심장과 폐 기능 등의 원인들에서 기인된다.

환기를 유지하는 호흡근 활성을 평상시보다 더 사용하기 때문에, 개인은 심호흡을 격하게 해야 하는 심리적 부담감을 느낀다(Lansing et al., 2005). 이 감각은 피로, 천식과 같은 폐 질환, 호흡근에 영향을 끼치는 신경질환 등으로부터 기인될 수 있다(Hixon & Hoit, 2005; Lansing et al., 2005). 흉부 압박감은 기도가 수축됨으로써, 폐 감각 수용기를 자극할 때 생긴다. 이 감각은 거의 전적으로 천식과 연관된다(Gracely, 2001; Hixon & Hoit, 2005; Hoit et al., 2007). 이 감각은 단일한 요인에 의해 발생되거나, 또는 공기 부족과 증가된 호흡 노력이 서로 조합됨으로써 생성될 수도 있다.

호흡곤란은 언어학적 발화와 필요 환기량이 서로 균형이 맞춰져야만 하는 대화 상황에서 흔하게 일어난다. 개인이 발화에 힘쓰면서 동시에 충분한 공기 유입에 신경을 쓰거나 공기 부족을 겪게 된다면 불균형이 발생된다(Hixon & Hoit, 2005). 여러 질환을 겪고 있는 개인은 발화 중 어떤 형태로든 호흡장애를 겪는다. Hoit 등(2007)은 조사 연구에서 만성 폐쇄성 폐질환을 앓고 있는 참가자의 32%가 대화 중 호흡곤란을 겪고 있다고 보고하였다. 참가자 중 경추척수 손상(cervical spinal cord injury) 환자 18%와 폐암 환자 17%가 1분 이상 대화 시 발화와 관련된 호흡곤란이 있었다. Hoit 등(2007)은 발화 시 호흡곤란이 일어나는 원인을 파악하기 위해 대화 실험에 참여 중인 건강한 피실험자에게 탄산과잉(hypercapnia, 혈액 중 탄산가스가 증가된 것)을 유도하였다. 그 결과로 초래된 호흡곤란은 공기 부족과 격렬한 신체 운동에 의한 것으로 설명되며, 이산화탄소 수치 상승이 그 원인이 된다. 참가자들은 발화 실험에서 호흡 주기를 맞추기 위해 상당한 정신적 노력을 기울였다. 그 정신적 노력은 단어와 구 사이에서의 들숨과 날숨의 양처럼 증가된 환기 수요량을 잘 대처하기 위한 방법에 초점을 두었다. 호흡곤란의 영향을 파악하는 것은 특히 호흡장애를 겪고 있는 전문 음성 사용자들에게 중요하다.

호흡곤란의 평가

환자의 나이, 성별, 감정적 심리 상태, 증상 기간, 폐와 기도의 변동 상태, 기도 염증의 정도 등 다양한 요인들로부터 호흡곤란은 기인된다(De Peuter et al., 2004). 그러므로, 생리 병리학적 객관적인 수치와 환자 자신의 주관적 문제 인식 측정을 모두 함께 고려하는 것이 중요하다(De Peuter et al., 2004). 호흡곤란은 신체 활동과 발화 시 헐떡임의 정도(degree of breathlessness), 일상생활 활동에서 호흡곤란의 영향 정도, 그 결과 신체적 장애의 정도 등 여러 측면에서 고려될 수 있다. 〈표 11.1〉에서 〈표 11.3〉은 본 목적에 흔하게 사용되는 몇몇 측정 등급들을 나타낸다. 〈표 11.1〉은 미국흉부학회(American Thoracic Society)가 정의한 호흡곤란의 심각 정도를 5등급으로 나타낸 것이다. 〈표 11.2〉는 흔히 상용되는 Borg(1982)의 14개 항목에 대한 등급을 제시한 것으로, 각 항목은 자각되는 호흡 노력과 헐떡임 정도를 비율로 구체화한 것이다. 〈표 11.3〉에 기술된 의학연구심의회(Medical Research Council, MRC)의 호흡곤란 등급은 호흡계 질환을 앓고 있는 환자들의 장애 정도를 분류화한 것으로 간단 명료하다(Bestall et al., 1999; Stenton, 2008).

11.2 천명

천명(stridor)은 호흡 시 생성되는 가청음을 의미한다. 소리는 공기가 수축되거나 차단된 부분을 지나가는 경우, 격한 공기 흐름에서 기인된다(Sakakura et tal., 2008). 천명은 고음 또는 저음이기도 하며, 들숨 또는 날숨, 아니면 모든 경우에 발생한다(Benson, Baredes, Schwartz, & Kumar, 2006). 가장 흔한 유형(Holinger, 1998)인 흡기성 천명(inspiratory stridor)은 전형적으로 성문 상부가 막힘으로써 발생된다. 공기 흡입 시 기도에서 생성되는 부압(negative pressure)으로 인해 연조직(soft tissue)이 쇠약지면서 그 막힘이 형성된다. 그 막힌 상태는 후두, 비음, 또는 인두 영역에서 발생할지도 모른다(Benson et al., 2006). 후두연화증(laryngomalacia)은 들숨 시 피열후두개주름(aryepiglottic fold)이 약해지며 발생되는 막힘의 한 종류이다. 가장 흔한 호기성 천명(expiratory stridor)은 기관과 기관지 부분인 하부기도가 폐쇄되어 발생되지만, 전형적으로 기도 내 압력 변화와는 관련이 없다. 호흡의 두 단계에서 일어나는 이상성 천명(biphasic stridor)은 성문 또는 성문 하부 이상(anomaly)과 관련된다(Benson et al., 2006).

표 11.1 호흡곤란의 심각성 등급

등급	정도	특징
0	해당사항 없음	오직 격한 활동인 경우
1	경미	평지에서 서두르거나 약간 비스듬한 경사를 오르는 경우
2	보통	동일한 연령대보다 좀더 늦게 걷는 것이 필요한 경우 또는 평지에서 자신의 평소 속도대로 걷다가도 호흡을 위해 멈춰야 하는 경우
3	심각	100 야드 또는 몇 분 후 호흡을 위해 멈추는 경우
4	매우 심각	옷을 입거나 탈의 시 바깥 출입을 못 하거나 호흡곤란을 겪는 경우

출처: 미국흉부학회 정보

표 11.2 자가 인지 노력의 Borg 등급

노력 정도	평가	예문
해당사항 없음	6	독서 또는 TV 시청
매우 매우 경미	7–8	구두 착용
매우 경미	9–10	옷 개기와 같이 적은 힘이 소요될 듯한 잡일들
상당히 경미	11–12	호흡을 촉진시킬 만큼 충분하지는 않지만, 장보기 위한 걷기 행위 또는 어느 정도의 힘을 요구하는 활동들
다소 어려움	13–14	헐떡임 정도는 아니지만 심박동수 및 호흡을 빠르게 증가시키거나, 활발한 보행 또는 적당한 힘을 요구하는 활동들
어려움	15–16	자전거 타기, 수영 또는 격렬한 힘이 요구되는 행위로써 심장이 심하게 쿵쾅거리고 호흡이 매우 빨라지는 활동들
매우 어려움	17–18	견딜 수 있는 최고치 수준의 활동
매우 매우 어려움	19–20	오래 견딜 수 없을 정도로 심장이 터질 듯한 행동 또는 경기 마지막 순간

출처: Borg(1982) 정보

표 11.3 MRC 헐떡임 등급

등급	헐떡임 정도
1	격한 운동을 제외하면 헐떡임에 의해 문제가 되지 않는 경우
2	평지에서 서두르거나 약간 비스듬한 언덕을 걸을 경우 숨이 차는 경우
3	평지에서 대부분 사람들보다 느리게 걷는 경우, 1 마일 정도 걷고 난 후 멈추는 경우, 본인 걸음 속도로 15분 걸은 후 휴식하는 경우
4	평지에서 도보 몇 분 후 또는 약 100 야드를 걸은 후 호흡을 위해 멈추는 경우
5	너무 숨이 가빠서 집을 나갈 수 없거나 탈의를 못하는 경우

출처: Stenton(2008) 정보

원인

후두개염(epiglottitis)과 같은 급성감염증, 기도 이물질 발생, 후두연화증(laryngomalacia), 성문하 협착증(subglottic stenosis), 종양이 존재하는 후두 상태, 신경계 문제, 폐 장애, 심혈관(cardiovascular) 및 소화 장애 등 다양한 천명의 요인이 존재한다. 후두연화증은 흡기성 천명의 주요 원인이다(Leung & Cho, 1999; Murphy & Ren, 2009; Sakakura et al., 2008; Zoumalan, Maddalozzo, & Holinger, 2007). 성문하 협착증은 이상성천명(biphasic stridor)의 주요 발생 요인이다(Murphy & Ren, 2009). 천명을 유발시키는 타 후두 이상 징후들은 횡격막(webs), 낭종, 성문하혈관종(hemangiomas), 성대마비, 유두종과 후두기관식도 틈(laryngotracheoesophageal clefts) 등이 있다(Holzki, Laschat, & Stratmann, 1998; Leung & Cho, 1999; Murphy & Ren, 2009; Rudman, Elmaraghy, Shiels, & Wiet, 2003; Sakakura et al., 2008; Zoumalan et el., 2007). 특히 영유아들에게 위식도역류질환/인후두역류(GERD/LPR)와 천명 사이에 강한 연관 관계가 존재한다(Nielson, Heldt, & Tooley, 1990). 이것은 영유아의 식도와 후두에 존재하는 감각 수용기에 산성이 자극되어 기인되었을 수도 있는 것으로, 후두 경련과 기도폐색을 야기시킬 수 있다(Orenstein, Orenstein, & Whittington, 1983). 재발되는 크루프(croup), 성문하 협착증, 만성기침, 후두 자극 및 염증, 장애성 무호흡증 등과 같이 천명을 발생시키는 후두 및 호흡기 장애와 위식도역류질환 또는 인후두역류 간에 밀접한 연관 관계가 성립되어 있다(Giannoni, Sulck, Friedman, & Duncan, 1998).

천명은 급성이거나 만성적일 수 있고, 선천적 또는 후천적으로 발생 가능하다. 급성 천명은 병인론적 관점에서 전형적으로 바이러스에 의한 것이며, 만성 천명은 장기적인 질환으로부터 기인한다. 천명은 출생과 동시, 출생 후 4~6주 내(Murphy & Ren, 2009), 또는 영유아 혹은 아동기 시절 후반에 나타날지도 모른다(Holinger, 1998). 천명은 영유아 출생 몇 주 후, 아기가 힘을 얻어 기도 내 기류의 속도를 증가시키고 난기류(turbulent flow)를 발생함으로써 생길 수 있다(Murphy & Ren, 2009). 천명의 시작이 더디거나 출생 직후 혹은 출생 그 이후 나타날 때, 병인론적으로 천명은 항상 선천적이다(Holinger, 1998, Zoumalan et., 2007). 상대적으로 단기간 증상을 나타내는 환자들은 병변, 전염성 질환, 내부 후두 손상, 기관지이물, 편도선 및 아데노이드 비대 등의 질환들이 좀더 걸린다. 아기가 수유와 울음에 스트레스를 받는 경우를 제외한다면 천명이 심각하지는 않다.

평가

천명의 요인이 다양한 관계로 적절한 치료를 확보하기 위해 근본적인 병인에 대해 정확한 진단을 내리는 것이 필수적이다. 천명의 심각성에 대한 청지각적 평가와 실질적 폐색 정도, 또는 치료 결과 간의 상관관계가 여전히 규명되지 않은 관계로 정확한 진단이 특히 중요하다(Papsin, Abel, & Leighton, 1999). 진단 절차는 적절하다면 광범위한 환자의 병력, 신체 검사, 직간접적인 후두경 검사뿐만 아니라 기관지경 검사 등을 포함해야 한다(예, Sakakura et al., 2008). 기도 투시 진단(airway fluoroscopy)은 역학상으로 폐색의 요인을 밝혀내기 위해 전체 기도를 조사하는 유용한 방법으로 알려져 있다(Rudman et al., 2003). 또한 흉부 X선 촬영은 기도가 수축되고 있는지를 파악하는 데 도움이 된다. 위식도역류질환/인후두역류(GERD/LPR)가 의심된다면, 24시간 이중 탐침산도 측정법(double probe pH monitoring) 또는 식도경 검사(esophagoscopy)가 필요할지도 모른다. 식사 또는 섭식 장애, 흡인, 수면 양상에 관한 정보도 고려되어야 한다(Zoumalan et al., 2007).

11.3 폐 기능 검사

폐 기능 검사(pulmonary function testing, PFT)는 개인이 공기를 들이키고 내쉬는 공기의 양을 측정할 뿐만 아니라, 공기가 폐로 얼마나 효율적으로 유출입 되는지를 파악하는 등 다양한 검사들을 다룬다. 본 검사는 기침 또는 호흡곤란과 같은 호흡기 증상들을 규명하거나, 천식과 같은 호흡기 질환 등을 진단하는 데 사용된다(Gildea & McCarthy, 2003).

폐활량 측정(spirometry)은 가장 흔한 검사 종류이다(Gildea & McCarthy, 2003; McCarthy & Dweik, 2010). 폐활량 측정계는 마우스피스(mouthpiece) 사이로 호흡 시 생성되는 공기량과 압력을 감지하는 장치이다. 폐활량 측정은 의사 사무실 뿐만 아니라 입원 및 외래 환자 장소에서도 시행 가능할 정도로 간편하다(Gildea & McCarthy, 2003). 일반적인 폐활량 측정 방법들은 〈표 11.4〉에 제시된다.

질환의 심각도는 나이, 성별, 신장, 인종 등의 기준으로 연구된 정상 수치와 환자의 폐활량 측정 값을 서로 비교함으로써 산정되며, 경미 수준에서 아주 심한 수준까지 5점 척도의 분포 범위로 나타난다(〈표 11.5〉 참조).

표 11.4 폐활량 측정 방법 및 정의

방법	정의
FVC	최대 흡기 이후 강하게 내쉴 수 있는 공기량
FEV_1	1초 내 단숨에 강하게 내쉴 수 있는 공기량
FEF	일정 시간에 내쉴 수 있는 공기량
FEF25%	강하게 배출되는 전체 FVC에서 첫 번째 25%의 공기량
FEF50%	강하게 배출되는 전체 FVC에서 첫 번째 50%의 공기량
FEF25–75%	전체 FVC에서 중간 반 동안의 공기 흐름
PEFR	FVC 측정 동안 최대 공기 흐름 속도
MVV	12~15초 사이에 숨을 들이마시고 내쉴 수 있는 최대 공기량
SVC	최대 숨을 내쉰 이후 천천히 숨을 들이마실 수 있는 공기량
TLC	폐에 수용될 수 있는 전체 공기량
FRC	정상적인 날숨 마지막 순간에 폐에 잔존하는 공기량
ERV	정상적으로 숨을 몰아 쉬고 난 후 내쉴 수 있는 공기량
FEV1%	강제 날숨 첫 번째 동안 FVC 전체 중 몇 퍼센트를 내쉴 수 있는가 나타내는 FEV1 대 FVC 비율
FEF_{50}/FIF_{50}	날숨 폐활량 50% 시점의 FEF와 들숨 폐활량 50% 시점의 FIF 간 비율

주: FVC = 노력성 폐활량(forced vital capacity); FEV = 강제 호기 폐활량(forced expiratory volume); FEF = 최대호기유량(forced expiratory flow); PEFR = 최대호기유속(peak expiratory flow rate); MVV = 분시 최대 환기량(maximum voluntary ventilation); SVC = 일반폐활량 검사(slow vital capacity); TLC = 총폐용량(total lung capacity); FRC = 기능적 잔기량(functional residual capacity); ERV = 호기 예비량(expiratory reserve volume); FIF = 강제 들숨량(forced inspiratory flow); VC = 폐활량(vital capacity).

표 11.5 FVC와 FEV_1에서 심각도에 따른 감소

심각도	예측 수치(%)
경미	70~79%
중간	60~69%
적당히 심각	50~59%
심각	35~49%
매우 심각	35% 이하

폐활량 측정은 호흡곤란, 흉통, 기침, 천명, 감소된 호흡음, 청색병(cyanosis) 등의 조짐과 증상을 파악하는 데 유용하다(Gildea & McCarthy, 2003). 이것은 폐 기능에 미치는 질환의 영향을 측정하고, 치료적 개입(therapeutic interventions)의 결과를 평가하며, 더 나아가 호흡 기능에 영향을 미치는 질환의 치료를 기술하는데 용이하다(Gildea & McCarthy, 2003).

폐 기능 수치는 폐색성과 제한적 기도문제(restrictive airway problems)를 평가하는 정량법을 나타낸다. 폐색성 문제는 숨을 내쉴 때 공기 흐름이 방해되는 것이다. 이것은 기관지 경련, 염증, 기도 내점막(mucosal lining) 부종, 기도 내 증가된 분비물, 기도 내 이물질, 종양, 폐 조직 파괴로 인해 기도가 수축됨으로써 발생된다(McCarthy & Dweik, 2010). 폐색성 폐질환은 FVC와 비교하여 FEV_1에서 불균형적 감소를 보인다 (McCarthy & Dweik, 2010). FEV_1은 중대형 크기의 기도 기능을 의미하는 것으로, 폐의 역학적 성질을 측정하기 위해 가장 널리 사용되는 매개변수(parameter)이다(Gildea & McCarthy, 2003). 건강한 개인에게 있어 FEV_1은 내 쉬는 공기량 중 가장 큰 부분을 설명하지만, 폐쇄성 질환에서는 불균형적인 FVC가 나타난다(Gildea & McCarthy, 2003; McCarthy & Dweik, 2010).

제한적 문제는 호흡근 심약 또는 마비로부터 기인하거나, 늑막 질환 또는 흉벽 질환으로부터 발생함으로써, 폐용량의 감소를 야기시킨다(Kanaparthi, Lessanu, & Sharma, 2009). 제한적 장애에서 FEV_1, FVC, 다른 총 폐용량은 모두 감소되며, FEV_1 대 FVC 비율은 정상이거나 또는 심지어 증가된다(Gildea & McCarthy, 2003).

다른 폐활량 측정 검사 종류는 유량-기량 곡선(FVL)이다. 이것은 Y축 좌표에 기류 속도와 X축 좌표에 공기량을 나타내는 그래프이다(〈그림 11.1〉 참조). 검사는 환자로 하여금 최대치로 호흡을 하게 하고, 폐활량계에 최대로 내쉬면서 다시 폐활량계로부터 최대한 들이마시게 함으로써 진행된다(Bass, 1973). 호기성 기류(expiratory airflow)는 그래프에서 플러스 수치의 상승값을 보이는 반면, 흡기성 기류(inspiratory airflow)는 마이너스 수치의 하락 형태로 표기된다. FVL의 정상적인 호기 부분(가장자리)은 최대 호기속도로 가파른 상승의 형태를 보이고, 연이어 환자가 잔류량 쪽으로 숨을 내쉬면서 그래프 흐름이 거의 직선 형태의 하강을 보이고 있다. 흡기성 가장자리는 상대적으로 대칭 곡선이다. 이 방법은 서로 다른 기도 질환들이 각각 정상과 다른 유량-기량의 관계를 특징적으로 보여 준다는 점에서 유용하다. 예를 들어, 종양과 같이 고착된 병변들은 유량-기량 곡선에서 들숨과 날숨의 가장자리 모두 정체기(plateaus)를 야기시킨다(Lunn & Sheller, 1995). 흉부 속 내부 병변들은 호기성 가장자리에 날숨의 완만한 편평화(flattening)를 보여 준다. 흉부 속 외부 병변들은 유량-기량 곡선의 흡기성 가장자리에 날숨의 완만한 정체기를 발생시킨다. 대기도(large airway, 예, 기관과 기관지)는 모든 폐용량의 호기유량속도를 감소시키는 문제점들이 있는 반면에, 중기도(medium-sized airways)는 호기성 가장자리의 중간 부위에 유동률을 감소시키려는 부정적 측면이 있다(Bass, 1973). 소기도(small airways)는 중상 이하의 낮은 폐용량에서 유동률이 더 감소되는 문제점이 있다.

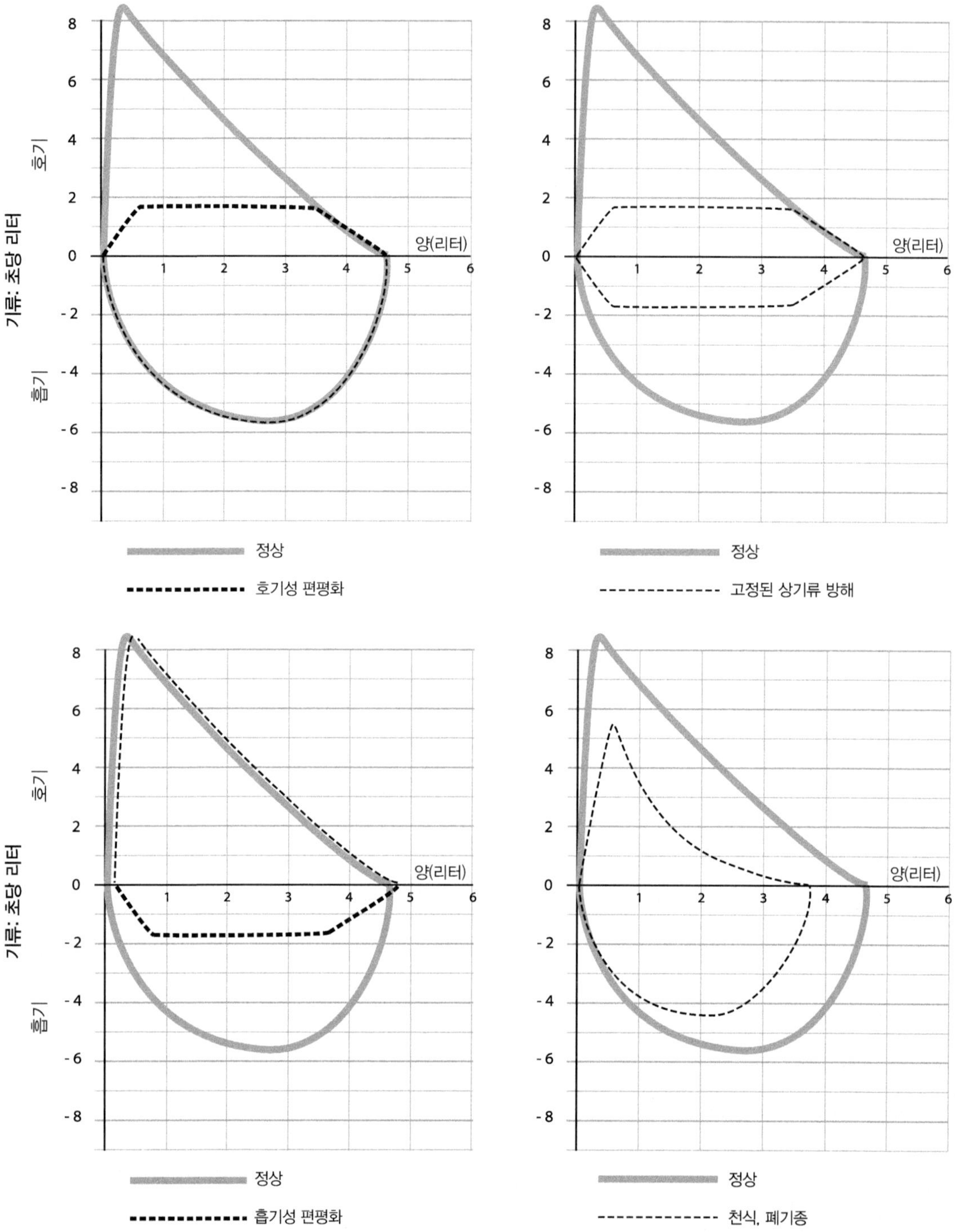

그림 11.1 **정상과 장애를 가진 공기량 루프의 예**

출처: From "Vocal Cord Dysfunction/Paradoxical Vocal Fold Motion," by M. Hicks, S. M. Brugman, & R. Katial, 2008, Primary Care and Clinical Office Practice, 35, pp.81-103. Copyright 2008 by Elsevier. 승인 하에 게재.

기관지 유발 시험(bronchoprovocation)도 폐활량 측정을 이용한다. 이 검사에서 환자들은 기도를 수축하고 좁게 만드는 물질(메타콜린, 마니톨 또는 히스타민)을 흡입한다(예를 들어, Chatham, Bleecker, Norman, Smith, & Mason, 1982; Spector et al., 2009; Stolz et al., 2009). 기관지 천식이 있는 FEV_1에서 20% 감소는 기도 과민성 또는 천식에 긍정적이다(Gildea& McCarthy, 2003).

다른 폐 기능 검사는 맥박 산소 측정법이다. 이것은 간단하고 무침습적이며 널리 이용 가능한 검사로써, 개인의 혈액 산소화 수치를 측정하기 위해 빛의 흡수를 이용한다(Pedersen, Hovhannisyan, & Moller, 2009; Schanpp & Cohen, 1990). 산소 측정법은 폐색성 기도 질환의 심각도를 측정하기 위해 사용되며, 특히 불명확하고 사용 불가능한 폐활량 측정 데이터의 경우에도 도움을 줄 수 있다(Hartert, Wheeler, & Sheller, 1999).

11.4 천식

천식(asthma)은 대–소 기도 내 만성적인 염증 질환으로써, 가변적이고 재발되는 증상, 역행성인 기류 폐쇄, 기관지 과민 반응성, 잠재적인 염증 등 여러 가지 특징으로 설명된다(Bhalla, Watson, Taylor, Jones, & Roland, 2008; National Heart, Lung and Blood Institute, 2007, www. nhlbi.nih.gov/guidelines/asthma/03_sec2_def.pdf)(〈그림 11.2〉 참조). 기도 협착은 기도 점막액의 염증과 부종 그리고 기관지 평활근의 수축으로부터 기인된다(Ihre, Zetterstrom, Ihre, & Hammarberg, 2004). 기도 폐색은 역행성이지만, 부분적으로는 자연적으로 또는 치료에 의해 역행성일 수도 있다.

천식은 유전과 환경 요인(Martinez, 2007)의 상호 작용으로부터 기인하며, 전 세계적으로 3억 인구가 앓고 있다(Fanta, 2009). 장애 발생 빈도는 다른 나라보다 미국에서 더 높으며, 인종마다 다르게 나타난다. 푸에르토리코인과 미국 흑인들이 가장 높은 빈도를 차지하는 반면, 한국인과 멕시코인들이 가장 낮다(Gold & Wright, 2005). 이 질환은 저소득 인구에서 높게 나타난다. 아동기 시절에는 여성보다 남성이 천식을 더 진단받지만, 여성의 경우 성인 시기까지 질환 상태가 계속 지속되는 경향이 있다(Osman, Hansell, Simpson, Hollowell, & Helms, 2007). 천식 장애는 일반 대중보다 운동선수에게서 더 널리 퍼져 있다(Weiler, Layton, & Hunt, 1998).

천식이 만성적인 질환이지만, 급성 발작의 특징도 있다. 만성적이거나 정상 상태에서의 증상은 야간 기침, 활동 상태에서의 격한 호흡곤란, 만성적인 음성프라이

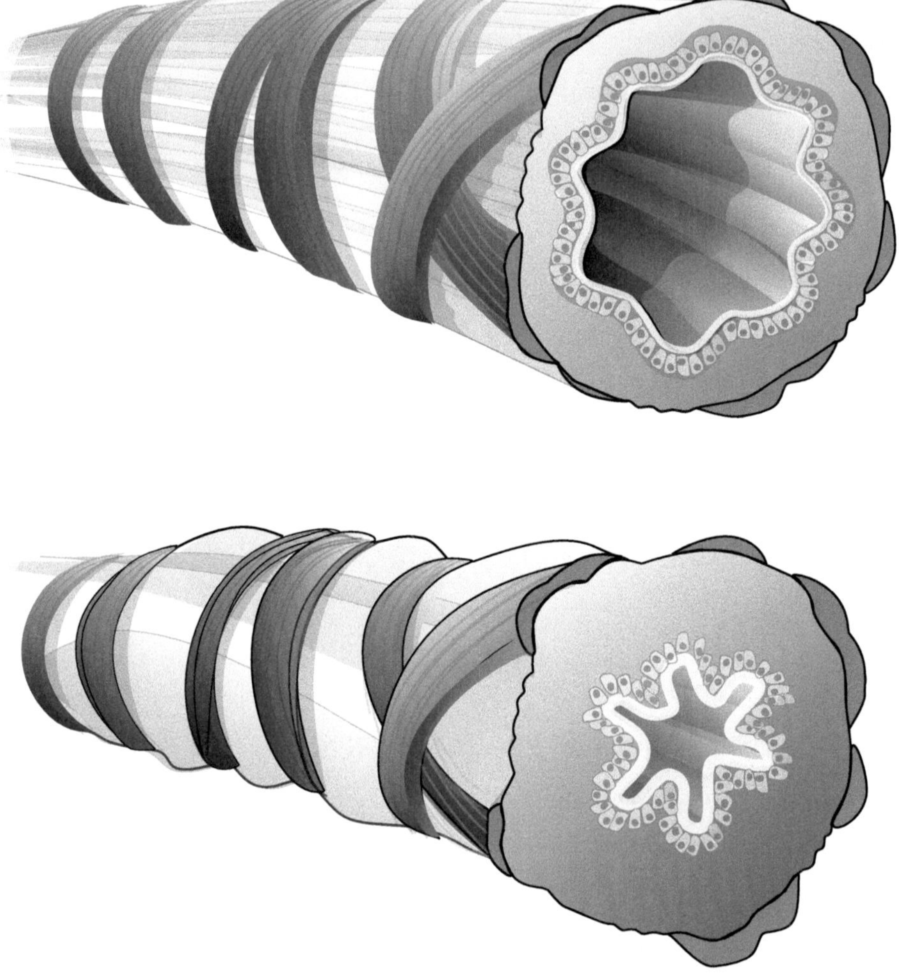

그림 11.2 정상과 천식의 공기 통로

(vocal fry)와 기침, 흉부 압박 등이 있다. 심각성의 정도에 따라 급성 발작은 응급 상황일 수도 있으며, 호흡곤란, 날숨 시 쌕쌕거림, 흉부 압박 등의 증상으로 나타난다(Saunders, 2005). 기침성 천식의 주요 증상은 천명과 호흡곤란 없이 아주 오래 기침을 하며, 기관지가 확장된다(Corrao, Braman, & Irwin, 1979; Fujimura, Ogawa, Nishizawa, & Nishi, 2003).

애완 동물의 털과 비듬, 먼지, 알레르기, 기후 변화, 바이러스 감염, 운동, 곰팡이, 꽃가루, 화학약품, 연기, 제어 불능 위식도역류질환/인후두역류, 스트레스 등과 같이 천식 발작을 유발시키는 많은 요인들이 존재한다. 말하기와 노래 부르기도 천식의 유발 인자로 간주되고 있다(예를 들어, Cohn, Sataloff, & Branton, 2001). Iher 등(2004)은 천식과 알레르기 연구센터 3곳에서 조사된 환자들을 기초로, 발작을 야기시키는 흔한 요인들이 감염(67%), 운동(59%), 냉풍(56%), 알레르기(55%)라고 보고했다.

평가와 치료

천식은 기관지 유발 검사를 수반하는 폐 기능 검사로 진단된다. 천식 질환자들은 적은 양의 유발(challenge) 물질에 민감하다. 기관지 유발 시험은 한 개인이 천식 발작을 야기시키는 비특이성 자극에 견디는 정도를 측정하는 것으로써 안전한 방식이다(Enright, Lebowitz, & Cockroft, 1994). 기관지 확장제 또는 코르티코스테로이드에 대한 양성 반응도 천식을 나타낸다(Smith et al., 2004).

천식의 주요 치료 방법은 흡입용 코르티코스테로이드(inhaled corticosteroids, ICS) 사용이다. 이는 기도의 잠재적인 염증을 감소 또는 제거시키고, 질환과 연관된 과도한 점액 분비를 줄이기 위해 고안되었다. ICS 사용은 천식 증상을 제어하는 데 대단히 효과적인 것으로 보고되어 왔다(Balter et al., 2001; Roland, Bhalla, & Earis, 2004). 많은 종류의 ICS가 구입 가능하다(〈표 11.6〉 참조). 기도의 평활근 수축을 감소시키는 기관지 확장제와 코르티코스테로이드를 서로 혼합해 만든 약물도 사용 가능하다. 이런 약물들은 폐의 기능을 개선시키고, 천식 증상 및 급성 발작을 줄이며, 응급실 방문율과 병원 입원 비율을 감소시키는 역할을 한다.

스테로이드 흡입기 후두염. 흡입용 코르티코스테로이드 사용은 심각한 조직 부작용이 거의 없고, 매우 효과적이고 내성이 좋으며 안전하다(Balter et al., 2001). 그러

표 11.6 흡입용 코르티코스테로이드

물질	상품명
베클로메타손	Qvar, Vanceril
부데소니드	Pulmicort, Symbicort
시클레소나이드	Alvesco
플루니솔라이드	Aerospan HFA, Aerobid
플루티카손프로피오네이트	Advair, Flovent
모메타손푸로우테	Asmanex
트리암시놀론	Azmacort

표 11.7 천식용 흡입 코르티코스테로이드 사용과 관련된 후두 징후 및 증상

성대 부종	성대 위축
성대 홍진	쉰목소리
점막 후막화	헛기침
점막성 위축	기침
백반증	인후염
후두 칸디다증	가성대 발성
뒤쪽 부위의 후두염	감소된 성대 가동성
성대 점막하 출혈	점막 파동 비대칭/비주기성
성대 낭종	비정상적인 위상 폐쇄
성대 구증	비정상적인 성문 폐쇄
육아종	축소된 점막 파동 진폭
만성 후두염	성문상 활동항진
성대 휨(bowing)	증가된 발성 역치 압력

출처: Balter et al. (2001); DelGaudio (2002); Dogan et al. (2007); Erickson &Sivasankar (2010); Gallivan et al. (2007); Ihre et al. (2004); Kim et al. (2010); Krecicki et al. (2006); Lavy et al. (2000); Mirza, Kasper Schwartz, &Antin-Ozerkis (2004); Roland et al. (2004); Stanton et al. (2009); Williamson et al. (1995)로 부터의 정보.

나, 발성법에 상당히 영향을 끼칠 수 있는 국소 인두 및 후두에 부작용이 발생된다는 다수의 보고서가 있다. 흡입용 코르티코스테로이드를 사용한 환자들 중 인두 및 후두 부작용으로 보고된 발생 정도는 약 34%에서 67%에 이른다(예를 들어, Kim, Moon, Chung, & Lee, 2011; Roland et al., 2004; Stanton, Sellars, MacKenzie, McConnachie, & Bucknall, 2009; Williamson, Matusiewicz, Brown, Greening, & Crompton, 1995). 영상 후두 검사법과 스트로보스코프는 흡입용 코르티코스테로이드 사용에 따른 다수의 후두 징후 및 증상을 나타낸다(〈표 11.7〉 참조).

후두 부작용은 스테로이드 흡입 후두염(steroid inhaler laryngitis, SIL)이 명확한 임상 실체라는 것을 인지시켜 준다(DelGaudio, 2002). 흡입 후두염에서 후두 변화는 인후두역류(LPR)에서 확인되는 것과 유사하다. 스테로이드 흡입 후두염이 명확한 임상 실체로써 인식되기 전, 후두와 발성 증상이 있는 천식 환자들은 적극적으로 인후두역류 치료를 받았음에도 불구하고, 증상들에 대한 규명이 일반적으로 완전히 풀리지 않았다(DelGaudio, 2002). 이 약물들이 어떤 연유로 인두 및 후두 부작용을 야기시키는지가 확실히 알려지지 않았지만, 아마도 몇몇 요인과 연관될지도 모른다. 한 요인은 흡입 용량의 80% 정도가 목구멍으로 넘어가기 전 인두 및 후두의 점막 표면에 침전되는 경우이다(Bhalla et al., 2008; Erickson & Sivasankar, 2010; Lavy, Wood, Rubin, & Harried,

표 11.8 천식 또는 다른 호흡기장애로 흡입용 코르티코스테로이드를 사용하는 이들을 대상으로 한 평가문항

스테로이드를 복용하는 상태, 예를 들어, 천식
- 얼마나 자주 복용합니까?
- 효과적입니까?
- 얼마나 오랫동안 흡입기를 이용했습니까?

과거 또는 현재 약물을 복용한 적이 있습니까?

흡연을 하십니까?

얼마나 자주 목이 쉽니까?
- 목 쉼 상태가 지속적입니까? 간헐적입니까?
- 목 쉼 상태가 흡입기 사용과 관련이 있습니까?
- 흡입용 스테로이드를 시작한 이후 목 쉼 상태를 얼마나 빨리 알았습니까?

인후염을 겪고 있습니까?

만성기침을 앓고 있습니까?

일상 업무 동안 목청을 높여야만 합니까?

하루 몇 시간 음성을 사용해야 합니까?

과거 어떤 의료 문제/운영을 가졌습니까?

출처: From "Dysphonia Associated with Inhaled Steroids, " by J.A. Lavy, G. Wood, J.S. Rubin, & M. Harried, 2000, *Journal of Voice*, 14, pp. 581-588. Copyright 2000 by The Voice Foundation. 승인 하에 게재.

2000). 기도로 약물을 주입시키기 위해 사용되는 약물 또는 압축가스는 후두 및 인두 조직에 염증 반응을 일으킬 수도 있다(Bhalla et al., 2008; Lavy et al., 2000; Roland et al., 2004; Williamson et al., 1995). 후두 염증을 야기시킬 수 있는 다른 요소는 스테로이드로부터 기인되는 진균 감염이다(Stanton et al, 2009). 스테로이드 사용으로 인해 후두근 약화와 성대 휨도 발생된다(Roland et al., 2004). 약물 영향과 더불어, 발성상 외상 반응(vocally traumatic behaviors), 흡연, 동시적(concurrent) 위식도역류질환 또는 인후두역류, 알레르기, 비염과 같은 요인들이 후두 증상을 야기시킬 수 있다. 흡입용 코르티코스테로이드 사용과 후두/발성 증상 간의 강한 연관 관계로 인해, 평가 시 언어장애를 초래하는 가능 인자들을 규명하는 것이 중요하다(〈표 11.8〉 참조).

흡입용 코르티코스테로이드 사용의 강도는 스테로이드 흡입기의 증상 심각성과 연관된다. 흡입용 코르티코스테로이드 정기적 사용자들은 흡입용 코르티코스테로이드 비정기적 이용자와 건강한 대조군들에 비해 염증이 더 많고, 발성 능력이 더 좋지 않은(쉰목소리, 발성 약화, 무성증, 인후염, 목 과민상태 및 기침) 것으로 나타난다(Bhalla et al., 2008). 더 나아가 투여량의 강도와 빈도가 더 커질수록, 화상회선경술과 증상의 발생률 증가가 서로 관련된 것으로 본다(Gallivan, Gallivan, & Gallivan, et al., 2007).

SIL과 그 결과로 초래된 후두 및 발성장애는 행동 처리에서 교정되는 것이 아니며, 흡입용 코르티코스테로이드 사용이 중지될 때 증상은 바뀐다(Gallivan et al., 2007). 일부 환자들은 다른 흡입용 코르티코스테로이드 또는 다른 전달 체계에 반응한다. 다른 이들은 인두 및 후두 부작용이 너무 심해서 흡입용 코르티코스테로이드 치료가 중단될지도 모른다. 비록 음성치료의 효과가 입증되지 않았지만, 환자가 발성상 외상 반응을 감소시키기 위해 언어 치료 병리학자와 함께 일하는 것이 가치 있는 일일지도 모른다. 위식도역류질환/인후두역류, 알레르기, 그리고 기타 등등의 다른 질환들도 다룰 필요가 있다.

11.5 역행성 성대운동

역행성 성대운동(paradoxical vocal fold motion, PVFM)은 주로 호흡의 흡입 단계 동안 부적합 연축성 성대 내전(inappropriate spasmodic vocal fold adduction)으로 나타나는 호흡기/후두 장애이다. 역행성 성대운동은 무수한 명칭으로 언급된다(〈표 11.9〉 참조).

천식과 유사한 기도 질환에서 보듯이, 장애 그 자체는 혼동을 야기시키고, 어떤 면에서는 심리적인 요인이 기저에 자리 잡고 있기 때문에 용어상의 혼동이 발생 가능하다(Parsons et al., 2010). 최근 문헌에서 가장 흔하게 사용되는 용어는 **역행성 성대운동**(PVFM)과 **성대 기능장애**(vocal cord dysfunction, VCD)이다. 언어 치료 병리학자와 이비인후과 의사들은 역행성 성대운동 용어를 더 선호하는 경향이 있는 반면에, 성대 기능장애는 흉부외과 전문의, 알레르기 전문의사, 정신과의사 및 심리학자들 사이에서 좀더 흔하게 사용된다(Christopher & Morris, 2010). 역행성 성대운동 용어는 질환의 역학성을 정확하게 기술한다는 점에서 다음 논의에서 사용될 것이다(Hicks, Brugman, & Katial, 2008).

표 11.9 역행성 성대운동을 지칭하는 용어들

역행성 성대 움직임	간헐적 발작성 후두 경련
역행성 성대 기능장애	기능적 기도폐쇄
성대 기능장애	뮌하우젠 천명
간헐적 후두 운동장애	인위적 천명
비기질성 상 기도폐쇄	심인성 천명
과민성 후두 증후군	심인성 쌕쌕거림

증상

남성보다 여성이 약 3대 1의 비율로 이 장애를 더 겪는다(예, Doshi & Weinberger, 2006; Gurevich-Uvena et al., 2010; Husein et al., 2008; Parsons et al., 2010). 이 장애는 아이들이나 청소년들에게도 발생하지만, 성인들에게 가장 흔하다(Gaafar & Fasyh, 2011; Husein et al., 2008; Morris, 2006). 역행성 성대운동의 주요 증상은 천명과 호흡곤란이다. 호흡곤란은 환자의 76~95%에서 발생하는 것으로 보고되어 왔다(Morris, Perkins, & Allan, 2006). 천명은 항상 날숨에서 발생되고, 일반적으로 환자가 숨을 들이마실 때 들린다는 점에서 천식과 구별된다. 그러나 후두경련이 공기 흡입 시 발생될 때, 과내전이 짧은 시간 동안 날숨 단계까지 이어질 수도 있기 때문에, 날숨 단계가 영향을 받는 것은 흔하다(Andrianopoulos, Gallivan, & Gallivan, 2000).

쉰목소리, 압박감, 기식음 섞임, 무성증 등을 수반하는 발성 증상은 특히 발작 시 흔하다. 기침은 역행성 성대운동 장애를 가진 개인들 중 25~42%에게서 증상으로 나타난다(Christopher & Morris, 2010). 화상회선경술은 그릇된 성대 내전, 성문상 후두의 전후 수축, 감소된 진폭 및 점막 파동 등을 입증해 왔다(Yelken, Gultekin, Guven, Eyibilen, & Aladag, 2010). 만성 후두염, 후두연화증, 성대구증, 소결절, 성문하 협착증 등 후두의 구조적 이상이 나타날 수도 있다(Patel, Jorgensen, Kuhn, & Merati, 2004). 음향 분석은 건강한 대조 집단에 비해 상당히 높은 주파수변동률(jitter) 및 진폭변동률(shimmer) 값과 짧은 최대발성시간(MPT)을 보여줘 왔다(Yelken et al., 2010). 호흡기 및 발성 증상 뿐만

표 11.10 역행성 성대운동의 비발성(nonvocal) 증상

쌕쌕거림
천명
호흡곤란
숨 막힘 또는 질식의 느낌
목안에 덩어리 느낌, 강렬한 미각, 심한 통증 또는 멈출 수 없는 기침처럼 임박한 발작의 경고 징후들
현기증
경솔함
손가락 또는 입 부위의 마비 또는 얼얼함
흉부 압박
목 압박
날숨보다 들숨의 어려움
거의 또는 완전 의식 불명

출처: Buddiga (2010); Deem & Miller (2000); Hicks et al. (2008); Morris (2006); Murry et al. (2004)로 부터의 정보.

표 11.11 역행성 성대운동 발생 요인

향기	이별 불안	노래 부르기
후비루	식료품	끊임없는 매연
향수	성적 학대	기침
흡연	상기도 감염	청소용 화학제
유해한 악취	천식	위산 역류
공기 오염	식사	담배 연기
비누	삽관법	기상 변화
운동	대화	곰팡이
정서적 스트레스	수면	극한 기온
우울증	웃음	먼지
냉풍	암모니아	

출처: allan, Abouchahine, Harvis, & Morris (2006); Andrianopoulos et al. (2000); Buddiga (2010); Hicks et al. (2008); Murry et al. (2004); Koufman (1994); Koufman& Block (2008); Mathers-Schmidt &Brilla (2005); Morris (2006); Morrison et al. (1999); Sandage (2006)로 부터의 정보.

표 11.12 역행성 성대운동과 천식 간의 유사점과 차이점

역행성 성대운동	천식
외흉부	흉곽내
드물게 발생되는 저산소혈증	저산소혈증 발생
무(無) 탄산과잉증/산과다증	탄산과잉증/산과다증 발생
정상적인 날숨 폐활량 측정	감소된 호기(날숨) 유량
비정상적인 흡기성 곡선(일정부분)	정상적인 흡기성 곡선
갑작스런 시작–정지, 질환 사이 간헐적 증상	지속적인 증상
잦은 응급부서/사무실 방문	잦은 응급부서/사무실 방문
다양한 약물	다양한 약물

출처: "Vocal Cord Dysfunction in Children," by B. E. Noyes & J.S. Kemp, 2007, *Paediatric Respiratory Reviews*, 8, pp. 155-163. Copyright 2007 by Elsevier. 승인 하에 게재.

아니라 다른 많은 비 후두성 증상들도 보고되어 왔다(〈표 11.10〉 참조). 증상들은 특정 요인들에 의해 초래되거나 악화되거나, 또는 그렇지 않을 수도 있다(〈표 11.11〉 참조).

고객들이 수 차례 응급실 방문을 통보하거나 또는 증상으로 인해 입원하는 것은 흔하다. 천명과 호흡곤란의 존재로 인한 증상들이 종종 천식 또는 반응성 기도 질환으로 오진된다. 환자들이 공격성 천식 치료를 받는 것은 흔한데, 항상 효과적이지는 않다(Morris, 2006). 어떤 경우에 환자들은 삽관법 또는 기관절개와 같은 침습성 중재

표 11.13 제기된 역행성 성대운동 발생 요인들

위식도역류질환/인후두역류(GERD/LPR)	바이러스 감염
후두의 근긴장이상	운동
천식	스트레스, 불안, 우울증
뇌간 이상	전환장애
상기도 감도	

를 받아왔다(Newman, Mason, & Schmaling, 1995). 〈표 11.12〉는 역행성 성대운동과 천식간의 유사점과 차이점을 보여 준다.

원인

연축성 발성장애와 유사하게 역행성 성대운동은 주로 심리적 고통, 불안, 갈등과 연관된 것으로 간주되곤 했다. 몇몇 역행성 성대운동의 경우들은 확실히 심리 감정에 근본적인 원인이 있을지도 모르지만, 최근 후두 경련의 주요인이 후두 과민증 또는 과민반응인 것으로 가정되어 왔으며, 이들은 성대가 보호 반사로 닫히게 하는 다양한 자극들로 인해 발생되는 것으로 본다(Altman et al., 2002; Christopher & Morris, 2010; Hicks et al., 2008; Mirasola, Braun, Blumin, Kerschner, & Merati, 2008; Morris, 2006; Morrison, Rammage, & Emami, 1999; Vlahakis, Patel, Maragos, & Beck, 2002). 바이러스 감염, 알레르기성 및 비알레르기성 감염, 인후두역류 또는 위식도역류질환 그리고 독성 흡입과 같은 요인들로 인해 후두는 성문 폐쇄 반사 작용을 부적절하게 촉진시키는 여러 자극물들에 예민해질 수도 있다 (Christopher & Morris, 2010; Hicks et al., 2008). 기도 감각성(sensitivity)과 더불어 역행성 성대운동을 야기시키는 다양한 요소들이 제시되어 왔다(〈표 11.13〉 참조).

인후두역류증은 역행성 성대운동의 가장 흔한 요인이다. 인후두역류와 관련되어 역행성 성대운동을 앓고 있는 환자들은 인후두역류를 가지게 된 다른 실마리를 항상 가지고 있다(Koufman & Block, 2008). 흔히 발작은 식사 후, 운동 시작 후 또는 몸을 구부린 후 발생되는 등 일정 패턴을 따른다. 때때로 발작은 환자의 단잠을 깨울 수도 있다. 발작이 확인 가능한 요인이나 일정 패턴 없이 발생하더라도, 환자는 LPR의 증상과 그로 인한 후두 결과물을 가질 수 있다.

심리 감정적 요인들은 역행성 성대운동과 연계된 것으로 불안, 공포장애, 과호흡 증후군, 정서적 스트레스, 우울증 등과 관련되어 왔다(Christopher & Morris, 2010; Cavin,

표 11.14 역행성 성대운동을 야기시키는 근본적인 심리 요인들

연구 결과(findings)는 환자가 산만해질 때 해소된다(resolve).
연구 결과는 환자가 소리를 낼 때 해소된다.
병력이 위약의 투여로 완화된다.
증상과 연구 결과가 제안에 의해 초래되거나 완화된다.
병력이 헬륨 가스로 해결되고, 심지어 가스 사용이 중단된 후에도 사라진다.
병력이 위약 시험으로 재생된다.
환자가 가정된 동인에 노출되어 눈이 멀게 될 때 무응답
연구 결과가 수면제 투여로 해소된다.
병력이 수면을 감시하는 동안 없어진다.
성적 학대 전력
객관적인 연구 결과와 전혀 어울리지 않는 호흡기 통증
정신질환 전력

출처: Christopher & Morris (2010)로 부터의 정보.

Wamboldt, Brugman, Roesler, & Wamboldt, 1998; Hicks et al., 2006; Koufman & Block, 2008). 어떤 경우에 역행성 성대운동은 전환장애를 나타낼지도 모른다. Husein 등(2008)은 역행성 성대운동 환자의 71%들이 전환장애 증상을 보인 것으로 보고했다. 이 경우 연구 저자들은 후두 운동이 불편한 삶의 환경 또는 감정을 회피하는 목적으로 유용하고, 또한 환자들에게 관심과 연민을 줄 수 있을 것이라고 언급했다. 그러나 이 환자들 중 78%도 위식도역류질환, 천식 또는 둘 다의 병력을 가졌었다. 다른 임상 의사들은 역행성 성대운동이 있는 대부분의 아이들이 정신질환을 앓고 있지 않을 뿐만 아니라 신체적, 정서적, 성적 학대의 증거도 없다는 것에 주목해 왔다(Noyes & Kemp, 2007). 그러므로 심리 감정적인 요소가 어떤 면에서는 존재할 수도 있지만, 반면에 그런 요인들이 신체적 또는 생리학적 인자들과 공존할 수 있으며, 역류와 같은 다른 발생 요인들도 문제를 야기시킬 수 있다. 〈표 11.14〉는 역행성 성대운동을 야기시키는 근본적인 심리 요인들이다.

신경학적 과정(neurological processes)도 어떤 면에서 하나의 발생 요인으로 확인된다. 이 과정은 선천적 원인 또는 뇌졸중과 두부 손상으로부터 기인되는 호흡기 유형의 후두 근긴장이상과 뇌간 이상을 포함하고 있다(Koufman, 1994; Sandage, 2006). Treole, Trudeau, Forrest(1999)은 호흡곤란 병력 사이에 있는 역행성 성대운동 환자들에게서 미묘한 후두운동장애(예를 들어, 발성 불안정) 징후를 포착했다. 이런 조짐들은 심지어 환자가 어떤 명확한 장애 징후를 보여 주지 않았을 때도 나타났다. 연구 저자

표 11.15 자극 유발 및 운동 유발 역행성 성대운동
자극 유발
이전 후두 기능장애 또는 질환의 부재
가스, 연기, 매연, 증기, 안개, 먼지 등에 단일한 특정 노출 또는 사고 후 증상의 시작
노출 후 24시간 내 증상의 시작
쌕쌕거림, 천명, 호흡곤란, 기침 또는 목 압박 등의 증상
무증상 상태, 증상 시기, 자극 상태들 중에서 비정상적인 후두경 검사
운동 유발
경쟁, 연습, 다른 격한 활동에 의해서 초래되는 발작
증상이 운동 몇 분내 발생한다
증상이 빨리 해소된다.
호흡이 급하거나 얕다.
호흡곤란이 행동을 힘겹게 한다.

출처: Doshi & Weinberger (2006); Mathers-Schmidt & Brilla (2005); Perkner et al. (1998).

들은 아마도 성대 기능장애가 어떤 면에서는 지속적으로 내재하는 긴장이상이며, 기도 폐쇄 병력도 호흡기계에 대한 수요가 후두 체계 용량을 초과하는 경우에 발생할 수 있다고 언급했다. 역행성 성대운동을 야기시키는 다른 신경학적 요소는 내전근 후두 호흡 긴장 이상이다. 국소적 근이상증(focal dystonias)은 전형적으로 특정 유형의 행동을 하는 동안 발생된다. 내전근 후두 호흡 긴장 이상의 경우, 흡입 행동은 부적절하게 성대를 닫게 하는 요인이다. 수면 시 문제는 사라진다. 역행성 성대운동을 초래하는 또 다른 신경학적 요소들은 뇌졸중과 두부 외상이다. 그러나 이런 명확한 신경학적 장애와 함께 천명도 수면 시 나타난다(Koufman, 1994).

역행성 성대운동을 초래하는 타 잠재적인 요인들은 후두 자극과 운동이다(〈표 11.15〉 참조).

역행성 성대운동(PVFM), 천식, 그리고 위식도역류질환(GERD)

천식은 33~80% 정도로 상당수의 역행성 성대운동 환자들에게서 발생되는 것으로 알려져 있다(예, Doshi & Weinberger, 2006; Curevich-Uvena, 2010; Koufman& Block, 2008; Morris, 2006; Newman et al., 1995; O'Connell, Sklarew, & Goodman, 1995; Parsons et al., 2000). 하지만 천식이 역행성 성대운동의 발생 인자인지, 그리고 환자들이 천식과 역행성 성대

운동 발작 모두를 초래하는 근원적인 반응성 기도 질환을 앓고 있는지가 확실치 않다(Morris, 2006). 위식도역류질환, 후비루, 알레르기는 천식과 역행성 성대운동을 동반하고 있는 환자들에게 매우 흔한 현상이다(Gurevich-Uvena, 2010; Parsons et al., 2010).

발생 요인들의 조합이 역행성 성대운동 환자들에게 가장 일반적으로 나타난다. 예를 들어, Altman 등(2000)은 일련의 역행성 성대운동 환자 10명 중, 7명은 정신질환(불안, 우울증, 성격장애)이 있었고, 8명은 위식도역류질환을 보여 주었으며, 6명은 이전에 천식 진단 또는 천식 치료에 긍정 반응을 보였으며, 마지막으로 2명의 피실험자들은 신경증상이 있었음을 발표했다. 그러므로 역행성 성대운동은 심리 감정적, 생리학적, 신경학적 요소들이 서로 조합되는 하나의 복잡한 장애로 정의될지도 모른다(Hicks et al., 2008; Sandage & Zelazny, 2004).

진단과 평가

역행성 성대운동을 "난치성 천식"으로 오진하는 것은 흔하며(Chiang, Goh, Tang, & Chay, 2008), 장애에 대한 인식도 효과적 치료를 위한 초석이 된다(Mikita & Mikita, 2006). 팀 접근법은 정확한 진단을 가능하게 할 수 있는 것으로써, 호흡기학, 이비인후과 의학, 알레르기학, 위장병학, 언어병리학, 사회복지 또는 심리학, 교수법, 그리고 발성교습과 같은 다양한 분야의 팀원들과 함께 공조하는 것이다. 호흡기, 신체, 음성과 삼킴, 증후학, 의료 분야에 초점을 맞추면서 개인의 자세한 이력을 얻는 것이 첫 번째 단계이다(<표 11.16> 참조).

많은 환자들이 매우 갑작스럽게 증상이 시작되고 사라진다고 전달한다. 성인들은 발작을 초래하는 요인으로 운동, 웃음, 매우 덥거나 차가운 공기, 먼지, 매연, 그리고 기타 등등이 있음을 인지하고 있다(Mathers-Schmidt, 2001). 아동과 청소년들은 신체적 활동 시 또는 일상에서 스트레스가 많은 시기에도 발작을 경험하는 경향이 있다. 평가 시 다뤄져야 할 질문들은 환자가 호흡장애를 겪는 시점에 호흡 패턴(들숨 대 날숨), 환자가 증상을 겪을 시기 천명의 존재 유무, 천식 및 기도 폐쇄와 같이 호흡기 질환을 진단받았던 병력, 기관지 확장제의 효과, 환자가 발작 시 숨막힘 또는 질식 감각을 보고한 유무 등에 초점이 맞춰져야 한다(Sandage & Zelazny, 2004). 후두 증상도 언어장애 및 목 압박감의 유무를 고려하며 분석되어야 한다. 더불어, 발작과 관련된 신체감각 정보, 즉 마비 및 손, 발, 입 주위의 얼얼함 등에서도 분석되어야 한다. 임상 의사는 과거 현재의 약물과 외과 수술 기록 등의 정보를 수집해야 한다. 삼킴 시 어떤

표 11.16 역행성 성대운동에 관한 평가 문항

호흡

천식과 같은 호흡기장애 진단을 받은 적이 있습니까?

폐기능 검사를 받아 본 적이 있습니까?

들숨과 날숨에서 어느 쪽이 더 힘드십니까?

증상이 발생되는 동안 숨을 들이마실 때 소리(천명)가 납니까?

전에 숨 가쁨이 있었습니까? 아니면 발작 시 숨 가쁨이 있습니까?

상부 또는 하부 흉부 압박을 경험합니까?

흡기용 기관지 확장제가 발작을 예방합니까 아니면 중단합니까?

신체

목 조임을 경험합니까?

목이 따갑거나 건조합니까?

숨막힘이나 질식감이 있습니까?

성대 접촉 시 약간 어지럽거나 그전에 어지러움을 느낍니까?

성대 접촉 시 마비 또는 손, 발, 입 주위의 얼얼함을 경험합니까?

일상에서 후비루, 코막힘, 콧물, 재채기와 같은 비염 증상을 겪습니까?

역류 증상을 겪습니까?

목소리와 목 삼킴

목소리가 종종 또는 가끔 쉽니까?

발작 전 또는 발작 동안 목소리가 변합니까?

발작 시작 전, 중간 또는 후에 목 삼킴장애를 경험합니까?

증상

증상이 빨리 시작됩니까?

얼마나 빠른 시간 내 증상이 진정됩니까?

의식을 잃은 적이 있습니까?

수면 중에도 증상이 발생합니까?

발작에 특별한 발생 요인이 있습니까?

증상을 완화시키기 위해 무엇을 합니까?

발작 전 또는 중간에 불안 또는 공포를 경험합니까?

의료

전에 이런 질환으로 치료받은 적이 있습니까?

이와 관련되거나 또는 비관련된 외과 수술을 받은 적이 있습니까?

최근에 약물을 복용하고 있습니까?

출처: Hicks et al. (2008); Sandage & Zelazny(2004)로 부터의 정보.

변화 조짐이 느껴지면 반드시 주목해야 한다(Sandage & Zelazny, 2004). 임상의와 고객은 위식도역류질환, 코막힘, 후비루, 알레르기, 스트레스, 운동 등과 같은 사항들을 고려하면서 발작의 발생 요인들을 발견하도록 노력한다.

평가 시 현재의 "가장 좋은 표준"은 신축성 있는 코내시경 검사를 이용하는 후두경 검사다(Morris, 2006). 환자는 평온한 호흡, 발성, 코 훌쩍임, 기침 및 헐떡거림 등이 나타나는 다른 환경 조건 하에 성대 내전과 외전을 필요로 하는 다양한 과제를 수행하게 된다. 숨을 들이마실 때 일반적인 성대 형상은 성대 앞쪽 2/3 정도의 내전과 함께 성문 후면부에 다이아몬드 모양의 틈이 관찰된다(Hicks et al., 2008; Morris, 2006). 가능하면, 후반부 틈은 들숨과 날숨 시 발생할 수도 있다. 가성대도 내전될 수도 있다(Mathers-Schmidt, 2001). 그러나 위식도역류질환과 연관 있는 역행성 성대운동 환자들은 이런 후두 연구 결과물의 사례들을 입증해 주지 못할 수도 있고, 모든 환자들이 후반부 틈을 가지고 있는 것도 아니다(Andrianopoulos et al., 2000; Hicks et al., 2008; Koufman, 1994). 후두 연구 결과물은 환자가 증상이 없는 경우에 명확하다(Newman et al., 1995).

호흡 긴장 이상이 있는 환자가 다른 양상의 후두경 검사 결과를 보여 준다는 점에서, 후두경 검사는 역행성 성대운동을 호흡기 유형의 긴장 이상으로부터 구별하는데 도움이 될 수 있다. 즉, 환자들의 내전(adductory) 기능장애는 끊임없이 반복되는 것으로써, 발성에 특수하지도 않고, 심호흡 시 악화되며, 수면 시에는 증상이 사라진다(Koufman & Black, 2008).

가장 중요한 진단 기능들 중의 하나는 역행성 성대운동에 의해 기인된 흡기성 천명과 호흡곤란을 천명, 외향근 마비, 성문하 협착증, 성대 고착(fixation) 등의 발생 요인들로부터 구별하는 것이다. 유량–용적 곡선, 맥박 산소 측정법, 기도 반응도 검사와 같은 폐 기능 검사들이 역행성 성대운동을 천식 및 다른 질환들로부터 구별한다는 점에서 중요하다(〈표 11.17〉 참조).

역행성 성대운동의 특징 중 하나는 환자가 무증상을 보일 때 폐활량 측정 수치가

표 11.17 역행성 성대운동과 천식을 구별하는 폐기능 검사

검사	방법	PVFM	천식
유량–용적 곡선	최대 들숨과 날숨 시 이동 수치가 이 그래프에 표기	흡기성(숨을 들이마실 때) 평평한 가장자리 곡선 부분	숨을 내쉴 때 평평한 가장자리 곡선 부분
맥박 산소 측정법	혈액 내 산소량 측정	정상에서 약간 비정상	비정상
기도 반응도 검사	약물 또는 다른 시험 전후로 완료된 폐기능 검사	정상 반응	비정상 반응

정상이라는 것이다. 하지만, 이 점은 성대마비 또는 경도마비를 수반한 상부 기도 폐쇄, 성문하 협착증, 고착화된 상부 기도 이상 장애 등의 요인들에서는 해당되는 사실이 아니다(Doshi & Weinberger, 2006). 심지어 역행성 성대운동 환자들이 심각한 호흡기 증상을 겪고 있을 때도 맥박 산소 측정은 보통 정상이거나(Hicks et al., 2008; Noyes & Kemp, 2007), 약간 비정상일 수도 있다(산소와 이산화탄소가 급성 발작 시 경미하게 감소될 수도 있다). 특히 급성 발작 시 맥박 산소 측정에서 비정상적인 산소 포화도 수치를 보여 주는 천식의 경우 이와는 다르다. 역행성 성대운동 환자들은 기관지 천식 검사에서 항상 정상이다(Altman et al., 2002).

FV 곡선(유량–용적 곡선)은 역행성 성대운동 환자와 천식 환자들에서 다르게 나타나는 경향이 있다. 역행성 성대운동 환자들의 경우, 평평하거나 둔한 흡기성 고리 곡선을 보여 주는데, 이 점은 흡입된 공기량의 감소를 의미한다(예, Christopher & Morris, 2010). 이것은 가변적인 외흉부 폐쇄(extrathoracic obstruction)와 일관된 것이며, 심지어 환자가 무증상인 경우에도 나타날 수도 있다(Buddiga, 2010; O'Hollaren, n.d.). 어떤 경우에 유량–용적 곡선(flow-volume loop)에서 숨을 내쉬는 부분도 평평해질 수도 있는데(Chiang et al., 2008; Gregore, n.d.), 이는 폐색성장애를 의미한다. 이것은 역행성 성대운동이 날숨 호흡 단계로까지 지속되는 경우, 또는 역행성 성대운동과 천식 모두를 지닌 환자들의 경우에 발생할 수도 있다. 역행성 성대운동이 아니라 오직 천식만 앓는 환자들은 오직 날숨을 나타내는 가장자리 곡선에서 둔한 형태를 보여 주는데, 이는 기관지 수축 및 염증으로 인한 날숨 장애와 일치하고 있음을 말해준다. FEF_{50}(최대호기류량)/FIF_{50}(강제들숨량)은 역행성 성대운동 진단을 도와주는 또 다른 폐활량 측정 방법이다. 정상 비율은 1과 같거나 적으나, 역행성 성대운동 환자들의 경우는 종종 1보다 크다(Hicks et al., 2008)(〈그림 11.3〉 참조).

치료

역행성 성대운동 치료는 환자의 기도 폐쇄를 완화시키는 데 목적이 있으며, 급성 발작 치료와 장기 치료로 나뉜다. 임상관리는 행동 음성치료, 약물학 치료, 호흡 절차 또는 이런 요소들의 조합들을 포함할 수 있다.

급성 발작. 급성 발작 시 환자는 걱정하고 불안해할지도 모른다. 많은 환자들은 죽음의 공포를 야기시키는 숨막힘의 느낌을 보고한다(Vertigan, Theodoros, Gibson, &

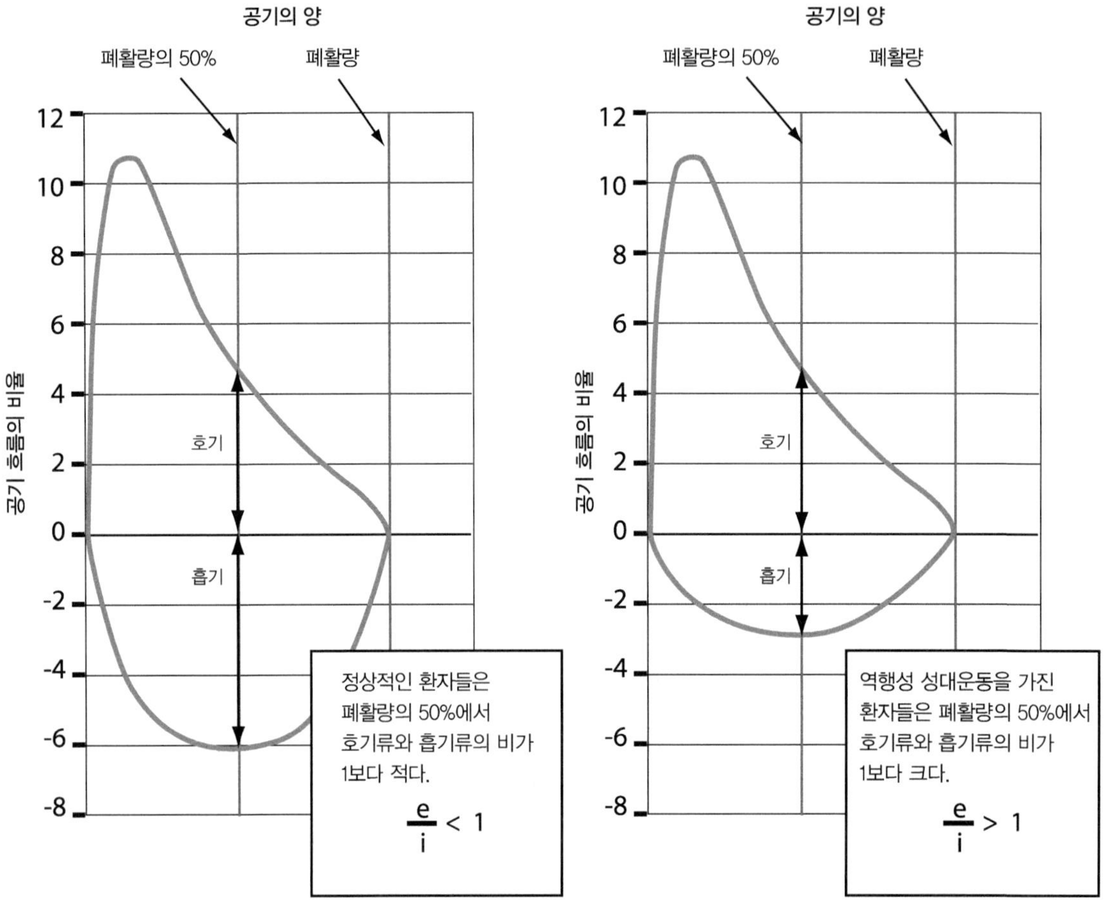

그림 11.3 역행성 성대운동에 대한 공기 흐름 양 루프

Winkworth, 2007). 환자들에게 그런 상태가 생명을 위협하지 않고, 산소 수치가 정상이라고 안심시키는 것이 중요하다. 안심시키는 것이 많은 경우에 증상을 완화시키는 데 효과적이라고 알려져 왔다(Morris, 2006). 환자에게 진정제를 투여하는 것도 증상을 완화하는 데 도움이 될지도 모른다. 증상이 지속된다면, 환자는 헬륨과 산소의 혼합 기체를 흡입함으로써 이점을 얻을 수도 있다. 이 혼합물은 소위 heliox(헬륨과 산소의 혼합 기체)로 불려지며, 70% 헬륨과 30% 산소로 구성된다(Deem & Miller, 2000; Mathers-Schmidt, 2001; Vlahakis et al., 2002). 혼합 기체의 낮은 헬륨 밀도는 격한 공기 기류를 감소시키고, 환자가 호흡하는 것을 더 쉽게 한다(Christopher & Morris, 2010; Noyes & Kemp, 2007). 이것이 환자의 불안을 낮추며, 발작이 악화되는 것을 예방한다.

지속적 양압요법(continuous positive air pressure, CPAP)은 몇몇 급성 발작의 경우에 도

표 11.18 만성적인 역행성 성대운동을 완화시키는 목표와 방법

목표	방법
공포감과 무력감을 극복한다	호흡 기법의 습득
내부와 외부 후두근에서 긴장 상태를 감소한다	목 개방 호흡, 공명 발성
후두에서 주의를 전환한다	복식호흡 및 활성 날숨
목, 흉부와 어깨의 긴장 상태를 감소한다	운동, 스트레칭, 점진적 근육이완
발작의 심각성과 빈도를 감소시키는 기법을 사용한다	조기 증상의 인식 증가, 세부 행동 계획을 예행 연습

출처: Information from Gregore (n.d.).

움이 될 수도 있다. 이 방법은 환자들에게 코 마스크 또는 얼굴 마스크를 쓰게 하는데, 마스크는 관을 통해 약간 압축된 공기가 지속적으로 흐르게 하는 작은 기구와 연결되어 있다(http://ucdmc.ucdavis.edu). 고압은 기도 폐쇄를 극복하며, 정상적 호흡을 자극한다(http://entcolumbia.org). 이 방법은 폐용량을 증가시키고 날숨을 천천히 진행시킴으로써, 좀더 성문을 열리게 하고 기도 폐쇄를 감소시킨다(Goldman & Muers, 1991).

약물학 치료는 개인적인 경우에 따라 도움이 될 수도 있다. 예를 들어, 발작 발생 요인이 위식도역류질환 또는 다른 자극물인 경우, 적절한 약물이 악화되는 상태를 제거하기 위해 투여되어야 한다. 종종 역행성 성대운동 환자는 질식 감각 때문에 불안을 느낀다. 불안은 결과적으로 증상을 악화시킬 수도 있기 때문에, 항불안성의 약물은 이런 경우에 도움이 될지도 모른다. 성대에 보톡스 주사 치료도 몇몇 환자들에 성공적이었다고 전해진다(Vlahakis et al., 2002). 환자가 어떤 치료에도 반응이 없다면, 최후 수단으로써 환자에게 관을 삽입해야 하거나 기관을 절개해야 할지도 모른다.

장기 치료. 역행성 성대운동을 규명하는 다양한 원인 관계학과 증상들 때문에 학제적 접근이 중요하다. 팀원들은 반드시 언어치료전문가, 흉부외과 전문의, 심리학자, 이비인후과 전문의 등으로 구성되어야 한다(Altman et al., 2002; Lo, Ho, & Huang, 2005). 만성적인 역행성 성대운동을 완화시키기 위한 목표와 방법들이 〈표 11.18〉에 열거되어 있다.

갈수록 더 호흡 관리에 주안점을 둔 언어 치료가 만성적 역행성 성대운동을 위한 제1차적 의료 중재로 선택된다(Morris 2006). 언어 치료는 환자들이 장애 증상을 다루는 데 매우 도움이 되는 것으로 나타났다(예를 들어, Jines & Drummond, 2006). 언어치료 전문가들은 후두 해부학과 생리학을 교육받았기 때문에, 환자들에게 호흡을 위해 어떻게 후두 기능을 조절하는지를 가르치는 것이 준비되지 않았다. 언어 치료는 일반

적으로 환자의 교육, 호흡 기술, 인식 상승 및 이완, 기침 감소 및 목청 가다듬기를 수반하는 음성 위생 등에 초점을 둔다.

환자를 대상으로 한 교육 환자를 대상으로 한 교육은 필수적인 치료 중재로써 환자의 후두 구조와 기능에 대한 이해, 호흡과정에서 후두의 역할, 호흡의 역학 등을 제고한다(Hicks et al., 2008). 후두 내시경술은 환자로 하여금 호흡 및 발성을 하는 동안 성대와 운동 모습을 가시화하도록 도움을 주는 좋은 방법이다. 환자는 들숨 시 자신의 성대 폐쇄를 관찰하는 반면에, 임상 의사는 정상적인 성대 기능 작용을 환자의 역행성인 성대운동과 서로 비교하며 설명한다(예를 들어, Sandage & Zelazny, 2004). 시각적인 피드백도 환자로 하여금 호흡 운동의 기저를 이루고 있는 원리를 이해하도록 도움을 준다(Hicks et al., 2008). 발생 인자로 인한 후두 과민증 및 기침과 목 가다듬기를 문제로 발생케 하는 원인 등에 관한 정보도 제공된다(Hicks et al., 2008).

호흡 기술 호흡 기술은 환자에게 목 압박감에 반응하는 방법을 가르치기 위해 고안된 것으로써, 학습된 비적응적 반응보다 좀더 이완된 호흡 패턴을 사용한다(Blager, 2006). 환자는 숨을 들이고 내쉬는데 흉근보다는 복근 사용을 연습한다. 이것은 들숨 시 복벽 확장과 연관되고, 날숨 시에는 복근을 수축시키는 데 관련된다(예를 들어, Altman et al., 2002; Morris, 2006). 환자는 동시에 자신의 어깨, 목, 그리고 턱을 편안한 자세에서 유지한다. 이런 호흡 유형은 후두로부터의 관심을 제거하는 데 도움이 된다.

환자는 성대를 외전 상태로 유지하기 위해 발작 시점을 느끼고 발작을 피할 때 사용되는 특정 호흡 유형을 습득한다. 예를 들어, 코 훌쩍임과 헐떡거림은 기도를 열게 하는 데 돕는다(Hicks et al., 2008). 환자는 어깨를 올리지 않고 복부 호흡을 하면서 코로 깊게 훌쩍이며 공기를 들이마시는 방법을 지도 받는다. 환자는 그리고 나서 /s, sh, f/ 등의 무성음에서 8~10초 동안 숨을 내쉰다. 이것은 날숨 시 성문을 열게 하는 효과가 있다(Gregore, n.d.; Sandage & Zelazny, 2004). 환자에게 입술을 오므리고 복부에 초점을 맞추면서 숨을 들이고 내쉬는 방법을 가르치는 것은 불안과 공포를 감소시키고, 좀더 이완된 호흡 유형을 가능하게 하는데 효과적일 수 있다(Hicks et al., 2008; Mikita & Mikita, 2006). 이것은 "이완된 목 호흡"으로 불리는 기법의 기초이다(〈표 11.19〉 참조).

이런 유형의 호흡 기법들은 운동선수들에게 적용되어 왔는데, 그들은 새롭게 학습된 호흡 패턴과 극한 신체 운동의 수요를 서로 균형 맞춰야 한다. 예를 들어, Mathers-Schmidt, Brilla, Jamieson, and Parsons(n.d.) and Mathers-Schmidt and Brilla(2005)은 역행성 성대운동이 있는 운동선수들을 위한 흡기근 교육 프로그램

표 11.19 이완된 목 호흡 운동과 근거

운동	근거
호흡 동안 어깨를 편안하게 낮춰라	상반신 긴장 상태를 감소시킨다
호흡 동안 배 위에 손을 두어라	의식적으로 복부 호흡 유지를 가능케 한다
약 1초 동안 코 또는 입을 통해 빨리 숨을 들이마셔라	성문을 열도록 도와준다
입술을 단단히 오므리고 2–3초 동안 숨을 내쉬어라	성문을 열어 두게 도와주는 압력을 형성한다
하루에 20번 무증상 시기에 5–10회 숨쉬기를 연습해라	이 유형의 호흡법을 좀더 무의식적으로 하게 만든다
발작 발생 요인에 노출되기 전 또는 발작이 느껴질 때 쉬운 목 호흡법을 사용해라	발작을 중단시키는 데 도울 수 있다

참고: 이 운동은 빨래를 가지고도 연습 가능하다.
출처: Buddiga (2010); Hicks et. (2008)로 부터의 정보.

(IMT)을 기술했다. 참가자들은 처음에 편안하게 목 호흡하는 방법을 배웠다. 그 이후 운동 선수들은 주문 제작된 흡기근 강화 장치를 사용했는데, 그 기구에는 한계점 수치를 초과하는 들숨 음압이 감지될 때 열리게 되는 밸브와 마우스 피스가 장착되어 있다. 밸브는 날숨 시 열리게 된다. 그들은 증가하는 저항성 수치에 맞서는 반면에, 학습된 호흡 유형을 사용하면서 기도를 열어 두도록 훈련 받았다. 연구 저자들은 최대 환기량이 증가하고, 호흡곤란을 겪는 환자의 비율이 치료 후 감소한다고 보고했다. 참가자들은 실질적인 스포츠 성과에 치료 이점이 계속 있음을 알렸다. Blager(2006)은 활동을 기준으로 한 운동선수용 호흡 기법 프로그램을 보고했다. 이 프로그램은 이완된 목 호흡 기법에 기초하지만, 좀더 빠른 들숨과 날숨 동안에는 복부보다 흉곽에 환자의 초점을 맞추게 한다. 참가자들은 "가볍게 오므린 입술"을 하면서 입을 벌리고 호흡하는 것을 습득하고, 경쟁하듯이 압력을 받는 동안 후두로부터 빠져 나오는 것을 피하기 위해 호흡하는 동안 입 앞쪽에 집중하도록 지시 받는다. 환자들은 여유 있는 속도로 처음에 호흡 패턴을 배우고, 점진적으로 새 기법들을 스포츠에 통합시킨다.

인식 상승 및 이완 환자에게 역행성 발작을 야기시키는 상태에 대한 인식을 제고시키는 것은 중요한데, 이것은 발작을 방지하기 위해 학습된 방법들의 사용을 가능하게 하기 때문이다. 환자들은 몸 안의 매우 작은 변화를 인지할 수 있는 능력을 도모시키는 점진적 이완 기법들을 사용하도록 교육받는다. 이것은 환자로 하여금 호흡 발작을 의미하는 생리적 징후에 주목하게 하여, 환자가 호흡 운동을 시작하고 발작을 예방하는 데 도움을 준다(Sandage, 2006). 환자는 목 압박감에 대한 의식을 제고하고, 어깨, 목, 흉부, 후두근을 이완하는 방법을 배운다(Sandage & Zelazny, 2004). 생체피드백(biofeedback)은 이 과정에 도움이 될 수 있다(예를 들어, McFadden & Zawadski, 1996). 후두 주변의 손 마사지는 환자의 후두 부위를 이완시키는 데 이점이 될 수도 있다. 호흡과 이완 기술을 도입함으로써, 환자는 역행성 발작의 시작부터 제거하는 데 까지 스스로 책임 있게 대처하고, 통제할 수 있다는 자신감을 좀더 가질 수 있다(Sandage & Zelazny, 2004).

음성 위생 음성의 위생에 대한 프로그램은 특히 지나친 기침과 헛기침과 같이 발성과 관련된 정신적 외상을 초래할 정도의 행동을 확인하고 제거하는 데 필요하다.

11.6 만성적 기침

기침은 다양한 자극으로부터 기인되는 역류 발생이다. 기침은 기도에서 이물질과 자극물을 제거하기 위한 보호기전이다. 기침 역류는 호흡기계에 있는 기침 수용체(신경말단)가 자극 받을 때 발생한다(Carney et al., 1997; Holmes & Fadden, 2004; Vertigan et al., 2006). 감각 정보는 미주신경을 통해 뇌간에 전달되며, 성문을 닫게 하는 신경운동의 지시는 후두근에 전달된다(Altman et al., 2002). 기침이 뇌간에 의해 조정되는 반사작용의 과정인 반면에, 어느 정도의 외피 조절은 기침 충동감을 수반하는 기침을 억누르게 하는 것이 가능하다(Davenport, 2008; McGarvey, McKeagney, Polley, MacMahon, & Costello, 2009).

기침 단계는 심흡기, 성문 폐쇄, 증가된 흉부근 수축과 횡격막 이완, 기도 수축, 마지막으로 열려있는 성문을 통해 형성된 공기압의 폭발적 방출로 이어진다(Altman et al., 2002; Chung & Pavord, 2008). 자연스러운 기침은 항상 **지속적인 기침**(cough bout)이라 불리는 일련의 기침 소리와 함께 수초 동안 지속되면서 일어난다(Chung, 2006; Chung & Pavord, 2008). 기침을 유발시키는 자극물들은 화학적이거나 역학적 또는 열과 관련될 수도 있다. 자극성 화학 물질은 캡사이신(고추에 있는 매우 성분), 구연산, 타르타르산, 세정제와 니코틴, 에어로졸, 향기 그리고 악취를 포함한다. 역학적 물질은 먼지, 기관지 수축, 점액, 건조하고 잘 바스러지는 음식, 이물질 뿐만 아니라 웃음, 대화, 노래 부르기 등이 있다(Altman et al., 2002; McGarvey et al., 2009; Gibson & Vertigan, 2009; Vertigan et al., 2007). 열과 관련된 발생 인자들은 요리와 공기 온도 변화 등이다(Gibson & Vertigan, 2009; McGarvey et al., 2009).

기침은 급성 또는 만성으로 특징지을 수도 있다. 급성기침은 일반적으로 바이러스 또는 박테리아 감염으로부터 야기되며, 3주 기간 내에 해소된다(Chung & Pavord, 2008). 다른 급성기침의 원인은 COPD(만성폐색성 폐질환)의 악화, 알레르기성 비염과 유해물질에 대한 환경적 노출을 포함한다(Holmes & Fadden, 2004). 기침이 최소 8주 동안 지속된다면 만성이 된다(예를 들어, Chung & Pavord, 2008; Holmes, & Fadden, 2004; Sandage, 2006; Vertigan et al., 2006).

만성적 기침은 성인들이 내과의사와 상담하는 가장 흔한 이유들 중의 하나이다(Altman et al., 2002). 1991년 미국 내 24만 의료서비스 방문 건수는 만성적 기침 때문이었다(Palombini et al., 1999). 처방전 없이 살 수 있는 미국 내 기침 약물의 판매는 328만 달러 가치에 이른다고 보고되어 왔다(Everett, Kastelik, Thompson, & Morice, 2007). 일반 대중 사이에서 기침의 발병률은 3.3%에서 33%까지 이르는 것으로 알려졌다(Lorcan, McGarvey, & Elder, 2010).

만성적 기침의 원인

만성기침의 원인은 많다. 비흡자들이 겪는 주요 3가지 원인들은 후비루증후근(소위 비염/비부비동염과 상기도 기침 증후근으로 불림), 천식, 그리고 GERD/LPR(위식도역류 질환/인후두역류) 등이다(Carney et al., 1997; Dettmar et al., 2009; Everett et al., 2007; Holmes & Fadden, 2004; Lee & Woo, 2005; McGarvey et al., 2009; Palombini et al., 1999; Vernon, Leidy, Nacson, & Nelsen, 2009; Vertigan et al., 2006) (〈표 11.20〉 참조).

상기도 기침 증후근, 천식 및 위식도역류질환은 모두 상기도 내 염증과 관련된다. 염증은 감각 신경 수용기의 민감도를 증가시키면서, 사람을 기침 발생 인자의 자극에 좀더 민감하게 만든다(Carney et al., 1997). 만성기침은 이런 상태중의 하나로부터 기인할 수도 있지만, 종종 여러 가지의 원인과 함께 연결된다(예를 들어, Everett et al.,

표 11.20 비흡연자들에게서 나타나는 만성기침의 요인들

후비루증후근/비부비동염/ 상기도 기침 증후근	바이러스 감염을 수반하는 기도 과민 반응
천식	심리 감정
위식도역류질환	역행성 성대운동
ACE 억제제 부작용	호산구성 기관지염
만성 기관지염	특발병

2007; Holmes & Fadden, 2004; Palombini et al., 1999).

기침은 고혈압과 울혈성 심부전을 치료하는 목적의 약물인, 안지오텐신전환효소(ACE) 억제제의 부작용일 수 있다. 마른기침은 이 약물 복용자들 중의 5~20% 정도에서 나타나는 것으로 보고되어 왔다(Holmes & Fadden, 2004). 기침은 담배 연기나 다른 자극물의 노출로 인한 만성기관지염에 부차적으로 발생되는 것일 수도 있다(Holmes & Fadden, 2004).

기침성 천식(CVA)이라 불리는 천식의 형태는 전문 기침 치료소로 보내어진 사람들에서 24~35% 정도를 차지한다(Chung & Pavord, 2008). 기침성 천식은 정상적인 폐활량 측정으로 나타나지만, 기관식 천식 검사에서는 기도 과민반응을 보이고, 기침은 기관지 확장제와 코르티코스테로이드 사용으로 좋아진다(Lorcan et. al., 2010). 기침성 천식은 기도 내에 호산구가(eosinophil) 존재하는 것으로 나타난다(Gibson et al., 2002). 호산구는 면역 체계를 구성하는 백혈구의 일종이다. 보통 이 세포들은 오직 백혈구의 1~6%을 형성하고, 폐와 기도에 존재해서는 안 된다(Young, Lowe, Stevens, & Heath, 2006). 연구자들과 임상 의사들은 최근 호산구가 천식, 기도 과민반응, 위식도역류질환과 연관되어 있음을 인지해 오고 있다(McGarvey, 2005). 호산구성 기관지염도 천식, 기도 과민반응, 위식도역류질환과 관련되어 있다(Gibson et al., 2002).

아주 오래가는 기침의 원인은 바이러스 감염을 수반하는 미주신경의 손상과 관련된 상승된 기도 반응 때문일 수도 있다(Altman et al., 2002; Lorcan et al., 2010). 다양한 형태의 자극물에 대한 기침 반사의 민감성은 구심성의 감각 신경이 큰 정도의 가소성을 가지고 있기 때문에 변화될 수 있다(McGarvey, 2005). 일반적으로 기침은 2~3주 후 진정되고, 기침 반사는 기저선 상태(baseline state)로 돌아온다. 그러나 종종 과반응 상태는 최초 발생 시기 이후에도 지속되어 만성적인 기침을 야기시킬 수 있다(Lorcan et al., 2010). 기침의 지속은 감각의 통각 과민증(증가된 통증 민감성) 때문일 수도 있는데, 여기에 말초신경 또는 신경 말단의 손상을 발생시키는 자극물에 대한 감각 신경의 한계점이 감소한다(Ryan, Vertigan, Bone, & Gibson, 2010).

만성적 기침의 발생인자로 심리 감정적인 이유가 종종 제기된다. "심인성 기침"은 개 기침 또는 경적성 기침으로 기술되는데, 기도 과민반응, 천식, 위식도역류질환, 상기도 기침 증후근, 또는 다른 인체 장기의 원인 등에서 기인될 수 없다. 전하는 바에 따르면 기침은 환자에게 일종의 이차 이득을 제공하는 전환장애의 증상일 수 있다(예를 들어, Gay et al., 1987; Mastrovich & Greenberger, 2002; Riegel et al., 1995). 예를 들어, 아주 오래가는 기침을 하는 아이는 학교에 안 가고 집에 있도록 허용될 수도 있다. 다른 사례 보고는 기침과 우울증/불안 간의 강한 연관 관계를 입증한다. 그러나 심리적 고통은 만성기침의 발생 요인이기보다는 쇠약성 기침 또는 공존 조건의 결과물이라고 볼 수도 있다(Carney et al., 1997; Vertigan et al., 2007). 심인성기침에 대한 진단은 만성기침을 야기시키는 모든 가능 요인들을 배제시키고 난 후에만 적용되어야 한다(Holmes & Fadden, 2004).

만성적 기침은 역행성 성대운동의 증상일 수도 있다. 만성적 기침은 역행성 성대운동 환자의 56~80% 정도 만큼 많이 발생되는 것으로 기술되어 왔다. 바꾸어 말하면, 약 만성적 기침 환자의 50%가 호흡과 그에 수반되는 기관지 천식 검사 동안에 비정상적인 성대운동의 유형을 나타내는 것으로 보고된다(Milgrom, Corsello, Freedman, Blager, & Wood, 1990; Ryan & Vertigan, 2009). 게다가 만성적 기침과 역행성 성대운동 간의 관련 증거는 각각 질환의 발생 요인들(예를 들어, 대화, 운동, 웃음, 냉풍)이 유사하다는 것이다(Vertigan et al., 2007). 만성기침과 역행성 성대운동 둘 다 천식, 상기도 기침 증후군, GERD와의 관련성이 밀접하고, 기본적인 메커니즘이 유사할지도 모른다(Gibson & Vertigan, 2009; Murry & Sapienza, 2010). 이것은 질환들이 서로 중복되고 연관될 수도 있음을 암시한다(Murry & Sapienza, 2010). Vertigan 등(2006)은 한 쪽 끝에는 순전한 기침이, 반대 쪽 끝에는 순전한 역행성 성대운동이, 그리고 중간에는 두 특징의 조합이 존재하는 일련의 연속체에서, 만성적 기침과 역행성 성대운동이 서로 반대 끝 쪽에 위치할 수도 있음을 제안했다.

종종 기침의 특정 발생 요인이 철저한 조사에도 불구하고 확인될 수 없다. 그런 경우는 비특이성 또는 특발성 만성적 기침으로 명기된다(Gibson & Vertigan, 2009). 특정 발생 요인에 대한 적절한 치료를 했음에도 불구하고 기침이 지속되는 경우, 난치성(refractory) 만성기침이라는 용어로 언급된다(Gibson & Vertigan, 2009). 난치성 기침은 적어도 10%(Gibson & Vertigan, 2009), 많으면 46% 정도로 지속된다(Pavord & Chung, 2008). 난치성 또는 비특이성 기침 환자들은 기도 내 역학, 열, 화학적 감각 수용기를 활성화시키는 발생 요인들에 매우 민감하다. 갱년기 장애 또는 폐경이 끝난 여성들에게서 성호르몬, 바이러스 감염, 특발성 기침 간의 관계도 보고된다(McGarvey, 2005).

증상과 관련된 연구 결과

기침 유형에서 변이, 위식도역류와 관련된 증상, 호흡 증상, 발성 증상, 후두 연구 결과 등 다양한 증상과 그와 관련된 연구 결과들이 만성기침 환자들에게서 언급된다(〈표 11.21〉 참조).

표 11.21 만성적 기침 환자에서 나타나는 증상과 그와 관련된 연구결과

기침 유형	위식도역류질환 증상	후두 연구 결과
발성 중 기침	속 쓰림	성대 위축
고음발성(rising) 중 기침	소화불량	성대구증
목청 가다듬기	숨막힘증	결절
특정 음식에 반응하는 기침	인두종괴감	용종
식사 중 기침	**발성 증상**	용종 모양의 변성
누워 있는 중 기침	압박감	일측성 성대마비
기침에 의해 잠이 깨는 경우	거침/목 쉼	후두암
호흡 증상	기식음	
운동성 천명/ 호흡곤란		
호흡곤란		

출처: Chen (2007); Everett &Morice (2007); Vertigan et al. (2007b)로 부터의 정보.

표 11.22 만성적 기침으로 인한 신체적, 심리 감정적 합병증

신체적	심리 감정적
구토	당황
피로	자의식
허리 디스크에 증가된 압력	전화상 말하기의 어려움
후두 외상	죄책감
흉통	사회적 고립
늑골 골절	분노
두통	좌절감
일시적 의식 상실	통제 불능감
수면 방해	우울증
요실금	
손상된 음성 질	

출처: Carney et al. (1997); Chung &Pavord (2008); Everett et al. (2007); Gibson &Vertigan (2009); McGarvey et al. (2009); Raj & Birring (2007); Vertigan et al. (2006).

만성적 기침의 합병증

가벼운 정도에서 심각한 불능화 정도의 심각성에 이르기 까지 많은 만성적 기침의 합병증이 보고된다(〈표 11.22〉 참조). 신체적 또는 심리 감정적일 수 있는 합병증은 일과 사회 관계에 방해함으로써 심각하게 개인의 삶에 영향을 미칠 수 있다(Everett et al., 2007; Gay et al., 1987).

진단과 평가

진단과 평가는 흉부외과 전문의, 알레르기 전문의사, 후두질환 전문가, 위장병학자, 언어치료전문가, 심리학자, 그리고 타당하다고 보는 타 분야들을 포함하는 팀 접근법에 의해서 최대한 활용된다. 최초 평가는 일반적으로 천식, 위식도 역류질환, 인후두역류, 상기도 기침 증후군, 후두 병리, 역행성 성대운동, ACE 억제제 치료, 심리적 문제와 같은 근원적인 기침의 발생 요인들을 배제하거나 발견하는 데 초점을 둔다. 천식을 제외시키는 히스타민 또는 메타콜린 검사를 비롯하여 철저히 폐에 대한 평가가 완료되어야 한다. 캡사이신(붉은 고추 내 매운 성분)과 구연산을 이용한 검사들도 기침을 유발시키기 위해 사용된다. 캡사이신 검사는 물질을 참을 만하고 받아들일 수 있다는 점에서 가장 흔하게 사용된다(Chung, 2006). 반응은 항상 2회 이상 기침(C2) 또는 5회 이상(C5)을 유발시키는 캡사이신에 초점을 둔다. 만성기침 환자와 기침을 하지 않는 지원들 간의 차이점은 캡사이신에 대한 기침 반사로 구분된다. 만성기침 환자들은 캡사이신에 좀더 민감하기 때문에, 기침을 유발시키기 위한 물질이 덜 필요하다(Spector, 2009).

촬영검사(엑스레이, CT 스캔, FEES)와 내시경 평가는 만성기침을 기인할 수 있는 질병들, 즉 상기도 기침 증후군, 위식도역류질환/인후두역류, 만성 기관지염, 만성 흡입을 확인하기 위해 사용되는 가장 좋은 척도이다(Petty & Dailey, 2009). 후두 내시경 평가는 기침을 야기시키는 후두 병리를 배제하기 위해 모든 환자에게 행해져야 하는데, 접촉성 궤양, 지속적인 과민증 또는 염증, 삼키는 동안 흡입을 유발시키는 성대 마비 등이 그 병리에 속한다. 개인도 역류에 대한 임상 증상을 진단받아야 한다.

언어치료전문가는 환자의 병력으로부터 중요한 정보를 얻을 것이다(〈표 11.23〉 참조). 질문들은 기침의 시작, 기침의 발생 요인들, 기침에 대한 기술, 기침의 특징, 병력, 사회사 및 감정 이력 등과 관련된다. 언어치료전문가는 기침의 빈도 및 심각성뿐만 아니라 환자의 반응에도 주목해야 한다. 외인성후두근의 후두 촉진은 과도한 목 긴장과 발생 가능하고 상승된 후두 위치를 확인할 수도 있다. 임상 의사는 환자가 조용하게 호흡하거나 말을 하는 동안에도 호흡 유형을 관찰해야 한다. 어깨를 올리거나 흉부를 압박하는 것으로 특징화되는 호흡 시 흉부 패턴은 대화 도중에 연관된 숨가쁨 또는 기침을 야기한다(Murry & Sapienza, 2010). 마지막으로 환자가 기침을 억제하는데 잠재적으로 성공하는지를 평가하는 경우 다양한 치료 기법은 시도된다.

표 11.23 만성적 기침에 대한 환자 인터뷰 프로토콜

기침에 대한 기술
단발성 기침
반복적인 기침
정상 소리
경적성 소리
가스 반사 또는 구토를 이끌어 낸다
"간지러움" 또는 "가려움"을 수반한다

기침의 특성
지속 기간
이전 중재
수면 시 기침 부재
결석/결근
기침 빈도와 연관된 활동
사회적 상황 혹은 활동의 회피
환자의 반응
가족, 친구의 반응

기침의 발생 요인
향수
악취
기온 변화
요리
먼지
연기
애완동물 위험
음식
운동
말하기/노래부르기
웃기

병력
질병에 의해 선행되는 기침
기침과 연관된 입원
만성적이고 최근 발생한 질병과 입원
과거, 현재 약물
기침에 대해 상담해 온 전문가
공존하는 질병
가족 구성원의 질병
후두 과학의 연구 결과

사회-감정 이력
스트레스가 많은 사건에 의해 수반되거나 선행되는 기침
현재 스트레스, 불안, 갈등의 근원
인성 특성
가족, 친구, 선생님, 업무 관계
학교 성취/ 근무 실적

평가
빈도(10분 안에 기침 횟수)
심각성
환자 반응
과도한 후두 긴장의 존재
음성 질, 음조, 음성 강도

시험적인 치료 접근법
가벼운 복부 흡입
/s/ 발음을 길게 하는 날숨
오므린 입술을 한 채 불기
조금씩 마시기와 목구멍으로 삼키기
기침을 대신하는 다른 행동
기법을 수반한 성공
기법을 사용하며 통제되는 기침의 시간 길이
환자/ 가족 반응

출처: Gallena (2007); Murry&Sapienza (2010)로 부터의 정보.

정량적인 기침

환자의 기침에 대한 빈도와 심각성은 객관적, 주관적인 측면에서 둘 다 문서화되어야 한다. 기침이 환자 삶의 질에 미치는 영향과 주야간 활동에 지장을 주는 정도도 밝혀져야 한다(Vernon et al., 2009). 주관적 측정은 기침의 심각성에 대한 환자 자신의 관점을 얻는다는 점에서 중요하다. 이것은 기침에 대한 빈도와 심각성, 기침이 환자의 일상생활과 활동에 어떻게 영향을 미치는지에 대해 환자 스스로 자가 평가를 함으로써 진행된다(Chung, 2006). 기침에 대한 점수, 기침에 대한 메모, 기침 증상에 대한 설문지를 활용하는 것이 기침 발생의 과정을 추적하는 데 도움이 될 수도 있다(Chung, 2006). 환자가 특정 시간대에 기침의 중증도를 나타내도록 하는 시각적 상사척도(visual analogue scales)는 개발되어 오고 있다(예를 들어, 지난 24시간 또는 지난 48시간). 기침 관련 삶의 질 조사 설문지(CQLQ)와 같이 기침과 관련되어 삶의 질을 측정하는 다양한 방법들이 가능하다(French, Irwin, Fletcher, & Adams, 2002). 이 설문지는 28개 항목의 질문들로 구성되어 있는데, 환자의 신체적 통증, 심리 사회적 문제, 정서적 안정, 개인 안전에 대한 두려움, 생활 기능 등에 대해서 다룬다(〈표 11.24〉 참조). 대리 부모(parent-proxy) 삶의 질과 관련된 만성기침에 대한 특정 설문지(PC-QOL)(Newcombe et al., 2008)도 특히 아이들을 대상으로 개발되어 오고 있다.

기침을 수일 동안의 기간에 추적 관찰하는 두 가지 객관적인 방법들이 최근에 보고되어 왔다. 첫째로 기침 횟수를 측정하기 위해 하부 호흡근으로부터 전달되는 기침 소리뿐만 아니라 근전도 신호를 동시에 둘 다 기록하는 24시간 이동성 장치가 있다(Chung, 2006). 컴퓨터를 기반으로 오디오와 시간 기능이 지원되는 휴대용 레코더가 또 다른 장치인데, 레코더에 연결된 전송기가 개인에게 장착 가능하다. 전송기는 기침 소리 신호를 가정용 컴퓨터에 전송하다. 환자는 컴퓨터 주위 100m내에서 자유롭게 이동 가능하다. 일정 기간 동안에 기침 횟수를 측정하는 것과 더불어, 기침 잠복기(기침 사이의 시간), 기침 노력, 기침 강도, 습성 기침 등과 같은 정보들도 수집한다(Chung, 2006).

치료

만성적 기침에 대한 행동치료는 모든 가능한 의학 원인들이 배제되거나 고려된 후에야 적극적으로 추천된다. 행동 관리의 목적은 심지어 환자가 기침을 하고 싶은 욕구가 발생하는 경우에도 기침을 억제하는 것이다(Vertigan, Theodoros, Winkworth, & Gibson, 2008). 이런 치료 중재는 환자에게 기침의 본질에 대해 교육시키고, 후두 과민증을 감소시키며, 환자로 하여금 기침을 촉진시키는 행동 양식과 감각을 인지하

표 11.24 기침 관련 삶의 질 조사 설문지

기침이 얼마나 지장을 주는지 아래에 표시해 주세요. 다음과 같은 등급에 따라 아래 28개 항목 진술의 각각에 본인의 정도를 가장 잘 기술하는 대답에 원을 그려 주세요.

(1 = 강하게 동의하지 않음, 2 = 동의하지 않음, 3 = 동의함, 4 = 강하게 동의함)

1. 가족 또는 가까운 친구들이 기침을 더 이상 견디지 못한다. ( )
2. 본인은 업무, 학업, 자원 봉사와 같이 중요한 활동에 장기 결석을 해 오고 있다. ( )
3. 본인은 업무, 학업, 자원 봉사와 같이 중요한 활동 가입에 완전히 금지되어 오고 있다. ( )
4. 본인은 식욕을 잃어 오고 있다. ( )
5. 본인은 구역질이 나고 토한다. ( )
6. 본인은 기침하고 나면 구역질이 난다(헛구역질). ( )
7. 본인은 에이즈나 폐결핵에 걸릴 것이라는 두려움이 있다. ( )
8. 본인은 두통이 있다. ( )
9. 본인은 암에 걸리는 것에 걱정한다. ( )
10. 본인은 현기증이 난다. ( )
11. 본인은 허둥댄다. ( )
12. 본인은 바지를 더럽힌다. ( )
13. 본인은 식은 땀을 흘린다. ( )
14. 본인은 쉰목소리로 말한다. ( )
15. 본인은 호흡 시 어렵다. ( )
16. 본인은 갈비뼈가 부러졌다. ( )
17. 본인은 밤에 잠을 잘 수 없다. ( )
18. 본인은 전화상으로 말하기가 어렵다. ( )
19. 본인은 예를 들어, 교회에서 더 이상 노래를 부를 수 없다. ( )
20. 본인은 영화, 연극, 또는 마을 화합과 같은 사회 활동 참여를 중단해오고 있다. ( )
21. 본인은 생활 방식을 바꿀 수밖에 없는 상태에 있어 왔다. ( )
22. 본인은 전신이 다 쑤신다. ( )
23. 본인은 지친다. ( )
24. 본인은 당황해 한다. ( )
25. 본인은 본인에게 무슨 잘못된 점이 있을 거라 생각하는 사람들에 의해 화가 난다. ( )
26. 본인은 본인이 심각하게 어떤 문제가 없다라고 안심하길 원한다. ( )
27. 본인은 남의 시선을 의식한다. ( )
28. 본인은 본인이 심각하게 어떤 문제가 있다라는 것에 걱정한다. ( )

출처: “Evaluation of a Cough-Specific Quality-of-Life-Questionnaire,” by C.T. French, R.S. Irwin, K.E. Fletcher, & T.M. Adams, 2002, *Chest, 121*, pp.1123-1131. Copyright 2002 by the American College of Chest Physicians. 승인 하에 게재.

게 하는 것이며, 마지막으로 기침이 발행하기 전 기침을 제거하거나 지연하게 하는 상충 또는 방해 행동을 이행할 수 있도록 가르쳐 주는 데 그 목적이 있다(Fulcher &

Cellucci, 1997; Sandage, 2006; Vertigan et al., 2006). 발성에 대한 교육은 자발적인 통제 하에 초래될 수 있는 반사작용으로써 기침의 본질에 초점을 두는 것이다. 환자는 반복적인 기침으로부터 생리학적인 이득이 없음을 배운다. 반복적인 기침으로부터 후두 외상, 후두 과민증의 악화, 기침 주기의 연속과 같은 부작용들이 따른다(Gibson & Vertigan, 2009; Vertigan et al., 2008). 기침이 개인의 자발적인 통제하에 초래될 수 있다는 개념은 강조되며, 환자는 기침하는 행동 유형을 변경하는데 능동적인 역할을 하도록 장려 받는다(Petty & Dailey, 2009; Vertigan et al., 2008). 후두 과민증을 진정시키는 것은 음성의 위생에 대한 프로그램 발성으로 인한 **음성적 외상행동**(vocally traumatic behaviors)을 방지하고 발성상 좋은 습성을 증가시키도록 한다. 환자들은 흡연 또는 간접 흡연의 노출로부터 피하고, 음주, 카페인, 약제가 함유된 기침 치료용 캔디, 양치질, 건조한 환경, 구강 호흡과 같이 후두에 건조 효과를 유발시키는 물질들의 소비를 줄이도록 상담 받아야 한다. 위식도역류질환 또는 인후두역류를 악화시키는 음식들은 피해야 한다(Gibson & Vertigan, 2009; Sandage, 2006; Vertigan et al., 2008). 권장되는 긍정적 행동은 사과, 멜론, 배, 오이와 같이 "수분이 많은" 간식을 섭취하고, 물 섭취의 양과 빈도를 증가시킴으로써, 후두 수화작용을 최소화하는 것이다. 환자들은 흡입된 공기를 따뜻하고 촉촉하게 하기 위해서 입보다는 코를 통해 숨을 쉬어야 한다(Sandage, 2006; Vertigan et al., 2008). 직장이나 가정 환경에서 습도도 높아야 한다.

환자들이 기침 전에 나타나는 신체적 감각(예를 들어, 건조한 상태의 간지러움 또는 목이 졸리는 느낌)과 기침 발생 요인을 인지하고 배우는 것이 중요하다. 개인이 그 발생 인자들을 인식할 때, 기침 빈도수를 낮추는 방법을 사용할 수 있다(Petty & Dailey, 2009; Sandage, 2006; Vertigan et al., 2007). 기침이 발생하기 전에 신체적 감각을 추적 관찰하는 것이 기침 그 자체를 주시하는 것보다 더 효율적일지도 모르는데, 이는 환자가 기침 발생 전 기침을 억제하는 방법으로 배웠던 억제와 주의 전환 방식을 사용할 수 있는 좋은 기회이기 때문이다(Petty & Dailey, 2009). 환자가 기침에 대한 자발적 통제력을 제고시킬 수 있을 때, 그들은 기침 발생 인자에 점점 노출되더라도 자제력을 유지하는 방법을 학습한다(Vertigan et al., 2007). 마지막으로 환자들은 기침을 자발적으로 억제하는 방법을 습득한다. 외인성과 내인성 후두근의 이완에 초점을 맞추는 접근법들도 도움이 되는 것으로 알려져 온다. 하품-한숨과 쉬운 시작과 같은 기법들은 후두압 수용체 자극을 감소시키고, 그에 따라 기침 욕구를 낮출 수 있다(Petty & Dailey, 2009). 기침 유형에 해당되지 않는 운동을 하는 것도 효과적인 방법 중의 하나다. 억제와 주의 전환 방법은 환자가 기침 욕구를 느끼는 경우 실행에 옮겨진다(〈표 11.25〉 참조).

표 11.25 기침을 감소시키기 위한 억제와 주의 전환 방법

오므린 입술 사이로 천천히 불기
물이나 음료 한 모금 마시기/ 물이나 음료의 맛을 바꾸거나 온도를 변화시키기
얼음 조각 빨기
노력 삼킴
코 호흡
s, *sh*, *f* 음성 기호를 발음하며 숨을 내쉬고 난 후 비강 흡입
10까지 세면서 침묵하기
분비물을 제거하기 위해 기침하면서 침묵하거나 속삭이기
껌 씹기
비의료용 캔디 빨아 먹기

출처: Gallena (2007); Petty & Dailey (2009); Sandage (2006); Vertigan et al. (2008)로 부터의 정보.

한바탕 기침을 하거나 끊임없이 기침을 하는 사람들에게는 다른 방법들이 소개될 수 있다. Vertigan 등(2007)은 연속적으로 기침을 하는 사람들은 점진적으로 증가하는 시간 동안 기침을 억누르는 운동을 배우는 반면, 한바탕 기침하는 사람들은 기침이 예측되는 시간마다 기침을 억제하는 방법을 배움으로써 이득을 얻을 수도 있다.

결과. 만성적 기침을 치료하기 위한 언어 병리학의 개입은 효과적인 것으로 나타나고 있다(예를 들어, Molassiotis, Bryan, Caress, Bailey, & Smith, 2010). Vertigan 등(2006)은 CC 환자를 대상으로 행동 치료(환자 교육, 후두 과민증 감소, 기침을 촉발시키는 유형 및 감각에 대한 의식 제고, 경쟁/주의 전환 행동의 실행)를 위약(placebo) 치료(건강한 생활 양식 교육)와 서로 비교했다. 환자들은 임의로 실험집단과 위약집단에 선정되었다. 결과는 호흡, 기침, 발성, 상기도, 활동 제약 등에 관하여 점수로 채점화 되었다. 실험집단 내 참가자들은 치료 개입 이후 모든 증상에서 상당한 점수 하락을 보였다. 실험집단 내 참가자의 88%가 성공적인 결과를 가진 것으로 평가된 반면에, 위약집단 내 환자들의 80%는 만족할 만한 결과를 얻지 못했다. Ryan 등(2010)은 다양한 측정 방법으로 캡사이신 검사, 기침 욕구에 대한 점수, 언어 병리학 프로그램 전후로 기침 발생 빈도에 대한 객관적 수치 등을 사용하였으며, 이 프로그램은 교육, 기침 억제 방법, 음성의 위생에 대한 교육, 심리교육 상담 등으로 구성되었다. 참가자들은 기침과 관련된 삶의 질과 전체적인 증상 점수에서 상당한 개선 효과를 보였다. 연구 저자들은 첫 번째 치료 후 기침 반사 작용 민감성이 호전되고, 기침 발생 빈도가 낮아졌으며, 연이은 치료로 더욱 더 개선되었음을 언급하였다. 더불어, 치료 종료 후에도 개선 효과는 지속되었다. Ryan 등(2010)은 개선 효과의 구조가 기침 반사 작용 민감성의 감소로 인해 발생된 것으로 판단했으며, 이는 감각 신경 자극의 감소를 야기하는 음성의 위생이 향상되면서 가능해진 것이다. 낮은 기침 빈도가 차후 기침과 관련된 기도 외상을 감소시킨다. 게다가 만성기침에 대한 행동 관리는 역행성 성대운동과 외흉부 기도 과민 반응성을 개선시키는 것으로 나타났는데, 이것은 과농도 식염수 검사, 캡사이신 기침 반사 작용 민감성 검사, 치료 전후로 진행되는 연성 후두내시경 검사에서 알 수 있다(Ryan, Vertigan, & Gibson, 2009).

이 장의 정리

기도장애의 주요 두 가지 증상은 호흡곤란과 천명이다. 호흡곤란은 호흡 시 주관적으로 인지되는 불편함으로 정의되며, 공기 기아, 호흡작용/호흡노력(work/effort), 흉부 압박감 등을 포함한 다양한 종류의 감각과 연관된다. 천명은 호흡 시 생성되는 가청음(audible sound)을 의미하는데, 공기가 수축되거나 차단된 부분을 지나가는 경우, 격한 공기 흐름에서 기인된다. 천명은 고음 또는 저음이기도 하며, 들숨 또는 날숨, 아니면 모든 경우에 발생한다. 천명의 발생 요인들은 후두 연화증, 성문하 협착증, 횡격막, 낭종, 성문하혈관종, 성대주름 마비, 유두종, 후두기관식도 틈과 같이 후두 비정상 등이 있다.

폐 기능 검사(PFT)는 개인이 공기를 들이키고 내쉬는 공기의 양을 측정할 뿐만 아니라 공기가 폐로 얼마나 효율적으로 유출입 되는지를 파악하는 등 다양한 종류의 검사들을 다루는 용어이다. PFT는 기침 또는 호흡곤란과 같은 호흡기 증상들을 규명하거나 천식과 같은 호흡기 질환 등을 진단하는데 사용된다.

천식은 대-소 기도 내 만성적인 염증 질환으로써, 가변적이고 재발되는 증상, 역행성인 기류 폐쇄, 기관지 과민 반응성 및 잠재적인 염증 등 여러 특징으로 설명된다. 증상은 야간 기침, 호흡곤란, 만성적인 성대프라이, 흉부 압박, 날숨 시 쌕쌕거림 등이 있다. 천식 발작의 발생 요인들은 애완동물의 털과 비듬, 먼지, 알레르기, 기후 변화, 바이러스 감염, 운동, 곰팡이, 꽃가루, 화학약품, 연기, 제어불능 위식도역류질환/인후두역류(GERD/LPR), 말하기와 노래 부르기 등 많이 존재한다. 천식의 주요 치료 방법은 흡입용 코르티코스테로이드(ICS) 사용이다. 이는 기도의 잠재적인 염증을 감소 또는 제거시키고, 질환과 연관된 과도한 점액 분비를 줄이기 위해 고안되었다. 코르티코스테로이드 사용은 심각한 조직 부작용이 거의 없이 매우 효과적이고 내성이 좋으며 안전하지만, 발성법에 상당히 영향을 끼칠 수 있는 국소 인두 및 후두 부작용이 발생된다는 다수의 보고서가 있다.

역행성 성대운동(PVFM)은 주로 호흡의 흡입 단계 동안 부적합 연축성 성대 내전(inappropriate spasmodic vocal fold adduction)으로 나타나는 호흡기/후두 장애이다.

후두 경련의 주요인이 후두 과민증 또는 과민반응이며, 이들은 성대가 보호 반사로 닫히게 하는 다양한 자극들로 인해 발생되는 것으로 본다. 발생 요인들은 운동, 웃기, 매우 뜨겁거나 차가운 공기, 먼지, 연기 등이 있다. 천식은 상당한 수의 역행성 성대운동 환자들에게서 발생되는 것으로 보고된다. 역행성 성대운동의 주요 증상은 천명, 호흡곤란, 쉰목소리, 압박감, 기식음 섞임, 기침, 실성증 등이 있다. 만성 후두염, 후두연화증, 성대구증, 성대결절, 성문하 협착증 등 후두의 구조적 이상이 나타날 수도 있다. 가장 중요한 진단 기능들 중의 하나는 역행성 성대운동에 의해 기인된 흡기성 천명과 호흡곤란을 천명, 외전근 마비, 성문하 협착증, 성대 고착 등과 같은 발생 요인들로부터 구별하는 것이다. 유량–용적 곡선(flow-volume loop), 맥박 산소 측정법, 기도 반응도 검사와 같은 폐 기능 검사들이 역행성 성대운동을 천식 및 다른 질환들로부터 구별한다는 점에서 중요하다. 환자를 대상으로 한 교육과 호흡 관리에 초점을 둔 언어 치료가 만성적 역행성 성대운동을 위한 제1차 의료 중재로 선택되어 왔다.

만성적인 기침은 미국 및 타 국가에서 아주 높은 빈도로 널리 발생한다. 비흡자들이 겪는 주요 3가지 원인들은 후비루증후근(소위 비염/비부비동염과 상기도 기침 증후근으로 불림), 천식, 그리고 위식도역류질환/인후두역류 등이다. 이 질환들 모두 상기도 내 염증과 관련된다. 염증은 감각 신경 수용기의 민감도를 증가시키면서, 사람을 기침 발생 인자의 자극에 좀더 민감하게 만든다. 만성적인 기침은 역행성 성대운동의 증상일 수도 있다. 종종 기침의 특정 발생 요인이 철저한 조사에도 불구하고 설명될 수 없다. 그런 경우는 비특이성 또는 특발성 만성기침으로 명기된다. 특정 발생 요인에 대한 적절한 치료를 했음에도 불구하고 기침이 지속되는 경우, 난치성 만성기침으로 언급된다. 가벼운 정도에서 심각한 불능화 정도의 심각성에 이르기까지 만성적 기침에 대한 합병증이 많이 보고되어 왔다. 신체적 또는 심리 감정적일 수 있는 합병증은 일과 사회 관계를 방해함으로써 심각하게 개인의 삶에 영향을 미칠 수 있다. 기침에 대한 점수, 기침에 대한 메모, 기침 증상에 대한 설문지를 활용하는 것이 기침 발생의 과정을 추적하는데 도움이 될 수도 있다. 만성기침에 대한 행동치료는 모든 가능한 의학 원인들이 배제되거나 고려된 후에야 적극적으로 추천된다. 행동 관리의 목적은 심지어 환자가 기침을 하고 싶은 욕구가 발생하는 경우에도 기침을 억제하는데 있다. 이런 치료 중재는 환자에게 기침의 본질에 대해 교육시키고, 후두 과민증을 감소시키며, 환자로 하여금 기침을 촉진시키는 행동 양식과 감각을 인지하게 하는 것이며, 마지막으로 기침이 발행하기 전 기침을 제거하거나 지연하게 하는 상충 또는 방해 행동을 이행할 수 있도록 가르쳐 주는 데 그 목적이 있다.

복습을 위한 질문

1. 발생 요인, 증상, 평가의 측면에서 호흡곤란과 천명을 구별하라.
2. 폐 기능 검사를 정의하고 다른 측정 수단의 예들을 제시하라.
3. 천식에 대한 평가와 치료 접근법들을 기술하고 스테로이드 흡입기 후두염의 발생을 설명하라.
4. 역행성 성대운동의 원인들을 규명하고, 많은 발생 요인들 중에서 기도 과민 반응성을 설명하라.
5. 천식과 역행성 성대운동의 유사점과 차이점을 규명하라. 이들을 구별하는 것이 왜 중요한가?
6. 만성적인 역행성 성대운동을 위한 행동 치료 프로그램을 기술하라.
7. 기침에 대한 생리학을 규명하라. 발성적으로 손상을 주는 유형으로써 기침은 생리학과 어떻게 연관되어 있는가?
8. 만성적인 기침의 발생 요인, 그 장애로부터 야기될 수 있는 합병증, 그리고 적절한 치료 방법을 기술하라.

실습 대비하기

사례연구 11.1 역행성 성대운동

지시문 사례연구를 읽고 그에 따른 5개 질문에 답하시오. 답은 해당쪽 아랫부분에 제시되어 있습니다.

Kimberly Stewart는 축구에 매우 심취해 있는 16세 고등학교 학생입니다. 그녀는 대표팀 선수로 활동하고 있으며 대학교의 축구 장학금을 받을 계획입니다. 최근 그녀는 "내 목이 폐쇄된 느낌이야"라고 말하며, 호흡장애를 호소해 오고 있습니다. 그녀는 이런 질환 발생 시 매우 염려해 하고, 종종 손에 마비와 따끔거림을 느낍니다. 그녀의 부모님은 천식을 배제하는 폐 전문가에게 그녀를 데려 갔습니다.

1. Kimberly의 사례에서 폐 전문가가 천식을 배제시키는데 도움을 주는 주요 요소는 무엇입니까?
   a. 그녀의 손에 마비와 따끔거림의 발생
   b. 그녀가 목이 폐쇄된 듯한 느낌을 가진 것
   c. 기도 과민반응성
   d. 주로 흡입 시 천명과 Kimberly가 무증상일 경우 정상적인 폐활량 측정 수치
   e. 임상 직관력

2. 언어치료 전문가인 당신은 Kimberly한테 어떤 다른 전문가에게 문의하라고 말하겠습니까?
   a. 작업 요법사
   b. 물리 치료사
   c. 위장병 학자
   d. 청각학자
   e. 상기 모든 사항

3. 역행성 성대운동에서 발생하는 후두경련의 "발생 요인들" 관계는 무엇입니까?
   a. 그것들은 불안 반작용을 초래한다.
   b. 그것들은 성대가 보호 반사로서 닫히게 만든다.
   c. 그것들은 사람이 불편한 삶의 환경 또는 감정을 피하게 해준다.
   d. 그것들은 역행성 성대운동과 다른 호흡기 장애들을 서로 구별한다.
   e. 상기 해당되는 사항 없음

4. (만약에 있다면) 평가 시 아래에서 중요하지 않은 질문은 어느 것입니까?
   a. 들숨과 날숨 동안 호흡장애
   b. Kimberly가 증상을 겪고 있을 때 천명의 존재
   c. 전에 진단받은 호흡기 질환
   d. 기관지 확장제의 효능
   e. 상기 모든 사항들은 모두 중요한 질문들입니다.

5. Kimberly에게 가장 적절한 치료 방법은?
   a. 역행성 발작을 유발시키는 감정적 발생 요인들을 규명하고 제거하는 데 초점을 둔 인지 요법
   b. 이완된 목 호흡과 흡식근 단련 훈련
   c. 신체적 운동을 피하라는 권고 및 Kimberly가 이 제안을 받아들이도록 돕는 상담
   d. 역행성 발작을 제거하기 위해 기관제확장제 사용을 늘임
   e. 상기 모든 사항

사례연구 11.1에 대한 정답 1.(d) 2.(c) 3.(b) 4.(e) 5.(b)

CHAPTER

12

후두암

학 | 습 | 목 | 표

1. 후두암에 대한 예측이 질환의 초기 단계에 좋은 이유를 이해한다.
2. 암과 관련하여 TNM 단계화 시스템(TNM staging system)에 친숙해진다.
3. 후두암을 야기시키는 위험 인자들을 규명한다.
4. 후두암 치료 목적의 방사선 치료와 화학 요법의 장단점을 기술한다.
5. 음성 효과를 포함하여 후두암 조절을 위한 외과 수술법들을 비교 대조한다.
6. 후두전적출술에 수반되는 문제들을 이해한다.
7. 후두전적출술 이후 음성 회복을 위한 주요 3가지 방법과 각 방법의 장단점들을 논의한다.

두경부암(HNC)은 구강, 타액선, 부비강과 비강, 인두, 후두에 영향을 준다(National Cancer Institute, 2005). 대부분의 두경부암은 편평상피암이며, 입, 코, 목, 그리고 성대에 막을 형성하는 상부 호흡 소화 상피(upper aerodigestive epithelium)에서 발생된다(Argiris, Karamouzis, Raben& Ferris, 2009). 두경부암은 미국에서 모든 암의 약 3~5%를 차지한다(National Cancer Institute, 2005).

본 장은 후두암에 초점을 둔다(【컬러 삽입 〈그림 35, 36〉 참조】). 이 장은 후두암에서 질환의 위치와 생존율에 대한 논의로 시작한다. 종양의 정도와 특정 위치를 규명하기 위해 사용되는 TNM 단계화 시스템(TNM staging system)이 제시되며, 후두암을 야기하는 위험 인자를 확인하고 그 증상에 대해 알아본다. 암 치료를 위한 비외과 및 외과 수술선택에 대해서도 심도 있게 기술되며, 치료로 인해 발생 가능한 문제점들도 다뤄진다. 다음으로 음성치료 및 음성 회복 방법들에 대해서도 주의를 기울인다. 후두전적출술(total laryngectomy)에 따르는 삶의 질에 대한 논의도 본 장의 마지막에서 다룬다.

전 세계적으로 약 182,000명의 새로운 환자들이 매년 후두암으로 진단받으며, 그 중 약 22,000명이 여성이다(Jaworowska et al., 2007). 미국암협회(2009)에 따르면 2009년 미국 내 12,290명의 후두암 환자가 새로 추가되었고, 이들 중 9,920명이 남성, 2,370명이 여성이었다. 미국암협회는 2009년 남성 2,900명과 여성 760명, 총 3,660명의 인원이 후두암으로 인해 사망한 것으로 추정했다.

1975년부터 2004년까지 예측된 5년 생존율은 백인의 경우 평균 67% 정도에 이르고, 아프리카계 미국인은 54% 정도에 다다르며 안정되어 왔다(American Cancer Society, 2009). 인종과 인구 통계학적 요소가 후두암의 발병과 생존율에 영향을 주는 것으로 나타난다. 15% 이상의 빈곤 수준에서 거주하는 아프리카계 미국인 환자들은 젊은 나이에 말기 후두암 상태를 진단 받는 경향이 있으며, 모든 연령층 집단을 아울러 평균적으로 생존율이 낮다(Molina et al., 2008). 후두암 생존율은 종양(성문, 성문하, 성문상부)의 위치와 얼마나 일찍 후두암을 진단받고 치료받느냐에 달려있다. 아주 초기 단계에 성문암에 대한 예측은 90%의 생존율을 보장한다는 점에서 매우 좋다(Hairston & Wilson, 2006). 이는 성문 위치에 림프절이 거의 존재하지 않기 때문에 암의 확산이 제한되기 때문이다(Luscher, Pedersen, & Johansen, 2001; Wright, 2007). 게다가, 탄력원뿔(conus elasticus), 사각막(quagrangular membranes), 갑상설골막(thyrohyoid mebrane) 등은 암이 퍼지는 것을 막는다(Wright, 2007). 성문암(〈그림 12.1〉 참조)의 쉰목소리는 초

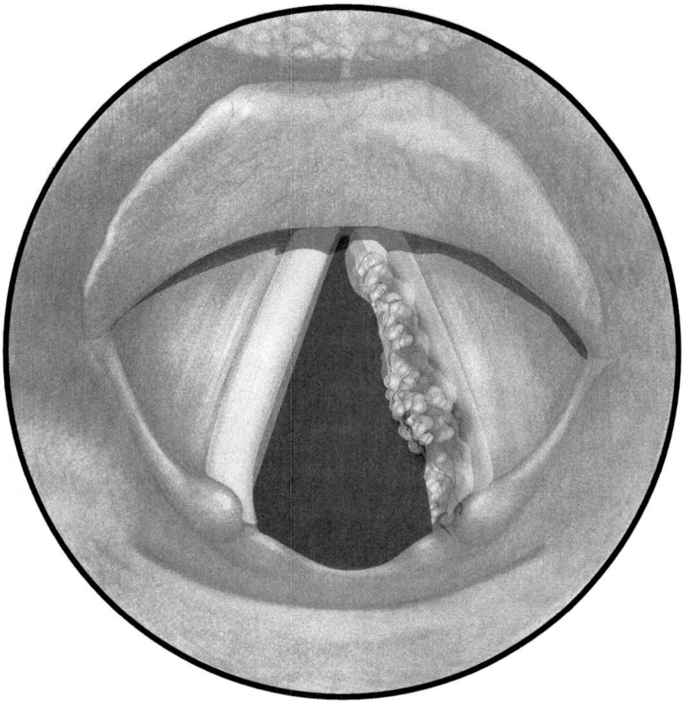

그림 12.1 성문암

기 증상의 경고 신호이기 때문에 종종 초기에 발견된다(Tamura et al., 2007). 그러나 성문상부암(supraglottic cancer)은 흔히 쉰목소리가 나타나지 않고, 더 진행된 시기에서만 감지된다(Ferlito, Shaha, Lefebvre, Silver, & Rinaldo, 2002). 치료되지 않은 채 방치되면 결국 암은 환자 목에 있는 림프절까지 확산되기 때문에, 종양이 더 늦게 발견될수록 예후는 더 좋지 않다(Wright, 2007). 암이 림프절을 침해할 때, 암은 멀리 있는 신체 여러 부위로 확산(전이)될 수 있다. 더 심각한 암 발생 시기에는 5년 생존율이 약 50%에 이른다(Hairston & Wilson, 2006).

후두암이 여성보다 남성에게서 좀더 흔하게 발생하지만, 최근에 여성 흡연율의 증가로 인해 후두암에 걸린 여성 수가 상당히 증가해오고 있다(Depondt & Gehanno, 1995). 1970년과 1993년 사이, 남성의 암 발생 정도가 11% 감소한 반면에, 여성의 경우는 67% 증가하였고, 후두를 사용하지 않는 남성 대 여성의 비율이 10:1에서 5:1로 줄어들었다(Bellandese, 2009).

후두암이 발생되는 가장 흔한 곳이 성대(성문암)이며, 보고 사례의 55~60% 정도를 차지하고 있다. 35~45% 정도의 후두암은 성문상부에 발생하고, 약 5%는 성문하 또는 많은 부분에서 중첩적으로 나타난다(American Cancer Society, 2009; Ferlito et al., 2002; Hairston & Wilson, 2006).

12.1 후두암 평가와 단계화

암성 종양의 존재 여부는 추출된 조직 세포에 대한 생체 검사로 알 수 있다. 암의 크기는 후두와 그 주변 부분에 대한 내시경술을 함으로써 파악되며, 직접후두 검사법, 기관지경 검사, 식도경 검사, 비인두경 검사들도 같이 병행된다(Hairston & Wilson, 2006). CT 스캔, MRI, PET 스캔 검사들도 암의 단계를 알아내는 데 사용될 수도 있다(Burns, Har-El, Shapshay, Maune, & Zeitels, 2009).

미국 암 연합회(American Joint Committee on Cancer)에 의해 고안된 TNM 분류(악성 종양의 발육 상황을 분류한 방법) 체계에 의거하여 암의 위치와 정도가 기술된다(AJCC, 2002). T는 종양, N은 결절, 그리고 M은 전이를 의미한다. 각 범주는 영향 받은 구조와 관련되어 있는 정도를 숫자로 나타낸다. 영(0)은 연관성이 없음을 의미하고, 높은 숫자일수록 관련성이 증가됨을 시사한다. 단계는 0에서 IVC까지 이른다. 단계 0은 초기 시기이며, 단계 I과 II는 꾸준히 증가하는 종양의 정도를 나타내지만, 이 단계에는 결절 관여 또는 전이가 존재하지 않는다. 단계 III은 종양 범위와 결절 관여가 다양하게 조합되지만, 전이는 없다(예를 들어, T3 N0 M0, T2 N1 M0). 단계 IVA, IVB와 IVC에서도 꾸준히 증가하는 종양의 정도 및 결절 관여와 전이의 여러 조합이 확인된다. 성문, 성문상부, 성문하부 등의 위치에 따라 각각 다르게 단계화가 진행된다(〈표 12.1〉 참조).

12.2 후두암을 유발하는 위험인자

후두암을 증식시키는 주요 위험인자들은 흡연과 음주이다(예를 들어, De Stefani et al., 1987; Hinds, Thomas, & O'Reilly, 1979; Muscat & Wynder, 1992). 하루 35개피 이상의 담배를 피우는 사람들은 상대적으로 비흡연자들보다 7배 높은 암 발병 위험률이 있다고 보고된다. 흡연과 알코올 섭취를 같이 하면 22배까지 암 발병 위험률을 증가시킨다(Mathieson, 2001). 흡연은 안 하지만 음주량이 많은 경우도 성문상암 발병 위험률이

표 12.1 후두암의 TNM 단계화

TNM 정의

원발성 종양 (T)

TX:	원발성 종양은 평가될 수 없음
T0:	원발성 종양에 대한 증거가 없음
Tis:	상피내암종
성문상부	
T1:	한 부속 부분(가성대, 피열연골, 후두개, 피열후두개주름)에 국한된 종양
T2:	종양은 후두 고착화 없이 성문상부, 성문, 또는 성문상부 밖 부위(예를 들어, 혓바닥 점막, 후두개곡, 이상와 내벽)에 인접한 하나 이상의 부속 부분 점막으로 침범함
T3:	성대 고착이 발생하는 후두에 국한된 종양, 그리고 종양은 후윤상 부위 또는 후두개 조직 세포를 침범함
T4:	종양은 갑상연골을 통해 침범하고, 목, 갑상선, 또는 식도의 연조직으로 확산됨
성문	
T1:	정상적인 가동성을 가진 성대(전교련 또는 후교련과 연관될 수도 있다)에 국한된 종양
T1a:	하나의 성대에 국한된 종양
T1b:	두 성대에 국한된 종양
T2:	종양은 성대상부 또는 성대하부로 확산되며, 성대의 가동성이 손상됨
T3:	성대 고착이 발생하는 후두에 국한된 종양
T4:	종양은 갑상연골을 통해 침범하거나, 후두 이외 다른 조직 세포로 확산됨(예, 기도, 목의 연조직, 갑상선 포함 부위, 식도)
성문하부	
T1:	성문하부에 국한된 종양
T2:	종양은 정상 또는 손상된 운동성을 가진 성대까지 미침
T3:	종양은 성대고정과 더불어 후두에 국한됨
T4:	종양은 윤상연골 또는 갑상연골을 통해 침범하거나, 후두 이외 다른 조직 세포로 확산됨(예, 기관, 목의 연조직, 갑상선 포함 부위, 식도)
국소 림프절(N)	
NX:	국소 림프절은 평가될 수 없음
N0:	국소 림프절 전이가 없음
N1:	단일 동측성 림프절에서의 전이로써 최대 치수가 3cm 이하
N2:	단일 동측성 림프절에서의 전이로써 최대 치수가 3cm 이상 6cm 이하, 다수 동측성 림프절에서의 전이로써 최대 치수가 6cm, 또는 쌍방성 혹은 대측성 림프절에서의 전이로써 최대 치수가 6cm
N2a:	단일 동측성 림프절에서의 전이로써 최대 치수가 3cm 이상 6cm 이하
N2b:	다수 동측성 림프절에서의 전이로써 최대 치수가 6cm
N2c:	쌍방성 혹은 대측성 림프절에서의 전이로써 최대 치수가 6cm
N3:	림프절에서 전이로써 최대 치수가 6cm 이상
먼거리 전이(M)	
MX:	먼거리 전이는 평가될 수 없음
M0:	먼거리 전이는 없음
M1:	먼거리 전이

단계화

단계 0(상피내암종)후두 안에 있는 비정상인 조직 세포

단계(I)

성문상부:	암은 오직 성대상부의 한 부위에 존재하며, 성대 막대는 정상적으로 움직일 수 있음
성문:	암은 하나의 성대 또는 둘다 모두에 발생하고, 성대는 정상적으로 움직일 수 있음
성문하부:	암은 오직 성대하부에 존재함

단계 (II)

성문상부:	암은 성문상부 또는 주위 조직 세포의 한 부위 이상에서 발생함
성문:	암은 성문상부 또는 성문하부로 확산되며, 성대는 정상적으로 움직이지 않음
성문하부:	암은 하나의 성대 또는 두 곳 모두로 확산되며, 성대는 정상적으로 움직이지 않을 수도 있음

단계(III)

성문상부	암은 후두에만 존재하며, 성대는 정상적으로 움직이지 않고, 또는 암은 후두와 인접한 조직 세포 부근에 발생한다. 암은 종양의 근원과 림프절이 3cm보다 작기 때문에, 목과 동일한 쪽에 존재하는 하나의 림프절로 확산되어 왔을지도 모른다. 암은 성문상부의 한 부위에만 존재하고, 종양 근원으로써 목과 동일한 쪽에 존재하는 하나의 림프절에서 나타난다. 림프절은 3cm보다 작으며, 성대는 정상적으로 움직일 수 있다. 암은 성문상부 또는 주위 조직 세포의 한 부위 이상에서 존재하며, 종양 근원으로써 목과 동일한 쪽에 존재하는 하나의 림프절에서 발생한다. 림프절은 3cm보다 작으며, 성대는 정상적으로 움직이지 않는다.
성문	암은 후두에만 존재하며, 성대는 정상적으로 움직이지 않으며, 암은 후두와 인접한 조직 세포에서 발생한다. 암은 종양 근원으로써 목과 동일한 쪽에 존재하는 하나의 림프절에서 나타났을 수도 있으며, 림프절은 3cm보다 작다. 암은 하나 또는 두 곳의 성대나 종양 근원으로써 목과 동일한 쪽에 존재하는 하나의 림프절에서 발생한다. 림프절은 3cm보다 작으며, 성대는 정상적으로 움직일 수 있다. 암은 성문상부 또는 성문하부로 확산되었으며, 성대는 정상적으로 움직이지 않는다. 암은 종양 근원으로써 목과 동일한 쪽에 존재하는 하나의 림프절로도 확산되어 왔으며, 림프절은 3cm보다 작다.
성문하부	암은 오직 후두에만 존재하며, 성대는 정상적으로 움직이지 않는다. 암은 종양 근원으로써 목과 동일한 쪽에 존재하는 하나의 림프절로 확산되었을 수도 있으며, 림프절은 3cm보다 작다. 암은 오직 성문하부에만 존재하며, 종양 근원으로써 목과 동일한 쪽에 존재하는 하나의 림프절에서도 발생하고, 림프절은 3cm보다 작다. 암은 하나 또는 두 곳의 성대로 확산되어 왔고, 성대는 정상적으로 움직이지 않을 수도 있다. 또한, 암은 종양 근원으로써 목과 동일한 쪽에 존재하는 하나의 림프절에서도 발생해 왔으며, 림프절은 3cm보다 작다.

단계 (IV)

단계 IV는 IVA, IVB, IVC 단계로 나뉘어진다. 성문상부, 성문, 성문하부에 대한 각 하부 단계는 모두 동일함

단계 IVA:	암이 갑상선연골을 통해 확산되어 왔으며, 목, 기관, 갑상샘, 식도 등과 같이 후두 위에 존재하는 조직 세포에도 퍼졌고, 종양 근원으로써 목과 동일한 쪽에 존재하는 하나의 림프절에서도 증식해 왔을 수도 있다. 림프절은 3cm보다 작다. 또한 암은 목 어느 부위에서 하나 또는 그 이상의 림프절로 확산되어 왔으며, 림프절은 6cm보다 작다. 암은 목, 기관, 갑상샘, 식도 등과 같이 후두 위에 존재하는 조직 세포에도 증식되었을 수도 있다. 성대는 정상적으로 움직이지 않을 수도 있다.
단계 IVB:	암은 척추 앞 부위로 확산되어 왔으며, 목동맥을 둘러싼다. 또는 암은 흉부 부분으로 증식해 왔거나, 목 어느 부위에서 하나 또는 그 이상의 림프절로 확산되어 왔을지도 모른다(림프절의 크기는 제한되지 않을지도 모른다). 암은 6cm 이상 크기의 림프절로 확산되어 오거나, 척추 전방 부위, 목동맥 주위, 또는 흉부 부분만큼이나 멀리 증식되어 왔을지도 모른다. 성대는 정상적으로 움직이지 않을 수도 있다.
단계 IVC	암은 후두 위 몸의 다른 부위로 확산되어 오고 있다.

출처: National Cancer Institute, www.cancer.gov/cancertopics/pdq/treatment/laryngeal/Patient/Page 2 정보.

높다(Altieri, Garavello, Bosetti, Gallus, & La Vecchia, 2005; De Stefani et al., 1987; Hinds et al., 1979; Muscat & Wynder, 1992).

HPV 감염, 위식도역류질환, 붉은 육류 소비, 불충분한 과일과 야채 섭취, 유전적 감수성 등의 요인들 뿐만 아니라 특히 여성에게 암 발병 위험률이 높게 나타난다 (Andrews, 1995; De Stefani et al., 1987; El-Serag, Hepworth, Lee, & Sonnenberg, 2001; Jaworowska et al., 2007; Koufman, 1991; Oreggia et al., 2001; Smith et al., 2000). 반면에, 나이, 흡연 여부, 알코올 섭취와 무관하게 과일과 야채를 풍부하게 섭취하는 것이 후두암 위험 발병률을 감소시킬 수 있다고 보고된다(Garavello et al., 2009).

12.3 증상

후두암의 증상은 암의 위치와 단계에 따라 다양하다. 성문 종양은 목 쉼, 기식음, 음량 감소, 발성 활동 증가, 발성 시 통증 등을 야기시킨다(Starmer, Tippett, & Webster, 2008). 목 쉼 현상은 성문 종양과 성문하 종양에서 가장 흔하게 나타나지만, 암이 성대로까지 확산되어 왔다면 특히 성문상부 종양에서도 발생 가능하다(Raitiola & Pukander, 2000). 종양의 크기가 클수록, 발음곤란이 더 심각해진다. 종양이 기도를 폐쇄하면 환자는 천명과 호흡곤란을 겪을 수도 있다. 성문상부 종양은 연하장애(조절이 잘 안 되는 삼킴, 연하증, 흡인), 귀앓이(귀통증), 목구멍 이물감, 목 붓기 등을 야기시키는 경향이 있다(Raitiola & Pukander, 2000; Starmer et al., 2008). 성문하부 부위의 종양은 기도 폐쇄와 통증을 초래할 수도 있다. 지속적인 목청 가다듬기, 만성적인 기침, 반복적인 인후염, 구취(입 냄새), 이유가 밝혀지지 않은 체중 감량 등도 다른 증상들이다(Hairston & Wilson, 2006; Stemple et al., 2000).

12.4 진단

암은 여러 기법들을 사용함으로써 진단된다. 의사는 비정상적인 덩어리를 확인하거나 목 부위 내 림프절의 붓기를 파악하기 위해서 신체검사를 진행하며, 이어서 연성/강직형 후두내시경도 뒤따른다. 종양의 크기를 측정할 뿐만 아니라 종양의 연골 내 침투 또는 확산을 확인하기 위해 CT 스캔과 MRI 등의 기법들이 사용된다(Holsinger,

Howard & McWhorter, 2008). 필요에 따라, 엑스레이, 비디오투시연하조영검사, PET 스캔 기법들도 도움이 될지도 모른다.

12.5 여러 전문분야를 통한 접근법

암은 팀 접근법을 필요로 하는 질환인데, 최대한 좋은 임상 관리를 제공하고 환자와 그들의 가족들에게 연구 결과를 보여 주기 위함이다. 치료에 사용 가능한 많은 선택 사항들이 있는데, 치료는 종종 여러 분야의 전문적인 지식들로 구성된 방식이다. 〈표 12.2〉는 후두암 치료를 위한 잠재적인 팀 구성원 목록과 각자의 주요 책임들을 기술한 것이다.

표 12.2 후두암 진단과 치료를 위해 잠재적인 여러 전문 분야의 팀 구성원들

팀 구성원	책임
두경부 외과 전문의	진단, 치료 계획 조직, 타 팀 구성원들에게 파견
방사선 종양학자	방사선 치료의 실행 가능성을 평가, 최적의 투여량 정도와 형태
의학 종양학자	화학요법 투여, 완화/통증 치료
방사선 전문의/ 핵의학 전문가	영상검사 결과를 수행 및 확인, 적절한 치료 접근법을 계획하기 위해 외과 전문의와 협의
병리학자	조직 세포 검사, 종양의 종류 보고, 종양 절제술 완료 확인
내과	심장병, 당뇨병, 고혈압 등 의학적 동시이환을 수술 후 관리
성형외과 의사	흉터 자국을 줄이거나 기능을 개선시키기 위한 재건 수술 시행
치과/ 턱과 얼굴에 관한 보철 전문가	제거된 치아나 구강 구조들을 위한 보철 제작
간호사	진단과 치료의 모든 단계에서 환자 돌봄, 기공 치유(stoma care)와 관련된 환자 교육
언어치료 전문가	소통 필요성의 일환으로 장단기적 치료를 제공 및 평가, 발생 가능한 연하 장애를 치료 및 평가, 환자 교육
등록 영양사	치료 전후에 영양학적으로 건강을 평가, 최적의 건강과 무게를 위해 섭취음식물 권고, 영양학적인 건강 및 행복과 관련하여 환자 및 가족에게 상담
호흡요법사	호흡장애를 평가 및 치료, 통풍기 관리, 기관 절개 치료
정신건강 상담사	중병, 잠재 가능성 있는 죽음, 수명 만료에 대한 사안, 수술 후 우울증, 자아에 대한 이미지, 분노, 가족 구성원 또는 간병인의 역할 등과 관련하여 환자와 가족 구성원들에게 상담 제공
물리치료사/ 작업요법사	머리와 목 외과 수술로부터 악화된 운동성과 기량을 회복, 예를 들어, 어깨, 목, 팔, 또는 손의 제한된 이동성
후두가 적출된 방문자	환자의 사기를 진작시키고, 무후두음성과 치료 후 사안에 대해 위안을 주도록 협조

출처: Sapienza & Ruddy (2009)로 부터의 정보.

12.6 의료적 치료

후두암 치료에 방사선과 화학요법이 각각 별개로 이용되거나, 또는 함께 혼합된 조합이 있고, (일명 장기보존 치료) 그리고 수술법이 존재한다. 외과수술 기법은 다양한 종양 제거술, 후두 구조 전체 또는 일부분의 절제뿐만 아니라 표기된 부위의 경부 청소술 등이 있다. 다양한 치료들이 필적할 만한 암 조절과 생존율을 입증하기 때문에, 치료 선택은 몇몇 요소에 근거하여 결정된다. 암의 단계, 잠재 가능성 있는 부작용, 발성과 연하 측면에서 가능한 기능 결과, 화자의 요구와 기대치, 삶의 질 고려 등이 그 요인에 해당된다(Boscolo-Rizzo, Zanetti, Carpene, & Da Mosto, 2008; Chawla & Carney, 2009; Schindler et al., 2004; van der Torn, Verdonck-de-Leeuw, Kuik, & Mahieu, 2002).

방사선 치료

방사선 치료(radiation therapy, RT)은 최근에 좀더 정교해지고, 시간이 적게 소모되며, 건강한 조직 세포를 덜 파괴한다는 점에서 꽤 유명하게 되었다. 방사선 치료는 후두 기능을 유지시키고 상대적으로 비용이 효과적이다(Leeper, Parsa, Jamieson, & Heeneman, 2002). 방사선 치료와 다른 치료법들 간의 치료율은 유사한 것으로 보고된다(Schindler et al., 2004; van der Torn et al., 2002). 3년 후에도 재발 없이 지내는 치유율은 80~90%에 이르며, 차후 구두 후두절제술을 필요로 하는 환자들은 10%도 안 된다(Mathieson, 2001). 방사선 치료는 분명히 단일 치료 양상으로 이용되거나, 화학요법처럼 다른 치료 요법과 함께 부수적으로 사용될 수도 있고, 외과 수술 이후 성공적인 결과에 대한 잠재성을 높이기 위한 보조 요법으로도 이용될 수 있다(Sapienza & Ruddy, 2009).

부작용. 방사선 치료가 후두 상태를 보존해 주지만, 음성기능과 삼킴기능 둘 다에 악영향을 끼치는 등 부작용이 많이 발생한다(〈표 12.3〉 참조). 방사선은 침샘과 점액샘을 마르게 하여 구간건조증(마른 입)을 유발시키고, 후두 점막도 건조시킨다(Burns et al., 2009; Chawla & Carney, 2009; Leeper et al., 2002; Orlikoff & Kraus, 1996). 말라버린 점막은 건조성 후두염을 야기시키는데, 이는 성대 점막이 건조해지고 껍질이 발생하는 상태이다. 조직 세포 건조증은 두꺼운 코 점액 축적과 성대 내 갈라진 피막 조직과 관련이 있다(Orlikoff & Kraus, 1996).

표 12.3 방사선 치료에 따른 발생 가능한 부작용

침샘과 점액샘의 손실	홍진(적열 상태)
구강 건조증	인후염
건조성 후두염	연하 장애
근위축	미각 상실
연조직 섬유증	치아 손상
각화증	조직 괴사
부종	점막염(홍진과 궤양성 병소의 특징으로 나타나는 점막손상)
염증	흉터 형성
과도한 코 점액 축적	

출처: Bertino et al. (2001); Boscolo-Rizzo et al. (2008); Chawla & Carney (2009); Gultekin et al. (2010); Hairston & Wilson (2006); Leeper et al. (2002); Nakashima, Tomita, & Chitose (2005); Orlikoff & Krauss (1996); Pauloski(2008).

화학요법

화학요법(chemotherapy)은 외과수술 또는 방사선 치료 전에 독립적으로 후두암 치료를 위해 사용될 수도 있고, 아니면 방사선 치료와 함께 이용될지도 모른다. 항암화학방사선요법은 주요 후두절제술의 대체 요법으로 사용된다(Fung et al., 2005). 이 치료 요법은 종양 바로 그 위치뿐만 아니라 거리가 먼 부위의 림프절에 존재하는 국소암과 부위암을 감소시키기 위함이다(Hairston & Wilson, 2006). 화학요법의 추가적인 치료(보조 항암 화학요법)는 최초 방사성 또는 화학요법 치료 후에도 잔존하고 있는 암을 제거하기 위해 필요할 수도 있다(Hairston & Wilson, 2006). 화학요법은 전암병변의 형질전환을 예방하거나 바꾸어 놓는데도 사용될 수도 있다(Hairston & Wilson, 2006). 그런 화학예방제는 세툭시맙(Erbitux)으로써, 암 세포 증식을 막는 항체의 한 종류이다. 세툭시맙과 방사선 치료를 함께 혼용하는 것이 두부암과 경부암 환자들에게 존재하는 무진행 생존을 상당히 개선시키는 것으로 보고된다(Bonner et al., 2006).

장기보존 치료에 따르는 음성과 삼킴. 장기보존 치료는 후두에 피해를 주지 않지만, 환자는 지속적으로 음성과 삼킴의 장애를 가질 수도 있다(Dworkin et al., 2003). 애를 쓰면서 하는 대화, 음성 피로, 쉰목소리, 감소된 음량 범위, 감소된 음량, 과도한 기침, 헛기침, 예측 불가능한 음성, 불편, 발성 통증 등의 증상들이 환자들에게서 발생된다(Hocevar-Boltezar, Zargi, & Strojan, 2009; Orlikoff & Kraus, 1996; Van Gogh et al., 2006). 영상 후두섬광촬영 검사는 성대 부종의 정도 차이, 성대 위축증, 지나친 성문상부

활동, 조직 결손, 흉터, 치료 후 발생되는 점막파동의 변화 등을 보여 준다(Hocevar-Boltezar et al., 2009; Krengli et al., 2004). 환자가 치료 도중이나 후에도 흡연을 지속적으로 하는 경우 음성 증상이 악화된다(Agarwal et al., 2009; Hocevar-Boltezar et al., 2009).

환자들은 자신의 변화된 후두 상황을 다루는 부적응적인 보상성 성문상부 반응(maladaptive compensatory supraglottic behaviors)도 사용할 수도 있다(Starmer et al., 2008). 성대가 건조해질 수도 있기 때문에, 상처와 염증에 좀더 민감한 경향이 있다. 목 과민상태는 목청 가다듬기와 기침을 증가시키며, 이는 조직 세포를 더욱 더 건조시키고 자극할 수 있다. 방사선 처리된 후두는 카페인, 술, 항히스타민제와 같이 건조함을 유발시키는 요인들의 영향에 좀더 민감해질 수도 있다. 그러나 음성 질이 형편없음에도 불구하고 온전한 후두를 가진 환자들이 음성과 관련된 삶의 질 측정에서 후두절제술을 받은 환자들보다 더 높은 점수를 딴 것으로 보고된다(Fung et al., 2005). 많은 환자들은 주관적으로 음성의 질이 호전되었음을 전하는데, 아마도 대부분의 종양 덩어리를 제거하고, 그 결과로 성대의 진동 기능이 향상되었기 때문이다(예를 들어, Agarwal et al., 2009; Kazi et al., 2008; van Gogh et al., 2006). 성대 기능이 완전히 정상 상태가 되지 않았지만, 호전성은 환자들의 보고와 방사선 치료 완료 1년 후 음향 측정에 의해서 지속적으로 유지되고 있음이 검증된다(Kazi et al., 2008).

음성 기능이 유지되지만 음성 질이 좋지 못했거나 성도의 노력과 음성 피로를 보여 주는 환자들은 음성의 위생, 증가된 수화, 좀더 효율적인 음성 생성에 초점을 둔 음성치료를 받아 이득을 볼 수도 있다. 성문과 성문상부의 기능항진과 같은 부적응적인 보상성 성문상부 행태(maladaptive compensatory supraglottic behaviors)도 확인되어야 한다. 음성 기능을 향상시키는 기법들로부터 이점을 얻을 수도 있는데, 그 종류는 복식호흡 유지, 탄력성을 증가시키는 음성 기능 훈련, 공명 음성치료, 후두 주변 마사지 등이 있다(Starmer et al., 2008).

삼키는 기능장애는 감소된 타액 흐름, 구강 건조증, 점막염, 섬유증으로부터 기인하며, 특히 섬유증은 경구 혀, 혀 기반, 인두의 괄약근, 후두의 움직임에 영향을 미친다(Pauloski, 2008). 연하장애는 심리적 고통뿐만 아니라 먹는 것으로부터 오는 만족과 기쁨을 상실시킬 수도 있다(McQuestion, Fitch, & Howell, 2011). 삼킴장애는 방사선 치료 완료 후 몇 년 동안 지속될 수도 있다(Pauloski, 2008).

항암화학방사선요법 이후에 후두 내로 음식물 또는 액체가 침투하는 것은 흔하며, 삼킴장애는 치료 후 몇 년 동안 계속될 수도 있다(Logemann et al., 2008). 삼키는 것에 장애가 발생한다면, 언어치료 전문가가 턱 당김과 고개 돌림 등과 같은 보상성 기법 또는 성문상부 연하와 같은 조치 등을 진행시킴으로써 환자를 도울 수 있다.

12.7 후두암을 위한 선택적인 외과 치료

암을 근절하기 위해 종종 목에 있는 림프절의 일부 또는 모두, 혹은 후두의 일부분 또는 전부를 제거하는 것이 필요하다. 종양의 크기와 위치에 따라 외과 치료 선택폭이 다양하다. 여러 종류의 후두 부분절제술 시술들은 가능한 한 건강한 조직 세포를 유지하면서 암 조직을 제거하기 위해서 고안되어 왔다(Sewnaik, Hakkesteegt, Meeuwis, De Gier, & Kerrebijn, 2006). 후두 부분절제술은 영구적인 기관 절개술에 대한 필요성을 없애고, 후두 발성군을 유지시키며, 환자의 삼킴장애를 관리하는 데 그 목적이 있다(Robitschek, Peck, Klem, & Rassekh, 2009). 절제술의 종류는 병변의 위치와 단계화 정도, 환자의 주거지, 그리고 질병이 발병되기 전 환자의 건강 상태 등의 요소들에 따라 선택된다(Kempster, 2005). 발병된 성대의 일부 또는 전체 절제술, 수직 부분 후두절제술(vertical partial laryngectomy), 상후두절제술(supraglottic laryngectomy), 상윤상후두절제술(supracricoid laryngectomy), 부분 전후두절제술(near total laryngectomy), 그리고 후두전적출술(total laryngectomy) 등이 그 예들이다(〈표 12.4〉 참조). 다수의 비외과적 치료와 외과 치료 선택이 가능하기 때문에, 두경부 외과 암전문의, 방사선종양학과 전문의, 종양내과 전문의, 언어치료전문가뿐만 아니라 환자와 그의 가족/간병인 등 여러 전문 분야에 걸친 팀원들이 치료 결정에 관여하는 것이 중요하다(Moore, Holsinger, Diaz, & Weber, 2005).

절제술

성대 절제술(cordectomy)로 불리는 절제술(resection)은 성대에 국한되어 있는 작고(T1-T2) 명확한 종양을 위해 진행될 수도 있다. 이 수술은 종양 부근에 있는 건강한 조직 세포의 가장 자리와 함께 암에 걸린 세포를 제거하는 데 목적이 있다. 이 시술은 개방적인 접근법 또는 내시경을 통해 진행된다. 성문 종양에 대한 열린 접근법에서 외과 전문의는 암에 걸린 성대에 미치기 위해 갑상연골의 전방부 사이를 가른다. 성대 인대는 T1a 성문암의 경우에 유지될 수도 있다(Brondbo & Benninger, 2004). 좀더 광범위한 T2 종양은 성대 인대와 갑상피열연골근의 일부가 제거된다(Brondbo & Benninger, 2004). 남아있는 조직 세포는 자생적으로 치유될 수도 있고, 또는 가성대에서 채취된 조직 이식으로 복원될 수도 있다(Bertino et al., 2001). 이식술은 성대의 혈액과 신경 공급을 유지시키기 때문에, 절개된 대부분의 성대를 지속시키는 데 도움을 준다

표 12.4 부분 후두절제술(partial laryngectomy) 절차

시술	적응증	제거된 세포 조직
성대절제술/절제술	한쪽 성대(single vocal fold); T1–T2; 가동성 성대(mobile fold)	질병에 전염된 성대와 건강한 조직 세포의 주변부 부분
수직 부분 후두절제술	후두의 한 측면; T1–T3; 가동성 성대; 가능한 전교련부의 관여	질병에 영향 받은 부분의 성대; 가능한 성대 돌기 또는 전체 피열연골; 가능한 가성대
상후두절제술	후두개, 가성대; T1–T4	설골, 후두개, 가성대, 피열후두개추벽, 갑상선의 상위 부분, 혀 기반의 가능한 부분; 가능한 피열연골
상윤상후두절제술	VPL과 SGL의 전통적인 표기를 벗어나는 광범위한 분포	
CHEP		진성대와 가성대; 갑상연골
CHP		진성대와 가성대; 갑상연골; 후두개
부분 전후두절제술	후두의 한 측면에 국한된 광범위한 분포	전체 후두의 수직 절반과 건강한 조직의 큰 부분

(Robitschek et al., 2009).

절제술은 내시경적 치료와 함께 레이저로 진행될 수 있다. 전교련과 관련되는 경우, 레이저 절제술의 타당성에 대한 논란이 있다. 몇몇 외과 전문의들은 전교련과 관련성이 조금도 없는 T1-T2 성문과 성문상부 병변에만 레이저 절제술이 적합하다고 주장한다(Luscher et al., 2001; Moore et al., 2005). 다른 연구자들은 암 조절 뿐만 아니라 언어와 삼킴 작용을 위한 후두부 기능과 관련하여, 이들이 전교련과 연관되더라도 레이저 절제술 기법은 만족할 만한 결과를 가져다 준다고 보고한다(Hartl et al., 2007; Mc Whorter & Hoffman, 2005).

레이저 절제술은 몇몇 이점이 있다. 우선, 개복술보다 절개가 덜 하다(Holsinger et al., 2008). 두 번째로, 방사선 치료의 부작용이 없고 남아있는 진동성의 조직 세포를 유지시킬 수도 있다(Burns et al., 2009; Moore et al., 2005). 다음으로, 암이 전이되거나 재발하는 경우에, 레이저 재절개 또는 방사선 치료가 가능하다(Burns et al., 2009; Chawla & Carney, 2009; Hartl et al., 2007; Luscher et al., 2001; Moore et al., 2005). 그리고 레이저 내시경술은 삼킴 작용을 더 좋아지게 하면서, 후두의 감각 신경 분포를 유지시킨다(Chawla & Carney, 2009; Holsinger et al., 2008). 마지막으로, 레이저 절제술을 받은 환자들은 기관 절개술 또는 음식 공급 튜브가 필요치 않으며, 수술 당일에 퇴원할 수 있을 뿐더러 즉시 정상 활동을 재개할 수 있다(Hartl et al., 2007; Moore et al., 2005; Schindler et al., 2004).

절제술 후 음성과 삼킴 기능. 절제술 이후 개인의 음성 질은 절개의 깊이, 절개된 조직 세포의 양, 전교련의 유지 유무, 환자의 부적응적인 보상성 성문 또는 성문상부 행태(maladaptive supraglottic compensatory behaviors)를 사용하는가에 따라 결정된다(Bertino et al., 2001; Burns et al., 2009; Krengli et al., 2004; Moore et al., 2005; Schindler et al., 2004; Starmer et al., 2008). 환자는 증가된 발성의 노력, 빈번한 호흡 욕구, 음조와 음강도 조절의 장애 등의 증상을 느낄지도 모른다(Samlan & Webster, 2002). 비디오 섬광 촬영 사진을 통한 평가는 성대 부전, 감소된 점막 파동, 성대 경직 등을 파악할 수도 있다(Starmer et al., 2008). 조직의 더 깊은 근막층(즉, 성대인대)이 절개되는 경우, 네오코드라고 알려진 반흔 조직 부분들이 발생하며,이는 대리 성대로써 사용될 수 있다(McWhorter & Hoffman, 2005). 그러나 네오코드의 형태는 항상 오목하기 때문에 성문결핍을 야기시킨다(Zeitels, 2004). 음성 질은 정상적이지 않으며, 레이저 수술을 받은 환자의 70%에서 심각한 언어장애가 관찰되고 있다(Krengli et al., 2004). 음성 질이 좋지 않음에도 불구하고, 최소 장기간의 장애를 앓고 있는 환자들에게서 삶의 질이 급격하게 영향을 받지 않는 것으로 나타난다(예를 들어, Brondbo & Benninger, 2004; Cohen et al., 2006; Loughran, Calder, MacGregor, Carding, & MacKenzie, 2005).

성대내주입술과 갑상성형술 유형 1과 같은 시술들은 성문 폐쇄와 절제술 이후 음성 질 개선에 효과적인 것으로 나타난다(McWhorter & Hoffman, 2005; Sittel, Friedrich, Zorowka, & Eckel, 2002; Zeitels, 2004). 행동에 관한 성대기능훈련(behavioral voice therapy)은 환자가 가장 효과적인 발성 패턴을 습득하는 데 도움을 주고, 외상성 행동을 감소시키는 데 중요한 역할을 한다(Bertino et al., 2001; Schindler et al., 2004; Zeitels, 2004). 수화작용을 개선시키고, 음성에 악영향을 끼치는 행동을 피하며, 위산 역류나 담배와 같은 후두 자극물들을 줄이는 데 초점을 둔 음성 위생에 대한 프로그램은 상당히 유익할 수 있다(Starmer et al., 2008). 음성기능 훈련과 공명 음성치료는 성문 폐쇄를 개선시키고, 성문상부의 긴장을 감소시키며, 나아가 성대의 유연성을 증진시키는 데 도움을 줄 수 있다(Starmer et al., 2008).

절제술 이후 성문폐쇄부전(glottal insufficiency)과 흡인(aspiration) 위험이 나타날 수도 있기 때문에, 환자의 삼킴 기능은 비디오 투시 연하 조영검사 또는 FEES를 통해 평가되어야 할 뿐더러 연하치료시술도 적절하게 사용되어야 한다(Pauloski, 2008; Starmer et al., 2008).

수직 부분 후두절제술

수직 부분 후두절제술(vertical partial laryngectomy, VPL)은 절개된 조직 세포의 양과 복잡성에 따라 다른 수술 절차들을 지칭한다(Chawla & Carney, 2009; Wein & Weber, 2005). 절제술 시술은 모두 갑상연골을 수직과 가로로 절개(교차)하고, 성문 조직 세포를 절제함으로써 진행된다(Chawla & Carney, 2009; Wein & Weber, 2005). 수직 부분 후두절제술은 초기 T1와 T2 성문암을 치료하기 위해 고안되었으며, 가동성 성대와 함께 존재하는 후두의 한 측면에 국한된 종양을 위해 적합하다(Chawla & Carney, 2009). 수직 부분 후두절제술은 초기 시술로 행해지거나, 방사선 치료 또는 화학요법이 만족스런 결과를 나타내지 못하는 경우에 구제술로도 사용된다(Robitschek et al., 2009; Yiotakis et al., 2003). 후두부 기능이 유지되고 치유되는 비율은 높은 것으로 보고되고 있다(Dedivitis et al., 2008). 이 시술은 전교련이 관련된 경우에도 사용되는 것으로써, 만족스런 암 조절과 후두부 기능을 수반한다(Davis, Hadley, & Smith, 2004).

외과 수술은 암에 걸린 성대 부분을 제거하는 것과 관련된다. 병에 걸린 피열연골의 성대돌기, 전체연골, 아니면 가성대 부분의 조직도 절개될 수도 있다. 윤상연골과 후두개는 일반적으로 온전한 상태로 남는다. 신성문(neocord) 치료가 진행되면서 형성되는 것으로써, 환자가 언어장애를 가진 음성을 가지고 있더라도 기능적 음성을 낼 수 있게 한다.

수직 부분 후두절제술 후 음성과 삼킴 기능. 외과 수술 이후 불완전한 성문 폐쇄, 감소되고 불규칙적인 점막 파동과 진폭, 비정상적인 피열연골 운동, 발성과 관련된 성문상부, 감소된 최대 발성 시간, 높고 좀더 가변적인 음조, 제한된 음성 강도 범위 등 후두에 관한 연구 결과들이 보고되고 있다(Pfuetzenreiter, Dedivitis, Queija, Bohn & Barros, 2010; Singh et al., 2008; Starmer et al., 2008). 음성재활은 모든 수술 절차가 완료된 이후, 환자의 후두 기능을 최대화 시키는 데 중요한 역할을 한다. 주사 또는 갑상성형술과 같은 외과 내측화 시술은 수직 부분 후두절제술 이후 수반되는 성문 폐쇄를 가능하게 할 수도 있다(Woo, 1999). 대신에, 흉골설골근(Dedivitis et al., 2008; Dedivitis et al., 2010; Kempster, 2005) 또는 가성대(Wein & Weber, 2005)로부터 발췌된 조직의 이식을 이용함으로써 진행되는 성문 부위의 복원은 결손을 채우거나 성문 또는 성문상부 기능을 고려하기 위해 사용될 수도 있다(Pfuetzenreiter et al., 2010). 재건 이식술은 성문이 진동하는 동안 적극적으로 이식이 진행되면서, 성문 또는 성문상부의 진동을 가능하게 하는 것으로 나타난다(Dedivitis et al., 2010). 비디오스트로보스코피는 진동과 관련된 세포 조직이 재건되거나 잔존하는 성대, 가성대, 그리고 피열점막이라는 것을 보여 준다(Dedivitis et al., 2010; Woo, 1999).

재건 수술 여부와 관계없이 수직 부분 후두절제술 치료를 받은 환자들은 정상적인 화자와 비교하여 청각과 지각 능력의 결과가 좋지 않은 것으로 보고된다(Dedivitis et al., 2008; Singh et al., 2008). 수직 부분 후두절제술의 주요 이점은 만성적인 기관루를 방지하며 삼킴 기능을 유지시킨다(Singh et al., 2008). 이 유형의 시술 후 환자들은 95% 이상의 만족율 보여 주는 것으로 나타난다(Wein & Weber, 2005).

기도 폐색의 효과를 감소시키는 피열연골이 제거되지 않았다면, 음식과 물에 대한 욕구는 일반적으로 문제가 되지 않는다(Pauloski, 2008). 환자들은 수술하고 난 다음날 구강섭취가 허용될 수 있는 것으로 보고된다(Pfuetzenreiter et al., 2010). 대부분의 환자들은 외과수술 1달 이내에 정상적인 삼킴 기능을 회복한다(Starmer et al., 2008).

상후두절제술

상후두절제술(supraglottic laryngectomy, SGL)은 갑상연골 또는 전교련처럼 좀더 아래에 위치하고 있는 조직 구조로 확산이 없는 상태에서, 종양이 후두개와 가성대에서 발생되는 경우에 시술 가능하다(Rosen & Pou, 2000). 이 시술에서 절개된 세포 조직은 종양의 크기 정도에 의해 결정되고, 후두개, 피열후두개주름, 가성대, 갑상연골의 상부 위치 등이 시술에 해당될 수도 있다(Hornig, Wilhoit, Sonne, & Schaefer, 2008; Remacle et al., 2009; Sasaki, Leder, Acton, & Maune, 2006). 설골은 제거가 될 수도 또는 안 될 수도 있다(Pauloski, 2008). 암이 위로 전이된다면 혀 기반의 부분도 절제될 수도 있다(Kempster, 2005). 흡인을 예방하기 위해 후두개는 외과적으로 복원될 수도 있다(Andrews, 1995). 성대가 환상연골에 봉합되는 경우에, 하나 또는 두 개 모두의 피열연골이 종종 제거될 수도 있다(Hornig et al., 2008). 성대 그 자체는 환자의 발음 기능을 유지하면서, 온전한 상태로 남는다(Chun et al., 2010; Remacle et al., 2009).

상후두절제는 갑상연골을 이용한 개방성 접근법 또는 레이저를 사용한 내시경 시술에 의해 시행될 수 있다. 개방성 시술은 부피가 큰 T2 병변뿐만 아니라 선택된 T3/T4 병소에 더 적절하다(Wein & Weber, 2005). 내시경 제거술은 병변이 작거나 완전히 예견되는 경우에 고려된다(Burns et al., 2009; Wright, 2007). 게다가, 종양 주위에 조직 세포의 가장 자리가 여유 있게 절개되도록 하는 것이 중요하다(Chun et al., 2010; Remacle et al., 2009). 레이저를 이용한 내시경 시술의 장점은 기관 절개를 할 필요가 없고, 발음 기능이 유지되며, 단축 입원이 가능할 뿐더러 단시간 내에 삼킴 기능이 회복된다는 것이다(Chun et al., 2010; Peretti et al., 2006; Remacle et al., 2009). 후두 외설근과 설근이 온전한 상태로 남아 있고 상후두신경이 지속 가능하다는 점에서, 삼킴 기능의 회복은 향상된다(Remacle et al., 2009; Starmer et al., 2008).

상후두절제술 후 음성과 삼킴 기능. 성문상 후두의 변화는 성도 내 공명의 특징을 변하게 할 수 있는데, "잠긴(muffled)" 음성이 발생하면서 소리가 나기 어렵게 한다(Chun et al., 2010; Starmer et al., 2008). 그러므로 환자들은 더 큰 소리를 내기 위해서 과기능적 음성 유형을 사용할 수도 있다. 음성 재활은 과기능적 음성 사용을 줄이고, 건강한 음성 위생을 장려하며, 공명 발성 치료와 음성 기능 훈련을 통해 음성량을 증가시키는 데 그 목적을 둔다.

삼키는 과정 동안 기도 보호에 중요한 세포 조직이 영향을 받기 때문에 수술 후 흡인 위험도가 증가한다(Oeken, Hansch, Thiel, & Bootz, 2001; Pauloski, 2008; Starmer et al., 2008). 상후두신경(superior laryngeal nerve) 절단은 감각 기능에 지장을 주는 것으로, 약한 회분을 인지하는데 장애를 일으킬 뿐더러 성문 폐쇄반사 신경도 약화시킨다(Sasaki et al., 2006). Sasaki 등(2006)은 개방 절제술을 한 환자와 레이저 절제 시술을 한 환자 간에 삼킴 기능을 서로 비교했다. 레이저 절제술을 받은 실험 대상자들은 수술 전후 모두에서 성문폐쇄반사를 보였으며, 아주 적은 타액을 흡인하였다. 개방 상후두절제술을 받은 환자들은 흡인이 증가하고 성문 폐쇄반사가 감소된 것을 보여 주었다. 특히 개방 절제술 이후 환자들은 삼킴 기능의 회복을 강렬하게 원했다. 성문상부 또는 최대 성문상부의 움직임에서 볼 수 있듯이, 환자들은 삼킴 작용 시 기도 보호 방법을 교육받는다. 이런 기법들은 삼킴 작용 전과 진행 중에 기도 폐색을 가능하게 한다(Starmer et al., 2008).

상윤상후두절제술

상윤상후두절제술(supracricoid laryngectomy, SCL)은 부분적이지만 광범위한 후두절제술로써, 수직 부분 후두절제술 또는 상후두절제술이 적절하게 사용될 수 없는 부위에 암이 확산되는 경우, 선별적인 T3 또는 T4 병변을 대상으로 사용된다(Ferlito et al., 2002; Lai & Weinstein, 2009). 암의 크기 정도와 후두개 존재 여부에 따라서 두 가지 유형의 수술 절차가 존재한다(Schindler et al., 2005). 두 형태는 잔존하는 후두 구조 사이에 외과적 **고정**(pexy)을 이끌어 낸다. 진성대의 점막 부위, 가성대, 전체 갑상연골 등은 상윤상설골후두개고정술(cricohyoidoepiglottopexy, CHEP)로 절제된다. 그리고 나서 후두는 윤상연골을 설골과 후두개에 봉합함으로써 복원된다. 복원 이후 피열연골은 서로 인접할 뿐만 아니라 후두개와도 이웃하게 되며, 정상적인 V자 형태의 성문도 T자 모형으로 변하게 된다(Lai & Weinstein, 2009). 상윤상설골고정술(CHP)은 진성대의 점막부위, 가성대, 후두개, 그리고 전체 갑상연골 등을 절제한다는 점에서 좀더 광범위하게 사용된다. 복원은 윤상연골을 설골에 봉합하는 절차로 진행된다. 상윤상설골고정술 이후 피열연골은 서로 서로 인접할 뿐만 아니라 혀 기반과도 이웃하게 되며, T자 형태의 성문도 발생한다(Lai & Weinstein, 2009).

상윤상후두절제술과 함께 사용되는 상윤상 설골후두개고정술 또는 상윤상 설골고정술 시술은 초기 단계에서 시행되거나 아니면 방사선 치료 이후 구제술로도 이용될 수 있다(Holsinger et al., 2005; Luna-Ortiz, Pasche, Tamez-Velarde, & Villavicencio-Valencia, 2009; Marchese-Ragona, Marioni, Chiarello, Staffieri, & Pastore, 2005). 외과 복원은 기도를 되살리고, 필요하면 하나의 피열연골조차도 망가질 수 있는 수준까지 삼킴 기능을 개선시킨다(Holsinger et al., 2005). 외과술은 최소 하나의 윤상피열관절 기능을 남겨두기 때문에, 후두 발성이 가능하다(Dworkin et al., 2003; Eksteen, Rieger, Nesbitt, & Seikaly, 2003; Ferlito et al., 2002; Goncalves et al., 2010; Makeieff, Giovanni, & Guerrier, 2007; Schindler et al., 2005; Sewnaik et al., 2006; Webster, Samlan, Jones, Bunton, & Tufano, 2010). 제 기능을 하고 있는 피열연골이 후두개 또는 혀 기반과 어긋나게 접촉하는 경우, 진동이 발생된다(Makeieff et al., 2007; Schindler et al., 2005; Sewnaik et al., 2006). 피열연골 두 개 모두가 온전한 상태로 있는 경우, 하나의 피열연골이 일반적으로 크게 움직이면서 나머지 연골과 포개어짐으로써 서로 서로 내전되고 접촉한다(Makeieff et al., 2007).

상윤상후두절제술 후 음성과 삼킴 기능. 상윤상 설골후두개고정술 또는 상윤상 설골고정술과 함께 사용된 상윤상후두절제술 시술 이후, 음성 질은 음조와 음성 강도의 변화 조절에 장애가 발생하면서 숨소리가 섞이고, 쉰 소리가 나며, 거칠고 부자연스럽게 되는 것으로 보고 된다(Makeieff et al., 2007; Nakayama et al., 2008; Portas et al., 2009; Schindler et al., 2005; Sewnaik et al., 2006; Torrejano & Guimaraes, 2009; Webster et al., 2010). 피열연골 유동성의 정도, 점막 진동의 위치, 복원된 성문에 대한 괄약근 폐쇄 등과 같이 다양한 해부요인들이 화자들 사이에서 폭 넓게 존재해 오고 있다(So, Yun, Baek, Jeong, & Son, 2009). 음향학적 분석은 가변적이고 불규칙적인 기본주파수(F0)와 신호에서 발생되는 지나친 잡음 뿐만 아니라 최대 발성 지속시간(MPT)이 감소 형태를 보여(예를 들어, Di Nicola, Fiorella, Spinelli, & Fiorella, 2006; Dworkin et al., 2003; Saito, Araki, Ogawa, & Shiotani, 2009). 그러나 상윤상후두절제술 시술을 받은 대부분의 환자들은 언어장애가 있음에도 불구하고, 음성장애지수(VHI)에서 아주 조금의 장애가 있는 것으로 나타난다. 환자들은 그들 자신의 음성과 관련된 삶의 질에 만족도를 보이며, 많은 이들이 병이 발병하기 전의 활동 영역으로 또는 정상적인 업무로 돌아온다(예를 들어, Moore et al., 2005; Nakayama et al., 2008; Portas et al., 2009; Saito et al., 2009; Schindler et al., 2005; Sewnail et al., 2006). 그러나 몇몇 화자들은 음성을 내기 위해 신체적으로 노력해야 하는 필요성으로 인해, 대화 소통 능력에서 어느 정도의 어려움이 있음을 토로한다(Dworkin et al., 2003).

삼킴 작용 중 기도 보호에 관여하는 조직들이 절제(즉, 성대와 후두개)되었기 때문에, 수술 후 삼킴 기능은 지장이 있으며, 환자들은 흡인의 위험에 노출될 수도 있다(Simonelli et al., 2010; Webster et al., 2010). 그러므로 환자의 음식 공급 튜브가 안전하게 제거될 때까지 삼킴 치료법은 권고된다(Dworkin et al., 2003). 회복 기간의 만료 시점에 환자들은 정상적으로 음식물을 입으로 섭취할 수 있게 된다(Dworkin et al., 2003; Nakayama et al., 2008; Saito et al., 2009; Simonelli et al., 2010). 그러나 무증상 흡인이 일반적인 것으로 보는데, 간혹 몇몇 환자들에게 수술 후에도 12개월 동안 지속된다(예를 들어, Webster et al., 2010).

부분 전후두절제술

암 병변이 광범위하게 분포하나 후두의 한 측면에만 국한되어 있고 피열연골 사이의 공간에 암이 침투하지 않은 경우에, 부분 전후두절제술(near total laryngectomy, NTL)이 가장 적합한 수술 치료가 될 수도 있다(Kavabata, Neto, Goncalves, Alcadipani, & Menezes, 2004). 이 시술은 확장된 반후두절제술(hemilaryngectomy) 또는 부분후두절제술(subtotal laryngectomy)이라고 불려진다. 암에 걸린 후두의 전체 수직 반 부위뿐만 아니라 건강한 조직 대부분이 제거된다. 이 시술은 기관과 인두를 연결하는 구멍(shunt)을 형성한다(Bernaldez et al., 2003; Kempster, 2005). 건강한 조직에 있는 기관 벽, 성문하부의 일부분, 성대와 피열연골의 작은 나머지 부위, 가성대, 피열후두개주름 등에 의해서 구멍으로 연결된다. 내부후두근과 건강한 조직 내의 회귀성후두신경(recurrent laryngeal nerve)은 흡인을 방지하기 위해서 반드시 유지되어야 한다(Bernaldez et al.,

2003; Globlek et al., 2004, 2005; Kempster, 2005). 그러나 구멍이 호흡을 하기에 너무 좁고 탄력이 없기 때문에, 환자는 여전히 숨을 쉬는 통로로 영구적인 기관루(tracheostoma)를 필요로 한다(Globlek et al., 2004, 2005). 이 시술의 이점은 환자가 기공을 막거나, 기관으로부터 발생한 폐 공기가 구멍을 통해 인두로 향하게 되는 경우에, 유성음(voicing)이 인공성대 없이도 발생 가능하다는 것이다(Ferlito et al., 2002). 구멍의 상부 끝 쪽은 발성 시 발생되는 진동의 근원이다(Kasperbauer & Thomas, 2004).

부분 전후두절제술 후 음성과 삼킴 기능. 부분 전후두절제술 시술을 받은 대부분의 환자들은 비록 언어장애가 있더라도, 기능적인 음성을 생성할 수 있다(예를 들어, Bernaldez et al., 2003; Hanamitsu, Kataoka, Takeuchi, & Kitajima, 1999; Kavabata et al., 2004; Pearson, DeSanto, Olsen, & Salassa, 1998). 음성을 만들어 내기 위해 기공(stoma)을 막는 것이 필요하므로, 환자는 손으로 또는 기관루 밸브로 기공을 조절할 수도 있다(Kasperbauer & Thomas, 2004). 구멍이 너무 크면 흡인이 문제가 될지도 모르고, 지속적으로 중간 또는 심각한 정도의 흡입이 발생한다면 구멍을 조정하거나 폐쇄할 수도 있다(Kasperbauer & Thomas, 2004).

후두전적출술

암이 굉장히 광범위하게 분포되어 있거나 다른 치료 수단이 실패하는 경우에, 후두전적출술(total laryngectomy, TL)(〈그림 12.2〉 참조)이 필요할 수도 있다. 화학 요법과 방사선 치료를 받은 환자들 중 25~37%가 암을 제어하기 위한 차후 치료로써 후두전절제술(일명 구제 후두전절제술)을 필요로 한다(Graville, Palmer, Wax & Andersen, 2009). 후두전절제술에서 설골을 포함하여 전체 후두 구조가 제거되고, 종종 상부 기관륜도 절개된다. 기관은 앞으로 구부러져 있을 뿐만 아니라 환자의 목에 형성된 영구적인 기관루와 봉합되어진다(〈그림 12.3〉 참조).

암이 림프절로 전이되는 경우, 림프절을 제거하기 위해서 경부절제술이 시행된다. 호흡기계의 기본 구조가 변하고, 공기는 기관으로부터 직접적으로 발생하여 환자 폐의 안과 밖으로 이동된다. 게다가, 인두의 점막 결핍을 위해 진행되는 복원 수술은 환자가 안전하게 삼킬 수 있게 한다는 점에서 종종 필요하다(Deschler, 2005).

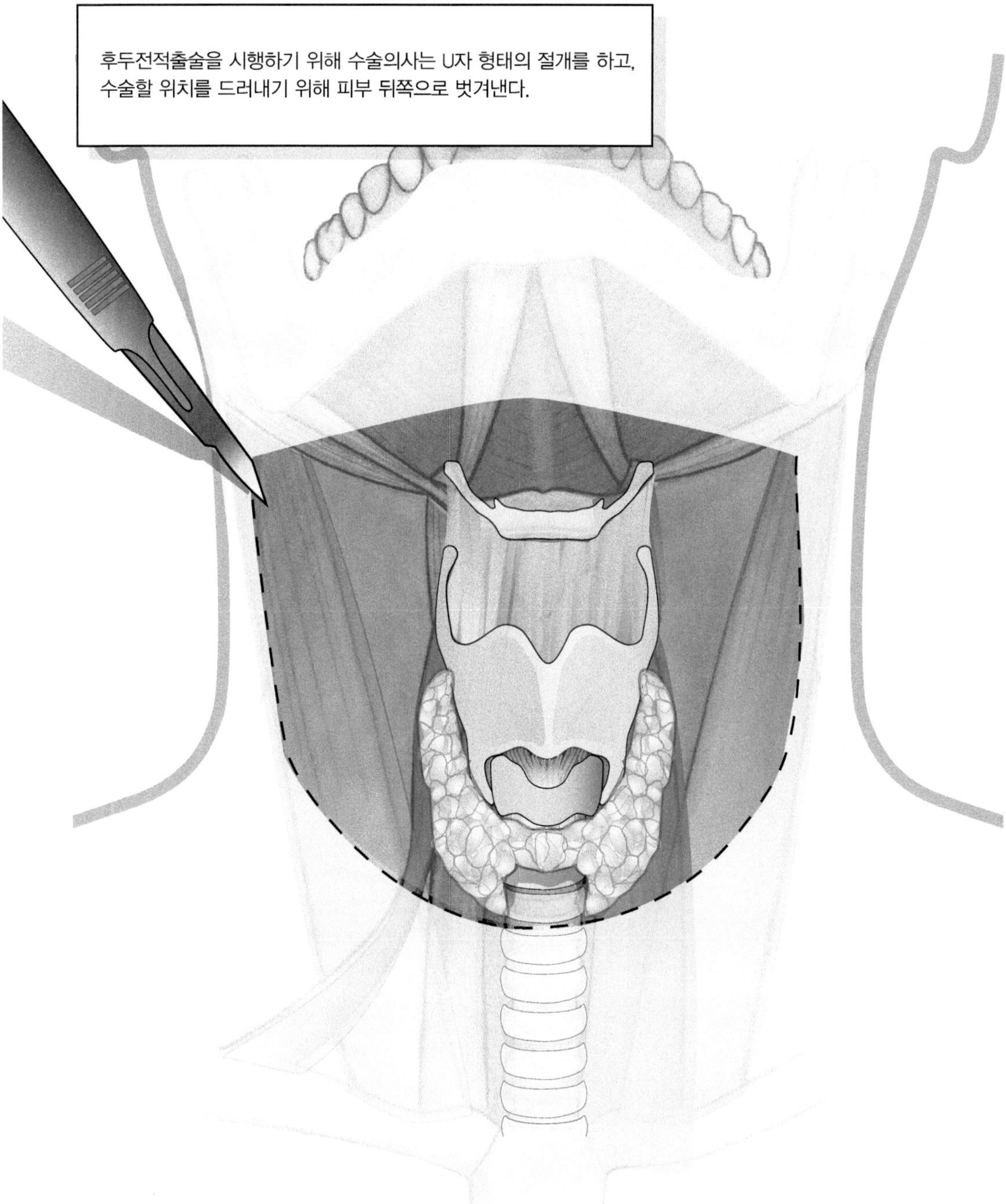

그림 12.2 후두전적출술

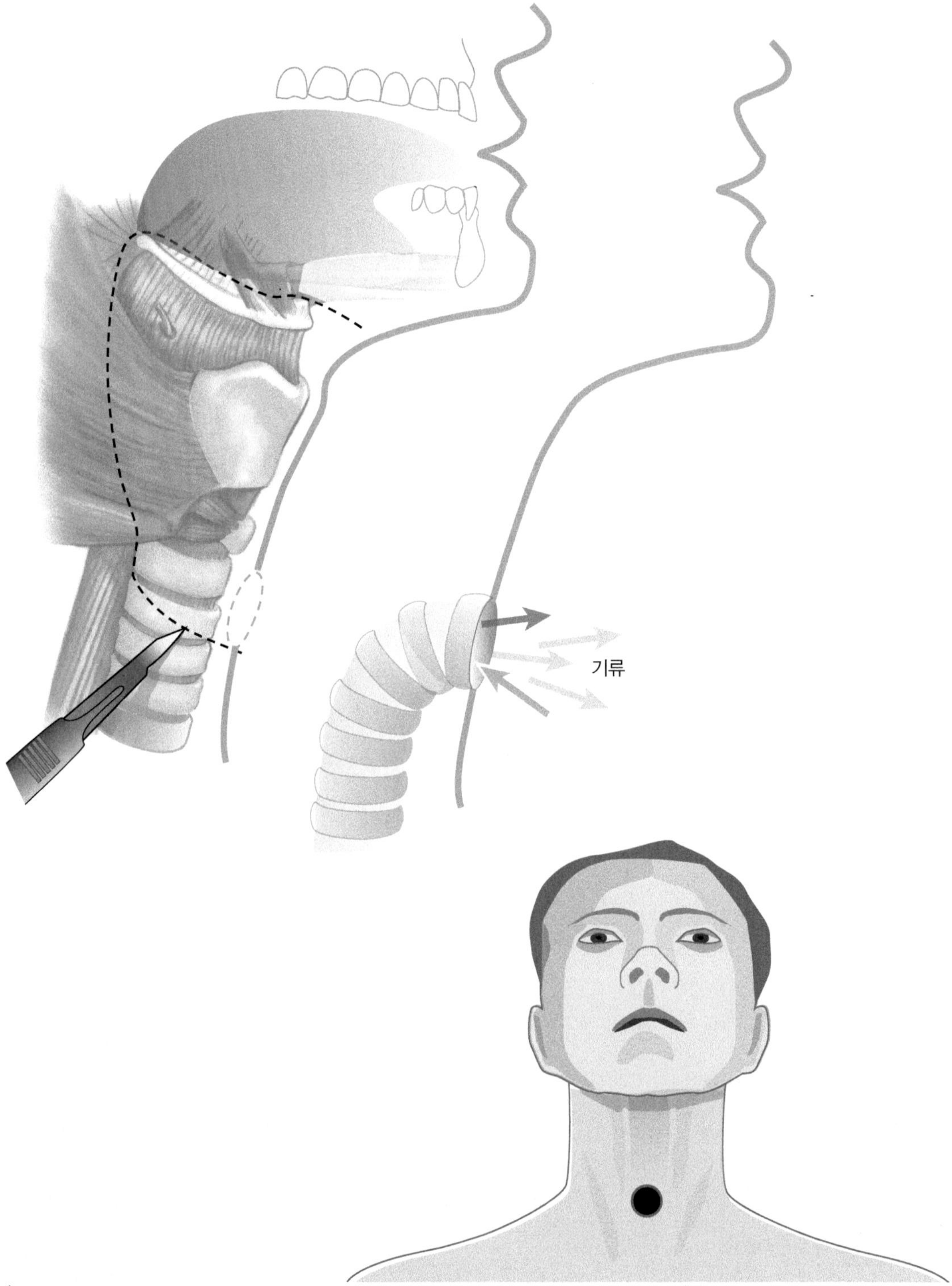

그림 12.3 기공(stoma)에 기관 봉합

수술과 관련된 문제점

본질적으로 후두전적출술은 신체적, 사회심리적, 그리고 의사소통적인 면에서 문제점이 있는 결과를 보여 준다(〈표 12.5〉 참조). 후두절제술을 받은 환자를 대상으로 연구하는 언어치료전문가는 이런 문제점들을 인지할 필요가 있고, 더 나아가 직접적으로 그것들을 처리하거나 또는 환자한테 적절한 전문가에게 문의하도록 권유하는데 능숙해야 한다. 잠재적으로 발생 가능한 모든 장애와 회복 시 필요 사항들을 고려하는 측면에서, 음성 회복과 복원을 위한 팀 접근법은 환자에게 가능한 한 최고의 치료를 보장한다는 점에서 중요하다. 환자와 가족들을 위한 수술 전후 상담과 전문가 지원은 회복 과정에서 필수적이다.

비강 통로의 공기조화기능. 정상적인 기도에서 흡입된 공기는 비강을 통하면서 따뜻해지고, 촉촉해지며, 여과된다(Bien, Okla, vanAs-Brooks, & Ackerstaff, 2010; Zuur et al., 2009). 후두 제거로 인해 환자는 오직 기공을 통해 호흡하는데, 이것은 공기조화기능에 부정적인 영향을 끼친다. 기관에 직접적으로 흡입된 공기는 비강의 경로를 우회하고, 결과적으로 상당히 더 건조하고 차갑게 된다(Fuller, 2006). 섭씨 22도 온도와

표 12.5 후두전적출술과 관련된 신체적, 사회심리적, 그리고 의사소통적면에서의 문제점

신체적	사회심리적
기공 자극	변화된 신체상
점액의 과잉 생산	자존감 상실
점액전	변화된 재정상태
기침 증가	변화된 가족관계
기공 치료	암 재발에 대한 두려움
기공 크기	우울증
상체 힘의 감소	분노
팔, 어깨, 목 운동의 감소	성급함
후각과 미각 상실	외로움
연하장애	**의사소통**
구강건조증	정상적인 발성의 상실
빈번한 감기	대체 가능한 발성을 습득하는 데 어려움
만성통증	
숨가쁨	

출처: Bien et al. (2010); Cady (2002); Depondt & Gehanno (1995); Fuller (2006); Paleri et al. (2006); Pauloski (2008); Risberg-Berlin et al. (2009); Scheenstra et al. (2009); Zuur et al. (2009).

30~40% 상대습도(RH)의 속성을 가진 비강 내흡인된 공기는 온도가 섭씨 31~32도까지 상승하고, 상대습도는 인두 위치에서 95~99%까지 올라간다. 기관루를 통해 공기를 흡입하는 것은 기관 위치에서 공기 온도가 섭씨 27~28도와 50% 상대습도 수준까지 상승한다(Bien et al., 2010; Zuur, Muller, de Jongh, van Zandwijk, &Hilgers, 2006). 차갑고 건조한 공기는 특히 회복 초기 단계에서 기공과 기관을 자극한다. 기도 내 열과 습도 손실은 기관지 수지상 구조 내 점액을 걸쭉하고 표면층을 형성케 함으로써 점액의 점성률을 증가시킬 뿐만 아니라, 점액의 과잉 생산도 야기시킨다(Bien et al., 2010; Scheenstra et al., 2009). 기침의 양, 심각성, 그리고 빈도가 높아지고, 강제성 가래(점액과 기도로부터 발생된 다른 물질) 침 뱉기와 숨가쁨과 같은 다른 폐병들도 증가한다(Bien et al., 2010; Fuller, 2006; Zuur et al., 2009).

이 상황을 대처하는 여러 방법이 존재한다. 후두절제술을 받은 환자들은 기공 덮개를 착용하거나, 잔해, 먼지, 그리고 아주 작은 입자들이 기공과 기관에 들어가는 것을 방지하고자 노력할지도 모른다. 덮개는 덮개와 기공 사이의 공간 내에 존재하는 공기를 따뜻하게 하고, 점액을 흡수하는 데도 도움을 준다. 기공과 기공 덮개 사이에 닳아 빠지고 구멍이 뚫린 기공 보호대도 가능한데, 이것은 환자가 호흡을 하는 동안 덮개가 흡인되는 것을 막는다(Deem & Miller 2000). "**후두절제술 가슴받이**(laryngectomy bib)"도 점액을 흡수하고 흡입된 공기를 따뜻하게 한다는 점에서 유사한 기능을 제공한다.

열과 수분 교환기 상업용의 열과 수분 교환기(heat and moisture exchange, HME) 장치들은 흡입한 공기를 따뜻하게 하고 여과하는 데 이용된다. 이 장치들은 단위 세대(a housing units)에 정확히 위치하고 있는 포말(a foam) 한 줌을 사용하는데, 접착 테이프를 사용하여 기공 위에 준비된 상태로 위치해 있다. 포말은 응결(condensation)과 표면 흡수(absorption surface)로써의 역할을 한다(Zuur et al., 2006). 환자는 포말을 통해 들숨과 날숨을 하는데, 흡입 시 몸에 의해 따뜻해진 공기를 잡아 당기는 반면에, 날숨 시 공기로부터 수분을 모은다. 연속적인 순환에 생성되는 들숨 공기는 기관 포말의 측면 위에 있는 수분에 의해 축축해진다(Fuller, 2006). 환자가 공기를 들이마시면서, 공기는 천연적인 수분에 의해서 여과되고 축축해지는데, 그 수분은 숨을 내쉬는 과정에서 응결로 인해 형성된 물질에서 발생되는 것이며, 또한 그 물질에 의해 공기는 따뜻해진다. 열과 수분 교환기 사용은 흡입된 공기의 평균 온도를 섭씨 29~30도까지 상승시킬 뿐만 아니라 상대습도도 65~70% 정도까지 증가시킨다(Acton, 2004; Zuur et al., 2006). 열과 수분 교환기 장치는 정상적인 호흡에서 발생되는 공기의 따뜻함과 수분생성을 좀더 강하게 활성화시키는 반면, 점액 증가와 그 결과 발생되는 기공과 기관 주변부의 자극 상태를 감소시킨다. 열과 수분 교환기 사용이 매일 약 500ml에서 250~300ml 정도의 수분 손실을 막는 것으로 보고된다(Bien et al., 2010). 수분성과 따뜻함이 정상적인 수치에 다다르지 못하는 경우(Zuur et al., 2009), 열과 수분 교환기를 사용함으로써 점액 생산 감소, 하루 기침 횟수 감소, 호흡곤란 증상 감소, 기도 가다듬기 감소, 가래침 뱉는 횟수 감소, 기도 감염 발병률 감소 등과 같이 다양한 이점을 얻는다(Bien et al., 2010; Fuller, 2006; Hilgers & Ackerstaff, 2005; Zuur et al., 2006). 다른 장점들은 더 적은 피로감과 노력으로 비후두성 음성생성, 음성 질 개선, 수면장애 감소, 그리고 불안과 우울증 감소 등이다(Fuller, 2006; Hilgers & Ackerstaff, 2005). 포말을 통한 호흡이 흡기와 호기 저항성을 증가시키지만, 후두절제술을 받은 대부분의 화자들은 일주일 이내 증가된 저항성에 적응한다.

그러나 카세트에 대한 피부 자극성, 단위 세대(a housing units)를 정확한 위치에 유지시키는 접착제 이탈, 점액 발생 증가, 기침 횟수 증가, 증가된 저항성에 따른 의식적인 호흡장애 등 다양한 요인들 때문에, 후두절제술을 받은 모든 환자들이 열과 수분 교환기를 사용할 수 있는 것이 아니다(Scheenstra et al., 2009).

기공 크기 및 치료. 기공의 크기는 중요한 요소이다. 환자가 음성 생성을 위해 손으로 큰 기공을 막는 것이 어려울 수 있는데, 이것은 기공 잡음을 심하게 발생시키고, 발성 밸브를 통해 지나가는 공기 흐름을 감소시킨다(Paleri, Wight, Owen, Hurren, & Stafford, 2006). 좁은 기공은 깨끗하게 유지되는 것이 어렵기 때문에, 완전히 막혀버리는 기도폐색의 위험성을 가지고 있다(Paleri et al., 2006). 협소한 기공은 치료와 더불어 발성 밸브를 교체하는 데 어려움을 줄 수 있을 뿐만 아니라, 환자가 열과 수분 교환기 장치를 사용할 수 없게 한다. 이것은 열과 수분 교환기 장치가 좁은 기공에서 허용될 수 없는 기도 제약이나 기공의 부기를 발생시킬 수 있기 때문이다(Paleri et al., 2006). 기공은 환자와 외과전문의의 판단 하에 필요하다고 간주된다면 너무 좁은 기공은 수술로 교정될 수도 있다.

기공청결과 치료는 환자와 간병인들이 반드시 습득해야 하는 중요한 기술이다. 환자가 손을 능숙하게 사용하는 데 장애(예를 들어, 관절염)가 있거나, 또는 인지학습능력(예를 들어, 치매)이 부족한 경우에, 환자는 기공을 청결하게 유지할 수 없을지도 모른다. 그러므로 환자의 주변 환경에 있는 사람들도 기공의 적절한 치료와 청결 유지에 익숙해질 필요가 있다. 환자가 입원 중에 있는 동안, 간호사 또는 언어 치료 임상가가 기공 치료를 소개한다. 기공 치료는 기공에 물이 차는 것을 막는데 그 의의가 있다. 샤워와 목욕 중에 기관으로 물이 들어오는 것을 방지하기 위해 특별한 기공 덮개도 사용 가능하다.

음식 섭취와 연하 문제. 후두전적출술 이후 일반적인 장애는 타액이 아주 많지 않거나 전혀 없게 되는 구강건조증으로써, 특히 환자가 방사선 치료를 받은 경우에 발생한다(Cady, 2002; Depondt & Gehanno, 1995). 이 경우에 식욕 부진 또는 체중 감소로 이어질 수 있기 때문에, 환자는 물 섭취가 필요할 수도 있다(Depondt & Gehanno, 1995). 기도와 소화관 사이가 떨어져 있기 때문에 후두전적출술 이후 흡인은 발생되지 않는다. 그러나 한 덩어리의 음식물을 넘기는 압력이 충분치 않을 수도 있다(Pauloski, 2008). 후두전적출술로 부터 기인되는 후각과 미각의 상실은 일반적으로 환자의 식욕 부진과 음식 섭취 장애를 야기시킬 수도 있다(Cady, 2002; Risberg-Berlin, Ryden, Moller, & Finizia, 2009).

추가적인 문제. 환자가 아무 의식 없이 자극적인 연기 또는 유해 가스를 직접 폐로 들이마실 수도 있기 때문에, 후각 상실은 안전 문제와 직결된다(Cady, 2002). 후두전절제술에 따른 다른 신체적 문제점들은 상체 힘의 감소(Fuller, 2006), 만성통증, 경부절제술로부터 발생되는 팔, 목, 어깨 기능의 상실 등이 있다.

심리사회적인 문제. 후두전적출술 이후 사회적, 정서적, 사회심리적 문제는 발생 가능하다. 음성, 자아개념, 성격은 서로 밀접하게 관련되어 있으며, 음성의 변화 또는 상실은 환자의 마음에 악영향을 미칠 수 있다. 많은 환자가 적응하기 어려운 점은 기공과 경부절제술로부터 기인되는 신체의 상처이다. 이런 변화들이 개인의 신체상에 영향을 주어, 자존감 상실을 초래할 수 있다. 게다가, 후두절제술을 받은 환자는 자신의 재정 상태, 가족 관계, 사회생활에 영향을 미칠 수 있는 심각한 변화들에 대처해야만 한다. 환자는 건강상 위협, 질병 재발의 두려움, 암 전이, 가족 내 변화된 자신의 역할 등 동시적으로 발생 가능한 문제점들에 직면할지도 모른다(Graham, 2004). 암 증상, 피로, 동료 또는 고객으로부터 거절될 것 같은 두려움, 그리고 고용주가 수술 후 자신을 해고하거나 강등시킬 수도 있기 때문에 환자들은 직장으로 복귀할 수 없을 수도 있다(Cady, 2002). 환자들은 우울증, 분노, 짜증, 불안, 자존감 상실, 자살 충동, 무능함, 수치심, 재발에 대한 두려움, 열등감 등 여러 부정적인 정서를 겪을 수도 있다(Cady, 2002). 그들은 친구 또는 가족으로부터 일체 단절할지도 모른다(Depondt & Gehanno, 1995). 환자들은 그들 자신의 삶을 관장하기 힘들고, 직업적으로나 사회적으로 배출할 수 있는 수단이 제한됨을 느낄지도 모른다(Salmon, 2005). 환자들이 변화된 환경에 적응하는 방법을 배우면서, 애도과정을 치르는 것은 일반적이다. 환자 가족들도 스트레스를 겪고, 질환 과정에서 자각되는 그들 자신의 역할에 대해 죄의식을 느낄 수도 있다(Cady, 2002). 후두절제술을 받은 몇몇 환자들에게 중요한 사안은 알코올 남용이 그들 자신의 대처 방법에 영향을 미친다는 것을 자각하는 것이다. 후두절제술을 겪은 많은 환자들은 알코올 남용과 진단 및 치료에 대한 스트레스로부터 고통을 받거나, 또는 수술 후 우울증이 이런 행위들을 악화시킬 수도 있다(Cady, 2002).

동일한 시술을 받은 다른 환자들, 가족, 친구들로 구성된 지원 네트워크를 발전시키거나 또는 적당한 상담을 제공하는 것이 새로 후두절제술을 받은 환자가 어려움을 대처하는 데 도움을 준다. 환자와 가족들은 언어치료 전문가 뿐만 아니라 정신건강 전문가로부터 수술 전에 상담을 받아야 한다. 효과적인 증상 관리, 추적 관찰하고 보고해야 하는 증상, 안전 문제, 영양학적 지원, 언어치료 지원, 그리고 효과적인 대처 기법 지원 등에 초점을 맞추어, 기법들은 구두상으로 논의되고 문서 자료는 제공되어야 한다(Cady, 2002).

12.8 음성 복원

후두전적출술 이후 정상적인 음성은 불가능하고, 이에 치료 목적은 환자에게 음성이 가능케 하는 대체 방법을 제공하는 것이다. 복원 과정에서 중요한 요소는 언어치료전문가로부터 수술 전후로 상담을 받는 것이다. 수술 절차, 의사소통 및 연하와 같이 수술 후에 발생 가능한 문제점, 회복 과정, 그리고 음성 복원을 위해 사용되는 다양한 기법 등을 논의하기 위해서 임상의는 예정된 수술 전 환자와 그의 가족들을 만나야 한다. 수술 후 의사소통을 준비하기 위한 일환으로써 언어치료전문가(SLP)는 수술 전 환자의 의사소통 능력을 평가할 수 있다. 임상의는 개인의 대처 기술, 동기수준, 가족 간 서로 상호 작용, 회복 과정에 영향을 줄 것 같은 심리사회적 요인들도 평가해야만 한다. 환자가 좀더 잘 준비할수록, 그 자신은 수술과 음성 복원 과정에 좀더 긍정적으로 반응할 것이다. 언어치료전문가는 수술 전 후두절제술을 받은 화자들

표 12.6 음성 복원 방법: 식도발성법(ES), 기관식도발성법(TES), 인공 후두발성법(AL)

식도발성법	기관식도발성법	인공 후두발성법
공기가 식도로 주입되고 방출되며, PE 부분의 진동을 야기시킨다.	기관과 식도 사이에 구멍이 형성된다. 한쪽 방향으로만 흐를 수 있는 밸브는 기관으로부터 발생한 공기가 식도를 통과하며 방출되게 하며, PE 부분의 진동을 야기시킨다.	손바닥 크기의 AL은 목, 턱, 또는 볼에 기대어 놓여져 있다. 장치에서 발생된 진동이 구강으로 전달되고 조음화된다. 경구내 장치는 작은 관을 보유하고 있는데, 이것은 진동을 구강으로 전달하기 위한 것으로 입에 놓여져 있다.

을 데리고 와서, 수술 후 삶이 생산적이고 성취감을 줄 수 있다는 것을 환자에게 보여 줄 수도 있다. 후두절제술을 받고도 잘 적응하며 의사소통이 가능한 화자와의 만남은 수술 후 진행되는 상담과 회복 기간에도 중요하다. 이와 같은 초기 시기에 임상의는 의사소통 가능을 위해 다양한 선택 방법들을 채택하기 시작한다. 외과 전문의가 인공 후두 사용을 금지하는 의학적 근거가 없다고 판단하면, 언어치료 전문가는 환자가 의도하는 다양한 종류의 인공 후두를 도입할 수도 있다. 입원 중에도 인공 후두로 의사소통이 가능하다는 것은 환자에게 큰 동기부여가 될 수 있다. 의사소통뿐만 아니라, 언어치료전문가들은 환자에게 연하장애가 발생하지 않도록 연하 운동 방법을 제공해야 한다(Pauloski, 2008).

음성 회복을 위한 3가지 방법이 존재하는데, 인공 후두발성법(AL), 식도발성법(ES), 기관식도발성법(TES) 등이 그 예들이다(〈표 12.6〉 참조). 환자는 자신의 해부학적 특징, 의사소통 욕구, 동기, 인지적 기능, 청력 상태, 개인선호에 따라서, 단일 방법 또는 여러 조합의 기법들을 사용할지도 모른다. 연구는 다양한 설문에 응했던 환자들 중 44%가 그들의 주요 의사소통 방법으로 인공 후두발성법을 사용했고, 22%가 식도발성법을 채택했으며, 그리고 29%가 기관식도발성법을 이용한 것으로 보고한다(Gelman, 1995; Hillman, Walsh, Wolf, Fisher, & Hong, 1998; Salmon, 2005). 대부분의 응답자들은 주요 하나의 기법을 사용했지만, 백업으로 다른 방법들도 채택했다. 예를 들어, 기관식도발성법과 식도발성법 화자들의 약 40%도 인공 후두발성법을 사용하였고, 기관식도발성법과 인공 후두발성법 화자들의 약 10%는 식도발성법을 이용하는 것으로 보고된다.

이런 음성 복원 기법들의 주요 목표는 항상 일관된 음성을 가능하게 하고, 정확한 조음으로 이해 가능한 의사소통을 하며, 변화 가능한 음조와 음성강도로 적절한 억양을 구성하고, 아주 최소한의 시각적 또는 청각적 집중 장애만 발생하게 하는 데 있다(Glaze, 2005; Graham, 2006; Salmon, 2005).

인공 후두발성법

인공 후두발성법(artificial larynx, AL)은 아마도 음성 발생을 위한 가장 빠르고 쉬운 방법이다. AL은 외부 소리(external sound)를 생성하는데, 이 소리는 환자의 성도로 전달되며 음성으로 조음화될 수 있다. 공기역학적 장치와 전기 기구는 인공 후두화법에 사용되는 주요 두 가지 방법이다. 공기역학적 유형의 장치는 환자 자신의 폐 공기를 이용하기 위해 고안된 것이다. 기구는 하나의 관으로 구성되며, 관은 그것의 위로 지나가는 공기에 반응하여 진동하게 되는 리드(reed) 또는 막 안에 존재한다(Slavin, 1997). 관의 한쪽 끝은 마우스 피스인 반면에 다른 끝은 기공 덮개이다. 환자는 기공을 통해 공기를 흡입하고 날숨 시에는 기공을 덮는다. 공기는 관을 통해 지나서 환자의 구강으로 들어가야 한다. 발생된 소리는 언어로 표현된다. 공기역학적 장치의 장점은 저음이지만 말이 정상적으로 표현되며 로봇 같은 기계음 소리가 발생되지 않는다는 점이다. 하지만, 이 장치는 한 손은 기공을 덮고, 다른 한 손은 정 위치에 마우스피스를 들고 있어야 하기 때문에 매일 작동시키는 것이 불편할 수밖에 없다. 공기역학적 장치는 현재 미국에서 흔하게 사용되지는 않는다. 오히려 중국어, 광둥어, 대만어와 같이 억양과 음조가 언어학적으로 중요한 역할을 하는 동남아시아 지역에서 더 널리 이용된다(Xu et al., 2009).

전기적 유형의 장치는 환자의 호흡기계에 의존하는 것이 아니라, 전기로 음(tone)을 발생시킨다. 공기역학적 장치와 유사하게 음은 목이나 입을 통해 환자의 성도로 전달된다. 구강형 장치(trans-oral)는 전기로 생성된 음을 사람이 입에 물고 있는 작은 플라스틱 관으로 보낸다. 음 발생기는 작은 상자에 담겨져 있기 때문에, 옷에 고정시키거나 주머니에 넣고 다닐 수 있다. 환자는 적절한 음성과 발음을 잘 구현하기 위해서 on-off 스위치를 사용한다. 구강형은 목과 목구멍 부위 치료에 방해되지 않으므로, 종종 수술 후 즉시 사용된다. 이런 유형의 장치는 흉터가 나거나 소모된 경부 조직 때문에 경부형 장치를 사용할 수 없는 환자에게 유용하다.

경부형 기구(trans-cervical)는 가장 인기가 있다(Liu & Ng, 2007). 환자가 자신의 목에다 장치를 정확하게 대면, 소리는 경부 조직을 통하여 성도로 전달된다. 화자들은 유성음과 무성음을 동시에 발생시키기 위해 on-off 스위치 사용방법을 습득한다. 각기 다른 음조와 음량이 음성 능력을 변화시키고, 다른 무게, 크기, 모양이 각기 다양한 구성을 만드는 것이 가능하다. 생성된 음이 기계음과 로봇과 같은 소리로 나타나는 경향이 있다. 그러나 일부 최신 장치 모델은 음조와 음성강도를 조절하는 스위치와 버튼을 장착하고 있다.

경부형 인공 후두를 정확히 부착하는 것이 매우 중요하다. 장치와 환자의 목 사이에 접촉이 제대로 이뤄지지 않으면 잡음을 일으킬 수 있는데, 이것은 발화된 표현을 이해하는 데 지장을 준다(Liu & Ng, 2007). 전자 버즈 음이 감소하고 입에서 소리가 나오는 것처럼 인지되기 위해서, 화자는 장치의 최적 부착 위치를 알아내기 위해 실험을 해야 한다(Graham, 2006). 이것은 종종 "적합한 안정 영역"으로 언급된다. 화자는 어느 손으로 AL을 들고, 목의 어느 측면이 최고의 결과를 가져다 주는지를 스스로 알아내야 한다(Dolye, 2005). 소리 전달을 가능하게 하기 위해, 건강하고 부드러우며 탄력 있는 경부 조직을 최소 한 측면이라도 가지고 있는 환자들을 대상으로 목에 장치를 부착하는 것이 적합하다(Deem & Miller, 2000; Slavin, 1997).

일부 장치들은 경구강적 또는 경부적 방법으로 사용될 수 있다. 예를 들어, SolaTone™ 경부형 타입의 인공후두기(Griffin 연구소)는 구강 어댑터와 잘 어울릴 수 있다. 환자가 수술 후 즉시 목 치료를 하기 시작하면서 구강 어댑터를 이용하는 것은 유용하며, 그리고 나서 목이 충분이 치료가 되었을 시점에 동일한 장치를 경부적인 방법으로 계속 사용한다.

성공적인 인공 후두 사용을 위한 전제 조건은 환자는 반드시 여러 스위치를 조작하는 적당한 손재주를 가지고 있어야 하고, 더불어 각 발화의 시작과 마무리에 소리가 잘 구성되도록 해야 한다는 것이다. 환자 스스로가 자주 사용하지 않는 손을 장치 조작하는데 사용하고, 많이 사용하는 손을 평소 일상적인 용도를 위해 사용한다면 좀더 편하다.

인공 후두기는 사용하기 쉽지만, 억양이 가변적일 뿐만 아니라 유성음과 무성음의 구별이 안 되기 때문에, 아주 이해하기 쉬운 소리를 생성할 수 없다. 무성음이 발생되는 중간에도 장치가 계속 작동한다면, 유성 자음과 무성 자음의 뚜렷한 차이를 구별하기 어렵다(Liu & Ng, 2007; Meltzner & Hillman, 2005). 그러므로 이해하기 쉽게 명확히 발성하는 훈련은 화자가 장치의 on-off 스위치를 잘 조작하여 신속하게 음성을 시작하고 끝낼 수 있도록 초점을 두는 것이며, 이것은 유성음과 무성음을 구별하기 위해 필요하다. 천천히 발화하는 속도는 명료도(intelligibility)를 증진시키는 데 도움이 된다. 게다가, 환자는 조음의 세기와 정확성을 개선시키는 입술, 혀, 턱 운동을 함으로써 이점을 얻을 수도 있다(Graham, 2006).

호흡 패턴도 명료도에 영향을 준다. 인공 후두발성법 화자들은 이례적인 호흡 패턴 행태를 사용하는 경향이 있는데, 일정하지 않은 들숨과 날숨 사이에 상대적으로 긴 호흡 정지 시간을 가지거나, 들숨 시 발화하려는 행동 등이 그 예이다

(Bohnenkamp, Stowell, Hesse, & Wright, 2010; Stepp, Heaton, & Hillman, 2008). 인공 후두발성법 화자들은 후두를 사용하는 화자들보다 더 높은 폐활량 수치를 사용하고, 기능적 잔기량으로 지속적인 말을 하기 위해서 안정시 호식 상태가 상승된 것으로 보고 된다(Bohnenkamp et al., 2010). 좀더 자연스럽고 유창한 소리가 나는 화법은 환자의 호흡 패턴을 조절함으로써 가능할 수 있다. 환자는 말을 하면 자연스럽게 발생되는 언어학적 쉼 사이에 들숨 시간을 측정하는 방법을 습득할 뿐만 아니라 날숨 시에만 발화하는 방법도 배우게 된다. 기공 잡음의 발생을 줄이기 위해서 발화 도중에 강제로 숨을 내쉬는 행위를 줄이는 것이 장려된다(Graham, 2006).

화자에게 시각적 또는 청각적 집중 장애를 감소시키도록 도움을 주는 것이 회복 과정 중에 중요한 요소인데, 그렇게 하지 않으면 화자의 발화를 받아들이고 명확하게 이해하는데 악영향을 끼칠 수 있다. 인공 후두발성법 발화에서 일반적으로 집중을 방해하는 요인은 의사소통의 상호 작용에서 발생되는 지연으로써, 개인이 목에서 "적합한 안정 영역"을 찾는데 어려움을 호소하거나 또는 지갑이나 주머니 안에 있는 장치를 찾는데 시간을 소비해야 한다면 발생할 수밖에 없다(Salmon, 2005). 발화 전후 즉시 장치에서 발생되는 이질적 소음 또는 화자가 우연히 작동 버튼에 압력을 가해 버리는 경우도 일반적으로 집중을 방해한다(Salmon, 2005).

인공 후두발성법의 장단점. 인공 후두기의 중요한 이점은 사용하기 쉽고 수술 후 조만간 또는 바로 즉시 사용될 수 있다는 것이다. 음성의 손실(loss of voice)은 무서우면서 낙담시키는 경험이기 때문에, 환자가 더 빨리 의사소통을 할수록, 그들은 심리적으로 고통을 덜 받을 것이다. 게다가 환자의 이해도는 학습 과정 초기에도 상대적으로 좋은 편이다. 시끄러운 상황에서 음성 강도 수치가 높고, 또한 손이 많이 안가도 된다는 점은 또 다른 장점이다. 몇몇 환자들은 그들의 유일한 음성 수단으로써 인공 후두를 사용하는 반면에, 다른 이들은 어려운 발화 상황이나 피곤한 경우에 부차적인 수단으로 이용할지도 모른다.

주요 두 가지 단점이 존재한다. 한 손으로 항상 장치를 들어야 하는 불편함과 그에 따라 다른 한 손만 자유롭게 사용할 수 있다는 것이 하나의 단점이다. 다른 단점은 비정상적이고 단조로운 발화 소리이다(예를 들어, Meltzner et al., 2005). 이런 문제점들을 방지하기 위해서 상업적으로 사용 가능한 "핸즈프리 장비" 또는 음조 조정 장치가 개발되어 왔다. 예를 들어, Hands Free™ Electrolarynx Holder(Griffin 연구소)은 TruTone™ 또는 SolaTone™ 인공 후두발성법을 들기 위해 고안된 것이다(Griffin). 그

홀더는 셔트에 부착되거나 환자의 목에 끈으로 매달릴 수 있다. 홀더의 상부는 환자의 목에 위치해 있으며, 환자가 머리를 살짝 숙일 때 작동된다. 고개를 위로 또는 아래로 기울이는 것도 음조를 높이거나 낮춘다(www.griffinlab.com/Products/HandsFree-Electrolarynx-Holder.html). JusTalk Digital Audio Larynx(JustMed 사)도 핸즈프리 장치이다. 제품 설명서에 기술되어 있듯이, 환자는 입술에 가까이 위치하고 접촉도 가능한 헤드셋을 착용한다(www.axistive.com/justalk-digital-audio-larynx-dal.html). 헤드셋은 음을 생성하는 작은 스피커가 장착되어 있으며, 생성된 음은 구강으로 보내어진다. 생성되는 발화를 포착하기 위해 작은 마이크가 헤드셋 안에 존재한다. 환자의 목 주위에 가는 끈으로 착용되거나 주머니 또는 벨트에 고정시킬 수 있는 신호처리장치와 스피커에 마이크가 연결된다. 장치는 무성음과 발화 중 정지 상태를 인식하기 위해서 프로그램화되어 있는 것으로 기술되며, 프로그램은 장치가 자동적으로 작동하고 정지하게 만든다. 이런 과정이 화자가 발화 도중에 스위치를 조작해야 하는 필요성을 제거한다. 게다가, 장치는 환자의 목 부위 쪽으로 누를 필요가 없기 때문에, 이론상으로 수술 후 즉시 사용될 수 있다. 피치를 선택하는 몇 가지 옵션들도 존재한다.

UltraVoice사(Newton Square, PA)는 손으로 사용 가능하고, 핸즈프리 액세서리도 부착될 수 있는 Ultra Voice Plus II을 생산한다(www. Ultrasvoice.com). 핸즈프리 세트는 작은 확성기로 구성되며, 환자의 상부 의치 또는 치열 교정용의 치아 고정 장치안에 내장되어 있다. 확성기는 타액, 음식물, 액체들로부터 보호하기 위해 유연막으로 씌워져 있다. 확성기는 구강으로 전달되는 음을 생성한다. 남성음 혹은 여성음 둘 중 하나가 생성될 수 있다. 환자가 핸즈프리 액세서리 스위치를 사용하지 않는 경우, 스스로 제어장치 스위치를 들고서, 음을 발생시키고 중지시키는 버튼을 작동시키는 전통적인 방식으로 장치가 사용된다. 그렇지 않으면 환자는 제어장치에 연결되고 벨트에 고정시킬 수 있는 “Hands Free Switch”을 사용할 수 있다. 스위치는 누를 수 있다면 몸의 부위 어디에나 부착될 수 있다. 회사에 의하면, 장치는 하루 평균 발화 시간에 대비할 수 있는 충전지를 가지고 있다.

핸즈프리 인공후두기에서 최근 발전은 구강 내 압력 수위를 파악하는 데 초점을 둔다. 예를 들어, Takahashi, Nakao, Kikuchi, Kaga(2008)은 경구 내 압력을 감지하는 경구 내 진동기를 고안하고 시험했다. 장치는 의치와 유사하게 환자의 위턱 위에 고정된다. 무성 자음들은 유성 자음들보다 더 큰 경구 내 압력을 보여 준다. 연구 저자들은 경구 내 압력 정도를 음성학적으로 유성음을 구분하는 기준으로 사용했다. 그들은 이 장치를 사용하는 화자들에 의해 이뤄진 유성음 조절이 폐쇄음에 효율적이라고 보고했다.

TruTone™(Griffin 연구소), Servox Intone, Servox Digital 인공후두기 장치들은 어느 정도의 음조 조절이 가능하다. 예를 들어, TruTone은 조절 가능한 기준치 음조와 기준치로부터 300Hz 범위 정도의 조정 가능한 주파수를 가지고 있다(예를 들어, Watson & Schlauch, 2009). 장치는 압력을 감지하는 버튼이 장착되어 있으며, 버튼은 압박된 압력의 양 변화에 반응함으로써, 미리 조정된 범위 내에서 기본주파수(F0)를 증가시키고 감소시킨다(Liu & Ng, 2007; Searl, 2006). 그러나 구두 발화 시 음조 변화를 위해 손가락을 동시에 움직이게 하는 것은 쉽지 않고, 나아가 지나치게 더딘 발화 속도를 야기시킬 수도 있다(Liu & Ng, 2007).

핸즈프리 발화에 대한 다른 접근법으로, Goldstein, Heaton, Stepp, Hillman(2007)은 장치를 작동시키기 위해 EMG 신호를 사용하는 인공 후두발성법 시스템을 개발했는데, 이 신호는 환자의 후두 외설근으로부터 발생한다. 근육으로부터 발생하는 전기 신호는 표면 전극으로 감지된다. 특정 전기적 임계값은 장치를 작동시키고 정지시키는 on–off 제어를 제공할 것이다. 이 시스템은 임계값을 초과하는 EMG 에너지 수치를 화자가 조작함으로써 어느 정도의 음조 조절을 허용한다. 변환기는 버팀대에 부착되어 있는데, 버팀대는 목 뒤(의복 아래) 부분 주위에 둘러싸여져 있으며, 변환기 맨 앞부분 머리(버저)를 목 표면에 붙들고 있다. 이 시스템의 이점은 사용자가 장치를 작동하고 멈출 수 있고, 근육 수축을 통해 오직 기본주파수(F0)만 달라진다는 것이다. 시스템은 아직 상업적으로 가능하지는 않지만, 개발자들은 지금까지 테스트가 전망이 밝은 결과를 보여 주고 있다.

식도발성법

식도발성법(esophageal speech, ES)은 공기를 식도로 받아들이고, 인두를 통해 방출함으로써 생성되는 음성을 언급한다. 공기는 배출됨으로써, **고리근**(ring of muscle)을 진동시키며, 고리근은 인두 하부 부분과 식도 상부 부분 사이에 존재하는 괄약근(상부식도괄약근)을 형성한다. 괄약근에 기여하는 근육은 윤상인두근과 하인두 수축근이다. 음성 복원 상황에서 괄약근은 소위 "신성문"을 형성하는 인두 식도 분절(pharyngoesophageal, PE segment)로 알려져 있다. 공기가 제어되는 방식으로 상부식도로 (일명 흡입제) 유입되고 배출되는 경우, PE 분절은 소리를 생성하기 위해 진동된다(Lombard & Popovich, 2008). 그러나 PE 분절은 보통 때는 닫혀 있다가 식도로 연결되는 관에 음식물을 허용하기 위해서만 오직 열리기 때문에, 이것은 학습하기 어려운 음성화 방식이다. 모든 식도발성법 교육 방법들은 환자가 PE 분절을 통해 공기를 강제로 식도로 유입하는 방법을 가르친다.

PE 분절은 사이즈, 형태, 길이, 덩어리, 위치에 따라서 개인마다 각각 다르기 때문에, 그 결과로 초래되는 음성화에 넓은 다양성이 존재한다(Slavin, 1997). 식도발성법 화자들에게서 나타나는 PE 분절과 식도에 대한 비디오촬영방사선(videoradiographic) 연구들은 음성 생성 동안 식도의 확장, 인두 전벽에 접근함으로써 야기되는 인두 후부 벽의 크기 변화, 음성 생성을 위한 PE 분절의 증가 등을 보여 주고 있다.

신성문(neoglottis)은 정상적인 성대와 몇 가지 중요한 점에서 다르다. 정상적인 성대는 음조와 음의 강도를 조절하기 위해서 매우 다양한 주파수와 진폭대에서 진동할 수 있다. 신성대는 상당히 덜 미세한 운동 통제를 수반한 거대한 구조이다. 그러므로 생성되는 소리는 일반적으로 약 69~123Hz 범위의 훨씬 낮은 주파수를 가지고 있다(예를 들어, Bellandese, 2009; Most, Tobin, & Mimran, 2000; Slavin & Ferrand, 1995; Stajner-Katusic, Horga, Musura, & Globlek, 2006). 이것은 음조에서 남성의 경우 어느 정도 소량의 반음에 해당되고, 여성의 경우 약 한 옥타브 정도되는 것이다. 그러므로 낮은 음조는 남성보다 여성에게 문제가 된다. 게다가, 음의 진폭은 평균 10dB 정도 감소되는 경향이 있다(Slavin, 1997). 환자가 음조를 변화시키는 것이 아주 힘들어서, 종종 음성은 단조로운 소리로 들린다. 발화 속도도 영향을 받는다. 정상 속도는 1분당 약 150~190개 단어를 말하는 반면에 식도 발성 화자들의 평균 발화 속도는 1분당 약 85~130개 단어인 것으로 파악된다. 몇몇 요소들이 이런 감소한 발화 속도를 설명한다. 첫째로, 상부식도가 폐보다 훨씬 적은 공기량을 보유하고 있기 때문에, 식도 발성 화자들은 공기 공급을 다시 채우기 위해서 종종 발화 중 멈춰야 한다. 폐의 폐활량(VC)은 약 4,000~5,000ml이다. 일상적인 대화에 사용되는 폐활량 양은 표현에 따라 약 1,000~2,000ml이다. 상부식도가 보유할 수 있는 공기량은 오직 80ml 정도이다. 그러므로 식도 발성 화자는 전형적으로 공기를 채울 때마다 오직 약 3~5개 단어 정도만 생산할 수 있는 반면에, 정상적인 화자들은 매 호흡마다 약 12개 단어를 말한다.

공기 흡입의 기법. 공기 흡입의 방법들은 주입과 흡입이다. 두 기법의 목적은 성도 내부와 비교하여 식도 내부의 기압을 낮추는 것이다(Aguiar-Ricz et al., 2007; Lombard & Popovich, 2008). 이것은 성도 내부의 고기압이 공기를 강제적으로 식도로 보내는 PE 분절의 저항성을 극복하게 하기 위해서 필요하다. 식도 내부의 기압은 일반적으로 성도 내 기압보다 낮으며, 공기 흐름이 PE 분절을 통해 가능하게 하는 후두절제술 이

후에는 기압이 더 낮아진다. 각 기법의 목적은 환자에게 제어된 방식으로 공기를 불어 넣고 배출하는 방식을 가르치는 것이다.

주입 방법은 구강 압력이 식도 압력보다 보통 더 높다는 사실을 이용한다. 화자는 공기를 PE 분절을 통해 식도로 강제 유입시키기 위해 구강 압력을 더 증강시킨다. 이 방법은 파열음, 마찰음, 파찰음과 같이 고압을 요구하는 음(폐쇄음)과 음성 생성을 위해 고압이 필요하지 않는 모음, 이중모음, 전이음, 유음, 비음 등의 공명음에서 다른 행태를 보인다. 파열음, 마찰음, 파찰음은 구강 압력을 증가시키고 이후 분출함으로써 생성된다. 폐쇄음 생성 도중 증가된 구강 압력은 PE 분절의 저항성을 극복하기에 충분하다. 환자는 공기를 흡입하고 폐쇄음 생성에 대한 구강 압력 증강의 시간 측정 방법을 습득한다. 일반적으로 훈련은 유성음보다 생성하기 쉬운 무성 자음부터 시작한다. 환자가 무성음 생성 방법을 완전히 익힌다면, 이후 다양한 모음과 결합하기 시작한다. 그리고 나서 환자는 단어, 구, 문자, 그 외 기타 복잡한 표현의 단계로 점점 넘어간다. 화자가 확실히 무성음을 생성하는 경우에 유성 파찰음, 마찰음, 파찰음 등을 습득할 수 있다. 공명음은 입술과 혀를 사용하여 구강 내부 공기를 밀봉함으로써 생성된다(Graham, 2005). 환자가 인두 후방쪽으로 공기를 펴 올리고 압축하기 위해 자신의 혀를 사용하기 때문에, 이 기법도 혀 펌프(tongue pump) 또는 설인 압력으로 불려진다. 자음 주입에서 더 높은 기압이 공기가 PE 분절을 통해 강제로 유입하게 한다. 공명음에 대한 치료 과정은 자음 치료 방법과 유사한 것으로, 화자가 기법을 완전히 익힐수록 복잡한 표현을 점점 더 말할 수 있다. 폐쇄음과 공명음 두 경우 모두에 비강을 통해 기압이 없어지는 것을 막기 위해 환자가 연인두관(velopharyngeal passageway)을 닫은 상태로 유지하는 것이 중요하다.

흡입 방법은 상부 식도 내부의 압력을 낮추는 데 그 목적을 둔다. 환자는 기공을 통해 빠르고 격렬하게 공기를 흡입하는 방법을 배운다. 이 과정은 흉강의 용적를 증가시키고, 식도 내부의 압력을 상당히 감소시킨다. 성도 내부의 기압은 식도 압력과 비교하여 좀더 증가하는데, 이것은 공기를 인두에서 끌어서 식도로 주입하게 되는 원하는 결과를 초래한다.

환자들은 이런 기법 중에서 쉬운 한 가지 방법을 찾을 수도 있지만, 최대 이점을 얻기 위해서 두 가지 방법들을 배워야 하고, 연속음에서 적절하게 두 가지 방법들을 사용해야 한다. 주입 방법은 단어 첫 부분에서 폐쇄음 소리가 발생하는 경우에만 적당하지만, 공명 자음과 모음으로 시작하는 단어의 경우에는 화자가 두 가지 방법 중 하나를 사용할 수 있다(Graham, 2005). 환자는 공기를 삼켜서는 안 된다. 삼키는 작용과 관련된 운동 패턴은 능숙한 식도 발성법과 연관된 패턴과 완전히 다르기 때문이다(Duguay, 1991). 게다가, 공기를 삼키는 것은 환자의 속이 거북하고 불편하게 만든다.

식도발성법의 목적은 매 분마다 85~129개의 단어 발화 속도로 매 흡입마다 4~9개의 음절을 생성하는 데 있다. 발화에 대한 명료성은 반드시 좋아야 하고, 환자는 시각적 또는 청각적 집중 장애 없이 발화할 수 있어야 한다. 환자는 발화를 위해 빠르고 효율적인 공기 흡입과 배출을 하면서, 언제나 지속적으로 음성을 생성하는 방법을 습득해야 한다(Graham, 2006). 발화에 대한 명확한 명료성을 위해서 유성음과 무성음에 대한 식별 가능한 대조, 자연스러운 발화 속도와 표현, 적절한 억양, 강세, 강도의 사용 등 정확한 조음 패턴들이 수반되어야 한다(Graham, 2006). 환자는 적당한 시선 맞춤, 얼굴 표정, 효과적인 손 동작 등 의사소통을 가능하게 하는 몸짓도 인지해야 한다(Graham, 2006).

후두절제술을 받은 환자들의 대부분(약 25~60%)은 ES을 완전히 습득할 수 없다(Dolye & Edie, 2005). 식도발성법을 익히는 데 어려움은 반흔 조직의 존재, 비정상적인 PE 분절의 근육 수축 유형, 신경생리학적 반응으로부터 기인한 윤상인두와 수축근의 경련 등의 해부학상의 변화 때문이다(Dolye & Eadie, 2005). 혀와 입 근육의 마비 또는 약화, 청력 상실, 위장 장애와 같은 신체적 문제들도 능숙한 식도발성법 발달을 저해할 수 있다(Duguay, 1991; Slavin, 1997). 친구와 가족들의 지원 네트워크 가능성과 같은 사회심리적인 요소도 ES 습득 요인에 포함된다. 결과는 식도 발성을 습득하는 능력에서 상당한 개인적 차이가 존재함을 보인다.

식도발성법의 가장 흔한 실패 요인은 PE 분절의 경련과 과긴장인데, 이것은 말초신경변화, 섬유증, 재발성 종양, 외과 치료에 의해서 발생된다(Aguiar-Ricz et al., 2007). PE 분절이 배출되는 공기에 의해서 진동될 수 있는 여부를 알아보기 위해 환자들은 식도 흡입 검사를 받을 수도 있다. 이 과정에서 카테테르가 인두와 상부 식도로 삽입된다. 식도를 통해 공기를 전달하기 위해서 환자의 기공은 밸브에 의해서 막힌다. 공기가 그때 카테테르로 들이치고, 공기가 PE 분절을 통해 배출되면서, 괄약근이 경련을 일으키는지 또는 어떤 수축 현상을 보이는지에 대해 언급된다. 공기가 배출되면서, 환자는 다양한 소리, 단어, 구들을 발성하도록 지시 받는다. 괄약근이 수축되거나 경련을 일으키거나, 또는 환자가 발성을 지속시킬 수 없다면, 환자는 인두수축근에 대한 근절개술, 인두신경총에 대한 신경절제, 발성을 좀더 쉽게 생성하기 위해 보톡스 주사 처방 등이 필요할지도 모른다. 근절개술에서 근육의 일부가 절개되며, 이것은 근육의 과긴장성 반응을 저지시킨다(Dolye & Eadie, 2005). 신경절제술에서 수축근을 공급하는 신경이 절개되며, 이것은 특정 근육에 대한 신경 분포를 중단시킨다(Dolye & Eadie, 2005). PE 분절에 보톡스 주사 주입은 1990년 중반 이후로 가장 널리 사용되는 처방이 되고 있다. 이 방법은 전신마취와 합병증 위험과 같이 외과 수술 처치의 난점 없이 효과적으로 경련을 줄이는 것으로 보고된다(Chone 2005, 2008; Krause, Hempel, & Gurkov, 2009; Meleca, 2000; Zormeier et al., 1999).

식도발성법 화자들은 공기 흡입이 가능하도록 하기 위해서 안면 또는 몸짓을 사용하는데, 그 예로 입맛을 다시거나 머리와 어깨를 움직인다. 이런 몸짓들은 주의 집중에 방해가 될 수 있기 때문에, 화자는 효과적인 의사소통을 가능하게 하기 위해서 그런 몸짓 행위를 감소하거나 없애는 방법을 습득해야 한다. 환자들은 "기공폭발"과 "공기 충격(air klunking)"을 피해야 한다. 화자가 폐 공기를 기공을 통해 지나친 힘으로 밀어 붙일 때 기공 폭발은 발생한다. 환자는 이런 시끄러운 날숨을 해결하기 위해서 공기를 천천히 배출하는 방법을 배워야 하며, 그렇지 않으면 발화에 대한 명확한 이해도를 저해시킬 수 있다. 공기 충격은 환자가 식도로 공기를 흡입하기 때문에 발생되거나, 아니면 지나친 노력과 지나친 빠르기로 사용되는 너무 많은 공기에 의해서 기인될 수도 있다(Duguay, 1991). 식도로 공기를 흡입하기 위해 2배 또는 3배의 펌프 행위, 턱 고정(chin tucking), 안면 찡그림 등과 같은 주위 방해 요소들도 확인되고 제거되어야 한다(Salmon, 2005).

많은 환자들이 식도 발성을 생성하는 방법을 배우지만, 기본적인 음의 지속 시간, 강도, 음조, 질, 조음, 운율의 측면을 개선하는 데 어려움이 있기 때문에 이해가능하고 알아들을 수 있는 발화를 할 수 없다(Duguay, 1991). 후두절제술을 받은 많은 환자들은 이런 발성의 측면들을 다루는 방법을 습득한다(예를 들어, Gandour and Weinberg, 1983; McHenry, Reich, and Minifie, 1982). 그러나 ES 화자들이 아무리 능숙하게 될지라도, 음성은 결코 정상적으로 들리지 않는다. 음성 질은 무르고 쏴하는 소리로 쉬거나 귀에 거슬리고, 음량은 감소되는 경향이 있으며, 특히 여성의 경우 음조는 매우 낮다(Globleck et al., 2004). 운율도 영향을 받기 때문에 운율 경계를 전달하기 위해서 식도발성법 화자들은 음조보다는 표현을 잘 조절하는 방법을 배워야 한다(Van Rossum, Quene, & Nooteboom, 2008).

기관식도발성법

1980년대 이후로 식도 음성 형태가 일반 식도 발성법보다 음성을 생성하기가 상당히 쉽기 때문에, 후두절제술을 받은 많은 환자들에게 이용되고 있다. 이비인후과 전문의 Marc Singer와 언어치료전문가 Eric Blom은 후두절제술을 받은 환자의 폐로부터 발생된 공기가 기관에서 식도로 전달되도록 하고, 그에 따라 구강으로부터 생성된 공기를 식도로 주입해야 하는 필요성을 피할 수 있게 하는 외과 기술을 개발했다. 이 개념은 새로운 것이 아닌 것으로, 사실 많은 외과 전문의들이 수십 년 동안 기관에서 식도까지 몇 가지 종류의 션트를 만들어 왔지만 실패해 왔다. Blom/Singer 기법은 아주 최소한의 합병증 하에 공기를 식도로 보낸 최초의 성공작이다. **기관과 식도의 구멍**(tracheoesophageal puncture, TEP)으로 불리는 Blom/Singer 기법은 기관 후방부를 식도 전방부와 분리시키는 것으로써 외과적으로 연조직에 **누공**(fistula, 작은구멍)을 형성시킨다. 원통형의 실리콘 보형물은 이 작은 구멍에 삽입되고, 신축성 있는 유지 이음고리로 제자리에 단단하게 고정된다(Sapienza & Ruddy, 2009). 기공 끝부분에 보형물은 쉬운 제거와 삽입을 가능하게 위해 목 피부에 부착된다. "오리입(duckbill)"이라고 불려지는 보형물은 한 방향으로만 흐르는 밸브로써, 기관으로부터 발생된 공기가 식도로 들어가도록 하는 반면, 식도의 음식물과 액체가 기관에 들어가지 못하도록 예방하는 역할을 한다. 손가락으로 또는 기공에 딱 맞는 밸브로 환자가 기공을 닫는 경우, 내 쉰 공기는 보형물을 통해 식도로 보내진다. 그리고 나서 식도발성법처럼 공기는 PE 분절을 통해 존재하며, 환자의 정상적인 조음 방식으로 진동과 발성이 생성된다. TEP는 세계 많은 센터에서 음성 복원을 위한 선택적인 절차로 널리 인식되고 있다(Cantu, Ryan, Tansey, & Johnson, 1998; Pawar, Sayed, Kazi, & Jagade, 2008).

주요 1차 대 부차적 2차 구멍. TE 구멍은 후두절제술 (1차) 시기에 만들어지거나, 그 후 내시경적으로 차후의 시기(2차)에 형성될 수 있다. 1차 주요 구멍은 경부절제술 또는 방사선 치료가 필요한 시기에도, TPE 발화를 위해 즉시 사용 가능하다(Gultekin, Yelken, Garca, Develioglu, & Kulekci, 2010). 주요 TEP은 잠재성 있는 PE 발작을 제거하기 위해 인두 근절개술을 종종 시행한다. 적절한 후보 대상을 위한 주요 복원술은 현재 미국과 다른 나라에 있는 많은 센터에서 선택적인 절차로 간주된다(Emerick et al., 2009; Pawar et al., 2008). 환자가 광범위한 인두후두 수술과 기관과 식도의 조직 분리를 받은 경우, 수술 후 방사선 치료가 장애를 야기시키는 경우, 환자가 심리적으로 또는 신체적으로 치료에 대해 불충분하게 준비했다고 간주되는 경우, 주요 TEP 사용이 금지된다(Pawar et al., 2008). 이와 같은 경우에 부차적인 2차 구멍이 시술될지도 모른다. 2차 구멍이 항상 전신마취 하에 진행되는 반면에, 최근 Sidell, Shamouelian, Erman,

Gerratt, Chhetri(2010)은 오피스 기반 환경에서 국소마취약의 만족스러운 사용 결과를 보고했으며, 물론 동일한 임상의 방문 동안 구멍을 형성하고 음성 보형물을 주입하는 것이 가능했다.

주요 1차와 부차적 2차 방법은 방사선 치료가 수반되더라도 음성 생성 관점에서 동등한 성공률을 가진다(예를 들어, Boscolo-Rizzo et al., 2008; Chone et al., 2005; Emerick et al., 2009). 주요 1차와 부차적 2차 방법에 대한 만족도가 높으며, 음성에 대한 지각과 청각적 수치도 동등하게 높다(Brown, Hilgers, Irish, & Balm, 2003). 그러나 2차적인 TEP을 받은 환자가 음성을 얻게 되는 시간이 길게 소요된다. Emerick 등(2009)은 유창한 발화를 하는 데 걸리는 평균 시간은 주요 1차 TEP을 받은 환자의 경우에 63일인 반면, 2차 TEP을 받은 이들의 경우 125일이 소요된다고 보고했다.

보형물 삽입. TEP 지점에 있는 세포 조직이 이비인후과 의사 또는 훈련된 언어치료전문가에 의해서 치료되는 경우, 보형물 삽입이 진행된다. 첫 번째 단계는 구멍관(puncture tract)의 길이를 측정하고, 정당한 크기의 보형물을 선택하는 것이다(Lombard & Popovich, 2008). 구멍이 보형물보다 더 큰 크기가 될 때까지, 증가하는 직경의 카테테르를 위치에 주입함으로써 구멍은 확장된다(Sapienza & Ruddy, 2009). 보

표 12.7 기관과 식도의 구멍 보형물

비내재형 오리입모양(Duckbill)		내재형 보형물	
길이	6–28mm	길이	6–22mm
직경	16F, 20F	직경	20F, 22F
장점	좋은 내구성, 독립적으로 변화 가능, 저렴한 가격	장점	감소된 공기흐름 저항성, 제거 경우 증가된 안전성, 제거 가능한 끈
단점	상승된 공기흐름 저항성	단점	임상의에 의존, 위 팽창의 잠재성, 비싼 가격
낮은 저항성의 비내재형/압력 밸브			
길이	6–28mm		
직경	16F, 20F		
장점	감소된 공기흐름 저항성, 짧은 식도 확장, 독립적으로 변화 가능,		
단점	감소된 내구성, 식도 압력 변화에 민감		

출처: Lombard & Popovich (2008)로 부터의 정보.

형물이 삽입되고, 환자에게 물을 마시게 함으로써 누출에 대한 검사가 진행된다. 장치가 제 위치에 확실히 위치하게 되면, 환자는 기공을 막음으로써 발성하려고 시도한다. 길이, 직경, 공기 흐름 저항성에서 각기 다른 유형의 보형물들이 이용 가능하다(〈표 12.7〉 참조). 보형물 선택을 결정짓는 요소들로 발성 노력의 정도, 독립적으로 보형물을 관리하고자 하는 환자와 간호인의 노력, 보형물의 내구성, 비용 등이 있다(Lombard & Popovich, 2008). 언어치료전문가는 환자와 간호인들에게 매일 청결을 위해 장치를 삽입하고 제거할 수 있는 방법을 가르쳐 줘야 한다.

내재형 보형물. 낮은 저항성의 내재형 보형물은 1988년에 개발되었고, 이 유형의 장치는 현재 음성 복원을 위해 선택되는 방법이다(Makitie et al., 2003). 내재형 보형물은 매일 청결할 필요가 없지만, 수개월 기간 동안 지속될 수 있는 반영구적인 장치이다. 장치는 1차 또는 2차 TEP 시술 이후에 사용될 수 있다. 몇 개월 이후 언어치료전문가, 간호사, 또는 외래환자용 환경에 있는 의사에 의해서 교체된다(Brown et al., 2003). 내재형 보형물의 성공률은 높다(예를 들어, Brown et al., 2003; Lam et al., 2005; Op de Coul et al., 2000). Provox 1과 Provox 2(Atos Medical)은 시장에서 가장 흔하게 사용되는 장치이다(예를 들어, Hilgers et al., 2010; Op de Coul et al., 2000; Tantawy, 2003; Terada et al., 2007). Provox의 제3세대(Provox Vega)는 현재 임상실험 중에 있다(Hilgers et al., 2010). 내재형 보형물의 이점으로 낮은 공기 흐름 저항성, 기관과 식도의 벽에 최적의 유지 상태, 오래 지속되는 장치 수명, 환자에게 요구되는 간단한 유지보수, 편안한 외래환자 대체 등이 있다(Hilgers & Schouwenburg, 1990). 내재형 보형물은 수술 후 방사선 치료를 못하게 하며, 수술 후 상처회복이 완료되는 시점인 몇 개월 후에 항상 교체된다(Pawer et al., 2008). 유동체가 밸브 주변이나 밸브를 통해 누출되기 시작하는 경우, 보형물 교체가 필요하다(Brown et al., 2003). 밸브를 통한 누출은 실리콘 재료 위에 있는 곰팡이/효모 침전물로부터 항상 기인되는 반면에, 장치 밖에서 발생되는 누출은 대부분 너무 긴 보형물에 의해 야기된다(Brown et al., 2003; Searl, 2006). 콜라겐과 자가 지방 주입이 TEP 위치 주변에 있는 아주 다루기 힘든 누출을 성공적으로 처리하는 방법이다(Luff, Izzt, & Farrington, 1999; Perie, Ming, Dewolf, & St. Guily, 2002; Remacle & Declaye, 1988). 보형물을 축소하는 것은 효과적이다(Brown et al., 2003). 발생 가능한 다른 문제점들은 감염과 장치 부근에 입상 조직의 성장이다. 그러나 이것들은 일반적으로 일시적인 부기, 부종, 입상 형성을 잠재우기 위해 항생제 또는 긴 장치 삽입으로 쉽게 처리된다(Brown et al., 2003). 최근에 보형물이 향상되어, 효모에 저항성을 가지는 재료가 사용됨으로써, 장치의 수명이 평균 수개월 이상 연장되는 것으로 보고된다(Eerenstein & Schouwenburg, 2003). 예를 들어, Blom-Singer Indwelling Advantage Voice Prosthesis(InHealth Technologies)은 실리콘 밸브에 포함된 산화은 재료 방부제를 가지고 있다. 장치에 곰팡이 생성으로 인해 일찍이 보형물 실패를 경험했던 TE 화자들의 대부분에게 이런 방부제 처리가 장치 수명을 연장한다(Leder, Acton, Kmiecik, Ganz, & Blom, 2005). Provox ActiValve(Atos Medical)은 재료 그 자체에 효모가 증식하지 못하게 하는 플라스틱 밸브를 사용하며, 효모가 표면에 자라더라도 깨끗이 닦여질 수 있다. 내재형 보형물에서 발생되는 문제점은 밸브가 연하 작용 도중에 누출될 수도 있다는 것인데, 이것은 음식물이 부위를 지나가면서 식도에서 생성되는 부압이 밸브를 열린 상태로 빨아 들일 수 있기 때문이다(Searl, 2006). ActiValve는 작은 자석이 내재되어 항상 밸브를 닫힌 상태로 유지시키기 때문에 이런 문제점을 해결한다.

음성 밸브. 화자는 공기가 식도로 들어 가도록 손가락 또는 엄지로 기공을 막음으로써 음성을 생성할 수도 있다(〈그림 12.4〉 참조). 많은 환자들이 손을 사용하는 반면에, 다른 사람들은 기공에 딱 맞는 음성 밸브 사용을 선호한다. 밸브는 다양한 압력 정도에 민감하게 반응하도록 고안된 것이다. 정상 또는 헐떡이는 호흡의 경우 밸브가 열리지만, 환자가 발화를 위해 높은 압력을 사용하는 경우에는 밸브가 닫힌다. 그러므로 공기가 식도 쪽으로 방향을 바꾸어 유입되고 PE 분절을 통해 배출된다. 밸브는 받침판이 항상 아래에 위치해 있고, 판은 반드시 목에 부착되어야 한다. 이 받침판은 높은 융기(ridge)에 둘려 싸인 중심 개관(center opening)을 가지고 있다. 밸브(또는 HME)는 융기에 삽입되며, 개관장치는 기공 위에 위치한다(Searl, 2006). 음성 밸브는 환자가 두 손 모두를 완벽히 사용하게 하는 이점이 있다. 단점은 화자가 기침이 필요할 때 밸브를 제거해야 한다. 몇몇 밸브는 장치를 제거할 필요 없이 기침을 할 수 있도록 고안되어 왔다. Provox FreeHands (Atos Medical)은 HME 뿐만 아니라 기침 완화 밸브를 포함하는데, 완화 밸브는 기침에 관련된 고압에 민감하게 반응하고, 자동적으로 고압의 공기가 배출되도록 열리게 되어 있다.

핸즈프리 음성 밸브의 이점에도 불구하고, 매일 장기간 장치를 사용하는 환자들 중에서 약 30% 정도의 낮은 장기적 성공률을 보인다(Op de Coul et al., 2005). 제한된 성공률은 기공 위에 밸브를 고정시키는데 어려움, 음성을 위해 필요한 고압 때문에 접착제로 봉인된 지점의 파손, 격렬한 신체 활동 중 의도하지 않은 자발적 밸브 폐쇄, 음성장애, 감소된 발화에 대한 명확한 이해도, 특히 격렬한 신체 활동 도중 발화 시

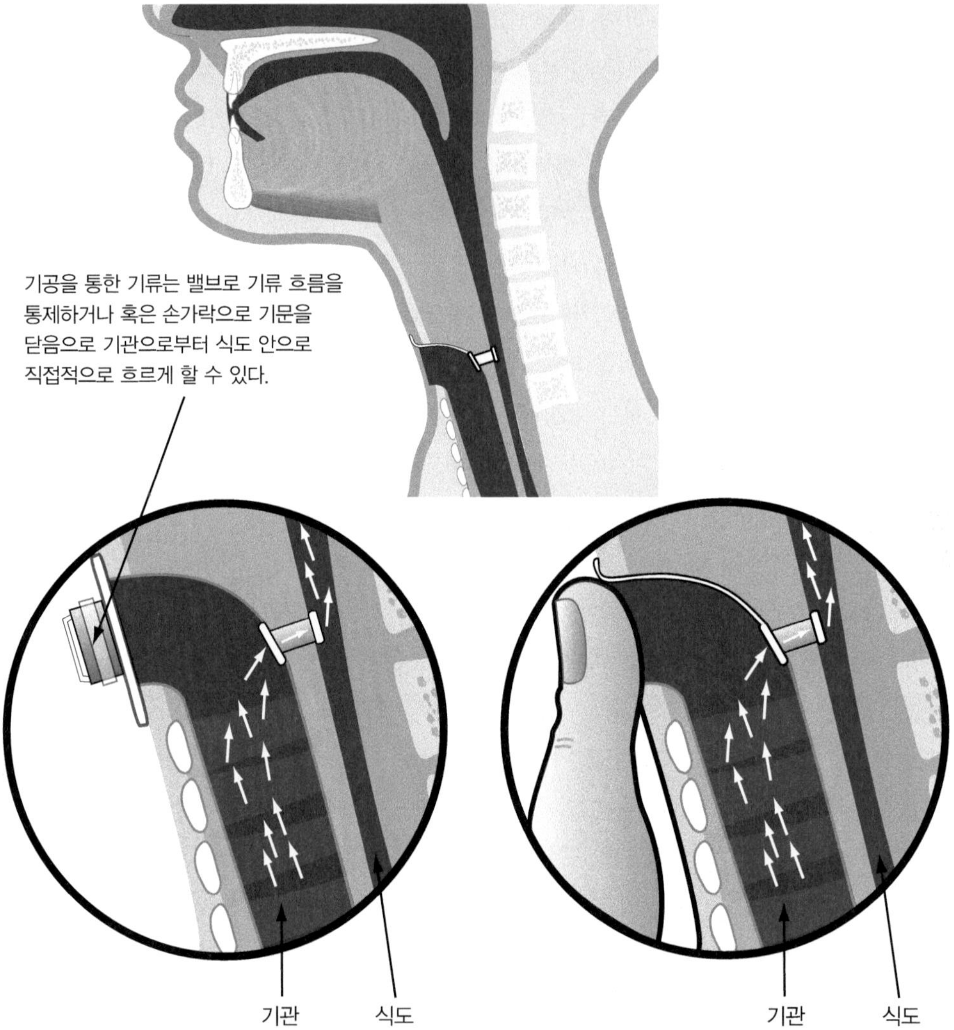

그림 12.4 음성 보철

증가된 호흡 저항성, 덮개-피부 접점 주위로부터 새어나가는 공기, 밸브와 덮개의 청결 유지 어려움 등의 이유들로부터 설명된다(Hilgers & Ackerstaff, 2006; Op de Coul et al., 2005; Roxburgh & Perry, 2004; Searl, 2006; Tervonen et al., 2005).

TEP를 위한 환자의 선택. 음성 성공 가능성을 극대화하기 위해서 TEP에 대한 여러 방법들이 주의 깊게 선택되어야 한다. 이상적인 환자는 동기 부여가 되어 있고, 정신적으로 안정되며, 기공과 보형물을 관리하기 위한 충분한 손 재주와 시력을 가지고 있으며, PE 분절에 대한 과긴장성이 없으며, 적절한 호흡기계를 가지고 있을 것이다(Elmiyeh et al., 2010). 환자의 기공은 기도에 여지를 주는 것 없이 보형물에 딱 맞기 위해 정확한 크기이어야 한다. 기공은 꼭 직경 2cm 만큼 되어야 한다(Deem & Miller, 2000). 게다가, 환자들은 주류 또는 약물 의존자가 아니어야 한다(Slavin, 1997). 신체 상태는 당뇨병처럼 조직 세포 치료를 악화시키는 전신 질환에 걸리지 않고 좋아야 한다(Slavin, 1997). 환자가 방사선 치료를 받아 왔다면, 치료가 발생되기 전까지 TEP은 진행되어서는 안 된다(Elmiyeh et al., 2010). 감소된 시력, 팔 또는 손의 제한된 운동성, 방사선 치료 전력 등과 같은 요소들은 TE 화법을 성공적으로 이루어 내지 못한 환자들과 연관된다(Cantu et al., 1998).

TEP 이점. TE 화법은 전통적인 식도발성기법보다 상당한 이점이 있다. 첫째로, 환자는 어렵고 새로운 주입 방법 또는 식도로 공기를 흡입하는 방법을 배울 필요가 없기 때문에 좀더 많은 사람들이 접근이용 가능하다. 둘째로, 폐 공기가 사용되기 때문에 환자는 발화를 위해 매우 큰 공기 공급량을 가진다. 화자가 주입 또는 흡입을 통해서 공기 공급을 채우기 위해 매 초마다 멈출 필요가 없기 때문에 이것은 높은 언어 구사 능력을 보장한다. 그러므로 발화 속도와 표현은 훨씬 더 정상에 가깝다. 음조는 ES 보다는 높지만, 항상 정상 수치보다 낮다(Eadie & Doyle, 2002). 셋째로, 유창한 TE 발성 방법은 매우 짧은 시간 이내에 달성될 수 있는 반면에, 환자가 식도 발성을 완전히 익히는 데 수개월 또는 심지어 몇 년이 소용될 수도 있다. 예를 들어, Lundstrom 등(2008)은 TE 화자들이 후두절제술 이후 2~7 주 이내에 유창하게 말을 할 수 있는 반면에, 유창한 ES 화자들의 경우 복원 기간이 3개월 정도 지속되었다고 보고했다.

TEP 문제점. TE의 이점은 명확하지만, 반면에 몇몇 어려움도 존재한다. 일부 문제점들은 환자의 특정 해부학적 그리고 신체적 특징과 연관되며, 다른 것들은 보형물 또는 음성 밸브와 관련된다. 화자와 관련된 문제점들은 수축 또는 기관과 식도의 구멍 폐쇄, PE 분절에 대한 과긴장성 또는 경련, 기공 폐쇄 문제점, 흉터, 방사선 섬유증, 부적절하게 끼워진 보형물에서 기인되며, 기관과 식도 구멍 주위에 성장하는 입상 조직 등이 대표적인 예이다(Klaben, 2006). 보형물과 관련된 문제점들로 막힌 위치에 끼워져 있는 밸브, 밸브를 열어 공기흐름을 통하게 하는 것을 막는 보형물 내 딱지가 앉은 물질, 공기 흐름이 PE 분절을 진동시키는 데 방해하고 식도의 후방 벽에 압력을 가하는 부정확한 보형물의 길이, 음료를 마시는 동안 보형물 주위 또는 관통하면서 발생되는 누출 등이 있다(Elmiyeh et al., 2010; Kazi et al., 2005; Klaben, 2006).

PE 분절의 과긴장성 또는 경련은 이차적인 방법으로 TEP을 받는 환자들이 유창한 PE 발성을 습득하는 데 방해할 수도 있다(Chone et al., 2008). 수축근의 중앙과 하위부에 대한 근절개술이 수술 절차 중의 하나이기 때문에, 이것은 주요 1차적인 TEP에서 항상 문제가 되는 것은 아니다(Chone et al., 2005). PE 분절경련은 TEP 발성 시작에서 어려움, 발화 중 발성 멈춤, 숨가쁜 소리가 나오는 음성, 어떤 발성도 생성하지 못하는 능력 등을 야기시킨다(Meleca et al., 2000). 경련을 줄이거나 제거하기 위해 현재 가장 널리 상용되는 방법은 보톡스 주사인데, 이는 근육의 이완을 가능하게 하며, PE 분절에 대한 의지적 통제를 향상시키는 것으로 보고된다(예를 들어, Chone et al., 2005; Chone et al., 2008; Elmiyeh et al., 2010; Krause et al., 2009; Lewin, Bishop-Leone, Forman, & Diaz, 2001; Meleca et al., 2000; Tantawy, 2003; Zormeier et al., 1999).

TE 발성법에 대한 이해 명료도와 음질. TE 발성법에 대한 이해 명확도는 정상적인 후두 발성보다 낮을지라도, 상대적으로 항상 높다(Searl, 2007). TE 화자들에 대한 명확한 이해도 수치는 약 50~90% 범위에 이른다(예를 들어, Bohnenkamp et al., 2010). 명확한 이해도의 상당한 감소는 음성 실수, 즉 주로 무성음을 유성음으로 대체해서 사용하게 된다(예를 들어, Evitts, Portugal, Van Dine, & Holler, 2009; Jongmans, Hilgers, Pols, & Van As-Brooks, 2006; Searl, Carpenter, & Banta, 2001). 유무성음 구분의 혼란은 PE 분절의 특징에서 기인되는데, 그 특징은 무성음의 조음기관을 조정하여 진동을 시작하고 멈출 수 있는 충분히 좋은 운동제어를 가지고 있지 않다는 것이다(Jongmans et al., 2010; Lundstrom & Hammarberg, 2004; Searl & Carpenter, 2002; Searl & Ousley, 2004). 발화를 듣고 명확하게 이해하고자 할 때, 청자는 무성 음소를 유성음으로 인지하거나, 조음 방법과 위치가 거의 관계가 없는 소리로 판단하는 실수를 저지른다(Searl et al., 2001). 화자의 이해도는 시끄러운 환경에서 말하는 경우 감소되는 경향이 있다(McColl, 2006).

청각적으로 대부분의 연구들은 남성과 여성의 기본주파수(F0)가 정상적인 후두발성보다 훨씬 낮다는 것을 파악했다(예를 들어, Bellandese, Lerman, & Gilbert, 2001; Eadie, Doyle, Hansen, & Beaudin, 2008; Kazi et al., 2006). 상대적으로 엄청난 신성문이 소리의 진동 근원을 형성한다면 이것은 예측 가능하다. 그러나 몇몇 연구자들은 TE 남성 화자들의 기본주파수가 일반 남성 후두 화자의 약 98~104Hz 주파수와 견줄만하다고 보고했다(예를 들어, Kazi et al., 2009; Van As-Brooks, Koopmans-van Beinum, Pols & Hilgers,

2006). 식도발성법과 유사하게, TE 여성 화자의 기본주파수는 약 115~120Hz 정도의 정상적인 여성 화자보다 한 옥타브가 낮다(예를 들어, Bellandese et al., 2001; Kazi et al., 2006, 2009; Van As-Brooks et al., 2006). 그러나 TE 여성 화자들의 평균 기본주파수는 TE 남성 화자보다 더 높으며, 이것은 여성의 PE 분절이 남성보다 더 작고, 얇을 수도 있다는 것을 의미한다(Kazi et al., 2008). TE 화자들 사이에서 기본주파수 수치의 가변성은 상당한데, 이것은 PE 분절 내 해부학과 신체학적 차이에서 기인되는 것이다(Van As-Brooks et al., 2006). Kazi 등(2009)은 인두 복원술을 받은 환자들은 시술을 받지 않은 환자들보다 상당히 낮은 기본주파수 값을 보여 준다고 보고했다. 연구되어 온 다른 음향학적 측면들로 음의 강도, 주파수변동률, 진폭변동률, 배음과 잡음의 비율/신호 대 잡음의 비율 등이 있다(예를 들어, Bellandese et al., 2001; Kazi et al., 2009; McColl, 2006). 예상할 수 있듯이 음향학적 분석은 신성문의 진동으로부터 야기되는 덜 안정되고, 덜 주기적이며, 강도가 낮은 음성을 보여 준다. 이런 특징들은 화자가 시끄러운 환경에 노출되어 있는 경우에 더 악화되는 경향이 있다(McColl, 2006). TE 화자들의 발화 속도도 다소 늦는데, 이는 TE 발성법이 높은 공기흐름 속도를 요구해서 화자들이 공기 공급을 채우기 위해서 종종 멈춰야 하기 때문이다(예를 들어, Kazi et al., 2009; McColl, 2006).

지각적으로 TE 발성은 명확한 이해도, 수용 가능성, 자연스러움, 유쾌함, 전체적인 음질 등의 관점에서 평가된다. 명확한 이해도는 음조, 발화 속도, 이해성, 음성 질의 측면에서 정의되는 반면에, 자연스러움은 속도, 리듬, 억양, 강세의 기초하에 결정된다(예를 들어, Eadie et al., 2008). 정상적인 후두 발성과 비교해 볼 때, 이 요인들은 전체적으로 음성에 대한 청자의 인지와 화자의 의사소통 능력과 연관될 것 같다. TE 발성법은 음성 질, 음조, 박자 측면에서 지각적으로 정상적인 발화로부터 벗어난 것으로 판단된다(Van As, Koopmans-van Beinum, & Hilgers, 2003). PE 분절의 진동은 종종 불규칙적이고 통제가 안 되어서, 일반적으로 거친 음성 질을 야기시킨다(Lundstrom & Hammarberg, 2004). 음향학적 변수와 수용 가능성 점수 간의 상관 관계에 대한 연구는 점수가 높을수록 높은 음성 강도, 높은 기본주파수, 빠른 속도, 개선된 유창함과 연관된다(Eadie et al., 2008).

음성 회복에 대한 일반적인 고려사항

일반적으로 3가지 유형의 비후두 발성이 청자들에게 비정상적인 것으로 간주되는 경

표 12.8 인공 후두발성법(AL), 식도발성법(ES), 기관식도발성법(TES)와 관련된 애로점

AL	ES	TES
시끄러운 환경에서 들려지기 어려움	시끄러운 환경에서 들려지기 어려움	기공 분비액
배터리 문제	식사 후 발화의 어려움	큰 목소리를 내거나 또는 기침을 하기 위해 음성 밸브를 손으로 조정하는 것이 필요
낯선 이들에게 불분명한 발화	명확하게 단어를 말하는 것이 어려움	
발화하기 위해 한 손 사용 필요	말을 많이 한 후 발생되는 경부 긴장/강직	
무거운 장치		
빠르게 발화하는 것이 불가능		
노래 부르는 것이 불가능		
적합한 안정 영역을 찾기 어려움		

출처: Carr, Schmidbauer, Majaess, & Smith (2000)로 부터의 정보.

향이 있지만, 이 방법들은 후두절제술을 받은 환자들에게 기능적 의사소통을 가능하게 해 준다는 점에서 효과적일 수 있다. 비후두 발성이 정상적인 후두 발성과 음향학적으로 또는 지각적으로 좀더 유사해질수록, 발화는 좀더 수용 가능하고, 자연스러우며, 유창한 것으로 인지된다(Evitts, Gabel, & Searl, 2007). 화자가 어떤 방법(또는 조합)을 선택할지는 본인의 신체적 특징, 의사소통 필요성, 정신 감정적인 상태, 사회 문화적인 배경 등에 의해 결정된다. 임상의는 각 유형의 음성 회복 방법에 대한 장단점을 인지해야 하고, 환자가 여러 기법들을 사용하면서 가능한 한 최고의 음성을 습득하는 데 도움을 주어야 한다. 음성 복원의 각 유형과 관련되어 보고된 장애들을 〈표 12.8〉에서 참조. 후두절제술을 받은 환자들의 5~15%은 음성 회복을 위한 기법들 중 어느 것도 습득할 수 없음을 유의해야 한다(Singer, Merbach, Dictz, & Scwarz, 2007).

개별 대 단체 치료. 후두절제술을 받은 화자들은 새로운 음성 복원 방법에 대한 성과를 극대화하고 배우는 개별 치료 시간뿐만 아니라 안전하고 보호된 환경에서 새롭게 습득된 기법을 연습하는 단체 치료 시간으로부터 이점을 얻을 수 있다. 개별 치료는 특정한 수행의 측면에 초점을 두고, 최대 반응을 얻는 기회를 제공하며, 임상의와 환자가 여러 활동을 시도하게 하고 필요에 따라 변경하도록 해 준다는 점에서 중요하다(Graham, 2006). 단체 치료는 개별 치료에서 습득된 기술들을 많은 사람들과의 의사소통 상황에 적용시키는 데 도움이 된다(Graham, 2006). 단체 치료는 임상의, 또래, 환자들이 건설적인 자기 평가를 할 수 있는 기회를 제공하고, 사회적 도움 및 감정적

표 12.9 후두전적출술 이후 삶의 질에 영향을 미치는 신체적, 심리적, 환경적 요인

신체적	심리적	환경적
경부절제술의 정도	우울증	사회적 고립
방사선 치료 또는 화학 치료의 부작용	자존감 상실	지원 정도
팔과 어깨 기능의 상실	열등감	사회경제적 지위
만성통증의 존재 및 정도	거부에 대한 두려움	학력 수준
연하 장애의 존재 및 정도	상처 받기 쉬운 감정	의사 소통 능력
구강건조증	슬픔	성별
후각과 미각 상실		질환과 장애에 대한 지역주민의 태도
성 기능 상실		재정적 고려

출처: Bellandese (2009); Eadie & Doyle (2005); Eadie et al. (2006); Farreand & Duncan (2007); Graham (2004); Liewellyn et al. (2005); Penner (2009); Sharma et al. (2008); Terrell et al. (1998).

인 지원을 주며, 환자들 스스로가 다양한 음성 복원 단계에서 여러 복원 기법을 사용하고 있는 단체 구성원들을 관찰하는 기회를 가지는 이점도 있다(Graham, 2004, 2006). 게다가, 가족 구성원들과 친구들은 학습 과정을 관찰하고 참여할 수 있고, 질문을 하거나 토의에 기여할 수도 있으며, 새롭게 습득된 의사소통 기술을 가정 환경에 적용시키는 데 효과적인 파트너가 될 수도 있다(Graham, 2004).

삶의 질. 암, 수술, 그리고 수술 후 많은 문제들에 대한 경험은 후두전절제술 이후 환자의 삶의 질(quality of life, QOL)에 지대한 영향을 끼칠 수 있다. 암 생존자들은 종종 다수의 신체적, 심리적, 사회적 문제들을 동시에 경험한다(Sayed et al., 2009)(〈표 12.9〉 참조).

후두전적출술 이후 삶의 질에 영향을 미치는 특정 측면들은 경부절제술 정도, 방사선 치료와 화학요법의 부작용, 팔과 어깨 기능의 상실, 만성 통증, 연하장애, 구강건조증, 후각 및 미각의 상실 등 수술과 관련되어 있는 신체적 요소들이다(Eadie et al., 2006; Graham, 2004; Terrell, Fisher & Wolf, 1998). 심리적인 요인 면에서 우울증은 자존감 상실, 열등감, 거부감에 대한 두려움, 상처받기 쉬움, 슬픔, 공포, 사회적 고립 등으로 흔하게 나타난다(Penner, 2009; Sharma, Nagarkar, Jindal, Kaur, & Gupta, 2008; Terrell et al., 1998).

가족 구성원, 친구, 의료인, 다른 후두절제술을 받은 화자들에게 이용 가능한 지원 정도는 환자의 삶의 질에 기여한다(Farrand & Duncan, 2007). 지원 단체에 적극적인 참여는 정보를 구하는 효과적인 수단이 될 수 있을 뿐만 아니라, 좋은 대처와 적응 기술을 습득 가능하게 하는 사회적 지원과 감정적 도움도 받을 수 있다(Eadie & Doyle, 2005). 사회경제적 지위(socioeconomic status, SES)와 학력 수준도 삶의 질에 영향을 준다. Eadie와 Doyle (2005)은 학력과 SES가 환자의 의료보험제도에 대한 지식, 서비스 접근, 치료 결정과 관리에 대한 참여 정도 등에 영향을 미칠 수도 있다고 언급했다. 게다가, 그들은 교육을 더 받은 환자들이 좀더 질문하고 의료인의 권고에 잘 따르는 경향이 있다고 주장했다. 후두절제술을 받은 화자들의 삶의 질은 성별과도 연관될 수도 있다. 비후두 여성 화자들은 음조가 너무 낮기 때문에 음성과 관련하여 더 높은 고통 수치를 전한다(예를 들어, Bellandese, 2009). 삶의 질에 영향을 미치는 다른 요인들로 대인관계, 재정적 고려, 성 기능, 우울증, 의사소통 능력, 질환과 장애에 대한 지역주민의 태도 등이 있다(예를 들어, Eadie & Doyle, 2005; Eadie, Myers, Beaudin, & Doyle, 2006; Graham, 2004; Llewellyn, McGurk, & Weinman, 2005; Terrell et al., 1998).

의사소통 능력은 환자의 삶의 질에 아주 분명히 중요하며, 개인의 직업/전문직과 사회생활에 상당히 영향을 끼친다(Graham, 2004).

그러나 의사소통이 삶의 질에 확실히 필수적인 요소이지만, 환자의 자신의 지각과 비교해 보았을 때 언어치료전문가들은 종종 의사소통의 중요성을 과대평가할 수도 있다. Farrand와 Duncan(2007)은 후두절제술을 받은 화자들을 대상으로 설문조사했는데, 의사소통이 삶의 질에 영향을 미치는 중요한 요소 중에서 오직 3번째로 등급이 매겨진다고 보고했다. 응답자들은 신체적 결과와 개입을 사회활동과 동일시했는데, 활동은 의사소통 기술의 질보다 더 중요한 것으로 간주되었다. Kazi 등(2007)은 실험 참여자의 2/3가 VHI와 V-RQOL에서 보통에서 심각한 수준의 음성 장애를 언급한다고 보고했다. 대부분의 응답자들은 삶의 질이 적당한 수치에서 아주 만족하는 수준의 범위까지 이르렀다.

개인의 문화 태도와 신념도 삶의 질에 영향을 끼칠 수 있기 때문에, 후두절제술을 받은 화자와 일하는 전문가들은 그것들을 고려해야만 한다. Mitchell(2002)은 미국 의학계가 점점 더 암 진단에 대한 완전하고 정직한 공개를 강조하고 있는 반면에, 다른 나라 문화는 완전하고 정확한 암 공개가 바람직하지 않은 것으로 간주하고 있다는 점을 지적했다(예를 들어, 유럽인, 일본인, 인디언, 한국인, 중국인, 멕시코인, 히스패닉인, 아프리카인, 유럽계 미국인들을 포함하는 다양한 미국 내 소수민족 그룹). 모든 팀 구성원들은 환자가 얼마나 진단을 통보 받기를 원하는지, 그리고 가족 구성원들이 얼마나 참여되기를 바라는지에 대해 인지해야 한다(Mitchell, 2002). 암이라는 용어가 사회에서 아주 부정적인 함축 의미를 가지고 있기 때문에, 진단을 문서화하는 것이 필요하다. Mitchell(2002)은 "악성 종양" 또는 "종양"과 같은 표현이 환자와 가족들에 의해서 좀더 손쉽게 받아들여진다고 언급했다. 심지어 미국 주류에서도 암 진단에 붙여진 오점이 있는데, Eadie 등(2006)은 암 진단과 치료 방법이 명확한 사회적 장벽을 제기할 수도 있다고 언급했다.

암의 경험을 둘러싼 모든 신체적, 감정적, 심리적 문제들, 수술과 수술 후 문제들 때문에, 수술 전후의 심리적 상담은 후두절제술을 받은 환자들에게 중요하다(Penner, 2009; Sharma et al., 2008).

지원 단체. 후두절제술을 받은 많은 화자들은 International Association of Laryngectomees, Web Whispers, Lost Chord 클럽, New Voice 클럽과 같이 지역, 지방, 국가, 그리고 세계적인 지원 단체에 참여한다. 이런 단체들은 유사한 상황에 처한 사람들로부터 교육적 도움과 감정적 지원을 제공하는 매우 중요한 자원이다. Florida Laryngectomy Association과 같은 많은 클럽들은 여러 발성 방법을 선택한 다양한 구성원들과 수술 전후에 대해 도움을 주는 전문 상담가를 보유하고 있다. 단체들은 후두절제술을 받은 환자, 가족, 친구들을 사회화시키는 기회를 제공하고, 지원 및 관리 분위기에서 새 친구들을 만들 수 있게 돕는다.

이 장의 정리

전 세계적으로 약 182,000명은 매년 새로운 후두암사례로 진단받는데, 그 중에 약 22,000명은 여성이다. 2009년 미국에서 새로운 후두암 사례 수는 12,290건이었다. 그 중에 9,920건은 남성에 해당되었고, 2,370건은 여성이었다. 후두암의 생존율은 종양의 위치(성문, 성문하부, 성문상부)와 얼마나 일찍 질병이 발견되고 치료되는가에 따라 결정된다. 매우 초기 단계에 성문암에 대한 예측은 생존율이 90%에 이를 정도로 매우 좋다. 쉰목소리는 초기 증상으로 경고 신호 역할을 하기 때문에 성문암은 초기 단계에서 종종 발견된다. 질환의 위치와 크기 정도는 American Joint Cancer Committee에 의해 고안된 TNM 분류에서 단계화된다. 후두암을 야기시키는 주요 위험 인자는 흡연과 음주이다.

후두암의 증상은 질환의 위치와 단계화에 따라 각기 다르다. 성문 종양은 목 쉼, 기식음, 감소된 음의 강도, 증가된 발성 노력, 발성 시 고통 등을 유발시킨다. 성문상부 종양은 실어증, 이통, 목구멍 이물감, 목 부기 등을 발생시키는 경향이 있다. 성문하부 종양은 통증과 기도폐색을 야기시킬 수도 있다. 다른 증상들로 지속적인 목청 가다듬기와 기침, 만성적인 인후염, 구취, 설명되지 않는 체중 감소 등이 있다.

암은 다양한 기법에 의해 진단되는데, 비정상적

인 덩어리와 목에 발생한 림프절의 부기 등을 확인하기 위한 신체 검사, 후두 내시경술, CT 스캔과 MRI, 엑스레이, 비디오투시연하조영검사, PET 스캔 등이 그 종류이다. 후두암을 치료하는 주요 두 가지 방법은 방사선 치료와 화학요법 둘 중에 하나 혹은 함께 사용하는 것과 수술을 받는 것이다. 외과 기술로 종양 제거술, 후두 구조의 일부 혹은 전체 절개, 경부절제술 등이 있다. 수술은 레이저 절제술, 수직 부분 후두절제술, 상후두절제술, 상윤상후두절제술, 부분 전후두절제술, 후두전적출술 등의 종류로 구성된다. 치료 선택은 암의 단계화, 잠재 가능한 부작용, 음성과 연하 작용 측면에서 가능한 기능적 결과, 환자의 요구와 기대, 삶의 질에 대한 고려 등에 따라서 결정된다.

후두전적출술은 신체적, 사회심리적, 의사소통적 결과들과 연관된다. 후두전적출술은 이후 정상적인 음성은 불가능하고, 치료 목적은 환자에게 음성을 말할 수 있게 대체 방안을 제공하는 것이다. 음성 회복을 위한 주요 세 가지 방법은 인공 후두 발성법, 식도발성법, 기관식도발성법이다. 이 방법의 각각은 모두 장단점을 가지고 있다. 환자들은 하나 또는 중복의 기법들을 사용할지도 모르는데, 환자의 해부학적 특징, 의사소통 욕구, 동기 부여, 인지 기능, 청력 상태, 개인적 선호 등에 따라 선택여부가 결정된다. 세 가지 유형의 비후두발성이 청자들에게 이상하게 인식되는 경향이 있지만, 후두절제술을 받은 환자들에게 기능적인 의사소통을 가능하게 해 준다는 점에서 효과적일 수 있다. 후두절제술을 받은 많은 화자들은 International Association of Laryngectomees, Web Whispers, Lost Chord 클럽, New Voice 클럽과 같이 지역, 지방, 국가, 그리고 세계적인 지원 단체에 참여한다.

복습을 위한 질문

1. 후두암에 대한 예측이 왜 질환의 초기 단계에 좋은지를 설명하라.
2. 후두암에 대한 TMN 단계화 시스템을 기술하시오. 성문, 성문상부, 성문하부 위치를 구별하는 데 왜 중요한가?
3. 음성 생성 관점에서 방사선 치료의 장단점을 기술하라.
4. 음성에 미치는 영향의 관점에서 부분적인 후두절제술 절차들을 비교하고 대조하라.
5. 열과 수분 교환기의 장단점과 주요 기능을 기술하라.
6. 인공 후두발성법의 애로사항을 진술하고, 이것이 현재 장치와 비교하여 어떻게 평가되는지 기술하라.
7. 식도발성법과 기관식도발성법 간의 유사점과 차이점을 논하라. 각 발성법이 가진 이점과 결점은 무엇인가?
8. 삶의 질에서 의사소통의 중요성에 대해 후두절제술을 받은 환자의 인식과 언어치료 전문가의 인지 간에 단절이 존재하는 사실을 언급하라.

실습 대비하기

사례연구 12.1 후두암

지시문 사례연구를 읽고 그에 따른 5개 질문에 답하시오. 답은 해당쪽 아랫부분에 제시되어 있습니다.

Don Jeffrey는 54세의 경찰관입니다. 그는 36년 동안 심하게 담배를 피워 오고 있습니다. 그는 최근에 식욕을 잃고 체중이 감소하고 있어서 병원에 갔습니다. 의사는 그의 목소리가 현저하게 쉬었다는 것을 파악했고, Don이 이비인후과 의사와 상담하기를 권유했습니다. 이비인후과 의사는 양쪽 성대에 T4 종양이 있음을 진단했습니다.

1. 암의 기술에 근거하여, 암을 제어할 수 있는 가장 최소한의 침습성 치료 방법은?
   a. 절개가 수반되는 방사선 치료와 화학요법
   b. 수직 부분 후두절제술
   c. 상후두절제술
   d. 상윤상후두절제술
   e. 부분 전후두절제술

2. 질문 1에서 선택된 접근 방법이 만족스럽지 않았다면, Don은 후두전적출술이 필요할지도 모릅니다. 절제술 이후에 그는 심각성 정도, 기침 빈도, 점액 생성이 증가하는 것을 경험할 수도 있습니다. 이 문제점들은 아래 사항의 하나로 인해 발생합니다.
   a. 수면 습관의 와해
   b. 식이 섭취의 와해
   c. 흡입된 공기가 따뜻해지고 촉촉해지지 않는 상태
   d. 정신적 고통
   e. 상기 모든 사항

3. 다음 중 어떤 종류의 연하장애가 후두전적출술 이후 발생되지 않습니까?
   a. 흡인
   b. 타액 생산 감소와 구간 건조증
   c. 1회 음식물을 이동시키기에 부족한 압력
   d. 후각과 미각의 상실
   e. 이런 문제점들이 모두 발생 가능

4. 음성 복원 방법을 선택하는 데 있어서 가장 중요한 요소는 Don의
   a. 수술이 수반되는 해부학적 특징
   b. 인지상태
   c. 청력상태
   d. 의사소통 욕구
   e. 상기 모든 사항

5. 기관식도발성법을 위해 사용되는 내재형 보형물은?
   a. 결코 제거될 필요성이 없는 영구적인 기구이다.
   b. 환자가 수술 후 방사선 치료가 필요하다면 사용될 수 없다.
   c. 주요 1차 기관과 식도의 구멍에만 오직 사용 가능하다.
   d. 수 개월 후 반드시 언어치료전문가, 간호사, 외래환자 환경에 있는 의사에 의해서 교체되어야 한다.
   e. 상기 해당되는 사항 없음

사례연구 12.1에 대한 정답 1.(d) 2.(c) 3.(a) 4.(e) 5.(d)

용어 설명

Catechol-O-methyl 전이효소 억제제(Catechol-O-methyl transferase inhibitor, COMT) 레바도파의 유효성을 연장할 수 있는 물질

Co_2 레이저 성문상부성형술(Co_2 laser supraglottoplasty) 피열후두개주름을 나누고 과도한 피열연골 조직을 기화시키는 방법

H2 차단제(H2 blockers) 위 안에서 산성을 만드는 세포에 존재하는 히스타민 수용체를 차단하는 히스타민 수용체 길항제

Myer-Cotton 체계(Myer-Cotton system) 성문하부 협착의 분류시 사용되는 단계 체계

가성대(False vocal folds, Ventricular folds) 진성대의 위쪽에 위치하고 후두실에 의해 진성대와 분리됨

각질(Keratin) 강화와 방수가공 단백질의 일종

갑상설골막(Thyrohyoid membrane) 설골과 후두를 연결하는 막

갑상성형술(Thyroplasty) 갑상연골과 다른 후두연골들 사이의 관계를 변화시킴으로써 성대의 위치와 긴장상태를 수정하기 위해 고안된 일군의 수술 방법

갑상연골(Thyroid cartilage) 후두에서 가장 크며 쌍을 이루지 않는 연골

갑상피열근(Thyroarytenoid muscle) 내측의 갑상성대근 섬유와 외측의 갑상근 섬유를 구성하는 후두내근; 성대의 몸체를 형성함

갑상피열근절제술(Thyroarytenoid myectomy/myotomy) 갑상피열근을 절제하는 것을 포함하는 수술적 절차; 후두경련이 일어나는 동안 성대가 과내전되는 것을 예방하기 위하여 영구적으로 근육을 약화시킴

강도(Loudness) 진폭에 대한 지각적인 용어

강도변이(Intensity variability) 발화에서 나타나는 강도의 변화; 평균 강도의 표준편차로서 dB로 측정됨

객담(Sputum) 기도(airway)에서 나온 점액 및 기타 물질

결과(Caseness) 활동성 정신의학적 장애를 나타내는 임상적으로 유의미한 심리적인 문제가 있음을 일컫는 용어

결절(Nodule) 음성 과기능과 그로 인한 염증으로 성대 상피층에 발생하는 양성 혹

경신경 고리(Ansa cervicalis) 설인신경 및 1, 2번 경추에서 3번 경추로 가는 신경에 연결되어 있는 목의 신경고리. 목신경 고리의 가지가 설골하근을 지배한다.

경직형 마비말장애(Spastic dysarthria) 상위 운동 신경원의 피질연수로에 손상을 입어서 야기되는 신경학적 장애; 영향을 받은 근육의 약화와 경직이 특징

고유층(Lamina propria) 성대 상피층에서 심층으로 이루어진 세 겹의 점막층

고유층의 심층(Deep layer of the lamina propria) 고유층의 속층; 대개 콜라겐으로 구성되어 있음

고유층의 중간층(Intermediate layer of the lamina propria) 표층보다 더 깊음; 밀집하여 탄력소로 구성

고유층의 표층(Superficial layer of the lamina propria) 고유층의 가장 바깥쪽에 있는 층; 대부분 느슨하게 조직된 탄력 섬유로 구성됨

고정술(Pexy) 구조를 고정하는 수술

고주파열치료법(Radiofrequency ablation) 종양 제거를 위해 사용되는 기술

고탄산혈증(Hypercapnia) 혈관내에 비정상적으로 높은 이산화탄소가 관찰됨

공기 기아(Air hunger) 공기 시 충분한 공기를 얻지 못함. 더 깊게 호흡하기 위한 강한 충동을 야기한다; 또한 호흡 부족, 짧은 호흡으로 인한 불편감을 보이는 것으로 알려져 있다.

공명 음성(Resonant voice) 최소한의 근력과 최소한의 성대간 마찰력으로 산출되는 음성

과각화증(Hyperkeratosis) 성대 점막이 두꺼워짐

과다비성(Hypernasality) 연인두 기능의 문제로 인해 지나치게 콧소리가 많이 나는 음성

과형성(Hyperplasic) 과도한 조직 성장

관절 유착증(Ankylosis) 관절의 경직 혹은 고정

구강건조증(Xerostomia) 점막이 건조하게 되는 질환; 입마름증(dry mouth)으로 부르기도 함

국소적 근이상증(Focal dystonia) 한 구조내에 제한되어 나타나는 과업–특징적인 근긴장이상

국제기능장애건강분류(International classification of functioning, disability, and health, ICF) 세계보건기구에 의해 개발된 모델로 개인의 신체적인(혹은 정신적) 손상, 손상으로 인한 활동의 제한, 불능으로 인한 참여의 제한을 고려함; 이 모델은 또한 개인의 환경, 문화적인 가치와 신념, 목표, 예상, 기준, 관심 등을 고려함

궤양(Ulcer) 조직 표면의 손상으로 인해 유발되는 점막 표면의 병변; 주로 염증과 함께 발생함

근거기반 훈련(Evidence-based pratice) 개인의 특정한 요구, 소원, 가치와 임상적인 전문지식을 연구문헌에 기초한 증거와 결합한 것에 기초하여 환자에게 가장 최고의 서비스를 제공하도록 하는 세 갈래의 임상적인 접근법

근긴장성 발성장애(Muscle tension dysphonia) 후두 내근과 외근뿐 아니라 얼굴, 턱, 혀, 목, 어깨 근육의 과도한 수축으로 인한 발성장애

근섬유아세포(Myofibroblasts) 섬유아세포와 평활근세포의 특징 모두를 가지는 세포

근위축 측삭경화증(Amyotrophic Lateral Sclerosis) 하위와 상위운동신경원을 손상하는 진행성 신경질환; 루게릭병으로 알려져 있다.

근이상증(Dystonia) 불수의적이고 통제불가능한 운동으로 특징되는 신경학적 장애

근잔섬유(Myofilament) 근육을 수축하고 짧게 만드는 근육섬유

근전도 검사(Electromyography) 전기 활동을 개별 혹은 종합된 근육 섬유로부터 기록하는 방법

근탄성 공기역학 이론(Myoelastic-aerodynamic theory) 근육의 힘, 탄성력, 공기역학의 상호작용으로 인해 성대 진동의 한 주기를 설명함

급성 상후두염(Acute supraglottitis) 심한 목 통증, 삼킴의 어려움, 침흘림, 고열과 관련되는 바이러스 감염; 후두개와 피열후두개주름이 붓거나 발적된다.

기관(Trachea) 후두 아래에 위치한 속이 빈 공기 전달관

기관기관지분지(Tracheobronchial tree) 기관, 기관지, 세기관지, 폐포로 형성된 공기 전달 체계

기관연화증(Tracheomalacia) 기관 벽이 쇠약해지는 것이 특징인 질환

기능적 발성장애(Functional dysphonia) 어떤 기질적 혹은 신경학적인 원인 없이 나타나는 음성장애

기본주파수(Fundamental frequency) 성대가 진동하는 속도; Hz로 측정됨; 발성 음도와 음향학적으로 관련된 용어

기식성(Breathy) 성대 진동 동안에 나타나는 공기의 과도한 탈출로 인해 속삭이는 듯한 음질을 말함

기저막층(Basement membrane zone) 상피층과 고유층 사이의 부착; 두 종류의 콜라겐으로 구성되어 있음

기저핵(Basal ganglia) 자발 운동의 조절과 관련된 피질하부의 신경세포 더미

기질(Stroma) 장기나 기관의 결합 조직 틀

낭종(Cyst) 낭 안이 액체나 반고체로 채워져 있는 상태

내장측흉막(Visceral pleura) 각각의 폐를 둘러싸고 있는 밀폐된 막

내전(Adduction) 성문 폐쇄시 일어나는 측윤상피열근과 내피열근의 수축

내전근마비(Adductor paralysis) 외전 위치에서 성대의 마비. 편측이나 양측으로 올 수 있음

내전형 연축성 발성장애(Adductor spasmodic dysphonia) 발성 동안에 나타나는 내전근의 후두경련이 특징인 후두의 장애

내측 갑상인대(Medial thyroid ligament) 갑상설골막의 두꺼운 중심부

내측성 후두실낭증(Internal laryngocele) 팽창된 조직이 갑상설골막을 관통하지는 않지만 가성대나 피열연골을 압박하는 후두낭

내측 압축(Medial compression) 진동 주기 시작 시 성대를 내전하는 측윤상피열근과 피열간근에 가해지는 힘

내측피열연골 절제술(Medial arytenoidectomy) 기도를 넓히기 위한 수술적 방법; 피열연골 몸체의 성대쪽 가장자리를 따라 오목한 강을 만듦

내피열근(Interarytenoid muscle) 후두내부근; 내전을 도움

노인성 음성장애(Presbyphonia) 후두의 메커니즘에 나타나는 노화를 일컫는 용어

누공(Fistula) 조직에 나타나는 작은 열상 혹은 구멍

니센-위저추벽성형술(Nissen fundoplication) 위산역류를 제거하기 위한 수술적 방법. 위저(위의 윗부분)를 이용하여 식도 하부를 감싼 후 적절한 위치에 봉합함

다발성 경화증(Multiple sclerosis) 신경축삭을 둘러싼 수초가 항체에 의해 공격을 받는 자가면역 장애로 염증과 흉터를 유발함

단속적 구어(Scanning speech) 모든 음절에 동일하게 강세를 두는, 비정상적으로 느린 구어

당단백질(Glycoproteins) 탄수화물에 부착된 짧은 연쇄 분자

대식세포(Macrophage) 외부 물질을 섭취하는 백혈구 세포의 형태

덮개-몸체 모델(Cover-body model) 덮개, 전이부, 몸체의 강성도의 특징에 따라 성대의 생체역학적 특성을 설명함

데시벨(Decibels, dB) 음의 세기 혹은 강도의 측정

데코린(Decorin) 콜라겐 섬유의 두께를 조절하는 세포간 단백질

도파민(Dopamine) 흑질에서 생산되는 억제성 신경전달물질; 시냅스 공간을 거쳐서 신경 자극을 억제함

동기부여 면담(Motivational interviewing) 변화에 순응하고자 하는 동기를 증가시킴으로써 환자의 동기부여를 높이는 체계적 접근법

동작비율(Duty cycle) 성대 진동의 한 개 주기에서 나타나는 개방과 폐쇄 국면

라인케 부종(Reinke's edema) 성대의 막성 부위 전체가 두껍고 젤라틴 같은 액체로 차 있는 만성 염증성 질환의 특징을 보이는 성대 용종모양 변성의 일종

레보도파(Levodopa, L-dopa) 파킨슨병 환자의 운동 증상을 치료하기 위해 사용되는 약물

루멘(Lumen) 관의 내부

루푸스; 전신 홍반성 낭창(Systemic lupus erythematosus) 결합 조직, 혈관, 점막 등의 진행성 이상

류마티스성 관절염(Rheumatoid arthritis) 관절에 영향을 미치는 만성적인 염증성 자가 면역 질환

리실버만 음성치료(Lee Silverman Voice treatment, LSVT) 발성 노력을 더 높은 수준으로 재조정하기 위해 고안된 행동적 음성 치료의 체계적인 프로그램

마비말장애(Dysarthria) 호흡, 발성, 조음, 공명에 영향을 미치는 근육의 신경학적인 장애를 언급하는 용어

막성 성문(Membranous glottis) 막성 성대에 의해 경계지어지는 성문의 전방 3/5

말초성 피로(Peripheral fatigue) 근육과 조직의 화학적인 변화로 나타나는 근육 피로

맥립연골; 밀알연골(Triticeal cartilages) 외측 갑상설골인대 내에 있는 작은 연골

맹관공명(Cul de sac resonance) 음량이 낮아지고 막힌 듯한 소리의 음질

메이지 증후군(Meige's syndrome) 안검연축과 입턱근육긴장이상증이 동반되는 증후군

면역글로불린(Immunoglobulin) 면역체계를 만드는 항체

모노아민 산화 효소 억제제(Monoamine oxidase inhibitors) 뇌에서 도파민의 효과를 연장함으로써 파킨슨병의 증상을 경감시키기 위해 사용됨

무도병(Chorea) 빠르고 경련성 불수의적인 운동; 안면, 턱, 혀, 후두 근이나 사지에서 나타남

무표정한 얼굴(Masked facies) 안면근육의 운동 불능

문합술(Anastomosis) 두 구조 사이의 연결

반복 자극검사(Repetitive stimulation test) 운동 신경을 초당 2~3회의 비율로 자극하는 진단 방법

반상출혈(Ecchymosis) 피부내로 혈액이 누출됨으로 인한 자줏빛의 반점

반투명성 용종(Translucent polyp) 부종을 형성하는 액체로 채워진 용종

발성(Phonation) 성대 진동에 의해 호기류가 유성음으로 전환되는 과정

발성시간(Phonation time) 매 시간당 발성시간을 측정하여 음성사용을 수량화하는 방법

발성 역치 압력(Phonation threshold pressure) 성대를 진동시키기 위해 필요한 최소 성문하압

발성장애(Dysphonia) 말하거나 노래하는 음성의 음도, 강도, 또는 음질에서 나타나는 손상; 음질의 모든 손상을 포괄하는 총칭어; 때때로 쉰목소리란 용어와 함께 사용되기도 함

발성통(Odynophonia) 발성 시 동반되는 통증

발화 기본주파수(Speaking fundamental frequency) 연속된 구어의 부분에서 측정된 평균 기본주파수

배음 대 소음비(Harmonics-to-noise ratio, HNR) 음성에서 배음(주기적)과 불협화음(비주기적) 성분 사이의 비율을 수량화하여 스펙트럼의 잡음을 측정; dB로 측정

백반증(Leukoplakia) 상피층에 각질의 출현을 나타내는 임상적인 기술어

베르누이 원리(효과)(Bernoulli's principle) 액체가 좁은 곳을 지날 때 속도가 증가하고 압력이 감소하는 상태를 말함

벽측흉막(Parietal pleura) 흉강의 내부표면에 있는 막

변성 가성(Mutational falsetto) 사춘기 음성으로도 불림; 사춘기가 지난 남성에게서 부적절한 높은 음도가 특징적으로 나타남

보톡스(Botox) 보톨리늄 독소의 약물 형태; 신경 자극의 전달을 차단하기 위한 신경독소

보형물 주입술(Augmentation procedures) 후두기관의 일부를 분리하고 이식이나 스텐트의 다양한 결합을 사용하여 좁은 분절을 확장하는 수술 과정

복대(Abdominal trussing) 복부를 감싸고, 공기벨트를 사용하여 휴식기에 비해 복부를 안쪽으로 고정하는 방법

복시(Diplopia) 이중 시야

본태성 진전(Essential tremor) 진전을 보이는 신경학적 장애

부전마비(Paresis) 경미하거나 불완전한 마비로 인하여 근육의 힘과 움직임의 부분적인 소실이 나타남

비강내시경(Nasoendoscopy) 유연한 섬유내시경을 코와 인두로 통과시켜 시행하는 내시경 검사 과정; 성대의 구조와 기능을 시각적으로 확인할 수 있음

비누출(Nasal emission) 파열음과 마찰음에서 나타나는 특징으로, 비강을 통해 빠져나가는 기류의 소음이 들리는 경우를 말함

비디오스트로보스코피(Videostroboscopy) 기본주파수와 광원의 동기화에 기초한 시각화의 방법; 점막 파동, 진동 진폭, 주기성, 진동의 대칭성 등을 포함하는 진동 기능을 관찰할 수 있게 함

빈호흡(Tachypnea) 빠른 호흡

빠른적응수용기(Rapidly adapting recetors) 기관기관지 분지의 평활근육에 위치한 감각 신경 수용기; 근육의 기계적, 화학적 변화에 민감함

사각막(Quadrangular membrane) 탄성막의 윗 부분

사각판(Quadrate lamina) 윤상연골의 후방 부분

사경(Spasmodic torticollis) 경부 목 근육에 비자발적인 경련이 나타나는 국소적 근긴장 이상

사이토카인(Cytokines) 서로 다른 유형의 세포 간의 의사소통을 촉진하고 세포 활동과 상호작용에 영향을 미침으로써 염증 과정을 조절하는 작은 단백질 분자

삼각막(Triangular membranes) 후두내막; 앞으로는 갑상연골과 윤상연골에 붙어 있고, 아래로는 윤상연골에, 뒤쪽으로는 피열연골의 성대돌기에 붙어 있다

삼차예방(Tertiary prevention) 가능한 한 최대로 정상적인 기능을 회복하는 데 초점을 준 임상적인 관리 기법

상처 치유(Wound healing) 염증, 세포외기질 세포의 확산, 흉터 재형성의 단계를 포함하는 복잡한 생리적 메커니즘

상층 영역(Loft register) 기본주파수의 가장 높은 영역; 가성이라고도 불림

상피(Epithelium) 구강, 비강, 인두, 호흡 통로를 포함하여 신체 내 공간의 표면과 선을 덮는 조직

생리적 구증(Physiological sulcus) 성대의 상피층에 홈이 생긴 경우로 고유층은 정상임

생체피드백(Biofeedback) 사람의 생리적 행동의 어떤 측면에 대한 개별정보를 제공함

서맥(Bradycardia) 느린 심박

선천성 성문하부 협착증(Congenital subglottic Stenosis) 발생단계의 문제로 인하여 윤상연골이 좁아짐

설골(Hyoid bone) 후두를 지지하는 위치에 형성됨; 혀의 끝에 부착되어 있음

설골상근(Suprahyoid muscle) 설골에서 기시되어 위쪽 구조들에까지 연결된 후두외근

설골하근(Infrahyoid muscle) 설골 아래 구조에서 설골에 부착되어 있는 후두외근

설상연골(Cuneiform cartilage) 피열후두개주름에 있는 한 쌍의 탄력연골

섬유 단백질(Fibrous proteins) 세포외질에 위치함; 콜라겐과 탄력소를 포함함

섬유성/유리성 용종(Fibrotic/hyaline polyp) 걸쭉한 액체와 연결조직 기질로 채워져 있는 용종

섬유아세포(Fibroblast) 콜라겐, 히알루론산, 파이브로넥틴, 데코린과 같은 세포간 단백질과 섬유 단백질을 산출하는 연결조직 세포

성구(Vocal register) 특유의 음질을 갖고 있는 음성 기본주파수의 특정한 범위

성대 과기능(Vocal hyperfunction) 후두 내외근 모두의 과긴장 상태

성대구증(Sulcus vocalis) 성대인대 혹은 갑상피열근에까지 이어진 성대 고유층 조직의 심각한 손실을 동반하는 성대 상피층의 깊게 패인 곳

성대마비(Vocal fold paralysis) 신경학적 이상; 편측 혹은 양측으로 나타날 수 있고, 외전근 혹은 내전근 마비를 보임

성대성형술(Glottoplasty) 성대의 앞부분을 박리하여 전연합에 봉합하는 수술 과정

성대유착(Synechia) 성대의 가장자리 사이의 접착. 전연합이 충혈된 후 치유되면서 과도한 조직으로 채워져 생김

성대출혈(Vocal fold hemorrhage) 광범위한 상피하 출혈

성대횡절개술(Transverse cordotomy) 성문의 뒤쪽 부분을 확장하기 위한 수술 절차

성문(Glottis) 성대 사이의 공간

성문상부(Supraglottis) 후두에서 진성대 위쪽 부분

성문상부 성형술(Supraglottoplasty) 피열후두개주름이 안쪽으로 당겨지는 것을 막기 위하여 후두개를 고정시키는 수술 및 기도를 확장하기 위해 과잉 조직을 제거하는 기법

성문하부 협착(Subglottic stenosis) 성문과 첫 번째 기관고리 사이의 기도가 좁아짐; 선천적이거나 후천적일 수 있음

성문하압(Subglottal pressure) 성대 아래에 형성되는 기압

성전환자(Transgender) 정체성, 행동, 혹은 옷차림 등이 전통적인 성 표준에서 벗어난 모든 사람들을 설명하는 용어로, 트렌스섹슈얼, 트렌스젠더리스트, 크로스 드레서, 드랙퀸 등을 포함

성전환(Transsexual) 개인이 타고나지 않은 성별의 일차 및 이차 성징을 나타내기를 원하고, 그 성별의 일원으로 살기를 원하며, 이를 위해 자신의 성별을 호르몬이나 수술을 통해 변경하는 상태

세포간 단백질(Interstitial proteins) 히알루론산, 데코린, 파이브로넥틴과 나머지를 포함함; 조직의 점성, 액체 내용물의 점성, 콜라겐의 양에 영향을 미침

세포사멸(Apoptosis) 계획된 세포 죽음

세포외기질(Extracellular matrix) 섬유아세포가 삽입되는 연결 조직의 일부; 세포간 단백질과 섬유 단백질로 구성

소각연골(Corniculate cartilages) 각 피열연골의 끝에 위치해 있는 한 쌍의 연골

소뇌(Cerebellum) 매끄러운 공동 근 패턴을 유지하기 위한 운동의 변위, 힘, 속도, 범위, 타이밍, 방향을 조절하는 뇌의 부분

수도관주위 회색질(Periaqueductal grey) 대뇌 수도관을 둘러싸는 회색질의 확산 영역

수직적 위상 차이(Vertical phase difference) 성대가 진동하는 동안 성대의 하부 및 상부의 개폐 사이에 나타나는 경미한 시간차

쉰목소리(Hoarseness) 기식성과 조조성 음질

스트레스(Stress) 심리적인 요구와 도전에 대한 감정적, 인지적, 생리적 반응의 집합; 개인의 대응 능력에 영향을 받음

시도포비어(Cidofovir) 반복적인 호흡기 우두종의 치료에서 사용되는 항바이러스 물질

시상(Thalamus) 각성 및 민첩 수준을 전담하는 피질하 구조; 감정적인 표현을 운동 활동에 통합시키는 데 연관

식도염(Esophagitis) 식도의 염증

신경이완제(Neuroleptics) 특정한 정신질환을 치료하기 위해 사용하는 약물

신장 강도(Tensile strength) 구조를 한계점까지 잡아당기는 데 요구되는 힘

신체 순응(Somatic compliance) 신경학적 문제와 정신(심리)적 문제의 동시 발생

신체형장애(Somatoform disorder) 신체적 상태, 질병, 혹은 부상 등과 같은 신체적 병인을 암시하는 증상들이 나타나는 장애; 증상을 야기하는 분명한 신체적 요인은 발견되지 않으며 그러한 상태는 심리적 갈등의 표출이라고 여겨짐

신호 대 소음비(Signal-to-noise ratio, SNR) 스펙트럼 잡음의 측정; 음성의 배음(주기적)과 비 배음(비주기적) 요소들 간의 비율을 수량화 함; dB로 측정

실성증(Aphonia) 음성의 완전한 소실

실조형 마비말장애(Ataxic dysarthria) 구어 산출과 관련된 구조들의 협응의 부족으로 나타남; 소뇌 손상에 기인하거나 감각과 운동신경 경로의 손상에 기인함

아세틸콜린(Acetylcholine) 시냅스 간격에서 신경자극의 촉진과 관련되는 흥분성 신경전달물질

안검경련(Blepharospasm) 눈 근육의 불수의적인 수축으로 인해 통제 불가능한 눈 찡그리기나 눈 깜빡임이 나타나는 것을 말함

안검하수(Ptosis) 안검이 늘어짐

안드로겐(Androgen) 남성 성 호르몬

안정 시 호기 수준(Resting expiratory level) 폐포 내압과 대기압이 동등한 호흡계의 평형 상태

에스트로겐(Estrogens) 여성 성 호르몬

역동범위(Dynamic range) 속삭이지 않고 산출할 수 있는 소리 중 가장 작은 소리에서 가장 큰 소리까지, 본인이 낼 수 있는 강도의 전체 범위

역류소견점수(Refulx finding score) 성문하부종, 가성대 폐쇄, 홍반/충혈, 성대 부종, 확장성 성대부종, 후방 성대 위축, 육아종 혹은 육아 조직, 끈적한 후두내 점액 등 LPR에서 가장 일반적으로 나타나는 증세를 후두내시경을 사용하여 평가하는 도구

역류증상지표(Reflux symptom index) 환자가 지각하는 역류 증세의 유형과 정도를 조사하는 설문지

역행성 성대운동(Paradoxical vocal fold motion) 호흡 중 흡기 국면 동안에 부적절한 성대내전으로 인해 나타나는 호흡/후두의 장애

연골성문(Cartilaginous glottis) 성대돌기에 의해 나눠진 성문의 후방 2/5 부분

연골 협착증(Cartilaginous stenosis) 연골의 선반 같은 판을 만드는 윤상연골이 두꺼워지거나 변형되어 후방 공간에 작은 구멍이 생기는 것을 말함

연수(Medulla) 뇌간의 일부

연축성 발성장애(Spasmodic dysphonia) 성대의 내전 및/혹은 외전에 관여하는 후두내근에 경련이 나타나는 것이 특징인 음성장애를 야기하는 국소적 근긴장이상

연하통(Odynophagia) 삼킬 때 동반되는 통증

연합운동(Synkinesis) 수의적인 움직임과 결합하여 일어나는 불수의적인 움직임; 손상을 입은 신경이 재생되어 잘못된 근육에 분포하게 되었을 때 생김

열성 구증(Sulcus vergeture) 성대의 안쪽 표면을 따라 생긴 직선 모양의 움푹 패인 홈 혹은 튼 것처럼 보이는 갈라짐이 나타나는 고유층 표층의 손실. 그 결과, 상피 조직과 성대 인대 사이의 조직층이 비정상적으로 얇아짐

열활성 단백질(Heat shock protein) 신체내 면역 반응을 조절하는 분자

염증(Inflammation) 손상에 대한 반응과 해로운 자극에 대한 방어기제로 혈관과 결합조직에서 일어나는 세포 및 화학 반응의 조절 과정

외늑간근(External intercostal muscles) 흉곽의 근육; 위쪽과 바깥쪽으로 흉곽을 당기도록 수축하여 흉곽을 확장시킴

외전(Abduction) 성문 개방시에 일어나는 후윤상피열근의 수축

외전형 연축성 발성장애(Abductor spasmodic dysphonia) 발성 동안에 나타나는 후두근의 불수의적인 경련이 특징인 후두의 장애

외측성 후두실낭종(External laryngocele) 갑상설골막에 돌출되어 있는 후두낭; 목의 한면이 불룩해지거나 부어오름

외측피질 척수로(Lateral corticospinal tract) 연수 수준에서 십자형으로 교차하며 척수에서 반대쪽으로 연속되는 피질척수로의 섬유 중 80%가 구성됨

용종(Polyps) 후두의 과기능, 흡연, 알레르기로 인해 성대 점막에 자라는 양성 혹. 무경형, 유경형 혹은 용종 모양 변성의 형태로 나타남

용해(Lysis) 유착의 수술적 분할

운동과잉형 마비말장애(Hyperkinetic dysarthria) 기저핵 혹은 다른 뇌 영역의 연결 부위에 나타난 손상으로 인한 마비말장애

운동완만증(Bradykinesia) 운동을 시작하거나 주행시 속도가 느려지는 상태

운동저하증(Hypokinesia) 운동 범위가 비정상적으로 감소된 운동

위식도역류질환(Gastroesophageal reflux disease, GERD) 식도로 위액이 비정상적으로 역류함으로써 나타나는 만성적인 증상 혹은 점막의 손상

위장관 운동 항진제(Prokinetics) 식도 운동성을 강화하는 약물; 위장관을 통해 음식물의 운동을 증가시킴

유두종(Papilloma) 상피층에 나타나는 사마귀 같은 양성 혹

유두종증(Papillomatosis) 수많은 유두종의 총칭

유아 무호흡증(Apena of infancy) 호흡에서 20초 안팎으로 나타나는 원인불명의 호흡 정지; 느린 심박, 자줏빛 점막과 피부, 창백하고 뚜렷한 근긴장 저하를 동반함

육아 조직(Granulation tissue) 상처가 치유되는 과정동안 형성되는 특수 조직; 근섬유아세포를 포함

육아종(Granuloma) 염증, 대량의 혈관세포와 연결조직으로 구성되는 조직 덩어리; 편평상피로 덮여 있음

윤상갑상관절(Cricothyroid joint) 윤상연골과 갑상연골의 운동을 가능하게 하는 후두의 관절; 음도를 조절함

윤상갑상근(Cricothyroid muscle) 후두의 내근; 성대의 세로로 긴장을 조절함

윤상갑상막(Cricothyroid membrane) 갑상연골과 윤상연골의 외면과 전방 면을 연결함

윤상갑상연골접근술(Cricothyroid approximation) 윤상연골과 갑상연골이 서로 가까워지게 하는 수술적 방법; 성대가 더 높은 음도를 산출하도록 길게 늘임

윤상기관막(Cricotracheal membrane) 윤상연골과 첫 번째 기관고리를 연결함

윤상기관절제술(Cricotracheal resection) 전방 윤상궁과 성문하부/기관 영역의 좁은 부분을 절개하는 수술적 방법; 남아있는 정상 기관은 갑상막에 연결됨

윤상연골(Cricoid cartilage) 후두의 연골; 첫 기관고리 상부의 바로 옆에 위치해 있음

윤상연골전방분합술(Anterior cricoid split) 윤상연골을 넓히기 위해 기관고리, 윤상연골 및 갑상연골의 아래쪽 1/3을 절개하는 수술 과정

윤상피열관절(Cricoarytenoid joint) 피열연골의 아래위로 흔들리는 운동과 미끄러지는 운동을 가능하게 하는 후두의 관절; 성대 내전과 외전을 조절함

음계 성구(Modal register) 대화구어에서 가장 자주 사용되는 주파수의 중간 범위

음도(Pitch) 기본주파수에 대응되는 지각적인 소리의 높낮이를 말함

음성 강도(Vocal intensity) dB로 측정된 음파의 강도

음성수술(Phonosurgery) 환자가 낼 수 있는 최선의 음성을 유지하거나 회복시키기 위해 시도하는 다양한 형태의 수술 방법을 총칭하는 말

음성외상(Phonotrauma) 과기능적 발성 시에 성대가 받게되는 생체역학적 압박으로 인한 성대 점막의 염증 반응

음성 정지(Voice arrest) 짧은 시간 동안 일어나는, 발성의 완전한 중단

음성 진전(Vocal tremor) 음성 주파수 혹은 강도의 리드미컬한 변동

음성 피로(Vocal fatigue) 중추 및 말초성 요인으로 인한 근육 수축력의 생리적 감소; 음성을 산출하기 위한 노력이 증가하는 것을 주관적으로 자각하게 됨

음질(Voice quality) 명료성, 용인성, 유쾌성의 측면에서 정의되는 음조

의문후핵(Nucleus retroambiguus) 혀, 인두, 연구개, 흡기근, 후두의 근육들에 분포하는 운동신경원을 수용하는 연수내 신경세포의 무리

의핵(Nucleus ambiguus) 연수내에 존재하는 신경세포의 무리로 미주신경의 운동 신경원을 수용함

이비인후과 전문의(Otolaryngologist) 귀, 코, 후두, 인두의 질환에 특화된 의사

이식(Graft) 환자의 신체내 부위에서 가져온 연골을 결함 부위에 채우는 수술 방법

이중 음성(Diplophonia) 두 개 주파수의 지각이 동시에 이루어짐

이중 협착음(Biphasic stridor) 호흡의 모든 단계에서 일어남; 성문이나 성문하부 이상과 관련됨

이차예방(Secondary prevention) 장애의 조기 탐지와 치료

이차적 진행성 다발성 경화증(Secondary progressive multiple sclerosis) 재발과 완화의 과정이 특징인 신경계 질환. 그러나 점차 재발이 지배적으로 나타나고 완화의 빈도는 줄어듦

이형성증(Dysplasia) 비정상적인 조직 발달

인돌-3-카비놀(Indole-3-carbinol) 양배추, 브로콜리, 꽃양배추와 같은 야채에서 발견되는 영양 보조제; 재발성 호흡기 유두종증의 치료에서 보조 치료제로 사용

인유두종 바이러스(Human papillomavirus) DNA바이러스; 통제불가능한 상피세포 증식으로 인해 광범위한 질환을 유발함

인터페론(Interferon) 항바이러스 및 항증식성 활동을 하는 단백질로 자연적으로 생성됨

인후두역류(Laryngopharyngeal reflux) 위산과 펩신이 인후두 영역으로 넘어옴으로 인해 생기는 후두의 염증

일차 예방(Primary prevention) 장애에 대한 개인의 민감성을 감소시키거나 특정장애에 노출되는 것을 감소시켜 장애의 시작을 예방하거나 완전히 없애는 것을 말함

일차적 진행성 다발성 경화증(Primary progressive multiple sclerosis) 점진적이지만 꾸준히 수년에 걸쳐 병의 차도 없이 기능이 소실되는 다발성 경화증의 일종

입턱근긴장이상(Oromandibular dystonia) 혀, 입, 인두 근의 경련을 야기하는 국소적 근긴장 이상

자가면역성 질환(Autoimmune diseases) 신체 내의 건강한 세포에서 나타나는 면역체계의 일탈적인 반응

자가 세포 치료법(Autologous cellular therapy) 성대 문제를 개선하기 위해 본인의 세포를 실험실에서 채취하고 성대내에 다시 주입하는 수술적 방법

잠재적 에너지(Potential energy) 운동에너지 형식으로 방출되는 저장된 에너지

장기화된 기관내삽관(Prolonged intubation) 14일 이상 기관내 삽관을 시행하는 경우를 말함

재발성 다발신경염(Relapsing polychondritis) 결합 조직의 염증이 되풀이되는 것이 특징인 질환; 특히 귀, 코, 후두, 기관의 연골과 눈, 심장판막, 신장, 혈관에 영향을 미침

재발성 호흡기 유두종증(Recurrent respiratory papillomatosis) 호흡소화관 바깥이나 안의 유두종의 확산이 특징인 질환

재발 완화형 다발성 경화증(Relapsing-remitting multiple sclerosis) 병세의 완화 기간 동안 증상이 재발하여 나타나는 것이 특징인 신경계 질환

저류 낭종(Retention cyst) 분비선의 배출관이 차단된 결과로 발생함. 낭종 내에 점액이 들어 있음

저산소증(Hypoxia) 비정상적으로 낮은 혈액내 산소 수준

적응기(Adaptation period) 아동이 신체적으로 성숙하고 언어적으로 능숙해지면서 성인과 유사한 수준의 구어를 산출할 수 있도록 호흡의 효율성이 증가하는 시기

전방 황반(Anterior macula flava) 고유층 중간층의 확대; 전연합에서 Broyle 인대로 삽입됨

전이(Metastasis) 신체의 다른 한 부분으로 병이 퍼짐

전피질 척수로(Anterior corticospinal tract) 척수에 동측으로 이어지는 피질척수로의 20%의 섬유가 분포함

전환장애(Conversion disorder) 신체형장애(somatoform disorder) 참조

점도; 점성도(Viscosity) 액체의 흐름 저항을 설명하는 용어

점막파동(Mucosal wave) 진동의 한 주기 동안 서로 접근하고 떨어지는 성대의 파도 같은 운동

점막 협착(Membranous stenosis) 섬유성 결합조직의 증가, 근육선의 과형성증, 혹은 육아 조직의 형성으로 인해 연골 내부의 부드러운 점막 조직이 단단해짐

점액종 물질(Myxomatous material) 결합 조직에서 시작되는 양성 신생물

정맥류(Varix) 성대 표면의 정맥이 현저하게 팽창된 것

정서적 무관심(La belle indifference) 일부 전환장애 환자의 경우 나타나는 증상에 대한 무관심

조대술(Marsupialzation) 낭종 안의 분비물이 빠져나갈 수 있도록 낭종을 절개한 후 약간만 봉합하여 영구적인 구멍을 만드는 수술 방법

조조성(Harshness) 과도한 성문 내전으로 인한 낮은 음도와 거친 음성

종단적 위상 차이(Longitudinal phase difference) 진동 동안에 성대의 전방과 후방의 개방과 폐쇄 사이에 나타나는 약간의 시간 지체

주입 확대술(Injection augmentation) 성대를 확대하고 성문 접촉을 최대로 하는 데 사용되는 수술적 방법

주파수변동률(Jitter) 성대진동 시 매 주기마다 나타나는 주파수 변이로 백분율이나 밀리세컨으로 측정됨

주파수변이(Frequency variability) 연결구어나 단일 모음에서 나타나는 기본주파수의 변화; 기본주파수의 표준편차 혹은 주파수 시그마로 측정됨

줄기(Petiole) 후두개의 좁은 끝

중증 근무력증(Myasthenia gravis) 이완형 마비말장애를 야기하는 신경장애; 극도로 짧은 시간 동안 반복적으로 계속해서 문제가 있는 기관의 운동성이 약해지는 운동이 특징

중추성 피로(Central fatigue) 근 손상을 피하기 위한 보호전략으로 중추 신경계의 작용에 의해 근육에서 신경 자극의 감소

지연성 이상운동증(Tardive dyskinesia) 어떤 약물의 부작용으로 발생하는 비정상적인 움직임

진동 성구(Pulse register) 기본주파수의 가장 낮은 범위; 성대 프라이, 발성 프라이, 삐걱거리는 소리로 불림

진성대(True vocal folds) 복잡한 다섯 가지 층으로 이루어진 근막성 구조; 후두의 하부 밸브를 형성

진폭(Amplitude) dB SLP로 측정됨. 지각적으로 강도(loudness)와 관련이 있다.

진폭변동률(Shimmer) dB 혹은 백분율로 측정되는 성대 진폭의 주기 간 변화

진행성 재발성 다발성 경화증(Progressive-relaping multiple sclerosis) 빨리 재발되는 것과 함께 시작 이후로 꾸준히 나빠지는 것이 특징인 다발성 경화증을 일컫는 용어

천명(Stridor) 흡기 및 호기 시 소음 섞이는 현상. 호흡 중에 발생되어 들리는 소리로, 기도 폐색의 가능성을 시사함

청색증(Cyanosis) 피부가 파란색으로 바뀌거나 산소의 부족으로 인하여 자줏빛을 띠게 되는 상태

청지각적 평가(Auditory-perceptual evaluation) 화자나 청자에 의한 음성의 주관적인 판단; 개인의 경험에 의해 영향을 받으며, 정상 음성이 어떤 소리가 되어야 한다는 예상치에 따라 영향을 받고, 문화적 요인, 지리적인 위치, 연령, 청자와 화자의 성에 따라서도 영향을 받음

최대 발성 주파수 범위(Maximum phonational frequency range) 가성을 포함하여 한 개인이 산출할 수 있는 가장 낮은 음에서 가장 높은 음에 대한 전체 범위; 헤르츠나 옥타브로 측정함

추체로(Pyramidal tract) 피질척수로와 피질연수로로 구성되어 있음

출혈성 용종(Hemorrhagic polyps) 혈관 변화가 특징인 용종

측면 갑상연골 절개술(Lateral thyrotomy) 갑상연골을 수직으로 나누는 수술적 방법

측윤상설골 인대(Lateral thyrohyoid ligaments) 갑상설골막의 두꺼운 외측 가장자리

측윤상피열근(Lateral cricoarytenoid muscle) 한쌍의 후두내근; 성대를 내전함

치밀층(Lamina densa) 콜라겐 섬유로 구성된 기저막 영역의 층

칼슘 화합물(Calcium hydroxylapatite) 인산염과 칼슘의 혼합체로 성대내 주입술에 사용됨

콜라겐(Collagen) 연결 조직의 주된 구성요소를 형성하는 섬유 단백질

콜린에스테라아제 억제제(Cholinesterase inhibitor) 시냅스전 뉴런이 너무 빨리 도착함으로써 아세틸콜린이 재흡수되는 것을 막는 물질

크루프(Croup) 아주 어린 아동에게 영향을 미치는 바이러스 감염; 급성 후두기관염으로 알려져 있음

탄력소(Elastin) 높은 유연성의 섬유 담백질

탄성막(Elastic membrane) 광범위한 후두의 내부막; 후두의 내부 전체 구조물을 이어줌

탄성원추(Conus elasticus) 후두의 후방을 받치는 탄력성 막의 후방 부분; 한 쌍의 삼각형의 막으로 구성됨

탈장(Hernia) 정상 조직에서 구조물의 일부가 돌출되는 현상

태아세포 이식술(Fetal cell transplanation) 기저핵으로 직접 태아세포를 심음으로써 도파민의 산출을 증가시키는 수술 방법

통각과민증(Hyperalgesia) 고통의 민감도가 증가함

통합 파킨슨병 평가척도(Unified Parkinson Disease Rating Scale) 인지, 성격, 일상생활 능력, 운동 등의 면에서 파킨슨병과 관계된 문제들을 종합적으로 범주화하는 포괄적 분류 체계

투명층(Lamina lucida) 콜라겐 섬유로 구성된 기저막 영역의 층

파동색소 레이저(Pulsed dye laser) 혈관을 녹이는 혈관용해 레이저

파이브로넥틴(Fibronectin) 세포외기질에 위치한 세포간 단백질; 상처로 섬유아세포의 이동을 촉진함

파킨슨병(Parkinson's disease) 도파민이 감소되어 생기는 중추신경계 질환

파킨슨병의 호엔과 야르 척도(Hoehn and Yahr Staging of Parkinson's disease) 파킨슨병의 단계를 5단계로 나누는 체계

평균 강도(Average intensity) 발화에서 측정된 발성 강도

폐활량(Vital capacity) 사람이 자발적으로 들이마시고 내쉴 수 있는 공기의 최대량

풍선 확장술(Balloon dilation) 끝에 고무 풍선을 부드러운 튜브관을 통해 넣어 좁은 공간을 확장시키는 데 사용하는 기법

프로테오글리칸(Proteoglycans) 단백질보다 탄수화물이 더 함유되어 있는 분자

프로톤 펌프 억제제(Proton pump inhibitors) 위에서 산을 분비하는 세포를 억제하는 약제

피열연골(Arytenoid cartilage) 사각판의 상부에 위치해 있는 한 쌍의 연골

피열연골내전술(Arytenoid adduction) 문제가 생긴 쪽 피열연골의 근육돌기를 후두의 다른 쪽에 봉합하는 수술 과정

피열연골절제술(Arytenoidectomy) 기도를 넓히기 위해 피열연골의 전체나 일부를 재배치하기 위한 수술적 방법

피열후두개근(Aryepiglottic muscle) 사피열근의 연장; 수축하면 아래쪽과 뒤쪽으로 후두개를 당겨 후두 입구를 덮게 됨

피열후두개주름(Aryepiglottic folds) 조직과 근육을 연결하는 다발; 후두개의 상부와 측면 경계로부터 각 피열연골의 끝으로 이어지는 주름

피지(Sebum) 피지선에서 분비된 기름기 있는 물질

피질연수로(Corticobulbar pathway) 피질핵로라고도 불림; 운동피질에서 기시하여 연수내의 5, 7, 10, 12번 뇌신경의 운동핵과 직접적으로 연결되는 신경로

피질척수로(Corticospinal pathway) 운동피질 및 두정엽 피질에서 기시하여 척수 안의 운동신경세포와 직접적으로 연결되는 신경로; 섬유의 80%가 연수에서 교차됨

하위운동 신경원(Lower motor neuron) 신경 종말과 근육 섬유 사이의 근신경 접합부와 척수 신경 및 뇌신경을 포함함

항경련성 약품(Antospasmodic drug) 근경련을 완화시키는 데 사용되는 약품

항콜린에스테라아제(Anticholinesterase) 아세틸콜린의 분해를 막는 물질

헌팅톤병(Hunting's disease) 헌팅틴(huntingtin)이라고 불리는 4번 염색체의 이상으로 인해 나타나는 진행성 유전적 신경학적 질환

헤르츠(Hertz) 1초당 나타나는 주기의 빈도수

혈장분리교환술(Plasmaphoresis) 혈장 교환; 중증 근무력증이 심한 경우 사용됨

혈철소(Hemosiderin) 노란색 혹은 갈색 단백질

혈철소침착증(Hemosiderosis) 혈철소의 축적물

협착(Stenosis) 구멍의 좁아짐 혹은 수축

호기 수준(End-expiratory level) 편안한 호기의 종말점

호기 협착음(Expiratory stridor) 기도 하부의 폐쇄와 관련되어 호기시 나타나는 협착음

호산구(Eosinophils) 면역체계의 구성요소인 백혈구의 일종

호흡곤란(Dyspnea) 호흡에서 주관적으로 인식되는 불편감; 짧은 호흡

호흡근 신전수용체(Pulmonary stretch receptors) 기도의 평활근 긴장 정도를 감지하고 미주신경을 통해 연수의 호흡신경망을 방출함

혼합성 후두실낭종(Combination laryngocele) 후두낭의 가장 흔한 형태; 내측성과 외측성의 두 가지 형태를 가진다.

홍반(Erythema) 염증으로 인한 조직의 발적

확장술(Dilation) 빈 구조의 속 공간이나 구멍을 확장하는 방법

확장증(Ectasia) 혈관의 팽창 혹은 확장

환기(Ventilation) 폐로 들어온 산소와 폐에서 나가는 이산화탄소의 교환을 위해 기도와 폐 안팎으로 공기를 이동시키는 과정

후두(Larynx) 내적으로 연결된 연골, 막, 인대, 근육으로 형성된 복잡한 구조

후두개(Epiglottis) 후두의 쌍을 이루지 않는 탄력성 연골

후두개계곡(Vallecula) 후두개와 혀 사이의 공간

후두개고정술(Epiglottopexy) 후두개가 안쪽으로 말려들어 오지 못하도록 하기 위해 실시하는 수술적 고정술

후두기관 재건술(Laryngotracheal reconstruction) 연골의 다양한 부분을 이식이나 스텐트 삽입을 하는 일 없이 절제(절단 혹은 적출)와 같은 다양한 기법을 포함하는 일군의 수술적 절차

후두낭(Laryngocele) 가성대 내에서 소낭이 위로 확장 혹은 탈장된 것을 말함

후두낭종(Laryngeal cyst) 액체 혹은 반고체 물질로 채워진 입구가 막힌 주머니

후두내근(Intrinsic laryngeal muscles) 후두내에 부착된 모든 근

후두 소낭(Laryngeal saccule) 성대를 촉촉하게 유지하고 윤활 성분을 유지하기 위한 액체를 분비하는 선을 포함하는 후두실의 일부

후두실(Laryngeal ventricle) 가성대와 진성대로 나뉘어짐

후두연화증(Laryngomalacia) 생리학적으로 부드럽고 유연한 성문상부 연골들이 특징인 선천적인 후두장애

후두염(Laryngitis) 후두의 염증에 대한 포괄적 용어

후두외근(Extrinsic laryngeal muscles) 한 부분은 후두 혹은 설골에 부착되어 있고 다른 한 부분은 후두 밖의 구조물에 부착되어 있는 근육

후두절개술(Laryngofissure) 전연합에서 성대를 분리하는 수술적 분할

후두절제술(Laryngectomy) 후두의 부분적 혹은 완전한 제거

후두 폐색증(Laryngeal atresia) 성대의 완전한 융합

후두 횡격막(Laryngeal web) 성문 협착증으로도 불림; 성대 사이에 비정상적인 조직형성이 나타난 상태;선천적이거나 후천적임

후윤상피열근(Posterior crocoarytenoid muscle) 한 쌍의 후두 내근; 성대를 외전함

후천성 성문하 협착(Acquired subglottic stenosis) 감염, 외상, 혹은 다른 원인에 의한 윤상 영역의 협착

흉강(Thoracic cavity) 흉골, 늑골, 척추에 의해 둘러싸인 영역

흉막액(Pleural fluid) 흉막강 안의 액체. 폐와 흉곽 간의 밀착을 위해 항상 일정한 음입을 유지함

흉선 절제술(Thymectomy) 흉선의 수술적인 제거

흉선종(Thymoma) 갑상선에 생긴 종양

흉터(Scar) 상처 치유 과정의 최종 결과로, 콜라겐이 증가하고 탄력 섬유는 감소 및 파괴되며, 다른 조직 내 단백질 비율이 변화하는 것이 특징임

흉터재형성(Scar remodeling) 세포외기질 요소들이 계속해서 침전되고 재조직되어 이루어지는 상처 치유 과정

흑질(Substantia nigra) 도파민을 생성하는 피질하 구조

흡입법(Insufflation) 음성 산출에서 식도 안으로 공기를 넣는 것

히알루론산(Hyaluronic acid) 수분을 끌어들여 겔 같은 물질을 만들어내는 세포간 단백질. 연결조직에서 찾을 수 있다

참고문헌

R. T. (2007). Effects of medications on the voice. *Otolaryngologic Clinics of North America, 40,* 1081–1090.

Abitbol, J., Abitbol, P., & Abitbol, B. (1999). Sex hormones and the female voice. *Journal of Voice, 13,* 424–446.

Abrahams, J. J., & Caceres, C. (1998). Mandibular erosion from Silastic implants: Evaluation with a dental CT software program. *American Journal of Neuroradiology, 19,* 519–522.

Ackermann, H., & Hertrich, I. (2000). The contribution of the cerebellum to speech processing. *Journal of Neurolinguistics, 13,* 95–116.

Acton, L. (2004). Heat and moisture exchange: Laryngectomy, issues and answers. Available from SpeechPathology.com, www.speechpathology.com/articles/article_detail.asp?article_id=224

Adler, R. K. (2006). Vocal misuse and vocal hygiene. In R. K. Adler, S. Hirsch, & M. Mordaunt (Eds.), *Voice and communication therapy for the transgender/transsexual client: A comprehensive clinical guide* (pp. 127–138). San Diego, CA: Plural Publishing.

Adler, R. K., & Van Borsel, J. (2006). Female-to-male considerations. In R. K. Adler, S. Hirsch, & M. Mordaunt (Eds.), *Voice and communication therapy for the transgender/transsexual client: A comprehensive clinical guide* (pp. 139–167). San Diego, CA: Plural Publishing.

Agada, F. O., Bell, J., & Knight, L. (2006). Subglottic cysts in children: A 10-year review. *International Journal of Pediatric Otorhinolaryngology, 70,* 1485–1488.

Agarwal, J. P., Baccher, G. K., Waghmare, C. M., Mallick, I., Ghosh-Laskar, S., Budrukkar, A., Pai, P., Chaturvedi, P., . . Dinshaw, K. A. (2009). Factors affecting the quality of voice in the early glottic cancer treated with radiotherapy. *Radiotherapy and Oncology, 90,* 177–182.

Agarwal, M., Scherer, R. C., & Hollien, H. (2003). The false vocal folds: Shape and size in frontal view during phonation based on laminagraphic tracings. *Journal of Voice, 17,* 97–113.

Agrawal, N., Black, M., & Morrison, G. (2007). Ten-year review of laryngotracheal reconstruction for paediatric airway stenosis. *International Journal of Pediatric Otorhinolaryngology, 71,* 699–703.

Aguiar-Ricz, L., Dantas, R. O., Ricz, H., Gielow, I., Mamede, R. C. M., & Perdona, G. C. (2007). Behavior of the cricopharyngeal segment during esophageal phonation in laryngectomized patients. *Journal of Voice, 21,* 248–256.

Ahmad, S. M., & Soliman, A. M. S. (2008). Airway obstruction: A rare complication of benign vocal fold polyps. *Annals of Otology, Rhinology, & Laryngology, 117,* 106–109.

Ahn, S.-H., Sung, M.-W., & Kim, K. H. (2004). Factors associated with staged reconstruction and successful stoma closure in tracheal resection and end-to-end anastomosis. *Archives of Otolaryngology—Head and Neck Surgery, 130,* 57–62.

Alexander, R. A., & Fried, M. P. (2007). Surgical therapy for recurrent respiratory papillomatosis. *Ear, Nose and Throat Journal, 86,* 68–71.

Ali, S. O., Thomassen, M., Schulz, G. M., Hosey, L. A., Varga, M., Ludlow, C. L., & Braun, A. R. (2006).

Alterations in CNS activity induced by botulinum toxin treatment in spasmodic dysphonia: An $H_2{}^{15}O$ PET study. *Journal of Speech, Language and Hearing Research, 49,* 1127–1146.

Allan, P. F., Abouchahine, S., Harvis, L., & Morris, M. J. (2006). Progressive vocal cord dysfunction subsequent to a chlorine gas exposure. *Journal of Voice, 20,* 291–296.

Allen, K. D. (2007, June 22). EMG biofeedback treatment of dysphonias and related voice disorders. The Free Library. (2007). Retrieved April 4, 2010 from www.thefreelibrary.com/EMG biofeedback treatment of dysphonias and related voice disorders. -a0170157272

Allison, R. (2010). Aligning bodies with minds: The case for medical and surgical treatment of gender dysphoria. *Journal of Gay and Lesbian Mental Health, 14,* 139–144.

Alpert, M., Pouget, E. R., & Silva, R. R. (2001). Reflections of depression in acoustic measures of the patient's speech. *Journal of Affective Disorders, 66,* 59–69.

Altenberg, E. P., & Ferrand, C. T. (2006). Fundamental frequency in monolingual English, bilingual English/Russian, and bilingual English/Cantonese young adult women. *Journal of Voice, 20,* 89–96.

Altenberg, E. P., & Ferrand, C. T. (2006). Perception of individuals with voice disorders by monolingual English, bilingual Cantonese-English, and bilingual Russian-English women. *Journal of Speech, Language, and Hearing Research, 49,* 879–887.

Altieri, A., Garavello, W., Bosetti, C., Gallus, S., & La Vecchia, C. (2005). Alcohol consumption and risk of laryngeal cancer. *Oral Oncology, 41,* 956–965.

Altman, K. W., Atkinson, C., & Lazarus, C. (2005). Current and emerging concepts in muscle tension dysphonia: A 30-month review. *Journal of Voice, 19,* 261–267.

Altman, K. W., Simpson, C. B., Amin, M. R., Abaza, M., Balkissoon, R., & Casiano, R. R. (2002). Cough and paradoxical vocal fold motion. *Otolaryngology—Head and Neck Surgery, 127,* 501–511.

Alvarez-Neri, H., Penchyna-Grub, J., Porras-Hernandez, J. D., Blanco-Rodriguez, G., Gonzalez, R., & Rutter, M. J. (2005). Primary cricotracheal resection with thyrotracheal anastomosis for the treatment of severe subglottic stenosis in children and adolescents. *Annals of Otology, Rhinology, & Laryngology, 114,* 2–6.

American Cancer Society. (2009). *Cancer facts and figures—2009.* Atlanta, GA: Author.

American Joint Committee on Cancer. (2002). *AJCC cancer staging handbook* (6th ed.). New York: Springer.

American Psychiatric Association (1994). *Diagnostic and statistical manual of mental disorders* (4th ed.). American Psychiatric Association, Washington DC.

American Speech-Language-Hearing Association. (1988). *Prevention of communication disorders* [Position Statement]. Available from www.asha.org/policy

American Speech-Language-Hearing Association. (1991). *Prevention of communication disorders tutorial* [Relevant Paper]. Available from www.asha.org/policy

American Speech-Language-Hearing Association. (2004). *Knowledge and skills needed by speech-language pathologists and audiologists to provide culturally and linguistically appropriate services* [Knowledge and Skills]. Available from www.asha.org/policy

American Speech-Language-Hearing Association. (2004). *Knowledge and skills for speech-language pathologists with respect to vocal tract visualization and imaging* [Knowledge and Skills]. Available from www.asha.org/policy

American Speech-Language-Hearing Association. (2004). *Preferred practice patterns for the profession of speech-language pathology* [Preferred Practice Patterns]. Available from www.asha.org/policy

American Speech-Language-Hearing Association. (2004). *Roles and responsibilities of speech-language pathologists with respect to evaluation and treatment for tracheoesophageal puncture and prosthesis* [Position Statement]. Available from www.asha.org/policy

American Speech-Language-Hearing Association. (2004). *Vocal tract visualization and imaging: Position statement* [Position Statement]. Available from www.asha.org/policy

American Speech-Language-Hearing Association. (2005). *Evidence-based practice in communication disorders* [Position Statement]. Available from www.asha.org/policy

American Speech-Language-Hearing Association. (2005a). *The role of the speech-language pathologist, the teacher of singing, and the speaking voice trainer in voice habilitation* [Technical Report]. Available from www.asha.org/policy

American Speech-Language-Hearing Association. (2005b). *The use of voice therapy in the treatment of dysphonia* [Technical Report]. Available from www.asha.org/policy

American Thoracic Society. (1999). Dyspnea. Mechanisms, assessment, and management: a consensus statement. *American Journal of Respiratory Critical Care Medicine, 159,* 321–340.

Amir, O., Ashkenazi, O., Leibovitzh, T., Michael, O., Tavor, Y., & Wolf, M. (2006). Applying the Voice Handicap Index (VHI) to dysphonic and non-dysphonic Hebrew speakers. *Journal of Voice, 20,* 318–324.

Amir, O., Biron-Shental, T., Tzenker, O., & Barer, T. (2005). Different oral contraceptives and voice quality—an observational study. *Contraception, 71,* 348–352.

Amir, O., Dukas, M., & Shnaps-Baum, R. (2005). The effect of a 'voice course' on the voices of people with and without pathologies: Preliminary observations. *Logopedics, Phoniatrics, Vocology, 30,* 63–71.

Anderson, T. D., & Sataloff, R. T. (2004). Complications of collagen injection of the vocal fold: Report of several unusual cases and review of the literature. *Journal of Voice, 18,* 392–397.

Andersson, K., & Schalen, L. (1998). Etiology and treatment of psychogenic voice disorder: Results of a follow-up study of thirty patients. *Journal of Voice, 12,* 96–106.

Andrade, D. F., Heuer, R., Hockstein, N. E., Castro, E., Spiegel, J. R., & Sataloff, R. T (1999). The frequency of hard glottal attacks in patients with muscle tension dysphonia, unilateral benign masses and bilateral benign masses. *Journal of Voice, 14,* 240–246.

Andrews, B. T., Van Daele, D. J., Karnell, M. P., McCulloch, T. M., Graham, S. M., & Hoffman, H. T. (2008). Evaluation of open approach and injection laryngoplasty in revision thyroplasty procedures. *Otolaryngology—Head and Neck Surgery, 138,* 226–232.

Andrews, M. L. (1995). Manual of voice treatment: Pediatrics through geriatrics. San Diego, CA: Singular Publishing Group.

Andrews, M. L., & Schmidt, C. P. (1995). Congruence in personality between clinician and client: Relationship to ratings of voice treatment. *Journal of Voice, 9,* 261–269.

Andrews, S., Warner, J., & Stewart, R. (1986). EMG biofeedback and relaxation in the treatment of hyperfunctional dysphonia. *International Journal of Language & Communication Disorders, 21,* 353–369.

Andrianopoulos, M. V., Darrow, K. N., & Chen, J. (2001a). Multimodal standardization of voice among four multicultural populations: Fundamental frequency and spectral characteristics. *Journal of Voice, 15,* 194–219.

Andrianopoulos, M. V., Darrow, K. N., & Chen, J. (2001b). Multimodal standardization of voice among four multicultural populations: Formant structures. *Journal of Voice, 15,* 61–77.

Andrianopoulos, M. V., Gallivan, G. J., & Gallivan, K. H. (2000). PVCM, PVCD, EPL, and irritable larynx syndrome: What are we talking about and how do we treat it? *Journal of Voice, 14,* 607–618.

Angsuwarangsee, T., & Morrison, M. (2002). Extrinsic laryngeal muscular tension in patients with voice disorders. *Journal of Voice, 16,* 333–343.

Argiris, A., Karamouzis, M., Raben, D., & Ferris, R. (2009). Head and neck cancer. *The Lancet, 371,* 1695–1709.

Arsura, E. L., Brunner, N. G., & Grob, D. (1988). Effects of repeated doses of intravenous immunoglobulin in myasthenia gravis. *The American Journal of Medical Sciences, 295.*

Ashraf, V. V., Taly, A. B., Veerendrakumar, M., & Rao, S. (2006). Myasthenia gravis in children: A longitudinal study. *Acta Neurologica Scandinavia, 114,* 119–123.

Aubry, K., Leboulanger, N., Harris, R., Gentry, E., Denoyelle, F., & Garabedian, E-N. (2010). Laser arytenoidectomy in the management of bilateral vocal cord paralysis in children. *International Journal of Pediatric Otorhinolaryngology, 74,* 451–455.

Aviv, J. E., Martin, J. H., Kim, T., Sacco, R. L., Thomson, J. E., Diamond, B., & Close, L. G. (1999). Laryngopharyngeal sensory discrimination testing and the laryngeal adductor reflex. *Annals of Otology, Rhinology, & Laryngology, 108,* 725–730.

Awan, S. N. (2001). *The voice diagnostic protocol: A practical guide to the diagnosis of voice disorders.* Gaithersburg, MD: Aspen.

Awan, S. N., & Mueller, P. B. (1996). Speaking fundamental frequency characteristics of White, African-American, and Hispanic kindergartners. *Journal of Speech and Hearing Research, 39,* 573–577.

Awan, S. N., & Roy, N. (2005). Acoustic prediction of voice type in women with functional dysphonia. *Journal of Voice, 19,* 268–282.

Axon, P. R., Hartley, C., & Rothera, M. P. (1995). Endoscopic balloon dilatation of subglottic stenosis. *The Journal of Laryngology & Otology, 109,* 876–879.

Azadarmaki, R., Mirza, N., & Soliman, A. M. S. (2010). Unilateral true vocal fold synkinesis presenting with airway obstruction. *Annals of Otology, Rhinology, & Laryngology, 118,* 587–591.

Aziz, L., & Ejnell, H. (2003). Obstructive sleep apnea caused by bilateral vocal fold paralysis. *Ear, Nose, & Throat Journal, 82,* 326–327.

Bach, K. K., Belafsky, P. C., Wasylik, K., Postma, G. N., & Koufman, J. A. (2005). Validity and reliability of the Glottal Function Index. *Archives of Otolaryngology—Head and Neck Surgery, 131,* 961–964.

Baeck, H. E., & de Souza, M. N. (2007). Longitudinal study of the fundamental frequency of hunger cries along the first 6 months of healthy babies. *Journal of Voice, 21,* 551–559.

Bailey, C. M., Clary, R. A., Pengilly, A., & Albert, D. M. (1995). Voice quality following laryngotracheal reconstruction. *International Journal of Pediatric Otorhinolaryngology, 32* (Suppl.), 593–595.

Bailey, E. F., & Hoit, J. D. (2002). Speaking and breathing in high respiratory drive. *Journal of Speech, Language, and Hearing Research, 45,* 89–99.

Bajaj, Y., Sethi, N., Shayah, A., Harris, A.T., Henshaw, P., Coatesworth, A. P., & Nicolaides, A. R. (2009). Vocal fold paralysis: Role of bilateral transverse cordotomy. *The Journal of Laryngology & Otology, 122,* 1348–1351.

Baken, R. J. (1992). Electroglottography. *Journal of Voice, 6,* 98–110.

Baken, R. J. (2005). The aged voice: A new hypothesis. *Journal of Voice, 19,* 317–325.

Baken, R. J. (2005). An overview of laryngeal function for voice production. In R. T. Sataloff (Ed.), *Voice science* (pp. 147–165). San Diego, CA: Plural Publishing.

Baker, J. (1998). Psychogenic dysphonia: Peeling back the layers. *Journal of Voice, 12,* 527–535.

Baker, J. (2003). Psychogenic voice disorders and traumatic stress experience: A discussion paper with two case reports. *Journal of Voice, 17,* 308–318.

Baker, K., Ramig, L., Luschei, E., & Smith, M. (1998). Thyroarytenoid muscle activity associated with hypophonia in Parkinson disease and aging. *Neurology, 51,* 1592–1598.

Baker, K. K., Ramig, L. O., Sapir, S., Luschei, E. S., & Smith, M. E. (2001). Control of vocal loudness in young and old adults. *Journal of Speech, Language, Hearing Research, 44,* 297–305.

Baker, S., Kelchner, L., Weinrich, B., Lee, L., Willging, P., Cotton, R., & Zur, K. (2006). Pediatric laryngotracheal stenosis and airway reconstruction: A review of voice outcomes, assessment, and treatment issues. *Journal of Voice, 20,* 631–641.

Bakthavachalam, S., & McClay, J. E. (2008). Endoscopic management of subglottic stenosis. *Otolaryngology—Head and Neck Surgery, 139,* 551–559.

Balter, M. S., Adams, S. C., & Chapman, K. R. (2001). Inhaled Beclomethasone Dipropionate improves acoustic measures of voice in patients with asthma. *Chest, 120,* 1829–1834.

Bandi, V., Munnur, U., & Braman, S. S. (2002). Airway problems in patients with rheumatologic disorders. *Critical Care Clinics, 18,* 749–765.

Barkmeier, J. M., Case, J. L., & Ludlow, C. L. (2001). Identification of symptoms for spasmodic dysphonia and vocal tremor: A comparison of expert and nonexpert judges. *Journal of Communication Disorders, 34,* 21–37.

Barrichelo-Lindstrom, V., & Behlau, M. (2009). Resonant voice in acting students: Perceptual and acoustic correlates of the trained Y-Buzz by Lessac. *Journal of Voice, 23,* 603–609.

Bass, H. (1973). The flow volume loop: Normal standards and abnormalities in chronic obstructive pulmonary disease. *Chest, 63,* 171–176.

Bassiouny, S. (1998). Efficacy of the accent method of voice therapy. *Folia Phoniatrica et Logopedica, 50,* 146–164.

Baylor, C. R., Yorkston, K. M., Eadie, T. L., & Maronian, N. C. (2007). The psychosocial consequences of Botox injections for spasmodic dysphonia: A qualitative study of patients' experiences. *Journal of Voice, 21,* 231–247.

Baylor, C. R., Yorkston, K. M., Eadie, T. L., Strand, E. A., & Duffy, J. (2006). A systematic review of outcome measurement in unilateral vocal fold paralysis. *Journal of Medical Speech-Language Pathology, 14,* xxvii–lvii.

Behrman, A. (2005). Common practices of voice therapists in the evaluation of patients. *Journal of Voice, 19,* 454–469.

Behrman, A. (2006). Facilitating behavioral change in voice therapy: The relevance of motivational interviewing. *American Journal of Speech-Language Pathology, 15,* 215–225.

Behrman, A., Dahl, L. D., Abramson, A. L., & Schutte, H. K. (2003). Anterior-posterior and medial compression of the supraglottic: Signs of nonorganic dysphonia or normal postures? *Journal of Voice, 17,* 403–410.

Behrman, A., Rutledge, J., Hembree, A., & Sheridon, S. (2008). Vocal hygiene education, voice production therapy, and the role of patient adherence:

A treatment effectiveness study in women with phonotrauma. *Journal of Speech, Language, and Hearing Research, 51,* 350–366.

Behrman, A., & Sulica, L. (2003). Voice rest after microlaryngoscopy: Current opinion and practice. *The Laryngoscope, 113,* 2182–2186.

Belafsky, P. C., Postma, G. M., Amin, M. R., & Koufman, J. A. (2002). Symptoms and findings of laryngopharyngeal reflux. *Ear Nose Throat Journal, 81* (Suppl. 2), 10–13.

Belafsky, P. C., Postma, G. N., Reulbach, T. R., & Holland, B. W. (2002). Muscle tension dysphonia as a sign of underlying glottal insufficiency. *Otolaryngology—Head and Neck Surgery, 127,* 448–451.

Belafsky, P. C., Postma, G. N., & Koufman, J. A. (2001). The validity and reliability of the Reflux Finding Score (RFS). *The Laryngoscope, 111,* 1313–1317.

Belafsky, P. C., Postma, G. N., Reulbach, T. R., & Holland, B. W. (2002). Muscle tension dysphonia as a sign of underlying glottal insufficiency. *Otolaryngology—Head and Neck Surgery, 127,* 448–451.

Bellandese, M. H. (2009). Fundamental frequency and gender identification in standard esophageal and tracheoesophageal speakers. *Journal of Communication Disorders, 42,* 89–99.

Bellandese, M. H., Lerman, J. W., & Gilbert, H. R. (2001). An acoustic analysis of excellent female esophageal, tracheoesophageal, and laryngeal speakers. *Journal of Speech, Language, and Hearing Research, 44,* 1315–1320.

Bennett, S. (1983). A 3-year longitudinal study of school-aged children's F0s. *Journal of Speech and Hearing Research, 26,* 137–142.

Benninger, M. S. (2000). Microdissection or microspot CO_2 laser for limited vocal fold benign lesions: A prospective randomized trail. *Laryngoscope, 110,* 1. doi:10.1097/00005537-200002009-00001

Benninger, M. S., Alessi, D., Archer, S., Bastian, R., Ford, C., Koufman, J., . . . Spiegel, J. R. (1996). Vocal fold scarring: Current concepts and management. *Otolaryngology—Head and Neck Surgery, 115,* 474–482.

Benson, B. E., Baredes, S., Schwartz, R. A., & Kumar, M. (2006). Stridor. http://emedicine.medscape.com/article/995267-diagnosis

Berardelli, A., Rothwell, J. C., Hallett, M., Thompson, P. D., Manfredi, M., & Marsden, C. D. (1998). The pathophysiology of primary dystonia. *Brain, 121,* 1195–1212.

Bergamini, G., Alicandri-Ciufelli, M., Molteni, G., Villari, D., Luppi, M. P., Genovese, E., & Presutti, L. (2010). Therapy of unilateral vocal fold paralysis with polydimethylsiloxane injection laryngoplasty: Our experience. *Journal of Voice, 24,* 119–125.

Berjawi, G., Uthman, I., Mahfoud, L., Husseini, S. Y., Nassar, J., Kotobi, A., & Hamdan, A.-L. H. (2009). Cricoarytenoid joint abnormalities in patients with rheumatoid arthritis. *Journal of Voice.*

Berliti, S., Omidi, M., & Wenig, B. (2005). Chronic laryngitis, infectious or allergic. www.emedicine.com/ent/topic354.htm

Bernaldez, R., Garcia-Pallares, M., Morera, E., Lassaletta, L., Del Palacio, A., & Gavilan, J. (2003). Oncologic and functional results of near-total laryngectomy. *Otolaryngology—Head and Neck Surgery, 128,* 700–705.

Bernstein Ratner, N. (2006). Evidence-based practice: An examination of its ramifications for the practice of speech-language pathology. *Language, Speech, and Hearing Services in Schools, 37,* 257–267.

Berry, D. A., Montequin, D. W., Chan, R. W., Titze, I. R., & Hoffman, H. T. (2003). An investigation of cricoarytenoid joint mechanics using simulated muscle forces. *Journal of Voice, 17,* 47–62.

Bertino, G., Bellomo, A., Ferrero, F. E., & Ferlito, A. (2001). Acoustic analysis of voice quality with or without false vocal fold displacement after cordectomy. *Journal of Voice, 15,* 131–140.

Bestall, J. C., Paul, E. A., Garrod, R., Garnham, R., Jones, P. W., & Wedzicha, J. A. (1999). Usefulness of the Medical Research Council (MRC) dyspnoea scale as a measure of disability in patients with chronic obstructive pulmonary disease. *Thorax, 54,* 581–586.

Bhalla, R. K., Watson, G., Taylor, W., Jones, A. S., & Roland, N. J. (2008). Acoustic analysis in asthmatics and the influence of inhaled corticosteroid therapy. doi:10.1016/j.jvoice.11.001

Bhuta, T., Patrick, L., & Garnett, J. D. (2004). Perceptual evaluation of voice quality and its correlation with acoustic measurements. *Journal of Voice, 18,* 299–304.

Biary, N., Pimental, P. A., & Langenberg, P. W. (1988). A double-blind trial of clonazepam in the treatment of parkinsonian dysarthria. *Neurology, 38,* 255–258.

Bielamowicz, S., Stager, S. V., Badillo, A., & Godlewski, A. (2002). Unilateral versus bilateral injections of botulinim toxin in patients with

adductor spasmodic dysphonia. *Journal of Voice, 16,* 117–123.
Bielecki, I., Mniszek, J., & Cofala, M. (2009). Intralesional injection of cidofovir for recurrent respiratory papillomatosis in children. *International Journal of Pediatric Otorhinolaryngology, 73,* 681–684.
Bien, S., Okla, S., van As-Brooks, C. J., & Ackerstaff, A. H. (2010). The effect of a heat and moisture exchanger (Provox HME) on pulmonary protection after total laryngectomy: A randomized controlled study. *European Archives of Otorhinolaryngology, 267,* 429–435.
Biever, D. M., & Bless, D. M. (1989). Vibratory characteristics of the vocal folds in young adult and geriatric women. *Journal of Voice, 3,* 120–131.
Billante, C. R., Clary, J., Sullivan, C., & Netterville, J. L. (2002). Voice outcome following thyroplasty in patients with longstanding vocal fold immobility. *Auris Nasus Larynx, 29,* 341–345.
Birkent, H., Maronian, N., Waugh, P., Merati, A. L., Perkel, D., & Hillel, A. D. (2009). Dosage changes in patients with long-term botulinum toxin use for laryngeal dystonia. *Otolaryngology—Head and Neck Surgery, 140,* 43–47.
Bisetti, M. S., Segala, F., Zappia, F., Albera, R., Ottaviani, F., & Schindler, A. (2009). Non-invasive assessment of benign vocal folds lesions in children by means of ultrasonography. *International Journal of Pediatric Otorhinolaryngology, 73,* 1160–1162.
Bitar, M., Baz, R., Fuleihan, N., & Muallem, M. (2007). Can zinc be an adjuvant therapy for juvenile onset recurrent respiratory papillomatosis? *International Journal of Pediatric Otorhinolaryngology, 71,* 1163–1173.
Blager, F. B. (2006). Vocal cord dysfunction. *Perspectives on Voice and Voice Disorders, 16,* 7–10.
Blalock, P. D. (1992). Breath support. *The Visible Voice, 1,* 6–7.
Blaugrund, S. M., Isshiki, N., & Taira, T. (1992). Phonosur-gery. In A. Blitzer, M. E. Brin, C. T. Sasaki, S. Fahn, & K. S. Harris (Eds.), *Neurologic disorders of the larynx.* New York: Thieme Medical.
Bliss-Moreau, E., Owren, M. J., & Barrett, L. F. (2010). I like the sound of your voice: Affective learning about vocal signals. *Journal of Experimental Social Psychology, 46,* 557–563.
Blitzer, A. (2010). Spasmodic dysphonia and botulinum toxin: Experience from the largest treatment series. *European Journal of Neurology, 17* (Suppl. 1), 28–30.
Blitzer, A., Brin, M. F., & Stewart, C. F. (1998). Botulinum toxin management of spasmodic dysphonia: A 12-year experience in more than 900 patients. *Laryngoscope, 108,* 1435–1441.
Block, B. B., & Brodsky, L. (2007). Hoarseness in children: The role of laryngopharyngeal reflux. *International Journal of Pediatric Otorhinolaryngology, 71,* 1361–1369.
Blomgren, M., Chen, Y., Ng, M. L., & Gilbert, H. R. (1998). Acoustic, aerodynamic, physiologic, and perceptual properties of modal and vocal fry registers. *Journal of the Acoustical Society of America, 103,* 2649–2658.
Blood, G. W. (1993). Development and assessment of a scale addressing communication needs of patients with laryngectomees. *American Journal of Speech-Language Pathology, 2,* 82–90.
Bluestone, C. D. (2005). Humans are born too soon: Impact on pediatric otolaryngology. *International Journal of Pediatric Otorhinolaryngology, 69,* 1–8.
Blumin, J. H., & Berke, G. S. (2002). Bilateral vocal fold paresis and multiple system atrophy. *Archives of Otolaryngology—Head and Neck Surgery, 128,* 1404–1407.
Blumin, J. H., Keppel, K. L., Braun, N. M., Kerschner, J. E., & Merati, A. L. (2008). The impact of gender and age on voice related quality of life in children: Normative data. *International Journal of Pediatric Otorhinolaryngology, 72,* 229–234.
Blumin, J. H., & Merati, A. L. (2008). Laryngeal reinnervation with nerve-nerve anastomosis versus laryngeal framework surgery alone: A comparison of safety. *Otolaryngology—Head and Neck Surgery, 138,* 217–220.
Blumin, J. H., Poolinsky, D. E., & Atkins, J. P. (2004). Laryngeal findings in advanced Parkinson's disease. *Annals of Otology, Rhinology, & Laryngology, 113,* 253–258.
Boers, J., Klop, E. M., Hulshoff, A. C., de Weerd, H., & Holstege, G. (2007). Direct projections from the nucleus retroambiguus to cricothyroid motoneurons in the cat. *Neuroscience Letters, 319,* 5–8. Retrieved from http://keur.eldoc.ub.rug.nl/wetenschappers/1/17537/
Bohnenkamp, T. A., Stowell, T., Hesse, J., & Wright, S. (2010). Speech breathing in speakers who use an electrolarynx. *Journal of Communication Disorders, 43,* 199–211.
Boliek, C. A., Hixon, T. J., Watson, P. J., & Jones, P. B. (2009). Refinement of speech breathing in healthy

4- to 6-year-old children. *Journal of Speech, Language, and Hearing Research, 52,* 990–1007.

Boliek, C., Hixon, T., Watson, P., & Morgan, W. (1996). Vocalization and breathing during the first years of life. *Journal of Voice, 10,* 1–22.

Boliek, C., Hixon, T., Watson, P., & Morgan, W. (1997). Vocalization and breathing during the second and third years of life. *Journal of Voice, 11,* 373–390.

Bonelli, R. M., Wenning, G. K., & Kapfhammer, H. P. (2004). Huntington's disease: Present treatments and future therapeutic modalities. *International Clinical Psychopharmacology, 19,* 51–62.

Bonner, J. A., Harari, P. M., Giralt, J., Azarnia, N., Shin, D. M., Cohen, R. B., . . . Ang, K. K. (2006). Radiotherapy plus cetuximab for squamous-cell carcinoma of the head and neck. *The New England Journal of Medicine, 354,* 567–578.

Boone, D. R. (1974). Dismissal criteria in voice therapy. *Journal of Speech and Hearing Disorders, 39,* 133–139.

Boone, D. R., & McFarlane, S. C. (1993). A critical view of the yawn-sigh as a voice therapy technique. *Journal of Voice, 7,* 75–80.

Borg, G. A. (1982). Psychophysical bases of perceived exertion. *Medicine and Science in Sports and Exercise, 14,* 377–381.

Boscolo-Rizzo, P., Zanetti, F., Carpene, S., & Da Mosto, M. C. (2008). Long-term results with tracheoesophageal voice prosthesis: Primary versus secondary TEP. *European Archives of Otorhinolaryngology, 265,* 73–77.

Bosely, M. E., Cunningham, M. J., Volk, M. S., & Hartnick, C. J. (2006). Validation of the Pediatric Voice-Related Quality of Life Survey. *Archives of Otolaryngology—Head and Neck Surgery, 132,* 717–720.

Boshoff, P. (1945). The anatomy of the South African Negro larynges. *South African Journal of Medical Sciences, 10,* 35–50.

Bosley, B., Rosen, C. A., Simpson, C. B., McMullin, B.T., Gartner-Schmidt, J. L. (2005). Medial arytenoidectomy versus transverse cordotomy as a treatment for bilateral vocal fold paralysis. *Annals of Otology, Rhinology, & Laryngology, 114,* 922–926.

Boucher, V. J. (2008). Acoustic correlates of fatigue in laryngeal muscles: Findings for a criterion-based prevention of acquired voice pathologies. *Journal of Speech, Language, and Hearing Research, 51,* 1161–1170.

Boucher, V. J., & Ayad, T. (2010). Physiological attributes of vocal fatigue and their acoustic effects: A synthesis of findings for a criterion-based prevention of acquired voice disorders. *Journal of Voice, 24,* 324–336.

Boutsen, F., Cannito, M. P., Taylor, M., & Bender, B. (2002). Botox treatment in adductor spasmodic dysphonia: A meta-analysis. *Journal of Speech, Language, and Hearing Research, 45,* 469–481.

Bovo, R., Galceran, M., Petrucelli, J., & Hatzopoulos, S. (2007). Vocal problems among teachers: Evaluation of a preventive voice program. *Journal of Voice, 21,* 705–722.

Braden, M. N., Johns III, M. M., Klein, A. M., Delgaudio, J. M., Gilman, M., & Hapner, E. R. (2010). Assessing the effectiveness of botulinum toxin injections for adductor spasmodic dysphonia: Clinician and patient perception. *Journal of Voice, 24,* 242–249.

Branco, A., Behlau, M., & Rehder, M. I. (2005). The neonate cry after cesarean section and vaginal delivery during the first minutes of life. *International Journal of Pediatric Otorhinolaryngology, 69,* 681–689.

Branco, A., Fekete, S. M. W., Rugolo, L. M. S. S., & Rehder, M. I. (2007). The newborn pain cry: Descriptive acoustic spectrographic analysis. *International Journal of Pediatric Otorhinolaryngology, 71,* 539–546.

Brandon, C. A., Rosen, C., Georgelis, G., Horton, M. J., Mooney, M. P., & Sciote, J. J. (2003). Staining of human thyroarytenoid muscle with myosin antibodies reveals some unique extrafusal fibers, but no muscle spindles. *Journal of Voice, 17,* 245–254.

Branski, R. C., Cukier-Blaj, S., Pusic, A., Cano, S. J., Klassen, A., Mener, D., . . . Kraus, D. H. (2009). Measuring quality of life in dysphonic patients: A systematic review of content development in patient-reported outcome measures. *Journal of Voice,* doi:10.1016/j.jvoice.2008.05.006

Branski, R. C., Murry, T., & Rosen, C. A. (2005). Voice therapy. Available from www.emedicine.com/ent/topic683.htm

Branski, R., & Sivasankar, M. (2006). An update on voice research in the United States. *The ASHA Leader, 11,* 10–11.

Branski, R. C., Verdolini, K., Sandulache, V., Rosen, C. A., & Hebda, P. A. (2006). Vocal fold wound healing: A review for clinicians. *Journal of Voice, 20,* 432–442.

Breatnach, E., Abbott, G. C., & Fraser, R. G. (1984). Dimensions of the normal human trachea. *American Journal of Roentgenology, 142,* 903–906.

Breiss, B. (1957). Voice therapy. Part I. Identification of specific laryngeal muscle dysfunction by voice testing. *Archives of Otolaryngology, 66,* 375–382.

Breiss, B. (1959). Voice therapy. Part II. Essential treatment phases of specific laryngeal muscle dysfunction. *Archives of Otolaryngology, 69,* 61–69.

Brigger, M. T., & Hartnick, C. J. (2009). Laryngotracheal reconstruction. *Operative Techniques in Otolaryngology, 20,* 229–235.

Bristol, L. A., & Rothstein, J. D. (1996). Glutamate transporter gene expression in amyotrophic lateral sclerosis motor cortex. *Annals of Neurology, 39,* 676–679.

Brondbo, K., & Benninger, M. S. (2004). Laser resection of T1a glottic carcinomas: Results and postoperative voice quality. *Acta Otolaryngologica, 124,* 976–979.

Brooks, B. R., Miller, E. G., & Swash, M. (2000). El Escorial revisited: Revised criteria for the diagnosis and amyotrophic lateral sclerosis. *Amyotrophic Lateral Sclerosis and Other Motor Neuron Disorders, 5,* 293–299.

Brown, D. H., Hilgers, F. J. M., Irish, J. C., & Balm, A. J. M. (2003). Postlaryngectomy voice rehabilitation: State of the art at the millennium. *World Journal of Surgery, 27,* 824–831.

Brown, M., Perry, A., Cheesman, A. D., & Pring, T. (2000). Pitch change in male-to-female transsexuals: Has phonosurgery a role to play? *International Journal of Language and Communication Disorders, 35,* 129–136.

Brown, W. S. Jr., Morris, R. J., & Michel, J. F. (1989). Vocal jitter in young adult and aged female voices. *Journal of Voice, 3,* 113–119.

Brown, W. S. Jr., Morris, R. J., & Murry, T. (1996). Comfortable effort level revisited. *Journal of Voice, 10,* 299–305.

Brown, M. L., & Rounsley, C. A. (1996). *True selves: Understanding transsexualism.* San Francisco: Jossey Bass Publishers.

Brown, S., Ngan, E., & Liotti, M. (2007). A larynx area in the human motor cortex. *Cerebral Cortex,* doi:10.1093/cercor/bhm131 Downloaded from http://cercor.oxfordjournals.org on May 8, 2010.

Buckmire, R. A. (2006). Arytenoid fixation. www.emedicine.com/ent/topic609.htm

Buckmire, R. A., Bryson, P. C., & Patel, M. R. (2010). Type I Gore-Tex laryngoplasty for glottic incompetence in mobile vocal folds. *Journal of Voice,* doi:10.1016/j.jvoice.2009.12.003

Buddiga, P. (2010). Vocal cord dysfunction: Differential diagnosis and workup. Available from http://emedicine.medscape.com/article/137782-diagnosis

Burns, J. A., Har-El, G., Shapshay, S., Maune, S., & Zeitels, S. M. (2009). Endoscopic laser resection of laryngeal cancer: Is it oncologically safe? Position Statement from the American Broncho-Esophagological Association. *Annals of Otology, Rhinology, & Laryngology, 118,* 399–404.

Cady, J. (2002). Laryngectomy: Beyond loss of voice—Caring for the patient as a whole. *Clinical Journal of Oncology Nursing, 6,* 1–5.

Camphina-Bacote, J. (1993). Cultural competence in psychiatric-mental health nursing: A conceptual model. In J. Campinha-Bacote (Ed.), *Readings in transcultural health care* (4th ed., pp. 147–165). Wyoming, OH: Transcultural C.A.R.E. Associates.

Cannito, M. P., & Woodson, G. E. (2000). The spasmodic dysphonias. In R. D. Kent & M. J. Ball (Eds.), *Voice quality measurement.* San Diego, CA: Singular Publishing Group.

Cantu, E., Ryan, W. J., Tansey, S., & Johnson, C. S., Jr. (1998). Tracheoesophageal speech: Predictors of success and social validity ratings. *American Journal of Otolaryngology, 19,* 12–17.

Caputo-Rosen, D., & Sataloff, R. T. (1998). Psychological aspects of voice disorders. In R. T. Sataloff (Ed.), *Vocal Health and Pedagogy* (pp. 243–255). San Diego, CA: Singular Publishing Group, Inc.

Carding, P., Carison, E., Epstein, R., Mathieson, L., & Shewell, C. (2000). Formal perceptual evaluation of voice quality in the United Kingdom. *Logopedics Phoniatrics Vocology, 25,* 133–138.

Carding, P. N., Horsley, I. A., & Docherty, G. J. (1998). The effectiveness of voice therapy for patients with non-organic dysphonia. *Clinical Otolaryngology, 23,* 310–318.

Carew, L., Dacakis, G., & Oates, J. (2007). The effectiveness of oral resonance therapy on the perception of femininity of voice in male-to-female transsexuals. *Journal of Voice, 21,* 591–603.

Carleton, R. N., Peluso, D. L., Collimore, K. C., & Asmundson, G. J. G. (2011). Social anxiety and posttraumatic stress symptoms: The impact of distressing social events. *Journal of Anxiety Disorders, 25,* 49–57.

Carney, I. K., Gibson, P. G., Murree-Allen, K., Saltos, N., Olson, L. G., & Hensley, M. J. (1997). A systematic evaluation of mechanisms in chronic cough. *American Journal of Respiratory Critical Care Medicine, 156,* 211–216.

Carr, M. M., Schmidbauer, J. A., Majaess, L., & Smith, R. L. (2000). Communication after laryngectomy: An assessment of quality of life. *Otolaryngolog—Head and Neck Surgery, 122,* 39–43.

Carrau, R. L., Khidr, A., Crawley, J. A., Hillson, E. M., Davis, J. K., & Pashos, C. L. (2004). The impact of laryngopharyngeal reflux on patient-reported quality of life. *The Laryngoscope, 114,* 670–674.

Carrau, R. L., Khidr, A., Gold, K. F., Crawley, J. A., Hillson, E. M., Koufman, J. A., & Pashos, C. L. (2005). Validation of a Quality-of-Life instrument for laryngopharyngeal reflux. *Archives of Otolaryngology—Head and Neck Surgery, 131,* 315–320.

Carroll, T. L., & Rosen, C. A. (2010). Trial vocal fold injection. *Journal of Voice,* 24, 494–498.

Case, J. L. (2002). *Clinical management of voice disorders* (4th ed.). Austin, TX: Pro-Ed.

Casiano, R. R., Ruiz, P. J., & Goldstein, W. (2010). Histopathologic changes in the aging human cricoarytenoid joint. *Laryngoscope, 104,* 533–538.

Casper, M. A., Raphael, L. J., Harris, K. S., & Geibel, J. M. (2007). Speech prosody in cerebellar ataxia. *International Journal of Language and Communication Disorders, 42,* 407–426.

Catten, M., Gray, S. D., Hammond, T. H., Zhou, R., & Hammond, E. (1998). Analysis of cellular location and concentration in vocal fold lamina propria. *Otolaryngology—Head and Neck Surgery, 118,* 663–667.

Chang, A., & Karnell, M. P. (2004). Perceived phonatory effort and phonation threshold pressure across a prolonged voice loading task: A study of vocal fatigue. *Journal of Voice, 18,* 454–466.

Chang, C.-H., Lee, K.-W., & Kuo, W.-R. (2004). Dysphonia as the initial symptom of myasthenia gravis. *Journal of Otolaryngology, 33,* 57–59.

Chang, C. Y., Chabot, P., & Walz, C. M. (2009). A survey of current practices of physicians who treat adductor spasmodic dysphonia in the U.S. *ENT: Ear, Nose & Throat Journal, 88,* E. 18.

Chang, Y., Brewer, N. T., Rinas, A. C., Schmitt, K., & Smith, J. S. (2009). Evaluating the impact of human papillomavirus vaccines. *Vaccine, 27,* 4355–4362.

Chatham, M., Bleecker, E. R., Norman, P., Smith, P. L., & Mason, P. (1982). A screening test for airways reactivity: An abbreviated methacholine inhalation challenge. *Chest, 82,* 15–18.

Chawla, S., & Carney, A. S. (2009). Organ preservation surgery for laryngeal cancer. *Head and Neck Oncology,* doi:10.1186/1758-3284-1-12

Cheang, H. S., & Pell, M. D. (2007). An acoustic investigation of Parkinsonian speech in linguistic and emotional contexts. *Journal of Neurolinguistics, 20,* 221–241.

Chen, A., & Garrett, C. G. (2005). Otolaryngologic presentations of amyotrophic lateral sclerosis. *Otolaryngology—Head and Neck Surgery, 132,* 500–504.

Chen, J.-J. (2007). Laryngeal lesions in patients with chronic cough and normal chest radiographs and auscultation. *Tzu Chi Medical Journal, 19,* 145–151.

Chen, S. H., Chiang, S.-C., Chung, Y.-M., Hsiao, L.-C., & Hsiao, T.-Y. (2010). Risk factors and effects of voice problems for teachers. *Journal of Voice, 24,* 183–192.

Chen, S. H., Hsiao, T.-Y., Hsiao, L.-C., Chung, Y.-M., & Chiang, S.-C. (2007). Outcome of resonant voice therapy for female teachers with voice disorders: Perceptual, physiological, acoustic, aerodynamic, and functional measurements. *Journal of Voice, 21,* 415–425.

Chen, Y., Kimelman, M. D. Z., & Micco, K. (2009). Investigation of habitual pitch during free play activities for preschool-aged children. *International Journal of Pediatric Otorhinolaryngology, 73,* 73–80.

Cheng, A. T. L., & Beckenham, E. J. (2009). Congenital anterior glottic webs with subglottic stenosis: Surgery using perichondrial keels. *International Journal of Pediatric Otorhinolaryngology, 73,* 945–949.

Chernobelsky, S. (2002). The use of electroglottography in the treatment of deaf adolescents with puberphonia. *Logopedics, Phoniatrics, Vocology, 27,* 63–65.

Cheung, Y. L., Molassiotas, A., & Chang, A. M. (2003). The effect of progressive muscle relaxation training on anxiety and quality of life after stoma surgery in colorectal cancer patients. *Psycho-Oncology, 12,* 254–266.

Chhetri, D. K., Head, C., Revazova, E., Hart, S., Bhuta, S., & Berke, G. S. (2004). Lamina propria replacement therapy with cultured autologous fibroblasts for vocal fold scars. *Otolaryngology—Head and Neck Surgery, 131,* 864–870.

Chhetri, D. K., Merati, A. L., Blumin, J. H., Sulica, L., Damrose, E. J., & Tsai, V. W. (2008). Reliability of the perceptual evaluation of adductor spasmodic dysphonia. *Annals of Otology, Rhinology, & Laryngology, 117,* 159–165.

Chiang, W. C., Goh, A., Tang, J. P. L., & Chay, O. M. (2008). Paradoxical vocal cord dysfunction: When a wheeze is not asthma. *Singapore Medical Journal, 49,* e110–e112.

Chitose, S., Umeno, H., & Nakashima, T. (2009). Endoscopic surgical treatment of posterior glottic

stenosis. *Journal of Laryngology and Otology, 31* (Suppl.), 68–71.
Chone, C. T., Gripp, F. M., Spina, A. L., & Crespo, A. N. (2005). Primary versus secondary tracheoesophageal puncture for speech rehabilitation in total laryngectomy: Long-term results with indwelling voice prosthesis. *Otolaryngology—Head and Neck Surgery, 133,* 89–93.
Chone, C. T., Seixas, V. O., Paes, L. A., Gripp, F. M., Teixeira, C., Andreollo, N. A., . . . Crespo, A. N. (2008). Use of computerized manometry for the detection of pharyngoesophageal spasm in tracheoesophageal speech. *Otolaryngology—Head and Neck Surgery, 139,* 449–452.
Christopher, K. L., & Morris, M. J. (2010). Vocal cord dysfunction, paradoxic vocal fold motion, or laryngomalacia? Our understanding requires an interdisciplinary approach. *Otolaryngology Clinics of North America, 43,* 43–66.
Chun, J. Y., Kim, Y. H., Choi, E. C., Byeon, H. K., Jung, J., & Kim, S.-H. (2010). The oncologic safety and functional preservation of supraglottic partial laryngectomy. *American Journal of Otolaryngology, 31,* 246–251.
Chung, B. J., Akst, L. M., & Koltai, P. J. (2006). 3.5 year follow-up of intralesional cydofovir protocol for pediatric recurrent respiratory papillomatosis. *International Journal of Pediatric Otorhinolaryngology, 70,* 1911–1917.
Chung, J. H., Tae, K., Lee, Y. S., Jeong, J., Cho, S. H., Kim, K. R., . . . Han, D. S. (2009). The significance of laryngopharyngeal reflux in benign vocal mucosal lesions. *Otolaryngology—Head and Neck Surgery, 141,* 369–373.
Chung, K. F. (2006). Measurement of cough. *Respiratory Physiology and Neurobiology, 152,* 329–339.
Chung, K. F., & Pavord, I. D. (2008). Prevalence, pathogenesis, and causes of chronic cough. *Lancet, 371,* 1364–1374.
Clary, R. A., Pengilly, A., Bailey, M., Jones, N., Albert, D., Comins, J., et al. (1996). Analysis of voice outcomes in pediatric patients following surgical procedures for laryngotracheal stenosis. *Archives of Otolaryngology—Head and Neck Surgery, 122,* 1189–1194.
Cohen, S. M., & Garrett, C. G. (2007). Utility of voice therapy in the management of vocal fold polyps and cysts. *Otolaryngology—Head and Neck Surgery, 136,* 742–746.
Cohen, S. M., Garrett, C. G., Dupont, W. D., Ossoff, R. H., & Courey, M. S. (2006). Voice-related quality of life in T1 glottic cancer: Irradiation versus endoscopic excision. *Annals of Otology, Rhinology, & Laryngology, 115,* 581–586.
Cohen, S. M., Garrett, C. G., Netterville, J. L., & Courey, M. S. (2006). Laryngoscopy in bilateral vocal fold immobility: Can you make a diagnosis? *Annals of Otology, Rhinology, & Laryngology, 115,* 439–443.
Cohen-Kettenis, P. T., & Pfafflin, F. (2010). The DSM diagnostic criteria for gender identity disorders in adolescents and adults. *Archives of Sexual Behavior, 39,* 499–513.
Cohn, J. R., Sataloff, R. T., & Branton, C. (2001). Response of asthma-related voice dysfunction to allergen immunotherapy: A case report of confirmation by methacholine challenge. *Journal of Voice, 15,* 558–560.
Colton, R. H., Casper, J. K., & Leonard, R. (2006). *Understanding voice problems: A physiological perspective for diagnosis and treatment* (3rd ed.). Philadelphia, PA: Lippincott Williams & Wilkins.
Comar, M., Fabris, A., Vatta, S., Pelos, G., Zocconi, E., & Campello, C. (2006). HPV genotyping and HLA II analysis in a pedigree study of pediatric RRP: Preliminary results. *International Journal of Pediatric Otorhinolaryngology, 70,* 1935–1939.
Comins, R. (1992). Voice forum: Voice in the curriculum. *Voice, 1,* 67–73.
Connaghan, K. P., Moore, C. A., & Higashakawa, M. (2004). Respiratory kinematics during vocalization and nonspeech respiration in children from 9 to 48 months. *Journal of Speech, Language, and Hearing Research, 47,* 70–84.
Connelly, A., Clement, W. A., & Kubba, H. (2009). Management of dysphonia in children. *Journal of Laryngology and Otology, 123,* 642–647.
Connor, N. P., Cohen, S. B., Theis, S. M., Thibeault, S. L., Heatley, D., & Bless, D. M. (2008). Attitudes of children with dysphonia. *Journal of Voice, 22,* 197–209.
Connor, N. P., Palazzi-Churas, K. L. P., Cohen, S. B., Leverson, G. E., & Bless, D. M. (2007). Symptoms of extraesophageal reflux in a community-dwelling sample. *Journal of Voice, 21,* 189–202.
Constantinescu, G. A., Theodoros, D. G., Russell, T. G., Ward, E. C., Wilson, S. J., & Wootton, R. (2010). Home-based speech treatment for Parkinson's disease delivered remotely: A case report. *Journal of Telemedicine and Telecare, 16,* 100–104.
Cooksey, J. M. (2000). Voice transformation in male adolescents. In L. Thurman & G. Welch (Eds.),

Body mind and voice—Foundations of voice education (pp. 718–738). Iowa City, IA: The Voice Care Network.

Coppens, P. (2007). Speech therapy for patients with myasthenia gravis. Available from www.speech-pathology .com/askexpert/display_question.asp?question_id=251

Cornwell, P. L., Murdoch, B. E., Ward, E. C., & Kellie, S. (2003). Perceptual evaluation of motor speech following treatment for childhood cerebellar tumour. *Clinical Linguistics and Phonetics, 17,* 597–615.

Corrao, W. M., Braman, S. S., & Irwin, R. S. (1979). Chronic cough as the sole presenting manifestation of bronchial asthma. *New England Journal of Medicine, 300,* 633–637.

Costa, D. J., & Stith, J. A. (2009). Posterior glottic web in a 6-year-old boy. *Ear, Nose, & Throat Journal, 88,* 1154–1156.

Craig, S., & Derkay, C. S. (2001). Recurrent respiratory papillomatosis. *The Laryngoscope, 111,* 57–69.

Dacakis, G. (2000). Long-term maintenance of fundamental frequency increases in male-to-female transsexuals. *Journal of Voice, 14,* 549–556.

Dacakis, G. (2006). Assessment and goals. In R. K. Adler, S. Hirsch, & M. Mordaunt (Eds.), *Voice and communication therapy for the transgender/transsexual client* (pp. 101–126). San Diego, CA: Plural Publishing.

Dagli, M., Acar, A., Stone, R. E. Jr., Dursun, G., & Eryilmaz, A. (2008). Mutational falsetto: Intervention outcomes in 45 patients. *Journal of Laryngology and Otology, 122,* 277–281.

Dailey, S. H., & Ford, C. N. (2006). Surgical management of sulcus vocalis and vocal fold scarring. *Otolaryngologic Clinics of North America, 39,* 23–42.

D'Alatri, L., Paludetti, G., Contarino, M. F., Galla, S., Marchese, M. R., & Bentivoglio, A. R. (2008). Effects of bilateral subthalamic nucleus stimulation and medication on Parkinsonian speech impairment. *Journal of Voice, 22,* 365–372.

Damrose, E. J. (2008). On the development of idiopathic subglottic stenosis. *Medical Hypotheses, 71,* 122–135.

Damrose, E. J. (2008). Quantifying the impact of androgen therapy on the female larynx. *Auris Nasus Larynx,* doi:10.1016/j.anl.2008.03.002

Damrose, J. F., Goldman, S. N., Groessl, E. J., & Orloff, L. A. (2004). The impact of long-term botulinum toxin injections on symptom severity in patients with spasmodic dysphonia. *Journal of Voice, 18,* 415–422.

Damste, H., Hollien, H., Moore, G. P., & Murry, T. (1968). An X-ray study of vocal fold length. *Folia Phoniatrica, 20,* 349–359.

Daneshi, A., Mohammadi, S., & Hassannia, F. (2009). Delayed laryngotracheal reconstruction with titanium plate: Report of 10 cases. *Journal of Voice.* doi:10.1016/ j.voice.2009.06.002

Daniilidou, P., Carding, P., Wilson, J., Drinnan, M., & Deary, V. (2007). Cognitive behavioral therapy for functional dysphonia: A pilot study. *Annals of Otology, Rhinology, & Laryngology, 116,* 717–722.

Darley, F. L., Aronson, A. E., & Brown, J. R. (1969). Clusters of deviant speech dimensions in the dysarthrias. *Journal of Speech and Hearing Research, 12,* 462–496.

Davenport, P. W. (2008). Urge-to-cough: What can it teach us about cough? *Lung, 186* (Suppl. 1), S107–111.

Davis, R. K., Hadley, K., & Smith, M. E. (2004). Endoscopic vertical partial laryngectomy. *Laryngoscope, 114,* 236–240.

Davis, P. J., Zhang, S. P., & Bandler, R. (1996). Midbrain and medullary regulation of respiration and vocalization. *Progress in Brain Research, 107,* 315–325.

Deal, L. V., & Oyer, H. J. (1991). Ratings of vocal pleasantness and the aging process. *Folia Phoniatrica (Basel), 43,* 44–48.

De Alarcon, A., Brehm, S. B., Kelchner, L. K., Meinzen-Derr, J., Middendorf, J., & Weinrich, B. (2009). Comparison of Pediatric Voice Handicap Index scores with perceptual voice analysis in patients following airway reconstruction. *Annals of Otology, Rhinology, & Laryngology, 118,* 581–586.

Deary, I. J., Wilson, J. A., Carding, P. N., & Mackenzie, K. (2003). The dysphonic voice heard by me, you and it: Differential associations with personality and psychological distress. *Clinical Otolaryngology, 28,* 374–378.

Debnath, I., Rich, J. T., & Paniello, R. C. (2008). Intrinsic laryngeal muscle reinnervation using the muscle-nerve-muscle technique. *Annals of Otology, Rhinology, & Laryngology, 117,* 382–388.

De Bodt, M. S., Ketelslagers, K., Peeters, T., Wuyts, F. L., Mertens, F., Pattyn, J., . . . Van de Heyning, P. (2007). Evolution of vocal fold nodules from childhood to adolescence. *Journal of Voice, 21,* 151–156.

Debruyne, F., & Decoster, W. (1999). Acoustic differences between sustained vowels perceived as young or old. *Logopedics, Phoniatrics, Vocology, 24,* 1–5.

Debruyne, F., De Jong, F., & Oosterlinck, K. (1995). Changes in fundamental frequency and spectrum of the voice after cricothyroid approximation. *Scandinavian Journal of Logopedics and Phoniatrics, 20,* 103–106.

Dedivitis, R. A., Queija, D. S., Barros, A. P. B., Pfuetzenreiter, E. G., Felippu, A., Salvia, V. F., . . . Nishimoto, S. N. (2008). The impact of the glottic configuration after frontolateral laryngectomy on the perceptual voice analysis: A preliminary study. *Journal of Voice, 22,* 760–764.

Dedivitis, R. A., Pfuetzenreiter, E. G., Castro, M. A. F., & Curioni, O. A. (2011). Structures constituting the sound course after the treatment of early glottic cancer. *Journal of Voice, 25,* 47–51.

Deem, J. F., & Miller, L. (2000). *Manual of voice therapy* (2nd ed.). Austin, TX: Pro-Ed.

De Jong, F. I. C. R. S., & Norbart, T. C. J. (1996). Cricothyroid approximation for the raise of vocal pitch in androphonia. In O. Kleinsasser, H. Glanz, J. Oloffsson (Eds.). *Advances in laryngology in Europe.* Proceedings of the 1st Scientific Conference of the European Laryngological Society, Marburg, Germany.

DeLeo LeBorgne, W. (2007). Clinical applications and use of the voice range profile. *Perspectives on Voice and Voice Disorders, 17,* 18–24.

DeLeo LeBorgne, W., & Weinrich, B. D. (2002). Phonetogram changes for trained singers over a nine-month period of vocal training. *Journal of Voice, 16,* 37–43.

De Letter, M., Santens, P., Estercam, I., Van Maele, G., De Bodt, M., Boon, P., & Van Borsel, J. (2007). Levadopa-induced modifications of prosody and comprehensibility in advanced Parkinson's disease as perceived by professional listeners. *Clinical Linguistics and Phonetics, 21,* 783–791.

De Letter, M., Santens, P., & van Borsel, J. (2005). The effects of levadopa on word intelligibility in Parkinson's disease. *Journal of Communication Disorders, 38,* 187–196.

DelGaudio, J. M. (2002). Steroid inhaler laryngitis: Dysphonia caused by inhaled fluticasone therapy. *Archives of Otolaryngology—Head and Neck Surgery, 128,* 677–681.

Deliyski, D. D. (2007). Clinical feasibility of high-speed videoendoscopy. *Perspectives on Voice and Voice Disorders, 17*(1), 12–16.

Deliyski, D. D., Evans, M. K., & Shaw, H. S. (2005). Influence of data acquisition environment on accuracy of acoustic voice quality measurements. *Journal of Voice, 19,* 176–186.

De Medeiros, A. M., Barreto, S. M., & Assuncao, A. A. (2007). Voice disorders (dysphonia) in public school female teachers working in Belo Horizonte: Prevalence and associated factors. *Journal of Voice 22*(6), 676–687.

De Menezes, L. N., & Vicente, L. C. C. (2007). Vocal aging of institutionalized elderly people. *Revista CEFAC, 9,* 90–98.

Demmink-Geertman, L., & Dejonckere, P. H. (2002). Nonorganic habitual dysphonia and autonomic dysfunction. *Journal of Voice, 16,* 549–559.

Denny, D. (2004). Changing models of transsexualism. In U. Leli & J. Drescher (Eds.), *Transgender subjectives: A clinician's guide* (pp. 25–40). Binghamton, NY: Haworth.

de Paula, A. A. D., de Carvalho, E. C., & dos Santos, C. B. (2002). The use of the "Progressive Muscle Relaxation" technique for pain relief in gynecology and obstetrics. *Revista Latino-Americana de Enfermagem, 10,* doi:10.1590/S0104-11692002000500005

De Peuter, S., Van Diest, I., Lemaigre, V., Verleden, G., Demedts, M., & Van den Bergh, O. (2004). Dyspnea: The role of psychological processes. *Clinical Psychology Review, 24,* 557–581.

De Pinto, O., & Hollien, H. (1982). Speaking fundamental frequency characteristics of Australian women: Then and now. *Journal of Phonetics, 10,* 367–375.

Depondt, J., & Gehanno, P. (1995). Laryngectomized patients' education and follow-up. *Patient Education and Counseling, 26,* 33–36.

Derkay, C. S. (1995). Task force on recurrent respiratory papillomatosis. *Archives of Otolaryngology Head and Neck Surgery, 121,* 1386–1391.

Derkay, C. S. (2005). Cydofovir for recurrent respiratory papillomatosis (RRP): A re-assessment of risks. Editorial, *International Journal of Pediatric Otorhinolaryngology, 69,* 1465–1467.

Derkay, C. S., & Darrow, D. H. (2006). Recurrent respiratory papillomatosis. *Annals of Otology, Rhinology & Laryngology, 115,* 1–11.

Derkay, C. S., Hester, R. P., Burke, B., Carron, J., & Lawson, L. (2004). Analysis of a staging assessment system for prediction of surgical interval in recurrent respiratory papillomatosis. *International Journal of Pediatric Otorhinolaryngology, 68,* 1493–1498.

Derkay, C. S., Smith, R. J. H., McClay, J., van Burik, J.-A. H., Wiatrak, B. J., Arnold, J., . . . Neefe, J. R. (2005). HspE7 treatment of pediatric recurrent respiratory papillomatosis: Final results of an open-label trial. *Annals of Otology, Rhinology & Laryngology, 114,* 730–737.

Deschler, D. G. (2005). Surgical reconstruction following total laryngectomy with extended or total pharyngectomy. In P. C. Doyle & R. L. Keith (Eds.), *Contemporary considerations in the treatment and rehabilitation of head and neck cancer: Voice, speech, and swallowing* (pp. 237–260). Austin, TX: Pro-Ed.

De Stefani, E., Correa, P., Oreggia, F., Leiva, J., Rivero, S., Fernandez, G., . . . Fontham, E. (1987). Risk factors for laryngeal cancer. *Cancer, 60,* 3087–3091.

Dettmar, P. W., Strugala, V., Fathi, H., Dettmar, H. J., Wright, C., & Morice, A. H. (2009). The online cough clinic—Developing guideline-based diagnosis and advice. *European Respiratory Journal, 34,* 819–824.

Devaney, K. O., Rinaldo, A., & Ferlito, A. (2005). Vocal process granuloma of the larynx—recognition, differential diagnosis and treatment. *Oral Oncology, 41,* 666–669.

Devesa, P. M., Ghufoor, K., & Lloyd, S. (2002). Endoscopic CO_2 laser management of laryngocele. *Laryngoscope, 112,* 1426–1430.

D'haeseleer, E., Depypere, H., Claeys, S., Van Borsel, J., & Van Lierde, K. (2009). The menopause and the female larynx, clinical aspects and therapeutic options: A literature review. *Maturitas, 64,* 27–32.

D'haeseleer, E., Depypere, H., Claeys, S., Wuyts, F. L., Baudonck, N., & Van Lierde, K. M. (2011). Vocal characteristics of middle-aged premenopausal women. *Journal of Voice, 25,* 360–366.

Dietrich, M., Verdolini Abbott, K., Gartner-Schmidt, J., & Rosen, C. A. (2008). The frequency of perceived stress, anxiety, and depression in patients with common pathologies affecting voice. *Journal of Voice, 22,* 472–488.

Dikkers, F. G., Hulstaert, C. E., Oosterbaan, J. A., & Cervera-Paz, F. J. (1993). Ultrastructural changes of the basement membrane zone in benign lesions of the vocal folds. *Acta Otolaryngologica, 113,* 98–101.

Di Nicola, V., Fiorella, M. L., Spinelli, D. A., & Fiorella, R. (2006). Acoustic analysis of voice in patients treated by reconstructive subtotal laryngectomy: Evaluation and critical review. *Acta Otorhinolaryngologica Ital, 26,* 59–68.

Dogan, M., Eryuksel, E., Kocak, I., Celikel, T., & Sehitoglu, M. A. (2007). Subjective and objective evaluation of voice quality in patients with asthma. *Journal of Voice, 21,* 224–230.

Dogan, M., Midi, I., Yazici, M. A., Kocak, I., Gunal, D., & Sehitoglu, M. A. (2007). Objective and subjective evaluation of voice quality in multiple sclerosis. *Journal of Voice, 21,* 735–740.

Donne, A. J., Hampson, L., Homer, J. J., & Hampson, L. N. (2010). The role of HPV type in recurrent respiratory papillomatosis. *International Journal of Pediatric Otorhinolaryngology, 74,* 7–14.

Donne, A. J., Rothera, M. P., & Homer, J. J. (2008). Scientific and clinical aspects of the use of cidofovir in recurrent respiratory papillomatosis. *International Journal of Pediatric Otorhinolaryngology, 72,* 939–944.

Donzelli, G., Rapisardi, G., Moroni, M., Zani, S., Tomasini, B., Ismaelli, A., & Bruscaglioni, P. (1994). Computerized cry analysis in infants affected by severe protein energy malnutrition. *Acta Pediatrica, 83,* 204–211.

Doshi, D. R., & Weinberger, M. M. (2006). Long-term outcome of vocal cord dysfunction. *Annals of Allergy, Asthma, & Immunology, 96,* 794–799.

Doyle, P. C. (2005). Clinical procedures for training use of the electronic artificial larynx. In P. C. Doyle & R. L. Keith (Eds.), *Contemporary considerations in the treatment and rehabilitation of head and neck cancer: Voice, speech, and swallowing* (pp. 545–570). Austin, TX: Pro-Ed.

Doyle, P. C., & Eadie, T. L. (2005). Pharyngoesophageal segment function. In P. C. Doyle & R. L. Keith (Eds.), *Contemporary considerations in the treatment and rehabilitation of head and neck cancer: Voice, speech, and swallowing* (pp. 521–543). Austin, TX: Pro-Ed.

Draganov, P., Todorov, S., Todorov, I., Karchev, T., & Kalvatchev, Z. (2006). Identification of HPV DNA in patients with juvenile-onset recurrent respiratory papillomatosis using SYBR Green real-time PCR. *International Journal of Pediatric Otorhinolaryngology, 70,* 469–473.

Dreary, I. J., Wilson, J. A., Carding, P. N., & MacKenzie, K. (2003). VoiSS: A patient-derived voice symptom scale. *Journal of Psychosomatic Research, 54,* 483–489.

Dromey, C., Nissen, S. L., Roy, N., & Merrill, R. M. (2008). Articulatory changes following treatment of muscle tension dysphonia: Preliminary acoustic evidence. *Journal of Speech, Language, and Hearing Research, 51,* 196–208.

Dromey, C., Ramig, L. O., & Johnson, A. B. (1995). Phonatory and articulatory changes associated with increased vocal intensity in Parkinson disease: A case study. *Journal of Speech & Hearing Research, 38,* 751–764.

Dromey, C., Stathopoulos, E. T., & Sapienza, C. M. (1992). Glottal airflow and electroglottographic measures of vocal function at multiple intensities. *Journal of Voice, 6,* 44–54.

Dromey, C., Warrick, P., & Irish, J. (2002). The influence of pitch and loudness changes on the acoustics of vocal tremor. *Journal of Speech, Language, and Hearing Research, 45,* 879–890.

Duff, M. C., Proctor, A., & Yairi, E. (2004). Prevalence of voice disorders in African American and European American preschoolers. *Journal of Voice, 18,* 348–353.

Duffy, J. (2005). *Motor speech disorders: Substrates, differential diagnosis, and management* (2nd ed.). St. Louis, MO: Elsevier Mosby.

Duffy, J. (2008). Psychogenic speech disorders in people with suspected neurologic disease: Diagnosis and management. Paper presented at the American Speech-Language-Hearing Association Annual Convention, Chicago.

Duguay, M. J. (1991). Esophageal speech training: The initial phase. In S. J. Salmon & K. H. Mount (Eds.), *Alaryngeal speech rehabilitation* (pp. 47–78). Austin, TX: Pro-Ed.

Dursun, G., Boynukalin, S., Ozgursoy, O. B., & Coruh, I. (2008). Long-term results of different treatment modalities for glottic insufficiency. *American Journal of Otolaryngology—Head and Neck Medicine and Surgery, 29,* 7–12.

Duynstee, M. L. G., De Krijger, R. R., Monnier, P., Verwoerd, C. D. A., & Verwoerd-Verhof, H. L. (2002). Subglottic stenosis after endolaryngeal intubation in infants and children: Result of wound healing processes. *International Journal of Pediatric Otorhinolaryngology, 62,* 1–9.

Dworkin, J. P. (1991). *Motor speech disorders—A treatment guide.* St. Louis, MO: Mosby Year Book.

Dworkin, J. P. (2008). Laryngitis: Types, causes, and treatments. *Otolaryngologic Clinics of North America, 41,* 419–436.

Dworkin, J. P., Meleca, R. J., Simpson, M. L., & Garfield, I. (2000). Use of topical lidocaine in the treatment of muscle tension dysphonia. *Journal of Voice, 14,* 567–574.

Dworkin, J. P., Meleca, R. J., Zacharek, M. A., Stachler, R. J., Pasha, R., Abkarian, G. G., . . . Jacobs, J. R. (2003). Voice and deglutition functions after the supracricoid and total laryngectomy procedures for advanced state laryngeal carcinoma. *Otolaryngology-Head and Neck Surgery, 129,* 311–320.

Dworkin, J. P., Shah, A. G., Stachler, R. J., & Meleca, R. J. (2006). Medialization thyroplasty versus injection laryngoplasty for unilateral vocal fold paralysis: A comparative analysis of functional outcomes. *Journal of Medical Speech-Language Pathology, 14,* 1–11.

Dworkin, J. P., & Treadway, C. (2009). Idiopathic vocal fold paralysis: Clinical course and outcomes. *Journal of the Neurological Sciences 284*(1), 56–62.

Eadie, T. L. (2003). The ICF: A proposed framework for comprehensive rehabilitation of individuals who use alaryngeal speech. *American Journal of Speech Language Pathology, 12,* 189–197.

Eadie, T. L., & Doyle, P. C. (2002). Direct magnitude estimation and interval scaling of naturalness and severity in tracheoesophageal (TE) speakers. *Journal of Speech, Language, and Hearing Research, 45,* 1088–1096.

Eadie, T. L., & Doyle, P. C. (2005). Classification of dysphonic voice: Acoustic and auditory-perceptual measures. *Journal of Voice, 19,* 1–14.

Eadie, T. L., & Doyle, P. C. (2005). Quality of life in male tracheoesophageal (TE) speakers. *Journal of Rehabilitation Research and Development, 42,* 115–124.

Eadie, T. L., & Doyle, P. C. (2005). Scaling of voice pleasantness and acceptability in tracheoesophageal speakers. *Journal of Voice, 19,* 373–383.

Eadie, T. L., Doyle, P. C., Hansen, K., & Beaudin, P. G. (2008). Influence of speaker gender on listener judgments of tracheoesophageal speech. *Journal of Voice, 22,* 43–57.

Eadie, T. L., Kapsner, M., Rosenzweig, J., Waugh, P., Hillel, A., & Merati, A. (2010). The role of experience on judgments of dysphonia. *Journal of Voice, 24,* 564–573.

Eadie, T. L., Myers, C., Beaudin, P. F., & Doyle, P. C. (2006). Factors influencing quality of life in individuals with head and neck cancer. *Perspectives on Voice and Voice Disorders, 16,* 19–24.

Eadie, T. L., Nicolici, C., Baylor, C., Almand, K., Waugh, P., & Maronian N. (2007). Effect of experience on judgments of adductor spasmodic dysphonia. *Annals of Otology, Rhinology & Laryngology, 116,* 695–701.

Eaton, D. A., & Murray, A. D. (2006). Laryngeal stenosis. Available from www.emedicine.com/ent/topic747.htm

Echternach, M., Sundberg, J., Arndt, S., Markl, M., Schumacher, M., & Richter, B. (2010). Vocal tract in female registers—A dynamic real-time MRI study. *Journal of Voice, 24,* 133–139.

Eckley, C. A., Corvo, M. A., Yoshimi, R., Swensson, J., & Duprat, A. D. C. (2009). Unsuspected intraoperative finding of structural abnormalities associated with vocal fold polyps. *Journal of Voice.*

Edgar, J. D., Sapienza, C. M., Bidus, K., & Ludlow, C. L. (2001). Acoustic measures of symptoms in abductor spasmodic dysphonia. *Journal of Voice, 15,* 362–372.

Edmondson, N. E., & Bent III, J. (2010). Serial intralesional steroid injection combined with balloon dilation as an alternative to open repair of subglottic stenosis. *International Journal of Pediatric Otorhinolaryngology.* doi:10.1016/ijport.2010.05.027

Edmunds, A. L., Mudd, P. A., Jailwala, J., Shaker, R., & Amirlak, B. (2007). Reflux laryngitis. Available from www.emedicine.com/ent/topic355.htm

Eerenstein, S. E. J., & Schouwenburg, P. F. (2003). Long-term results of VoiceMaster voice prosthesis use in laryngectomized patients. *Acta Otolaryngologica, 123,* 655–660.

Eguchi, S., & Hirsh, L. J. (1969). Development of speech sounds in children. *Acta Otolaryngologica Supplement, 257,* 1–51.

Eksteen, E. C., Rieger, J., Nesbitt, M., & Seikaly, H. (2003). Comparison of voice characteristics following three different methods of treatment for laryngeal cancer. *The Journal of Otolaryngology, 32,* 250–253.

El-Hakim, H. (2008). Injection of botulinim toxin into external laryngeal muscles in pediatric laryngeal paralysis. *Annals of Otology, Rhinology, & Laryngology, 117,* 614–620.

Eller, R., Hawkshaw, M., & Sataloff, R. T. (2006, October). Bilateral sulcus vocalis. *ENT—Ear, Nose and Throat Journal.*

Elmiyeh, B., Dwivedi, R. C., Jallali, N., Chisholm, E. J., Kazi, R., Clarke, P. M., & Rhys-Evans, P. H. (2010). Surgical voice restoration after total laryngectomy: An overview. *Indian Journal of Cancer, 47,* 239–247.

Elmiyeh, B., Prasad, V. M. N., Upile, T., Saunders, N., Youl, B. D., Epstein, R., & Rubin, J. S. (2010). A single-centre retrospective review of unilateral and bilateral Dysport injections in adductor spasmodic dysphonia. *Logopedics Phoniatrics Vocology, 35,* 39–44.

El-Serag, H. B., Hepworth, E. J., Lee, P., & Sonnenberg, A. (2001). Gastroesophageal reflux disease is a risk factor for laryngeal and pharyngeal cancer. *The American Journal of Gastroenterology, 97,* 2013–2018.

El Sharkawi, A., Ramig, L. O., Logemann, J. A., Pauloski, B. R., Rademaker, A. W., Smith, C. H., Paulas, A., Baum, S., & Werner, C. (2002). Swallowing and voice effects of Lee Silverman Voice Treatment (LSVT®): A pilot study. *Journal of Neurology, Neurosurgery, and Psychiatry, 71,* 31–36.

Emami, A. J., Morrison, M., Rammage, L., & Bosch, D. (1999). Treatment of laryngeal contact ulcers and granulomas: A 12-year retrospective analysis. *Journal of Voice, 4,* 612–617.

Emerick, K. S., Tomycz, L., Bradford, C. R., Lyden, T. H., Chepeha, D. B., Wolf, G. T., & Teknos, T. N. (2009). Primary versus secondary tracheoesophageal puncture in salvage total laryngectomy following chemoradiation. *Otolaryngology—Head and Neck Surgery, 140,* 386–390.

Enright, P. L., Lebowitz, M. D., & Cockroft, D. W. (1994). Physiologic measures: Pulmonary function tests. Asthma outcome. *American Journal of Respiratory and Critical Care Medicine. 149,* S9–18.

Epstein, R., Hirani, S. P., Stygall, J., & Newman, S. P. (2009). How do individuals cope with voice disorders? Introducing the Voice Disability Coping Questionnaire. *Journal of Voice, 23,* 209–217.

Erickson, E., & Sivasankar, M. (2010). Evidence for adverse phonatory change following an inhaled combination treatment. *Journal of Speech, Language, and Hearing Research, 53,* 75–83.

Erickson, J. G., Devlieger, P. J., & Moon Sung, J. (1999). Korean-American female perspectives on disability. *American Journal of Speech-Language Pathology, 8,* 99–108.

Ettema, S. L., Tolejano, C. J., Thielke, R. J., Toohill, R. J., & Merati, A. L. (2006). Perceptual voice analysis of patients with subglottic stenosis. *Otolaryngology—Head and Neck Surgery, 135,* 730–735.

Eustace, C. S., Stemple, J. C., & Lee, L. (1996). Objective measures of voice production in patients complaining of laryngeal fatigue. *Journal of Voice, 10,* 146–154.

Evans, M. K., & Deliyski, D. D. (2007). Acoustic voice analysis of prelingually deaf adults before and after cochlear implantation. *Journal of Voice, 21,* 669–682.

Evans, S., Neave, N., Wakelin, D., & Hamilton, C. (2008). The relationship between testosterone and vocal frequencies in human males. *Physiology and Behavior, 93,* 783–788.

Everett, C. F., Kastelik, J. A., Thompson, R. H., & Morice, A. H. (2007). Chronic persistent cough in the community: A questionnaire survey. *Cough, 3,* 5; doi:10.1186/1745-9974-3-5

Everett, C. F., & Morice, A. H. (2007). Clinical history in gastroesophageal cough. *Respiratory Medicine, 101,* 345–348.

Evitts, P. M., Gabel, R., & Searl, J. (2007). Listeners' perceptions of the personality of male alaryngeal speakers. *Logopedics, Phoniatrics, Vocology, 32,* 53–59.

Evitts, P. M., Portugal, L., Van Dine, A., Holler, A. (2009). Effects of audio-visual information on the intelligibility of alaryngeal speech. *Journal of Communication Disorders,* doi:10.1016/j.jcomdis.2009.10.002

Fajdiga, I., Beden, A. B., Krivec, U., & Iglic, C. (2008). Epiglottic suture for treatment of laryngomalacia. *International Journal of Pediatric Otorhinolaryngology, 72,* 1345–1351.

Fanta, C. H. (2009). Asthma. *New England Journal of Medicine, 360,* 1002–1014.

Farrand, P., & Duncan, F. (2007). Generic health-related quality of life amongst patients employing different voice restoration methods following total laryngectomy. *Psychology, Health & Medicine, 12,* 255–265.

Farrell, A., Theodoros, D., Ward, E., Hall, B., & Silburn, P. (2005). Effects of neurosurgical management of Parkinson's disease on speech characteristics and oromotor function. *Journal of Speech, Language, and Hearing Research, 48,* 5–20.

Fatterpekar, G. M., Mukherji, S. K., Rajgopalan, P., Lin, Y., & Castillo, M. (2004). Normal age-related signal change in the laryngeal cartilages. *Neuroradiology, 46,* 678–681.

Fayoux, P., Vachin, F., Merrot, O., & Bernheim, N. (2006). Thyroid alar cartilage graft in paediatric laryngotracheal reconstruction. *International Journal of Pediatric Otorhinolaryngology, 70,* 717–724.

Feijo, A. V., Parente, M. A., Behlau, M., Haussen, S., De Veccino, M. C., & Martignago, B. C. dF. (2004). Acoustic analysis of voice in multiple sclerosis patients. *Journal of Voice, 18,* 341–347.

Feehery, J. M., Pribitkin, E. A., Heffelfinger, R. N., Lacombe, V. G., Lee, D. , Lowry, L. D., . . . Sataloff, R. T. (2003). The evolving etiology of bilateral vocal fold immobility. *Journal of Voice, 17,* 76–81.

Ferlito, A., Shaha, A. R., Lefebvre, J.-L., Silver, C. E., & Rinaldo, A. (2002). Organ and voice preservation in advanced laryngeal cancer. *Acta Otolaryngologica, 122,* 438–442.

Ferrand, C. T. (2000). Harmonics-to-noise ratios in normally speaking prepubescent girls and boys. *Journal of Voice, 14,* 17–21.

Ferrand, C. T. (2002). Harmonics-to-noise ratio: An index of vocal aging. *Journal of Voice, 16,* 480–487.

Ferrand, C. T. (2007). *Speech science: An integrated approach to theory and clinical practice* (2nd ed.). Boston, MA: Pearson Education.

Ferrand, C. T., & Bloom, R. L. (1996). Gender differences in children's intonational patterns. *Journal of Voice, 10,* 284–291.

Fex, B., Fex, S., Shiromoto, O., & Hirano, M. (1994). Acoustic analysis of functional dysphonia before and after voice therapy (Accent Method). *Journal of Voice, 8,* 163–167.

Filho, P. A. A., & Rosen, C. A. (2004). Bilateral vocal fold paralysis: An unusual treatment with botulinim toxin. *Journal of Voice, 18,* 254–255.

Finck, C. L., Harmegnies, B., Remacle, A., & Lefebvre, P. (2010). Implantation of esterified hyaluronic acid in the microdissected Reinke's space after vocal fold microsurgery: Short- and long-term results. *Journal of Voice, 24,* 626–635.

Finizia, C., Palme, C., & Bergman, B. (2002). A longitudinal study of the Swedish Self-Evaluation of Communication Experiences after Laryngeal Cancer questionnaire in patients treated for laryngeal cancer. *Acta Oncologica, 41,* 262–268.

Finnegan, E. M., Luschei, E. S., & Hoffman, H. T. (2000). Modulations in respiratory and laryngeal activity associated with changes in vocal intensity during speech. *Journal of Speech, Language, and Hearing Research, 43,* 934–950.

Fitch, J. L. (1990). Consistency of fundamental frequency and perturbation in repeated phonations of sustained vowels, reading, and connected speech. *Journal of Speech and Hearing Disorders, 55,* 360–363.

Flynn, P. T. (1983). Speech-language pathologists and primary prevention: From ideas to action. *Language, Speech, and Hearing Services in Schools, 14,* 99–104.

Ford, C. N. (2005). Evaluation and management of laryngopharyngeal reflux. *Journal of the American Medical Association, 294,* 1534–1540.

Ford, C. N., & Bless, D. M. (1996). Muscle tension dysphonia and spasmodic dysphonia: The role of manual laryngeal tension reduction in diagnosis and management. Paper presented at the American Laryngological Association, Orlando, Florida.

Forte, V., Fuocco, G., & James, A. (2004). A new classification system for congenital laryngeal cysts. *Laryngoscope, 114,* 1123–1127.

Fox, C. M., Morrison, C. E., Ramig, L. O., & Sapir, S. (2002). Current perspectives on the Lee Silverman Voice Treatment (LSVT) for individuals with idiopathic Parkinson disease. *American Journal of Speech-Language Pathology, 11,* 111–123.

Franco, R. A. (2007). Aminolevulinic acid 585 nm pulsed dye laser photodynamic treatment of laryngeal keratosis with atypia. *Otolaryngology—Head and Neck Surgery, 136,* 882–887.

Franco, R. A., & Andrus, J. G. (2009). Aerodynamic and acoustic characteristics of voice before and after adduction arytenopexy and medialization laryngoplasty with Gore-Tex in patients with unilateral vocal fold immobility. *Journal of Voice, 23,* 261–267.

Francois, M., Dumont, A., & Narcy, P. (1997). Longitudinal survey of voice quality after pediatric laryngotracheoplasty. *International Journal of Pediatric Otorhinolaryngology, 40,* 163–172.

Franic, D., Bramlett, R. E., & Bothe, A. C. (2005). Psychometric evaluation of disease specific quality of life instruments in voice disorders. *Journal of Voice, 19,* 300–315.

Freed, G. L., & Derkay, C. S. (2006). Prevention of recurrent respiratory papillomatosis: Role of HPV vaccination. *International Journal of Pediatric Otorhinolaryngology, 70,* 1799–1803.

French, C. T., Irwin, R. S., Fletcher, K. E., & Adams, T. M. (2002). Evaluation of a Cough-Specific Quality-of-Life questionnaire. *Chest, 121,* 1123–1131.

Friedrich, G. (1999). Titanium vocal fold medializing implant: Introducing a novel implant system for external vocal fold medialization. *Annals of Otology, Rhinology, & Laryngology, 108,* 79–86.

Fritzell, B. (1996). Voice disorders and occupations. *Logopedics Phoniatrics Vocology, 21,* 7–11.

Froeschels, E. (1952). Chewing method as therapy. *Archives of Otolaryngology, 56,* 427–434.

Froeschels, E., Kastein, S., & Weiss, D. A. (1955). A method of therapy for paralytic conditions of the mechanisms of phonation, respiration, and glutination. *Journal of Speech and Hearing Disorders, 20,* 365–370.

Fuchs, M., Froehlich, M., Hentschel, B., Stuermer, I. W., Kruse, E., & Knauft, D. (2007). Predicting mutational change in the speaking voice of boys. *Journal of Voice, 21,* 169–178.

Fujimura, M., Ogawa, H., Nishizawa, Y., & Nishi, K. (2003). Comparison of atopic cough with cough variant asthma: Is atopic cough a precursor of asthma? *Thorax, 58,* 14–18.

Fulcher, R., Cellucci, T. (1997). Case formulation and behavioral treatment of chronic cough. *Journal of Behavioral Therapy & Experimental Psychiatry, 28,* 291–296.

Fuller, D. (2006). Pulmonary functioning following total laryngectomy. *Perspectives on Voice and Voice Disorders, 16,* 9–12.

Fung, F., & Roseberry-McKibbin, C. (1999). Service delivery considerations in working with clients from Cantonese-speaking backgrounds. *American Journal of Speech-Language Pathology, 8,* 309–318.

Fung, K., Lyden, T. H., Lee, J., Urba, S. G., Worden, F., Eisbruch, A., . . . Wolf, G. T. (2005). Voice and swallowing outcomes of an organ-preservation trial for advanced laryngeal cancer. *International Journal of Radiation Oncology, Biology, Physics, 63,* 1395–1399.

Gaafar, A. H., & Fasyh, N. A. (2011). Vocal cord dysfunction: A rare cause of stridor in children. *International Journal of Pediatric Otorhinolaryngology Extra, 6,* 13–16.

Gajdos, P., Chevret, S., Clair, B., Tranchant, C., & Chastang, C. (1997). Clinical trial of plasma exchange and high-dose intravenous immunoglobulin in myasthenia gravis. *Annals of Neurology, 41,* 789–796.

Galgano, J., & Froud, K. (2008). Evidence of the voice-related cortical potential: An electroencephalographic study. *NeuroImage, 41,* 1313–1323.

Galgano, J. F., Peck, K. K., Branski, R. C., Bogomolny, D., Mener, D., Ho, M., . . . Kraus, D. H. (2009). Correlation between functional MRI and voice improvement following Type I thyroplasty in unilateral vocal fold paralysis—A case study. *Journal of Voice, 23,* 639–645.

Gallena S. K. (2007). *Voice and laryngeal disorders: A problem-based clinical guide with voice samples.* St. Louis, MO: Mosby Elsevier.

Gallivan, G. J., Gallivan, H. K., & Eitnier, C. M. (2008). Dual intracordal vocal fold cysts: A perplexing diagnostic and therapeutic challenge. *Journal of Voice, 22,* 119–124.

Gallivan, G. J., Gallivan, K. H., & Gallivan, H. K. (2007). Inhaled corticosteroids: Hazardous effects on voice—an update. *Journal of Voice, 21,* 101–111.

Gamboa, J., Jimenez-Jimenez, F. J., Nieto, A., Montojo, J., Orti-Pareja, M., Molina, J. A.,

Garcia-Albia, E., & Cobeta, I. (1997). Acoustic voice analysis in patients with Parkinson's disease treated with dopaminergic drugs. *Journal of Voice, 11,* 314–320.

Gandour, J., & Weinberg, B. (1983). Perception of intonational contrasts in alaryngeal speech. *Journal of Speech and Hearing Research, 26,* 142–148.

Garabedian, E.-N., Nicollas, R., Roger, G., Delattre, J., Froelich, P., & Triglia, J.-M. (2005). Cricotracheal resection in children weighing less than 10 kg. *Archives of Otolaryngology—Head and Neck Surgery, 131,* 505–508.

Garavello, W., Lucenteforte, E., Bosetti, C., Talamini, R., Levi, F., Tavani, A., . . . La Vecchia, C. (2009). Diet diversity and the risk of laryngeal cancer: A case-control study from Italy and Switzerland. *Oral Oncology, 45,* 85–89.

Garcia, M. J. V., Cobeta, I., Martin, G., Alonso-Navarro, H., & Jimenez-Jimenez, F. J. (2011). Acoustic analysis of voice in Huntington's disease patients. *Journal of Voice, 25,* 208–217.

Garnett, J. D. (2001). Contact granulomas. Available from www.emedicine.com/ent/topic603.htm

Garnett, J. D. (2005). Subglottic stenosis in adults. Available from www.emedicine.com/ent/topic499.htm

Gartner-Schmidt, J. L., & Rosen, C. A. (2009). The evolution of diagnosing benign vocal fold lesions: From vague to specific. *Perspectives on Voice and Voice Disorders, 19*(1), 8–14.

Gasparini, G., & Behlau, M. (2007). Quality of life: Validation of the Brazilian version of the Voice-Related Quality of Life (V-RQOL) measure. *Journal of Voice;* doi:10.1016/j.jvoice.2007.04.005

Gavin, L. A., Wamboldt, M., Brugman, S., Roesler, T. A., & Wamboldt, F. (1998). Psychological and family characteristics of adolescents with vocal cord dysfunction. *Journal of Asthma, 35,* 409–417.

Gay, M., Blager, F., Bartsch, K., Emery, C. F., Rosenstiel-Gross, A. K., & Spears, J. (1987). Psychogenic habit cough: Review and case reports. *Journal of Clinical Psychiatry, 48,* 483–486.

Gay, T., Hirose, H., Strome, M., & Sawashima, M. S. (1972). Electromyography of the intrinsic laryngeal muscles during phonation. Reprinted from the *Annals of Otology, Rhinology, and Laryngology, 81,* 401. Retrieved 5/1/2010 from http://web.haskins.yale.edu/Reprints/HLO118.pdf

Gelfer, M. P. (1999). Voice treatment for the male-to-female transgendered client. *American Journal of Speech-Language Pathology, 8,* 201–208.

Gelfer, M. P., & Mikos, V. A. (2005). The relative contributions of speaking fundamental frequency and formant frequencies to gender identification based on isolated vowels. *Journal of Voice, 19,* 544–554.

Gelfer, M. P., & Pazera, J. F. (2006). Maximum duration of sustained /s/ and /z/ and the s/z ratio with controlled intensity. *Journal of Voice, 20,* 369–379.

Gelfer, M. P., & Schofield, K. J. (2000). Comparison of acoustic and perceptual measures of voice in male-to-female transsexuals perceived as female versus those perceived as male. *Journal of Voice, 14,* 22–33.

Gelman, J. (1995, November 20). Trends in alaryngeal speech: Use of artificial larynx, prosthetic-assisted speech on the rise. *Advance for Speech-Language Pathologists and Audiologists,* 5–15.

George, M., Ikonomidis, C., Jaquet, Y., & Monnier, P. (2009). Partial cricotracheal resection for congenital subglottic stenosis in children: The effect of concomitant anomalies. *International Journal of Pediatric Otorhinolaryngology, 73,* 981–985.

George, M., & Monnier, P. (2010). Long-term voice outcome following partial cricotracheal resection in children for severe subglottic stenosis. *International Journal of Pediatric Otorhinolaryngology, 74,* 154–160.

Gerber, M. E., & Chen, J. L. (2009). Laryngeal stenosis. Available from http://emedicine.medscape.com/article/867177-overview

Gerein, V., Rastorguev, E., Gerein, J., Jecker, P., & Pfister, H. (2005). Use of interferon-alpha in recurrent respiratory papillomatosis: 20-year follow-up. *Annals of Otology, Rhinology & Laryngology, 114,* 463–471.

Gerein, V., Schmandt, S., Babkina, N., Barysik, N., Coerdt, W., & Pfister, H. (2007). Human papilloma virus (HPV)-associated gynecological alteration in mothers of children with recurrent respiratory papillomatosis during long-term observation. *Cancer Detection and Prevention, 31,* 276–281.

Gerein, V., Soldatski, I. L., Babkina, N., Onufrieva, E. K., Barysik, N., & Pfister, H. (2006). Children and partners of patients with recurrent respiratory papillomatosis have no evidence of the disease during long-term observation. *International Journal of Pediatric Otorhinolaryngology, 70,* 2061–2066.

Ghafari, S., Ahmadi, F., Nabavi, M. D., Anoshirvan, K., Memarian, R., & Rafatbakhsh, M. (2009). Effectiveness of applying progressive muscle relaxation technique on quality of life of patients with multiple sclerosis. *Journal of Clinical Nursing, 18,* 2171–2179.

Giannoni, C., Sulck, M., Friedman, E. M., & Duncan, N. O. (1998). Gastroesophageal reflux association with laryngomalacia: A prospective study. *International Journal of Pediatric Otorhinolaryngology, 43,* 11–20.

Gibson, P. G., & Vertigan, A. E. (2009). Speech pathology for chronic cough: A new approach. *Pulmonary Pharmacology & Therapeutics, 22,* 159–162.

Gilbert, H. R., & Robb, M. P. (1996). Vocal fundamental frequency characteristics of infant hunger cries: Birth to 12 months. *International Journal of Pediatric Otorhinolaryngology, 34,* 237–243.

Gildea, T. R., & McCarthy, K. (2003). Pulmonary function testing. Retrieved from www.clevelandclinicmeded .com/medicalpubs/diseasemanagement/pulmonary/pulmoary-function-test

Gillivan-Murphy, P., Drinnan, M. J., O'Dwyer, T. P., Ridha, H., & Carding, P. (2006). The effectiveness of a voice treatment approach for teachers with self-reported voice problems. *Journal of Voice, 20,* 423–431.

Gilman, F., & Hapner, M. (2006). The listening and looking worksheet for evaluating the voice. Presented at the Annual Convention of the American Speech-Language-Hearing Association.

Gilman, M. (2010). Learning to see: The role of posture in vocal rehabilitation. Presented at the Annual Convention of the American Speech-Language-Hearing Association, Philadelphia, PA, November.

Glaze, L. E. (2005). Peer group support in laryngectomy rehabilitation. In P. C. Doyle & R. L. Keith (Eds.), *Contemporary considerations in the treatment and rehabilitation of head and neck cancer: Voice, speech, and swallowing* (pp. 625–638). Austin, TX: Pro-Ed.

Glaze, L. E., Bless, D. M., Milenkovic, P., & Susser, R. D. (1988). Acoustic characteristics of children's voice. *Journal of Voice, 2,* 312–319.

Gliklich, R. E., Glovsky, R. M., Montgomery, W. W. (1999). Validation of a voice outcome survey for unilateral vocal cord paralysis. *Otolaryngology—Head and Neck Surgery, 120,* 153–158.

Globlek, D., Simunjak, B., Ivkic, M., & Hedjever, M. (2004). Speech and voice analysis after near-total laryngectomy and tracheoesophageal puncture with implantation of Provox 2 prosthesis. *Logopedics, Phoniatrics, Vocology, 29,* 84–86.

Globlek, D., Stajner-Katusic, S., Musura, M., Horga, D., & Liker, M. (2004). Comparison of alaryngeal voice and speech. *Logopedics, Phoniatrics, Vocology, 29,* 87–91.

Goberman, A., Coelho, C., & Robb, M. (2002). Phonatory characteristics of Parkinsonian speech before and after morning medication: The ON and OFF states. *Journal of Communication Disorders, 35,* 217–239.

Goberman, A. M., & Robb, M. P. (1999). Acoustic examination of preterm and full-term infant cries: The long-time average spectrum. *Journal of Speech, Language, and Hearing Research, 42,* 850–861.

Goberman, A. M., & Robb, M. P. (2005). Acoustic characteristics of crying in infantile laryngomalacia. *Logopedics Phoniatrics Vocology, 30,* 79–84.

Gobl, C., & Chasaide, A. N. (2003). The role of voice quality in communicating emotion, mood and attitude. *Speech Communication, 40,* 189–212.

Goetz, C. G., Poewe, W., Rascol, O., Sampaio, C., Stebbins, G. T., Counsell, C., . . . Seidl, L. (2004). Movement disorder society task force report on the Hoehn and Yahr staging scale: Status and recommendations. The Movement Disorder Society Task Force on Rating Scales for Parkinson's Disease. *Movement Disorders 19,* 1020–1028.

Gokcan, K. M., & Dursun, G. (2009). Vascular lesions of the vocal fold. *European Archives of Otorhinolaryngology, 266,* 527–533.

Gold, L. (1999). Voice training for the transsexual. Available from www.vasta.org/newsletter/99/summer03.html

Gold, D. R., & Wright, R. (2005). Population disparities in asthma. *Annual Review of Public Health, 26,* 89–113.

Goldman, J., & Muers, M. (1991). Vocal cord dysfunction and wheezing. *Thorax, 46,* 401–404.

Goldstein, E. A., Heaton, J. T., Stepp, C. A., & Hillman, R. E. (2007). Training effects on speech production using a hands-free electromyographically controlled electrolarynx. *Journal of Speech, Language, and Hearing Research, 50,* 335–351.

Golub, J. S., Chen, P.-H., Otto, K. J., Hapner, E., & Johns III, M. M. (2006). Prevalence of perceived dysphonia in a geriatric population. *JAGS, 54,* 1736–1739.

Goncalves, A. J., Bertelli, A. A. T., Malavasi, T. R., Kikuchi, W., Rodrigues, A. N., & Menezes, M. B. (2010). Results after supracricoid horizontal partial laryngectomy. *Auris Nasus Larynx, 37,* 84–88.

Gorham-Rowan, M. M., & Laures-Gore, J. (2006). Acoustic-perceptual correlates of voice quality in elderly men and women. *Journal of Communication Disorders, 39,* 171–184.

Gorham-Rowan, M., & Morris, R. (2006). Aerodynamic analysis of male-to-female transgender voice. *Journal of Voice, 20,* 251–262.

Gracco, C., & Kahane, J. (1989). Age-related changes in the vestibular folds of the human larynx: A histomorphometric study. *Journal of Voice, 3,* 204–212.

Gracely, R. (2001). Dyspnea and pain: Similarities and contrasts between two very unpleasant sensations. *American Pain Society Bulletin, 11.* Available from www.ampainsoc .org/pub/bulletin/mar01/upda1.htm

Graham, M. S. (2006). Strategies for excelling with alaryngeal speech methods. *Perspectives on Voice and Voice Disorders, 16,* 25–32.

Graham, M. S. (2004). Alaryngeal speech rehabilitation in a group setting. *Topics in Language Disorders, 24,* 125–136.

Graville, D. J., Palmer, A. D., Wax, M. K., & Andersen, P. E. (2009). Tracheoesophageal voice restoration after salvage total laryngectomy. *Perspectives on Voice and Voice Disorders, 19*(2), 58–65.

Gregore, D. R. (n.d.). Exercise induced paradoxical vocal cord dysfunction (EI-PVCD). PPT presentation available from www.udel.edu/shs/staff/manuals/technical/VCD.ppt

Gregory, S. W. Jr., Green, B. E., Carrothers, R. M., Dagan, K. A., & Webster, S. W. (2001). Verifying the primacy of voice fundamental frequency in social status accommodation. *Language and Communication, 21,* 37–60.

Groblewski, J. C., Shah, R. K., & Zalzal, G. H. (2009). Microdebrider-assisted supraglottoplasty for laryngomalacia. *Annals of Otology, Rhinology, & Laryngology, 118,* 592–597.

Grosjean, F. (1989). Neurolinguists, beware! The bilingual is not two monolinguals in one person. *Brain and Language, 36,* 3–15.

Gross, M. (1999). Pitch-raising surgery in male-to-female transsexuals. *Journal of Voice, 13,* 246–250.

Gugatschka, M., Kiesler, K., Obermayer-Pietsch, B., Schoekler, B., Schmid, C., Groselj-Strele, A., & Friedrich, G. (2010). Sex hormones and the elderly male voice. *Journal of Voice, 24,* 369–373.

Guimaraes, I., & Abberton, E. (2004). An investigation of the Voice Handicap Index with speakers of Portuguese: Preliminary data. *Journal of Voice, 18,* 71–82.

Gultekin, E., Yelken, K., Garca, M. F., Develioglu, O. N., & Kulekci, M. (2011). Effects of neck dissection and radiotherapy on short-term speech success in voice prosthesis restoration patients. *Journal of Voice, 25,* 245–248.

Gurevich-Uvena, J., Parker, J. M., Fitzpatrick, T. M., Makashay, M. J., Perello, M. M., Blair, E. A., & Solomon, N. P. (2010). Medical comorbidities for paradoxical vocal fold motion (vocal cord dysfunction) in the military population. *Journal of Voice,* 24, 728–731.

Gustafson, L. M., Hartley, B. E., Liu, J. H., Link, D. T., Chadwell, J., Koebbe, C., et al. (2000). Single-stage laryngotracheal reconstruction in children: A review of 200 cases. *Otolaryngology—Head and Neck Surgery, 123,* 430–434.

Hadjikoutis, S., & Wiles, C. M. (2001). Respiratory complications related to bulbar dysfunction in motor neuron disease. *Acta Neurologica Scandinavica, 103,* 207–213.

Hairston, J. A., & Wilson, K. M. (2006). Current trends in head and neck cancer. *Perspectives on Voice and Voice Disorders, 16,* 3–9.

Halum, S. L., & Moberly, A. C. (2010). Patient tolerance of the flexible CO_2 laser for office-based laryngeal surgery. *Journal of Voice, 24,* 750–754.

Hamdan, A.-L., Mahfoud, L., Sibai, A., & Seoud, M. (2009). Effect of pregnancy on the speaking voice. *Journal of Voice, 23,* 490–493.

Hammer, G. P., Windisch, G., Prodinger, P. M., Anderhuber, F., & Friedrich, G. (2010). The cricothyroid joint—functional aspects with regard to different types of its structure. *Journal of Voice, 24,* 140–145.

Hammond, T. H., Zhou, R., Hammond, E. H., Pawlak, A., & Gray, S. D. (1997). The intermediate layer: A morphologic study of the elastin and hyaluronic acid constituents of normal human vocal folds. *Journal of Voice, 11,* 59–66.

Hammoud, D., & El Haddad, B. (2010). Squamous cell carcinoma of the lungs arising in recurrent respiratory papillomatosis. *Respiratory Medicine CME, 3,* 270–272.

Hanamitsu, M., Kataoka, H., Takeuchi, E., & Kitajima, K. (1999). Comparative study of vocal function after near-total laryngectomy. *Laryngoscope, 109,* 1320–1323.

Hans, S., Vaissiere, J., Crevier-Buchman, L., Laccourreye, O., & Brasnu, D. (2000). Aerodynamic and acoustic parameters in CO_2 laser posterior transverse cordotomy for bilateral vocal fold paralysis. *Acta Otolaryngologica, 120,* 330–335.

Hansen, J. K., & Thibeault, S. L. (2006). Current understanding and review of the literature: Vocal fold scarring. *Journal of Voice, 20,* 110–120.

Hanson, D. G., Kamel, P. L., & Kahrilas, P. J. (1995). Outcomes of antireflux therapy for the treatment of chronic laryngitis. *Annals of Otology, Rhinology & Laryngology, 104,* 550–555.

Hapner, E. R., & Johns, M. M. (2007). Recognizing and understanding the limitations of laryngeal videostroboscopy. *Perspectives on Voice and Voice Disorders, 17*(1), 3–7.

Hapner, E. R., & Klein, A. (2009). A synopsis of the management of vocal fold scar. *Perspectives on Voice and Voice Disorders, 19*(1), 15–23.

Hapner, E., Portone-Maira, C., & Johns III, M. M. (2009). A study of voice therapy dropout. *Journal of Voice, 23,* 337–340.

Harel, B. T., Cannizzaro, M. S., Cohen, H., Reilly, N., & Snyder, P. J. (2004). Acoustic characteristics of Parkinsonian speech: A potential biomarker of early disease progression and treatment. *Journal of Neurolinguistics, 17,* 439–453.

Harel, B., Cannizzaro, M., & Snyder, P. J. (2004). Variability in fundamental frequency during speech in prodromal and incipient Parkinson's disease: A longitudinal case study. *Brain and Cognition, 56,* 24–29.

Hargreaves, M. K., Baquet, C., & Gamshadzahi, A. (1989). Diet, nutritional state, and cancer risk in American blacks. *Nutrition and Cancer, 12,* 1–28.

Harman, E. M. (2002). Recurrent respiratory papillomatosis. Available from www.emedicine.com/med/topic2535.htm

Harnsberger, J. D., Brown, W. S., Shrivastav, R., & Rothman, H. (2010). Noise and tremor in the perception of vocal aging in males. *Journal of Voice, 24,* 523–530.

Harnsberger, J. D., Shrivastav, R., Brown, W. S., Rothman, H., & Hollien, H. (2008). Speaking rate and fundamental frequency as speech cues to perceived age. *Journal of Voice, 22,* 58–69.

Harper, B. (2005). Huntington disease. *Journal of the Royal Society of Medicine, 98,* 550.

Hartelius, L., Carlstedt, A., Ytterberg, M., Lillvik, M., & Laakso, K. (2003). Speech disorders in mild and moderate Huntington disease: Results of dysarthria assessments of 19 individuals. *Journal of Medical Speech-Language Pathology, 11,* 1–14.

Hartet, T. V., Wheeler, A. P., & Sheller, J. R. (1999). Use of pulse oximetry to recognize severity of airflow obstruction in obstructive airway disease. *Chest, 115,* 475–481.

Hartl, D. M., de Mones, E., Hans, S., Janot, F., & Brasnu, D. (2007). Treatment of early stage glottic cancer by transoral laser resection. *Annals of Otology, Rhinology & Laryngology, 116,* 832–836.

Hartl, D. M., Hans, S., Crevier-Buchman, L., Vaissiere, J., & Brasnu, D. F. (2009). Long-term acoustic comparison of thyroplasty versus autologous fat injection. *Annals of Otology, Rhinology, & Laryngology, 118,* 827–832.

Hartl, D. M., Leboulleux, S., Klap, P., & Schlumberger, M. (2007). Myasthenia gravis mimicking unilateral vocal fold paralysis at presentation. *The Journal of Laryngology & Otology, 121,* 174–178.

Hartnick, C. J. (2002). Validation of a pediatric voice quality of life instrument. *Archives of Otolaryngology—Head and Neck Surgery, 128,* 919–922.

Hartnick, C. J., Boseley, M. E., Franco, R. A., Cunningham, M. J., & Pransky, S. (2007). Efficacy of treating children with anterior commissure and true vocal fold respiratory papilloma with the 585-nm pulsed-dye laser. *Archives of Otolaryngology—Head and Neck Surgery, 133,* 127–130.

Hartnick, C. J., Volk, M., & Cunningham, M. (2003). Establishing normative voice related quality of life scores within the pediatric otolaryngology population. *Archives of Otolaryngology—Head and Neck Surgery, 129,* 1090–1093.

Hartnick, C. J., & Zeitels, S. M. (2005). Pediatric video laryngo-stroboscopy. *International Journal of Pediatric Otorhinolaryngology, 69,* 215–219.

Harvey, P. L. (1997). The three ages of voice: The young adult patient. *Journal of Voice, 11,* 144–152.

Hay, I., Oates, J., Giannini, A., Berkowitz, R., & Totenberg, B. (2009). Pain perception of children undergoing nasoendoscopy for investigation of voice and resonance disorders. *Journal of Voice. 23,* 380–388.

Hedbom, E., Heinegard, D. (1993). Binding of fibromodulin and decorin to separate sites on fibrillar collagens. *Journal of Biological Chemistry, 268,* 27307–27312.

Heinegard, D., Lidgren, L., & Saxne, T. (2003). Recent developments and future research in the bone and joint decade 2000–2010. *Bulletin of the World Health Organization, 81,* 686–688.

Helidoni, M. E., Murry, T., Moschandreas, J., Lionis, C., Printza, A., & Velegrakis, G. A. (2010). Cross-cultural adaptation and validation of the Voice Handicap Index into Greek. *Journal of Voice, 24,* 221–227.

Heman-Ackah, Y. D., & Barr, A. (2006). Mild vocal fold paresis: Understanding clinical presentation and electromyographic findings. *Journal of Voice, 20,* 269–281.

Heman-Ackah, Y.D., & Barr, A. (2006). The value of laryngeal electromyography in the evaluation of laryngeal motion abnormalities. *Journal of Voice, 20,* 452–460.

Herbst, C., & Ternstrom, S. (2006). A comparison of different methods to measure the EGG contact quotient. *Logopedics, Phoniatrics, Vocology, 31,* 126–138.

Herbst, C. T., Howard, D., & Schlomicher-Thier, J. (2010). Using electroglottographic real-time feedback to control posterior glottal adduction during phonation. *Journal of Voice, 24,* 72–85.

Hertegard, S., Hallen, L., Laurent, C., Linstrom, E., Olofsson, K., Testad, P., & Dahqvist, A. (2004). Long-term effects of vocal fold function post-injection with Hylan B gel versus Bovine cross-linked collagen. *Acta Otolaryngologica, 124,* 1208–1214.

Hickman, C. P., Roberts, L. S., & Larson, A. L. (2003). *Integrated principles of zoology.* Dubuque, IA: McGraw-Hill.

Hicks, M., Brugman, S. M., & Katial, R. (2008). Vocal cord dysfunction/paradoxical vocal fold motion. *Primary Care and Clinical Office Practice, 35,* 81–103.

Hilgers, F. J., & Schouwenburg, P. F. (1990). A new low-resistance, self-retaining prosthesis (Provox) for voice rehabilitation after total laryngectomy. *Laryngoscope, 100,* 1202–1207.

Hilgers, F. J. M., & Ackerstaff, A. H. (2006). Development and evaluation of a novel tracheostoma button and fixation system (Provox LaryButton and LaryClip adhesive) to facilitate hands-free tracheoesophageal speech. *Acta Oto-Laryngologica, 126,* 1218–1224.

Hilgers, F. J. M., & Ackerstaff, A. H. (2005). Respiratory consequences of total laryngectomy and the need for pulmonary protection and rehabilitation. In P. C. Doyle & R. L. Keith (Eds.), *Contemporary considerations in the treatment and rehabilitation of head and neck cancer: Voice, speech, and swallowing* (pp. 503–520). Austin, TX: Pro-Ed.

Hilgers, F. J. M., Ackerstaff, A. H., Van Rossum, M., Jacobi, I., Balm, A. J. M., Tan, I. B., Van den Brekel, M. W. M. (2010). Clinical phase I/feasibility study of the next generation indwelling Provox voice prosthesis (Provox Vega). *Acta Oto-Laryngologica, 130,* 511–519.

Hillel, A. D., Benninger, M., Blitzer, A., Crumley, R., Flint, P., Kashima, H. K., . . . Schaefer, S. (1999). Evaluation and management of bilateral vocal cord immobility. *Otolaryngology—Head and Neck Surgery, 121,* 760–765.

Hillman, R. E., Walsh, M. L., Wolf, F. T., Fisher, S. G., & Hong, W. K. (1998). Functional outcomes following treatment for advanced laryngeal cancer: Part I—Voice preservation in advanced laryngeal cancer; Part II—Laryngectomy rehabilitation: The state of the art in the VA system. *Annals of Otology, Rhinology, & Laryngology, 107,* 1–17.

Hinds, M. W., Thomas, D. B., & O'Reilly, H. P. (1979). Asbestos, dental x-rays, tobacco, and alcohol in the epidemiology of laryngeal cancer. *Cancer, 44,* 1114–1120.

Hirano, M. (1974). Morphological structure of the vocal cord as a vibrator and its variations. *Folia Phoniatrica, 26,* 89–94.

Hirano, M. (1977). Structure and vibratory behavior of the vocal folds. In M. Sawashima & F. S. Cooper (Eds.), *Dynamic aspects of speech production* (pp. 13–27). University of Tokyo.

Hirano, M. (1981). *Clinical examination of voice.* New York: Springer-Verlag.

Hirano, S., Bless, D. M., Massey, R. J., Hartig, G. K., & Ford, C. N. (2003). Morphological and functional changes of human vocal fibroblasts with hepatocyte growth factor. *Annals of Otology, Rhinology, & Laryngology, 112,* 1026–1033.

Hirano, M., Kurita, S., & Nakashima, T. (1981). The structure of the vocal folds. In K. Stevens & M. Hirano (Eds.), *Vocal fold physiology* (pp. 33–41). University of Tokyo.

Hirano, M., Kurita, S., & Sakaguchi, S. (1989). Ageing of the vibratory tissue of human vocal folds. *Acta Otolaryngologica, 107,* 428–433.

Hirano, S., Minamiguchi, S., Yamashita, M., Ohno, T., Kanemaru, S., & Kitamura, M. (2009). Histologic characterization of human scarred vocal folds. *Journal of Voice 23,* 399–407.

Hirsch, S. (2006). Resonance. In R. K. Adler, S. Hirsch, & M. Mordaunt (Eds.), *Voice and communication therapy for the transgender/transsexual client* (pp. 209–224). San Diego, CA: Plural Publishing.

Hirschberg, J. (1999). Dysphonia in infants. *International Journal of Pediatric Otorhinolaryngology, 49* (Suppl. 1), 293–296.

Hirschi, S. D., Gray, S. D., & Thibeault, S. L. (2002). Fibronectin: An interesting vocal fold protein. *Journal of Voice, 16,* 310–316.

Hitchings, A., Crampsey, D., & Kubba, H. (2007). A variant of laryngomalacia in the neurologically

normal older child. *International Journal of Pediatric Otorhinolaryngology, 71,* 571–574.
Hixon, T. J., & Hoit, J. D. (2005). *Evaluation and management of speech breathing disorders.* Tucson, AZ: Redington Brown.
Hocevar-Boltezar, I., Zargi, M., & Strojan, P. (2009). Risk factors for voice quality after radiotherapy for early glottic cancer. *Radiotherapy and Oncology, 93,* 524–529.
Hochman, I., Sataloff, R. T., Hillman, R. E., & Zeitels, S. M. (1999). Ectasias and varices of the vocal fold: Clearing the striking zone. *Annals of Otology, Rhinology, & Laryngology, 108,* 10–16.
Hodge, F. S., Colton, R. H., & Kelley, R. T. (2001). Vocal intensity characteristics in normal and elderly speakers. *Journal of Voice, 15,* 503–511.
Hoehn, M., & Yahr, M. (1967). Parkinsonism: Onset, progression and mortality. *Neurology, 17,* 427–442.
Hoff, S. R., Schroeder Jr., J. W., Rastatter, J. C., & Holinger, L. D. (2010). Supraglottoplasty outcomes in relation to age and comorbid conditions. *International Journal of Pediatric Otorhinolaryngology, 74,* 245–249.
Hogikyan, N. D., Wodchis, W. P., Terrell, J. E., Bradford, C. R., & Esclamado, R. M. (2000). Voice-Related Quality of Life (V-RQOL) following type I thyroplasty for unilateral vocal fold paralysis. *Journal of Voice, 14,* 378–386.
Hogikyan, N. D., Wodchis, W. P., Spak, C., & Kileny, P. R. (2001). Longitudinal effects of botulinum toxin injections on Voice-Related Quality of Life (V-RQOL) for patients with adductory spasmodic dysphonia. *Journal of Voice, 15,* 576–586.
Hoh, J. F. Y. (2005). Laryngeal muscle fibre types. *Acta Physiological Scandinavia, 183,* 133–149.
Hoit, J. D., & Hixon, T. J. (1987). Age and speech breathing. *Journal of Speech and Hearing Research, 30,* 351–366.
Hoit, J. D., Hixon, T. J., Altman, M. E., & Morgan, W. J. (1989). Speech breathing in women. *Journal of Speech and Hearing Research, 32,* 353–365.
Hoit, J., Hixon, T., Watson, P., & Morgan, W. (1990). Speech breathing in children and adolescents. *Journal of Speech and Hearing Research, 33,* 51–69.
Hoit, J. D., Lansing, R. W., & Perona, K. E. (2007). Speaking-related dyspnea in healthy adults. *Journal of Speech, Language, and Hearing Research, 50,* 361–374.
Holden, P. K., Vokes, D. E., Taylor, M. B., Till, J. A., & Crumley, R. L. (2007). Long-term botulinum toxin dose consistency for treatment of adductor spasmodic dysphonia. *The Annals of Otology, Rhinology & Laryngology, 116,* 891–896.
Holinger, L. D. (1998). Evaluation of stridor and wheezing. Available from www.childsdoc.org/spring98/stridor/stridor.asp
Holland, B. W., Koufman, J. A., Postma, G. N., & McGuirt Jr., W. F. (2009). Laryngopharyngeal reflux and laryngeal web formation in patients with pediatric recurrent respiratory papillomas. *Laryngoscope, 112,* 1926–1929.
Holland, R. W., & DeJarnette, G. (2002). Voice and voice disorders. In D. E. Battle (Ed.), *Communication disorders in multicultural populations* (3rd ed., pp. 299–333). Boston, MA: Butterworth Heinemann.
Holler, T., Allegro, J., Chadha, N. K., Hawkes, M., Harrison, R. V., Forte, V., & Campisi, P. (2009). Voice outcomes following repeated surgical resection of laryngeal papillomata in children. *Otolaryngology—Head and Neck Surgery, 141,* 522–526.
Hollien, H. (1960). Vocal pitch variation related to changes in vocal fold length. *Journal of Speech and Hearing Research, 3,* 150–156.
Hollien, H. (1974). On vocal registers. *Journal of Phonetics, 2,* 25–43.
Hollien, H., & Curtis, J. F. (1960). A laminagraphic study of vocal pitch. *Journal of Speech and Hearing Research, 3,* 362–371.
Hollien, H., Green, R., & Massey, K. (1994). Longitudinal research on adolescent voice change in males. *Journal of the Acoustical Society of America, 96,* 2646–2654.
Hollien, H., & Michel, J. F. (1968). Vocal fry as a phonational register. *Journal of Speech and Hearing Research, 11,* 600–604.
Hollien, H., & Moore, P. (1960). Measurements of the vocal folds during changes in pitch. *Journal of Speech and Hearing Research, 3,* 157–165.
Hollien, H., Moore, P., Wendahl, R. W., & Michel, J. F. (1966). On the nature of vocal fry. *Journal of Speech and Hearing Research, 9,* 245–247.
Hollien, H., & Shipp, T. (1972). Speaking fundamental frequency and chronologic age in males. *Journal of Speech and Hearing Research, 15,* 150–160.
Holmberg, E. B., Doyle, P., Perkell, J. S., Hammarberg, B., & Hillman, R. E. (2003). Aerodynamic and acoustic voice measurements of patients with vocal nodules: Variation in baseline and changes across voice therapy. *Journal of Voice, 3,* 269–282.
Holmberg, E. B., Hillman, R. E., Hammarberg, B., Sodersten, M., & Doyle, P. (2001). Efficacy of a

behaviorally-based voice therapy protocol for vocal nodules. *Journal of Voice, 15,* 395–412.

Holmberg, E. B., Ihre, E., & Sodersten, M. (2007). Phonetograms as a tool in the voice clinic: Changes across voice therapy for patients with vocal fatigue. *Logopedics Phoniatrics Vocology, 32,* 113–127.

Holmberg, E. B., Oates, J., Dacakis, G., & Grant, C. (2010). Phonetograms, aerodynamic measurements, self-evaluations, and auditory perceptual ratings of male-to-female transsexual voice. *Journal of Voice. 24,* 511–522.

Holmes, R. L., & Fadden, C. T. (2004). Evaluation of the patient with chronic cough. Downloaded from the American Family Physician Web site at www.aafp.org/afp

Holmes, R. J., Oates, J. M., Phyland, D. J., & Hughes, A. J. (2000). Voice characteristics in the progression of Parkinson's disease. *International Journal of Language & Communication Disorders, 35,* 407–418.

Holsinger, F. C., Howard, N. S., & McWhorter, A. (2008). Practical tips for laser resection of laryngeal cancer. In C. R. Cernea, F. L. Dias, D. Fliss, R. A. Lima, E. N. Myers, & W. Wei (Eds.), *Pearls and pitfalls in head and neck surgery* (pp. 72–73). Basel: Karger.

Holstege, G. (1998). The organization of vocalization in mammals and the relation with vocalization and speech in humans. Invited symposium: Neural Mechanism of Mammalian Vocalization, INABIS. Retrieved from www.mcmaster.ca/inabis98/brudzynski/holstege0261/two.html

Holzki, J., Laschat, M., & Stratmann, C. (1998). Stridor in the neonate and infant: Implications for the paediatric anaesthetist. Prospective description of 155 patients with congenital and acquired stridor in early infancy. *Paediatric Anaesthesia, 8,* 221–227.

Hong, K. H., & Jung, K. S. (2001). Arytenoid appearance and vertical level difference between the paralyzed and innervated vocal cords. *The Laryngoscope, 111,* 227–232.

Hong, K. H., Kim, H. K., & Kim, Y. H. (2001). The role of the pars recta and pars oblique of cricothyroid muscle in speech production. *Journal of Voice, 15,* 512–518.

Hong, K. H., Ye, M., Kim, Y. M., Kevorkian, K. F., Kreiman, J., & Berke, G. S. (1998). Functional differences between the two bellies of the cricothyroid muscle. *Otolaryngology—Head and Neck Surgery, 118,* 714–722.

Honjo, I., & Isshiki, N. (1980). Laryngoscopic and voice characteristics of aged persons. *Archives of Otolaryngology, 106,* 149–150.

Hooper, C. R. (2004). Treatment of voice disorders in children. *Language, Speech, and Hearing Services in Schools, 35,* 320–326.

Horiuchi, M., & Sasaki, C. T. (1978). Cricothyroid muscle in respiration. *Annals of Otology, Rhinology, and Laryngology, 87,* 386–391.

Hornig, J. D., Wilhoit, C. S. T., Sonne, J. E., & Schaefer, S. D. (2008). Supraglottic cancer: Treatment. Available from http://emedicine.medscape.com/article/852908-treatment

House, A. O., & Andrews, H. B. (1987). The psychiatric and social characteristics of patients with functional dysphonia. *Journal of Psychosomatic Research, 31,* 483–490.

Howell, S., Tripoliti, E., & Pring, T. (2009). Delivering the Lee Silverman Voice Treatment (LSVT) by web camera: A feasibility study. *International Journal of Language & Communication Disorders, 44,* 287–300.

Hsiao, T. Y. (2011). Prolonged ulcerative laryngitis: A new disease entity. *Journal of Voice 25,* 230–235.

Hsiung, M. W., Kang, B. H., Pai, L., Su, W. F., & Lan, Y. H. (2004). Combination of fascia transplantation and fat injection into the vocal fold for sulcus vocalis: Long-term results. *Annals of Otology, Rhinology, Laryngology, 113,* 359–366.

Hsiung, M. W., & Pai, L. (2006). Autogenous fat injection for glottic insufficiency: Analysis of 101 cases and correlation with patients' self-assessment. *Acta Oto-Laryngologica, 126,* 191–196.

Huber, J. E. (2008). Effects of utterance length and vocal loudness on speech breathing in older adults. *Respiratory Physiology and Neurobiology, 164,* 323–330.

Huber, J. E., & Spruill III, J. (2008). Age-related changes to speech breathing with increased vocal loudness. *Journal of Speech, Language, and Hearing Research, 51,* 651–668.

Hudson, A. I., & Holbrook, A. (1981). A study of the reading fundamental vocal frequency of young black adults. *Journal of Speech and Hearing Research, 24,* 18–29.

Huer, M. B., & Saenz, T. I. (2003). Challenges and strategies for conducting survey and focus group research with culturally diverse groups. *American Journal of Speech-Language Pathology, 12,* 209–220.

Hughes, R. G., & Morrison, M. (2005). Vocal cord medialization by transcutaneous injection of calcium hydroxylapatite. *Journal of Voice, 19,* 674–678.

Hunt, V. P., & Walker, F. O. (1989). Dysphagia in Huntington's disease. *Journal of Neuroscience Nursing, 21,* 92–95.

Hunter, E. J., & Titze, I. R. (2009). Quantifying vocal fatigue recovery. Dynamic vocal recovery trajectories after a vocal loading exercise. *Annals of Otology, Rhinology, & Laryngology, 118,* 440–460.

Husein, O. F., Husein, T. N., Gardner, R., Chiang, T., Larson, D. G., Obert, K., . . . Forrest, L. A. (2008). Formal psychological testing in patients with paradoxical vocal fold dysfunction. *Laryngoscope, 118,* 740–747.

Hussain, A., & Shakeel, M. (2010). Selective lateral laser thyroarytenoid myotomy for adductor spasmodic dysphonia. *The Journal of Laryngology & Otology, 124,* 886–891.

Ihre, E., Zetterstrom, O., Ihre, E., & Hammarberg, B. (2004). Voice problems as side effects of inhaled corticosteroids in asthma patients—A prevalence study. *Journal of Voice, 18,* 403–414.

Ilomaki, I., Maki, E., & Laukkanen, A-M. (2005). Vocal symptoms among teachers with and without voice education. *Logopedics Phoniatrics Vocology, 30,* 171–174.

Imhof, M. (2010). Listening to voices and judging people. *The International Journal of Listening, 24,* 19–33.

Inagi, K., Ford, C. N., Bless, D. M., & Heisey, D. (1996). Analysis of factors affecting botulinum toxin results in spasmodic dysphonia. *Journal of Voice, 10,* 306–313.

Isenberg, J. S., Crozier, D. L., & Dailey, S. H. (2008). Institutional and comprehensive review of laryngeal leukoplakia. *Annals of Otology, Rhinology & Laryngology, 117,* 74–79.

Ishikawa, K., & Thibeault, S. (2010). Voice rest versus exercise: A review of the literature. *Journal of Voice, 24,* 379–387.

Isshiki, N., & Sanuki, T. (2010). Surgical tips for type II thyroplasty for adductor spasmodic dysphonia: Modified technique after reviewing unsatisfactory cases. *Acta Oto-Laryngologica, 130,* 275–280.

Iwarsson, J., & Sundberg, J. (1999). Breathing behaviors during speech in healthy females and patients with vocal fold nodules. *Logopedics, Phoniatrics, Vocology, 24,* 154–169.

Iwata, S., Nakamura, A., Nakamura, N., Sakashita, I., & Fukunaga, H. (1988). 2 cases of Creutzfeldt-Jacob disease with bilateral vocal cord paralysis. *Clinical Neurology, 28,* 333–337.

Izadi, F., Delarestaghi, M. M., Memari, F., Mohseni, R., Pousti, B., & Mir, P. (2010). The butterfly procedure: A new technique and review of the literature for treating anterior laryngeal webs. *Journal of Voice, 24,* 742–749.

Jacobson, B. J., Johnson, A., Grywalski, C., Silbergleit, A., Jacobson, G., Benninger, M. S., & Newman, C. W. (1997). The Voice Handicap Index (VHI): Development and validation. *American Journal of Speech-Language Pathology, 6,* 66–70.

Jaryszak, E. M., & Collins, W. O. (2009). Microdebrider resection of bilateral subglottic cysts in a pre-term infant: A novel approach. *International Journal of Pediatric Otorhinolaryngology, 73,* 139–142.

Jaworowska, E., Serrano-Fernandez, P., Tarnowska, C., Lubinksi, J., Kram, A., Masojc, B., . . . Lubinski, J. (2007). Clinical and epidemiological features of familial laryngeal cancer in Poland. *Cancer Detection and Prevention, 31,* 270–275.

Jaywant, A., & Pell, M. D. (2010). Listener impressions of speakers with Parkinson's disease. *Journal of the International Neuropsychological Society, 16,* 49–57.

Jenkins, M. E., Adams, S., Dykstra, A. D., & Jog, M. S. (2006). Effects of topiramate on essential tremor of the voice, jaw, and upper limbs. *Journal of Medical Speech-Language Pathology, 14,* 43–51.

Jiang, J., O'Mara, T., Chen, H-J., Stern, J. I., Vlagos, D., & Hanson, D. (1999). Aerodynamic measurements of patients with Parkinson's disease. *Journal of Voice, 13,* 583–591.

Jiang, J., O'Mara, T., Conley, D., & Hanson, D. (1999). Phonation threshold pressure measurements during phonation by airflow interruption. *The Laryngoscope, 109,* 425–432.

Jines, N., & Drummond, S. (2006). The diagnosis of vocal cord dysfunction: A case study. Presented at the annual convention of the American Speech-Language-Hearing Association, Miami, November.

Johansson, M., Ryden, A., & Finizia, C. (2008). Self evaluation of communication experiences after laryngeal cancer—A longitudinal questionnaire study in patients with laryngeal cancer. *BMC Cancer, 8,* doi:10.1186/1471-2407-8-80

John, A., Enderby, P., & Hughes, A. (2005). Comparing outcomes of voice therapy: A benchmarking study using the Therapy Outcome Measure. *Journal of Voice, 19,* 114–123.

Johnson, K., & Derkay, C. (2009). Palliative aspects of recurrent respiratory papillomatosis.

Otolaryngologic Clinics of North America, 42, 57–70.

Johnson, R. F., Rutter, M., Cotton, R., Vijayasekeran, S., & White, D. (2008). Cricotracheal resection in children 2 years of age and younger. *Annals of Otology, Rhinology, & Laryngology, 117,* 110–112.

Johnson, T. (2008). Transgender communication therapy 101: Working with an underserved population. Paper presented at the American Speech-Language-Hearing Association Annual Convention, Chicago.

Jongmans, P., Hilgers, F. J. M., Pols, L. C. W., & Van As-Brooks, C. J. (2006). The intelligibility of tracheoesophageal speech, with an emphasis on the voiced-voiceless distinction. *Logopedics, Phoniatrics, Vocology, 31,* 172–181.

Jongmans, P., Wempe, T. G., van Tinferen, H., Hilgers, F. J. M., Pols, L. C. W., & van As-Brooks, C. J. (2010). Acoustic analysis of the voiced-voiceless distinction in Dutch tracheoesophageal speech. *Journal of Speech, Language, and Hearing Research, 53,* 284–297.

Joniau, S., Bradshaw, A., Esterman, A., & Carney, A. S. (2007). Reflux and laryngitis: A systematic review. *Otolaryngology—Head and Neck Surgery, 136,* 686–692.

Jotz, G. P., de Campos, D., Rodrigues, M. F., & Xavier, L. L. (2011). Histological asymmetry of the human recurrent laryngeal nerve. *Journal of Voice, 25,* 8–14.

Jovanovic, M. B., Mulutinovic, Z., Perovic, J., Grubor, A., Milenkovic, S., & Malobabic, S. (2007). Contact telescopy reveals blood vessel alterations of vocal fold mucosa in Reinke's edema. *Journal of Voice, 21,* 355–360.

Jovanovic, M. B., Mulutinovic, Z., Perovic, J., Grubor, A., Milenkovic, S., & Malobabic, S. (2009). Vocal fold mucosa "blue lines" observed on contact telescopy at Reinke's edema. *Journal of Voice. 23,* 512–515.

Juel, V. C., & Massey, J. M. (2007). Myasthenia gravis. *Orphanet Journal of Rare Diseases, 2,* 44–62.

Justice, L. M., & Fey, M. E. (2004, Sept. 21). Evidence-based practice in schools: Integrating craft and theory with science and data. *The ASHA Leader,* pp. 4–5, 30–32.

Kagel, M. C., & Leopold, N. A. (1992). Dysphagia in Huntington's disease: A 16-year retrospective. *Dysphagia, 7,* 106–114.

Kahane, J. (1982). Growth of the human prepubertal and pubertal larynx. *Journal of Speech and Hearing Research, 25,* 446–455.

Kahane, J. (1990). Age-related changes in the peripheral speech mechanism: Structural and physiological changes. Proceedings of the research symposium on communication sciences and disorders and aging. ASHA Reports, No. 19 (pp. 75–87). Rockville, MD: American Speech-Language-Hearing Association.

Kahane, J. C., & Mayo, R. (1989). The need for aggressive pursuit of healthy childhood voices. *Language, Speech, and Hearing Services in Schools, 20,* 102–107.

Kahn, A. R., & Kahane, J. C. (1986). India ink pinprick assessment of age-related changes in the cricoarytenoid joint (CAJ) articular surfaces. *Journal of Speech and Hearing Research, 29,* 536–543.

Kahrilas, P. J. (2000). Maximizing outcome of extraesophageal reflux disease. *The American Journal of Managed Care, 6* (Suppl), S876–S882.

Kalliakosta, G., Mandros, C., & Tzelepis, G. E. (2007). Chest wall motion during speech production in patients with advanced ankylosing spondylitis. *Journal of Speech, Language, and Hearing Research, 50,* 109–118.

Kaltenbach, T., Crockett, S., & Gerson, L. B. (2006). Are lifestyle measures effective in patients with gastroesophageal reflux disease? An evidence-based approach. *Archives of Internal Medicine, 166,* 965–971.

Kamel, P. L., Hanson, D., & Kahrilas, P. J. (1994). Omeprazole for the treatment of posterior laryngitis. *American Journal of Medicine, 96,* 321–326.

Kanagalingam, J., Georgalas, C., Wood, G. R., Ahluwalia, S., Sandhu, G., & Cheesman, A. D. (2005). Cricothyroid approximation and subluxation in 21 male-to-female transsexuals. *Laryngoscope, 115,* 611–618.

Kanaparthi, L. K., Lessnau, K-D., & Sharma, S. (2009). Restrictive lung disease. Available from http://emedicine .medscape.com/article/301760-overview

Kandogan, T., & Sanal, A. (2005). Quality of life, functional outcome, and voice handicap index in partial laryngectomy patients for early glottic cancer. *BMC Ear, Nose and Throat Disorders, 5,* 3. doi:10.1186/1472-6815-5-3

Kandogan, T., & Ziya, O. M. (2007). Role of thyroplasty in the management of sulcus vocalis. *Internet Journal of Head and Neck Surgery, 1.* Available from www .ispub.com/ostia/index. php?xmlFilePath=journals/ijhns/vol1n2/vocalis. xml

Kanemaru, S. I., Fukushima, H., Kojima, H., Kaneko, K. I., Yamashita, M., & Ito, J. (2007). A case report of myasthenia gravis localized to the larynx. *Auris Nasus Larynx, 34,* 401–403.

Kapstein, A. A., Hughes, B. M., Scharloo, M., Hondebrink, N., & Langeveld, T. P. M. (2010). Psychological aspects of adductor spasmodic dysphonia: A prospective population controlled questionnaire study. *Clinical Otolaryngology, 35,* 31–38.

Karkos, P. D., Leong, S. C., Apostolidou, M. T., & Apostolidis, T. (2006). Laryngeal manifestations and pediatric laryngopharyngeal reflux. *American Journal of Otolaryngology—Head and Neck Medicine and Surgery, 27,* 200–203.

Karkos, P. D., Yates, P. D., Carding, P. N., & Wilson, J. A. (2007). Is laryngopharyngeal reflux related to functional dysphonia? *Annals of Otology, Rhinology, & Laryngology, 116,* 24–29.

Karnell, M. P., Melton, S. D., Childes, J. M., Coleman, T. C., Dailey, S. A., & Hoffman, H. T. (2007). Reliability of clinician-based (GRBAS and CAPE-V) and patient-based (V_RQOL and IPVI) documentation of voice disorders. *Journal of Voice, 21,* 576–590.

Karpenko, A. N., Dworkin, J. P., Meleca, R. J., & Stachler, R. (2003). Cymetra injection for unilateral vocal fold paralysis. *Annals of Otology, Rhinology, and Laryngology, 112,* 927–934.

Kasperbauer, J. L., & Thomas, J. E. (2004). Voice rehabilitation after near total laryngectomy. *Otolaryngologic Clinics of North America, 37,* 655–677.

Kavabata, N. K., Neto, A. L. S., Goncalves, A. J., Alcadipani, F. A. M. C., & Menezes, M. B. (2004). A nine-year institutional experience with near-total laryngectomy. *The American Journal of Surgery, 188,* 111–114.

Kazi, R., De Cordova, J., Singh, A., Venkitaraman, R., Nutting, C. M., Clarke, P., . . . Harrington, K. J. (2007). Voice-related quality of life in laryngectomees: Assessment using the VHI and V-RQOL symptom scales. Journal of Voice, 21, 728–734.

Kazi, R., Kanagalingam, J., Venkitaraman, R., Prasad, V., Clarke, P., Nutting, C. M., . . . Harrington, K. J. (2009). Electroglottographic and perceptual evaluation of tracheoesophageal speech. *Journal of Voice, 23,* 247–254.

Kazi, R., Kiverniti, E., Prasad, V., Venkitaraman, R., Nutting, C. M., Clarke, P., . . . Harrington, K. J. (2006). Multidimensional assessment of female tracheoesophageal prosthetic speech. *Clinical Otolaryngology, 31,* 511–517.

Kazi, R., Singh, A., Al-Mutairy, A., De Cordova, J., O'Leary, L., Nutting, C., . . . Harrington, K. (2008). Electroglottographic analysis of valved speech following total laryngectomy. *Logopedics, Phoniatrics, Vocology, 33,* 12–21.

Kazi, R., Singh, A., De Cordova, J., Al-Mutairy, A., Clarke, P., Nutting, C., . . . Harrington, K. (2006). Validation of a voice prosthesis questionnaire to assess valved speech and its related issues in patients following total laryngectomy. *Clinical Otolaryngology, 31,* 404–410.

Kazi, R., Venkitaraman, R., Johnson, C., Prasad, V., Clarke, P., Newbold, K., . . . Harrington, K. (2008). Prospective, longitudinal electroglottographic study of voice recovery following accelerated hypofractionated radiotherapy for T1/T2 larynx cancer. *Radiotherapy and Oncology, 87,* 230–236.

Kelchner, L., de Alarcon, A., Weinrich, B., & Brehm, S. B. (2009). Special considerations in the management of the pediatric voice and airway patient. *Perspectives on Voice and Voice Disorders, 19,* 96–104.

Kelchner, L., Weinrich, B., & Baker, S. (2007). Use of stroboscopic laryngeal imaging in children. *Perspectives on Voice and Voice Disorders, 17*(1), 8–11.

Kelchner, L. N., Brehm, S. B., Weinrich, B., Middendorf, J., de Alarcon, A., Levin, L., & Elluru, R. (2010). Perceptual evaluation of severe pediatric voice disorders: Rater reliability using the Consensus Auditory Perceptual Evaluation of Voice. *Journal of Voice, 24,* 441–449.

Kelchner, L. N., Brehm, S. B., Weinrich, B., Middendorf, J., de Alarcon, A., Levin, L., & Elluru, R. (2010). Perceptual evaluation of severe pediatric voice disorders: Rater reliability using the Consensus Auditory-Perceptual Evaluation of Voice. *Journal of Voice, 24,* 441–449.

Kelchner, L. N., Horne, J., Lee, L., Klaben, B., Stemple, J. C., Adam, S., . . . Levin, L. (2007). Reliability of speech-language pathologist and otolaryngologist ratings of laryngeal signs of reflux in an asymptomatic population using the reflux finding score. *Journal of Voice, 21,* 92–100.

Kempster, G. B. (2005). Recent advances in conservation laryngectomy procedures. In P. C. Doyle & R. L. Keith (Eds.), *Contemporary considerations in the treatment and rehabilitation of head and neck cancer: Voice, speech, and swallowing* (pp. 225–235). Austin, TX: Pro-Ed.

Kempster, G. B., Gerratt, B. R., Verdolini Abbott, K., Barkmeier-Kraemer, J., & Hillman, R. E. (2009). Consensus Auditory-Perceptual Evaluation of Voice: Development of a standardized clinical protocol. *American Journal of Speech-Language Pathology, 18,* 124–132.

Kendall, K. A., & Leonard, R. J. (2011). Interarytenoid muscle Botox injection for treatment of adductor spasmodic dysphonia with vocal tremor. *Journal of Voice, 25,* 114–119.

Kent, R. D. (1994). *Reference manual for communicative sciences and disorders: Speech and language.* Austin, TX: Pro-Ed.

Kent, R. D. (2006). Evidence-based practice in communication disorders: Progress not perfection. *Language, Speech, and Hearing Services in Schools, 37,* 268–270.

Kent, R. D., Sufit, R. L., Rosenbek, J. C., Kent, J. F., Weismer, G., Martin, R. E., & Brooks, B. R. (1991). Speech deterioration in amyotrophic lateral sclerosis: A case study. *Journal of Speech and Hearing Research, 34,* 1269–1275.

Kent, J. F., Kent, R. D., Rosenbek, J. C., Weismer, G., Martin, R., Sufit, R., & Brooks, B. R. (1992). Quantitative description of the dysarthria in women with amyotrophic lateral sclerosis. *Journal of Speech and Hearing Research, 35,* 723–733.

Kent, R. D., Vorperian, H. K., Kent, J. F., & Duffy, J. R. (2003). Voice dysfunction in dysarthria: Application of the Multi-Dimensional Voice Program. *Journal of Communication Disorders, 36,* 281–306.

Kersing, W., & Jennekens, F. G. I. (2004). Age-related changes in human thyroarytenoid muscles: A histological and histochemical study. *European Archives of Oto-Rhino-Laryngology, 261,* 386–392.

Khan, A. M., Hashmi, S. R., Elahi, F., Tariq, M., & Ingrams, D. R. (2006). Laryngopharyngeal reflux: A literature review. *Surgeon, 4,* 221–225.

Khidr, A. (2003). Effects of the "Smith Accent Technique" of voice therapy on the laryngeal functions and voice quality of patients with unilateral vocal fold paralysis. *International Congress Series, 1240,* 1235–1241.

Khidr, A. (2010). The Smith accent technique of voice therapy; Clinical Manual. Presented at the Annual Convention of the American Speech-Language-Hearing Association, Philadelphia.

Kieff, D., & Zeitels, S. (1996). Phonosurgery. *Comprehensive Therapy, 22,* 222–230.

Kilic, M. A., Okur, E., Yildirim, I., & Guzelsoy, S. (2004). The prevalence of vocal fold nodules in school-age children. *International Journal of Pediatric Otorhinolaryngology, 68,* 409–412.

Kim, H. S., Moon, J. W., Chung, S. M., & Lee, J. H. (2011). A short-term investigation of dysphonia in asthmatic patients using inhaled budesonide. *Journal of Voice, 25,* 88–93.

Kim, H-T., & Auo, H-J. (2008). Office-based 585 nm pulsed dye laser treatment for vocal polyps. *Acta Oto-Laryngologica, 128,* 1043–1047.

Kimball, J. (2004). The extracellular matrix (ECM). Retrieved from http://home.comcast.net/john.kimball1/Biology/Pages/E/ECM.html

Kimberlin, D. W. (2004). Current status of antiviral therapy for juvenile onset recurrent respiratory papillomatosis. *Antiviral Research, 63,* 141–151.

Kimura, M., Nito, T., Imagawa, H., Sakakibara, K.-I., Chan, R. W., & Tayama, N. (2010). Collagen injection for correcting vocal fold asymmetry. High-speed imaging. *Annals of Otology, Rhinology, & Laryngology, 119,* 359–368.

Kimura, M., Nito, T., Imagawa, H., Tayama, N., & Chan, R. W. (2008). Collagen injection as a supplement to arytenoid adduction for vocal fold paralysis. *Annals of Otology, Rhinology, & Laryngology, 117,* 430–436.

King, J. B., Lindstedt, D. E., & Jensen, M. (1999). Transgender voice: Considerations in case history management. *Logopedics, Phoniatrics, Vocology, 24,* 14–18.

Kishimoto, Y., Hirano, S., Kojima, T., Kanemaru, S., & Ito, J. (2009). Implantation of an atelocollagen sheet for the treatment of vocal fold scarring and sulcus vocalis. *Annals of Otology, Rhinology, & Laryngology, 119,* 613–620.

Klaben, B. K. (2006). Voicing problems of tracheoesophageal speakers. *Perspectives on Voice and Voice Disorders, 16*(2), 32–34.

Klein, A. M., Stong, B. C., Wise, J., DelGaudio, J. M., Hapner, E. R., & Johns III, M. M. (2008). Vocal outcome measures after bilateral posterior cricoarytenoid muscle botulinum toxin injections for abductor spasmodic dysphonia. *Otolaryngology—Head and Neck Surgery, 139,* 421–423.

Knowlton, G. E., & Larkin, K. T. (2006). The influence of voice volume, pitch, and speech rate on progressive relaxation training: Application of methods from speech pathology and audiology. *Applied Psychophysiology and Biofeedback, 31,* 173–185.

Kocak, I., Akpinar, M. E., Cakir, A., Dogan, M., Bengisu, S., & Celikoyar, M. M. (2010). Laser reduction glottoplasty for managing androphonia after failed cricothyroid approximation surgery. *Journal of Voice, 24,* 758–764.

Kohnert, K., Kennedy, M. R. T., Glaze, L., Kan, P. F., & Carney, E. (2003). Breadth and depth of diversity in Minnesota: Challenges to clinical competency. *American Journal of Speech-Language Pathology, 12,* 259–272.

Koltai, P. J., Ellis, B., Chan, J., & Calabro, A. (2006). Anterior and posterior cartilage graft dimensions in successful laryngotracheal reconstruction. *Archives of Otolaryngology Head and Neck Surgery, 132,* 631–634.

Konnai, R. M., Jayaram, M., & Scherer, R. C. (2010). Development and validation of a voice disorder outcome profile for an Indian population. *Journal of Voice, 24,* 206–220.

Kooijman, P. G. C., Thomas, G., Graamans, K., & De Jong, F. I. C. R. S. (2007). Psychosocial impact of the teacher's voice throughout the career. *Journal of Voice, 21,* 316–324.

Koschkee, D. L., & Rammage, L. (1997). *Voice care in the medical setting.* San Diego, CA: Singular Publishers.

Kotby, M. N., El-Sady, S., Abou-Rass, Y., & Hegazi, M. (1991). Efficacy of the Accent Method of voice therapy. *Journal of Voice, 5,* 316–320.

Kotby, M. N., & Fex, B. (1998). The Accent method: Behavior readjustment voice therapy. *Logopedics, Phoniatrics, Vocology, 23,* 39–43.

Koufman, J. A. (1991). The otolaryngologic manifestations of gastroesophageal reflux disease: a clinical investigation of 225 patients using ambulatory 24-hour pH monitoring and an experimental investigation of the role of acid and pepsin in the development of laryngeal injury. *Laryngoscope, 101* (Suppl. 53), 1–78.

Koufman, J. A. (1994). Paradoxical vocal cord movement. *The Visible Voice, 3,* 49–53, 70–71.

Koufman, J. A. (1995). Evaluation of laryngeal biomechanics by fiberoptic laryngoscopy. In J. S. Rubin, R. T. Sataloff, G. S. Korovin, & W. J. Gould (Eds.), *Diagnosis and treatment of voice disorders* (pp. 359–365). New York: Igaku-Shoin.

Koufman, J. A. (1995). Gastroesophageal reflux and voice disorders. In J. S. Rubin (Ed.), *Diagnosis and treatment of voice disorders.* New York: Igaku-Shoin.

Koufman, J. A. (1996). Infectious and inflammatory diseases of the larynx. In J. J. Ballenger & J. B. Snow (Eds.), *Otorhinolaryngology* (15th ed., pp. 535–555). Philadelphia: Williams and Wilkins.

Koufman, J. A., Aviv, J. E., Casiano, R. R., & Shaw, G. Y. (2002). Laryngopharyngeal reflux: Position statement of the Committee on Speech, Voice, and Swallowing Disorders of the American Academy of Otolaryngology—Head and Neck Surgery. *Otolaryngology—Head and Neck Surgery, 127,* 32–35.

Koufman, J. A., & Blalock, P. D. (1988). Vocal fatigue and dysphonia in the professional voice user: Bogart-Bacall syndrome. *Laryngoscope, 98,* 493–498.

Koufman, J. A., & Block, C. (2008). Differential diagnosis of paradoxical vocal fold movement. *American Journal of Speech-Language Pathology, 17,* 327–334.

Koufman, J. A., Rees, C. J., Frazier, W. D., Kilpatrick, L. A., Wright, S. C., Halum, S. L., & Postma, G. N. (2007). Office-based laryngeal laser surgery: A review of 443 cases using three wavelengths. *Otolaryngology—Head and Neck Surgery, 137,* 146–151.

Kozlakowski, L. (2003). The aging voice and differentiating diseases. Available from msu.edu/. . ./2003%20Powerpoint%20Presentations/ Differentiating%20the%20Aging%20Voice%20 from%20Disease.ppt

Krause, E., Hempel, J.-M., & Gurkov, R. (2009). Botulinum toxin A prolongs functional durability of voice prostheses in laryngectomees with pharyngoesophageal spasm. *American Journal of Otolaryngology—Head and Neck Medicine and Surgery, 30,* 371–375.

Krecicki, T., Liebhart, J., Morawska-Kochman, M., Liebhart, E., Zatonski, M., & Zalesska-Krecicka, M. (2006). Corticosteroid-induced laryngeal disorders in asthma. *Medical Science Monitor, 12,* 351–354.

Krengli, M., Policarpo, M., Manfredda, I., Aluffi, P., Gambaro, G., Panella, M., & Pia, F. (2004). Voice quality after treatment to T1a glottic carcinoma. *Acta Oncologica, 43,* 284–289.

Krischke, S., Weigelt, S., Hoppe, U., Kollner, V., Klotz, M., Eysholdt, U., & Rosanowski, F. (2005). Quality of life in dysphonic patients. *Journal of Voice, 19,* 132–137.

Krival, K., Kelchner, L. N., Weinrich, B., Baker, S. E., Lee, L., Middendorf, J. H., & Zur, K. B. (2007). Vibratory source, vocal quality and fundamental frequency following pediatric laryngotracheal reconstruction. *International Journal of Pediatric Otorhinolaryngology, 71,* 1261–1269.

Kuhn, J., Toohill, R. J., Ulualp, S. O., Kulpa, J., Hofmann, C., Arndorfer, R., & Shaker, R. (1998). Pharyngeal acid reflux events in patients with vocal cord nodules. *The Laryngoscope, 108,* 1146–1149.

Kumai, Y., Murukami, D., Masuda, M., & Yumoto, E. (2007). Arytenoid adduction to treat impaired adduction of the vocal fold due to rheumatoid arthritis. *Auris Nasus Larynx, 34,* 545–548.

Kummer, A. W. (2007). Resonance disorders and velopharyngeal dysfunction: Simple low tech and no-tech procedures for evaluation and treatment. Available from www.speechpathology.com/articles/article_detail .asp?article_id=332

Kuo-Sheng, L., Bo-Nien, C., Cheng-Chien, Y., & Yu-Chun, C. (2007). CO_2 laser supraglottoplasty for severe laryngomalacia: A study of symptomatic improvement. *International Journal of Pediatric Otorhinolaryngology, 71,* 889–895.

Kwon, T-K., Rosen, C. A., & Gartner-Schmidt, J. (2005). Preliminary results of a new temporary vocal fold injection material. *Journal of Voice, 19,* 668–673.

Lacomblez, L., Bensimon, G., Leigh, P. N., & Meininger, V. (1996). Dose-ranging study of Riluzole in amyotrophic lateral sclerosis. *Lancet, 347,* 1425–1431.

Lagier, A., Nicollas, R., Sanjuan, M., Benoit, L., & Triglia, J. M. (2009). Laser cordotomy for the treatment of bilateral vocal cord paralysis in infants. *International Journal of Pediatric Otorhinolaryngology, 73,* 9–13.

Lai, S. Y., & Weinstein, G. S. (2009). Conservation laryngeal surgery, supracricoid laryngectomy. Available from http://emedicine.medscape.com/article/851248-overview

Lam, P. K. Y., Chan, K. M., Ho, W. K., Kwong, E., Yiu, E. M., & Wei, W. I. (2006). Cross-cultural adaptation and validation of the Chinese Voice Handicap Index-10. *Laryngoscope, 116,* 1192–1198.

Lam, P., Wei, W. I., Hui, Y., & Ho, W.-K. (2006). Prevalence of pH-documented laryngopharyngeal reflux in Chinese patients with clinically suspected reflux laryngitis. *American Journal of Otolaryngology—Head and Neck Medicine and Surgery, 27,* 186–189.

Lam, P. K.-Y., Ho, W.-K., Ho, A. C.-W., Ng, R. W.-M., Yuen, A. P. W., & Wei, W. I. (2005). Long-term performance of indwelling tracheoesophageal speaking valves in Chinese patients undergoing laryngectomy. *Archives of Otolaryngology—Head and Neck Surgery, 131.* Retrieved from www.archoto.com

Larson, C. R. (1985). The midbrain periaqueductal grey: A brainstem structure involved in vocalization. *Journal of Speech and Hearing Research, 28,* 241–249.

Larson, C. R., Altman, K. W., Liu, H., & Hain, T. C. (2008). Interactions between auditory and somatosensory feedback for voice F0 control. *Experimental Brain Research, 187,* 613–621.

Lauri, E.-R., Alku, P., Vilkman, E., Sala, E., & Sihvo, M. (1997). Effects of prolonged oral reading on time-based glottal flow waveform parameters with special reference to gender differences. *Folia Phoniatrica et Logopedica, 49,* 234–246.

Lavy, J. A., Wood, G., Rubin, J. S., & Harried, M. (2000). Dysphonia associated with inhaled steroids. *Journal of Voice, 14,* 581–588.

Lawrence, V. L. (1987). Common medications with laryngeal effects. *Ear, Nose and Throat Journal, 66,* 318–322.

Le Bihan, D., Mangin, J.-F., Poupon, C., Clark, C. A., Pappatas, S., Molko, N., & Chabriat, H. (2001). Diffusion tensor imaging: Concepts and applications. *Journal of Magnetic Resonance Imaging, 13,* 534–546.

Leder, S. B., Acton, L. M., Kmiecik, J., Ganz, C., & Blom, E. D. (2005). Voice restoration with the Advantage tracheoesophageal voice prosthesis. *Otolaryngology—Head and Neck Surgery, 133,* 681–684.

Lee, A. S., & Rosen, C. A. (2004). Efficacy of cidofovir injection for the treatment of recurrent respiratory papillomatosis. *Journal of Voice, 18,* 551–556.

Lee, B., & Woo, P. (2005). Chronic cough as a sign of laryngeal sensory neuropathy: Diagnosis and treatment. *Annals of Otology, Rhinology, & Laryngology, 114,* 253–257.

Lee, E.-K., & Son, Y.-I. (2005). Muscle tension dysphonia in children: Voice characteristics and outcome of voice therapy. *International Journal of Pediatric Otorhinolaryngology, 69,* 911–917.

Lee, H. M., Mazloff, D., & Henry, C. (1999). Vocal characteristics of older adults and stereotyping. *Journal of Nonverbal Behavior, 2,* 111–132.

Lee, K. H., & Rutter, M. J. (2008). Role of balloon dilation in the management of adult idiopathic subglottic stenosis. *Annals of Otology, Rhinology, & Laryngology, 117,* 81–84.

Lee, L., Friesen, M., Lambert, I. R., & Loudon, R. G. (1998). Evaluation of dyspnea during physical and speech activities in patients with pulmonary diseases. *Chest, 113,* 625–632.

Lee, M. S., & Marsden, C. D. (1994). Movement disorders following lesions of the thalamus or subthalamic region. *Movement Disorders, 9,* 493–507.

Lee, S., Potamianos, A., & Narayanan, S. (1999). Acoustics of children's speech: Developmental changes of temporal and spectral parameters. *Journal of the Acoustical Society of America, 105,* 1455–1468.

Lee, V. S., Zhou, X. P., Rahn III, D. A., Wang, E. Q., & Jiang, J. J. (2008). Perturbation and nonlinear dynamic analysis of acoustic phonatory signal in Parkinsonian patients receiving deep brain stimulation. *Journal of Communication Disorders, 41,* 485–500.

Leeper, H. A., Parsa, V., Jamieson, D. G., & Heeneman, H. (2002). Acoustical aspects of vocal function following radiotherapy for early T1a laryngeal cancer. *Journal of Voice, 16,* 289–302.

Lemos, E. M., Sennes, L. U., Imamura, R., & Tsuji, D. H. (2005). Vocal process granuloma: clinical characterization, treatment and evolution. *Brazilian Journal of Otorhinolaryngology, 71,* 494–498.

Lenderking, W. R., Hillson, E., Crawley, J. A., Moore, D., Berzon, R., & Pashos, C. L. (2003). The clinical characteristics and impact of laryngopharyngeal reflux disease on health-related quality of life. *Value in Health, 6,* 560–565.

Leonard, R., Dworkin, J. P., Meleca, R. J., Colton, R. H., Leeper, H. A., & Till, J. A. (2002). Assessment of the disordered voice: A roundtable discussion. *Journal of Medical Speech-Language Pathology, 10,* 111–131.

Leonard, R., & Kendall, K. (2005). Effects of voice therapy on vocal process granuloma: A phonoscopic approach. *American Journal of Otolaryngology—Head and Neck Medicine and Surgery, 26,* 101–107.

Leopold, N. A., & Kagel, M. C. (1985). Dysphagia in Huntington's disease. *Archives of Neurology, 42,* 57–60.

Letson, J. A., & Tatchell, R. (2005). Arytenoid movement. In R. T. Sataloff (Ed.), *Voice science* (pp. 89–103). San Diego, CA: Plural Publishing.

Leung, A. K. C., & Cho, H. (1999). Diagnosis of stridor in children. *American Family Physician, 60.* Available from www.aafp.org/afp/991115ap/2289.html

Leung, R., & Berkowitz, R. G. (2007). Incidence of severe acquired subglottic stenosis in newborns. *International Journal of Pediatric Otorhinolaryngology, 71,* 763–768.

Leung, R., Hawkes, M., & Campisi, P. (2007). Severity of juvenile onset recurrent respiratory papillomatosis is not associated with socioeconomic status in a setting of universal health care. *International Journal of Pediatric Otorhinolaryngology, 71,* 965–972.

Levy, D. (2000). Two transsexuals reflect on university's pioneering gender dysphoria program. Available from http://news-service.stanford.edu/news/2000/may3/ sexchange-53.html

Lewin, J. S., Bishop-Leone, J. K., Forman, A. D., & Diaz Jr., E. M. (2001). Further experience with Botox injection for tracheoesophageal speech failure. *Head Neck, 23,* 456–460.

Lewis, A. F., Carron, J. D., & Vedanarayanan, V. (2010). Congenital bilateral vocal fold paralysis and Charcot-Marie-Tooth disease. *Annals of Otology, Rhinology, & Laryngology, 119,* 47–49.

Leydon, C., Bielamowicz, S., & Stager, S. V. (2005). Perceptual ratings of vocal characteristics and voicing features in untreated patients with unilateral vocal fold paralysis. *Journal of Communication Disorders, 38,* 163–185.

Leydon, C., Wroblewski, M., Eichorn, N., & Sivasankar, M. (2010). A meta-analysis of outcomes of hydration intervention on phonation threshold pressure. *Journal of Voice, 24,* 637–643.

Li, A. J., Johns, M. M., Jackson-Menaldi, C., Dailey, S., Heman-Ackah, Y., Merati, A., & Rubin, A. D. (2011). Glottic closure patterns: Type I thyroplasty versus Type I thyroplasty with arytenoid adduction. *Journal of Voice, 25,* 259–264.

Li, L., Saigusa, H., Nagayama, H., Nakamura, T., Aino, I., Komachi, T., & Yamaguchi, S. (2009). A case of Creutzfeldt-Jacob disease with bilateral vocal fold abductor paralysis. *Journal of Voice, 23,* 635–638.

Liberman, M., & Mathisen, D. J. (2009). Treatment of idiopathic laryngotracheal stenosis. *Seminars in Thoracic and Cardiovascular Surgery, 21,* 278–283.

Liew, L., Blaney, S. P. A., & Morrison, G. A. J. (2003). Surgical selection and outcomes in laryngotracheal reconstruction for subglottic stenosis. *International Congress Series, 1254,* 147–150.

Lim, J.-Y., Choi, J.-N., Kim, K.-M., & Choi, H.-S. (2006). Voice analysis of patients with diverse types of Reinke's edema and clinical use of electroglottographic measurements. *Acta Oto-Laryngologica, 126,* 62–69.

Lim, J.-Y., Lim, S. E., Choi, S. H., Kim, J. H., Kim, K.-M., & Choi, H.-S. (2007). Clinical characteristics and voice analysis of patients with mutational dysphonia: Clinical significance of diplophonia and closed quotients. *Journal of Voice, 21,* 12–19.

Lim, X., Tateya, I., Tateya, T., Munoz-del-Rio, A., & Bless, D. M. (2006). Immediate inflammatory response and scar formation in wounded vocal folds.

Annals of Otology, Rhinology & Laryngology, 115, 921–929.

Lin, H. W., Richmon, J. D., Emerick, K. S., de Venecia, R. K., Zeitels, S. M., Faquin, W. C., & Lin, D. T. (2010). Malignant transformation of a highly aggressive human papillomavirus type 11-associated recurrent respiratory papillomatosis. *American Journal of Otolaryngology—Head and Neck Medicine and Surgery, 31,* 291–296.

Lind, K., & Wermke, K. (2002). Development of the vocal fundamental frequency of spontaneous cries during the first 3 months. *International Journal of Pediatric Otorhinolaryngology, 64,* 97–104.

Lindholm, P., Vilkman, E., Raudaskoski, T., Suvanto-Luukkonen, E., & Kauppila, A. (1997). The effect of postmenopause and postmenopausal HRT on measured voice values and vocal symptoms. *Maturitas, 28,* 47–53.

Lindsay, F., Bloom, D., Pransky, S., Stabley, R., & Shick, P. (2008). Histologic review of cidofovir-treated recurrent respiratory papillomatosis. *Annals of Otology, Rhinology & Laryngology, 117,* 113–117.

Linville, S. E. (1992). Glottal gap configuration in two age groups of women. *Journal of Speech and Hearing Research, 35,* 1209–1215.

Linville, S. E. (2001). *Vocal aging.* San Diego, CA: Singular/Thomson Learning.

Linville, S. E., & Fisher, H. (1985). Acoustic characteristics of perceived versus actual vocal age in controlled phonation by adult females. *Journal of the Acoustical Society of America, 78,* 40–48.

Liotti, M., Brannan, S., Egan, G., Shade, R., Madden, L., Abplanalp, B., . . . Denton, D. (2001). Brain responses associated with consciousness of breathlessness (air hunger). *PNAS, 98,* 2035–2040.

Little, M. A., McSharry, P. E., Hunter, E. J., Spielman, J., & Ramig, L. O. (2009). Suitability of dysphonia measurements for telemonitoring of Parkinson's disease. *IEEE Transactions on Biomedical Engineering, 56,* 1015–1022.

Liu, B. P., Bove, M. J., & Nemeth, A. J. (2010). Posterior glottic stenosis with a calcified interarytenoid scar band: CT and laryngoscopic correlation. *American Journal of Neuroradiology.* doi:10.3174/ajnr.A1980

Liu, H., & Ng, M. L. (2007). Electrolarynx in voice rehabilitation. *Auris Nasus Larynx, 34,* 327–332.

Liu, W.-B., Xia, Q., Men, L.-N., Wu, Z.-K., & Huang, R.-X. (2007). Dysphonia as a primary manifestation in myasthenia gravis (MG): A retrospective review of 7 cases among 1520 MG patients. *Journal of the Neurological Sciences, 260,* 16–22.

Llewellyn, C. D., McGurk, M., & Weinman, J. (2005). Are psychosocial and behavioural factors related to health-related quality of life in patients with head and neck cancer? A systematic review. *Oral Oncology, 41,* 440–454.

Lo, H.-I., Ho, H. C., & Hwang, J.-H. (2005). Paradoxical vocal cord motion—A case report. *Auris Nasus Larynx, 32,* 427–430.

Logemann, J. A., Pauloski, B. R., Rademaker, A. W., Lazarus, C. L., Gaziano, J., Stachowiak, L., . . . Mittal, B. (2008). Swallowing disorders in the first year after radiation and chemoradiation. *Head Neck, 30,* 148–158.

Lombard, L. E., & Popovich, A. A. (2008). Laryngectomy rehabilitation. Available from http://emedicine.medscape .com/article/883689-overview

Lorenz, R. R., Esclamado, R. M., Teker, A. M., Strome, M., Scharpf, J., Hicks, D., . . . Lee, W. T. (2008). Ansa cervicalis-to-recurrent laryngeal nerve anastomosis for unilateral vocal fold paralysis: Experience of a single institution. *Annals of Otology, Rhinology, & Laryngology, 117,* 40–45.

Loucks, T. M. J., Poletto, C. J., Simonyan, K., Reynolds, C. L., & Ludlow, C. L. (2007). Human brain activation during phonation and exhalation: Common volitional control for two upper airway functions. *NeuroImage, 36,* 131–143.

Loughran, S., Calder, N., MacGregor, F. B., Carding, P., & MacKenzie, K. (2005). Quality of life and voice following endoscopic resection or radiotherapy for early glottic cancer. *Clinical Otolaryngology, 30,* 42–47.

Lowell, S. Y., Barkmeier-Kraemer, J. M., Hoit, J. D., & Story, B. H. (2008). Respiratory and laryngeal function during spontaneous speaking in teachers with voice disorders. *Journal of Speech, Language, and Hearing Research, 51,* 333–349.

Lublin, F. D., & Reingold, S. C. (1996). Defining the clinical course of multiple sclerosis: Results of an international survey. National Multiple Sclerosis Society (USA) Advisory Committee on Clinical Trials of New Agents in Multiple Sclerosis. *Neurology, 46,* 907–911.

Ludlow, C. L. (2005). Central nervous system control of the laryngeal muscles in humans. *Respiratory Physiology and Neurobiology, 147,* 205–222.

Ludlow, C. L., Adler, C. H., Berke, G. S., Bielamowicz, S. A., Blitzer, A., Bressman, S. B., . . . Woodson, G. E. (2008). Research priorities in spasmodic

dysphonia. *Otolaryngology—Head and Neck Surgery, 139,* 495–505.
Ludlow, C. L., & Connor, N. P. (1987). Dynamic aspects of phonatory control in spasmodic dysphonia. *Journal of Speech and Hearing Research, 30,* 197–206.
Luff, D. A., Izzat, S., & Farrington, W. T. (1999). Viscoaugmentation as a treatment for leakage around the Provox2 voice rehabilitation system. *Journal of Laryngology and Otology, 113,* 847–848.
Luna-Ortiz, K., Pasche, P., Tamez-Velarde, M., & Villavicencio-Valencia, V. (2009). Supracricoid partial laryngectomy with cricohyoidoepiglottopexy in patients with radiation therapy failure. *World Journal of Surgical Oncology, 7,* doi:10.1186/1477-7819-7-101
Lundstrom, E., & Hammarberg, B. (2004). High-speed imaging of the voicing source in laryngectomees during production of voiced-voiceless distinctions for stop consonants. *Logopedics, Phoniatrics, Vocology, 29,* 31–40.
Lundstrom, E., Hammarberg, B., Munck-Wikland, E., & Edsborg, N. (2008). The pharyngoesophageal segment in laryngectomees—videoradiographic, acoustic, and voice quality perceptual data. *Logopedics, Phoniatrics, Vocology, 33,* 115–125.
Lundy, D. S., Roy, S., Xue, J. W., Casiano, R. R., & Jassir, D. (2004). Spastic/spasmodic vs. tremulous vocal quality: Motor speech profile analysis. *Journal of Voice, 18,* 146–152.
Lunn, W. W., & Sheller, J. R. (1995). Flow volume loops in the evaluation of upper airway obstruction. *Otolaryngol-ogy Clinics of North America, 28,* 721–729.
Luschei, E. S., Ramig, L. O., Baker, K. L., & Smith, M. E. (1999). Discharge characteristics of laryngeal single motor units during phonation in young and older adults and in persons with Parkinson's disease. Downloaded from jn.physiology.org on January 26, 2007, pp. 2131–2139.
Luscher, M. S., Pedersen, U., & Johansen, L. V. (2001). Treatment outcome after laser excision of early glottic squamous cell carcinoma. *Acta Oncologica, 7,* 796–800.
Luu, Q., Tsai, V., Mangunta, V., Berke, G. S., & Chhetri, D. K. (2007). Safety of percutaneous injection of bovine dermal crosslinked collagen for glottic insufficiency. *Otolaryngology—Head and Neck Surgery, 136,* 445–449.
Ma, E. P. M., & Love, A. L. (2010). Electroglottographic evaluation of age and gender effects during sustained phonation and connected speech. *Journal of Voice, 24,* 146–152.
Ma, E., Roberson, J., Radford, C., Vagne, S., El-Halabi, R., & Yiu, E. (2007). Reliability of speaking and maximum voice range measures in screening for dysphonia. *Journal of Voice, 21,* 397–406.
Ma, E. P. M., & Yiu, E. M. L. (2001). Voice activity and participation profile: Assessing the impact of voice disorders on daily activities. *Journal of Speech, Language and Hearing Research, 44,* 511–524.
Ma, E. P. M., Yiu, E. M. L., & Abbott, K. V. (2007). Application of the ICF in voice disorders. *Seminars in Speech and Language, 28,* 343–350.
MacArthur, C. J., Kearns, G. H., & Healy, G. B. (1994). Voice quality after laryngotracheal reconstruction. *Archives of Otolaryngology—Head and Neck Surgery, 120,* 641–647.
Mahendra, N., Battle, D., & Payne, J. (2006). Cultural competence in action: A framework and practical strategies for clinicians. Paper presented at the American Speech-Language-Hearing Association annual convention, Miami.
Makeieff, M., Giovanni, A., & Guerrier, B. (2007). Laryngostroboscopic evaluation after supracricoid partial laryngectomy. *Journal of Voice, 21,* 508–515.
Makitie, A. A., Aaltonen, L-M., Niemensivu, R., Back, L., Juvas, A., & Lehtonen, H. (2003). Postlaryngectomy voice restoration using a voice prosthesis: A single institution's ten-year experience. *Annals of Otology, Rhinology & Laryngology, 112,* 1007–1010.
Maloney, E. M., Unger, E. R., Tucker, R. A., Swan, D., Karem, K., Todd, W., & Reeves, W. C. (2006). Longitudinal measures of human papilloma virus 6 and 11 viral loads and antibody response in children with recurrent respiratory papillomatosis. *Archives of Otolaryngology—Head and Neck Surgery, 132,* 711–715.
Mankekar, G., Eaton, D. A., & Murray, A. D. (2009). Glottic stenosis. Available from http://emedicine.medscape .com/article/864439-overview
Mann, E. A., McClean, M. D., Gurevich-Uvena, J., Barkmeier, J., McKenzie-Garner, P., Paffrath, J., & Patow, C. (1999). The effects of excessive vocalization on acoustic and videostroboscopic measures of vocal fold condition. *Journal of Voice, 13,* 294–302.
Manning, S. C., Inglis, A. F., Mouzakes, J., Carron, J., & Perkins, J. A. (2005). Laryngeal anatomic differences in pediatric patients with severe laryngomalacia. *Archives of Otolaryngology—Head and Neck Surgery, 131,* 340–343.

Manor, Y., Balas, M., Giladi, N., Mootanah, R., & Cohen, J. T. (2008). Anxiety, depression and swallowing disorders in patients with Parkinson's disease. *Parkinsonism and Related Disorders, 15,* 453–456.

Manor, Y., Posen, J., Amir, O., Dori, N., & Giladi, N. (2005). A group intervention model for speech and communication skills in patients with Parkinson's disease. *Communication Disorders Quarterly, 26,* 94–101.

Mao, V. H., Abaza, M., Spiegel, J. R., Mandel, S., Hawkshaw, M., Heuer, R. J., & Sataloff, R. T. (2001). Laryngeal myasthenia gravis: Report of 40 cases. *Journal of Voice, 15,* 122–130.

Marcelino, F. C., & Oliveira, D. T. (2005). Histopathological changes of vocal folds induced by chronic pollutant exposure: An experimental study. *Journal of Voice, 19,* 529–533.

Marchese-Ragona, R., Marioni, G., Chiarello, G., Staffieri, A., & Pastore, A. (2005). Supracricoid laryngectomy with cricohyoidopexy for recurrence of early-stage glottic carcinoma after irradiation: Long-term oncological and functional results. *Acta Oto-Laryngologica, 125,* 91–95.

Marge, M. (1984). The prevention of communication disorders. *ASHA, 26,* 35–38.

Marom, T., Roth, Y., & Cinamon, U. (2010). Laryngocele: A rare long-term complication following neck surgery? *Journal of Voice.* doi:10.1016/j.voice.2010.01.011

Martinez, F. D. (2007). Genes, environments, development and asthma: A reappraisal. *European Respiratory Journal, 29,* 179–184.

Martins, R. H. G., Defaveri, J., Domingues, M. A. C., & Silva, R. D. A. E. (2011). Vocal polyps: Clinical, morphological, and immunohistochemical aspects. *Journal of Voice, 25,* 98–106.

Martins, R. H. G., Defaveri, J., Domingues, M. A. C., Silva, R. D. A. E., & Fabro, A. (2010). Vocal fold nodules: Morphological and immunohistochemical investigations. *Journal of Voice, 24,* 531–539.

Martins, R. H. G., Fabro, A. T., Domingues, M. A. C., Chi, A. P., & Gregorio, E. A. (2009). Is Reinke's edema a precancerous lesion? Histological and electron microscope aspects. *Journal of Voice, 23,* 721–725.

Martins, R. H. G., Santana, M. F., & Tavares, E. L. M. (2011). Vocal cysts: Clinical, endoscopic, and surgical aspects. *Journal of Voice. 25,* 107–110.

Maryn, Y., Corthals, P., Van Cauwenberge, P., Roy, N., & De Bodt, M. (2010). Toward improved ecological validity in the acoustic measurement of overall voice quality: Combining continuous speech and sustained vowels. *Journal of Voice, 24,* 540–555.

Maryn, Y., De Bodt, M., & Van Cauwenberge, P. (2006). Effects of biofeedback in phonatory disorders and phonatory performance: A systematic literature review. *Applied Psychophysiology and Biofeedback, 31,* 65–83.

Mastrovich, J. D., & Greenberger, P. A. (2002). Psychogenic cough in adults: A report of two cases and review of the literature. *Allergy and Asthma Proceedings, 23,* 27–33.

Masuda, T., Ikeda, Y., Manako, H., & Komiyama, S. (1993). Analysis of vocal abuse: Fluctuations in phonation time and intensity in 4 groups of speakers. *Acta Otolaryngologica, 113,* 547–552.

Matal, V., Cheesman, D., & Clarke, P. M. (2003). Cricothyroid approximation and thyroid chondroplasty: A patient survey. *Otolaryngology—Head and Neck Surgery, 128,* 841–847.

Mathers-Schmidt, B. A. (2001). Paradoxical vocal fold motion: A tutorial on a complex disorder and the speech-language pathologist's role. *American Journal of Speech-Language Pathology, 10,* 111–125.

Mathers-Schmidt, B. A., & Brilla, L. R. (2005). Inspiratory muscle training in exercise-induced paradoxical vocal fold motion. *Journal of Voice, 19,* 635–644.

Mathers-Schmidt, B., Brilla, L., Jamieson, A., & Parsons, S. (n.d.). Inspiratory muscle training in three athletes with exercise-induced PVFM. Available from www.ac.wwu .edu/~csd/IMT%20 in%203%20PVFM%20athletes%20handout.pdf

Mathieson, L. (2001). *Greene and Mathieson's the voice and its disorders* (6th ed.). Philadelphia, PA: Whurr Publications.

Mathieson, L., Hirani, S. P., Epstein, R., Baken, R. J., Wood, G., & Rubin, J. S. (2009). Laryngeal manual therapy: A preliminary study to examine its treatment effects in the management of muscle tension dysphonia. *Journal of Voice, 23,* 353–366.

Maue, W. M., & Dickson, D. R. (1971). Cartilages and ligaments of the adult human larynx. *Archives of Otolaryngology, 94,* 432–439.

Mayer, R. M., & Gelfer, M. P. (2008). Outcomes of voice therapy for male-to-female transgendered individuals. Paper presented at the American Speech-Language-Hearing Association Annual Convention, Chicago.

McAllister, A., Sederholm, E., Sundberg, J., & Gramming, P. (1994). Relations between voice range profile and physiological and perceptual voice characteristics in 10-year-old children. *Journal of Voice, 8,* 230–239.

McCabe, D. J., & Titze, I. R. (2002). Chant therapy for treating vocal fatigue among public school teachers: A preliminary study. *American Journal of Speech-Language Pathology, 11,* 356–369.

McCarthy, K., & Dweik, R. A. (2010). Pulmonary function testing. Available from http://emedicine.medscape.com/article/303239-overview

McClay, J. E. (2001). Recurrent respiratory papillomatosis surgery. Available from www.emedicine.com/ent/topic594.htm

McColl, D. A. (2006). Intelligibility of tracheoesophageal speech in noise. *Journal of Voice, 20,* 605–615.

McCoy, J. M., Wicks, J. R., & Audoly, L. P. (2002). The role of prostaglandin E2 receptors in the pathogenesis of rheumatoid arthritis. *Journal of Clinical Investigation, 110,* 651–658.

McElhinney, D. B., Jacobs, I., McDonald-McGinn, D. M., Zackai, E. H., & Goldmuntz, E. (2002). Chromosomal and cardiovascular anomalies associated with congenital laryngeal web. *International Journal of Pediatric Otorhinolaryngology, 66,* 23–27.

McFadden, E. R., & Zawadski, D. K. (1996). Vocal cord dysfunction masquerading as exercise-induced asthma: A physiologic cause for "choking" during athletic activities. *American Journal of Respiratory Critical Care Medicine, 153,* 942–947.

McGarvey, L. P. A. (2005). Idiopathic chronic cough: A real disease or a failure of diagnosis? *Cough, 1,* 9–13.

McGarvey, L. P. A., & Elder, J. (2010). Future directions in treating cough. *Otolaryngology Clinics of North America, 43,* 199–211.

McGarvey, L., McKeagney, P., Polley, L., MacMahon, J., Costello, R. W. (2009). Are there clinical features of a sensitized cough reflex? *Pulmonary Pharmacology & Therapeutics, 22,* 59–64.

McGlone, R. E., & Shipp, T. (1971). Some physiologic correlates of vocal fry phonation. *Journal of Speech and Hearing Research, 14,* 769–775.

McHenry, M. A., Kuna, S. T., Minton, J. T., Vanoye, C. R., & Calhoun, K. (1997). Differential activity of the pars recta and pars oblique in fundamental frequency control. *Journal of Voice, 11,* 48–58.

McHenry, M., Reich, A., & Minifie, F. (1982). Acoustic characteristics of intended syllabic stress in excellent esophageal speakers. *Journal of Speech and Hearing Research, 25,* 554–564.

McHenry, M., Whatman, J., & Pou, A. (2002). The effect of botulinum toxin A on the vocal symptoms of spastic dysarthria: A case study. *Journal of Voice, 16,* 124–131.

McKenna, M., & Brodsky, L. (2005). Extraesophageal acid reflux and recurrent respiratory papilloma in children. *International Journal of Pediatric Otorhinolaryngology, 69,* 597–605.

McKinney, J. (1994). *The diagnosis and correction of vocal faults* (2nd ed.). Nashville, TN: Genevox Music Group.

McNeill, E. J. M., Wilson, J. A., Clark, S., & Deakin, J. (2008). Perception of voice in the transgender client. *Journal of Voice, 22,* 727–733.

McQuestion, M., Fitch, M., & Howell, D. (2011). The changed meaning of food: Physical, social and emotional loss for patients having received radiation treatment for head and neck cancer. *European Journal of Oncology Nursing,* 15, 145–151.

McWhorter, A. J., & Hoffman, H. T. (2005). Transoral laser microsurgery for laryngeal malignancies. *Current Problems in Cancer, 29,* 180–189.

Megale, S. R. M. C. L., Scanavini, A. B. A., Andrade, E. C., Fernandes, M. I. M., & Anselmo-Lima, W. T. (2006). Gastroesophageal reflux disease: Its importance in ear, nose, and throat practice. *International Journal of Pediatric Otorhinolaryngology, 70,* 81–88.

Mehta, D., & Hillman, R. E. (2007). Use of aerodynamic measures in clinical voice assessment. *Perspectives in Voice and Voice Disorders, 17,* 14–18.

Meining, A., & Classen, M. (2004). The role of diet and lifestyle measures in the pathogenesis and treatment of gastroesophageal reflux disease. *The American Journal of Gastroenterology, 95,* 2692–2697.

Melcon, M. C., Hoit, J. D., & Hixon, T. J. (1989). Age and laryngeal airway resistance during vowel production. *Journal of Speech and Hearing Disorders, 54,* 282–286.

Meleca, R. J., Dworkin, J. P., Zormeier, M. M., Simpson, M. L., Shibuya, T., & Mathog, R. H. (2000). Videostroboscopy of the pharyngoesophageal segment in laryngectomy patients treated with botulinum toxin. *Otolaryngology—Head and Neck Surgery, 123,* 38–43.

Meline, T., & Paradiso, T. (2003). Evidence-based practice in schools: Evaluating research and reducing barriers. *Language, Speech, and Hearing Services in Schools, 34,* 273–283.

Meltzner, G. S., & Hillman, R. E. (2005). Impact of aberrant acoustic properties on the perception of sound quality in electrolarynx speech. *Journal of Speech, Language and Hearing Research, 48,* 766–777.

Meltzner, G., Hillman, R. E., Heaton, J., Houston, K., Kobler, J., & Qi, Y. (2005). Electrolarynx speech: The state-of-the-art and future directions. In P. Doyle (Ed.), *Contemporary considerations in the treatment and rehabilitation of head and neck cancer* (pp. 571–590). Austin, TX: Pro-Ed.

Men, S., Ikis, A. O., Topcu, I., Cakmakci, H., & Ecevit, C. (2006). CT and virtual endoscopy findings in congenital laryngeal web. *International Journal of Pediatric Otorhinolaryngology, 70,* 1125–1127.

Mendes-Laureano, J., Sa, M. F. S., Ferriani, R. A., Reis, R. M., Aguiar-Ricz, L. N., Valera, F. C. P., . . . Romao, G. S. (2006). Comparison of fundamental voice frequency between menopausal women and women at menacme. *Maturitas, 55,* 195–199.

Mendes-Laureano, J., Sa, M. F. S., Reis, R. M., Ferriani, R. A., Romao, G. S., Aguiar-Ricz, L. N., . . . Kupper, D. S. (2007). Impact of menopause and hormonal replacement therapy on harmonics-to-noise ratio of the voice. *Maturitas, 56,* 223–224.

Merati, A. L., Shemirani, N., Smith, T. L., & Toohill, R. J. (2006). Changing trends in the nature of vocal fold motion impairment. *American Journal of Otolaryngology—Head and Neck Medicine and Surgery, 27,* 106–108.

Merson, R. M., & Rolnick, M. (1998). Speech-language pathology and dysphagia in multiple sclerosis. *Physical and Medical Rehabilitation Clinics of North America, 9,* 631–641.

Mesallam, T. A., Stemple, J. C., Sobeih, T. M., & Elluru, R. G. (2007). Reflux Symptom Index versus Reflux Finding Score. *Annals of Otology, Rhinology, & Laryngology, 116,* 436–440.

Meurer, E. M., Garcez, V., Corleta, H. v. E., & Capp, E. (2009). Menstrual cycle influences on voice and speech in adolescent females. *Journal of Voice, 23,* 109–113.

Michelsson, K., & Michelsson, O. (1999). Phonation in the newborn, infant cry. *International Journal of Pediatric Otorhinolaryngology, 49* (Suppl. 1), 297–301.

Middendorf, J. H. (2007, Nov. 6). Phonotrauma in children: Management and treatment. *The ASHA Leader,* 14–17.

Mikita, J. A., & Mikita, C. P. (2006). Vocal cord dysfunction. *Allergy and Asthma Proceedings, 27,* 411–414.

Milbrath, R. L., & Solomon, N. P. (2003). Do vocal warm-up exercises alleviate vocal fatigue? *Journal of Speech, Language, and Hearing Research, 46,* 422–436.

Milgrom, H., Corsello, P., Freedman, M., Blager, F., & Wood, R. (1990). Differential diagnosis and management of chronic cough. *Comprehensive Therapy, 16,* 46–53.

Miller, A. (2006). Pseudobulbar affect in multiple sclerosis: Toward the development of innovative therapeutic strategies. *Journal of the Neurological Sciences, 245,* 153–159.

Miller, N., Noble, E., Jones, D., Allcock, L., & Burn, D. J. (2008). How do I sound to me? Perceived changes in communication in Parkinson's disease. *Clinical Rehabilitation, 22,* 14–22.

Miller, Q., & Kline, A. L. (2007). Thymoma. Available from http://emedicine.medscape.com/article/193809-overview

Mirasola, K. L., Braun, N., Blumin, J. H., Kerschner, J. E., & Merati, A. L. (2008). Self-reported voice-related quality of life in adolescents with paradoxical vocal fold dysfunction. *Journal of Voice, 22,* 373–378.

Mirza, N., Kasper Schwartz, S., & Antin-Ozerkis, D. (2004). Laryngeal findings in users of combination corticosteroid and bronchodilator therapy. *Laryngoscope, 114,* 1566–1569.

Mirza, N., Ruiz, C., Baum, E. D., & Staab, J. P. (2003). The prevalence of major psychiatric pathologies in patients with voice disorders. *Ear, Nose and Throat Journal, 82,* 808–814.

Mitchell, J. L. (2002). Cross-cultural issues in the disclosure of cancer. *Cancer Practice, 6,* 153–160.

Molassiotis, A., Bryan, G., Caress, A., Bailey, C., & Smith, J. (2010). Pharmacological and non-pharmacological interventions for cough in adults with respiratory and non-respiratory diseases: A systematic review of the literature. *Respiratory Medicine, 104,* 934–944.

Molina, M. A., Cheung, M. C., Perez, E. A., Byme, M. M., Franceschi, D., Moffat, F. L., . . . Koniaris, L. G. (2008). African American and poor patients have a dramatically worse prognosis for head and neck cancer: An examination of 20,915 patients. *Cancer,* doi:10.1002/cncr.23889

Monnier, P., Ikonomidis, C., Jaquet, Y., & George, M. (2009). Proposal of a new classification for optimizing outcome assessment following partial cricotracheal resections in severe pediatric subglottic stenosis. *International Journal of Pediatric Otorhinolaryngology, 73,* 1217–1221.

Moore, B. A., Holsinger, C., Diaz, E. M., & Weber, R. S. (2005). Organ-preservation laryngeal surgery in the era of chemoradiation. *Current Problems in Cancer, 29,* 169–179.

Moran, M. J., Hague, D., & Roper, L. (2008). SLP and Theatre: A collaborative approach for a transsexual client. Paper presented at the American Speech-Language-Hearing Association Annual Convention, Chicago.

Mordaunt, M. (2006). Pitch and intonation. In R. K. Adler, S. Hirsch, & M. Mordaunt (Eds.), *Voice and communication therapy for the transgender/transsexual client* (pp. 169–207). San Diego, CA: Plural Publishing.

Morgan, M., Triana, M., & Hertel, M. (2006). Longitudinal case study of treatment for adult onset laryngeal papillomatosis. Paper presented at the annual convention of the American Speech-Language-Hearing Association, Philadelphia.

Morgan, E. E., & Rastatter, M. (1986). Variability of voice fundamental frequency in elderly female speakers. *Perceptual and Motor Skills, 63,* 215–218.

Morris, M. J. (2006). Vocal cord dysfunction and asthma. Business Briefing: US Respiratory Care.

Morris, M. J., Perkins, P. J., & Allan, P. F. (2006). Vocal cord dysfunction: Etiologies and treatment. *Clinical Pulmonary Medicine, 13,* 73–86.

Morris, R. J. (1997). Speaking fundamental frequency characteristics of 8- through 10-year-old white and African-American boys. *Journal of Communication Disorders, 30,* 101–116.

Morris, R. J., Gorham-Rowan, M. M., & Harmon, A. B. (2011). The effect of initiating oral contraceptive use on voice: A case study. *Journal of Voice. 25,* 223–229.

Morrison, M. (1997). Pattern recognition in muscle misuse voice disorders: How I do it. *Journal of Voice, 11,* 108–114.

Morrison, M., Rammage, L., & Emami, A. J. (1999). The irritable larynx syndrome. *Journal of Voice, 13,* 447–455.

Mortensen, M., & Woo, P. (2008). High-speed imaging used to detect vocal fold paresis: A case report. *Annals of Otology, Rhinology, & Laryngology, 117,* 684–687.

Most, T., Tobin, Y., & Mimran, R. C. (2000). Acoustic and perceptual characteristics of esophageal and tracheoesophageal speech production. *Journal of Communication Disorders, 33,* 165–181.

Mouadeb, D. A., & Belafsky, P. C. (2007). In-office laryngeal surgery with the 585 nm pulsed dye laser (PDL). *Otolaryngology—Head and Neck Surgery, 137,* 477–481.

Mount, K. H., & Salmon, S. J. (1988). Changing the vocal characteristics of a postoperative transsexual patient: A longitudinal study. *Journal of Communication Disorders, 21,* 229–238.

Mu, L., & Sanders, I. (2009). The human cricothyroid muscle: Three muscle bellies and their innervation patterns. *Journal of Voice, 23,* 21–28.

Mundt, J. C., Snyder, P. J., Cannizzaro, M. S., Chappie, K., & Geralts, D. S. (2007). Voice acoustic measures of depression severity and treatment response collected via interactive voice response (IVR) technology. *Journal of Neurolinguistics, 20,* 50–64.

Mupparapu, M., & Vuppalapati, A. (2005). Ossification of laryngeal cartilages on lateral cephalometric radiographs. *Angle Orthodontics, 75,* 196–201.

Murdoch, B. E., Pitt, G., Theodoros, D. G., & Ward, E. C. (1999). Real-time continuous visual biofeedback in the treatment of speech breathing disorders following childhood traumatic brain injury: Report of one case. *Pediatric Rehabilitation, 3,* 5–20.

Murphy, K., Corfield, D. R., Guz, A., Fink, G. R., Wise, R. J. S., Harrison, J., & Adams, L. (1997). Cerebral areas associated with motor control of speech in humans. *Journal of Applied Physiology, 83,* 1438–1447.

Murphy, T. D., & Ren, C. L. (2009). Congenital stridor. Emedicine.

Murry, T., Abitbol, J., & Hersan, R. (1999). Quantitative assessment of voice quality following laser surgery for Reinke's edema. *Journal of Voice, 13,* 257–264.

Murry, T., McRoy, D. M., & Parhizkar, N. (2007). Common medications and their effects on the voice. *Journal of Singing, 63,* 293–297.

Murry, T., Medrado, R., Hogikyan, N. D., & Aviv, J. E. (2004). The relationship between ratings of voice quality and quality of life measures. *Journal of Voice, 18,* 183–192.

Murry, T., & Sapienza, C. (2010). The role of voice therapy in the management of paradoxical vocal fold motion, chronic cough, and laryngospasm. *Otolaryngology Clinics of North America, 43,* 73–83.

Murry, T., Tabaee, A., & Aviv, J. E. (2004). Respiratory retraining of refractory cough in laryngopharyngeal reflux in patients with paradoxical vocal fold movement. *Laryngoscope, 114,* 1341–1345.

Murry, T., & Woodson, G. E. (1992). A comparison of three methods for the management of vocal fold nodules. *Journal of Voice, 3,* 271–276.

Muscat, J. E., & Wynder, E. L. (1992). Tobacco, alcohol, asbestos, and occupational risk factors for laryngeal cancer. *Cancer, 69,* 2244–2251.

Musser, J., Kelchner, L., Neils-Strunjas, J., & Montrose, M. (2011). A comparison of rating scales used in the diagnosis of extraesophageal reflux. *Journal of Voice, 25,* 293–300.

Myer, C. M., O'Connor, D. M., & Cotton, R. T. (1994). Proposed grading system for subglottic stenosis based on endotracheal tube sizes. *Annals of Otology, Rhinology, Laryngology, 103,* 310–323.

Naiman, A. N., Abedipour, D., Ayari, S., Fresnel, E., Coulombeau, B., Bour, J.-B., & Froelich, P. (2006a). Natural history of adult-onset laryngeal papillomatosis following multiple cidofovir injections. *Annals of Otology, Rhinology & Laryngology, 115,* 175–181.

Naiman, A. N., Ayari, S., Nicollas, R., Landry, G., Colombeau, B., & Froelich, P. (2006b). Intermediate-term and long-term results after treatment by cidofovir and excision in juvenile laryngeal papillomatosis. *Annals of Otology, Rhinology & Laryngology, 115,* 667–672.

Nair, G. (1999). *Voice-tradition and technology: A state-of-the-art studio.* San Diego, CA: Singular.

Nakamura, K., Muta, H., Watanabe, Y., Mochizuki, R., Yoshida, T., & Suzuki, M. (2008). Surgical treatment for adductor spasmodic dysphonia-efficacy of bilateral thyroarytenoid myectomy under microlaryngoscopy. *Acta Oto-Laryngologica, 128,* 1348–1353.

Nakashima, T., Tomita, H., & Chitose, S. (2005). Radiotherapy of the neck influences the distribution of laryngeal secretory glands. *Journal of Laryngology & Otology, 119,* 976–980.

Nakayama, M., Okamoto, M., Miyamoto, S., Takeda, M., Yokobori, S., Masaki, T., & Seino, Y. (2008). Supracricoid laryngectomy with cricohyoidoepiglotto-pexy or cricohyoido-pexy: Experience on 32 patients. *Auris Nasus Larynx, 35,* 77–82.

Narayana, S., Jacks, A., Robin, D. A., Poizner, H., Zhang, W., Franklin, C., . . . Fox, P. T. (2009). A noninvasive imaging approach to understanding speech changes following deep brain stimulation in Parkinson's disease. *American Journal of Speech-Language Pathology, 18,* 146–161.

Nasri, S., Sercarz, J. A., Mcalpin, T., & Berke, G. S. (1995). Treatment of vocal fold granuloma using botulinum toxin type A. *Laryngoscope, 105,* 585–588.

National Cancer Institute. (2005). Head and neck cancer: Questions and answers. Available from www.cancer .gov/cancertopics/factsheet/sites-types/head-and-neck

Neely., J. L., & Rosen, C. (2000). Vocal fold hemorrhage associated with coumadin therapy in an opera singer. *Journal of Voice, 14,* 272–277.

Neuenschwander, M., & Dollar, J. (2005). Vocal fold hemorrhage. *Ear Nose Throat Journal, 84,* 756–757.

Neuenschwander, M. C., Sataloff, R. T., Abaza, M. M., Hawkshaw, M. J., Reiter, D., & Spiegel, J. R. (2001). Management of vocal fold scar with autologous fat implantation: Perceptual results. *Journal of Voice, 15,* 295–304.

Neumann, K., Welzel, C., & Berghaus, A. (2002). Cricothyroidopexy in male-to-female transsexuals—modification of thyroplasty type IV. *International Journal of Transgenderism, 6,* 1–14.

Neumann, K., & Welzel, C. (2004). The importance of the voice in male-to-female transsexualism. *Journal of Voice, 18,* 153–167.

Newcombe, P. A., Sheffield, J. K., Juniper, E. F., Marchant, J. M., Halsted, R. A., Masters, I. B., & Chang, A. B. (2008). Development of a parent-proxy quality-of-life chronic cough-specific questionnaire. *Chest, 133,* 386–395.

Newman, D., & Ramadan, N. (1998). Neurologic disorders: An orientation and overview. In A. Johnson & B. Jacobson (Eds.), *Medical speech-language pathology: A practitioner's guide* (pp. 211–242). New York: Thieme Medical.

Newman, K. B., Mason, III, U. G., & Schmaling, K. B. (1995). Clinical features of vocal cord dysfunction. *American Journal of Respiratory Critical Care Medicine, 152,* 1382–1386.

Newsom, J., & Robbins, R. (2010). Voice personality is a powerful lever to motivate health behavior. HealthLeaders Media. Retrieved from http://healthplans.hcpro.com/HEP-247427/Voice-Personality-is-a-Powerful-Lever-to-Motivate-Health-Behavior

Nguyen, D. D., & Kenny, D. T. (2009). Effects of muscle tension dysphonia on tone phonation: Acoustic and perceptual studies in Vietnamese female teachers. *Journal of Voice, 23,* 446–459.

Nguyen, D. D., & Kenny, D. T. (2009). Impact of muscle tension dysphonia on tonal pitch target implementation in Vietnamese female teachers. *Journal of Voice, 23,* 690–698

Nguyen, D. D., Kenny, D. T., Tran, N. D., & Livesey, J. R. (2008). Muscle tension dysphonia in

Vietnamese female teachers. *Journal of Voice, 23,* 195–208.

Nicollas, R., Garrel, R., Ouaknine, M., Giovanni, A., Nazarian, B., & Triglia, J.-M. (2008). Normal voice in children between 6 and 12 years of age: Database and nonlinear analysis. *Journal of Voice, 22,* 671–675.

Nicollas, R., & Triglia, J. M. (2008). The anterior laryngeal webs. *Otolaryngologic Clinics of North America, 41,* 877–888.

Niedzielska, G. (2001). Acoustic analysis in the diagnosis of voice disorders in children. *International Journal of Pediatric Otorhinolaryngology, 57,* 189–193.

Nielson, D. W., Heldt, G. P., & Tooley, W. H. (1990). Stridor and gastroesophageal reflux in infants. *Pediatrics, 85,* 1034–1039.

Nienkerke-Springer, A., McAllister, A., & Sundberg, J. (2005). Effects of family therapy on children's voices. *Journal of Voice, 19,* 103–113.

Nierengarten, M. B. (2009). Vocal fold paresis: A well recognized condition of ambiguous significance. *ENT Today, 4,* 6–7.

Nilson, H., & Schneiderman, C. R. (1983). Classroom program for the prevention of vocal abuse in elementary school children. *Language, Speech, and Hearing Services in Schools, 14,* 172–178.

Noyes, B. E., & Kemp, J. S. (2007). Vocal cord dysfunction in children. *Paediatric Respiratory Reviews, 8,* 155–163.

Nunez, R. A., & Rosen, C. A. (2005). Dynamic voice evaluation using flexible endoscopy. Available from www .emedicine.com/ent/topic685.htm

Oates, J. (2004). The evidence base for the management of individuals with voice disorders. In S. Reilly, J. Douglas, & J. Oates (Eds.), *Evidence-based practice in speech pathology* (pp. 110–139). Philadelphia: Whurr.

Oates, J. (2006). Evidence based practice in voice therapy for transgender/transsexual clients. In R. K. Adler, S. Hirsch, & M. Mordaunt (Eds.). *Voice and communication therapy for the transgender/transsexual client: A comprehensive clinical guide* (pp. 23–43). San Diego, CA: Plural Publishing, Inc.

Ochs, M., Nyengaard, J. R., Jung, A., Knudsen, L., Voigt, M., Wahlers, T., . . . Gundersen, H. J. G. (2004). The number of alveoli in the human lung. *American Journal of Respiratory and Critical Care Medicine, 169,* 120–124.

O'Connell, M. A., Sklarew, P. R., & Goodman, D. L. (1995). Spectrum of presentation of paradoxical vocal cord motion in ambulatory patients. *Annals of Allergy Asthma Immunology, 74,* 341–344.

O'Donnell, S., Murphy, J., Bew, S., & Knight, L. C. (2007). Aryepiglottoplasty for laryngomalacia: Results and recommendations following a case series of 84. *International Journal of Pediatric Otorhinolaryngology, 71,* 1271–1275.

Oeken, J., Hansch, U., Thiel, S., & Bootz, F. (2001). Swallowing function after endoscopic resection of supraglottic carcinoma with the carbon dioxide laser. *European Archives of Otorhinolaryngology, 258,* 250–254.

Ohala, J. J. (1972). How is pitch lowered? Paper presented at the 83rd meeting of the Acoustical Society of America, Buffalo, NY. Retrieved 5/1/2010 from www .linguistics.berkeley.edu/phonlab/users/ohala/papers/ how-whole.pdf

O'Hollaren, M. T. (n.d.). Dyspnea due to vocal cord dysfunction: Diagnosis of VCD. Available from www .medscape.com/viewarticle/440355_5

Olthoff, A., Zeiss, D., Laskawi, R., Kruse, E., & Steiner, W. (2005). Laser microsurgical bilateral posterior cordectomy for the treatment of bilateral vocal fold paralysis. *Annals of Otology, Rhinology, & Laryngology, 114,* 599–604.

Op de Coul, B. M. R., Hilgers, F. J. M., Balm, A. J. M., Tan, I. B., van den Hoogen, F. J. A., & van Tinteren, H. (2000). A decade of postlaryngectomy vocal rehabilitation in 318 patients. *Archives of Otolaryngology—Head and Neck Surgery, 126,* 1320–1328.

Oreggia, F., De Stefani, E., Boffetta, P., Brennan, P., Deneo-Pellegrini, H., & Ronco, A. L. (2001). Meat, fat and risk of laryngeal cancer: A case-control study in Uruguay. *Oral Oncology, 37,* 141–145.

Orenstein, S. R., Orenstein, D. M., & Whittington, P. F. (1983). Gastroesophageal reflux causing stridor. *Chest, 84,* 301–302.

Orlikoff, R. F. (1990). The relationship of age and cardiovascular health to certain acoustic characteristics of male voices. *Journal of Speech and Hearing Research, 33,* 450–457.

Orlikoff, R. F., & Kraus, D. H. (1996). Dysphonia following nonsurgical management of advanced laryngeal carcinoma. *American Journal of Speech Language Pathology, 5,* 47–52.

Orloff, L. A., & Goldman, S. N. (1999). Vocal fold granuloma: Successful treatment with botulinum toxin. *Otolaryngology—Head and Neck Surgery, 121,* 410–413.

Osman, M., Hansell, A., Simpson, C. R., Hollowell, J., & Helms, P. J. (2007). Gender specific presentations for asthma, allergic rhinitis and eczema to primary care. *Primary Care Respiratory Journal, 16,* 28–35.

Ossoff, R. H., Sisson, G. A., Moselle, H. I., Duncavage, J. A., Andrews, P. E., & Mcmillan, W. G. (1984). Endoscopic laser arytenoidectomy for the treatment of bilateral vocal cord paralysis. *Laryngoscope, 94,* 1293–1297.

Owaki, S., Kataoka, H., & Shimizu, T. (2010). Relationship between transglottal pressure and fundamental frequency of phonation—study using a rubber model. *Journal of Voice, 24,* 127–132.

Ozcan, K. M., Bahar, S., Ozcan, I., Pasaoglu, L., Sennaroglu, E., Karaaslan, Y., & Dere, H. (2007). Laryngeal involvement in systemic lupus erythematosus: Report of two cases. *Journal of Clinical Rheumatology, 13,* 278–279.

Paiva, L. S., Silva, H. C. A., Mansur, L. L., Callegaro, D., Scaff, M., & Marchior, P. E. (2001). Identification and analysis of the motor systems at work on oral language production in amyotrophic lateral sclerosis. *ALS and Other Motor Neuron Disorders, Suppl. 161, 2,* 88–96.

Paleri, V., Wight, R. G., Owen, S., Hurren, A., & Stafford, F. W. (2006). Defining the stenotic post-laryngectomy tracheostoma and its impact on the quality of life in laryngectomees: Development and validation of a stoma function questionnaire. *Clinical Otolaryngology, 31,* 418–424.

Palombini, B. C., Villanova, C. A. C., Araujo, E., Gastal, O. L., Alt, D. C., Stolz, D. P., & Palombini, C. O. (1999). A pathogenic triad in chronic cough. *Chest, 116,* 279–284.

Paniello, R. C., Edgar, J. D., & Perlmutter, J. S. (2009). Vocal exercise versus voice rest following botulinum toxin injections: A randomized crossover trial. *Annals of Otology, Rhinology, & Laryngology, 118,* 759–763.

Pannbacker, M. (1998). Voice treatment techniques: A review and recommendations for outcome studies. *American Journal of Speech-Language Pathology, 7,* 49–64.

Pannbacker, M. (1999). Treatment of vocal nodules: Options and outcomes. *American Journal of Speech-Language Pathology, 8,* 209–217.

Panzarino, P. J. (n.d.). Stress. Available from www.medicinenet.com/stress/article.htm#what

Papsin, B. C., Abel, S. M., & Leighton, S. E. J. (1999). Diagnostic value of infantile stridor: A perceptual test. *International Journal of Pediatric Otorhinolaryngology, 51,* 33–39.

Park, J.-B., Simpson, L. L., Anderson, T. D., & Sataloff, R. (2003). Immunologic characterization of spasmodic dysphonia patients who develop resistance to botulinim toxin. *Journal of Voice, 17,* 255–264.

Parker, A. J. (2008). Aspects of transgender laryngeal surgery. *Sexologies, 17,* 277–282.

Parsons, J. P., Benninger, C., Hawley, M. P., Philips, G., Forrest, L. A., & Mastronarde, J. G. (2010). Vocal cord dysfunction: Beyond severe asthma. *Respiratory Medicine, 104,* 504–509.

Pasa , G., Oates, J., & Dacakis, G. (2007). The relative effectiveness of vocal hygiene training and vocal function exercises in preventing voice disorders in primary school teachers. *Logopedics Phoniatrics Vocology, 32,* 128–140.

Pasricha, N., Dacakis, G., & Oates, J. (2008). Communicative satisfaction of male-to-female transsexuals. *Logopedics Phoniatrics Vocology, 33,* 25–34.

Patel, N. J., Jorgensen, C., Kuhn, J., & Merati, A. L. (2004). Concurrent laryngeal abnormalities in patients with paradoxical vocal fold dysfunction. *Otolaryngology—Head and Neck Surgery, 130,* 686–689.

Patel, R., Dailey, S., & Bless, D. (2008). Comparison of high-speed digital imaging with stroboscopy for laryngeal imaging of glottal disorders. *Annals of Otology, Rhinology, and Laryngology, 117,* 413–424.

Patel, R. R., Bless, D. M., & Thibeault, S. L. (2010). Boot camp: A novel intensive approach to voice therapy. *Journal of Voice,* doi:10.1016/j.jvoice.2010.01.010

Pauloski, B. R. (2008). Rehabilitation of dysphagia following head and neck cancer. *Physical Medicine and Rehabilitation Clinics of North America, 19,* 889–928.

Paulsen, F. P., Bernhard, N., & Tillmann, B. N. (1998). Degenerative changes in the human cricoarytenoid joint. *Archives of Otolaryngology—Head and Neck Surgery, 124,* 903–906.

Pavord, I. D., & Chung, K. F. (2008). Management of chronic cough. *Lancet, 371,* 1375–1384.

Pawar, P. V., Sayed, S. I., Kazi, R., & Jagade, M. V. (2008). Current status and future prospects in prosthetic voice rehabilitation following laryngectomy, *Journal of Cancer Research and Therapy, 4,* 186–191.

Pawlak, A. S., Hammond, T., Hammond, E., & Gray, S. D. (1996). Immunocytochemical study of proteoglycans in vocal folds. Annals of *Otology, Rhinology, and Laryngology, 105,* 6–11.

Pearson, B. W., DeSanto, L., Olsen, K. D., & Salassa, J. R. (1998). Results of near-total-laryngectomy. *Annals of Otology, Rhinology, & Laryngology, 107,* 820–825.

Pedersen, T., Hovhannisyan, K., & Moller, A. M. (2009). Pulse oximetry for perioperative monitoring. Cochrane Database of Systematic Reviews, Issue 4. Art. No.: CD002013. DOS:10.1002/14651858.CD002013.pubz

Pederson, M. F., Moller, S., Krabbe, S., Bennett, O., & Svenstrup, B. (1990). Fundamental voice frequency in female puberty measured with Electroglottography during continuous speech as a secondary sex characteristic: A comparison between voice, pubertal stages, oestrogens, and androgens. *Journal of Pediatric Otorhinolaryngology, 20,* 16–23.

Pegoraro-Krook, M. I. (1988). Speaking fundamental frequency characteristics of normal Swedish subjects obtained by glottal frequency analysis. *Folia Phoniatrica et Logopedica, 40,* 82–90.

Penner, J. L. (2009). Psychosocial care of patients with head and neck cancer. *Seminars in Oncology Nursing, 25,* 231–241.

Perazzo, P. S. L., Duprat, A. D. C., & Lancellotti, C. L. P. (2009). Histological behavior of the vocal fold after hyaluronic acid injection. *Journal of Voice, 23,* 95–98.

Peretti, G., Piazza, C., Cattaneo, A., De Benedetto, L., Martin, E., & Nicolai, P. (2006). Comparison of functional outcomes after endoscopic versus open-neck supraglottic laryngectomees. *Annals of Otology, Rhinology & Laryngology, 115,* 827–832.

Perie, S., Ming, X., Dewolf, E., St. Guily, J. L. (2002). Autologous fat injection to treat leakage around tracheoesophageal puncture. *American Journal of Otolaryngology, 23,* 345–350.

Perkner, J. J., Fennelly, K. P., Balkissoon, R., Bartelson, B. B., Ruttenber, A. J., Wood, R. P., et al. (1998). Irritant-associated vocal cord dysfunction. *Journal of Occupational and Environmental Medicine, 40,* 136–143.

Petrovic-Lazic, M., Babac, S., Vukovic, M., Kosanovic, R., & Ivankovic, Z. (2009). Acoustic voice analysis of patients with vocal fold polyp. *Journal of Voice.* doi:10.1016/ j.jvoice.2009.04.002

Petty, B. E., & Dailey, S. H. (2009). The collaborative medical and behavioral management of chronic cough. *Perspectives on Voice and Voice Disorders, 19,* 49–57.

Pfuetzenreiter, E. G., Dedivitus, R. A., Queija, D. S., Bohn, N. P, & Barros, A. P. B. (2010). The relationship between the glottic configuration after frontolateral laryngectomy and the acoustic voice analysis. *Journal of Voice, 24,* 499–502.

Pickuth, D., Brandt, S., Neumann, K., Berghaus, A., Spielmann, R. P., & Heywang-Köbrunner, S. H. (2000). Spiral computed tomography before and after cricothyroid approximation. *Clinical Otolaryngology & Allied Sciences, 25,* 311–314.

Pinto, J. A., Freitas, M. L. A. D. S., Carpes, A. F., Zimath, P., Marquis, V., & Godoy, L. (2007). Autologous grafts for treatment of vocal sulcus and atrophy. *Otolaryngology—Head and Neck Surgery, 137,* 785–791.

Plant, R. L., & Younger, R. M. (2000). The interrelationship of subglottic air pressure, fundamental frequency, and vocal intensity during speech. *Journal of Voice, 14,* 170–177.

Plante, E. (2004). Evidence-based practice in communication sciences and disorders. *Journal of Communication Disorders, 37,* 389–390.

Plowman-Prine, E. K., Okun, M. S., Sapienza, C. M., Shrivastav, R., Fernandez, H. H., Foote, K. D., . . . Rosenbek, J. C. (2009). Perceptual characteristics of Parkinsonian speech: A comparison of the pharmacological effects of levadopa across speech and non-speech motor systems. *NeuroRehabilitation, 24,* 131–144.

Poburka, B. J. (1999). A new stroboscopy rating form. *Journal of Voice, 13,* 403–413.

Poletto, C. J., Verdun, L. P., Strominger, R., & Ludlow, C. L. (2004). Correspondence between laryngeal vocal fold movement and muscle activity during speech and nonspeech gestures. *Journal of Applied Physiology, 97,* 858–866.

Pontes, P., Avelino, M., Pignatari, S., & Weckx, L. L. M. (2006). Effect of local application of cidofovir on the control of recurrences in recurrent laryngeal papillomatosis. *Otolaryngology—Head and Neck Surgery, 135,* 22–27.

Pontes, P., Brasolotto, A., & Behlau, M. (2005). Glottic characteristics and voice complaint in the elderly. *Journal of Voice, 19,* 84–94.

Pontes, P., Kyrillos, L., Behlau, M., De Biase, N., & Pontes, A. (2002). Vocal nodules and laryngeal morphology. *Journal of Voice, 16,* 408–414.

Portas, J. G., Queija, D. D. S., Arine, L. P., Ferreira, A. S., Dedivitis, R. A., Lehn, C. N., & Barros, A. P. B. (2009). Voice and swallowing disorders: Functional results and quality of life following supracricoid laryngectomy with cricohyoidoepiglottopexy. *Ear, Nose & Throat Journal,* (Suppl.), 8–28.

Porter, S. R., Scully, C., & Hegarty, A. M. (2004). An update of the etiology and management of xerostomia. *Oral Surgery, Oral Medicine, Oral Pathology, 97,* 28–46.

Portone, C., Johns, III, M. M., & Hapner, E. R. (2008). A review of patient adherence to the recommendations for voice therapy. *Journal of Voice, 22,* 192–196.

Postma, G., Blalock, P., & Koufman, J. (1998). Bilateral medialization laryngoplasty. *Laryngoscope, 108,* 1429–1434.

Postma, G. N., Courey, M. S., & Ossoff, R. H (1998). Microvascular lesions of the true vocal fold. *Annals of Otology, Rhinology, & Laryngology, 107,* 472–476.

Powell, D. W., Miffli, R. C., Valentich, J. D., Crowe, S. E., Saada, J. L., & West, A. B. (1999). Myofibroblasts. I. Paracrine cells important in health and disease. *American Journal of Cell Physiology, 277,* C1–C19.

Preciado-Lopez, J., Perez-Fernandez, C., Calzada-Uriondo, M., & Preciado-Ruiz, P. (2007). Epidemiological study of voice disorders among teaching professionals of La Rioja, Spain. *Journal of Voice.*

Preuss, S. F., Klussmann, J. P., Jungehulsing, M., Eckel, H. E., Guntinas-Lichius, O., & Damm, M. (2007). Long-term results of surgical treatment for recurrent respiratory papillomatosis. *Acta Oto-Laryngologica, 127,* 1196–1201.

Pribuisiene, R., Uloza, V., Kupcinskas, L., & Jonaitis, L. (2006). Perceptual and acoustic characteristics of voice changes in reflux laryngitis patients. *Journal of Voice, 20,* 128–136.

Prochaska, J. O., & Velicer, W. F. (1997). The transtheoretical model of health behavior change. *American Journal of Health Promotion, 12,* 38–48.

Pruett, S. B. (2003). Stress and the immune system. *Pathophysiology, 9,* 133–153.

Puts, D. A., Hodges, C. R., Cardenas, R. A., & Gaulin, S. J. C. (2007). Men's' voices as dominance signals: Vocal fundamental and formant frequencies influence dominance attributions among men. *Evolution and Human Behavior, 28,* 340–344.

Putzer, M., Barry, W. J., & Moringlane, J. R. (2007). Effect of deep brain stimulation on different speech subsystems in patients with multiple sclerosis. *Journal of Voice, 21,* 741–753.

Putzer, M., Barry, W. J., & Moringlane, J. R. (2008). Effect of bilateral stimulation of the subthalamic nucleus on different speech subsystems in patients with Parkinson's disease. *Clinical Linguistics and Phonetics, 22,* 957–973.

Qadeer, M. A., Colabianchi, N., Strome, M., Vaezi, M. F., & Sepi, M. (2006). Gastroesophageal reflux and laryngeal cancer: Causation or association? A critical review. *American Journal of Otolaryngology—Head and Neck Medicine and Surgery, 27,* 119–128.

Rahbar, R., Valdez, T. A., & Shapsay, S. M. (2000). Preliminary results of intraoperative mitomycin-C in the treatment and prevention of glottic and subglottic stenosis. *Journal of Voice, 14,* 282–286.

Raitiola, H., Pukander, J. (2000). Symptoms of laryngeal carcinoma and their prognostic significance. *Acta Oncologica, 39,* 213–216.

Raj, A., Gupta, B., Chowdhury, A., & Chadha, S. (2010). A study of voice changes in various phases of menstrual cycle and in postmenopausal women. *Journal of Voice. 24,* 363–368.

Raj, A. A., & Birring, S. S. (2007). Clinical assessment of chronic cough severity. *Pulmonary Pharmacology & Therapeutics, 20,* 334–337.

Ramig, L. O., Countryman, S., Thompson, L. L., & Horii, Y. (1995). A comparison of two forms of intensive speech treatment in Parkinson disease. *Journal of Speech & Hearing Research, 38,* 1232–1251.

Ramig, L. O., Sapir, S., & Fox, C. (2001). Changes in vocal loudness following intensive voice treatment (LSVT) in individuals with Parkinson's disease: A comparison with untreated patients and normal age-matched controls. *Movement Disorders, 16,* 79–83.

Ramig, L. A., Scherer, R. C., Titze, I. R., & Ringel, S. P. (1988). Acoustic analysis of voices of patients with neurologic disease: A rationale and preliminary data. *Annals of Otology and Rhinology, 97,* 164–172.

Ramig, L. A., Scherer, R. C., Klasner, E. R., Titze, I.R., & Horii, Y. (1990). Acoustic analysis of voice in amyotrophic lateral sclerosis: A longitudinal study. *Journal of Speech and Hearing Disorders, 55,* 2–14.

Ramig, L. O., & Verdolini, K. (1998). Treatment efficacy: Voice disorders. *Journal of Speech, Language, and Hearing Research, 41,* S101–S116.

Ramig, L. O., & Verdolini, K. (n.d.). Treatment efficacy summary. Available from www.asha.org/UploadedFiles/public/TESLaryngealBasedVoiceDisorders.pdf

Rammage, L., Morrison, M., & Nichol, H. (2001). *Management of the voice and its disorders* (2nd ed.). Vancouver, Canada: Singular/Thomson Learning.

Ransom, E. R., Antunes, M. B., Smith, L. P., & Jacobs, I. N. (2009). Microdebrider resection of acquired subglottic cysts: Case series and review of the literature. *International Journal of Pediatric Otorhinolaryngology, 73,* 1833–1836.

Rantala, L., Vilkman, E., & Bloigu, R. (2002). Voice changes during work: Subjective complaints and objective measurements for female primary and secondary schoolteachers. *Journal of Voice, 16,* 344–355.

Rattenbury, H. J., Carding, P. N., & Finn, P. (2004). Evaluating the effectiveness and efficiency of voice therapy using transnasal flexible laryngoscopy: A randomized controlled trial. *Journal of Voice, 18,* 522–533.

Rawlings, B. A., Derkay, C. S., Chu, M. W., & John, J. (2009). Surgical treatment of laryngomalacia. *Operative Techniques in Otolaryngology, 20,* 222–228.

Rees, C. J., Blalock, P. D., Kemp, S. E., Halum, S. L., & Koufman, J. A. (2007). Differentiation of adductor-type spasmodic dysphonia from muscle tension dysphonia by spectral analysis. *Otolaryngology—Head and Neck Surgery, 137,* 576–581.

Reichel, O., Dressel, H., Wiederanders, K., & Issing, W. J. (2008). Double-blind, placebo-controlled trial with esomeprazole for symptoms and signs associated with laryngopharyngeal reflux. *Otolaryngology—Head and Neck Surgery, 139,* 414–420.

Remacle, M., Lawson, G., Hantzakos, A., & Jamart, J. (2009). Endoscopic partial supraglottic laryngectomies: Techniques and results. *Otolaryngology—Head and Neck Surgery, 141,* 374–381.

Remacle, M., Matar, N., Morsomme, C., Verduyckt, I., & Lawson, G. (2011). Glottoplasty for male-to-female transsexualism: Voice results. *Journal of Voice, 25,* 120–123.

Remacle, M., Matar, N., Verduyckt, I., & Lawson, G. (2010). Relaxation thyroplasty for mutational falsetto treatment. *Annals of Otology, Rhinology, & Laryngology, 119,* 105–109.

Remacle, M. J., & Declaye, X. J. (1988). Gax-collagen injection to correct an enlarged tracheoesophageal fistula for a vocal prosthesis. *Laryngoscope, 98,* 1350–1352.

Remacle, M., Lawson, G., Keghian, J., & Jamart, J. (1999). Use of injectable autologous collagen for correcting glottic gaps: Initial results. *Journal of Voice, 13,* 280–288.

Reubold, U., Harrington, J., & Kleber, F. (2010). Vocal aging effects on F0 and the first formant: A longitudinal analysis in adult speakers. *Speech Communication, 52,* 638–651.

Reulbach, T. R., Belafsky, P. C., Blalock, P. D., Koufman, J. A., & Postma, G. N. (2001). Occult laryngeal pathology in a community-based cohort. *Otolaryngology—Head and Neck Surgery, 124,* 448–450.

Reveiz, Ll, Cardona, A. F., & Ospina, E. G. (2007). Antibiotics for acute laryngitis in adults. Cochrane Database of Systematic Reviews, Issue 2. Art. No.: CD004783. DOI: 10.1002/14651858.CD004783.pub3

Richter, G. T., & Thompson, D. M. (2008). The surgical management of laryngomalacia. *Otolaryngologic Clinics of North America, 41,* 837–864.

Richter, G. T., Wootten, C. T., Rutter, M. J., & Thompson, D. M. (2009). Impact of supraglottoplasty on aspiration in severe laryngomalacia. *Annals of Otology, Rhinology, & Laryngology, 118,* 259–266.

Riede, T., & Zuberbuhle, K. (2003). Pulse register phonation in Diana monkey alarm calls. *Journal of the Acoustical Society of America, 113,* 2919–2926.

Rieder, A. A., Conley, S. F., & Rowe, L. (2004). Pediatric myasthenia gravis and velopharyngeal incompetence. *International Journal of Pediatric Otorhinolaryngology, 68,* 747–752.

Riegel, B., Warmouth, J. E., Middaugh, S. J., Kee, W. G., Nicholson, L. C., Melton, M., . . . Rosenberg, J. C. (1995). Psychogenic cough treated with biofeedback and psychotherapy: A review and case report. *American Journal of Physical Medicine and Psychotherapy, 74.*

Rieves, A. L., Regner, M. F., & Jiang, J. J. (2009). Phonation threshold pressure estimation using electroglottography in an airflow redirection system. *Laryngoscope, 119,* 2378–2383.

Ringel, R. L., & Chodzko-Zajko, W.J. (1987). Vocal indices of biological age. *Journal of Voice, 1,* 31–37.

Risberg-Berlin, B., Ryden, A., Moller, R. Y., & Finizia, C. (2009). Effects of total laryngectomy on olfactory function, health-related quality of life, and communication: A 3-year follow-up study. *BMC Ear, Nose and Throat Disorders, 9,* doi: 10.1186/1472-6815-9-8

Rizzi, M. D., Thorne, M. C., Zur, K. B., Jacobs, I. N. (2009). Laryngotracheal reconstruction with posterior costal cartilage grafts: Outcomes at a single institution. *Otolaryngology—Head and Neck Surgery, 140,* 348–353.

Robb, M. P., Crowell, D. H., & Dunn-Rankin, P. (2007). Cry analysis in infants resuscitated for apnea of infancy. *International Journal of Pediatric Otorhinolaryngology, 71,* 1117–1123.

Robb, M., & Saxman, J. (1985). Developmental trends in vocal fundamental frequency of young children. *Journal of Speech and Hearing Research, 28,* 420–429.

Robert, D., Pouget, J., Giovanni, A., Azulay, J.-P., & Triglia, J.-M. (1999). Quantitative voice analysis in the assessment of bulbar involvement in amyotrophic lateral sclerosis. *Acta Oto-Laryngologica, 119,* 724–731.

Robinson, J. L., Mandel, S., & Sataloff, R. T. (2005). Objective voice measures in nonsinging patients with unilateral superior laryngeal nerve paresis. *Journal of Voice, 19,* 665–667.

Robitschek, J., Peck, J. J., Klem, C., & Rassekh, C. H. (2009). Conservation laryngeal surgery: Vertical partial laryngectomy. Emedicine Specialties, Otolaryngology and Facial Plastic Surgery, Head and Neck Surgery. Available from www.medscape.com/article/853246-overview

Rodero, E. (2011). Intonation and emotion: Influence of pitch levels and contour type on creating emotions. *Journal of Voice, 25,* 25–34.

Rodriguez-Parra, M. J., Adrian, J. A., & Casado, J. C. (2009). Voice therapy used to test a basic protocol for multidimensional assessment of dysphonia. *Journal of Voice, 23,* 304–318.

Roh, J. L., Kim, H. S., & Kim, A. Y. (2008). The effect of acute xerostomia on vocal function. *Archives of Otolaryngology—Head and Neck Surgery, 132,* 542-546.

Roland, N. J., Bhalla, R. K., & Earis, J. (2004). The local side effects of inhaled corticosteroids. *Chest, 126,* 213–219.

Rollnick, S., & Miller, W. R. (1995). What is motivational interviewing? *Behavioural and Cognitive Psychotherapy, 23,* 325–334.

Rontal, E., & Rontal, M. (2003). Permanent medialization of the paralyzed vocal fold utilizing botulinim toxin and Gelfoam. *Journal of Voice, 17,* 434–441.

Rosati, G. (2001). The prevalence of multiple sclerosis in the world: An update. *Neurological Sciences, 22,* 117–139.

Rosen, C. A. (2000). Vocal fold scar: Evaluation and treatment. *Otolaryngologic Clinics of North America, 33,* 1081–1086.

Rosen, C. A. (2002). Vocal fold paralysis, unilateral. *eMedicine Journal, 3,* www.emedicine.com/ent/topic347.htm

Rosen, C. A., & Bryson, P. C. (2004). Indole-3-carbinol for recurrent respiratory papillomatosis: Long-term results. *Journal of Voice, 18,* 248–253.

Rosen, C. A., & Thekdi, A. A. (2004). Vocal fold augmentation with injectable calcium hydroxylapatite: Short-term results. *Journal of Voice, 18,* 387–391.

Rosen, E. J., & Pou, A. M. (2000). Supraglottic laryngectomy. Grand Rounds Presentation, UTMB, Dept. of Otolaryngology. Available from www.otohns.net/default.asp?id=13093

Rosen, C. A., & Simpson, C. B. (2008). *Operative techniques in laryngology.* Berlin: Springer-Verlag.

Rosenblatt, A., Ranen, N. G., Nance, M. A., & Paulsen, J. S. (1999). *A physician's guide to the management of Huntington's disease* (2nd ed.). Huntington's Disease Society of America.

Rosenfield, D. (1991). Pharmacologic approaches to speech motor disorders. In D. Vogel & M. Cannito (Eds.), *Treating disordered speech motor control.* Austin, Texas: Pro-Ed.

Ross, J., Noordzji, J. P., & Woo, P. (1998). Voice disorders in patients with suspected laryngo-pharyngeal reflux disease. *Journal of Voice, 12,* 84–88.

Rotenberg, B. W., & Berkowitz, R. G. (2006). Changing trends in the success rate of anterior cricoid split. *Annals of Otology, Rhinology and Laryngology, 115,* 833–836.

Rothstein, J. D., Martin, L. J., & Kuncl, R. W. (1992). Decreased glutamate transport by the brain and spinal cord in amyotrophic lateral sclerosis. *The New England Journal of Medicine, 326,* 1464–1468.

Roubeau, B., Henrich, N., & Castellengo, M. (2009). Laryngeal vibratory mechanisms: The notion of vocal register revisited. *Journal of Voice, 23,* 425–438.

Rousseau, B., Sohn, J., Montequin, D. W., Tateya, I., & Bless, D. M. (2004). Functional outcomes of reduced hyaluronan in acute vocal fold scar. *Annals of Otology, Rhinology, & Laryngology, 113,* 767–776.

Rousseau, B., Tateya, I., Lim, X. H., Munoz-del-Rio, A., & Bless, D. M. (2006). Investigation of anti-hyaluronidase treatment on vocal fold wound healing. *Journal of Voice, 20,* 443–451.

Roxburgh, J., & Perry, A. (2004). Use of a "hands-free" tracheostoma valve in patients with laryngectomy and tracheoesophageal puncture. *Annals of Otology Rhinology & Laryngology, 113,* 565–570.

Roy, N., Bless, D. M., & Heisey, D. (2000). Personality and voice disorders: A multitrait-multidisorder analysis. *Journal of Voice, 14,* 521–547.

Roy, N., Gray, S. D., Simon, M., Dove, H., Corbin-Lewis, K., & Stemple, J. C. (2001). An evaluation of the effects of two treatment approaches for teachers with voice disorders: A prospective randomized clinical trial. *Journal of Speech, Language, and Hearing Research, 44,* 286–296.

Roy, N., & Hendarto, H. (2005). Revisiting the pitch controversy: Changes in speaking fundamental frequency (SFF) after management of functional dysphonia. *Journal of Voice, 19,* 582–591.

Roy, N., Holt, K. I., Redmond, S., & Muntz, H. (2007). Behavioral characteristics of children with vocal fold nodules. *Journal of Voice, 21,* 157–168.

Roy, N., Smith, M. E., Allen, B., & Merrill, R. M. (2007). Adductor spasmodic dysphonia versus muscle tension dysphonia: Examining the diagnostic value of recurrent laryngeal nerve lidocaine block. *Annals of Otology, Rhinology, & Laryngology, 116,* 161–168.

Roy, N., Weinrich, B., Gray, S. D., Tanner, K., Stemple, J. C., & Sapienza, C. M. (2003). Three treatments for teachers with voice disorders: A randomized clinical trial. *Journal of Speech, Language, and Hearing Research, 46,* 670–688.

Roy, N., Weinrich, B., Gray, S. D., Tanner, K., Toledo, S. W., Dove, H., . . . Stemple, J. (2002). Voice amplification versus vocal hygiene instruction for teachers with voice disorders: A treatment outcomes study. *Journal of Speech, Language, and Hearing Research, 45,* 625–638.

Roy, N. R., & Ferguson, N. A. (2001). Formant frequency changes following manual circumlaryngeal therapy for functional dysphonia: Evidence of laryngeal lowering? *Journal of Medical Speech-Language Pathology, 3,* 169–175.

Roy, S., & Vivero, R. J. (2008). Recurrent respiratory papillomatosis. *Ear, Nose and Throat Journal, 87,* 18–19.

Rubak, S., Sandbaek, A., Lauritzen, T., & Christensen, B. (2005). Motivational interviewing: A systematic review and meta-analysis. *British Journal of General Practice, 55,* 305–312.

Rubin, A. D., Praneetvatakul, V., Heman-Ackah, Y., Moyer, C. A., Mandel, S., & Sataloff, R. T. (2005). Repetitive phonatory tasks for identifying vocal fold paresis. *Journal of Voice, 19,* 679–686.

Rubin, A. D., Wodchis, W. P., Spak, C., Kileny, P. R., & Hogikyan, N. D. (2004). Longitudinal effects of Botox injections on voice-related quality of life (V-RQOL) for patients with adductory spasmodic dysphonia. *Archives of Otolaryngology—Head and Neck Surgery, 130,* 415–420.

Rubin, J. S., Blake, E., & Mathieson, L. (2007). Musculoskeletal patterns in patients with voice disorders. *Journal of Voice, 21,* 477–484.

Rubin, J. S., & Greenberg, M. (2002). Psychogenic voice disorders in performers: A psychodynamic model. *Journal of Voice, 16,* 544–548.

Ruddy, B. H., & Sapienza, C. M. (2004). Treating voice disorders in the school-based setting: Working within the framework of IDEA. *Language, Speech, and Hearing Services in Schools, 35,* 327–332.

Rudman, D. T., Elmaraghy, C. A., Shiels, W. E., & Wiet, G. J. (2003). The role of airway fluoroscopy in the evaluation of stridor in children. *Archives of Otolaryngology—Head and Neck Surgery, 129,* 305–309.

Ruiz, D. M. C. F., Pontes, P., Behlau, M., & Richieri-Costa, A. (2006). Laryngeal microweb and vocal nodules. *Folia Phoniatrica et Logopaedica, 68,* 392–399.

Russell, A., Oates, J., & Greenwood, K. M. (1998). Prevalence of voice problems in teachers. *Journal of Voice, 12,* 467–479.

Russell, B. (2008). Using manual tension reduction techniques to treat pediatric functional dysphonia. Poster presented at the annual convention of the American Speech-Language-Hearing Association, Chicago.

Russell, J. A., Ciucci, M. R., Connor, N. P., & Schallert, T. (2010). Targeted exercise therapy for voice and swallow in persons with Parkinson's disease. *Brain Research, 1341,* 3–11.

Russell, A., Penny, L., & Pemberton, C. (1995). Speaking fundamental frequency changes over time in women: A longitudinal study. *Journal of Speech and Hearing Research, 38,* 101–109.

Rutter, M. J. (2006). Evaluation and management of upper airway disorders in children. *Seminars in Pediatric Surgery, 15,* 116–123.

Ryan, W. J., & Capadano, H. L. (1978). Age perceptions and evaluative reactions toward adult speakers. *Journal of Gerontology, 33,* 98–102.

Ryan, M., & Kenny, D. T. (2009). Perceived effects of the menstrual cycle on young female singers in the Western classical tradition. *Journal of Voice, 23,* 99–108.

Ryan, N. M., & Gibson, P. G. (2009). Characterization of laryngeal dysfunction in chronic persistent cough. *Laryngoscope, 119,* 640–645.

Ryan, N. M., Vertigan, A. E., Bone, S., & Gibson, P. G. (2010). Cough reflex sensitivity improves with speech language pathology management of refractory chronic cough. *Cough, 6,* 5–12.

Ryan, N. M., Vertigan, A. E., & Gibson, P. G. (2009). Chronic cough and laryngeal dysfunction improve with specific treatment of cough and paradoxical vocal fold movement. *Cough, 5,* 4–11.

Sabol, L., Lee, L., & Stemple, J. C. (1995). The value of vocal function exercises in the practice regime of singers. *Journal of Voice, 9,* 27–36.

Sachin, S., Shukia, G., Goyal, V., Singh, S., Aggarwal, V., Gureshkumar, & Behari, M. (2008). Clinical speech impairment in Parkinson's disease, progressive supranuclear palsy, and multiple system atrophy. *Neurology India, 56,* 122–126.

Saito, K., Araki, K., Ogawa, K., & Shiotani, A. (2009). Laryngeal function after supracricoid laryngectomy. *Otolaryngology—Head and Neck Surgery, 140,* 487–492.

Saito, R., Onodera, H., Tago, H., Suzuki, Y., Shimizu, M., Matsumura, Y., . . . Itoyama, Y. J. (2005). Altered expression of chemokine receptor CXCR5 on T cells of myasthenia gravis patients. *Journal of Neuroimmunology, 170,* 172–178.

Sakakura, K., Chikamatsu, K., Toyoda, M., Kaai, M., Yasuoka, Y., & Furuya, N. (2008). Congenital laryngeal anomalies presenting as chronic stridor: A retrospective study of 55 patients. *Auris Nasus Larynx, 35,* 527–533.

Sala, E., Laine, A., Simberg, S., Pentti, J., & Suonpää, J. (2001). The prevalence of voice disorders among day care center teachers compared with nurses: A questionnaire and clinical study. *Journal of Voice, 15,* 413–423.

Salas-Provance, M. B., Erickson, J. G., & Reed, J. (2002). Disabilities as viewed by four generations of one Hispanic family. *American Journal of Speech-Language Pathology, 11,* 151–162.

Salmon S. (2005). Commonalities among alaryngeal speech methods. In P.C. Doyle & R. L. Keith (Eds.), *Contemporary considerations in the treatment and rehabilitation of head and neck cancer: Voice, speech, and swallowing* (pp. 59–74). Austin, TX: Pro-Ed.

Samlan, R., & Webster, K. (2002). Swallowing and speech therapy after definitive treatment for laryngeal cancer. *Otolaryngology Clinics of North America, 35,* 1115–1133.

Sandage, M. (2006, July 11). Sniffs, gasps, and coughs: Irritable larynx syndrome across the lifespan. *The ASHA Leader.*

Sandage, M. J., & Zelazny, S. K. (2004). Paradoxical vocal fold motion in children and adolescents. *Language, Speech, and Hearing Services in Schools, 35,* 353–362.

Sandulache, V. C., Dohar, J. E., & Hebda, P. A. (2005). Fibroblast transplantation in the airway. *Archives of Otolaryngology—Head and Neck Surgery, 131,* 1090–1096.

Sandyk, R. (1997). Speech impairment in Parkinson's disease is improved by transcranial application of electromagnetic fields. *International Journal of Neuroscience, 92,* 63–72.

Sant'Anna, G. D., & Mauri, M. (2010). Use of the microdebrider for Reinke's edema surgery. *Laryngoscope, 110,* 2114–2116.

Sanuki, T., Yumoto, E., Minoda, R., & Kodama, N. (2010). Effects of type II thyroplasty on adductor spasmodic dysphonia. *Otolaryngology—Head and Neck Surgery, 142,* 540–546.

Sapienza, C., & Ruddy, B. H. (2009). *Management of head and neck cancer* (pp. 395–442). San Diego, CA: Plural Publishing.

Sapienza, C. M., Ruddy, B. H., & Baker, S. (2004). Laryngeal structure and function in the pediatric larynx: Clinical applications. *Language, Speech, and Hearing Services in Schools, 35,* 299–307.

Sapienza, C. M., Walton, S., & Murry, T. (2000). Adductor spasmodic dysphonia and muscular tension dysphonia: Acoustic analysis of sustained phonation and reading. *Journal of Voice, 14,* 502–520.

Sapir, S., Baker, K. K., Larson, C. R., & Ramig, L. O. (2000). Short-latency changes in voice F0 and neck surface EMG induced by mechanical perturbations of the larynx during sustained vowel phonation. *Journal of Speech, Language, and Hearing Research, 43,* 268–276.

Sapir, S., Keidat, A., & Mathers-Schmidt, B. (1993). Vocal attrition in teachers: Survey findings. *International Journal of Language and Communication Disorders, 28,* 177–185.

Sapir, S., Pawlas, A. A., Ramig, L. O., Countryman, S., O'Brien, C., Hoehn, M. M., & Thompson, L. A. (2001). Voice and speech abnormalities in Parkinson disease: Relation to severity of motor impairment, duration of disease, medication, depression, gender, and age. *Journal of Medical Speech-Language Pathology, 9,* 213–226.

Sapir, S., Pawlas, A. A., Ramig, L. O., Seeley, E., Fox, C., & Corboy, J. (2001). Effects of intensive phonatory-respiratory treatment (LSVT) on voice in two individuals with multiple sclerosis. *Journal of Medical Speech-Language Pathology, 9,* 141–151.

Sapir, S., Spielman, J., Ramig, L. O., Hinds, S. L., Countryman, S., Fox, C., & Story, B. (2003). Effects of intensive voice treatment (the Lee Silverman Voice Treatment [LSVT]) on ataxic dysarthria: A case study. *American Journal of Speech-Language Pathology, 12,* 387–399.

Sasaki, C. T., Leder, S. B., Acton, L. M., & Maune, S. (2006). Comparison of the glottic closure reflex in traditional "open" versus endoscopic laser supraglottic laryngectomy. *Annals of Otology, Rhinology, & Laryngology, 115,* 93–96.

Sataloff, R. T. (2005). *Voice science.* San Diego, CA: Plural Publishing.

Sataloff, R. T., Castell, D. O., Katz, P. O., & Sataloff, D. M. (2006). *Reflux laryngitis and related disorders* (3rd ed.). San Diego, CA: Plural Publishing.

Sataloff, R. T., Hawkshaw, M., & Anticaglia, J. (2005). Medications and the voice. In R.T. Sataloff, *The science and art of clinical care* (3rd ed., pp. 905–924). San Diego, CA: Plural Publishing.

Sataloff, R. T., Hawkshaw, M., & Caputo Rosen, D. (1998). Medications: Effects and side effects in professional voice users. In R. T. Sataloff (Ed.), *Vocal health and pedagogy* (pp. 223–235). San Diego, CA: Singular Publishing Group.

Sataloff, R. T., Heuer, R. J., Munz, M., Yoon, M. S., & Spiegel, J. R. (2002). Vocal tremor reduction with deep brain stimulation: A preliminary report. *Journal of Voice, 16,* 132–135.

Sataloff, R. T., Praneevatakul, P., Heuer, R. J., Hawkshaw, M. J., Heman-Ackah, Y. D., Schneider, S. M., & Mandel, S. (2010). Laryngeal electromyography: Clinical application. *Journal of Voice, 24,* 228–238.

Sataloff, R. T., Spiegel, J. R., & Caputo Rosen, D. (1998). The effects of age on the voice. In R. T. Sataloff (Ed.), *Vocal health and pedagogy* (pp. 123–131). San Diego, CA: Singular Publishing Group.

Sato, K., & Hirano, M. (1997). Age-related changes of elastic fibers in the superficial layer of the lamina propria of vocal folds. *Annals of Otology, Rhinology, and Laryngology, 104,* 839–844.

Sauder, C., Roy, N., Tanner, K., Houtz, D. R., & Smith, M. E. (2010). Vocal function exercises for presbylaryngis: A multidimensional assessment of treatment outcomes. *Annals of Otology, Rhinology, & Laryngology, 119,* 460–467.

Saunders, R. (2005). Asthma. In H. A. Boushey, P. B. Corry, J. V. Fahey, E. G. Burchard, & P. G. Wood (Eds.), *Mason, Murray and Nadel's textbook of respiratory medicine* (4th ed.). Philadelphia, PA: Elsevier.

Saunders, M. W., Thirlwall, A., Jacob, A., & Albert, D. M. (1999). Single or two-stage laryngotracheal reconstruction: Comparison of outcomes. *International Journal of Pediatric Otorhinolaryngology, 50,* 51–54.

Sayed, S. I., Elmiyeh, B., Rhys-Evans, P., Syrigos, K. N., Nutting, C. M., Harrington, K. J., & Kazi, R. (2009). Quality of life and outcomes research in head and neck cancer: A review of the state of the discipline and likely future directions. *Cancer Treatment Reviews, 35,* 397–402.

Schaeffer, N., Cavallo, S. A., Wall, M., & Diakow, C. (2002). Speech breathing behavior in normal and moderately to severely dysphonic subjects during connected speech. *Journal of Medical Speech-Language Pathology,* Available from www.highbeam.com/doc/1G1-94207642.html

Schaeffer, N., & Sidavi, A. (2010). Toward a more quantitative measure to assess severity of dysphonia: Preliminary observations. *Journal of Voice, 24,* 556–563.

Schalling, E., Hammarberg, B., & Hartelius, L. (2007). Perceptual and acoustic analysis of speech in individuals with spinocerebellar ataxia (SCA). *Logopedics, Phoniatrics, Vocology, 32,* 31–46.

Scheenstra, R. J., Muller, S. H., Vincent, A., Sinaasappel, M., Zuur, J. K., & Hilgers, F. J. M. (2009). Endotracheal temperature and humidity measurements in laryngectomized patients: Intra- and inter-patient variability. *Medical Biological Engineering and Computing, 47,* 773–782.

Scheff, J. D., Calvano, S. E., Lowry, S. F., & Androulakis, I. P. (2010). Modeling the influence of circadian rhythms on the acute inflammatory response. *Journal of Theoretical Biology, 264,* 1068–1076.

Scheiner, E., Hammerschmidt, K., Jurgens, U., & Zwirner, P. (2002). Acoustic analyses of developmental changes and emotional expression in the preverbal vocalizations of infants. *Journal of Voice, 16,* 509–529.

Scheinfeld, N. S., & Goodwin, J. E. (2010). Intravenous immunoglobulin. Available from http://emedicine .medscape.com/article/210367-overview

Scherer, R. C. (2005). Laryngeal function during phonation. In R. T. Sataloff, *Voice Science* (pp. 167–184). San Diego, CA: Plural Publishing.

Schindler, A., Bottero, A., Capaccio, P., Ginocchio, D., Adorni, F., & Ottaviani, F. (2008). Vocal improvement after voice therapy in unilateral vocal fold paralysis. *Journal of Voice, 22,* 113–118.

Schindler, A., Palonta, F., Preti, G., Ottaviani, F., Schindler, O., & Cavalot, A. L. (2004). Voice quality after carbon dioxide laser and conventional surgery for T1A glottic carcinoma. *Journal of Voice, 18,* 545–550.

Schmidt, M. V., Scharf, S. H., Sterlemann, V., Ganea, K., Liebl, C., Holsboer, F., & Muller, M. B, (2010). High susceptibility to chronic social stress is associated with a depression-like phenotype. *Psychoneuroendocrinology, 35,* 635–643.

Schnapp, L. M., & Cohen, N. H. (1990). Pulse oximetry: Uses and abuses. *Chest, 98,* 1244–1250.

Schneider, B., & Bigenzahn, W. (2003a). Influence of glottal closure configuration on vocal efficacy in young normal-speaking women. *Journal of Voice, 17,* 468–480.

Schneider, B., Denk, D. M., & Bigenzahn, W. (2003). Functional results after external vocal fold medialization thyroplasty with the titanium vocal fold medialization implant. *Laryngoscope, 113,* 628–634.

Schneider, B., Denk, D. M., & Bigenzahn, W. (2003b). Acoustic assessment of the voice quality before and after medialization thyroplasty using the titanium vocal fold medialization implant (TVFMI). *Otolaryngology—Head and Neck Surgery, 128,* 815–822.

Schraff, S., Derkay, C. S., Burke, B., & Lawson, L. (2004). American Society of Pediatric Otolaryngology members' experience with recurrent respiratory papillomatosis and the use of adjuvant therapy. *Archives of Otolaryngology—Head and Neck Surgery, 130,* 1039–1042.

Schubert, C., Lambertz, M., Nelesen, R. A., Bardwell, W., Choi, J-B., & Dimsdale, J. E. (2009). Effects of stress on heart rate complexity: A comparison between short-term and chronic stress. *Biological Psychology, 80,* 325–332.

Schulz, G. M., & Grant, M. K. (2000). Effects of speech therapy and pharmacologic and surgical treatments on voice and speech in Parkinson's disease: A review of the literature. *Journal of Communication Disorders, 33,* 59–88.

Schulz, G. M., Greer, M., & Friedman, W. (2000). Changes in vocal intensity in Parkinson's disease following pallidotomy surgery. *Journal of Voice, 14,* 589–606.

Schwartz, I. S., & Grishman, E. (1980). Rheumatoid nodules of the vocal cords as the initial manifestation of systemic lupus erythematosus. *Journal of the American Medical Association, 244,* 2751–2752.

Schweinfurth, J., & Ossoff, R. (2006). Iatrogenic vocal fold scar. Available from www.emedicine.com/ent/topic607 .htm

Schweinfurth, J., & Ossoff, R. (2008). Vascular lesions of the vocal fold. Available from www.emedicine.com/ article607.htm

Searl, J. (2006). Technological advances in alaryngeal speech rehabilitation. *Perspectives on Voice and Voice Disorders, 16,* 12–18.

Searl, J. (2007). Bilabial contact pressure and oral air pressure during tracheoesophageal speech. *Annals of Otology, Rhinology & Laryngology, 116,* 304–311.

Searl, J. P., & Carpenter, M. A. (2002). Acoustic cues to the voicing feature in tracheoesophageal speech. *Journal of Speech, Language and Hearing Research, 45,* 282–294.

Searl, J. P., Carpenter, M. A., & Banta, C. L. (2001). Intelligibility of stops and fricatives in tracheoesophageal speech. *Journal of Communication Disorders, 34,* 305–321.

Searl, J., & Ousley, T. (2004). Phonation offset in tracheoesophageal speech. *Journal of Communication Disorders, 37,* 371–387.

Sedlacek, T. V., Lindheim, S., Eder, C., Hasty, L., Woodland, M., Ludomirsky, A., & Rando, R. F. (1989). Mechanism for human papillomavirus transmission at birth. *American Journal of Obstetrics & Gynecology, 161,* 55–59.

Seedat, R. Y., Thukane, M., Jansen, A. C., Rossouw, I., Goedhals, D., & Burt, F. J. (2010). HPV types causing juvenile recurrent laryngeal papillomatosis in South Africa. *International Journal of Pediatric Otorhinolaryngology, 74,* 255–259.

Segas, J., Stavroulakis, P., Manolopoulos, L., Yiotakis, J., & Adamopoulos, G. (2001). Management of bilateral vocal fold paralysis: Experience at the University of Athens. *Otolaryngology—Head and Neck Surgery, 124,* 68–71.

Segebarth, P. B., & Limbird, T. J. (2007). Perioperative acute upper airway obstruction secondary to severe rheumatoid arthritis. *Journal of Arthroplasty, 22,* 916–919.

Seifert, E., & Kollbrunner, J. (2005). Stress and distress in non-organic voice disorders. *Swiss Medical Weekly, 135,* 387–397.

Seifert, E., & Kollbrunner, J. (2006). An update in thinking about nonorganic voice disorders. *Archives of Otolaryngology—Head and Neck Surgery, 132,* 1128–1132.

Selber, J., Sataloff, R., Spiegel, J., & Heman-Ackah, Y. (2003). Gore-Tex medialization thyroplasty: Objective and subjective evaluation. *Journal of Voice, 17,* 88–95.

Selby, J. C., Gilbert, H. R., & Lerman, J. W. (2003). Perceptual and acoustic evaluation of individuals with laryngopharyngeal reflux pre- and post-treatment. *Journal of Voice, 17,* 557–570.

Seneviratne, J. K., & Ross, M. A. (2008). Neuromuscular diseases of the older adult. In J. I. Sirven, & B. L. Malamut (Eds.) *Clinical neurology of the older adult* (2nd ed., pp. 420–432). Wolters Kluwer/Lippincott Williams & Wilkins.

Sesterhenn, A. M., Zimmermann, A. P., Bernhard, M., Kussin, A., Timmesfeld, N., Stiller, S., . . . Werner, J. A. (2009). Polysomnography outcomes following transoral CO_2 laser microsurgery in pediatric patients with laryngomalacia. *International Journal of Pediatric Otorhinolaryngology, 73,* 1339–1343.

Sewnaik, A., Hakkesteegt, M. M., Meeuwis, C. A., De Gier, H. H. W., & Kerrebijn, J. D. F. (2006). Supracricoid partial laryngectomy with cricohyoidoepiglottopexy for recurrent laryngeal cancer. *Annals of Otology, Rhinology, & Laryngology, 115,* 419–424.

Shah, A. K. (2009). Myasthenia gravis. *eMedicine Neurology*. Available from http://emedicine.medscape.com/article/1171206-overview

Shah, R. K., Engel, S. H., & Choi, S. S. (2008). Relationship between voice quality and vocal nodule size. *Otolaryngology—Head and Neck Surgery, 139,* 723–726.

Shah, R. K., Feldman, H. A., & Nuss, R. C. (2007). A grading scale for pediatric vocal fold nodules. *Otolaryngology—Head and Neck Surgery, 136,* 193–197.

Shah, R. K., & Shapshay, S. (2006). Acute laryngitis. www .emedicine.com/ent/topic353.htm

Shah, R. K., Woodnorth, G. H., Glynn, A., & Nuss, R. C. (2005). Pediatric vocal nodules: Correlation with perceptual voice analysis. *International Journal of Pediatric Otorhinolaryngology, 69,* 903–909.

Shanks, J. C. (1995). Coping with laryngeal cancer. *Seminars in Speech and Language, 16,* 180–190.

Sharma, D., Nagarkar, A. N., Jindal, P., Kaur, R., & Gupta, A. (2008). Personality changes and the role of counseling in the rehabilitation of patients with laryngeal cancer. *Ear, Nose & Throat Journal,* (Suppl.), 3–12.

Shirley, W. P., & Wiatrak, B. (2004). Is cydofovir a useful adjunctive therapy for recurrent respiratory papillomatosis in children? *International Journal of Pediatric Otorhinolaryngology, 68,* 413–418.

Sidell, D., Shamouelian, D., Erman, A., Gerratt, B. R., & Chhetri, D. (2010). Improved tracheoesophageal prosthesis sizing in office-based tracheoesophageal puncture. *Annals of Otology, Rhinology, & Laryngology, 119,* 37–41.

Silbergleit, A. K., Johnson, A. F., & Jacobson, B. H. (1997). Acoustic analysis of voice in individuals with amyotrophic lateral sclerosis and perceptually normal voice quality. *Journal of Voice, 11,* 222–231.

Simberg, S., & Laine, A. (2007). The resonance tube method in voice therapy: Description and practical implementations. *Logopedics, Phoniatrics, Vocology, 32,* 165–170.

Simberg, S., Sala, E., & Ronnemaa, A-M. (2004). A comparison of the prevalence of vocal symptoms among teacher students and other university students. *Journal of Voice, 18,* 363–368.

Simonelli, M., Ruoppolo, G., de Vincentiis, M., Di Mario, M., Calcagno, P., Vitiello, C., . . . Gallo, A. (2010). Swallowing ability and chronic aspiration after supracricoid partial laryngectomy. *Otolaryngology—Head and Neck Surgery, 142,* 873–878.

Simons, J. P., Rosen, C. A., Casselbrant, M. I., Chi, D. H., Schaitkin, B. M., Rubinstein, E. J., & Mandell, D. L. (2008). Comparison of Pediatric Voice Outcome Survey, Reflux Symptom Index, Reflux Finding Score, and esophageal biopsy results. *Archives of Otolaryngology—Head and Neck Surgery, 134,* 837–841.

Simonyan, K., & Jurgens, U. (2003). Efferent subcortical projections of the laryngeal motor cortex in the rhesus monkey. *Brain Research, 974,* 45–59.

Simonyan, K., Tovar-Moll, F., Ostuni, J., Hallett, M., Kalasinsky, V. F., Lewin-Smith, M. R., Rushing, E. J., Vortmeyer, A. O., & Ludlow, C. L. (2008). Focal white matter changes in spasmodic dysphonia: a combined DTI and neuropathological study. *Brain, 131,* 447–459.

Simpson, C. B., Archilla, A. S., Velazquez, R. A., & McGuff, H. S. (2006). Resolution of vocal fold leukoplakia with proton-pump inhibitor therapy. *Ear, Nose and Throat Journal,* 362–364.

Simpson, C. B., Cheung, E. J., & Jackson, C. J. (2009). Vocal fold paresis: Clinical and electrophysiologic features in a tertiary laryngology practice. *Journal of Voice, 23,* 396–398.

Sims, H. S., Smith, B. E., & Johnson, B. C. (2007). The predictive value of the Voice Handicap Index-30 for compliance with voice restorative therapy. Presented at the 36th Annual Symposium: Care of the Professional Voice, Philadelphia, PA.

Singer, S., Merbach, M., Dictz, A., & Schwarz, R. (2007). Psychosocial determinants of successful voice rehabilitation after laryngectomy. *Journal of the Chinese Medical Association, 70,* 407–423.

Singh, A., Kazi, R., De Cordova, J., Nutting, C. M., Clarke, P., & Harrington, K. J. (2008). Multidimensional assessment of voice after vertical partial laryngectomy: A comparison with normal and total laryngectomy voice. *Journal of Voice, 22,* 740–745.

Sittel, C., Friedrich, G., Zorowka, P., & Eckel, H.-E. (2002). Surgical voice rehabilitation after laser surgery for glottic carcinoma. *Annals of Otology, Rhinology, & Laryngology, 111,* 493–499.

Sivasankar, M., Erickson, E., Schneider, S., & Howes, A. (2008). Phonatory effects of airway dehydration: Preliminary evidence for impaired compensation to oral breathing in individuals with a history of vocal fatigue. *Journal of Speech, Language, and Hearing Research, 51,* 1494–1506.

Sivasankar, M., & Fisher, K. V. (2002). Oral breathing increases Pth and vocal effort by superficial drying of vocal fold mucosa. *Journal of Voice, 16,* 172–181.

Skodda, S., Visser, W., & Schlegel, U. (2011). Gender-related patterns of dysprosody in Parkinson disease and correlations between speech variables and motor symptoms. *Journal of Voice, 25,* 76–82.

Skodda, S., Visser, W., & Schlegel, U. (2010). Acoustical analysis of speech in progressive supranuclear palsy. *Journal of Voice,* doi:10.1016/j.voice.2010.01.002

Skodda, S., Visser, W., & Schlegel, U. (2010). Short- and long-term dopaminergic effects on dysarthria in early Parkinson's disease. *Journal of Neural Transmission, 117,* 197–205.

Slavin, D. C. (1997). Alaryngeal speech rehabilitation. In C. T. Ferrand & R. L. Bloom (Eds.), *Introduction to organic and neurogenic disorders of communication: Current scope of practice* (pp. 273–300). Needham Heights, MA: Allyn and Bacon.

Slavin, D. C., & Ferrand, C. T. (1995). Factor analysis of proficient esophageal speech: Toward a multidimensional model. *Journal of Speech and Hearing Research, 38,* 1224–1231.

Slavit, D. (1999). Phonosurgery in the elderly: A review. *Ear, Nose and Throat Journal, 78,* 505–512.

Smart, J. F., & Smart, D. W. (1997). The racial/ethnic demography of disability. *Journal of Rehabilitation, 63,* 73–82.

Smith, A. D., Cowan, J. O., Filsell, S., McLachlan, C., Monti-Sheehan, G., Jackson, P., & Taylor, D. R. (2004). Diagnosing asthma: Comparisons between exhaled nitric oxide measurements and conventional tests. *Respiratory and Critical Care Medicine, 169,* 473–478.

Smith, B. E., Kempster, G. B., & Sims, H. S. (2010). Patient factors related to voice therapy attendance and outcomes. *Journal of Voice, 24,* 694–701.

Smith, C. G., Finnegan, E. M., & Karnell, M. P. (2005). Resonant voice: Spectral and nasendoscopic analysis. *Journal of Voice, 19,* 607–622.

Smith, E., Verdolini, K., Gray, S., Nichols, S., Lemke, J., Barkmeier, J., . . . Hoffman, H. (1996). Effect of voice disorders on quality of life. *Journal of Medical Speech-Language Pathology, 4,* 223–244.

Smith, E. M., Summersgill, K. F., Allen, J., Hoffman, H. T., McCulloch, T., Turek, L. P., & Haugen, T. H. (2000). Human papillomavirus and risk of laryngeal cancer. *Annals of Otology, Rhinology, & Laryngology, 109,* 1069–1076.

Smith, G. A., Ward, P. A., & Berci, G. (1978). Laryngeal lupus erythematosus. *Journal of Laryngology & Otology, 92,* 67–73.

Smith, M. E., Marsh, J. H., Cotton, R. T., & Myer, C. M. (1993). Voice problems after pediatric laryngotracheal reconstruction: Videolaryngostroboscopic, acoustic, and perceptual assessment. *International Journal of Pediatric Otorhinolaryngology, 25,* 173–181.

Smith, M. E., Roy, N., & Stoddard, K. (2008). Ansa-RLN reinnervation for unilateral vocal fold paralysis in adolescents and young adults. *International Journal of Pediatric Otorhinolaryngology, 72,* 1311–1316.

Smith, M. E., & Sauder, C. (2009). Pediatric vocal fold paralysis/immobility. *Perspectives on Voice and Voice Disorders, 19,* 113–121.

Smith, S., & Thyme, K. (1976). Statistic research on changes in speech due to pedagologic treatment (the accent method). *Folia Phoniatrica, 28,* 98–103.

Smits, I., Ceuppens, P., & De Bodt, M. S. (2005). A comparative study of acoustic voice measurements by means of Dr. Speech and Computerized Speech Lab. *Journal of Voice, 19,* 187–196.

So, Y. K., Yun, Y.-S., Baek, C. H., Jeong, H.-S., & Son, Y.-I. (2009). Speech outcome of supracricoid partial laryngectomy: Comparison with total laryngectomy and anatomic considerations. *Otolaryngology—Head and Neck Surgery, 141,* 770–775.

Soderpalm, E., Larsson, A. K., & Almquist, S.-A. (2004). Evaluation of a consecutive group of transsexual individuals referred for vocal intervention in the west of Sweden. *Logopedics, Phoniatrics, Vocology, 29,* 18–30.

Sodersten, M., Granqvist, S., Hammarberg, B., & Szabo, A. (2002). Vocal behavior and vocal loading factors for preschool teachers at work studied with binaural DAT recordings. *Journal of Voice, 16,* 356–371.

Sodersten, M., Hertegard, S., & Hammarberg, B. (1995). Glottal closure, transglottal airflow, and voice quality in healthy middle-aged women. *Journal of Voice, 9,* 182–197.

Sodersten, M., & Lindestad, P. A. (1990). Glottal closure and perceived breathiness during phonation in normally speaking subjects. *Journal of Speech and Hearing Research, 33,* 601–611.

Solomon, N. P. (2008). Vocal fatigue and its relation to vocal hyperfunction. *International Journal of Speech-Language Pathology, 10,* 254–266.

Solomon, N. P., & Charron, S. (1998). Speech breathing in able-bodied children and children with cerebral palsy: A review of the literature and implications for clinical intervention. *American Journal of Speech-Language Pathology, 7,* 61–78.

Solomon, N. P., & Di Mattia, M. S. (2000). Effects of a vocally fatiguing task and systemic hydration on phonation threshold pressure. *Journal of Voice, 14,* 341–359.

Solomon, N. P., Glaze, L. E., Arnold, R. R., & van Mersbergen, M. (2003). Effects of a vocally fatiguing task and systemic hydration on men's voices. *Journal of Voice, 17,* 31–46.

Solomon, N. P., Helou, L. B., & Stojadinovic, A. (2011). Clinical versus laboratory ratings of voice using the CAPE-V. *Journal of Voice, 25,* 7–14.

Solomon, N. P., McKee, A. S., & Garcia-Barry, S. (2001). Intensive voice treatment and respiration treatment for hypokinetic-spastic dysarthria after traumatic brain injury. *American Journal of Speech-Language Pathology, 10,* 51–64.

Solomon, N. P., McKee, A. S., Larson, K. J., Nawrocki, M. D., Tuite, P. J., Eriksen, S., . . . Maxwell, R. E. (2000). Effects of pallidal stimulation on speech in three men with severe Parkinson's disease. *American Journal of Speech-Language Pathology, 9,* 241–256.

Solomon, N. P., Ramanathan, P., & Makashay, M. J. (2007). Phonation threshold pressure across the pitch range: Preliminary test of a model. *Journal of Voice, 21,* 541–550.

Sorenson, D. N. (1989). A FO investigation of children ages 6–10 years old. *Journal of Communication Disorders, 22,* 115–123.

Spector, S. (2009). Use of mannitol inhalation challenge in assessment of cough. *Lung,* doi:10.1007/s00408-009-9174-2

Spencer, K. A., Yorkston, K. M., & Duffy, J. R. (2003). Behavioral management of respiratory/phonatory dysfunction from dysarthria: A flowchart for guidance in clinical decision making. *Journal of Medical Speech-Language Pathology, 11,* xxxix–lxi.

Sperry, E. E., & Klich, R. J. (1992). Speech breathing in senescent and younger women during oral reading. *Journal of Speech and Hearing Research, 35,* 1246–1255.

Speyer, R., Bogaardt, H. C. A., Lima Passos, V., Roodenburg, N. P. H. D., Zumach, A., Heijnen, M. A. M., . . . Brunings, J. W. (2010). Maximum phonation time: Variability and reliability. *Journal of Voice, 24,* 281–284.

Speyer, R., Wieneke, G. H., van Wijck-Warnaar, I., & Dejonckere, P. H. (2003). Effects of voice therapy on the voice range profiles of dysphonic patients. *Journal of Voice, 17,* 544–556.

Spiegel, J. H. (2006). Phonosurgery for pitch alteration: Feminization and masculinization of the voice. *Otolaryngology Clinics of North America, 39,* 77–86.

Spielman, J., Ramig, L. O., Mahler, L., Halpern, A., & Gavin, W. J. (2007). Effects of an extended version of the Lee Silverman Voice Treatment on voice and speech in Parkinson's disease. *American Journal of Speech-Language Pathology, 16,* 95–107.

Sridhara, S. R., Ashok, K. G., Raghunathan, M., & Mann, S. G. S. (2003). To study voice quality before and after thyroplasty type I in patients with symptomatic unilateral vocal cord paralysis. *American Journal of Otolaryngology, 24,* 361–365.

Stager, S. V., & Bielamowicz, S. A. (2010). Using laryngeal electromyography to differentiate presbylarynges from paresis. *Journal of Speech, Language, and Hearing Research, 53,* 100–113.

Stager, S., Bielamowicz, S. A., Gupta, A., Marullo, S., Regnell, J. R., & Barkmeier, J. M. (2001). Quantification of static and dynamic supraglottic activity. *Journal of Speech, Language, and Hearing Research, 44,* 1245–1256.

Stager, S., Bielamowicz, S. A., Regnell, J. R., Gupta, A., & Barkmeier, J. M. (2000). Supraglottic activity: Evidence of vocal hyperfunction or laryngeal articulation? *Journal of Speech, Language, and Hearing Research, 43,* 229–238.

Stajner-Katusic, S., Horga, D., Musura, M., & Globlek, D. (2006). Voice and speech after laryngectomy. *Clinical Linguistics and Phonetics, 20,* 195–203.

Stanton, A. E., Sellars, C., MacKenzie, K., McConnachie, A., & Bucknall, C. E. (2009). Perceived vocal morbidity in a problem asthma clinic. *The Journal of Laryngology and Otology, 123,* 96–102.

Starmer, H. M., Tippett, D. C., & Webster, K. T. (2008). Effects of laryngeal cancer on voice and swallowing. *Otolaryngology Clinics of North America, 41,* 793–818.

Stathopoulos, E. (1986). Relationship between intraoral air pressure and vocal intensity in children and adults. *Journal of Speech and Hearing Research, 29,* 71–74.

Stavroulaki, P. (2006). Diagnostic and management problems of laryngopharyngeal reflux disease in children. *International Journal of Pediatric Otorhinolaryngology, 70,* 579–590.

Stemple, J. C. (2000). Successful voice therapy. In J. Stemple (Ed.), *Voice therapy: Clinical studies* (2nd ed.). San Diego, CA: Singular Publishing Group.

Stemple, J. C. (2005). A holistic approach to voice therapy. *Seminars in Speech and Language, 26,* 131–137.

Stemple, J., Glaze, L., & Klaben, B. (2000). *Clinical voice pathology: Theory and management* (3rd ed). Clifton Park, NJ: Delmar Learning.

Stemple, J. C., Lee, L., D'Amico, B., & Pickup, B. (1994). Efficacy of vocal function exercises as a method of improving voice production. *Journal of Voice, 8,* 271–289.

Stenton, C. (2008). The MRC breathlessness scale. *Occupational Medicine, 58,* 226–227.

Stepp, C. E., Heaton, J. T., & Hillman, R. E. (2008). Post-laryngectomy speech respiration patterns. *Annals of Otology, Rhinology, & Laryngology, 117,* 557–563.

Stern, Y., Felipovich, A., Cotton, R. T., & Segal, K. (2007). Immunocompetency in children with recurrent respiratory papillomatosis: Prospective study. *Annals of Otology, Rhinology, & Laryngology, 116,* 169–171.

Stewart, C. F., Brin, M. F., & Blitzer, A. (1997). Spasmodic dysphonia. In C. T. Ferrand & R. L. Bloom (Eds.), *Introduction to organic and neurogenic disorders of communication: Current scope of practice* (pp. 301–318). Needham Heights, MA: Allyn and Bacon.

Stolz, D., Anderson, S., Gysin, C., Miedinger, D., Surber, C., Tamm, H., & Leuppi, J. D. (2009). Airway reactivity to inhaled mannitol in cigarette smokers: A longitudinal study. *Respiratory Medicine, 101,* 1470–1476.

Stong, B. C., DelGaudio, J. M., Hapner, E. R., & Johns III, M. M. (2005). Safety of simultaneous bilateral botulinim toxin injections for abductor spasmodic dysphonia. *Archives of Otolaryngology—Head and Neck Surgery, 131,* 793–795.

Strand, E. A., Buder, E. H., Yorkston, K. M., & Ramig, L. O. (1994). Differential phonatory characteristics of four women with amyotrophic lateral sclerosis. *Journal of Voice, 8,* 327–339.

Strauss, S. (2000). Sonographic appearance of cricoid cartilage calcification in healthy children. *American Journal of Radiology, 174,* 223–228.

Sudhir, P. M., Chandra, P. S., Shivashankar, N., & Yamini, B. K. (2009). Comprehensive management of psychogenic dysphonia: A case illustration. *Journal of Communication Disorders, 42,* 305–312.

Suehiro, A., Hirano, S., Kishimoto, Y., Tanaka, S., & Ford, C. N. (2009). Comparative study of vocal outcomes with silicone versus Gore-Tex thyroplasty. *Annals of Otology, Rhinology, & Laryngology, 118,* 405–408.

Suhr, J., Anderson, S., & Tranel, D. (1999). Progressive muscle relaxation in the management of behavioural disturbance in Alzheimer's disease. *Neuropsychological Rehabilitation,* 31–44.

Sulica, L., & Behrman, A. (2003). Management of benign vocal fold lesions: A survey of current opinion and practice. *Annals of Otology, Rhinology, Laryngology, 113,* 827–833.

Sulter, A. M., Schutte, H. K., & Miller, D. G. (1995). Differences in phonetogram features between male and female subjects with and without vocal training. *Journal of Voice, 9,* 363–377.

Syal, R., Tyagi, I., & Goyal, A. (2006). Traumatic laryngotracheal stenosis—An alternative surgical technique. *International Journal of Pediatric Otorhinolaryngology, 70,* 353–357.

Takahashi, H., Nakao, M., Kikuchi, Y., & Kaga, K. (2008). Intra-oral pressure-based voicing control of electrolaryngeal speech with intra-oral vibrator. *Journal of Voice, 22,* 420–429.

Tamura, Y., Tanaka, S., Asato, R., Hirano, S., Yamashita, M., Tamaki, H., & Ito, J. (2007). Therapeutic outcomes of laryngeal cancer at Kyoto University Hospital for 10 years. *Acta Oto-Laryngologica, 127,* 62–65.

Tanner, K., Roy, N., Merrill, R. M., Kimber, K., Sauder, C., Houtz, D. R., . . . Smith, M. E. (2011). Risk and protective factors for spasmodic dysphonia: A case-control investigation. *Journal of Voice, 25,* 35–46.

Tanoue, L. T. (1998). Pulmonary manifestations of rheumatoid arthritis. *Clinics in Chest Medicine, 19,* 667–685.

Tantawy, A. (2003). Long-term results of Provox voice prosthesis for voice rehabilitation after total laryngectomy: "A seven years experience." *International Congress Series, 1240,* 871–877.

Tarin, T. T., Martinez, J. A., & Shapiro, N. L. (2005). Familial bilateral abductor vocal cord paralysis. *International Journal of Pediatric Otorhinolaryngology, 69,* 1693–1696.

Tasca, R. A., McCormick, M., & Clarke, R. W. (2006). British Association of Paediatric Otorhinolaryngology members' experience with recurrent respiratory papillomatosis. *International*

Journal of Pediatric Otorhinolaryngology, 70, 1183–1187.

Tavares, E. L. M., & Martins, R. H. G. (2007). Vocal evaluation in teachers with or without symptoms. *Journal of Voice, 21,* 407–414.

Teitel, A. D., Mackenzie, C. R., Stern, R., & Paget, S. A. (1992). Laryngeal involvement in systemic lupuserythematosus. *Seminars in Arthritis and Rheumatism, 22,* 203–214.

Teles-Magalhaes, L. C., Pegoraro-Krook, M. I., & Pegoraro, R. (2000). Study of the elderly females' voice by phonetography. *Journal of Voice, 14,* 310–321.

Terada, T., Saeki, N., Toh, K., Uwa, N., Sagawa, K., Takayasu, S., & Sakagami, M. (2007). Voice rehabilitation with Provox2 TM voice prosthesis following total laryngectomy for laryngeal and hypopharyngeal carcinoma. *Auris Nasus Larynx, 34,* 65–71.

Tervonen, H., Bäck, L., Juvas, A., Räsänen, P., Mäkitie, A. A., Sintonen, H., Roine, R. P., Vilkman, E., & Aaltonen, L. M. (2005). Automatic speaking valve in speech rehabilitation for laryngectomized patients. *European Archives of Otorhinolaryngology, 262,* 816–820.

Terrell, J. E., Fisher, S. G., & Wolf, G. T. (1998). Long-term quality of life after treatment of laryngeal cancer. *Archives of Otolaryngology—Head and Neck Surgery, 124,* 964–971.

Teshigawara, M., Amir, N., Amir, O., Wlosko, E. M., & Avivi, M. (2007). Effects of random splicing on listeners' perceptions. *ICPHS, XVI,* 2101–2104.

Tezcaner, C. Z., Ozgursoy, S. K., Sati, I., & Dursun, G. (2009). Changes after voice therapy in objective and subjective voice measurements of pediatric patients with vocal nodules. *European Archives of Otorhinolaryngology, 266,* 1923–1927.

Theis, S. M., Connor, N. P., & McMurray, J. S. (2006). Pediatric laryngotracheal reconstruction: Case studies. *Perspectives on Voice and Voice Disorders, 16*(3), 20–23.

Theis, S. M., & Heatley, D. G. (2009). Evaluation and treatment of pediatric gastroesophageal reflux and its effects on voice. *Perspectives on Voice and Voice Disorders, 19,* 90–95.

The Merck Manual. (2005). www.merck.com/pubs/mmanual/section5/chapter50/50d.htm

Thibeault, S. (2006). International focus on voice—introduction. *The ASHA Leader, 11,* 3.

Thibeault, S. L., & Duflo, S. (2008). Inflammatory cytokine responses to synthetic extracellular matrix injection to the vocal fold lamina propria. *Annals of Otology, Rhinology, & Laryngology, 117,* 221–226.

Thibeault, S. L., & Gray, S. (2004). Response of the vocal mechanism to trauma. In C. M. Sapienza & J. Casper (Eds.), *Vocal rehabilitation for medical speech-language pathology* (pp. 11–28). Austin, TX: Pro-Ed.

Thibeault, S. L., & Gray, S.D. (2005).Vocal fold injury and repair. In R. T. Sataloff, *Voice science* (pp. 105–113). San Diego, CA: Plural Publishing.

Thibeault, S. L., Merrill, R. M., Roy, N., Gray, S. D., & Smith, E. M. (2004). Occupational risk factors associated with voice disorders among teachers. *Annals of Epidemiology, 14,* 786–792.

Thomas, G., Kooijman, P. G. C., Donders, A. R. T., Cremers, C. W. R. J., & De Jong, F. I. C. R. S. (2007). The voice handicap of student-teacher and risk factors perceived to have a negative influence on the voice. *Journal of Voice, 21,* 325–336.

Thomas, L. B., Harrison, A. L., & Stemple, J. C. (2008). Aging thyroarytenoid and limb skeletal muscle: lessons in contrast. *Journal of Voice, 22,* 430–450.

Thomas, L. B., & Stemple, J. C. (2007). The aging voice: From clinical symptoms to biological realities. Retrieved from [1137-2012Thomas_Lisa_089594_Oct04_2007_Time_072146AM]

Thomas, L. B., & Stemple, J. C. (2007). Voice therapy: Does science support the art? *Communication Disorders Review, 1,* 49–77.

Thome, R., Thome, D. C., & De La Cortina, R. A. C. (2000). Lateral thyrotomy approach on the paraglottic space for laryngocele resection. *Laryngoscope, 110,* 447–450.

Thompson, A. R. (1995). Pharmacological agents with effects on voice. *American Journal of Otolaryngology, 16,* 12–18.

Thornton, J. (2008). Working with the transgender voice: The role of the speech and language therapist. *Sexologies, 17,* 271–276.

Threats, T. T. (2006). Towards an international framework for communication disorders: Use of the ICF. *Journal of Communication Disorders, 39,* 251–265.

Tiago, R., Pontes, P., & Campones do Brasil, O. (2007). Age-related changes in human laryngeal nerves. *Otolaryngology—Head and Neck Surgery, 136,* 747–751.

Tillmann, B., Pietzsch-Rohrschneider, I., & Huenges, H. L. (1977). The human vocal cord surface. *Cell and Tissue Research, 185,* 279–283.

Timmermans, B., De Bodt, M. S., Wuyts, F. L., & Van de Heyning, P. H. (2005). Analysis and evaluation of a voice-training program in future professional voice users. *Journal of Voice, 19,* 202–210.

Timms, M. S., Bruce, I. A., & Patel, N. K. (2007). Radiofrequency ablation (coblation): A promising new technique for laryngeal papillomata. *The Journal of Laryngology and Otology, 121,* 28–30.

Tindall, L. R., Huebner, R. A., Stemple, J. C., & Kleinert, H. L. (2008). Videophone-delivered voice therapy: A comparative analysis of outcomes to traditional delivery for adults with Parkinson's disease. *Telemedicine and eHealth, 14,* 1070–1077.

Titze, I. R. (1994). *Principles of Voice Production.* Englewood Cliffs, NJ: Prentice Hall.

Titze, I. R. (1999). Toward occupational safety criteria for vocalization. *Logopedics Phoniatrics Vocology, 24,* 49–54.

Titze, I. R. (2001). Acoustic interpretation of resonant voice. *Journal of Voice, 15,* 519–528.

Titze, I. R. (2006). Voice training and therapy with a semi-occluded vocal tract: Rationale and scientific underpinnings. *Journal of Speech, Language, and Hearing Research, 49,* 448–459.

Titze, I. R. (2011). Vocal fold mass is not a useful quantity for describing fundamental frequency in vocalization. *Journal of Speech, Language and Hearing Research, 54,* 520–522.

Titze, I. R., & Sundberg, J. (1992). Vocal intensity in speakers and singers. *Journal of the Acoustical Society of America, 91,* 2936–2946.

Torrejano, G., & Guimaraes, I. (2009). Voice quality after supracricoid laryngectomy and total laryngectomy with insertion of voice prosthesis. *Journal of Voice, 23,* 240–246.

Torrente, M. C., & Ojeda, J. M. (2007). Exploring the relation between human papilloma virus and larynx cancer. *Acta Oto-Laryngologica, 127,* 900–906.

Trani, M., Ghidini, A., Bergamini, G., & Presutti, L. (2007). Voice therapy in pediatric functional dysphonia: A prospective study. *International Journal of Pediatric Otorhinolaryngology, 71,* 379–384.

Treasure, J. (2004). Motivational interviewing. *Advances in Psychiatric Treatment, 10,* 331–337.

Treole, K., Trudeau, M. D., & Forrest, L. A. (1999). Endoscopic and stroboscopic description of adults with paradoxical vocal fold dysfunction. *Journal of Voice, 13,* 143–152.

Tsunoda, K., & Soda, Y. (1996). Hoarseness as the initial manifestation of systemic lupus erythematosus. *Journal of Laryngology & Otology, 110,* 478–479.

Tucker, H. M. (1999). Long-term preservation of voice improvement following surgical medialization and reinnervation for unilateral vocal fold paralysis. *Journal of Voice, 13,* 251–256.

Turley, R., & Cohen, S. (2009). Impact of voice and swallowing problems in the elderly. *Otolaryngology—Head and Neck Surgery, 140,* 33–36.

Turner, C. (2007). A review of myasthenia gravis: Pathogenesis, clinical features and treatment. *Current Anesthesia & Critical Care, 18,* 15–23.

Umeno, H., Chitose, S., Sato, K., & Nakashima, T. (2008). Efficacy of additional injection laryngoplasty after framework surgery. *Annals of Otology, Rhinology, & Laryngology, 117,* 5–10.

Umeno, H., Chitose, S., Sato, K., & Nakashima, T. (2009). Comparative study of framework surgery and fat injection laryngoplasty. *The Journal of Laryngology & Otology, 123* (Suppl. S31), 35–41.

Unal, E., Oran, B., Baysal, T., Baspinar, O., Keser, M., Karaarslan, S., & Arbag, H. (2006). Pulmonary arterial pressure in infants with laryngomalacia. *International Journal of Pediatric Otorhinolaryngology, 70,* 2067–2071.

U.S. Bureau of the Census. (2000). *Statistical abstract of the United States* (120th ed.). Washington, DC: Author.

U.S. Department of Labor, Bureau of Labor Statistics. (2006). Occupational employment and wages, 2006 [Data file]. Retrieved from http:\\www.bls.gov/oes

Urquhart, A. C., & St. Louis, E. (2005). Idiopathic vocal cord palsies and associated neurological conditions. *Archives of Otolaryngology—Head and Neck Surgery, 131,* 1086–1089.

Valdez, T. A., & Shapshay, S. M. (2002). Idiopathic subglottic stenosis revisited. *Annals of Otology, Rhinology, & Laryngology, 111,* 690–695.

Valera, F. C. P., Tamashiro, E., De Araujo, M. M., Sander, H. H., & Kupper, D. S. (2006). Evaluation of the efficacy of supraglottoplasty in obstructive sleep apnea syndrome associated with severe laryngomalacia. *Archives of Otolaryngology—Head and Neck Surgery, 132,* 489–493.

Van As, C. J., Koopmans-van Beinum, F. J., & Hilgers, F. J. M. (2003). Perceptual evaluation of tracheoesophageal speech by naïve and experienced judges through the use of semantic differential scales. *Journal of Speech, Language, and Hearing Research, 46,* 947–959.

Van As-Brooks, C. J., Koopmans-van Beinum, F. J., Pols, L. C. W., Hilgers F. J. M. (2006). Acoustic signal typing for evaluation of voice quality in tracheoesophageal speech. Journal of Voice, 20, 355–368.

Van Beurden, H. E., Von den Hoff, J. W., Torensma, R., Maltha, J. C., & Kuijpers-Jagtman, A. M. (2005). Myofibroblasts in palatal wound healing: Prospects for the reduction of wound contraction after cleft palate repair. *Journal of Dental Research, 84,* 871–880.

Van Borsel, J., De Cuypere, G., & den Berghe, H. (2001). Physical appearance and voice in male-to-female transsexuals. *Journal of Voice, 15,* 570–575.

Van Borsel, J., De Pot, K., & De Cuypere, G. (2009). Voice and physical appearance in female-to-male transsexuals. *Journal of Voice, 23,* 494–497.

Van Borsel, J., Van Eynde, E., De Cuypere, G., & Bonte, K. (2008). Feminine after cricothyroid approximation? *Journal of Voice, 22,* 379–384.

Van den Berg, J. (1958). Myoelastic aerodynamic theory of voice production. *Journal of Speech and Hearing Research, 1,* 227–243.

Van der Merwe, A. (2004). The Voice Use Reduction Program. *American Journal of Speech-Language Pathology, 13,* 208–218.

Van der Torn, M., Verdonck-de Leeuw, I. M., Kuik, D. J., & Mahieu, H. F. (2002). Communicative suitability of voice following radiotherapy for T1 glottic carcinoma: Testing the reliability of a rating instrument. *Journal of Voice, 16,* 398–407.

Vance, C., Rogelj, B., Hortobágyi, T., De Vos, K. J., Nishimura A. L., Sreedharan, J., Hu, X., Smith, B., Ruddy, D., Wright, P., Ganesalingam, J., Williams, K. L., Tripathi, V., Al-Saraj, S., Al-Chalabi, A., Leigh, P. N., Blair, I. P., Nicholson, G., de Belleroche, J., Gallo, J. M., Miller, C. C., & Shaw, C. E. (2009). Mutations in FUS, an RNA processing protein, cause familial amyotrophic lateral sclerosis type 6. *Science, 323,* 1208–1211.

Van Gogh, C. D. L., Verdonck-de Leeuw, I. M., Boon-Kamma, B. A., Rinkel, R. N. P. M., de Bruin, M. D., Langendijk, J. A., . . . Mahieu, H. F. (2006). The efficacy of voice therapy in patients after treatment for early glottic carcinoma. *Cancer, 106,* 95–105.

Van Houtte, E., Claeys, S., Wuyts, F., & Van Lierde, K. (2010). The impact of voice disorders among teachers: Vocal complaints, treatment-seeking behavior, knowledge of vocal care, and voice-related absenteeism. *Journal of Voice.* doi:10.1016/j.voice.2010.04.008

Van Houtte, E., Van Lierde, K., & Claeys, S. (2011). Pathophysiology and treatment of muscle tension dysphonia: A review of the current knowledge. *Journal of Voice, 25,* 202–207.

Van Leer, E., & Connor, N. P. (2010). Patient perceptions of voice therapy adherence. *Journal of Voice, 24,* 458–469.

Van Leer, E., Hapner, E. R., & Connor, N. P. (2008). Transtheoretical model of health behavior change applied to voice therapy. *Journal of Voice, 22,* 688–698.

Van Lierde, K. M., De Bodt, M., D'haeseleer, E., Wuyts, F., & Claeys, S. (2010). The treatment of muscle tension dysphonia: A comparison of two treatment techniques by means of an objective multiparameter approach. *Journal of Voice, 24,* 294–301.

Van Lierde, K. M., De Ley, S., Clement, G., De Bodt, M., & Van Cauwenberge, P. (2004). Outcome of laryngeal manual therapy in four Dutch adults with persistent moderate-to-severe vocal hyperfunction: A pilot study. *Journal of Voice, 18,* 467–474.

Van Mersbergen, M., Patrick, C., & Glaze, L. (2008). Functional dysphonia during mental imagery: Testing the trait theory of voice disorders. *Journal of Speech, Language, and Hearing Disorders, 51,* 1405–1423.

Van Rossum, M. A., Quene, H., & Nooteboom, S. G. (2008). Prosodic boundaries in alaryngeal speech. *Clinical Linguistics & Phonetics, 22,* 215–231.

Vegas, A., Cobeta, I., Mico, A., & Rivera, T. (2010). Pedunculated polyp removal by means of larynx fiberendoscopic surgery. *European Archives of Otorhinolaryngology, 267,* 1255–1260.

Verdolini, K. (1998). National Center for Voice and Speech's guide to vocology. National Center for Voice and Speech.

Verdolini, K., & Ramig, L. O. (2001). Review: Occupational risks for voice problems. *Logopedics Phoniatrics Vocology, 26,* 37–46.

Verdolini, K., Rosen, C. A., & Branski, R. C. (Eds.) (2006). *Classification manual for voice disorders-I.* Mahwah, NJ: Lawrence Erlbaum Associates, Inc.

Verdolini-Marston, K., Burke, M. K., Lessac, A., Glaze, L., & Caldwell, E. (1995). Preliminary study of two methods of treatment for laryngeal nodules. *Journal of Voice, 9,* 74–85.

Verdolini-Marston, K., Titze, I., & Druker, D. (1991). Changes in phonation threshold pressure with induced conditions of hydration. *Journal of Voice, 4,* 142–151.

Verdolini-Marston, K., Sandage, M., & Titze, I. R. (1994). Effect of hydration treatments on laryngeal nodules and polyps and related voice measures. *Journal of Voice, 8,* 30–47.

Verduyckt, I., Remacle, M., Jamart, J., Benderitter, C., & Morsomme, D. (2011). Voice-related complaints in the pediatric population. *Journal of Voice, 25,* 373–380.

Vernon, M., Leidy, N. K., Nacson, A., & Nelsen, L. (2009). Measuring cough severity: Perspectives from the literature and from patients with chronic cough. *Cough, 5,* 5–12.

Vertigan, A. E., Theodoros, D. G., Gibson, P. G., & Winkworth, A. L. (2006). Efficacy of speech pathology management for chronic cough: A randomized placebo controlled trial of treatment efficacy. *Thorax, 61,* 1065–1069.

Vertigan, A. E., Theodoros, D. G., Gibson, P. G., & Winkworth, A. L. (2007). Voice and upper airway symptoms in people with chronic cough and paradoxical vocal fold movement. *Journal of Voice, 21,* 361–383.

Vertigan, A. E., Theodoros, D. G., Winkworth, A. L., & Gibson, P. G. (2007b). Perceptual voice characteristics in chronic cough and paradoxical vocal fold movement. *Folia Phoniatrica et Logopedica, 59,* 256–267.

Vertigan, A. E., Theodoros, D. G., Winkworth, A. L., & Gibson, P. G. (2008). A comparison of two approaches to the treatment of chronic cough: Perceptual, acoustic, and electroglottographic outcomes. *Journal of Voice, 22,* 581–589.

Vipperla, R., Renals, S., & Frankel, J. (2010). Ageing voices: The effect of changes in voice parameters on ASR performance. *EURASIP Journal on Audio, Speech, and Music Processing.* doi:10.1155/2010/525783

Vlahakis, N. E., Patel, M. A., Maragos, N. E., & Beck, K. C. (2002). Diagnosis of vocal cord dysfunction: The utility of spirometry and plethysmography. *Chest, 122,* 2246–2249.

Vodovotz, V., Constantine, G., Rubin, J., Csete, M., Voit, E. O., & An, G. (2009). Mechanistic simulations of inflammation: Current state and future prospects. *Mathematical Biosciences, 217,* 1–10.

Vogel, K. G., Paulsson, M., & Heingard, D. (1984). Specific inhibition of type I and type II collagen fibrillogenesis by the small proteoglycans of tendon. *Biochemistry Journal, 223,* 587–597.

Von Leden, H., & Alessi, D. M. (1994). The aging voice. In M. S. Benninger, B. H. Jacobson, & A. F. Johnson (Eds.). *Vocal arts medicine: The care and prevention of professional voice disorders* (pp. 269–286). New York: Thieme Medical Publishers, Inc.

Wagner, I., Fugain, C., Monneron-Girard, L., et al (2003). Pitch-raising surgery in fourteen male-to-female transsexuals. *Laryngoscope, 113,* 1157–1165.

Walker, M., & Messing, B. (2006). Stroboscopic interpretation: Inter-rater reliability among professionals. Presented at the Annual Convention of the American Speech-Language-Hearing Association, Miami.

Walling, A. D. (1999). Amyotrophic lateral sclerosis: Lou Gehrig's disease. Available from www.aafp.org/afp/990315ap/1489.html

Wallis, L., Jackson-Menaldi, C., Holland, W., & Giraldo, A. (2004). Vocal fold nodule vs. vocal fold polyp: Answer from surgical pathologist and voice pathologist point of view. *Journal of Voice, 18,* 125–129.

Walton, J. H., & Orlikoff, R. F. (1994). Speaker race identification from acoustic cues in the vocal signal. *Journal of Speech and Hearing Research, 37,* 738–745.

Wang, C.-P., Ko, J.-Y., Wang, Y.-H., Hu, Y.-L., & Hsiao, T.-Y. (2009). Vocal process granuloma—A result of long-term observation in 53 patients. *Oral Oncology, 45,* 821–825.

Wang, T.-G., Shau, Y.-W., & Hsiao, T.-Y. (2010). Effects of surgery on the phonation threshold pressure in patients with vocal fold polyps. *Formosa Medical Association, 109,* 62–68.

Wang, Y-T., Kent, R. D., Kent, J. F., Duffy, J. R., & Thomas, J. E. (2009). Acoustic analysis of voice in dysarthria following stroke. *Clinical Linguistics and Phonetics, 23,* 335–347.

Wanger, J., Clausen, J. L., Coates, A., Pedersen, O. F., Brusasco, V., Burgos, F., . . . Viegi, G. (2005). Standardisation of the measurement of lung volumes. *European Respiratory Journal, 26,* 511–522.

Ward, P. D., Thibeault, S. L., & Gray, S. D. (2002). Hyaluronic acid: Its role in voice. *Journal of Voice, 16,* 303–309.

Watson, G. J., Malik, T. H., Khan, N. A., Sheehan, P. Z., & Rothera, M. P. (2007). Acquired paediatric subglottic cysts: A series from Manchester. *International Journal of Pediatric Otorhinolaryngology, 71,* 533–538.

Watson, P. J., & Hughes, D. (2006). The relationship of vocal loudness manipulation to prosodic F0 and durational variables in healthy adults. *Journal of Speech, Language, and Hearing Research, 49,* 636–644.

Watson, P. J., & Hixon, T. J. (2001). Effects of abdominal trussing on breathing and speech in men with cervical spinal cord injury. *Journal of Speech, Language, and Hearing Research, 44,* 751–762.

Watson, P. J., & Schlauch, R. S. (2009). Fundamental frequency variation with an electrolarynx improves speech understanding: A case study. *American Journal of Speech-Language Pathology, 18,* 162–167.

Watts, C., Nye, C., & Whurr, R. (2006). Botulinum toxin for treating spasmodic dysphonia (laryngeal dystonia): A systematic Cochrane review. *Clinical Rehabilitation, 20,* 2112–2122.

Watts, C. R., & Vanryckeghem, M. (2001). Laryngeal dysfunction in amyotrophic lateral sclerosis: A review and case report. *BMC Ear, Nose and Throat Disorders.* Available at: www.biomedcentral.com/1472-6815/1/1

Webster, K. T., Samlan, R. A., Jones, B., Bunton, K., & Tufano, R. P. (2010). Supracricoid partial laryngectomy: Swallowing, voice, and speech outcomes. *Annals of Otology, Rhinology, & Laryngology, 119,* 10–16.

Weiler, J. M., Layton, T., & Hunt, M. (1998). Asthma in United States Olympic athletes who participated in the 1996 Summer Games. *Journal of Allergy and Clinical Immunology, 102,* 722–726.

Wein, R. O., & Weber, R. S. (2005). The current role of vertical partial laryngectomy and open supraglottic laryngectomy. *Current Problems in Cancer, 29,* 201–214.

Weinberg, B., & Bennett, S. (1971). Speaker sex recognition of five & six-year-old children's voices. *Journal of the Acoustical Society of America, 50,* 1210–1213.

Weinrich, B., Baker, S., Kelchner, L., Middendorf, J., Krival, K., Elluru, R., & Zur, K. B. (2007). Examination of aerodynamic measures and strain by vibratory source. *Otolaryngology—Head and Neck Surgery, 136,* 455–458.

Weinrich, B., Salz, B., & Hughes, M. (2005). Aerodynamic measurements: Normative data for children ages 6:0 to 10:11 years. *Journal of Voice, 19,* 326–339.

Welham, N. V., Dailey, S. H., Ford, C. N., & Bless, D. M. (2007). Voice handicap evaluation of patients with pathologic sulcus vocalis. *Annals of Otology, Rhinology, & Laryngology, 116,* 411–417.

Welham, N. V., Lim, X., Tateya, I., & Bless, D. M. (2008). Inflammatory factor profiles one hour following vocal fold injury. *Annals of Otology, Rhinology, & Laryngology, 117,* 145–152.

Welham, N. V., & Maclagan, M. A. (2003). Vocal fatigue: Current knowledge and future directions. *Journal of Voice, 17,* 21–30.

Welham, N. V., Rousseau, B., Ford, C. N., & Bless, D. M. (2003). Tracking outcomes after phonosurgery for sulcus vocalis: A case report. *Journal of Voice, 17,* 571–578.

Westcott, C. J., Hopkins, M. B., Bach, K., Postma, G. N., Belafsky, P. C., & Koufman, J. A. (2004). Fundoplication for laryngopharyngeal reflux disease. *Journal of the American College of Surgeons, 199,* 23–30.

Westerblad, H., & Allen, D. G. (2002). Recent advances in the understanding of skeletal muscle fatigue. *Current Opinion in Rheumatology.*

Wheat, M. C., & Hudson, A. I. (1988). Spontaneous speaking fundamental frequency of 6-year-old black children. *Journal of Speech and Hearing Research, 31,* 723–725.

Wheeler, K. M., Collins, S. P., & Sapienza, C. M. (2006). The relationship between VHI scores and specific acoustic measures of mildly disordered voice production. *Journal of Voice, 20,* 308–317.

Wheeler, K. M., & Sapienza, C. M. (2005). Swallowing and respiration: Shared neural substrates. Retrieved 4/18/10 from www.speechpathology.com/articles/pf_article_detail.asp?article_id=283

White, D. R., Cotton, R. T., Bean, J. A., & Rutter, M. J. (2005). Pediatric cricotracheal resection. *Archives of Otolaryngology, 131,* 896–899.

Whiteside, S. P., & Hodgson, C. (2000). Some acoustic characteristics in the voices of 6- to 10-year old children and adults: A comparative sex and developmental perspective. *Logopedics, Phoniatrics, Vocology, 25,* 122–132.

Whiteside, S. P., Hodgson, C., & Tapster, C. (2002). Vocal characteristics in pre-adolescent and adolescent children: A longitudinal study. *Logopedics, Phoniatrics, Vocology, 27,* 12–20.

Whurr, R., Nye, C., & Lorch, M. (1998). Meta-analysis of botulinum toxin treatment of spasmodic dysphonia: A review of 22 studies. *International Journal of Language & Communication Disorders, 33,* 327–329.

Whymark, A. D., Clement, W. A., Kubba, H., & Geddes, N. K. (2006). Laser epiglottopexy for laryngomalacia. *Archives of Otolaryngology—Head and Neck Surgery, 132,* 978–982.

Williams, R. A. (1975). *Textbook of black-related diseases.* New York: McGraw-Hill.

Williams, S.L., & Deem, J.F. (2000). Likelihood of classroom teachers incorporating vocal hygiene practices into daily routines. *Paper presented at the American Speech-Language-Hearing Association Annual Convention,* Washington, DC.

Williamson, I. J., Matusiewicz, S. P., Brown, P. H., Greening, A. P., & Crompton, G. K. (1995). Frequency of voice problems and cough in patients using pressurized aerosol inhaled steroid preparations. *European Respiratory Journal, 8,* 590–592.

Willinger, U., & Aschauer, H. N. (2005). Personality, anxiety and functional dysphonia. *Personality and Individual Differences, 39,* 1441–1449.

Willinger, U., Volkl-Kernstock, S., & Aschauer, H. N. (2005). Marked depression and anxiety in patients with functional dysphonia. *Psychiatry Research, 134,* 85–91.

Witt, R. E., Hoffman, M. R., Friedrich, G., Rieves, A. L., Schoepke, B. J., & Jiang, J. J. (2010). Multiparameter analysis of titanium vocal fold medializing implant in an excised larynx model. *Annals of Otology, Rhinology, & Laryngology, 119,* 125–132.

Witt, R. L. (2005). Recurrent laryngeal nerve electrophysiologic monitoring in thyroid surgery: The standard of care? *Journal of Voice, 19,* 497–500.

Wo, J. M., Goudy, S., Winstead, W., & Mohiuddin, Z. (2003). Lifestyle and dietary modification as the primary therapy for laryngopharyngeal reflux. *Gastroenterology, 124* (Suppl. 1), A540.

Wolf, M., Primov-Fever, A., Talmi, Y., & Kronenberg, J. (2007). Posterior glottic stenosis in adults. *Israeli Medical Association Journal, 9,* 597–599.

Wolfe, V. I., Ratusnik, D. L., Smith, F. H., & Northrop, G. E. (1990). Intonation and fundamental frequency in male-to-female transsexuals. *Journal of Speech and Hearing Disorders, 55,* 43–50.

Wong, A. Y.-H., Ma, E. P.-M., & Yiu, E. M.-L. (2011). Effects of practice variability on learning of relaxed phonation in vocally hyperfunctional speakers. *Journal of Voice, 25,* 103–113.

Woo, P. (1999). Phonosurgery techniques after partial laryngectomy. *Operative Techniques in Otolaryngology—Head and Neck Surgery, 10,* 53–60.

Woo, P., & Carroll, L. M. (2009). Management of adult vocal fold nerve injury. *Perspectives on Voice and Voice Disorders, 19*(1), 24–33.

Woo, P., Mendelsohn, J., & Humphrey, D. (1995). Rheumatoid nodules of the larynx. *Otolaryngology—Head and Neck Surgery, 113,* 147–150.

Woodnorth, G. H. (2006). Children with upper airway pathology: Behavioral management of voice. *Perspectives on Voice and Voice Disorders, 16*(3), 2006.

Woodson, G. (2008). Management of neurologic disorders of the larynx. *Annals of Otology, Rhinology, & Laryngology, 117,* 317–326.

Woodson, G., Hochstetler, H., & Murry, T. (2006). Botulinum toxin therapy for abductor spasmodic dysphonia. *Journal of Voice, 20,* 137–143.

Woodson, G. E., & Murry, T. (1994). Botulinum toxin in the treatment of recalcitrant mutational falsetto. *Journal of Voice, 8,* 347–351.

World Health Organization. (2001). International Classification of Functioning, Disability, and Health (ICIDH-2), final draft. Available at www.who.int/icidh

Worley, G., Bajaj, Y., Cavalli, L., & Hartley, B. (2007). Laser arytenoidectomy in children with bilateral vocal fold immobility. *The Journal of Laryngology & Otology, 121,* 25–27.

Worrall, L. E., & Bennett, S. (2001). Evidence-based practice: Barriers and facilitators for speech-language pathologists. *Journal of Medical Speech-Language Pathology, 9,* xi–xvi.

Wright, C. (2007). Laser surgery for laryngeal cancer. Retrieved 10/23/2010 from www.utmb.edu/otoref/grnds/laryngeal-ca-071128/laryngeal-ca-071128.pdf

Wright, C. D. (2008). Surgical management of subglottic stenosis. *Operative Techniques in Thoracic and Cardiovascular Surgery,* 53–65. doi:10.1053/j.optech-stcvs.2008.01.003

Wyatt, M. E., & Hartley, B. E. J. (2005). Laryngotracheal reconstruction in congenital laryngeal webs and atresias. *Otolaryngology—Head and Neck Surgery, 132,* 232–238.

Xu, J. H., Ikeda, Y., & Komiyama, S. (1993). Biofeedback and the yawning breath pattern in voice therapy. *Journal of Voice, 7,* 75–80.

Xu, J. J., Chen, X., Lu, M. P., & Qiao, M. Z. (2009). Perceptual evaluation and acoustic analysis of pneumatic artificial larynx. *Otolaryngology—Head and Neck Surgery, 141,* 776–780.

Xu, W., Han, D., Hou, L., Hu, R., & Wang, L. (2009). Clinical and electrophysiological characteristics of larynx in myasthenia gravis. *Annals of Otology, Rhinology, & Laryngology, 18,* 656–661.

Xue, A., & Mueller, P. B. (1997). Acoustic and perceptual characteristics of the voices of sedentary and physically active elderly speakers. *Logopedics, Phoniatrics, Vocology, 22,* 51–60.

Xue, S. A., & Deliyski, D. (2001). Effects of aging on selected acoustic voice parameters: Preliminary normative data and educational implications. *Educational Gerontology, 27,* 159–168.

Xue, S. A., & Hao, J. G. (2006). Normative standards for vocal tract dimensions by race as measured by acoustic pharyngometry. *Journal of Voice, 20,* 391–400.

Yamaguchi, H., Yotsukure, Y., Sata, H., Wotanabe, Y., Hirose, H., Kabayashi, N., & Bless, D. M. (1993). Pushing exercise program to correct glottal incompetencies. *Journal of Voice, 7,* 250–256.

Yan, Y., Damrose, E., & Bless, D. (2007). Functional analysis of voice using simultaneous high-speech imaging and acoustic recordings. *Journal of Voice, 21,* 604–616.

Yan, Y., Olszewski, A. E., Hoffman, M. R., Zhuang, P., Ford, C. N., Dailey, S. H., & Jiang, J. J. (2010). Use of lasers in laryngeal surgery. *Journal of Voice, 24,* 102–109.

Yang, C. Y., Palmer, A. D., Murray, K. D., Meltzer, T. R., & Cohen, J. I. (2002). Cricothyroid approximation to elevate vocal pitch in male-to-female transsexuals: Results of surgery. *Annals of Otology, Rhinology, Laryngology, 111,* 477–485.

Yeager, V. L., Lawson, C., & Archer, C. R. (1982). Ossification of the laryngeal cartilages as it relates to computed tomography. *Investigative Radiology, 17.*

Yelken, K., Gultekin, E., Guven, M., Eyibilen, A., & Aladag, I. (2010). Impairment of voice quality in paradoxical vocal fold motion dysfunction. *Journal of Voice, 24,* 724–727.

Yilmaz, S., Yildizbas, S., Yaman, H., Guclu, E., & Ozturk, O. (2010). Stridor in a newborn caused by a congenital laryngocele and bifid epiglottis: A case report and review of the literature. *International Journal of Pediatric Otorhinolaryngology Extra, 5,* 28–31.

Yiotakis, J., Stavroulaki, P., Nikolopoulos, T., Manalopoulos, L., Kandiloros, D., Ferekidis, E., & Adamopoulos, G. (2003). Partial laryngectomy after irradiation failure. *Otolaryngology—Head and Neck Surgery, 128,* 200–209.

Yiu, E. M. (2002). Impact and prevention of voice problems in the teaching profession: Embracing the consumers' view. *Journal of Voice, 16,* 215–228.

Yiu, E. M. L., & Chan, R. M. M. (2003). Effect of hydration and vocal rest on vocal fatigue in amateur karaoke singers. *Journal of Voice, 17,* 216–227.

Yiu, E. M-L., Ho, E. M., Ma, E. P-M., Abbott, K. V., & Branski, R. (2011). Possible cross-cultural differences in the perception of impact of voice disorders. *Journal of Voice, 25,* 348–353.

Ylitalo, R. (2006). Helicobacter pylori infection and its correlation to extraesophageal and esophageal reflux in contact granuloma patients. *Logopedics Phoniatrics Vocology, 31,* 57–60.

Ylvisaker, M., Coelho, C., Kennedy, M., Moore Sohlberg, M., Turkstra, L., Avery, J., & Yorkston, K. (2002). Reflections on evidence-based practice and rational clinical decision making. *Journal of Medical Speech-Language Pathology, 10,* xxv–xxxiii.

Yonekawa, H. (1988). A clinical study of Reinke's edema. *Auris Nasus Larynx, 15,* 57–78.

Yorkston, K. M., Spencer, K. A., & Duffy, J. R. (2003). Behavioral management of respiratory/phonatory dysfunction from dysarthria: A systematic review of the evidence. *Journal of Medical Speech-Language Pathology, 11,* xiii–xxxviii.

Yorkston, K. M., Spencer, K., Duffy, J., Beukelman, D., Golper, L. A., Miller, R., . . . Sullivan, M. (2001). Evidence-based medicine and practice guidelines: Application to the field of speech-language pathology. *Journal of Medical Speech-Language Pathology, 9,* 243–256.

Young, B., Lowe, J. S., Stevens, A., & Heath, J. W. (2006). *Wheater's functional histology* (5th ed., pp. 207–233). Philadelphia, PA: Elsevier Limited.

Ysunza, A., Landeros, L., Pamplona, C., Prado, H., Arrieta, J., & Fajardo, G. (2007). The role of laryngeal electromyography in the diagnosis of vocal fold immobility in children. *International Journal of Pediatric Otorhinolaryngology, 71,* 949–958.

Yun, K. I., Lee, J. A., & Park, J. U. (2008). Intubation granuloma: Report of a case. *Journal of Oral and Maxillofacial Surgery, 66,* 1263–1265.

Yun, Y-S., Kim, M-B., & Son, Y-I. (2007). The effect of vocal hygiene education for patients with vocal polyp. *Otolaryngology—Head and Neck Surgery, 137,* 569–575.

Zagolski, O. (2009). Electroglottography in elderly patients with vocal fold palsy. *Journal of Voice, 23,* 567–571.

Zagolski, O., & Carlson, E. (2002). Electroglottographic measurements of glottal function in vocal fold paralysis in women. *Clinical Otolaryngology, 27,* 246–253.

Zalzal, G. H. (1999). Posterior glottic stenosis. *International Journal of Pediatric Otorhinolaryngology, 49* (Suppl. 1), S279–S282.

Zalzal, G. H., Loomis, S. R., Derkay, C. S., Murray, S. L., & Thomsen, J. (1991). Vocal quality of decannulated children following laryngeal reconstruction. *Laryngoscope, 101,* 425–429.

Zawadzka-Glos, L., & Chmielik, M. (2006). Acquired laryngotracheal stenosis in children. *New Medicine, 3,* 56–57.

Zeitels, S., Hillman, R., Desloge, R., & Bunting, G. (1999). Cricothyroid subluxation: A new innovation for enhancing the voice with laryngoplastic phonosurgery. *Annals of Otology, Rhinology and Laryngology, 108,* 1126–1131.

Zeitels, S., Hochman, I., & Hillman, R. (1998). Adduction arytenopexy: A new procedure for paralytic dysphonia with implications for implant medialization. *Annals of Otology, Rhinology and Laryngology, 173* (Suppl.), 224.

Zeitels, S. M. (2004). Optimizing voice after endoscopic partial laryngectomy. *Otolaryngology Clinics of North America, 37,* 627–636.

Zeitels, S. M., Akst, L. M., Burns, J. A., Hillman, R. E., Broadhurst, M. S., & Anderson, R. R. (2006). Pulsed angiolytic laser treatment of ectasias and varices in singers. *Annals of Otology, Rhinology, & Laryngology, 115,* 571–580.

Zeitels, S. M., Blitzer, A., Hillman, R. E., & Anderson, R. R. (2007). Foresight in laryngology and laryngeal surgery: A 2020 vision. *Annals of Otology, Rhinology, & Laryngology, 116* (Suppl. 198), 1–16.

Zeitels, S. M., & Hillman, R. E. (2009). Laryngeal laser surgery for recurrent respiratory papillomatosis, cancer and dysplasia: Operating room and office. *Perspectives on Voice and Voice Disorders, 19,* 74–83.

Zeitels, S. M., Mauri, M., & Dailey, S. H. (2003). Medialization laryngoplasty with Gore-tex for voice restoration secondary to glottal incompetence: Indications and observations. *Annals of Otology, Rhinology, Laryngology, 112,* 180–184.

Zemlin, W. (1998). *Speech and hearing science: Anatomy and physiology* (4th ed.). Boston, MA: Allyn & Bacon.

Zhang, F., Sprecher, A. J., Wei, C., & Jiang, J. J. (2010). Implantation of gelatin sponge combined with injection of autologous fat for sulcus vocalis. *Otolaryngology—Head and Neck Surgery, 143,* 198–203.

Zhang, W., & Davenport, P. W. (2005). Neural control of breathing. *Perspectives on Voice and Voice Disorders, 15*(1), 20–24.

Zinman, L., Ng, E., & Bril, V. (2007). IV immunoglobulin in patients with myasthenia gravis: A randomized controlled trial. *Neurology, 68,* 837–841.

Zipoli, R. P., & Kennedy, M. (2005). Evidence-based practice among speech-language pathologists: Attitudes, utilization, and barriers. *American Journal of Speech-Language Pathology, 14,* 208–220.

Zormeier, M. M., Meleca, R. J., Simpson, M. L., Dworkin, J. P., Klein, R., Gross, M., & Mathog, R. H. (1999). Botulinum toxin injection to improve tracheoesophageal speech after total laryngectomy. *Otolaryngology—Head and Neck Surgery, 120,* 314–319.

Zoumalan, R., Maddalozzo, J., & Holinger, L. D. (2007). Etiology of stridor in infants. *Annals of Otology, Rhinology & Laryngology, 116,* 329–334.

Zraick, R. I., & Jacobson, B. H. (2008). Quality of life in persons with voice disorders. Presented at the Annual Convention of the American Speech-Language-Hearing Association, Chicago.

Zraick, R. I., Kempster, G. B., Connor, N. P., Thibeault, S., Klaben, B. K., Bursac, Z., . . . Glaze, L. E. (2011). Establishing validity of the Consensus Auditory Perceptual Evaluation of Voice (CAPE-V). *American Journal of Speech Language Pathology, 20,* 14–22.

Zraick, R. I., Risner, B. Y., Smith-Olinde, L., Gregg, B. A., Johnson, F. L., & McWeeny, E. K. (2007). Patient versus partner perception of voice handicap. *Journal of Voice, 21,* 485–494.

Zur, K. B. (2006). Pediatric upper airway pathologies. *Perspectives on Voice and Voice Disorders, 16*(3), 11–14.

Zur, K. B., Cotton, S., Kelchner, L., Baker, S., Weinrich, B., & Lee, L. (2007). Pediatric Voice Handicap Index (pVHI): A new tool for evaluating pediatric dysphonia. *International Journal of Pediatric Otorhinolaryngology, 71,* 77–82.

Zuur, J. K., Muller, S. H., de Jongh, F. H. C., van Zandwijk, N., & Hilgers, F. J. M. (2006). The physiological rationale of heat and moisture exchangers in post-laryngectomy pulmonary rehabilitation: A review. *European Archives of Otorhinolaryngology, 263,* 1–8.

Zuur, J. K., Muller, S. H., Vincent, A., Sinaasappel, M., de Jongh, F. H. C., & Hilgers, F. J. M. (2009). The influence of a heat and moisture exchanger on tracheal climate in a cold environment. *Medical Engineering & Physics, 31,* 852–857.

찾아보기

가

나

다

라

마

바

사

아

자

차

카

타

파

하

기타

역자 소개

김성태

동신대학교 언어치료학과 교수

대구대학교 재활과학대학 언어치료학과 (학사)
대구대학교 대학원 재활과학과 언어치료학전공 (석사)
대구대학교 대학원 재활과학과 언어치료학전공 (박사)
전, 대구가톨릭대학교 의료원 이비인후과 언어치료사
전, 대진의료재단 분당제생병원 이비인후과 검사실장/언어치료사
전, 울산대학교 의과대학 서울아산병원 이비인후과 Unit Manager/언어치료사
현, 대한후두음성언어의학회 학술위원
현, 한국언어치료학회 이사
E-mail: voicekim@dsu.ac.kr

표화영

조선대학교 언어치료학과 교수

이화여자대학교 외국어교육과 영어전공 (학사)
이화여자대학교 대학원 영어영문학과 어학전공 (석사)
이화여자대학교 대학원 언어병리학협동과정 언어병리학전공 (박사)
전, 세브란스병원 이비인후과 언어치료사
전, 한국언어청각임상학회 재무이사
전, 한국음성학회 학술이사
현, 한국언어청각임상학회 연구이사
현, 한국음성학회 편집위원
E-mail: entvoice@chosun.ac.kr

권순복

부산대학교 언어정보학과 교수

대구대학교 재활과학대학 언어치료학과 (학사)
대구대학교 대학원 재활과학과 언어치료학전공 (석사)
부산대학교 대학원 의공학협동과정 의공학전공 (박사)
전, 부산대학교병원 이비인후과 언어치료사
전, 한국언어치료학회 편집위원장
전, '대학 100대 명강의 선정(2012)' 대학교육협의회, 한국교육개발원, SBS 공동주관
전, Dept. of Communication Science & Disorders, University of Maine 객원교수
현, 한국언어치료학회 회장
E-mail: sbkwon@pusan.ac.kr

음성장애: 이론과 실제

Voice Disorders: Scope of Theory and Practice

발 행 일 | 2016년 2월 25일 초판 2쇄 발행
저 자 | Carole T. Ferrand
역 자 | 김성태 표화영 권순복
발 행 인 | 구본하
발 행 처 | 도서출판 박학사
주 소 | 서울시 마포구 월드컵북로5길 33 동아빌딩 2층
전 화 | (02)3142-3764~5
팩 스 | (02)3142-3766
웹사이트 | www.pakhaksa.co.kr
등록번호 | 제10-2230호
ISBN | 978-89-98521-18-9

정가 29,000원